川派中医药名家系列丛书

川派中医药源流与发展

THE ORIGIN AND DEVELOPMENT OF TRADITIONAL CHINESE MEDICINE IN SZECHWAN

杨殿兴　田兴军　主编

中国中医药出版社

·北京·

《川派中医药源流与发展》编委会

主　编　杨殿兴　田兴军

副主编　冯兴奎　罗　建　杨正春　张大鸣　张　毅　和中浚

编　委　（以姓氏笔画为序）

马　建　马烈光　王　超　方　清　尹　莉　甘绍华

龙　婉　田　理　冯全生　朱　林　刘晓蓉　苏小川

杨向东　杨思进　何成诗　张　琦　陆　华　陈　钢

周建伟　赵　文　赵军宁　钟　森　段俊国　贾　波

贾建勋　徐　涛　徐姗姗　常　克　彭　成　谢春光

虞亚明　魏绍彬

编写秘书　吴亚梅　毛黎黎　邢　军

《川派中医药源流与发展》

参加编写人员（以姓氏笔画为序）

王　丽	王　建	王　章	王华楠	方　明	方清茂
邓　都	叶　莹	白金良	包希福	毕明帅	朱鸿秋
传　鹏	华　桦	刘　慧	刘兴隆	闫　颖	江长康
江蓉星	李　桃	李东晓	李忠旭	李胜涛	李继明
杨　宏	肖　量	吴　楠	吴文军	邱隆树	何天佐
汪　剑	汪世强	沙学忠	沈其霖	宋会勇	张　伟
张　梅	陈　炜	陈怀炯	陈明岭	陈淑涛	罗晶晶
周华祥	郑家本	房明东	赵希忠	赵建军	胡天成
敖　慧	贾德蓉	夏　庆	徐超群	高芙蕖	郭尹玲
郭剑华	桑茂生	常德贵	寇恩培	扈晓宇	傅超美
舒光明	曾　南	曾　倩	曾　瑾	鄢良春	雷　勇
路雪婧	裴　瑾	谭红兵	熊膺明		

内容简介

《川派中医药源流与发展》是综合反映四川中医药历史渊源、学术发展源流、学派形成壮大、学派目前发展状况的大型综合性学术著作。本书概述了有史以来四川中医药的各个临床学科、基础理论、医经典籍、中药学和四川主要少数民族医药的不同学术流派、不同传承类型的医药学家六百余名，分别介绍了他们的代表著作，探索了他们独特的治疗方法和丰富的学术思想，集四川中医药文化历史和发展现状之大成，填补了四川中医药学派发展整理的空白，具有权威性、代表性和影响力，同时具有很强的可读性和实用性。本书对中医药流派研究，理论创新，掌握名家学术思想和提高临床能力具有重要价值；对医史文献研究、学派传承发展和繁荣学术思想具有重要参考作用，是医、教、研、学不可多得的参考书。

加强文化建设，唱响川派中医（代序）

四川，雄居我国西南，古称巴蜀，成都平原自古就有天府之国的美誉，天府之土，沃野千里，物华天宝，人杰地灵。

四川号称“中医之乡、中药之库”，巴蜀自古出名医、产中药，据历史文献记载，从汉代至明清，见诸文献记载的四川医家有1000余人，川派中医药影响医坛2000多年，历久弥新；川产道地药材享誉国内外，业内素有“无川（药）不成方”的赞誉。

医派纷呈　源远流长

经过特殊的自然、社会、文化的长期浸润和积淀，四川历朝历代名医辈出，学术繁荣，医派纷呈，源远流长。

汉代以涪翁、程高、郭玉为代表的四川医家，奠定了古蜀针灸学派。郭玉为涪翁弟子，曾任汉代太医丞。涪翁为四川绵阳人，曾撰著《针经》，开巴蜀针灸先河，影响深远。1993年，在四川绵阳双包山汉墓出土了最早的汉代针灸经脉漆人；2013年，在成都老官山再次出土了汉代针灸漆人和920支医简，带有“心”“肺”等线刻小字的人体经穴髹漆人像是我国考古史上首次发现，应是迄今我国发现的最早、最完整的经穴人体医学模型，其精美程度令人咋舌！又一次证明了针灸学派在巴蜀的渊源和影响。

四川山清水秀，名山大川遍布。道教的发祥地青城山、鹤鸣山就坐落在成都市。青城山、鹤鸣山是中国的道教名山，是中国道教的发源地之一，自东汉以来历经2000多年，不仅传授道家的思想，道医的学术思想也因此启蒙产生。道家注重炼丹和养生，历代蜀医多受其影响，一些道家也兼行医术，如晋代蜀医李常在、李八百，宋代皇甫坦，以及明代著名医家韩懋（号飞霞道人）等，可见丹道医学在四川影响深远。

川人好美食，以麻、辣、鲜、香为特色的川菜享誉国内外。川人性喜自在休闲，养生学派也因此产生。长寿之神——彭祖，号称活了800岁，相传他经历了尧舜夏商诸朝，据《华阳国志》载：

“彭祖本生蜀”“彭祖家其彭蒙”，由此推断，彭祖不但家在彭山，而且他晚年也落叶归根于此，死后葬于彭祖山。彭祖山坐落在成都彭山县，彭祖的长寿经验在于注意养生锻炼，他是我国气功的最早创始人，他的健身法被后人写成《彭祖引导法》；他善烹饪之术，创制的“雉羹之道”被誉为“天下第一羹”，屈原在《楚辞·天问》中写道：“彭铿斟雉，帝何飨？受寿永多，夫何久长？”反映了彭祖在推动我国饮食养生方面所做出的贡献。五代、北宋初年，著名的道教学者陈希夷，是四川安岳人，著有《指玄篇》《胎息诀》《观空篇》《阴真君还丹歌注》等。他注重养生，强调内丹修炼法，将黄老的清静无为思想、道教修炼方术和儒家修养、佛教禅观会归一流，被后世尊称为“睡仙”“陈抟老祖”。现安岳县有保存完整的明代陈抟墓，以及陈抟的《自赞铭》，这是全国独有的实物。

四川医家自古就重视中医脉学，成都老官山出土的汉代医简中就有《五色脉诊》（原有书名）一书，其余几部医简经初步整理暂定名为《敝昔医论》《脉死候》《六十病方》《病源》《经脉书》《诸病症候》《脉数》等。学者经初步考证推断极有可能为扁鹊学派已经亡佚的经典书籍。扁鹊是脉学的倡导者，而此次出土的医书中脉学内容占有重要地位，一起出土的还有用于经脉教学的人体模型。唐代杜光庭著有脉学专著《玉函经》3卷，以后王鸿骥的《脉诀采真》、廖平的《脉学辑要评》、许宗正的《脉学启蒙》、张骥的《三世脉法》等，均为脉诊的发展做出了贡献。

昝殷，唐代四川成都人。昝氏精通医理，通晓药物学，擅长妇产科。唐大中年间，他将前人有关经、带、胎、产及产后诸症的经验效方及自己临证验方共378首，编成《经效产宝》3卷，是我国最早的妇产科专著。加之北宋时期的著名妇产科专家杨子建（四川青神县人）编著的《十产论》等一批妇产科专论，奠定了巴蜀妇产学派的基石。

宋代，以四川成都人唐慎微为代表撰著的《经史证类备急本草》，集宋代本草之大成，促进了本草学派的发展。宋代是巴蜀本草学派的繁荣发展时期，陈承的《补注神农本草并图经》，孟昶、韩保升的《蜀本草》等，丰富、发展了本草学说，明代李时珍的《本草纲目》正是在此基础上产生的。

宋代也是巴蜀医家学术发展最活跃的时期。四川成都人、著名医家史崧献出了家藏的《灵枢》，校正并音释，名为《黄帝素问灵枢经》，由朝廷刊印颁行，为中医学发展做出了不可估量的贡献，可以说，没有史崧的奉献就没有完整的《黄帝内经》。虞庶撰著的《难经注》、杨康侯的《难经续演》，为医经学派的发展奠定了基础。

史堪，四川眉山人，为宋代政和年间进士，官至郡守，是宋代士人而医的代表人物之一，与当时的名医许叔微齐名，其著作《史载之方》为宋代重要的名家方书之一。同为四川眉山人的宋代大文豪苏东坡，也有《苏沈内翰良方》（又名《苏沈良方》）传世，是宋人根据苏轼所撰《苏学士方》和沈括所撰《良方》合编而成的中医方书。加之明代韩懋的《韩氏医通》等方书，一起成为巴蜀医方学派的代表。

四川盛产中药，川产道地药材久负盛名，以回阳救逆、破阴除寒的附子为代表的川产道地药材，既为中医治病提供了优良的药材，也孕育了以附子温阳为大法的扶阳学派。清末四川邛崃人郑钦安提出了中医扶阳理论，他的《医理真传》《医法圆通》《伤寒恒论》为奠基之作，开创了以运用附、姜、桂为重点药物的温阳学派。

清代西学东进，受西学影响，中西汇通学说开始萌芽，四川成都人唐宗海以敏锐的目光捕捉西学之长，融汇中西，撰著了《血证论》《医经精义》《本草问答》《金匮要略浅注补正》《伤寒论浅注补正》，后人汇为《中西汇通医书五种》，成为"中西汇通"的第一种著作，也是后来人们将主张中西医兼容思想的医家称为"中西医汇通派"的由来。

名医辈出　学术繁荣

新中国成立后，历经沧桑的中医药，受到党和国家的高度重视，在教育、医疗、科研等方面齐头并进，一大批中医药大家焕发青春，在各自的领域里大显神通，中医药事业欣欣向荣。

四川中医教育的奠基人——李斯炽先生，在1936年创立了"中央国医馆四川分馆医学院"，简称"四川国医学院"。该院为国家批准的办学机构，虽属民办但带有官方性质。四川国医学院也是成都中医学院（现成都中医药大学）的前身，当时汇集了一大批中医药的仁人志士，如内科专家李斯炽、伤寒专家邓绍先、中药专家凌一揆等，还有何伯勋、杨白鹿、易上达、王景虞、周禹锡、肖达因等一批蜀中名医，可谓群贤毕集，盛极一时。共招生13期，培养高等中医药人才1000余人，这些人后来大多数都成了新中国成立后的中医药领军人物，成了四川中医药发展的功臣。

1955年国家在北京成立了中医研究院，1956年在全国西、北、东、南各建立了一所中医学院，即成都、北京、上海、广州中医学院。成都中医学院第一任院长由周恩来总理亲自任命。李斯炽先生继创办四川国医学院之后又成为成都中医学院的第一任院长。成都中医学院成立后，在原国医学院的基础上，又汇集了一大批有造诣的专家学者，如内科专家彭履祥、冉品珍、彭宪章、傅灿冰、陆干甫；伤寒专家戴佛延；医经专家吴棹仙、李克光、郭仲夫；中药专家雷载权、徐楚江；妇科专家卓雨农、曾敬光、唐伯渊、王祚久、王渭川；温病专家宋鹭冰；外科专家文琢之；骨、外科专家罗禹田；眼科专家陈达夫、刘松元；方剂专家陈潮祖；医古文专家郑孝昌；儿科专家胡伯安、曾应台、肖正安、吴康衡；针灸专家余仲权、薛鉴明、李仲愚、蒲湘澄、关吉多、杨介宾；医史专家孔健民、李介民；中医发展战略专家侯占元等。真可谓人才济济，群星灿烂。

北京成立中医高等院校、科研院所后，为了充实首都中医药人才的力量，四川一大批中医名家进驻北京，为国家中医药的发展做出了巨大贡献，也展现了四川中医的风采！如蒲辅周、任应秋、王文鼎、王朴城、王伯岳、冉雪峰、杜自明、李重人、叶心清、龚志贤、方药中、沈仲圭等，各有精专、影响广泛，功勋卓著。

北京四大名医之首的萧龙友先生，为四川三台人，是中医界最早的学部委员（院士，1955年）、中央文史馆馆员（1951），集医道、文史、书法、收藏等为一身，是中医界难得的全才！其厚重的人文功底、精湛的医术、精美的书法、高尚的品德，可谓"厚德载物"的典范。2010年9月9日，故宫博物院在北京为萧龙友先生诞辰140周年、逝世50周年，隆重举办了"萧龙友先生捐赠文物精品展”，以缅怀和表彰先生的收藏鉴赏水平和拳拳爱国情怀。萧龙友先生是一代举子、一代儒医，精通文史，书法绝伦，是中国近代史上中医界的泰斗、国学家、教育家、临床大家，是四川的骄傲，也是我辈的楷模！

追源溯流　振兴川派

时间飞转，掐指一算，我自 1974 年赤脚医生的“红医班”始，到 1977 年大学学习、留校任教、临床实践、跟师学习、中医管理，入中医医道已 40 年，真可谓弹指一挥间。俗曰：四十而不惑，在中医医道的学习、实践、历练、管理、推进中，我常常心怀感激，心存敬仰，常有激情冲动，其中最想做的一件事就是将这些中医药实践的伟大先驱者，用笔记录下来，为他们树碑立传、歌功颂德！缅怀中医先辈的丰功伟绩，分享他们的学术成果，继承不泥古，发扬不离宗，认祖归宗，又学有源头，师古不泥，薪火相传，使中医药源远流长，代代相传，永续发展。

今天，时机已经成熟，四川省中医药管理局组织专家学者，编著了大型中医专著《川派中医药源流与发展》，横跨 2000 年的历史，梳理中医药历史人物、著作，以四川籍（或主要在四川业医）有影响的历史医家和著作为线索，理清历史源流和传承脉络，突出地方中医药学术特点，认祖归宗，发扬传统，正本清源，继承创新，唱响川派中医药。其中，“医道溯源”是以“民国”前的川籍或在川行医的中医药历史人物为线索，介绍医家的医学成就和学术精华，作为各学科发展的学术源头。“医派医家”是以近现代著名医家为代表，重在学术流派的传承与发展，厘清流派源流，一脉相承，代代相传，源远流长。《川派中医药源流与发展》一书，填补了川派中医药发展整理的空白，是集四川中医药文化历史和发展现状之大成，理清了川派学术源流，为后世川派的研究和发展奠定了坚实的基础。

我们在此基础上，还编著了《川派中医药名家系列丛书》，汇集了一大批近现代四川中医药名家，遴选他们的后人、学生等整理其临床经验、学术思想编辑成册。预计编著一百人，这是一批四川中医药的代表人物，也是难得的宝贵文化遗产，今天，经过大家的齐心努力终于得以付梓。在此，对为本系列书籍付出心血的各位作者、出版社编辑人员一并致谢！

由于历史久远，加之编撰者学识水平有限，书中罅、漏、舛、谬在所难免，敬望各位同仁、学者，提出宝贵意见，以便再版时修订提高。

中华中医药学会　副会长
四川省中医药学会　会　长　　杨殿兴
四川省中医药管理局　原局长
成都中医药大学　教授、博士生导师
2015 年春于蓉城雅兴轩

编写说明

四川素有“中医之乡”“中药之库”的誉称，振兴中医 30 多年来，四川中医药事业取得了快速发展，特别是近 10 年来突飞猛进，取得了可喜的成就。但是由于历史原因，缺乏对四川中医药各个流派的系统整理研究。为了进一步加强文化建设，发掘四川中医药历史，真实反映四川中医药特色，充分发扬四川中医药优势，我省在“理清历史源流，理顺传承脉络，突出地方特点，发扬传统，正本清源，继承创新，唱响川派”文化精神的引领下，从 2012 年开始，进行了“川派中医药源流与发展”和“四川名中医药专家经验继承与整理”两项系统工程。值该丛书付梓之际，就几个问题予以说明：

1. 编撰综合性学术著作《川派中医药源流与发展》，在于探源溯流，理顺川派中医药发展脉络和思路，综合反映四川中医药历史渊源、学术发展源流、学派形成壮大的总体状况。

2. 本书分上下两篇。上篇“概述”，主要介绍上至汉代下截“民国”的四川医、药学家，及其代表著作、学术（技术）特色等，达到理清源头、归宗认祖的作用，以及四川的道地药材、中药产业等内容。下篇“学术传承”，重点介绍近现代四川在中医药传承、发展中形成的 45 个学术流派，概述该学科著名学派（流派）、学派名师、学术特点、传承发展，以及没有列入学派的四川知名中医药学家的学术思想和贡献。

3. 本书包含了临床学科、中医经典和四川藏族、羌族、彝族三个主要少数民族的学术流派、不同传承类型的医学家、医学著述和独特治疗方法。

4. 四川中医药发展历程中，孕育了一些全面发展的中医医家。本书在编录他们的学术贡献时，主要根据其在学术方面的贡献，分别安排在相应学科，以便充分反映他们在多学科的学术贡献。比如唐容川，最先提出衷中参西，但其《血证论》对内科影响甚大，故本书将他同时归列中西医结合和内科两个学科。

5. 由于既往已有学者对部分川派历史医家进行过研究，所以本书编写时参考了既有的资料、图片、绘画。为增加本书的可读性，插图尽可能选用历史的、古代的，基本不采用现代图片。

6. 四川中医药后继有人、后继有术。下篇的“著名医家”，主要介绍没有列入流派的知名专家，如全国名老中医药学术思想经验传承指导老师、获国务院特殊津贴者、四川省政府命名的“十大名中医”、省学术技术带头人、四川省名中医、博士生导师等省级或相当以上技术荣誉获得者的生平、成就及学术特点。

本书收录的医家包括四川籍，或长期在四川业医成才，或在四川形成学术特色的，有代表性的中医药学家六百余名，按照姓氏拼音列表附后。同时，本书汇集了1912年以前的四川中医药学家的代表性医药著作191种。

7. 在不影响编写宗旨的情况下，本书基本不选医家的临床医案。因为将有《川派中医药名家系列丛书》同时编著，各个医家的分册将详细介绍他们的临床经验和学术思想，以飨读者。

8. 有些医家在四川民间有很高声誉，本书部分文字直接使用了民间称呼，使其更为亲切，如叶金针、卢火神、王小儿。

9. 由于本书主要介绍四川中医学派的学术特色，故学派入选弟子“以成就为准”。如果他确是该学派入门弟子，但是没在该学派做出成就，一般不作为弟子介绍，仅在派系传承图里列名。

10. 跨历史年代的医家，以其离世的公元年划分年代归属。

11.“川派中医药学术经验继承与整理”是四川省中医药管理局“十二五”重大科研项目，丛书由该局组织编写并提供经费支持。

本书在编写过程中，四川省内的中医药高等院校、中医药科研机构、中医医疗机构等为编写工作提供了方便，许多博士、硕士研究生参与查阅和整理了文字；本书各个学科均聘请了五名以上知名专家审稿，他们对稿件文字及内容提出了许多建设性意见，在此致以诚挚的谢意。

《川派中医药源流与发展》编委会

2016年7月

目录

上篇　概论

下篇　学术传承

附篇　独特的民族医药

上篇 概论

第一章　中医之乡

四川古称巴蜀，素有“中医之乡”之誉，源于其源远流长的川派中医学历史，源于其独特的川派中医特色，源于其名医辈出的川派医家队伍，源于其丰富多彩的学术流派，源于巴蜀独特自然社会文化环境的长期蕴涵积累。

四川雄踞我国西南，先秦时候东部属巴、西部名蜀。秦代时置蜀郡，汉代时属益州，自宋元以后一直称四川。四川地处长江上游，系西南边陲与中原文化交流的前沿与通道，山川险峻秀美，世界闻名。其周边被高大的山脉和高原所环绕（图 1–1），北为秦岭巴山，西为横断山脉，南有云贵高原，东为巫山群峰，形成以四川盆地为中心的自然形态。全川地形复杂，西部成都平原，沃野千里，号称天府之国，人口密集而富饶（图 1–2）；东北部及周边遍布众多丘陵，渐次增高为山地、高原、高山，全川大致可划分为东西两部分。东部古为巴地，以丘陵、山区为主，坡地面积较大，元、明、清三朝之后一直属于四川管辖，1997 年第八届全国人民代表大会第五次会议决定批准设立重庆直辖市。西部古为蜀地，包括成都平原、川北、川南丘陵、大山及盆地西部高原。

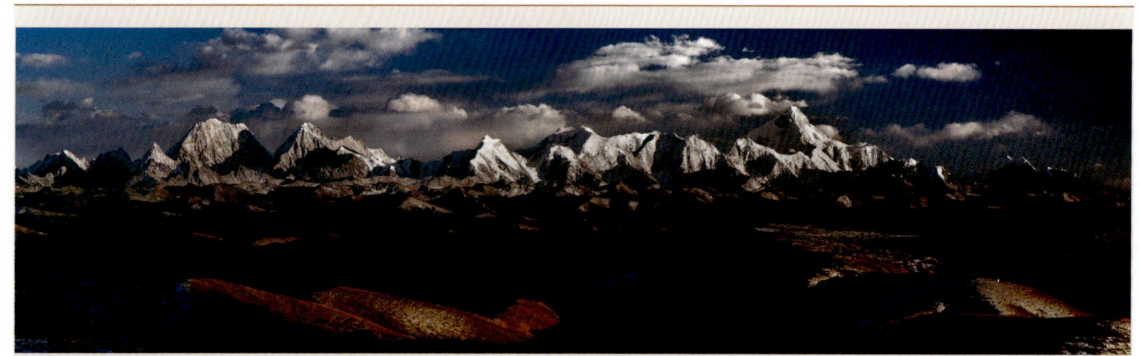

图 1–1　川西高原　（常湖川摄）

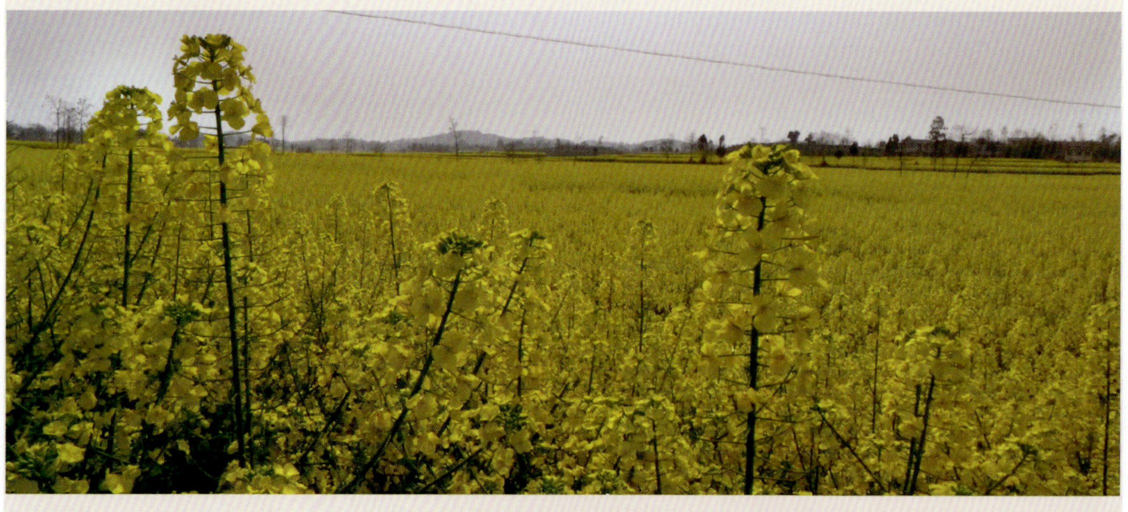

图 1–2　四川盆地

秦岭和大巴山形成的天然屏障，阻挡了由北方南下的寒潮侵袭，故四川常年气候温和，属亚热带季风性湿润气候，年平均气温在 18℃左右，冬季最低气温平均在 6℃～ 8℃，与同纬度地区相比，年平均温度明显偏高，尤其是冬季，平均温度比长江中下游地区高，与广东北部相当。封闭的地形导致四川盆地常年风速偏低，是我国年平均风速最小的地区之一。由于盆地地形闭塞，不利于暖气流与外界冷空气的交换，导致空气湿度较大，云雾多，日照少，秋季多绵雨的潮湿性气候特点，故有“蜀犬吠日”之说。

四川多元化的地理环境和多雨潮湿的气候特点，对四川中医药的发生发展和医家用药特点有显著影响。一方面，地域的多样性提供了丰富的物产，使得境内生长的中药品种多，产量大（图 1–3），为中医药的发展提供了雄厚的物质基础，也为民间医家采药用药提供了便利；另一方面，盆地空气湿度大，时多阴雨天气、山高寒冷，重庆冬季多雾，也形成了巴蜀乡民体质禀赋多壮实厚重，感受寒湿病邪较多的特点。而成都、重庆等大城市人口密度大，成都四季气候温暖，重庆夏季气温高，故春夏之时人体易感温热疫邪。因而四川医家一方面擅用辛温发散温阳除湿药物，处方药猛剂重（图 1–4），另一方面不少名家用药轻灵平和淳正（图 1–5），以及伤寒与温病学术并行，不同学术风格兼容并存，在中医地域医学中独树一帜。

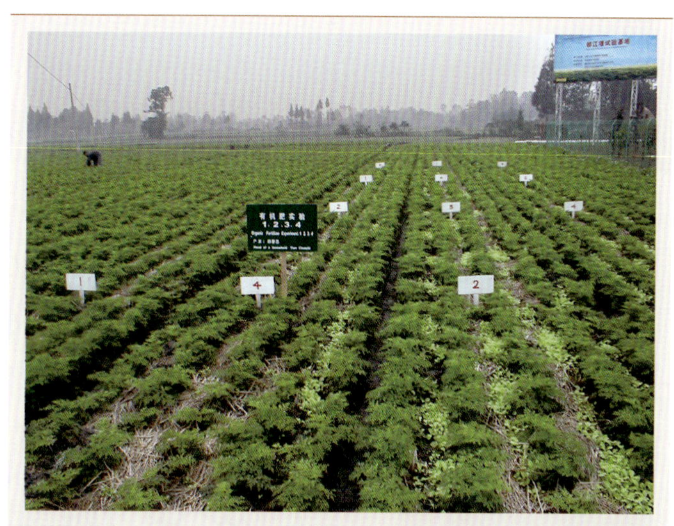

图 1–3　川芎种植基地

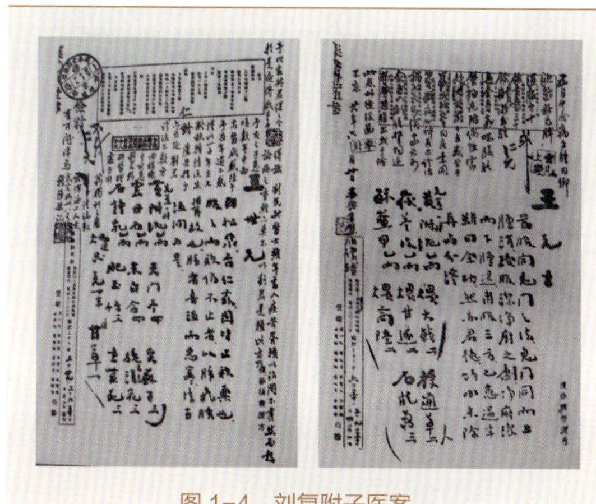
图 1–4　刘复附子医案

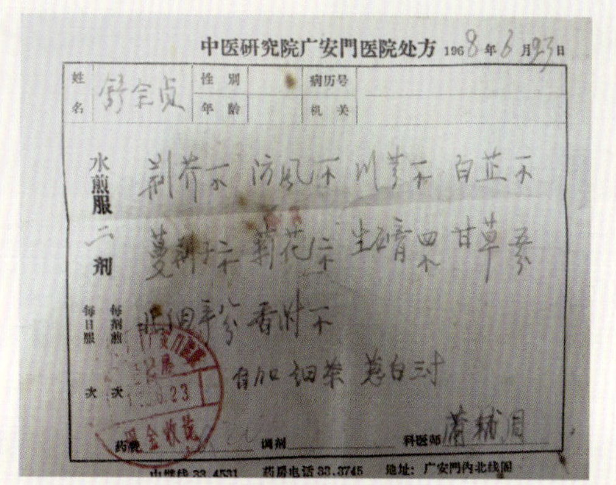
中医研究院广安門医院处方 1968年6月23日

姓名 舒全贞　性别　年龄　病历号　机关

水煎服二剂

每日服　次　每剂煎　次

药价　调剂　科医师 蒲辅周

地址：广安門内北线阁

图 1–5　蒲辅周为夫人处方手迹

儒学是巴蜀文化的重要组成部分，儒学对于川派中医有着重要影响，特别是易学、经学与中医学关系最为密切。早在宋代程颐就有“易学在蜀”之说，南宋著名政治家理学家魏了翁（图 1–6）邛州浦江人，系宋代蜀学的集大成者，推崇朱熹，兼重象数义理，对宋代易学推陈出新，著有医史著作《学医随笔》（附：历代医师）。清代乾嘉年间双流刘沅（图 1–7），家学渊源，四世研究经学，三世习《易》，其父刘汝钦精易学。刘氏早年中举，此后一生坎坷，经名师指点，50余年潜心讲学著述，以儒学为本，融道入儒，会通禅佛，著述等身，创“槐轩学派”，被誉为“一代大儒”，弟子数以千计，人称“川西夫子”。著有《周易》《易经恒解》诸作，对易学多有梳理[①]。其医学著作《医理大概约说》内容有望闻问切捷法、医论等（图1-8），其子刘梖文有《圣余医案》传世。晚清郑钦安曾问学于刘氏，将易学引入医学，著《医理真传》等，力主医易汇通，卢铸之传承其易学思想。清末民初著名经学家廖平，区别今古易学，引《灵枢》《素问》、佛、道之学入《易》，主《易》为人天之学，以《易》爻分三统，以上下经主小大之学[②]。廖氏旅齐鲁时，曾与名医萧龙友互究医学[③]，萧于光绪丁酉（1897）为廖氏《古学考》题署书名（图1-9）。其著的《六译馆丛书》中有医著20余种，见解独特，医学已成为其儒学研究中密不可分的重要组成部分。二位应属一代大儒通医的典型代表。与此相类似的还有晚清经学巨擘王闿运（图1-10），王氏曾执掌成都尊经书院山长，辑有《神农本经》。

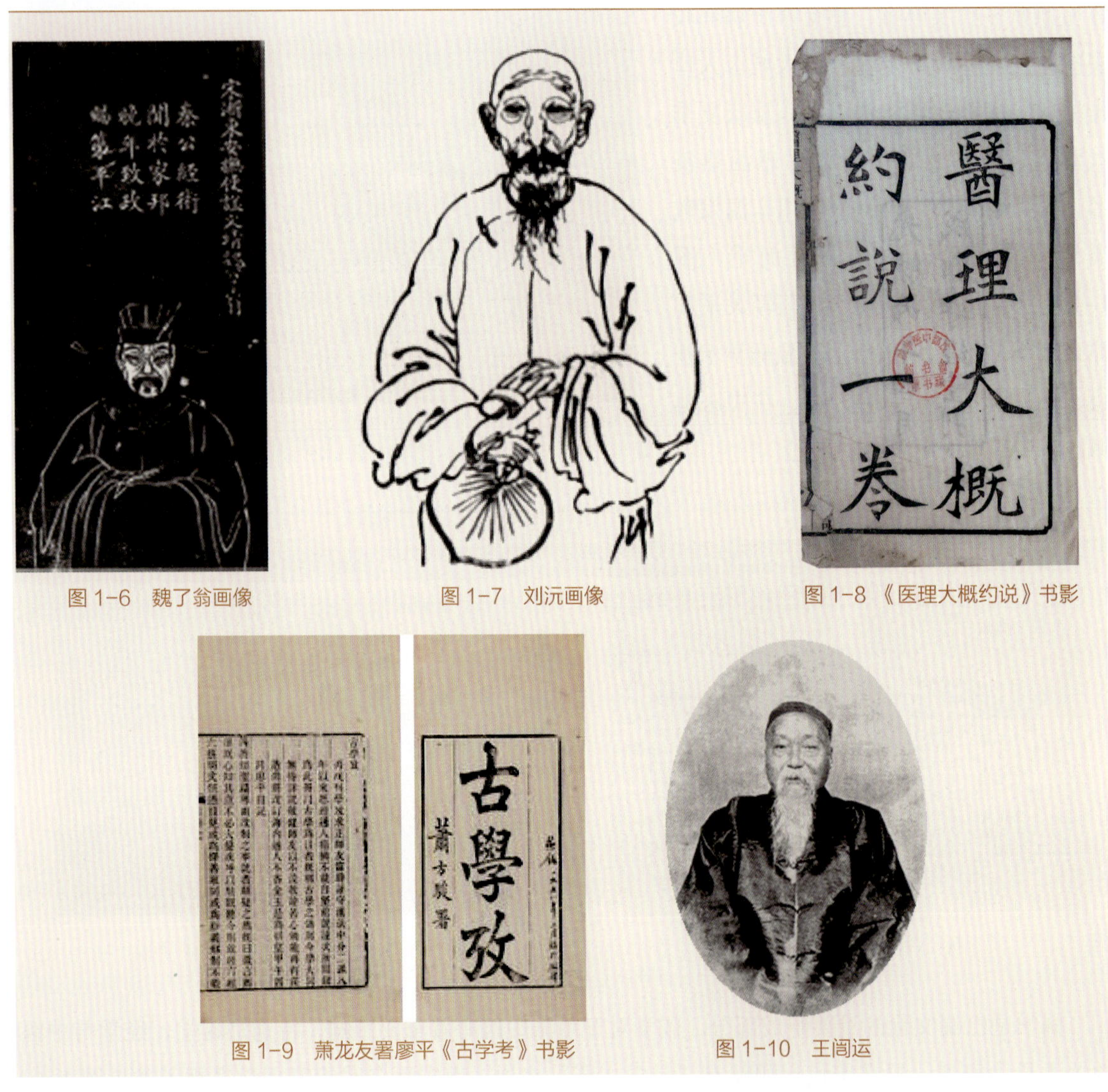

图1-6　魏了翁画像　　图1-7　刘沅画像　　图1-8　《医理大概约说》书影

图1-9　萧龙友署廖平《古学考》书影　　图1-10　王闿运

① 金生杨. 巴蜀易学综论［J］. 儒藏论坛，2007，(00).

② 同上

③ 刘时觉. 四库及续修四库医书总目［M］. 北京：中国中医药出版社，2005：143.

清末民初的四川著名经学家名山吴之英，累世积学，17 岁以茂才选进成都尊经书院学习，受到当时的经学大师、书院山长王闿运的培养，学问日进。曾任资州艺风书院及简州通材书院讲席、灌县训导、成都尊经书院都讲、锦江书院襄校、国学院院正。有《寿庐丛书》七十二卷著述传世。王闿运称赞说："诸人欲测古，须交吴伯竭。之英通公羊，群经子集，下逮方书，无不赅贯。"民国时期，李肇甫在他编修的《四川方志简编》中也说："自王闿运来蜀，遂以博学穷经为士林倡，于是乾嘉之学大盛于蜀，一时文人蔚起，鸿硕辈出。廖（平）、宋（育仁）、吴（之英）、张（森楷），尤著令闻焉。"吴之英曾考释针灸经络，与罗绍骥合编《经脉分图》，《续修四库全书总目提要》评为以说经者说医，而儒者究医，每偏理论，不切实用[①]。其说也不尽准确。儒医唐宗海亦将易理用于医学，著有《医易通说》二卷、《医易通论详解》一卷，并说"余每谈医辄引易义"。著有《姜氏医学丛书》（图 1-11）。其他如郫县姜国伊，早年业儒，举孝廉，长笃志经学，尤专于《易》。咸丰十年（1860）久病不愈，究心医学。璧山黄钰，少时为县学禀膳生员，应童子试名列第一，1876 年应乡试中贡生，学识过人，凡天文、地理、太乙、壬奇、兵阵无不通晓，知医，于脉法、伤寒尤有心得，著有《伤寒辨论集解》等。

现代医家任应秋 4 岁即就读私塾，及长入江津县国医专修馆攻读经学，其间曾求学于经学大师廖平。其时廖平已年逾七旬，喜其聪敏好学，故悉心指点，并传授治学之法，使任应秋在治经学、训诂学、考据、目录等方面打下扎实基础，为以后研究中医学奠定了扎实的文化根底。任氏刊行的著作达 37 种，1300 余万字，在现代中医界堪称学术翘楚。当居四川儒医中与廖平一脉相承的理论大师。成都刘复（图 1-12）亦受业于廖平，得其传，以继承古医学为志，创立中国古医学会。由此可见，儒学特别是易学、经学修养是川派中医重要的文化思想基础，儒学是川派中医的重要文化渊源。

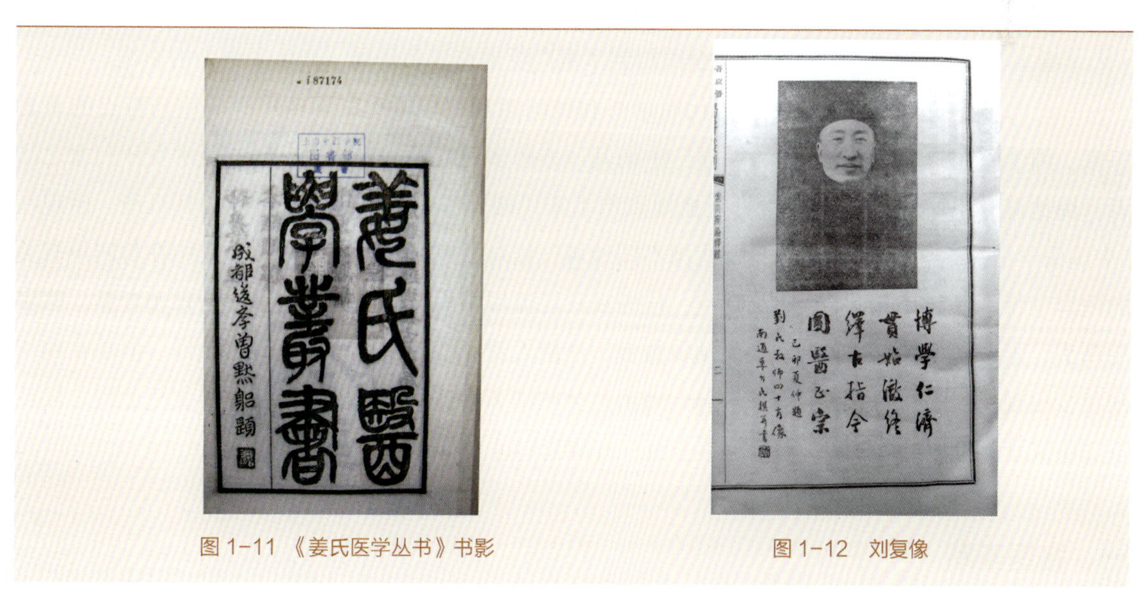

图 1-11 《姜氏医学丛书》书影

图 1-12 刘复像

相对艰险封闭的自然条件，造成四川在古代时与省外特别是北面中原地区文化交流困难，古代四川医家与外界文化及学术交流不易，当是形成其独特地域医学风格的重要原因之一。但历史上四次大移民，特别是秦国占蜀、三国时刘备入川、清初湖广填四川的三次大移民，中原、江南、湖广

① 刘时觉. 四库及续修四库医书总目［M］. 北京：中国中医药出版社，2005：163.

等外地文化注入巴蜀文化，使巴蜀文化与中原等地文化融合。近现代以来，抗战内迁、大军南下、三线建设等特殊历史时期，北方、江浙等地文人、医家大批入川，特别是抗战期间江南等地名医大批涌入四川，如承淡安在成都传授针灸，秦伯未在永川、张简斋在重庆开设医馆，张氏轻灵的用药风格给陈源生等重庆医家以深刻影响，促进了各地医家与四川医家之间的学术交流，推动了四川中医学术的发展。近代以后，随着交通条件的改善，社会风气的转变，川籍名医出川渐多，四川医家的学识逐渐为省外各地所了解。如彭县唐宗海清末赴京，游历沪、粤，首倡中西医汇通；三台萧龙友民国年间寓居北京，居北京四大名医之首；左季云先在北平悬壶，受聘为北平国医学院教授，后应邀为该院名誉院长。成都祝味菊由成都移居沪上，擅用辛热重剂，人称“祝附子”；巫山冉雪峰，悬壶武昌，创办湖北武昌私立中医学校，担任中央国医馆湖北分馆馆长；西昌吴佩衡 1922 年到昆明行医，1939 年被推为昆明市中医师公会理事长，1942 年被选为云南省中医师公会理事长，1950 年创办云南省私立中医专科学校并任校长。1955 年底～ 1956 年间，北京成立中医研究院、北京中医学院时，从四川抽调大批名医进京，如冉雪峰、杜自明、王朴诚、王伯岳、王文鼎、李重人（图 1-13）、蒲辅周、叶心清、龚志贤、任应秋、方药中、沈仲圭等先后奉调北上，声名鹊起，称誉全国，进一步提高了四川名医在全国的知名度和学术地位，川派名医的学术思想和临床经验在全国得到了更广泛地交流和传播，产生了更大的影响。

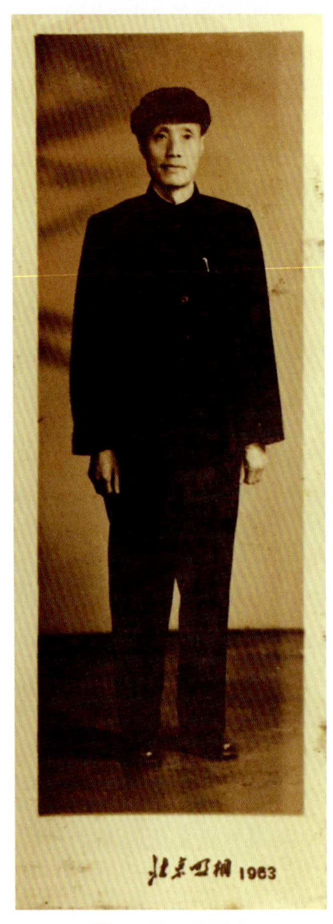

图 1-13　李重人

清代周学海和民国谢观是较早注意到四川医家用药特点的著名医家，周学海在“评注《史载之方》序”中谓其“方药多用麻黄、羌活、三棱、莪术发汗利血之品者，蜀地湿胜，气滞血痹也”，一针见血地点出了宋代四川医家史堪的用药特色及其机理。谢观在《中国医学源流论》“地方病”中论及我国不同地域气候对医家用药特点的影响，其中在与四川有关的内容中特别点到其重用乌、附的特点，认为从长江流域来说，四川人用附子作为常用食品，医家用乌头、附子动辄数两，麻黄、柴胡动辄数钱，江南人看见如此用法，未免心有余悸。但是在四川却很少出现伤阴劫阴的弊病，但他解释的理由过分归纳为岷江雪水的因素，与四川文化地理气候特点和医家学术思想结合不够，似乎不够全面。有待我们进一步研究和揭示。

一、名医荟萃

原始社会和先秦时期，医巫不分，一些掌握较多文化知识的巫师同时也掌握医药知识，他们既用巫术同时也用药物为人们治疗疾病。据《山海经》记载，在开明东有巫彭、巫抵、巫阳、巫履、巫凡、巫相等多位巫医，他们都掌握不死之药，这里所言的“开明”就是古蜀国开明帝王丛帝统治的地域，开明东就指巴蜀之地。书中同时记载，在灵山有非常活跃的巫咸、巫即、巫肦、巫彭、巫姑、巫真、巫礼、巫抵、巫谢、巫罗共十位著名的巫医，在灵山生长着丰富多样的药材。有学者考证，此处灵山就是古代四川的巫山。这么多的巫医集中出现在古代四川，提示四川的医学起源较早，可以上溯到殷商之际乃至更为遥远的时代，相较全国其他地区来说，四川在中医学的起源上拥有非常突出的优势，是中国医学史上有关早期医学状况的重要线索。

川派中医属于荟萃多种学术流派的四川地域医学群体。其内涵大体可分为三个层次，首先从总体而言川派中医药是一个地域范围内中医药学的概念，正如海派中医、齐派中医、陕西长安医派，也与新安医学、岭南医学概念相同。汉代以后，川派中医包括的范围有三：首先是生于川、长于川、学医于川、行医于川的本籍医家，如昝殷、唐慎微、郑钦安、齐秉慧、王文选、何仲皋、李斯炽（图 1–14）、吴棹仙、邓绍先等；其次是本为川籍，多早年或中年在川学文学医、行医，中年或晚年赴京或旅居省外从医或教学，如唐宗海、萧龙友、冉雪峰、蒲辅周、任应秋、左季云、叶古红、祝味菊、吴佩衡等，这两类是川派医家的主体，本土医家原是大宗和根本；其三是医家虽不属川籍，但在川行医多年，或居川期间受巴蜀文化影响，或著述医书，或颇有医名者，如唐代陆贽（图 1–15）、杜光庭，近现代的沈绍九（图 1–16）、郑怀贤、王渭川等，此类医家属于少数。川派中医药的第二层次是指以中医药学科分属作为学派的主体，如内、外、妇、儿、骨科、针灸、眼科等，古代四川医家分科不明显，但也有一些以专科闻名者，如唐代以妇科知名的昝殷，以眼科闻名

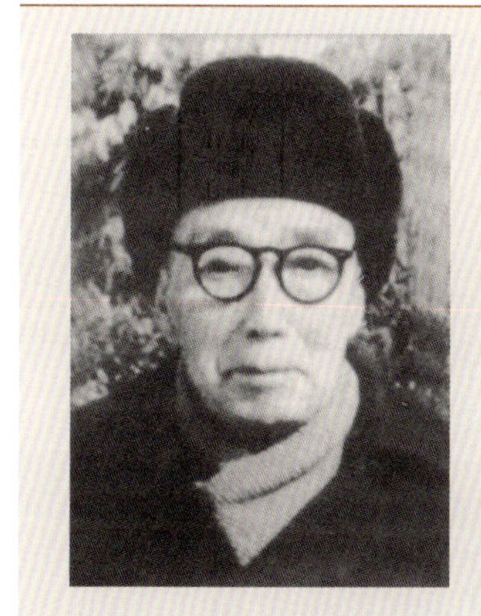

图 1–14　李斯炽

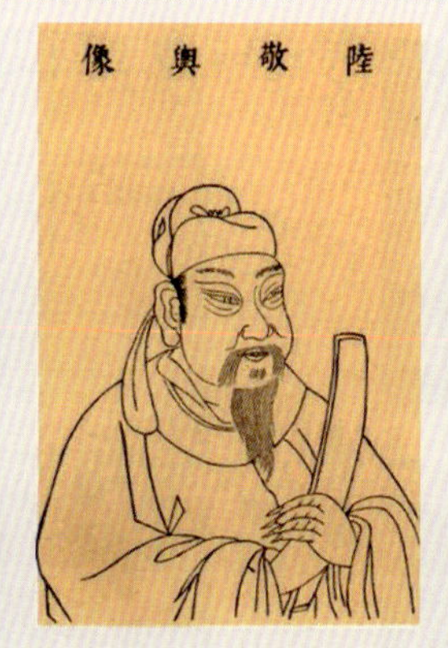

图 1–15　陆贽画像

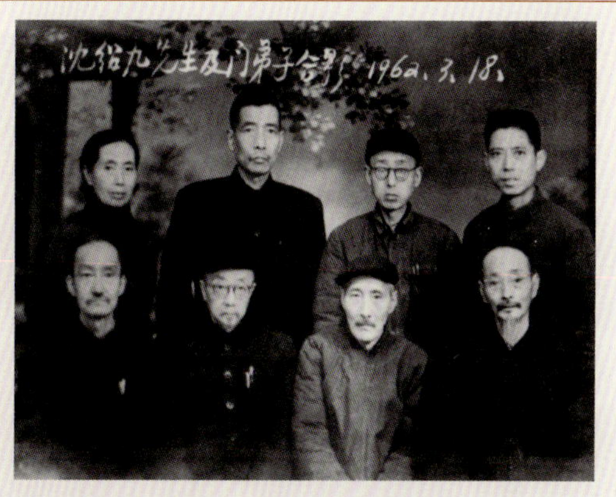

图 1–16　1962 年沈绍九（前排右二）及门弟子合影

的宋代皇甫坦和清初刘之琦，清代道光年间新都程从美事妇产科临床 40 余年等。近现代以来，四川医家除普遍以内科为主业之外，也有一些专长于中医临床各科者，如成都中医妇科的唐半城（唐伯渊）、卓半城（卓雨农）等，1956 年以后，随着中医事业的发展，中医药高等院校教学及学科分化日渐成熟，除传统的临床各门学科之外，以中医基础、内经、方剂、伤寒、金匮、温病为主的中医理论与临床兼融的各门学科自成体系，形成了以学科为主体的学术团队和学术传承体系。如川派妇科，第一代卓雨农、王渭川等五师并列，但第二代师承同出此五门，早已兼收并蓄，难以再分师出何门。现代川派眼科，早期主要出陈达夫一门，其后由陈氏一脉派生发展，但其中实力最强的学术团队，是成都中医药大学眼科及附属医院的眼科队伍。其他如成都骨科的郑氏、痔漏的黄氏等多类此。故以不同学科为核心的学科队伍是川派中医药的学术中坚。川派中医药的第三层次是学科之内的不同流派，以内科、骨科、儿科等最为明显，基于不同的学术见解或主张，不同的用药风格习惯和操作手法，不同的师承授受，学科内的不同流派既多，又各具学术特色，如近现代成都骨科四

大派、儿科五大家等。

（一）汉唐五代

汉唐五代是中医学理论形成和早期发展的重要时期，涪翁、程高、郭玉师徒的学术传承，及其在针灸学、诊脉法上的高超技艺和影响，为以他们代表的川派中医药学在中医学史上写下了辉煌的一页。近年绵阳双包山西汉墓出土木胎髹漆经脉漆人和成都老官山西汉墓出土医简及木胎髹漆经穴漆人为《后汉书》中记载的绵阳涪翁、程高、郭玉在针灸和脉学方面的成就提供了有力的学术支撑与呼应。老官山西汉墓出土的九部医学文献表明，秦汉时期川派中医在中医理论、诊断、方剂、病源证候学等方面都居于非常突出的地位。《后汉书》中记载郭玉任汉和帝太医丞，故宫博物院今存汉"太医丞印"（图1–17），为中医学医事制度提供了与文献相印证的文物。清代涪翁遗址的"汉涪翁像"（图1–18），清代绵阳名士吴朝品撰文、夔门张朝镛书写的"涪翁诗碑"（图1–19），都表现了四川民众对于医学先贤的怀念和追思。

图1–17 汉太医丞印

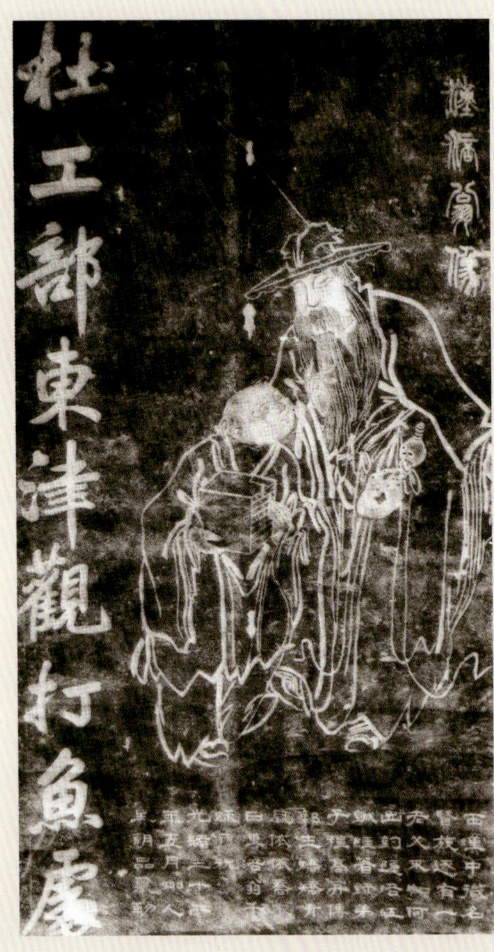

图1–18 汉涪翁像

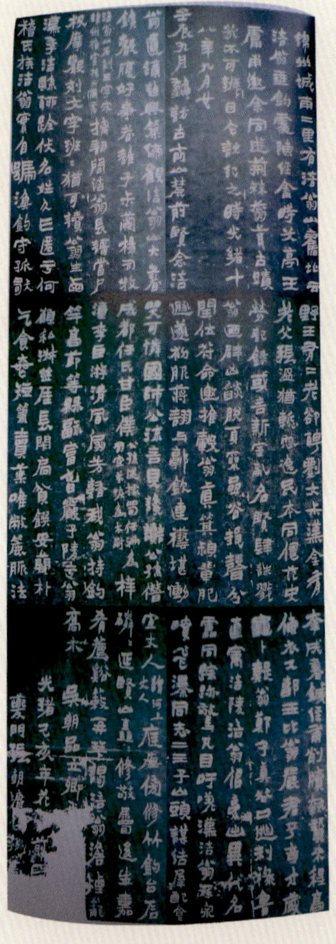

图1–19 清代绵阳涪翁诗碑

唐代时成都名医昝殷于大中年间，集唐代以前诸家关于胎产的论述，兼收民间验方，结合个人临床经验，编成《经效产宝》一书，成为现存最早的中医妇产科专著，全书3卷，现存41论，主要讨论妊娠、难产、产后病证，涉及经闭、带下、妊娠、坐月难产、产后诸证等验方378首。书中所载处方和短论，简单明了，实用性强。

唐代政治家陆贽，大历八年（773）进士。德宗即位召充翰林学士，贞元八年（792）出任宰相，但两年后因德宗偏信裴延龄而有矛盾，被贬充忠州（今重庆忠县）别驾，陆贽谪居僻地，仍心念黎民，因当地疫疾流行，遂编录《陆氏集验方》50卷，供人们治病使用。有学者评价认为“忠州之《集验方》，按病取方，处方治病，此医案之权舆也”[《东皋草堂医案》兴机（张拱端）序]，惜该书已佚。唐末道医杜光庭随僖宗入蜀，其《玉函经》论述脉学。唐代昝殷著有食疗专著《食医心鉴》三卷，收集食疗验方，总结了唐以前食疗养生方面的内容，是我国较早的食疗学专著。五代南唐时期的陈士良，本为食医，写有《食性本草》十卷。

这一时期，川派针经学派、医方学派、妇产学派、养生学派、道医学派等开始形成。

（二）宋元时期

宋元时期，四川医家在中医学的多个领域中拥有重要的学术地位。在中医理论方面，北宋虞庶著有《难经注》五卷，稍后杨康侯著《难经续演》、元代袁坤厚著《难经本旨》，三位四川医家对于疏通阐发《难经》的深奥理论，推动中医学理论发展有较多贡献。特别值得一提的是史崧对中医理论经典著作《灵枢》的传承和整理的贡献，如果没有他献出家藏《灵枢》（图1–20），由朝廷刊印颁行，《黄帝内经》的半数内容或将从此湮灭不传，我们已很难想象《黄帝内经》仅存《素问》半壁江山的局面，那对中医学理论尤其是针灸学的损失肯定是不可估量的。

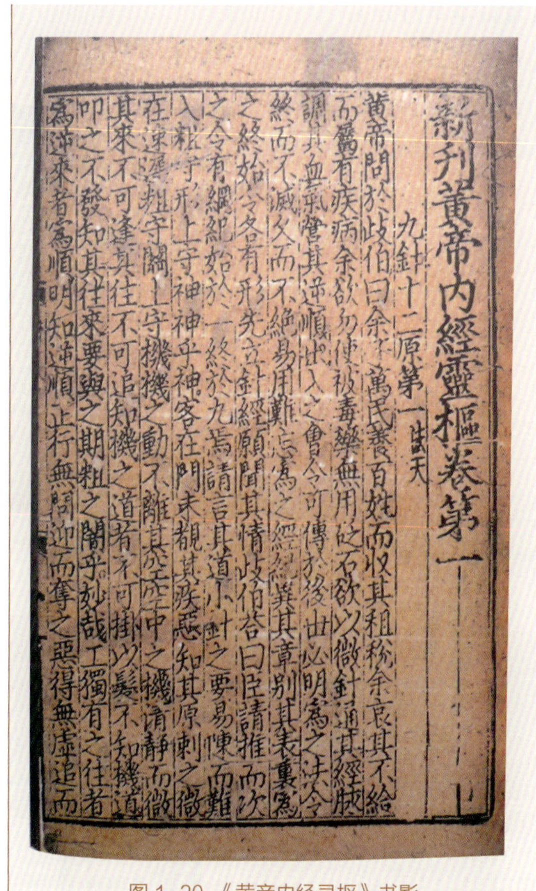
新刊黄帝內經靈樞卷第一
九針十二原第一　法天
黄帝問於岐伯曰余子萬民養百姓而收其租稅余哀其不給
而屬有疾病余欲勿使被毒藥無用砭石欲以微針通其經脉
調其血氣營其逆順出入之會令可傳於後世必明爲之法令
終而不滅久而不絕易用難忘爲之經紀異其章別其表裏爲
之終始令各有形先立針經願聞其情岐伯荅曰臣請推而次
之令有綱紀始於一終於九焉請言其道小針之要易陳而難
入粗守形上守神神乎神客在門未覩其疾惡知其原刺之微
在速遲粗守關上守機機之動不離其空空中之機清靜而微
其來不可逢其往不可追知機之道者不可掛以髮不知機道
叩之不發知其往來要與之期粗之闇乎妙哉工獨有之往者
爲逆來者爲順明知逆順正行無問迎而奪之惡得無虛追而

图1–20 《黄帝内经灵枢》书影

就妇产科而言，北宋元符年间杨子建的《十产论》在异常分娩方面的认识和论述水平非常值得重视，特别是其所记载的手术助产的操作方法，属于古代医家对难产治疗方法的重要探索。

史堪是与宋代名医许叔微不相伯仲的名医，其所著《史载之方》共二卷，31门，载方90余首，是宋代医家重要的方书之一。方中多祛湿行血、强筋健骨之品，具有川籍医家的用药特点，实开风气之先。

陈承和石用之二位则代表了早期四川医家中寒热两种不同的用药风格，俗谚中将其精辟总结为“藏用担头三斗火，陈承箧中一盘冰”，真正是冰火二重天，表明四川医家中不同学术风格和流派特色并呈的现象早在宋代就已非常典型，也可认为是川派擅用热药的嚆矢。

这一时期，川派医经学派渐具规模。

（三）明清时期

明代四川中医学的发展进入低潮，医学著作知名者不多，但全国罕见的县级医学印记却存有数枚（图 1–21，图 1–22）。此期川派医家中在全国影响较大的当属韩懋，其所著《韩氏医通》（图 1–23）中有关病案格式的内容在明代医学史上占有重要地位，其所创的三子养亲汤作为治疗咳喘的名方沿用迄今。云阳冷开泰字抄有《天花谱史》，全书三卷，载论 79 篇，涉及成人与小儿天花的不同症状、不同程度及阶段，以及各类诊断治疗方法，其中多篇以诗歌形式写成。此外黄俅辑选录《素问》65 篇部分原文编成《黄帝内经素问节文注释》十卷。方如川校编郑泽《墨宝斋集验方》，著《重证本草丹方》。

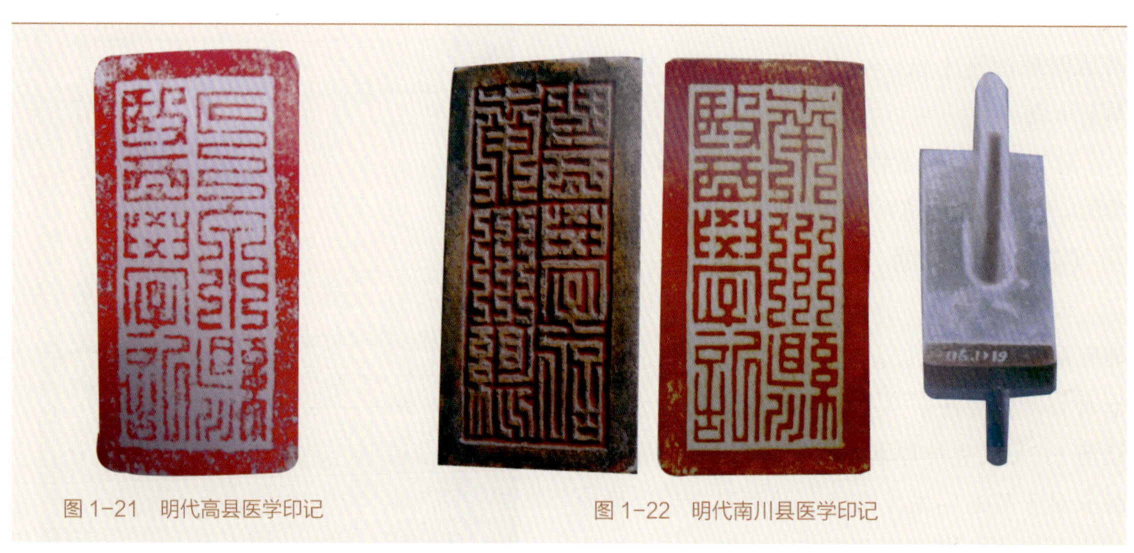

图 1–21　明代高县医学印记　　图 1–22　明代南川县医学印记

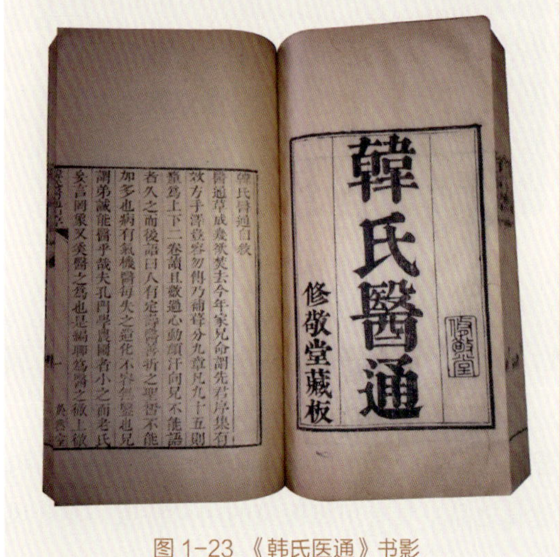

韓氏醫通

修敬堂藏板

图 1–23 《韩氏医通》书影

清代四川中医学的发展逐渐进入高潮，清初江津李栻《伤寒述微》在伤寒病证的治疗上积累了丰富的临床经验。此期不少川派名医著有多本医书刊行，兼及医学理论与临床各科。如乾隆年间，什邡朱音恬著《医理元枢》十二卷（附余二卷）（图 1–24），共辑《运气要略》《脉法心参》《医方捷径》《伤寒论注》《金匮要略注》《妇科辑要》《幼科辑要》医书七种。嘉庆年间齐炳慧著《齐氏医书四种》，包括《医案》六卷、《家传医秘》二卷、《痢症汇参》十卷、《痘麻医案》二卷。齐氏从医 50 余年，享誉川东南 30 余县，《齐氏医案》或论中夹案，或案中夹议，使理寓于案，案证于理，医理与临床融为一体，具有较高的临床价值，先后多次版行。彭州黄元吉 1833 年（道光年间）纂《医理发明》八卷，述脉象、脏腑、杂症治法，及其所治各科验案。岳池王世钟著《家藏蒙筌》(1836)十六卷,另著《医学入门》(1857)八卷。井研贺龙骧编《女丹合编》十七卷,成书于清光绪三十一年(1905),内容丰富。晚清华阳女医曾懿著《曾女士医学全书》(图 1-25),包括《诊病要诀》《杂病秘笈》《幼科指迷》《妇科良方》《外科纂要》六种。

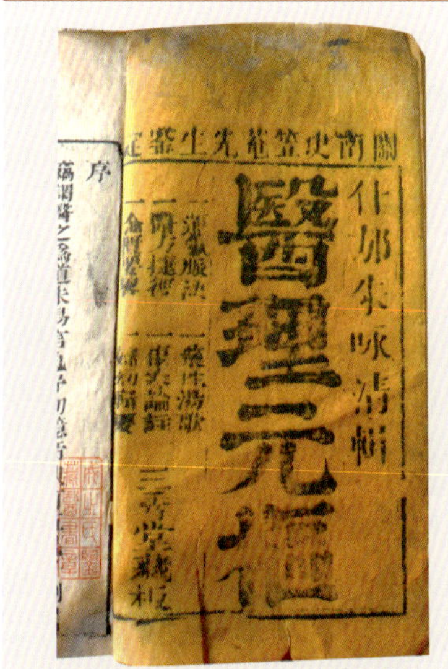

图 1-24 《医理元枢》书影

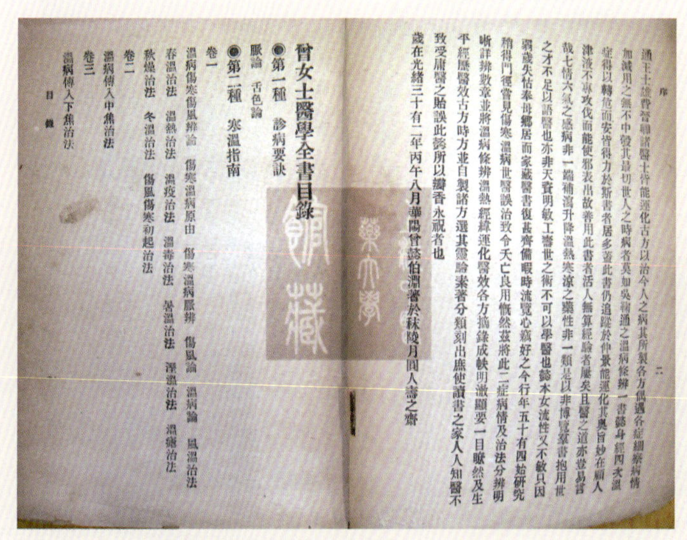

图 1-25 《曾女士医学全书》书影

晚清时期,四川名医荟萃,不仅有名震西南,四川火神派开宗立派的郑钦安,更有以中西医汇通闻名全国的唐宗海。不少医家声名远播,如周松仙多次应皇室召请赴京诊病,王文选获御赐银牌钦加六品衔龙章,著有《医学切要全集》《存存汇集医学易读》等 10 余种著作,驰名川东、远及内江及湖北等地,晚年有门人数十人[①]。杨西山著《失血大法》,一反治血证多滋肾阴降心火的惯例,从肝脾着手另辟新法,唐宗海继之著《血证论》,系统阐述血证病机及治疗,尤其是其提出的治疗血证四大法则——止血、消瘀、宁血、补血,有很高的学术地位及影响。

这一时期,川派中医的伤寒及扶阳学派、中西医汇通学派开始形成。

(四)民国年间

民国年间四川相对稳定,中医学得到蓬勃发展,医经、骨科、妇科、儿科等多种不同学术流派异彩纷呈。如四川井研廖平以一代思想家和经学大师的学识,躬身中医经典及诊法研究,考释、整理和评注中医学著作达 22 种,其《六驿馆医学丛书》先后出版。名士张骥在成都开设义生堂药号,治病救人,同时创办"汲古医塾"以传其学,毕生勤于著述,著有《雷公炮炙论》《内经方集注》《医古微》《史记·扁鹊仓公传补注》《难经缵义》《三世脉法》《五色诊奇脏》等 16 种医书,合为《汲古医学丛书》(图 1-26)。重庆的叶心清、吴棹仙享有"金针""神针"

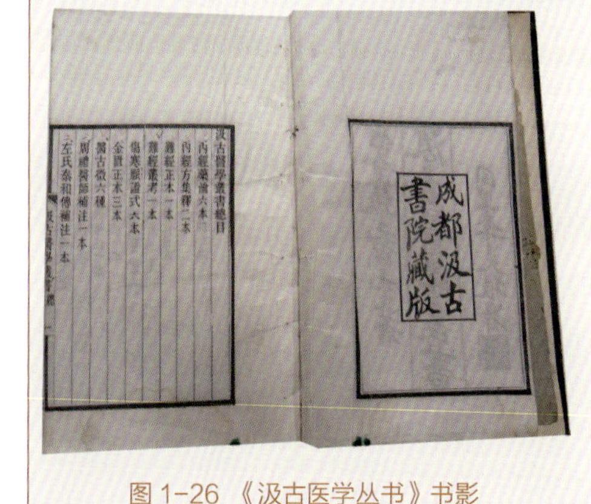

图 1-26 《汲古医学丛书》书影

① 陈先赋 . 四川名医传[M]. 成都 . 四川科技出版社 .1991:37.

之誉，成都骨科有杜氏、郑氏、罗氏、何氏四大门派。成都内科、儿科的四大名医先后产生。沈绍九在成都开设医馆长达 30 年，送医送药，临床辨证精到，选方用药灵巧，位居四大名医之首。蒲湘澄在川北举办针灸传习所、国医讲习所达 15 期。

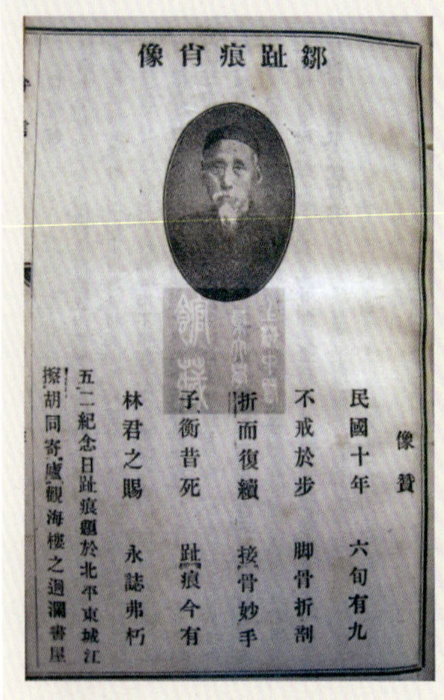

图 1–27　周禹锡像

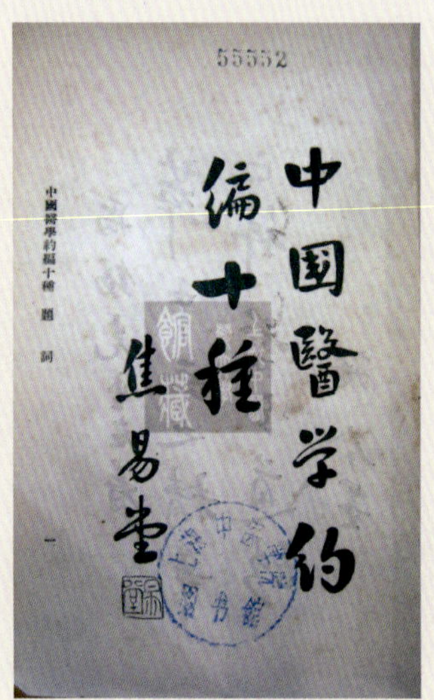

图 1–28　焦易堂题写《中国医学约编十种》书名

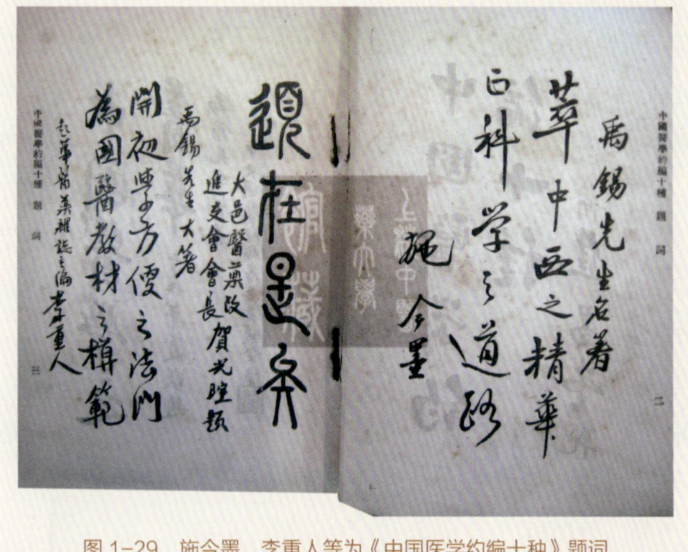

图 1–29　施今墨、李重人等为《中国医学约编十种》题词

民国年间以“著述宏丰，见精中西医学”名闻医坛的周禹锡（图 1–27）在中央国医馆颁布整理“国医学术标准修正大纲”后应聘编审教材，历时五年，于 1938 年编成包括生理、病理、诊断、药物、处方、瘟疫、内科、妇科、儿科、医賸的《中国医学约编十种》（图 1–28，图 1–29），中西并论，共 40 余万字，1941 年，由天津中西医汇通医社出版[①]。成都何仲皋、何龙举、赖华峰、李斯炽、孔健民，重庆唐德府、王恭甫、吴棹仙、龚志贤、张乐天、唐阳春、李公度、大竹李子犹等在川办学。周复生、任应秋创办《华西医学杂志》。前者于艰难困苦中培养中医人才，后者办刊时间长达 4 年，殊为不易。这既是当时四川社会经济文化发展的结果，也是近代以来中医学受到冲击，处境艰难状况下仍能获得发展的社会标志，提示中医学在四川有深厚的群众基础，川籍名医备受推崇的学术地位和深远的社会影响。

此期四川中医界出现一位传奇人物——叶古红。叶氏是 20 世纪 30 年代医学界力主中医科学化的重要人物，在中国近代关于阴阳、五行、运气存废的论争中，叶古红与陆渊雷等都在中医学理论的争鸣上产生过较大影响。如在《国医公报》发表“中国医学革命论”，将中医学分成宜废除和宜纠正两大类，主张中医革命应弃五行而存阴阳，其真正价值不在空洞的理论，而在其治疗经验，主

① 陈先赋 . 四川名医传［M］. 成都 . 四川科技出版社 .1991：33.

张用科学方法进行整理，应先培养专门人才，设中医研究院及专门委员会等建议[①][②]。

二、学术繁荣

川派中医学的学术繁荣表现在多个学术层面，其历史跨度长，学科门类广泛，学术特色鲜明，著述内容丰富。名医每源于基层的长期磨炼，或有着深厚的文化修养，儒而兼医，或选方用药平和淳正，或药重剂猛，或长于扶阳，或擅医知药，或重视脉诊，或对临床专科的研究卓有成就，或敢于创新，于针灸、方剂、中西医汇通等方面开风气之先，或与儒学及道学多元交融，呈现出异彩纷呈的学术风格。其影响力辐射西南，乃至全国。

（一）川派中医特色

1. 历史悠久

就历史跨度而言，川派中医药起源较早，在全国范围内颇具优势。《山海经》中记载先秦巫彭、巫咸等巫医在巴蜀境内从事医学活动，其后的《华阳国志》和《后汉书》中载有汉代涪翁、程高、郭玉等医家史实。特别值得一提的是，1993 年绵阳双包山西汉武帝时期墓出土木胎髹漆经脉漆人，漆人高 28.1 厘米，体表上绘有 19 根纵行红线，与人体手三阳脉、手三阴脉、足三阳脉 9 条经脉和督脉相应，大部分经脉在头部联络，将人体针灸模型的历史从宋代针灸铜人提前一千余年，成为世界上最早的人体经脉模型。2013 年成都老官山西汉武帝时期墓出土医简 736 支（含残简），可分为九部医书，出土医简涉及的中医学内容之丰富，学科范围之广泛，在汉代中医学术史上的地位之重要，进一步突出了川派中医学在全国的学术地位。该批出土竹简共 920 支（包括《医马书》），近 2 万字，不仅是四川地区首次发现，也是迄今为止我国出土数量最大、内容最丰富的重大医学考古发现（图 1–30）。其成书时间与马王堆帛书和张家山汉简相当，早于《武威汉简》。医简出土时原分两处存放。一处共 736 支（含残简），根据竹简长度、摆放位置、叠压次序和简文内容，大致分为九部医书和一部律令文书《尺简》。医书根据简文内容现早期命名为《敝昔诊法》《诊治》《六十病方》《诸病》《十二脉》《别脉灸经》《刺数》。另一处共 184 支，内容为《医马书》。经研究发现，其中《敝昔诊法》论五色脉诊，共 50 余支竹简，字迹残损严重，或为扁鹊失传的《五色诊》传本之一，对扁鹊脉法整理和研究提供了非常重要的原始资料。《诊治》共 50 余支竹简，主要论及疾病诊断、治疗、死候。《六十病方》约 215 支简，竹简保存较为完整，共约 9000 字，由 15 支有病方编号的题名简构成目录；由约 200 支与题名简编号相对应的病方简构成正文。全书以病证和治疗方药内容为主，是老官山汉墓

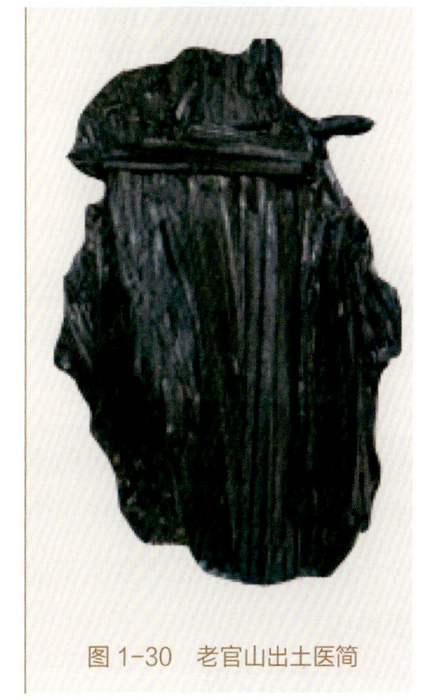

图 1–30　老官山出土医简

① 李成忠．发现洪雅［M］．成都：四川出版集团，2008：31.

② 邓铁涛．中医近代史［M］．广州：广东高等教育出版社，1999：267.

医简中与临床各科病证及其治疗方法关系最为密切的方书，载有病证近百个，以内科为主，也涉及外科、妇科、儿科和五官科，方剂约百余首，多为复方，药物约 170 种。《诸病》共 230 余支简，医简保存较为完整，约 3300 字（不含缺文），专论各科疾病辨证、病因、证候、鉴别诊断、预后及调摄，是我国迄今为止发现的第一部全面论及各科疾病病因、病机、证候、鉴别诊断的中医诊断学文献。《十二脉附"相脉之过"》《别脉灸经》两书共 50 支竹简，保存较为完整。《十二脉》记载人体十二条经脉循行和病候，是我国最早完整论述现行十二正经经脉的文献。《别脉灸经》共 9 支竹简，专门论述 9 条"别脉"的循行、病证和灸法。《刺数》专载针灸临床刺法原则和 40 首针方，是我国目前发现最早的针方专书，《逆顺五色脉藏验精神》主要记载色诊、脉诊、病因、治疗方法等内容。《医马书》共含医简 184 支，基本为残简，文字残损严重，专论马病的诊治，是我国首次发现的第一部兽医学出土专著。同时出土的西汉木胎髹漆经穴漆人裸体直立，高 14 厘米，完整精致，与绵阳双包山汉墓出土人体经脉漆人造型和结构一脉相承，其上标记清晰的红色经脉粗线共 22 条，阴刻的白色经脉细线共 29 条，腧穴点共有 119 个。同时还有任脉及躯干部横向的 3 条环行经脉。躯干部位还阴刻"心""肺""肾""盆"等文字（图 1-31）。医简和经穴漆人是四川最为重要的早期医学历史文献，在揭示川派中医学术特色以及四川与中原医学及湖湘医学的关系上具有重要的学术地位。充分证明史书中有关汉代涪翁、程高、郭玉的记载有着深厚的医学基础，四川在我国早期中医学史中具有突出的学术地位。在之后的历史长河中，仅明代著名医家不多，川派中医的学术处于低潮，唐及五代、宋代，清代，特别是民国以及 1949 年以后名医辈出，递相传承发扬，今天的某些学术成就多能于前代追溯到学术渊源和基础。形成了川派中医起源早，历史悠久的重要特点。

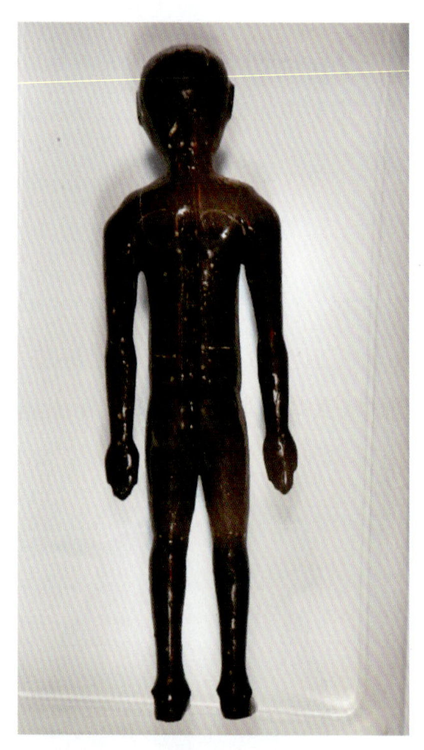
图 1-31　成都老官山西汉人体经穴漆人

2. 多元交融

四川自古人文荟萃，"文宗自古出西蜀"（郭沫若语），如两汉扬雄、唐代李白、宋代三苏等。陆贽、杜甫、白居易、陆游等名人也曾入川，从文翁石室到清末张之洞创办尊经书院，为四川培养了不少饱学之士，不少儒士爱好医学，或兼习医术，成为儒医。儒医在四川医家中具有学识和文化修养较高，著述宏富等特点。如唐代宰相、政治家、文学家陆贽因谪居忠州，潜心编录《陆氏集验方》五十卷。宋代大文豪苏东坡有《医学杂说》，后附入《苏沈良方》传世。宋熙宁进士杨天惠，授彭山县丞，历邛州教授、彰明县令，著有《彰明附子记》。北宋政和间进士史堪，官至郡守，著《史载之方》，系宋代私家有影响的方书之一。五代后蜀韩保昇，任后蜀翰林学士，奉诏主修《蜀本草》。北宋元祐年间陈承编成《重广补注神农本草并图经》，大观时官至将仕郎，与裴宗元、陈师文等同校《太平惠民和剂局方》。以上均属儒而通医，官而知医，兼有不朽名著传世。

晚清进士周松仙，曾任浙江天台、德清、定海、镇海、余杭知县，所著《简易医诀》流行于世，并曾多次进京为道光、同治皇帝和慈禧太后诊病，备受恩宠。唐宗海为光绪十四年间进士，授礼部主事，但其兴趣、成就则在医学（图 1–32）。张骥于晚清四川法政学堂毕业，曾赴京参加朝考，成绩优异，先后任陕西凤翔、米脂、榆林、肤施等县知县，其《汲古医学丛书》汇其医学著述 16 种，其中《雷公炮炙论》（图 1–33）是学界公认的最早且有较高价值的辑本。周松仙、唐宗海和张骥三人属晚清时期官而兼医，以医闻名的学者。

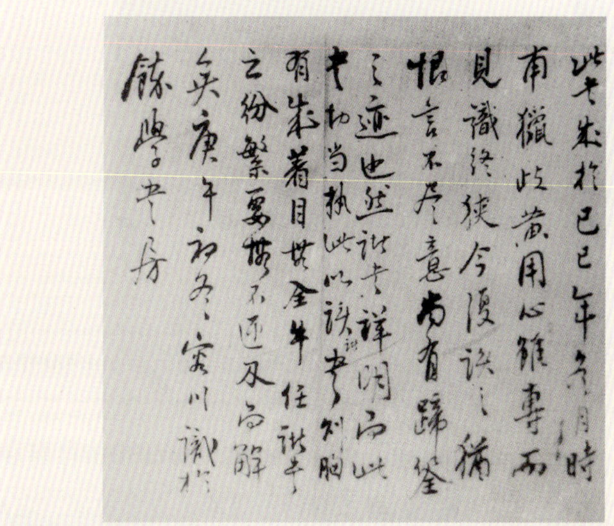

图 1–32　唐宗海为其《医柄》题跋

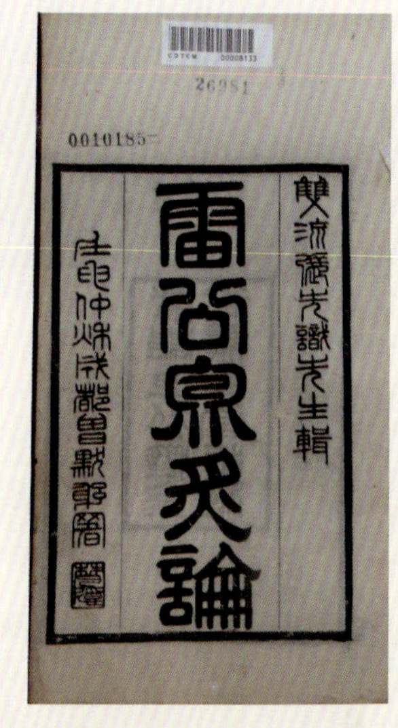

图 1–33　张骥《雷公炮炙论》书影

还有长于诗词书画的清代川派医家，如王光甸、王文选、刘福庆、刘仕廉、曾懿（图 1–34）等。刘福庆著《了缘诗草》、曾懿著《古欢室诗词集》。长于诗词书画的近现代川派医家则有萧龙友、吴棹仙、沈佛愚、李重人、任应秋、宋鹭冰、王渭川、傅灿冰（图 1–35）、李孔定等，如吴棹仙著有《养石斋诗稿》（图 1–36）、李重人著有《龙池山馆诗》（图 1–37）。

一代儒医萧龙友，家学渊源，其祖父萧成麟咸丰年间（1885）抄有《家传伤寒秘诀》（图 1–38），萧氏幼读经史，后入成都尊经学院攻

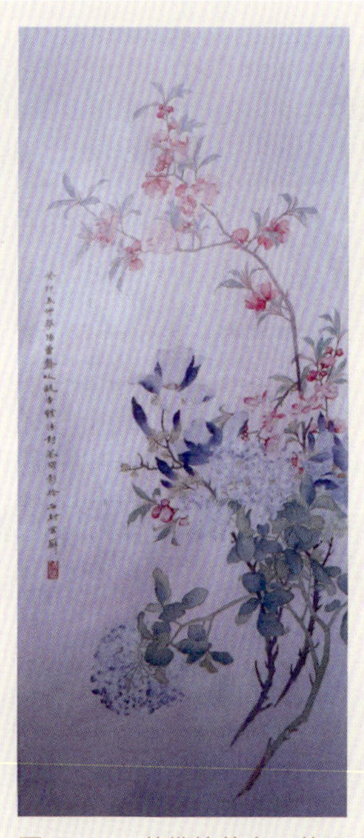

图 1–34　曾懿绘花卉，藏四川大学博物馆

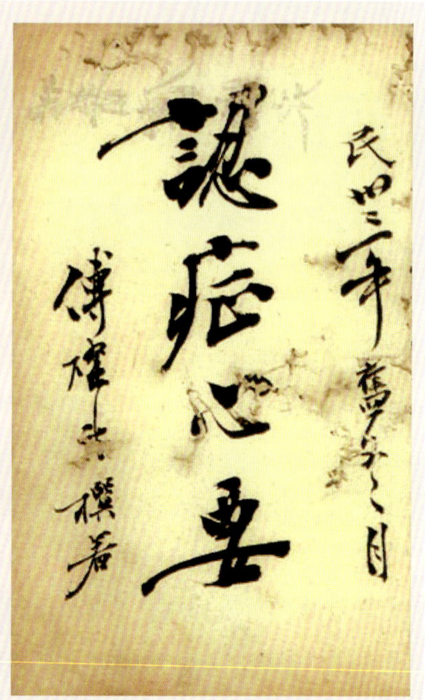

图 1–35　傅灿冰自题《认症心要》

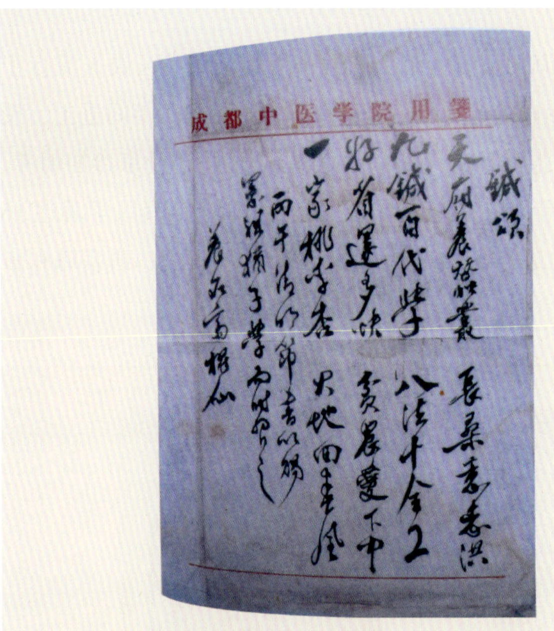

图 1-36　吴棹仙书“针颂”

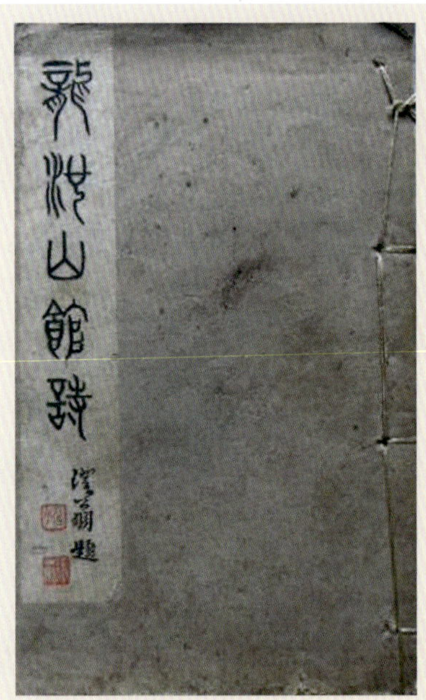

图 1-37　李重人《龙池山馆诗》书影

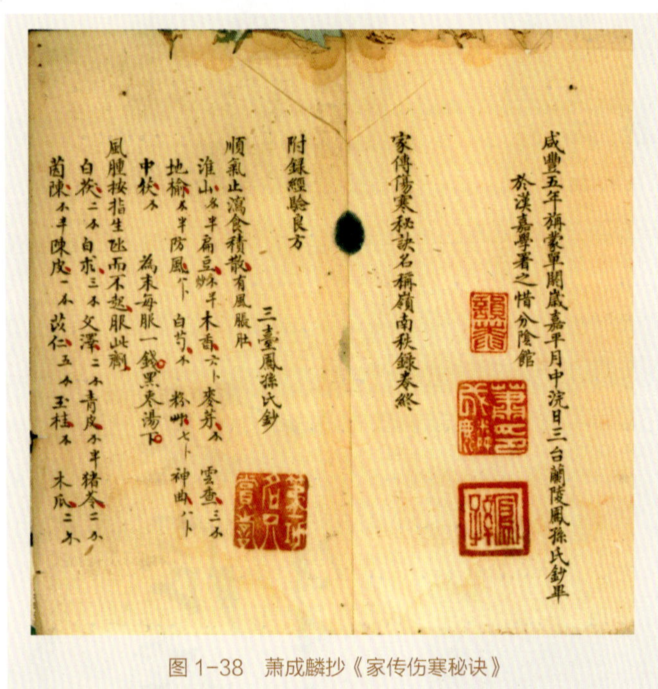

图 1-38　萧成麟抄《家传伤寒秘诀》

辞章科。光绪丁酉科拔贡，1900 年后历任山东嘉祥、济阳、淄川知县，济南高等学堂教习，1914 年历任财政、农商二部秘书等职。自学成医，名重京城，1928 年弃官从医，擅长治疗虚劳杂病，1930 年与孔伯华创办北平国医学院，1934 年与孔伯华、施今墨、汪逢春任北平市卫生局中医会考主考官及北平市卫中医考试委员会委员，自此之后被人们尊称为北京四大名医，位居四大名医之首。萧龙友主张医术与医道并重，强调精术以弘道，治病必求本，用药精当。1951 年被中央人民政府聘为中央文史馆馆员，1955 年被国务院聘为中国科学院学部委员，第一届、第二届全国人大代表及数任主席团成员，并任中医研究院名誉院长，中华医学会副会长。最早向国家提出创办中医大学和中医学院的议案，强调要提供中医学习与临床紧密结合的现代大学教育条件。萧氏擅书法，医文并长（图 1-39），是我国近现代著名的中医临床学家，中医教育家，近现代川籍名医中声望最著，社会地位最高者[①]。应属先儒而后医，弃官从医（图 1-40），以医为业，于医学得展平生之志的代表人物。

① 萧承悰 . 一代儒医萧龙友［M］. 北京：化学工业出版社，2010：75.

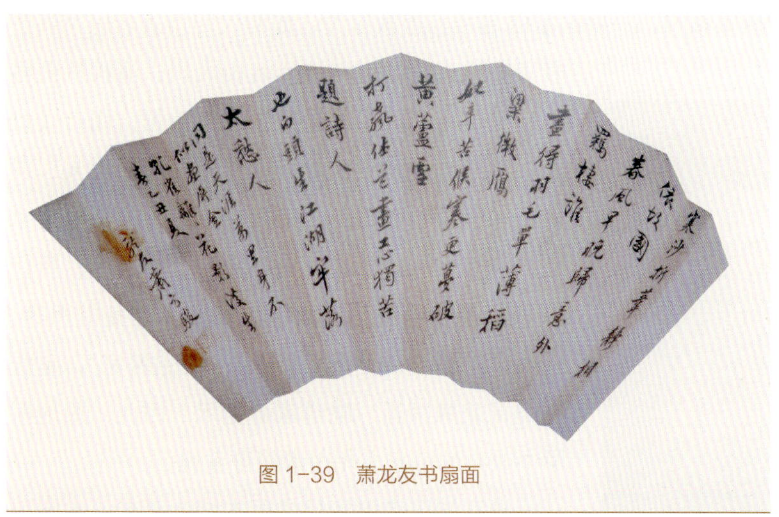

图 1-39 萧龙友书扇面

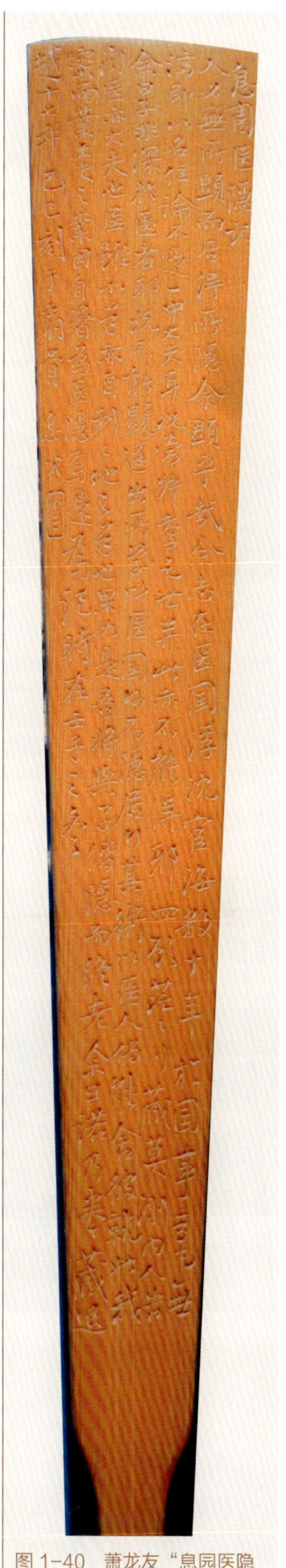

图 1-40 萧龙友“息园医隐记”扇骨

由此可见，儒学济世活人的理念，不为良相，则为良医的志向，是四川不少儒士从医的重要思想基础。

四川是我国道教的重要发源地。巴蜀文化具有明显的道家特征，道家的炼丹和养生之说，与医学有不解之缘。商周时期，道家著名人物及养生家彭祖生于四川彭山，死后葬于此地。东汉末年，张陵五斗米道兴起于巴蜀鹤鸣山、青城山一带，成为道教著名发源地。晋时有蜀之八仙之说。学者研究认为，自古以来，巴蜀地区一直有着独立的丹道传授系统。早在东汉和帝时，青城山已经有炼丹家传习岷山丹法。《黄帝九鼎神丹经》和《太清金液还丹经》都产生于汉代的巴蜀地区，是早期炼丹术的代表作，分别开创了道教的还丹派和金液派。这两部丹经的传承也一直在蜀地，唐元和时，西蜀江源（今成都崇州市）人梅彪所撰《石药尔雅》，是道教历史上第一部专论丹药的著作；五代时，西蜀永康（今都江堰市）人彭晓撰写的《周易参同契分章通真义》，被认定为是《周易参同契》诸家中最早的注本。《石药尔雅》与《周易参同契分章通真义》反映了唐五代时期巴蜀地区炼丹术的发达程度①。北宋著名道家、易学家和内丹家陈抟为普州崇龛（今四川安岳）人②（图 1-41），作《无极图》《太极图》《易龙图》，创立“先天易学”，奠定了道教内丹修炼理论基础。蜀地有道医李八百、王玄览、杜光庭、陈抟、李西月等著名道士。张伯端、张三丰等道教宗师也曾入蜀修炼，真人孙思邈二次入川多地采药炼丹与行医，在四川峨眉山留有隐居遗址，巴蜀实为全国道教重镇。

所谓“十道九医”，道家、道教的理论以及一些养生修炼方术每

① 陈云．试论唐五代时期巴蜀金丹道的成就［J］．中华文化论坛，2010,（4）．

② 刘联群，阳登华．道教老祖陈抟其人［J］．巴蜀文化研究通讯，2005,（5）．

与中医药相交融，历代蜀医多受道家影响，一些医家的名号与道教有关，如明代四川著名医家韩懋号飞霞道人，着道装游历名山大川；清程从美号志阳子，书中每引《易经》理论为据，用有《丹经》之语；万州王文选号席珍子，亚拙山人；成都近现代骨科名医何仁甫号白玉山人。一些道家也兼行医术，如晋代蜀医李常在、李八百，唐代著名道士杜光庭精通脉学，宋代道医皇甫坦等，近现代成都医家张觉人为著名“丹道医家”，重庆补晓岚兼融医道，晓道家养生术。因此，蜀地医学中兼有的道家文化因素值得重视。

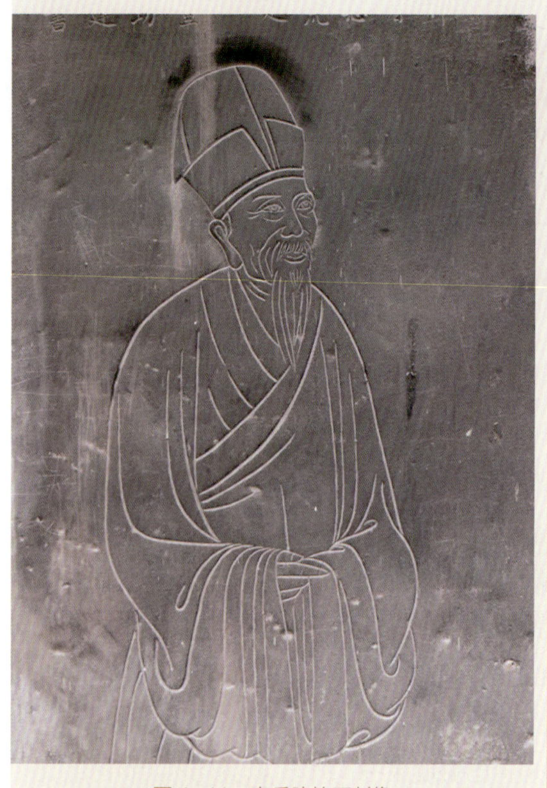

图 1-41　安岳陈抟石刻像

僧家知医者以清代僧医本圆为著名，本圆道光年间居成都文殊院，精通医术，尤擅仲景之学与针法，撰有《铜人针灸》二卷。道光二十二年（1842）增补《汇集金鉴》为二卷。巴县周述官，因习少林禅功，继又于成都道院得《内功图说》，于资阳获授《增益易筋洗髓内功图说》，日习达摩易筋洗髓功夫，病去瘾除，体健身强，历数年之久，编纂成《增演易筋洗髓内功图说》。四川医学与佛学最典型的例证为新繁观音寺和尚诊脉塑像（图 1-42），体现了僧家亦通晓诊脉之术。

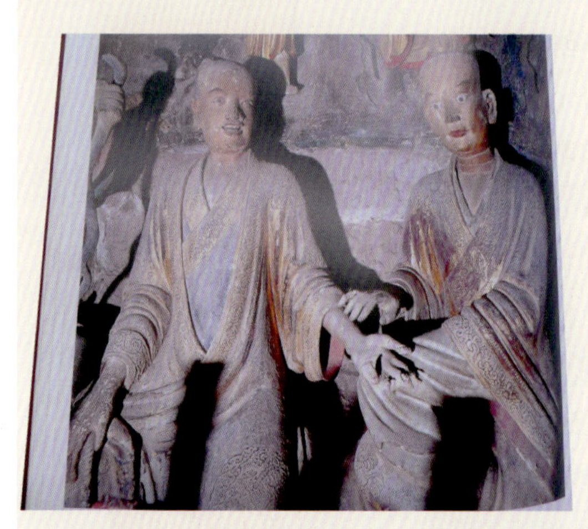

图 1-42　新繁观音寺和尚诊脉塑像

此外，四川医家受北京、上海、广东、江南诸文化和医学发达地区的影响也是其学术交融的重要内容，这些地区往往得风气之先。清代以后，四川医家外出交流渐多，如王光甸壮年以后游秦晋燕赵之都，登太行华岳；齐秉慧游历南岳、滇黔、河南、山东、湖北等地拜师习医；程琪芝挟技游滇黔湘鄂等。尤其是唐宗海中年以后游学江南，赴京、至粤，对他开阔眼界，形成中西医汇通思想影响很大。曾懿随夫宦游江南、东南诸省，任应秋、张觉人等受海上名医指点，补晓岚远赴滇、越、俄，冉雪峰侨居武汉，都对他们学识和医学修养的提高，思想境界的开拓升华有重要影响。

3. 平和淳正

川派医家中的主流医家，特别是一些擅长治疗慢性虚损疑难病证的著名内科大家，如沈绍九、陆景庭、萧龙友、冉雪峰、蒲辅周、吴棹仙、李重人（图 1-43）、叶心清（图 1-44）、任应秋、方药中、龚志贤、李斯炽、卓雨农、唐伯渊、陈达夫、郭松柏、彭履祥、冉品珍、陈源生、郭子光等皆以平和淳正为特点。平和淳正既指其为人处事心态平和低调，长期潜心读书治学，孜孜不懈致力于学术；更指其医学特点和用药风格，不炫奇，不斗胜，不偏执，不剑走偏锋，坚持继承发扬中医传统方药，“以平为期”，“因而和之，是谓圣度”，伤寒温病并重，各家学说兼收并蓄，以和为本，临症时胸有全局，强调辨证精准基础上的用药平和淳正灵巧，尽量避免使用有毒攻伐猛剂，特别是对慢性虚损病证用王道之法而不行霸道之势，有方有守，不急于求成，强调以顾护人体正气为本，如蒲辅周、叶心清、卓雨农、傅灿冰等于此就多有心得，于临床治疗中屡获良效，这需要多年学术修养的水磨功夫，也需要病家对医生治疗的充分信任和耐心配合。如卫生部中医研究院学术秘书处评价《冉雪峰医案》说：“冉老大夫经常运用《内经》的理论分析病情，同时又融会了张仲景《伤寒论》和后世温病学说，认为‘伤寒原理可用于温病，温病治疗可通于伤寒’。在临床治疗上既能遵从古法，也能加以创造性地运用。”蒲辅周数十年来选方用药轻灵洗炼，通常每方用药仅六七味，至多不越十一二味，确能于淳中出正出巧，于平中见奇见真，从简练里显功夫，以举重若轻见效果，正如高辉远总结蒲氏的学术特点为“辨证准，立法慎，选方精，用药稳”，善用八法，同时注意“汗而毋伤，下而毋损，温而毋燥，寒而毋凝，消而毋伐，补而毋滞，和而毋伤，吐而毋缓”。又如卓雨农处方用药，重在强调“补而不滞，滋而不腻，温而不燥，清而不凝，行而不破，涩不留瘀”，“形成组方药味少，用量轻，价低廉的特点”[①]。陈达夫用于治疗补益肝肾的加减驻景丸，补而不腻，补中寓通，开阖有法；治疗眼底出血的自创方生蒲黄汤，针对眼内出血既需止血，更要考虑血止之后凝血瘀滞难消的危害，温清同用，止血活血兼行，止血而不留瘀。因此，不少川派医家既长于运用伤寒经方，处方精炼凝重，又能活用温病等时方，用药轻灵巧妙，如彭履祥、冉品珍等亦无不如是，一向为学界所称颂。

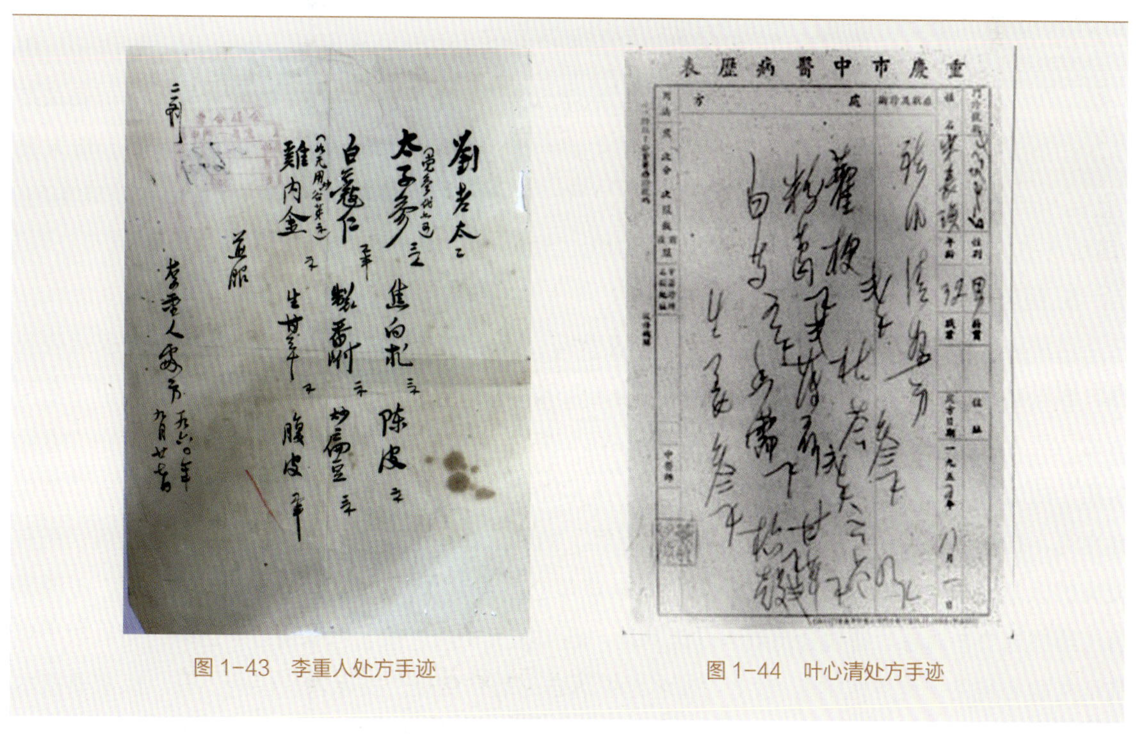

图 1-43　李重人处方手迹　　　图 1-44　叶心清处方手迹

① 陈先赋. 四川名医传［M］. 成都：四川科技出版社，1991：215.

4. 长于扶阳

四川地区气候每每天阴多雾，终年多雨潮湿，尤以周边广袤的高寒山区更是山高阴冷湿润，造成四川人喜食辛辣厚味以逐寒湿的特点。表现在中医学临床治疗方面，则医家擅长运用姜、桂、附等温阳逐寒药物。这一学术特色除区域地理气候因素之外，还与《伤寒论》在四川流传广泛，医家在临床中善于运用伤寒类辛温发散温阳逐寒经方，名家对《伤寒论》研究有较多心得有关。如"火神派"的鼻祖郑钦安认为"六气首重伤寒""学者欲入精微，即在伤寒六经提纲病情方法上探求"，著《伤寒恒论》，擅长使用四逆汤、白通汤、甘草干姜汤、吴茱萸汤等伤寒名方来治疗多种阳气衰微病证，后唐步祺著《郑钦安医书阐释》，从"以阴阳为纲，尤重心肾阳气"等特点进行阐释。其他如吴佩衡著有《伤寒论条解》《伤寒与瘟疫之分辨》《伤寒论新注》，祝味菊著有《伤寒新义》和《伤寒方解》，巫燡著有《伤寒论广训》，李彦师著《伤寒金匮条释》。邹趾痕尤崇仲景之学，专用经方。泸州张君斗"善为经方，好治难症"，享誉川南数县。皆提示众多"火神派"医家对《伤寒论》有深入研究，故重视人体阳气，擅长温阳补火散寒，形成四川在全国独树一帜的"火神派"，如刘复补虚重在温阳，善用大剂附桂、硫黄（图 1–45）。近年四川学者对四川温热学派进行了深入研究，认为可将之进一步细分为温补、温通、温散三个同源异流的学术流派，温补即学术界熟知的"火神派"，以郑钦安等为代表医家；温通派以温阳化气行水、温化痰饮为法，代表医家如陈杰清、邹趾痕、邓绍先、唐伯渊、彭履祥等[①]；温散流派临床擅用辛温发散，如北宋史堪、清末民初巫燡、现代戴云波等。实际上《眼科奇书》的四味大发散、八味大发散与此别无二致，或者在某些方面而言更具代表性。

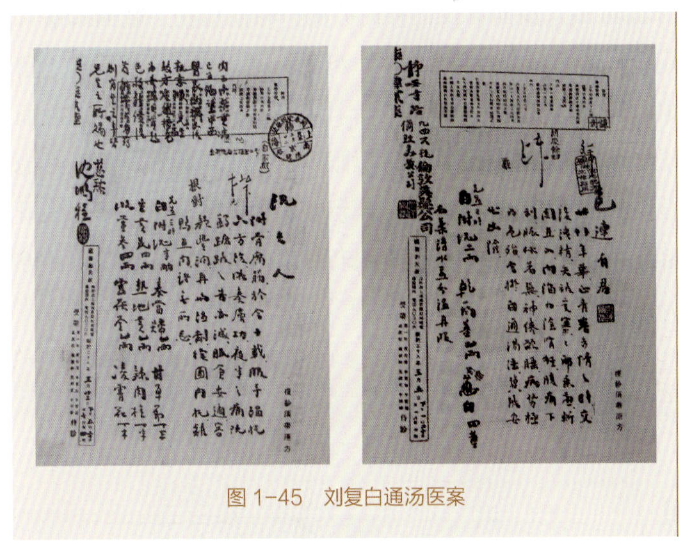

图 1–45　刘复白通汤医案

5. 医药兼擅

川派医家中一些名家或医药兼擅，或熟悉草药，善用草药。这与古代医药不分，医家通晓药性，四川盛产中草药等多种因素有关。其中最为著名者为北宋成都名医唐慎微，他医术精湛，名闻遐迩，经过多年广采博辑，编成《经史证类备急本草》，书中方论达 1000 余条，创立本草中"方药对照"的编写方法。著《蜀本草》的孟昶、韩保昇皆精于医，孟昶每为其母及臣僚诊视处方，韩保昇用药不拘成方。著《重广补注神农本草并图经》的陈承好用凉药，名噪一时。晚清名医唐宗海有较高的医学造诣和丰富的临床经验，同时对本草理论亦有深刻的见解，撰有《本草问答》。王鸿骥著《药性选要》四卷。清代合川刘兴以医鸣世，既知医又识药，故《草木便方》之外，更有数十年临证经验心得的《髦寿医学》。以上均属名医撰著本草著作例证，提示古代医药不分，医家兼擅本草，少有仅知药而不通医者。

① 陈建杉，江泳．论四川温热学派及其学术思想［J］．四川中医，2008，(10)。

四川近现代不少名医或曾精研本草，或擅长使用草药。如刘复著有《本草朱墨别录》《本草经纬》《汤液经纬》[①]，辑《神农本草经》（图 1–46）；何龙举著《药性骊珠》五卷。蒲辅周、宋鹭冰等家中都开有药铺，既行医，又售药，对于他们熟悉名医处方，了解药物配伍用量及药性等颇多裨益。《雷公炮炙论》刘宋成书后久佚，近代医家张骥所辑《雷公炮炙论》成为该书最早的辑佚本。重庆名医补晓岚、龚志贤、张乐天、陈源生等通晓草药药性，善用草药。补晓岚 1919 年起在川滇大山采药长达四年之久，采集的药材达 300 余种，发现草药“雪上一枝蒿”，临床擅用草药、毒性较猛的中药入药。重庆名医张乐天常用的自制“十二秘方”中药物多半是民间野生草木药，经其精心加工炮制而成。龚志贤编有《中草药治疗常见病多发病》，陈源生著有《临床常用中草药选编》。绵阳李孔定能识别本地常见草药 400 余种，经常自采草药，处方中每每使用草药多味，编有《绵阳地区中草药手册》。抗战入川行医万州、后定居成都的王渭川等亦擅用草药，处方中每用草药。儿科名医王静安亦喜用草药。中药名师凌一揆知医擅医，兼通方剂，注重临床，开创临床中药学；成都草药医生刘吉明系成都“刘草药”第 14 代传人，善用草药大剂重方治疗肿瘤。中药炮制名家徐楚江亦擅医，晚年更多临床。一些医家或先学药后从医，如王朴诚曾先在丰都县“福源长”药店学徒、王伯岳在成都“两益合”当过 4 年学徒[②]，这对他们后来从医处方用药提供了基础。民间医家除用中药饮片外，也喜用本地野生草药、鲜药入药，或内服外敷治疗疾病。

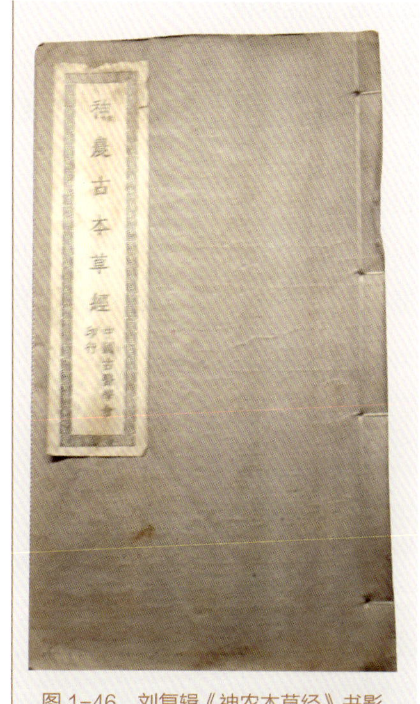

图 1–46　刘复辑《神农本草经》书影

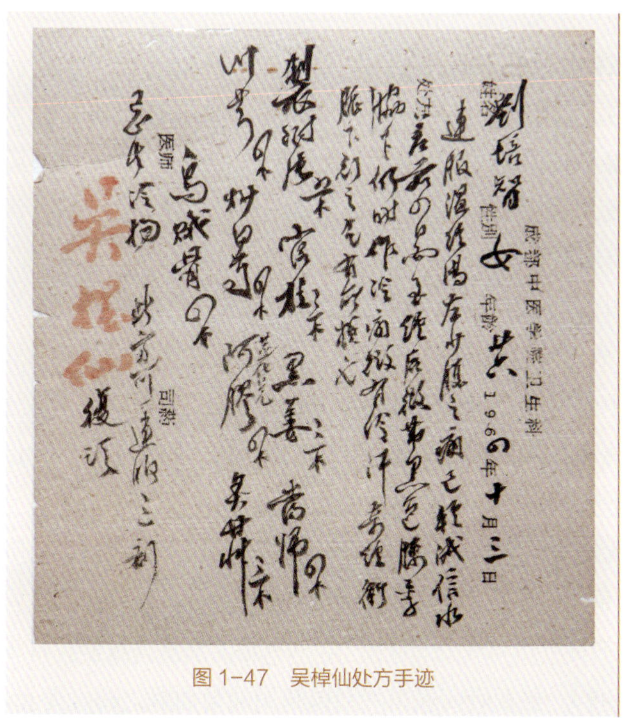

图 1–47　吴棹仙处方手迹

与川派医家医药兼擅相媲美的是一些川派针灸学家针药兼擅，如吴棹仙、叶心清、蒲湘澄、李仲愚、余仲权等，他们多具有很高的医学修养，其中吴棹仙被称为经方大家（图 1–47）；叶心清继承其师魏庭兰针药并用的传统，仅其 1953 ～ 1955 年留存至今的亲笔处方就多达 6654 张；蒲湘澄《中医实验谈》卷三中专门列有“针灸与汤药并重说明”一

① 陈先赋．四川名医传［M］．成都：四川科技出版社，1991：197．

② 陈先赋．四川名医传［M］．成都：四川科技出版社，1991：85–88．

节对此进行论述，揭示其理念；李仲愚善用经方，处方精炼，并创制有多首习用新方。

6. 药猛剂重

川派医家每独具胆识，一些医家处方药猛剂重。如晚清双流医家刘仕廉《医学集成》中方剂君药用量较大。其中寒的荡寒汤、救亡丹、返魂丹、救肾活肝汤、救心汤、奠安汤六方的焦术均用为二两，其中救亡丹用有附子八钱，肉桂五钱，炮姜、人参各三钱；返魂丹用有黄芪一两，附子五钱，良姜、茯苓各四钱；救肾活肝汤用有熟地黄一两，当归八钱，枣皮五钱，人参三钱，附子、肉桂各二钱；救心汤用有附子两半，肉桂、人参各一两；奠安汤用有黄芪二两等。在其本人有限的医案中，吴又香案理脾健胃方用蜜黄芪八钱。其用量当时世所罕见，可谓惊世骇俗。

近代流行于川东的《眼科奇书》，治外障每用辛温发散峻剂，四味大发散（麻黄一两或二两，蔓荆一两，藁本一两，北辛五钱或用一两，老姜一斤或用八两皮捣碎为引），其随证加减用药的蔓荆、北五味、元参、汉防己、香附、夏枯草等无不用量为一两或一二两，甚或全虫、淮木通、车前仁亦为一两，熟军用五钱或一两。八味大发散（四味大发散上加羌活一两，防风一两，白芷一两，川芎一两），两种大发散方中的药物绝大多数为一两，用为引子的生姜甚至用一斤或半斤。内障主以破气之品，剂量更重，枳壳四两，槟榔、香附二两，补中益气汤中白参用半斤或一斤，内障一方中焦术用半斤或一斤，诸如此类，药物用量大体为当时医家用药剂量的十倍上下，甚或更重，均为中医文献中罕见。近代著名医家补晓岚常用的大药方，即以八味大发散加味化裁而成。

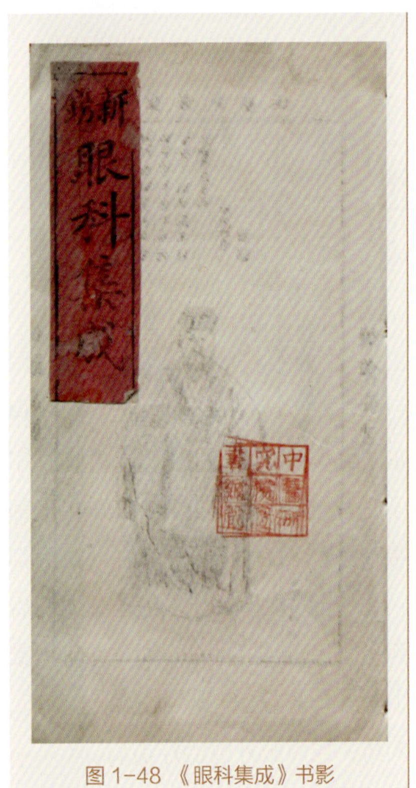

图 1-48 《眼科集成》书影

与《眼科奇书》同样具有用量厚重特点的是巴县陈善堂的《眼科集成》（图 1-48），如大黄平胃散，枳实六钱，防风八钱，木通五钱，胃弱者加生姜一两。在加味白虎汤等汤中石膏用量为二两；又如麻辛附子汤中，麻黄八钱，杏仁六钱，川芎五钱，生姜一两，北辛三钱，其药量基本上是当时医家用量的数倍乃至 10 余倍，可见陈善堂敢于重用药物以力猛取胜，这在清代医家中实不多见，当然陈善堂也不是一味以量重逞强卖弄，书中药物也有如通常用量者，厚重与灵巧并行；如小承气汤方中大黄及虫蜕、谷精草、羌活、云风、薄荷、天麻都用一钱，与当时通用的药物用量合拍，但此类比起前者来说数量明显偏少，药物用量厚重属全书的主流。

近现代川派医家继承这一特点，特别是火神派医家用桂、附时，每用重剂猛药。近代重庆补晓岚、祝味菊好用热药，温阳的生附子、生川草乌、生南星、生半夏等亦每用重剂。有学者研究发现，吴佩衡用附子一般都在 30 克以上，最大剂量可达 400 ～ 500 克[①]。刘复治实证重在攻邪，常施巴豆、甘遂、芫花、水蛭等峻烈之品（图 1-49），学者研究提出“刘民叔用药简而赅，亦奇亦正，

① 刘玉，唐雷春. 附子应用安全性的研究［J］. 辽宁中医药大学学报，2009，(5)：56.

疑难大病多投峻利毒药，且剂量逾恒①”。其解疫饮方中重用石膏，甚至用至 10 余斤（图 1–50）。

张觉人除善用丹药外，又喜用毒药治病②。他认为“药以毒治病，大毒治大病，小毒治小病，无毒不治病”，临证喜用马钱子、蜈蚣、砒石、雄黄等有毒药③。用药每用大剂量，主张“痈疽之症，皆属有毒，非量大力专而不能除”。认为治外证若轻描淡写，则无济于事，只要辨证精当，用药准确，量大而力专，收效而甚速。绵阳李孔定强调“急症用药宜重宜专”，治疗危重病证时敢于用重剂救亡。

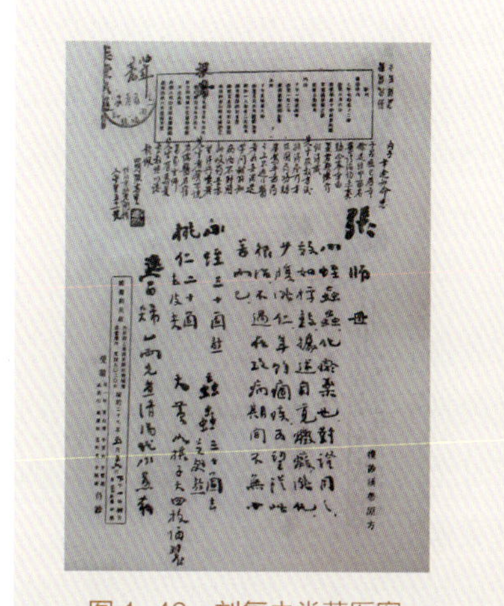

图 1–49　刘复虫类药医案

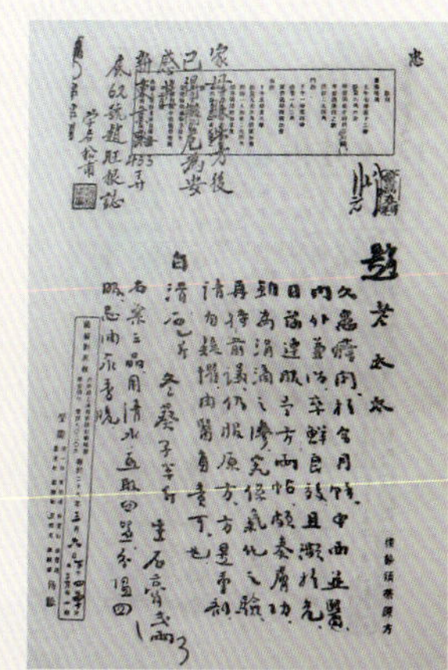

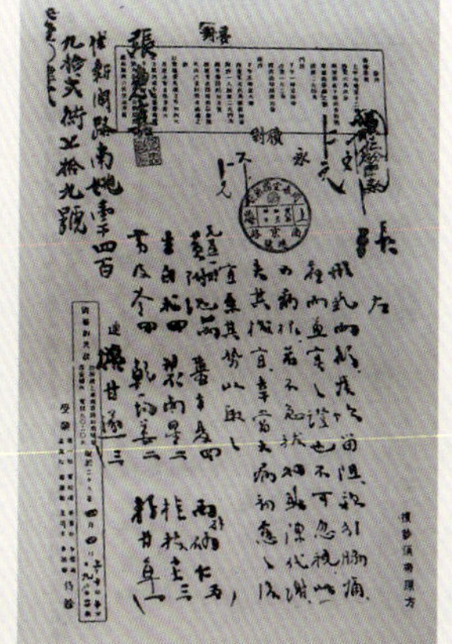

图 1–50　刘复滑石一斤医案

但敢用猛药重剂的特点只是川派医家处方用药特点的一个侧面，它与川派名家的平和淳正并为川派医家用药风格的两翼，体现了川派医家用药不拘一格，丰富多彩的特点。如张君斗多用经方随症加减，每方药仅数味，但又于方中重用君臣之药，剂量或超过古方 10 倍，平中出奇④，处方既凝炼又厚重。

7. 敢为人先

四川有学者基于“天下未乱蜀先乱，天下已治蜀后治”之说，总结川人在历史上的一个突出思想特征时说，四川人的开创性、超前性和风险性意识强。它的社会根基正同巴人的冒险进取性、超前性与蜀人的追求完美性、稳定性的结合有密切关系⑤。同时四川人素来善于思考，勤于动脑，向来有“醒（觉悟）得早”的谐称，受其影响，川派中医也表现为善于创新、勇于开拓的学术特色。除前述郑钦安的扶阳学说之外，还表现在针灸学、方剂学、中西医汇通、脉学、中医各家学说、眼科六经学说、中医康复学、中医心理学、活血化瘀、中医急症、风药的运用等多个方面。开风气之先成为四川中医有重要影响的学术特色之一，如汉代涪翁的《针经》与《诊脉法》，近年绵阳和成都出土的全国仅有的汉代人体经脉漆人和人体经穴漆人，晚清黄云鹄撰写我国第一部《粥谱》，唐宗海开中西医汇通风气之先，周禹锡 1925 年创立“万县中西医药研究会”，叶古红系民国力主中医科

① 亓嵩京．刘民叔用药特色［J］．上海中医药杂志 .1995，（1）：32–33.

② 张觉人，张居能．红蓼山馆医集［M］．北京：学苑出版社，2009：5.

③ 张觉人，张居能．红蓼山馆医集［M］．北京：学苑出版社，2009：5.

④ 陈先赋．四川名医传［M］．成都：四川科技出版社，1991：85–177.

⑤ 刘茂才，谭继和．四川历史文化透视［J］．四川党的建设·城市版，2007，（8）.

学化的重要人物。现代任应秋立创中医各家学说，于1960年成为中医学的一门新学科，同时在中医理论上有诸多新颖见解。成都老官山西汉墓出土迄今全国最早的中医复方方书《六十病方》；同时出土的《诸病》为我国首部全面论述病因病机、证候鉴别的诊断学文献；《十二脉》为目前我国最早完整论述十二经脉的文献；《刺数》为目前我国最早的针方专书；《医马书》为我国出土的首部兽医学专著。陈潮祖的《中医治法与方剂》创以五脏病证为纲类方并从脏腑病机入手研究医方；眼科陈达夫将伤寒六经学说引入眼科，著《眼科六经法要》，在中医眼科学说中独具一格；成都中医学院李明富1964年发表"瘀血论"，1977年发表"瘀血学说及活血化瘀治则"，开现代中医活血化瘀学说之端，为开拓活血化瘀治法及其临床应用做出了重要贡献；黄星垣、郑新等在全国率先开拓中西医结合治疗急症的研究，成立全国中医急症培训中心；郭子光开创中医康复学；王米渠开创中医心理学；王明杰、黄淑芬等首倡"治血先治风"，发掘风药新功用，出版《风药新识与临床》等。

8. 重视普及

中医普及类医学著作的主要表现是大量方歌、脉诀、药性类的著作，其大量问世是清代中医学术发展的重要特点之一，在四川表现得尤其突出，主要集中在清代晚期，涉及的四川医家著作共约200种，其中又以中医启蒙入门类为大宗，共达百种。其产生与当时全国局势动荡，战乱频繁，四川社会相对稳定，经济快速发展，人口迅速增长等因素有关。从其来源和刊行流传，大体可分为三类。第一类是医家在本人学习心得和临床经验基础上辑录或改编一些历代名著，以伤寒、金匮、脉诀、药性、汤头等内容为主，如岳池王世钟的《家藏蒙筌》十六卷；或多以歌诀为主，如万州王文选《医学切要全集》《存存汇集医学易读》、宜宾钟文焕的《宜邑钟氏医书歌诀》（二十九卷）、双流刘世廉的《医学集成》、中江廖云溪的《医学五则》、遂宁王鸿骥的《利溥集》、周伯贞的《医学入门》、许宗正的《脉学启蒙》、温载之的《温病浅说》、刘福庆的《医录便览》、罗绍芬的《医学考辨》、刘以仁的《活人心法》、周云章的《外科三字经》《儿科三字经》等均属此类，累计在60余种，构成了四川清末普及类医书的主流。

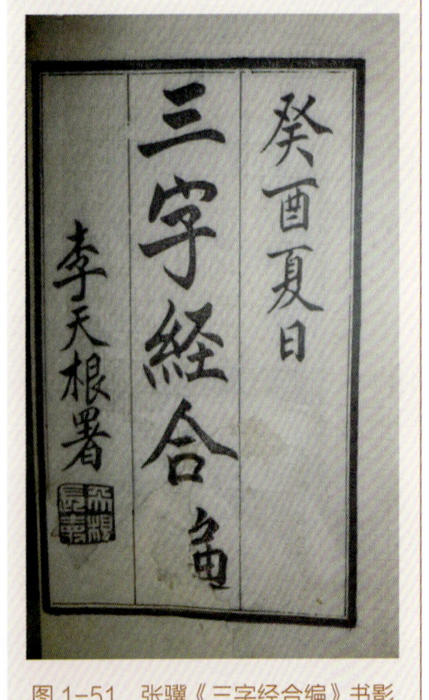

图1-51 张骥《三字经合编》书影

另一类普及医书与中医科普大师陈修园的著作有关，或仿其例，或附刻陈著之内，或改编陈著，多在全国有较大影响，如新都周云章仿陈修园《医学三字经》例，成《简易医诀》四卷。光绪年间，四川三台人胥敦义（紫来）认为陈修园《医学三字经》仅限于医学源流和一般病证的诊治内容，而缺乏藏象经络、病因病机、脉法药物等基本知识，故仿其例，新编一册，与陈著合刻，名《闽蜀医学三字经》，刊行后曾风行一时，广受欢迎。再如，成都张子培所著《春温三字诀》除刊行有单行本外，与唐宗海的痢症三字诀一起，附入陈修园《南雅堂医书外集二十七种》和《陈修园医书三十二种》，四十种、四十八种、五十种、六十种、七十种、七十二种等多种陈氏著作中。黄钰的《平辨脉法歌诀》《本经便读》《名医别录》，亦附于陈氏多种医书中流传于世。张骥的《三字经合编》（图1-51）包括陈修园的《医学三字经》及四川医家上述三字诀及其增辑的方歌共六种。以上各书，丰富了清末四川普及类医著的内容，扩大了此类著作在全国的影响。王鸿骥在陈修园医书十六种基础上，专取内容提要，将其汇编为一辑，成《医书捷抄》七卷。刘绍熙类此有《公余医录抄》。

第三类是四川医学名家撰写的普及类医书。如名医唐宗海的《医学一见能》等。书中不追求精深的理论，以收录有效验的医方为主，按人体部位和病情症状分门别类，大大方便了病者和初习医学者。现代著名中医学家秦伯未对此书曾备为赞赏，亲为批校，先后印行8版。邓其章要求唐容川续成春温一卷，与“春温三字诀”合印，后附于陈修园的多种丛书中流传行世。唐氏高屋建瓴，深入浅出，自非通常抄汇纂辑之作可比。只可惜此类著作较少，在清末四川普及类医著中比例不大。

除以上所介绍者外，据四川各市地州县方志记载，晚清四川医家编写的未刊或已佚医书还有百种以上。如三台人胡醴铭的《医书正蒙》十种和《本草崇原》《明医杂论选》《证治纂要》《医书题名》等。

晚清普及类中医著作因具有内容简捷实用，易于记诵等特点，作为一种提供初学医者入门的启蒙性中医读物，或作为一般文化程度的医者提高中医理论水平，学习前人经验的提要之作，在推动四川中医教育，提高治疗水平和普及医药知识方面，都发挥了积极作用。清末四川出现的大批中医普及撰述，以其强烈的实用色彩，为清代四川中医学术史上增添了引人注目的一项[①]。

近现代以来，川派医家继承了这一传统，如著名中医教育家李斯炽撰有《医学三字经简释》《五脏辨证论治歌括》《杂病论治歌括》等相关著作。马有度、王辉武、刘正才、马烈光等非常重视中医科普，编写有多种中医普及著作和杂志出版并获奖，在全国有很大影响。马有度曾担任中医科普分会首届主任委员，全国首席科普健康专家，以中医科普为己任，著有《医中百误歌浅说》《自学中医阶梯》《家庭中医顾问》《健康奥秘》《大众养生妙法》《健康人生快乐百年》《奇妙中医药——家庭保健顾问》等8部科普著作。其中《家庭中医顾问》获全国优秀科普作品奖、高士其科普基金奖，并译成日文在《汉方研究》连载，台湾牛顿出版公司出版该书繁体字版向海外发行。《健康人生快乐百年》再版并重印5次，获全国中医药科普著作一等奖。《奇妙中医药》多次重印，荣获中华人民共和国成立60周年中医药科普图书著作一等奖。王辉武为中华中医药学会中医科普分会主任委员，发表科普文章700余篇。曾获首届高士其科普基金奖、重庆市科普创作二等奖、重庆市第一届科学技术普及工作奖、中华中医药学会首届中医药传承特别贡献奖等。成都中医药大学的马烈光擅长养生学，主编多部中医养生学统编教材，主编《养生杂志》，积极普及养生知识。

9. 辐射全国

就学术门类而言，川派中医药从中医经典到临床各科，皆在全国有较大影响，涉及范围广泛，特色鲜明，如成都老官山西汉墓出土医简内容涵盖中医理论、病证、方剂、诊断、内科、外科、妇科、儿科、针灸等多门临床学科，在出土的西汉医学文献中占有重要的学术地位。同时，四川古代医家对《内经》《难经》的注释整理研究、对中西医汇通、脉学、伤寒、内科、妇产科、眼科的贡献突出，广为同行所称道，在全国有着重要影响。近代以来，早年旅居北京的川籍医家萧龙友、左季云、邹趾痕，侨居武汉的巫山冉雪峰，移居沪上的成都名医祝味菊、刘复，行医昆明的吴佩衡等皆医名卓著，成为川派医家在省外的代表人物。特别是1955～1956年间北京成立中医研究院和北

① 和中浚. 晚清代四川普及类医著的产生和影响［J］. 中华医史杂志，1994，(1)：20.

京中医学院，奉调进京的川籍著名医家如杜自明、冉雪峰、王朴诚、王伯岳（图 1–52）、李重人（图 1–53）、蒲辅周、叶心清、龚志贤、王文鼎、任应秋、方药中、沈仲圭，不仅人数众多，而且成就突出，影响广泛，涉及的学科门类也较为广泛。其中冉雪峰进京之后任中医研究院学术委员会副主任兼高干外宾治疗室主任，蒲辅周曾任中医研究院副院长，李重人先后任卫生部（现国家卫生和计划生育委员会）中医司教育科科长、北京中医学院副教务长兼中医系副主任。

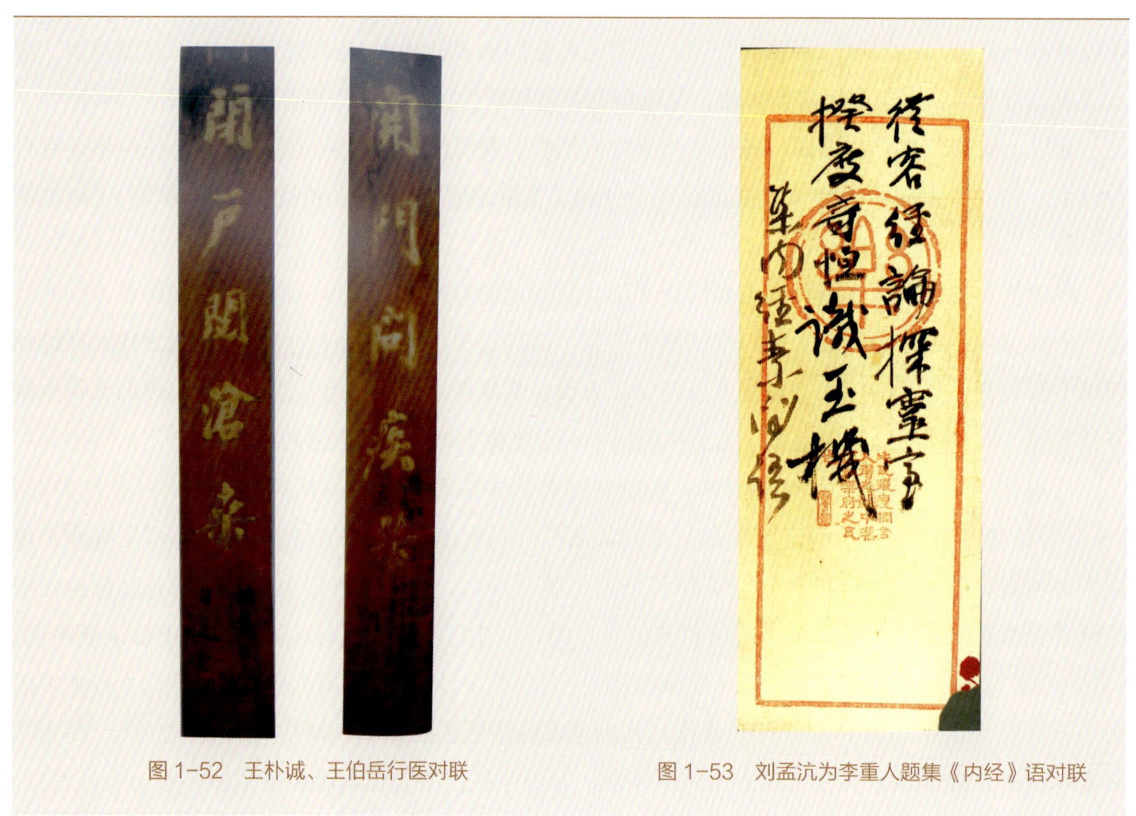

图 1–52　王朴诚、王伯岳行医对联

图 1–53　刘孟沆为李重人题集《内经》语对联

川派中医学更为直接的影响是在西南的云南、贵州、西藏诸省区。如云南中医学院首任院长吴佩衡系四川会理县人。早年学医行医于四川会理，后至云南昆明，先后任云南中医进修学校副校长、云南中医药学校校长、云南中医学院院长等职。詹文涛、孟如 1962 年毕业于成都中医学院，长期在云南中医学院从事中医教学临床工作，1986 年詹文涛任国家中医药管理局医政司司长，其后任云南省卫生厅副厅长；孟如为第六版《金匮要略选读》统编教材主编。宣明盛 1963 年毕业于成都中医学院，1987 ～ 1991 年任云南中医学院院长。张震 1959 年参加成都中医学院 3 年制西医学习中医班，为云南省中医中药研究所（现云南省中医中药研究院）首任所长、《云南中医药杂志》首任主编。贵州省名中医李彦师系四川大足人，早年在家乡周围数县行医，中年以后悬壶贵州，1958 年调贵阳中医学院任伤寒教研室主任。四川甘孜、阿坝藏医学与西藏、青海等邻近地区藏医学多有交融，德格印经院的藏医文献在藏医学中具有举足轻重的地位。

此外，四川医家于脉学较为重视，如汉代涪翁著有《诊脉法》，其再传弟子郭玉精于脉诊。唐代杜光庭著有脉学专著《玉函经》三卷。北宋史堪辨证中强调脉证结合，论脉独辟新见，《史载之方》开篇即论四时脉学，可见其对脉学的重视，书中有脉论专题四篇，另“诊失血”“诊失精”等九篇论述实际上主要的诊断方法就是以脉论病，“诊室女妇人诸脉”为妇科脉象，全书其他各篇，亦每以“以脉候明之”。故周学海谓“其随证论脉，条分缕析，独辟新思，启发后学，功在《脉经》《脉诀》之上”。足见其在脉学上积有的丰富学识和心得。清代朱音恬著《脉法心参》；王鸿骥尤重脉学，著《脉诀采真》三卷，精采古代脉学精华，并有所发挥；廖平有关脉学著作凡《脉学辑要评》等八部，对脉学独有新见；许宗正著有《脉学启蒙》；张骥著有《三世脉法》，沈绍九、王文鼎等不少名家临床中均精于脉学，颇多心得。

（二）学术流派

古四川医家在清代以前不重分科，多以内科伤寒为主，兼攻各科。但以汉代的涪翁《针经》，唐代昝殷的《经效产宝》和宋代杨子建的《十产论》为标志，表明针灸和妇产科二门学科此时四川已开始分科。其他亦有一些擅长专科的医家见载于史籍，如宋代治愈显仁皇太后眼疾的皇甫坦、清初治愈孝康皇后目翳的刘之琦，清代程从美专长妇产科 40 余年，明代医家韩懋曾著《杨梅疮论治方》，提示他们对专科疾病有较高造诣，拥有一定的专科学术优势。

近代以后，四川中医学的分科逐渐明晰，一些医家开始在主要从事内科的基础上专长于某些学科。如以治疗内科疾病著名的杨西山、沈绍九等，开县桑氏骨科传承迄今 200 余年，清代井研程永富数代外科相传达百年，成都陆景庭擅长温病，近现代成都文琢之、张觉人专攻外科，成都的杜氏骨科、郑氏骨科、罗氏骨科，何氏骨科等，以妇科驰名的成都名医唐伯渊、卓雨农，人称王小儿的王朴诚、王伯岳，人称叶金针的叶心清，眼科的陈达夫、喉科的熊雨田、痔漏的黄济川等，皆于各门学科独领风骚。以内科为主，兼通各科的著名医家有齐秉慧、郑寿全、王锡鑫、萧龙友（图 1–54）、冉雪峰（图 1–55）、蒲辅周等。

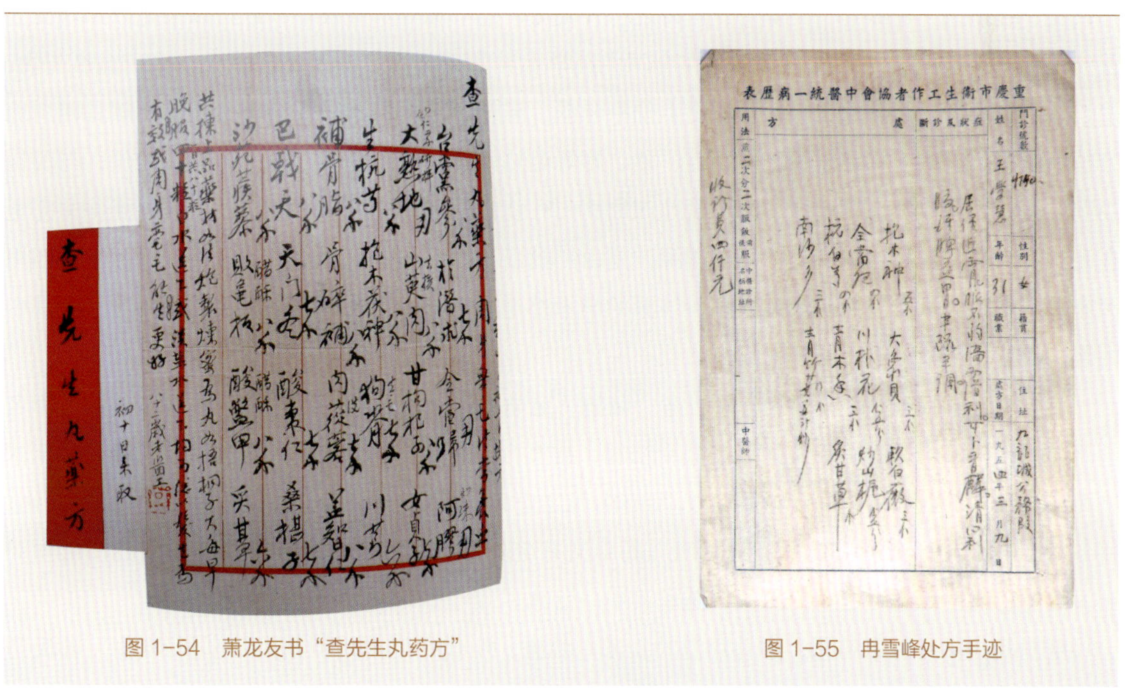

图 1–54　萧龙友书“查先生丸药方”　　图 1–55　冉雪峰处方手迹

医家由于不同的文化背景、社会环境，师承、学术见解、临床风格等而形成了不同的学术流派。但凡能称之为派者，皆学术上有创新发展，有新的学术理论和主张，或有见解独特的著作出版，或有高水平的论文可稽；或临床辨证用药风格独特，口碑载道；获得社会及业内公认，学派宗师拥有较高的学术和社会地位，私淑者学术特点一脉相承；或其学生弟子众多，学派实力雄厚，学术风格传承有绪。

川派中医名家中以拜师学医或中医院校毕业者为主，如成都中医学院1956年成立时院长李斯炽和骨干教师邓绍先、凌一揆、孔健民、彭履祥、曾敬光、余仲权、戴佛延、李介明等不少出于四川国医学院。但川派世代家传者亦不少，其中四代家传皆有名望者如梓潼蒲国祯、蒲显聪、蒲辅周、蒲志孝；西昌陈介卿、陈绂生、陈达夫、罗国芬；眉山胡良元、胡启厚、胡伯安、胡天成等。其他三代皆很有名望者如巫山冉作楫、冉雪峰，冉小峰、冉先德；成都陆景庭、陆仲鹤、陆干甫。吴佩衡亲属30余人从医，其中20余人已成为各学科骨干，以其子吴生元、女吴元坤、孙吴荣祖最为知名。如不仅以亲属计，或兼以师传论，数代皆有名望者如火神派郑钦安、卢铸之、卢永定、卢崇汉一脉相承，不断发扬光大，近年蔚为大观。金针黄石屏、魏庭兰、叶心清、叶成亮、叶成鹄、叶成源、叶成炳、叶成理、陈绍武、沈绍功、陈克彦、徐承秋等师徒相传，名家辈出。彭履祥生于中医世家，其祖父、叔父、舅父、岳父皆操岐黄之术，舅父徐立三更是誉满蜀中的名医[①]。可见医学的传承和学派的形成有着多方面的因素，无疑亲属及嫡传弟子是学术的核心。

川派中医学派众多，难以赘述，现就四川中医学派中古代渊源深厚，学派带头人学术思想独特、成就突出，学术团队实力雄厚，学术传承有序，近现代发展灿然可观，学术影响较大者，介绍如下。

1. 伤寒及扶阳学派

扶阳学派是在全国有较大影响力的一个医学派别，从古至今代表人物众多，如石藏用、韩懋、郑钦安、程琪芝、祝味菊、吴佩衡、卢铸之、补晓岚、范中林等不胜枚举，近代以来尤以郑钦安为首的俗称“火神派”的一批四川医家在全国中医学术界备受关注。四川扶阳学派以善用温热药物、擅长治疗阳虚病证为特点，吸取了历史上伤寒学派、温补学派、易水学派诸家之长，又颇具四川地方特色。有学者认为临证以长于使用姜、桂、附等温热药物的扶阳学派之所以出现在四川，与四川潮湿的气候因素以及地接川西高原，盆地四周高山环绕的地理环境因素有关。然而其内涵并非完全在此，四川扶阳学派自有其学术发展渊源，是由一批以精研《伤寒论》及擅长治疗阳虚证候的四川医家学术不断传承发展而形成的学派。该派的学术理论源于张仲景《伤寒论》中的温阳治法，其中的著名医家可追溯至宋代的石藏用。

石藏用，宋代人，生平里籍皆不可考。陆游《老学庵笔记》记载石氏曾挟医技游于京师，声名甚著。其治病喜用热药，认为：“今人禀受怯薄，故案古方用药多不能愈病。非独人也，金石、草木之药亦比古力弱，非倍用之，不能取效。”有名晁之道者，甚服石氏之论，常服丹药，至晚年乃病，盛冬伏于石上为寒气凌侮而殁。其时四川阆中又有名陈承的名医，然喜欢用凉药，与石氏形同对照。故俗谚戏云：“藏用担头三斗火，陈承箧中一盘冰。”

至明代，又有医家韩懋，亦善用温补扶阳。韩懋，明代中期四川泸州人，享年94岁。韩氏乃将门之子，幼而慧敏，能诗善文，少年时代曾习儒攻文，因屡试不中，乃弃儒学而就医道，先后师从于峨眉山隐士陈斗南、金华名医王山人、武夷仙翁黄鹤老人等名医，得其口授秘传，医术愈精，

① 陈先赋. 四川名医传［M］. 成都：四川科技出版社，1991：341.

活人无数，因之获得“名满天下”的赞誉。明正德年间，韩氏游至京师，明武宗闻之召见，赐号“抱一守正真人”，并诏筑白云观使之居。韩氏所著医书主要有《韩氏医通》《方外奇方》《杨梅疮论治方》等，《杨梅疮论治方》为我国最早的论治梅毒的专著。从《韩氏医通》来看，韩氏重视“一气流行”之说，亦擅长用附子温补。

清代后期，郑钦安将扶阳学派推向高潮。郑钦安，四川邛崃人，出生于儒门世家，16 岁时学医于成都双流儒医刘芷唐。郑以儒入医，24 岁行医于蓉城，誉冠一时，其沉潜于《黄帝内经》《周易》《伤寒》数十年，引易入医，明析阴阳，学术风格独树一帜，临证动则用大剂姜、桂、附回阳，著有《医理真传》《医法圆通》《伤寒恒论》三书。其《医法圆通》一书诸阳虚阴证证治中，处处可见“急宜大剂回阳”等字眼。故时称“郑火神”“姜附先生”。其《医理真传》主医易汇通，结合易理阐述医理，以阴阳坎离为纲，强调真阴真阳为性命之本，讨论阳虚证、阴虚证及杂病的辨治。《医法圆通》以阴阳为实据，辨明阴阳虚实及杂病处方圆机活法，并批驳时医弊端，示人用药法眼。《伤寒恒论》则发明仲景之学，考释《伤寒》。郑钦安誉满西南，不仅门徒甚多，各地私淑者亦众，著名者如卢铸之、补晓岚、祝味菊、吴佩衡等。

晚清时期，远在四川黔江的医家程琪芝同样深得扶阳诀窍。程琪芝，字萱葶，出生名医世家，年幼攻儒之余，随父学医，终成一方名医，尤长于运用附子、干姜等热药，且量大剂重，故当地民间有“程附片”和“火神菩萨”之称，1911 年著《云水游集》，其中“详辨天雄地黄论”等尤具创见。

德阳卢铸之，出身于中医世家，光绪年间，其姑父颜龙臣亲率卢铸之赴成都拜郑钦安为师，十一年后学成，又尊师命游历四方，考察各地，三年后乃返成都，于光绪末年开设“养正医馆”。卢铸之在学术上绍扬郑钦安学说，指出“医之阴阳至理，本于易”，将易理融入医学理论，强调人生立命在于以火立极，治病立法在于以火消阴，阳为主，阴为从，临证中亦善用大剂量姜、桂、附，时人尊称为“卢火神”（图 1-56）。卢铸之著有《卢氏医学心法》《金匮要略恒解》《郑钦安先生医书集注》《卢氏临证实验录》《本草药性配合阐述》等书。

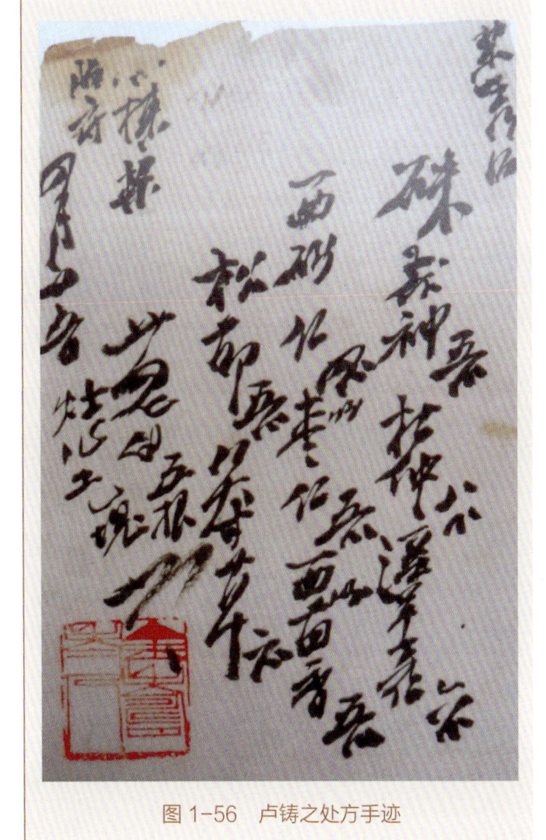

图 1-56　卢铸之处方手迹

遂宁补晓岚，年轻时寻师访友，究心医学，1928 年定居重庆，开设“补一药房”。补氏治病强调治病求本，常说：“培树先培根，救人先救命，人之生命活动全赖肾中元气，气为阳，主动，动是生命之机，不动则神机化灭。[1]”他认为人之生命活动全赖肾中元气，治病应抓根本之脾肾，重在扶阳。补氏擅用乌头、附子、一枝蒿等有毒温燥之

① 陈先赋. 四川名医传［M］. 成都：四川科技出版社，1991：68.

品，在其自创“大药方”加减汤剂中，生附子、生川草乌、生南星、生半夏共用至几百克之多。

绍兴祝味菊，少年入川，拜蜀中名医刘雨笙为师，33 岁时移居上海，曾任新中国医学院研究院院长。祝氏推崇仲景、景岳诸家，主张中西汇通，提出以八纲论杂病，以五段论伤寒，以正气抗力的盛衰为分段基准，治病首重阳气，好用温热重剂，尤以擅用附子见长，有“祝附子”的美誉。祝氏著有《伤寒质难》《伤寒新义》《伤寒方解》等书，学术个性鲜明，为陆渊雷、章次公等名家所叹服，在上海名噪一时，门徒众多，如陈苏生、徐伯远、徐仲才等。儿科名医徐小圃亦为之折服，效法祝氏。

会理吴佩衡，18 岁时拜会理名医彭恩溥为师，22 岁时开诊，后至云南昆明行医，在云南医名甚著，名噪一时，曾任云南中医学院院长。吴佩衡学术上发扬仲景学说，尊“温扶阳气”之法，推崇郑钦安《医理真传》《医法圆通》两书，宗郑氏“水火立命”说，谙熟坎离水火、心肾交济之理。临证上常以温热大剂力挽麻疹逆候等沉疴大疾，被尊为“吴附子”。其著作有《伤寒论新注》等，并有后人整理的《吴佩衡医案》刊行。吴氏学说在云南影响极大，号称“吴氏学派”。

2. 中西医汇通及中西医结合学派

近代以后，中国社会发生巨变，西医学传入中国之势已不可阻挡，影响越来越大，特别是其对人体解剖生理等方面的透彻认识使传统中医不得不正视西医学在中国的崛起。当时中医界对待西医的态度出现分歧，有视为洪水猛兽者，有主张兼容者。正是在这一社会背景下，一些开明的中医家在接受西医学知识的同时，试图将西医学的一些理论引入中医理论，同时进行汇通融合，如彭州医家唐宗海认为中医西医各有所长，主张“损益乎古今”“参酌乎中外”，认为中西医学“不存疆域异同之见，但求折衷归于一是”，试图以西医证明中医，沟通中西医学，其目的是为了更好地保存中医学。1892 年著《中西汇通医经经义》(又名《中西医判》)，书中举有不少中西医理一致的例证，被誉为“我国中医界明确提出中西医汇通口号之第一人[①]”，其医学著作主要有《血证论》(1884)、《医经精义》(1892)、《本草问答》(1893)、《金匮要略浅注补正》(1893)、《伤寒论浅注补正》(1894)，后人将其五本著作合印成册，名曰《中西汇通医书五种》，成为近代影响最大的中西汇通医书。学者将这些主张中西医兼融思想的医家称为“中西医汇通派”，其名即由此流行开来。四川中西医汇通学派的代表医家还有罗定昌、巫燡、叶古红、周禹锡、冉雪峰、祝味菊等。他们在汇通中西医理论，特别是早期对中西医人体结构和功能的认识、中西医汇通教材的编写及中西医兼容并用的临床实践等方面均有所贡献，对我们了解近代四川医家对中西医学的认识和态度，对如何革新中医提供了重要经验。

成都罗定昌，字茂亭，清光绪年间医家，著有《脏腑图说症治要言合璧》，又名《中西医粹》，共四卷，实际为罗氏四部医著合编。分别是《脏腑图说》《脏腑各图》《症治要言》《医案类录》。其中《脏腑图说》以藏象学说配合易理阐论脏腑的形象部位和功能，以脏腑配合八卦、干支、太极图及五运六气等立论。《脏腑各图》是罗定昌选录王清任《医林改错》“改正脏腑图”及英国传教士合信氏《全体新论》中的“西医解剖图”而成。《症治要言》分论十二经脉的主病证治，仿《伤寒论》体例，各经症治先论脉络，次论病情，后论方药，辨明寒热虚实，再列古今治验、方药及其加减。《医案类录》为罗定昌的若干医案与医论。罗氏《脏腑图说症治要言合璧》是兼容中西医内容的著

① 邓铁涛，程之范. 中国医学通史近代卷［M］. 北京：人民卫生出版社，2000：118.

作。在西学东渐的过程中，吸纳西方医学的解剖知识，并尝试运用中医学的思维方式来解读其中的内容。其学术思想融汇了中医经典理论、《周易》等象数理论和西医的解剖知识。《脏腑图说症治要言合璧》中用象数理论解释藏象学说的观点，以及书中“易象脏腑病机指掌图”皆罗定昌本人的创新和发挥。由是观之，其学术源流兼容中西、医易各途，而更具罗氏本人的创新。对于研究中西汇通派的学术思想很有参考价值。

新繁巫燡，字伯荣。自幼及中年先后多次重病缠身，因病学医，参究中西，自疗得愈，兼治他人。1930 年在成都创立中医研究所，1930 ～ 1938 年间在成都开设“伯荣医药社”，临床兼通中西，治疗中西药并用。1937 年著《伤寒论广训》八卷，其《中西医略》主张中西医学汇通，分总论、五脏、六腑、形层、诸窍共五编，以汇通比较中西医学为论，内容先中后西，中医为主，参用西法。

内江周禹锡自幼学习中医，受业多师，西医则从丁福保。1925 年在四川万县与同行发起成立“万县中西医药研究会”。1930 年春，周氏与人联名建议成立中央国医馆，1933 年，应中央国医馆之聘编写教材，历时五年编成 40 万言《中国医学约编十种》，1941 年由天津中西医汇通医社出版。施今墨评为“萃中西之精华，正科学之道路”，并受到中央国医馆的嘉许，书中拟有“国医馆法定统一全国国医处方笺”（图 1–57）。于病人姓名、年龄、住址、诊次、时间、国医盖章几项基本资料之外，主要项目为处方，同时列有病名、原因、证候、诊断、疗法、调护诸项内容。

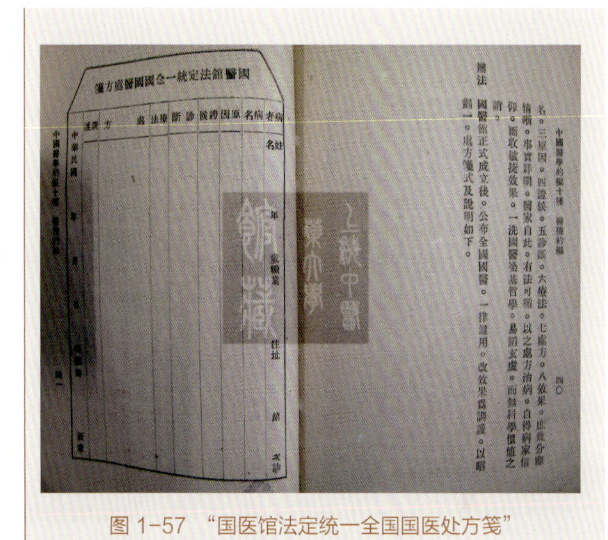
國醫館法定統一全國國醫處方箋

病者 姓名 年 歲 職業 住址 籍 次診

病名 原因 證候 診斷 療法 處方 調護

中華民國 年 月 日 國醫 章

中國醫學約編十種 診斷約編 四〇

名。三原因。四證候。五診斷。六療法。七處方。八效果。庶幾分際情晰。事實詳明。醫家自此。有法可循。以之處方治病。自得病家信仰。而收殊捷效果。一洗國醫籠基哲學。易蹈玄虛。而無科學價值之誚。

辦法 國醫館正式成立後。公布全國國醫。一律遵用。改效果爲調護。以昭劃一。處方箋式及說明如下。

图 1–57 “国医馆法定统一全国国医处方笺”

冉雪峰主张中西融会贯通，特别是抗战避难万县期间，参考中西医书籍，结合其理论思考和临床经验，编写的《冉氏内经举要》《国防中药学》《大同药物学》《大同生理学》《大同方剂学》皆中西并论，其“‘大同’二字包含中西医结合的意义[①]”其中有不少认识属于中西汇通思想，如认为“理气”不过是生理之别名，“形身”不过是解剖之别名，“病机”不过是病理之别名，而“色脉”亦不过是诊断之别名等。

祝味菊先学中医，再学西医，从而学贯中西，并重视中西医之间的合作，主张中医要改革，认为“要发皇古义，必须融汇新知”，提出改进中医的四个步骤，即首先从中医短处着手，须取西医之长；其二是中医病理要突破《内经》范围加以扩展；其三是中医药物学要参用西学；第四是在前三者基础上再及方剂、诊断和治疗学。故《中医近代史》给予高度评价，认为“祝氏的‘四步说’基本上代表了 20 世纪 20 年代中期一般开明中医的主张[②]”。

1955 年以后，中医学受到重视，国家组织开展“西医学习中医”，成都中医学院于 1956 年、1958 年、1960 年、1963 年举办了四期高级西医离职学习中医班，同时重庆中医学校于 1956 年和

① 陈先赋 . 四川名医传［M］. 成都：四川科技出版社，1991：142.

② 邓铁涛 . 中医近代史［M］. 广州：广东高等教育出版社，1999：74.

1958 年，成都中医学校于 1958 年和 1960 年亦先后举办了多期西医离职学习中医班，其后一批骨干集中于成都中医学院和重庆第一中医院，如蒋慧钧、王成荣、吴康衡、黄星垣、郑新等。1964 年秋，四川省决定建立中医研究所。首批从重庆医学院、四川医学院和四川省人民医院抽调 8 名脱产学习过中医之西医，到成都中医学院附属医院工作。1979 年在成都市四道街成立四川省中医研究所，这一批中西医结合医师成为研究所的骨干，如蒋惠均、王成荣等。

黄星垣是全省中西医结合的代表人物，在中医院校二版教材的编撰、中医急症、肾病的中西医结合治疗等方面都有开拓性贡献。曾任重庆市中医研究所研究员、副所长、所长，中华全国中医学会（1991 年改称中国中医药学会）常务理事，中国中西医结合研究会常务理事。1949 年毕业于国防医学院大学部医科系。1958 年离职学习中医两年半，获卫生部颁发的一等奖。1961 年 10 月，被重庆市选派担任中西医结合防治肿病低血糖昏迷研究组副组长，采用中西医结合的综合疗法，使其病死率得以控制。1963 年参加全国中医学院第二版教材审订会议，执笔撰写以《脏腑、气血、痰湿病证概述》为题的内科总论，同时执笔中医各家学说总论，首次较深入地论述了中医理论体系的形成和发展，反映出历代各家学说的学术发展和成就。同年任重庆市第一中医院内科主任，并负责肾盂肾炎的中医治疗研究。1965 年在北京正式通过国家科委组织的鉴定，被评为重大中医药科研成果，被国家科委正式聘为中医中药组成员。1979 年 11 月，受卫生部中医司的委托，主持在重庆召开编撰《实用中医内科学》会议，1985 年出版问世，受到广泛好评和赞誉，1989 年获全国优秀科学技术出版图书一等奖。

1980 年以来，黄星垣负责中医治疗内科急症研究，把继承传统经验和更新中医的急救手段结合起来，把临床治疗验证、改进剂型和实验研究结合起来。1983 年卫生部中医司在重庆市中医研究所召开了全国中医急症工作会议，交流推广他们的经验。同年在重庆建立了由其担任主任的全国中医急症培训中心，先后开办培训班 15 期，为全国各地培训了一批中医急症科技人才。其后围绕改进研究温病高热、厥脱、救阴保津“三关”的急救为重点，提高中医治疗急症疗效。从 1981 年起还制订出“高热”“休克”“昏迷”“抽搐”“喘促”“出血”“心痛”“中毒”8 种常见急症中医诊治常规，先后主编《中医内科急症证治》《中医急症大成》《温热求新》和《中医药临床科研指南》。发表了《内科急症中西医结合成就》等 70 篇论文。

郑新于 1961 年卫生部第二届西医学习中医研究班结业，长期工作于重庆市中医研究所（重庆市中医院），创建了重庆市中医院肾病专科，同著名中西医结合专家黄星垣一起，先后在中医内科急症、中医肾脏病证治等领域开展中西医结合探索，善于从传统中医理论和经方中寻找切入点。创新了高热的“热毒学说”，开展了温热病防传杜变临床及机理研究，提出了“三关”（高热、伤阴、厥脱）学说，发展了“益气养心”治疗休克、冠心病、心律不齐的理论等，在临床中得到了广泛应用，并取得了良好的疗效；有关成果多次获得四川省和重庆市政府科技、卫生部门的嘉奖。以黄星垣、郑新等一批专家创建的《中医急症通讯》（现《中国中医急症》）杂志成为全国中医急症领域的核心学术刊物。

郑新从火把花根片治疗慢性肾炎为研究入手，充分运用中医药辨证施治理论，对慢性肾脏疾病进行了长达 50 余年的研究，先后研制出疗效独特的院内制剂肾病Ⅰ号、肾病Ⅱ号等，培养了一批中医肾病研究人才队伍，他提出的肾病三因论、肾病多瘀论、肾病“治未病”学术思想，祛邪扶正并重、扶正重在脾肾，衷中参西为我用等学术思想，对临床实践产生深远影响。

吴康衡1962年于成都中医学院高级西医学习中医研究班结业，曾任成都中医药大学附属医院主任医师、教授、博士生导师，卫生部、国家中医药管理局确定的全国第二批师带徒老中医专家、四川省第一届十大名中医、中国中西医结合学会常务理事、四川省中西医结合学会会长。潜心于急重症、疑难症及新病种的防治，尤长于温病、肾脏疾病。1970年组建四川省中西医结合小儿“三病”防治协作组，重点收治乙脑病人，连续8年创用“三五注射液”取得较好疗效。1987年提出治疗外感热病“寒温结合”，据此形成小儿肺炎系列治法。将脊髓灰质炎分为乍热期、痛痹期、软瘫期、痿痹期四个阶段；将小儿泄泻分为7型27法，施以专方专药，均取得较好疗效。对细菌性多发性肝脓肿的治疗，巧妙运用中医外科疮疡的消托补法创立多发性肝脓肿治疗六法。对晚期结核性脑膜炎的治疗，结合西医病理分期，运用中医阴疽、流痰、流注之治法，降低了死亡率，减少了后遗症。在一些新病种如坏死性节段性肠炎、巨细胞包涵体病、皮肤黏膜淋巴结综合征等的治疗方面，均形成了独特的系列诊治经验。主攻难治性肾病，创制了6套方药，并对肾炎性肾病、紫癜性肾炎、乙肝相关性肾病，使用活血化瘀法进行辨证施治，疗效显著，求治病人来自祖国各地。

近现代四川中西医结合的代表医家还有胡光慈、黄德彰、王成荣、孙同郊等多人。他们之间不一定有师承授受的关系，但既通中医，兼习西医，或西医学习中医，主张中西医汇通、中西医结合的学术观点是一致的。

3. 针经学派

针灸学在四川源远流长，前述绵阳双包山西汉经脉漆人和成都老官山西汉经穴漆人，为世界上最早的人体经脉模型，其所蕴含的汉代人体经脉和腧穴的丰富信息，在针灸学史上具有里程碑的地位。老官山西汉墓出土医简《十二脉》记载人体十二条经脉循行和病候，是我国最早完整论述现行十二正经经脉的文献。《别脉灸经》论述9条“别脉”的循行、病证和灸法，所载经脉循行模式和病候与通行经脉系统的基本特征不尽吻合，或为当时另一经脉体系。两种文献在针灸发展史有着重要的学术地位，为四川针经学派奠定了早期学术基础。

两汉之交，涪翁隐居于绵阳城郊，著有《针经》和《诊脉法》，《后汉书·郭玉传》记载：“翁见有病者，时下针石，辄应时而效，著《针经》《诊脉法》传于世。翁授弟子程高，高授郭玉，玉为汉和帝太医丞。”出土文物和史书的记载两相印证，无可置疑地证明四川是我国针灸经脉腧穴学说的重要发源地之一。惜其后针灸在四川衰落多年，直至晚清始逐渐恢复，近现代以后走向高潮，在全国占有重要学术地位。

清代王文选认为“劫病之速，莫先于针”，著《针灸便览》，包括周身经穴图、十四经经穴图、腧穴定位等针灸学基础内容，以及针灸歌诀及针诸杂病方。清代本圆编《针灸全生》，系择录《针灸大成》《类经》等书，并增入所绘全身经穴总图及十二经穴图而成。清代吴之英撰《经脉分图》四卷，收载各经脉（正经、奇经）的图像、腧穴，《黄帝内经》有关经脉的原文及考证。本圆对历代经络文献中的腧穴名称和排列次序重予调整，具有独特见解。清代苏元箴撰《针灸便用》，记述其友张希纯针灸临床经验并绘图而成。论及临床各科病证针灸治疗法，颇便后学。

近现代以来，金针叶心清，吴棹仙、蒲湘澄、余仲权、李仲愚、杨介宾、梁繁荣等皆在全国有重要的学术地位和影响。如金针叶心清针药并精，针法神奇，1955年奉调至京，任职于中国中医研究院广安门医院高干外宾治疗室，曾多次出国为越南胡志明、柬埔寨西哈努克亲王、也门国王等国家元首治病，屡获奇效，胡志明主席赠亲笔签名照片，范文同总理亲自授予他金质“友谊勋章”，也门王国国王默汗迈德病愈后称其为“东方神医”。吴棹仙于民国年间在重庆先后创办“巴县国医学舍”“国粹医馆”“国医药馆”“重庆中医院”“巴县国医学校”“苏生国医院”“中华医药科学讲习所”。1949 年以后先后任重庆市第一、二中医院院长，成都中医学院针灸教研组主任。1963 年作为全国中医教材审编会议特邀中医顾问，著有《子午流注说难》《灵枢经浅注》等。蒲湘澄于民国年间在射洪举办针灸传习所、国医讲习所共 15 期。历任川北戒烟社社长、射洪中医师公会理事长、成都华安中医院院长等职，1939 年撰《中医实验谈》（八卷）在川北三次印行，1956 年任成都中医学院针灸教研室主任。李仲愚擅长杵针，为四川省政协委员、中国针灸学会常务理事、中国医用气功学会副会长、四川省针灸学会会长，著《气功灵源发微》《杵针治疗学》。

4. 医经学派

医经学派在四川渊源有自。成都老官山汉墓出土的医简中已有不少医学理论的内容，与现存中医典籍《黄帝内经》的中医理论内容之间颇多关联，如“风为百病之长”“敝昔曰：人有九徼五臧十二节，皆鼌于气”“敝昔曰：所谓五色者，脉之主”等。

中医经典著作中《灵枢》和《难经》与四川医家也颇多渊源。《灵枢》与《素问》比肩，共同构成中医学最为重要的经典著作《黄帝内经》。但《灵枢》的命运多舛，它从汉代到北宋的流传过程中，由于战乱等原因，或造成版本佚失，或内容残缺，至北宋校正医书局校正的中医经典著作中独缺《灵枢》，北宋政府不得已只好将保存于高丽的《针经》（即《灵枢》）刊印颁行天下，但好景不长，到南宋年间，各种《灵枢》传本几近绝迹。此时，幸有成都史崧将其家藏旧本《灵枢》进献朝廷，交秘书省国子监并刊行于世，从而解决了这一困境，并流传至今，成为现存《灵枢》经内容最为全面，影响最大的祖本。史崧虽身为官员，但自幼喜爱医学，潜心医术，精通医理，他对该书进行了参对校订整理，因而他不但对《灵枢》的传承做出了重要贡献，使《灵枢》这一中医学的重要经典著作不致湮灭，而且最早对该书增修音释，附于卷末，功莫大焉。

《难经》是仅次于《黄帝内经》的中医理论经典著作，从宋代开始，研究注释《难经》的学者和医家逐渐增多，其中川籍医家占有重要地位，如北宋虞庶、杨康侯，元代袁坤厚，清代王廷俊、胡醴铭，廖平，民国张骥等皆对《难经》有专门研究，并有著作传世，如虞庶的《难经注》，杨康侯的《难经续演》，袁坤厚的《难经本旨》，王廷俊增订虞庠《类经纂要》并有《难经摘抄》，胡醴铭的《难经辨证》，廖平的《难经经释补正》，张骥的《黄帝八十一难经正本》《难经丛考》等。

北宋虞庶属较早研究《难经》的医家，他的《难经注》与杨康侯的《难经续演》在补前人所未尽，疏通阐释义理，保存《难经》旧貌等方面有重要贡献。滑寿对元代袁坤厚的《难经本旨》评价颇高，并多有所本。廖平的《难经经释补正》是对徐大椿《难经经释》的评注补正辩驳，对《难经》“独取寸口”有所否定，同时对其注家进行了评介，其认识独到，与众不同。由此可见，川籍医家对《难经》研究颇多贡献。

近现代以来，四川多位著名医家在医经研究上有较高造诣，在全国有重要影响。如张骥、吴棹仙、任应秋、方药中等，均堪称学界翘楚，张骥的《汲古医学丛书》中有多种为医经研究著作，如《内经药瀹》《内经方集释》《黄帝八十一难经正本》《难经丛考》等，或从临证出发注释发挥《黄帝内经》的有关方药理论，或为汇集《黄帝内经》方药原文和各家注释的专著。其中《黄帝八十一难经正本》以校勘为主，出校语 100 余条。《难经丛考》汇集历代《难经》注本 50 余种的序、跋等内容，在近代医经的整理研究上占有重要学术地位。吴棹仙、任应秋、方药中等继之成为现代中医医经学派的大家，并形成以李斯炽为代表人物，其子李克光、弟子郭仲夫等传承，以其再传弟子学生为团队，依托成都中医药大学《内经》教研室的医经学派。

吴棹仙沉潜中医经典数十年，擅用经方治病，任应秋在《中医各家学说》中称吴棹仙为近代“两经方学家”之一，吴氏编有《医经生理学》《医经病理学》讲义，著有《灵枢经浅注》，与邱名扬、余仲权合著有《灵枢经语释》等。任应秋系现代中医理论大家，对《内经》研究尤深，其著作有《内经研究论丛》《内经析疑》《运气学说》《内经十讲》等。方药中的医经代表作为《黄帝内经素问运气七篇》，该书对“运气七篇”进行了全面、系统地研究与论述。被评为“唐代王冰补注‘运气七篇’以来第一个全文讲解本”。

李斯炽编有《金匮要略新诠》《内经类要》等教材，曾讲授《内经》《金匮》等课程，发表“《素问玄机原病式》探讨”等论文，其子李克光承担了“《黄帝内经太素》整理与研究”，主编（与郑孝昌合作）《黄帝内经太素校注》和《黄帝内经太素语释》，主编全国《金匮要略》统编教材。郭仲夫曾担任李斯炽助手长达七年，主编有《内经选讲》《黄帝内经讲解》等。邱名扬从事《内经》教学多年，颇多心得造诣，与吴棹仙合著《灵枢经语释》，惜未出版。

其他如彭履祥、张家礼、段光周等皆于《金匮要略》等经典深有研究，或专攻经典教学，或编写出版多版统编教材和专著，皆为学界和川中医界敬重。

5. 医方学派

医方学派在四川源远流长，最早可以追溯到成都老官山西汉墓出土的《六十病方》，其后唐代昝殷的《经效产宝》、陆贽《陆氏集验方》五十卷、宋代史堪的《史载之方》皆为方书，明代韩懋的《韩氏医通》中不少方剂较为知名，尤其是《六十病方》和《史载之方》在方书中占有重要的学术地位。清代四川医家著述大量出版，医书中每集有大量医方，如刘福庆的《医录便览》、郑钦安的《医理真传》《医法圆通》及《伤寒恒论》等；或载有大量汤头歌诀，如晚清四川医家的多种普及类医书等，其原因在于病证的治疗不免涉及方药。此期医方专著多达数十种，如万州中医普及大家王文选所编《奇方纂要》《新方八略》《方便一书》《应验良方》共四种，陆汝衔的《内外症通用方》等。

成都老官山汉墓《六十病方》涉及医简 200 余支，其中题名简 15 支，篇题列病证名称 60 个，故整理者命名为《六十病方》。是老官山汉墓医简中文字和方药数量最多的重要文献，共 9000 字左右，也是医简中与临床各科病证及方药关系最密切的内容。与马王堆汉墓《五十二病方》在马王堆医书中的地位较为类似。《六十病方》共载病证约百种，病名多数见于后世文献，或与《内经》《伤寒论》《金匮要略》及后世通行的病证名称有关，仅少数病名较为生僻。其中内科病证明显占有多数，也有少数病证涉及外、妇科、儿科、五官科。记载的方剂主要是由多味中药配伍组成的复方，共达 80 首以上，用药达 170 余种，在药物组成和配伍上呈现出较高的水平，与《伤寒论》方剂中的主要用药配伍原则和方法有某些共通之处，是迄今复方数量最多的早期方书，当为经方之嚆矢。其中常用药物不少为川产道地药材，如蜀椒、川芎、白芷、厚朴、乌头、贝母等。该书为川派医方学派的形成占得先机。

北宋史堪著《史载之方》。史堪通医且善医，治病每有奇验，以一味紫菀汤治愈蔡京便秘，医名遂著。其书约成于北宋政和年间，全书共二卷，31门，载方90余首。卷上主论脉象、六气胜复、伤寒；卷下叙“为医总论”，并载涎、痢、疫毒痢、杂疗等诸方论。史氏注重脉诊，开篇首论脉学，列脉论四篇，继论运气学说，运气专论八篇几近上卷篇幅之半。治疗主张治痰涎当先顺气，用药善用发汗利血、强筋健骨药，尤善用风药，系立足于蜀地湿盛，气血易于痹阻。该书在众多的宋代方书中独具一格，其方每为他书所未载，且多史氏独到的临床经验。全书先论后方，论重于方，辨证分型出方，非通常仅仅罗列医方的方书可比，故周学海等对此书评价很高。

明代《韩氏医通》虽非方书，但韩氏所创制的良方，疗效可靠，故该书又名《韩氏有效方》，书中载有19首效果奇佳的名方，不少为韩氏本人首创，如著名的三子养亲汤等，迄今仍为临床广泛使用。明代方如川校编郑泽《墨宝斋集验方》，为之阐明正讹成《重证本草丹方》六卷。清代陆成本系唐宰相陆挚后裔，历宦四川多地，公余之暇留意民间疾苦，凡见闻所及经验良方无不采辑，成《经验良方》三卷，共65种病证方。刘善述撰《草木便方》，收方700余首，所收处方均按照通治、妇女、外科、幼儿科及眼目科等分类介绍。民国陆汝衔著《内外症通用方》。由此可见，川派医家历来重视方剂的总结积累和研究，将其作为提高病证治疗效果的重要条件。

1959年初，冉雪峰在中医研究院以八十高龄，竟一月之功，著《八法效方举隅》，以汗、吐、下、和、温、清、宣、补八法为纲，每法之下，举八方为例，共收八八六十四方，每方详细诠释出处、主治、药物组成、治疗原理、处方意义和加减运用，书末附录的经验效方八则，更是其多年临床经验的结晶。

陈潮祖1958年后在成都中医学院从事方剂教学30余年，《中医治法与方剂》为其代表作，也成为现代川派医方学派形成的标志之作，其学术特点就在于按脏腑病机类方，将脏腑病机与治法、方剂三者有机统一，赋予方剂更多的理论内涵。自1975年由人民卫生出版社出版以来，历经30余年，先后五版，总印数达40余万册，在中医方剂学界影响很大，其中第3版被译成韩文出版。该书创以五脏病证为纲类方和从脏腑病机入手研究医方的新体例，辨析方义，注重方剂结构、用法、疑点、难点、要点的分析，阐明方用，强调方随法施，法因证立，证系五脏，把理、法、方、药融为一体，并集古今灵机巧变之实例。2009年第5版分为导论、上篇和下篇三部分。导论为其晚年所撰中医学术感悟，释疑中医学理文章，共分成12章，讨论中医学术中晦而不明的学术争论问题；上篇为总论，分别论述病机、治法、方剂，揭示病机、治法、方剂的共性，论述三者间的内在联系；下篇各论以五脏为核心分成五部分，加上两脏同病，共计6章，每章均按生理功能及其相关结构分节，探讨病变的致病机理，再据病机探讨治法，并举成方为例，使治法有形可征，每方按据证析理、据理立法、依法释方的顺序阐述方义，突出理、法、方、药之间的联系。全书包括148条病机、148种治法、623首正方、190首附方，选收医方，纠正了重经方、轻时方、重文献方、轻民间方的偏见，反映了五脏病变的病机和治法梗概。并著《中医病机治法学》。从而成为现代川派医方学派的领军人物。

6. 妇产学派

川派妇产科医家在全国拥有重要的学术地位。其中首屈一指的著作当属唐代昝殷的《经效产宝》，它是我国现存最早的中医妇产科专著。北宋杨子建的《十产论》与之遥相呼应，成为近现代四川妇产科崛起的重要学术渊源，对中医妇产科临床有重要的指导意义，对四川妇科乃至整个中医妇科的发展，影响深远，实可称为中医妇科基石之作。《十产论》针对异常胎位提出了行之有效的转胎治疗手法，领先西欧近 500 年。其后清代程从美的《胎产大法》、刘文华的《保产金丹》继之。

近现代以来，以卓雨农、王渭川、唐伯渊、曾敬光、王祚久、刘敏如、杨家林等为代表的四川妇科名医人才济济，不仅闻名全川，而且享誉全国。他们编著的中医妇科专著和教材对现代中医妇科学术体系的创立和发展举足轻重。如卓雨农 1958 年出版《中医妇科临床手册》，1961 年主编《中医妇科治疗学》，1960 年和 1964 年主编第 1、2 版全国高等中医药院校试用教材《中医妇科学讲义》。卓雨农、王渭川、唐伯渊、曾敬光、王祚久等经过长期的临床实践，结合四川地区特有的地域气候特点和疾病特征，形成了川派中医妇科独特的学术思想体系。其后的川派中医妇科名家刘敏如、杨家林、谭万信等师从卓雨农、王渭川、唐伯渊、曾敬光、王祚久五师，在继承基础上进一步创新，促进了川派中医妇科在临床、教学、科研的全面发展，使川派中医妇科达到了鼎盛时期。如刘敏如曾任中国中医药学会妇科专委会主任委员，主编的《中医药高级参考丛书·中医妇产科学》获中华中医药学会学术著作一等奖，2014 年评为全国第二届“国医大师”。

7. 养生学派

养生本为中医的专科之一，但又较为特殊，原因就在于其涉及的内涵跨度大，与中国传统文化的诸多内容彼此渗透，更与儒家和道教的学术颇多交融。这和古代文人多重养生，并喜撰养生著作有关。而不论是儒士或是道家，在四川都具有深厚的文化基础和地理优势。巴蜀儒士多爱好医学，兼通医术，注重养生之道，著名学者中，苏东坡本属川籍，杜甫、陆游、白居易等诗人或因战乱入蜀，或因贬居，久居四川，又喜交游道家，写有大量养生诗篇，成为四川养生学的重要组成部分。以鹤鸣山、青城山等为代表的道教文化源远流长，四川养生学与道教多有兼融交流，如道医皇甫坦、韩懋等。故尽管四川医家本身早年的养生著作不多，但中医养生学的文化特点和优势在川派中医中仍然植根深厚，其丰富的医学和文化内涵、弥足珍贵。

四川养生学鼻祖当推商周时期著名养生学家彭祖，彭祖晚年定居犍为郡武谋（今四川彭山县东），后葬于此，彭祖通晓导引、烹饪、房中术，故得以延年益寿，寿达 120 余岁，是我国古代最著名的养生学家。

唐代昝殷著有食疗专著《食医心鉴》三卷，该书收集食疗验方，总结了唐以前食疗养生方面的内容，是我国较早的食疗学专著，还著有《导养方》。五代南唐时期的陈士良，本为食医，写有《食性本草》十卷。使食疗养生在四川源远流长。

苏东坡，四川眉山人，其一生坎坷，通过精神情志修养、药物内丹、形体活动、注意饮食等多种方法养生，其中豁达乐观的心态是其最重要的养生学基础。南宋大诗人陆游仕途同样坎坷，且一生颠沛流离，乾道六年（1170）入蜀，任夔州（今重庆奉节）通判，在川居住八年。他体质素弱，然而通过经常饮粥、注重洗足、喜爱养花等方法养生，寿达 85 岁。白居易幼年丧父，家境贫困，青年时期体弱多病，中年遭受排挤，从江州转任忠州刺史，老年境况坎坷困顿，三位幼子先后夭折，仕途及家庭屡受打击，居然乐天长寿达 75 岁，这在唐代的失意诗人中实属少见。其养生诗数以百计，从中流露出其乐观淡泊的精神和恬淡豁达的处世态度，当是其病弱之身得以养生长寿的重要原因，其中文人热衷的坐禅内修、素食、听琴等社会文化时尚比重较大[①]。

晚清时期长期宦居四川的黄云鹄编有《粥谱》，收集总结整理了从先秦到明代有关食粥养身、治病的资料，以及四川、湖北等地的民间粥方，为粥品养生的集大成者。

巴县周述官，生而体弱，长失调养，又嗜酒及吸食鸦片，以致体愈羸，病愈臻，虽经多方调治，终难复元。其后因习少林禅功，继又于成都道院得《内功图说》，于资阳获授《增益易筋洗髓内功图说》，日习达摩易筋洗髓功夫，病去瘾除，体健身强。在《增益易筋洗髓内功图说》图后注明动作，阐释易筋洗髓功法，历数年之久，编纂成《增演易筋洗髓内功图说》，并研贺龙骧，热衷丹道三十年不倦。1900年在峨眉山旁收道典，汇集抄录成《女丹合编》。二位可见儒佛道三家与川派养生学的交融。

现代以来，四川逐渐形成食疗养生、功法养生等不同的养生流派。食疗养生的代表人物有彭铭泉、刘继林等，彭铭泉的《中国药膳大全》《中国药膳学》等食疗专著和创办的药膳酒楼在全国影响很大，被称为中国药膳学的开拓者。刘继林编写有《食疗本草学》《食疗宝典》《家庭饮食疗养》等著作。功法养生派名家荟萃，以杜子明、郑怀贤、补晓岚、李仲愚、杨天鹏等长于骨科，兼通武术的医家为代表人物。

8. 道医学派

巴蜀文化含有不少仙道因素，四川鹤鸣山、青城山为道教发源地，道教名山。上古时期，《山海经》中有巴蜀巫医的记载，《山海经·大荒南经》中说："有巫山者，西有黄鸟。帝药，八斋。"意谓巫山上有天帝制作贮藏仙药的八个处所。《山海经·大荒西经》中则云："有灵山，巫咸、巫即、巫朌、巫彭、巫姑、巫真、巫礼、巫抵、巫谢、巫罗十巫，从此升降，百药爰在。"说灵山上生长着各种药物，巫咸、巫即、巫朌、巫彭等众多巫医于此山间往来上下，采炼药物。其中所说的灵山，有学者考证认为即四川的巫山[②]。

两晋时期，蜀医则有道医李常在及李八百。据《神仙传》记载："李常在者，蜀郡人也。少治道术，百姓累世奉事……常如五十许人。"又说李常在治病，病重者三日而愈，病情轻微者一日而愈。《神仙传》说李常在"计其年已四五百岁而不老"，并谓其尸解成仙，"世世见之如故"，说明李常在也善于养生之术。晋代蜀中又有道医李八百，一说姓李名阿，一说为李脱或李真等。《抱朴子内篇·道意》说："吴大帝（孙权）时蜀中有李阿者，穴居不食。传世见之，号为八百岁。"《神仙传》则说："李阿者，蜀人，传世见之不老。"又有史载李八百姓李名脱者，如《晋书·周札传》说："时有道士李脱者，妖术惑众，自言八百岁，故号李八百。自中州至建邺，以鬼道疗病，又署人官位，时人多信事之。"可见李八百是一名能用道术治病的道士[③]。

唐宋时期，蜀地有不少名医。一些省外名医也曾到蜀地隐居、访学或游历，如真人孙思邈曾数次入蜀，《备急千金要方》中多处言及其曾到四川成都、中江等地，后赴峨眉山隐居炼丹。

唐末五代又有擅长脉学的著名道士杜光庭入蜀。杜光庭早年习儒，后入天台山，师事道教上清派茅山宗道士应夷节，成为司马承祯茅山宗南岳天台一脉第五代传人。因习上清经法而于道学有

① 和中浚，汪剑. 对白居易医药养生诗的我见［J］. 中医药文化杂志，2013，(4)：25.

② 杨铭. 巫山得名诸多地望及其历史内涵考［J］. 中华文化论坛，2007，(1)：15.

③ 赵立勋. 四川中医药史话［M］. 成都：电子科技大学出版社，1993：36.

成，得唐僖宗召见，“赐以紫服象简，充麟德殿文章应制，为道门领袖”。唐末随僖宗入蜀，五代时事前蜀国王王建、王衍，被封为传真天师、崇真馆大学士，赐号广成先生。著述颇丰，传世著作达二十余部，又修订了大量的道教斋醮科仪，为道教一代宗师，时人赞誉其“词林万叶，学海千寻，扶宗立教，天下第一”。历代高道多通医理，杜光庭亦兼擅医术，在其传世之著中，有一部重要的中医脉学著作《广成先生玉函经》（又名《玉函经》）。该书三卷，以论脉理为主要内容，编为“生死歌诀”上、中、下三篇，重点阐述了脉证关系及脉象的生理、病理情况。后宋代脉学名家崔嘉彦（崔紫虚）、黎民寿都曾注解过该书。《广成先生玉函经》对后世脉学的发展影响极大，明代李时珍《濒湖脉学》、李中梓《诊家正眼》、清初李延昰《脉诀汇辨》等脉学名著都曾引用该书内容。

北宋晚期皇甫坦，精于医术，兼通道教，对道家的养生颇有心得，宋高宗曾二次召其入宫问以养生之术，坦对以道教的清静无为思想，获高宗称许。

韩懋，明代中期四川泸州人，据传享年九十四岁。韩氏本将门之子，少时曾习儒攻文，因屡试不中，乃弃儒学而就医学。先后师从于峨眉山隐士陈斗南、金华名医王山人、武夷仙翁黄鹤老人等名医，得其师授秘传，故其医术愈精，活人无数，因而“名满天下”。继而以道家身份出游天下，寻师访友。明正德年间，韩氏游至京师，明武宗召见，赐号“抱一守正真人”，并诏筑“白云观”使之居。韩懋在学术上崇尚温阳，重视脾肾，提出了“一气流行学说”。认为人身乃是一气贯通，“一气”为“呼吸之根，性命之蒂”，气机之根蒂，而此一气萌生于“命门”，流行于全身。在临证治疗上，韩懋善于用药“流动”诸气，他说：“予尝避诸香药之热，而用檀香佐附，流动诸气，极妙！”在火证的治疗上，也善于回溯本源，从一气流行来消除“火邪”——“五脏皆有火，平则治，病则乱。方书有君火、相火、邪火、龙火之论，其实一气而已”。在方药运用上，韩懋亦擅长运用附子等辛温类药物，他盛赞附子回阳之功说：“黑附子回阳，霸功赫奕。”韩懋还善用半夏、白芥子、鹿角等辛温、化痰、温阳诸品。

除以上主要学派之外，四川地域广阔，民间卧虎藏龙，有一批以家传师授绝技经验为生，善于运用草药的民间医家，如宋代皇甫坦，近现代的闵刀刀、黄济川，成都的刘草药、田八味等，他们或长期行医民间，或常年游走于乡间或县市里弄小巷，有的虽属于走方郎中之列，但对一些常见的内儿科疾病或外科疑难怪证，每有立竿见影的疗效，见者每每称奇。

三、薪火相传

（一）概述

斗转星移，川派中医历经两千多年的发展积累，名医辈出、学术繁荣、医药并重，以“中医之乡、中药之库”的美名称誉于世。进入新的历史发展时期后，川派中医秉承善于传承创新、勤于开拓实践的精神，从中医管理体系、中医人才队伍、临床医药实践、民族医药协调、对外友好交流发展等几个方面传承发展，形成独特的薪火相传之路。

民国时期，井研人廖平撰《六译馆丛书·医类》共 27 种，以经学家的眼光诠释中医经典。双流人张骥撰《汲古医学丛书》共 24 种，以独特的视角解读中医古籍，并辑复了古籍《雷公炮炙论》，使这部亡佚已久的药物炮制专书得以重新问世。同时期，四川中医药界开始在各地建立学会、协会；开办中医学校，编写中医教材；创办中医刊物，传播中医文化；成立中医研究机构，开始利用现代方法研究中医。1929年至中华人民共和国成立，四川各地开办的各类规模不等的中医学校达30余所。中医从业人员的数量居于全国前列。许多技艺超群的医家，走出盆地，或北上京城，或南赴滇昆，或顺江而下，东至淞沪。或悬壶济世，或办学讲习，或著书立说，为中医学术的发展和中医文化的交流做出了重要贡献。

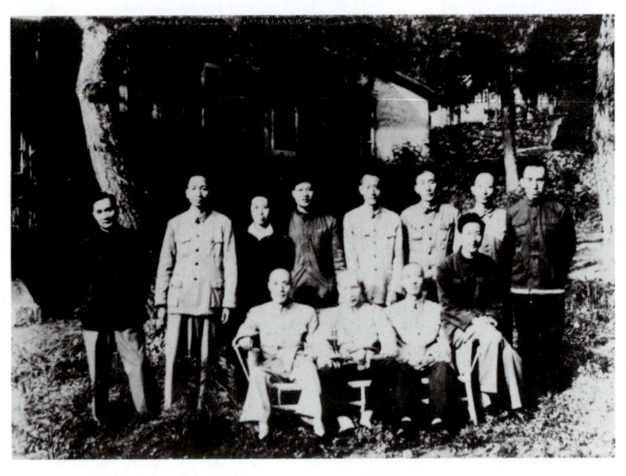
图1-58　成都中医学院参加黄山二版教材成员与李重人合影

中华人民共和国成立后，中医药事业更是有了空前的发展。1956年，国务院批准成立了成都、北京、上海、广州4所中医学院（图1-58），从此，中医药这一古老的文化进入了高等教育的殿堂。四川各市地，如成都、重庆、达州、万县、泸州、绵阳等，相继成立了中医药中等专科学校，由政府主持兴办了各级中医医院。20世纪50年代中期，由于建立中国中医研究院、北京中医学院等的人才需求，四川一大批名医进京工作。

1984年，四川省委、省政府在成都召开了振兴中医药大会，在全国率先提出"振兴中医"的口号，由省委、省政府出台了《四川省振兴中医事业的决定》，提出了振兴中医的八条措施，政策上为四川省中医药事业的发展提供了保障，全省中医药事业步入了较快较好的发展时期。1985年6月，卫生部授予四川"振兴中医事业先声"奖旗。1985～2005年的二十年间，全省中医药行业以医疗为基础，以科技为突破口，以人才为保障，加速中医药科技进步，促进中医药事业全面发展，逐步完成中医药资源的优化配置，转变服务模式，拓宽服务领域，中医药基础理论有所创新，重大疾病防治有所突破，学术水平和防病治病能力进一步提高，中医药特色与优势得以进一步巩固和加强，使四川中医药整体水平、作用和地位得到提高。根据《2003年全国中医药统计摘编》数据显示，四川省在中医资源和人力资源的拥有上，超过全国平均水平，具有相对优势，基本形成了与国民经济和社会事业发展相适应，与人民群众健康需求相适应的中医药医疗保健服务体系，形成了具有科研开发能力，成果转化率高的中医药研发体系，形成了覆盖中医药各学科、各层次的人才培养体系。

四川省在"十二五"期间继续深化医药卫生体制改革，不断提高中医药技术水平，提高中医药防病治病的能力，充分发挥中医药在疾病预防控制和医疗服务中的作用。以城乡基层为重点，加强中医医疗服务能力建设，逐步形成覆盖城乡的中医药服务体系，使具有数千年文化底蕴的川派中医在新的历史时期以新的方式不断传承发展，谱写着新的历史篇章。

（二）传承特点

1. 传承体系完备

（1）传承管理机构相继设置

四川中医药行业的行政管理在1986年底以前，由省卫生厅负责，具体工作由卫生厅中医处承担。为了适应中医药事业在新时期的发展，加强对中医药事业的领导和管理，1986 年 12 月 10 日经四川省人民政府批准，成立四川省中医管理局（现四川省中医药管理局），负责全省中医行业的行政管理。1987 年，成都、重庆两市卫生局中医科升格为中医管理局（1997 年 6 月 18 日重庆升为直辖市，不再属于四川省管辖），省内其余市、地卫生局紧随其后均陆续建立了中医科和相继在卫生局增挂了中医（药）管理局牌子，配备中医副局长，分管中医工作，逐步形成了相对独立的中医药行业管理的各级行政机构。

（2）传承管理制度逐渐健全

四川省相继制定和颁布了《四川省中医条例》《四川省中医药管理办法》等法规，省委、省政府先后出台了《四川省振兴中医事业的决定》《关于加快中医药发展的决定》《关于扶持和促进中医药事业发展的实施意见》等一系列促进中医药传承和发展的法律法规和文件，从中医药的行政管理、医疗保健、人才培养、对外交流与合作、投入与扶持、奖励与处罚等多方面为中医药的发展传承提供了保障和指导。

2010 年《四川省中医药条例》又进行了全面修订并得到了认真贯彻执行，为四川中医药在新历史时期的传承发展提供了保障。同期编制的《四川省中医药事业“十二五”发展规划》，明确了将四川建设成为全国重要的中医药区域中心，实现由中医药大省向中医药强省转变的宏伟目标。

（3）传承学科特色鲜明

四川作为中医药大省，名医辈出，近年来通过加强学科体系建设，一大批国家、省级重点学科脱颖而出，特色鲜明，学术队伍逐渐完善，不少学科在全国具有重要影响力，在相关学科中占有重要学术地位。

中医临床基础

中医临床基础的伤寒、金匮和温病是四川的传统优势学科，其中伤寒、金匮与四川火神派的学术关系密切，渊源很深，很多火神派医家皆精通《伤寒论》，在 20 世纪中后期已在全国拥有一定学术优势，对其学科的学术发展做出过重要贡献，如中医学院统编教材第一、二版《伤寒论》由成都中医学院主编，邓绍先被尊称为“邓伤寒”，1960 年，卫生部委托成都中医学院举办全国中医院校《伤寒论》师资班，先后三期，均由邓绍先担任主讲。1981 年，卫生部再次委托成都中医学院承办了“全国伤寒、金匮师资培训班”，在全国产生了较大影响，也是四川形成经典伤寒学派的基础。同时，一批有影响的学术著作和教材也相继出版发行，如冉雪峰的《冉注伤寒论》、郭子光的《伤寒论汤证新编》、唐步祺的《郑钦安医书阐述》、卢崇汉的《扶阳讲记》在全国均有较大影响。江尔逊的《桂枝汤类方证研究》，陈治恒、傅元谋的《伤寒病案选讲》，杨殿兴主编的《中医四部经典解读——伤寒论读本》《四川名家经方实验录》，翟幕东的《伤寒论学用指要》，对继承发展《伤寒论》的学术也做出了贡献。

从 20 世纪 80 年代迄今，成都中医药大学（原成都中医学院）在《金匮要略》学科全国教材的建设中占有突出地位。1978 年至 1990 年在彭履祥指导下，作为全国首批金匮硕士学位授位点，由李克光、王廷富、邓明仲、张家礼主编的《全国金匮师资班金匮要略讲稿》作为师资班及自考教材在全国广泛使用。特别值得一提的是，1981 年、1983 年、1985 年受卫生部委托，成都中医学院承办了三期全国金匮师资培训班。在教材建设方面，由李克光领衔主编了全国四版、五版《金匮》规划教材和教学参考资料，1993 年金匮教研室主编了《金匮要略译释》。1998 年张家礼担任六版《金匮要略选读》教材副主编，并主编了新版高等中医药类规划教材教与学参考丛书《金匮要略选读》，2003 年主审及参编了《金匮要略》教材。2004 年张琦主编新世纪全国高等中医药院校七年制规划教材《金匮要略》及配套习题集。

成都中医药大学温病学学科由著名温病学家宋鹭冰开创，其后赵立勋、张之文、杨宇等继之，宋鹭冰主编了《中医病因病机学》，赵立勋编写了《湿热条辨类解》，张之文著有《王孟英温病证治精萃》。20 世纪 80 年代，成都中医学院主办了全国高级温病学师资培训班，并多次为全国中医急症班和全军温病学习班主讲《温病学》，培养中医温病和急症人才。

20 世纪 50 年代，宋鹭冰、李斯炽在国内首次开展中医药对钩体病防治的研究，并发表中医药防治钩体病的论文。20 世纪 60 年代后期到 70 年代初，承担全国军地协作的重点研究项目中医药防治钩端螺旋体病的研究。20 世纪 70 年代后期至 80 年代初期牵头承担四川省重点课题温病卫气营血基础理论的研究。近年由张之文、杨宇主编的感染病大型专著《现代中医感染性疾病学》《瘟疫学新编》等出版，形成了四川在全国中医温疫理论和治疗上的特色和优势。

中医内科

20 世纪 50 年代前半期中医分科不明显，但内科学是中医学的主干和各科基础，一些川派名老中医多以内科为主，如成都的李斯炽、彭履祥、冉品珍，戴云波、刘安衢、彭宪彰、傅灿冰等；泸州张君斗、乐山江尔逊、绵阳李孔定等。其中彭履祥、刘安衢擅长治疗内科疑难杂症，冉品珍擅长治疗脾胃病证，戴云波、彭宪彰擅长治疗痹证，傅灿冰擅长治疗肾病，均先后在成都中医学院和附属医院内科担任内科专业教师和医师。1975 年成都中医学院雷德明、吴康衡等集体编写《内儿科学》。重庆方面的内科专家有唐阳春、龚志贤、张锡君、熊寥笙、陈源生、宦世安等。其后，成都中医学院毕业的郭子光、李明富、杨明均、张发荣、王再谟、陈绍宏等，重庆的黄星垣、郑新、周文泉、郭铭信、马有度等主要以内科为专业，先后在中医内科的急症、心血管、瘀血与活血化瘀学说、出血类疾病、肾病的研究方面卓有成效。1980 年出版的大型中医内科专著《实用中医内科学》的编写中，川派医家发挥了重要作用，参加编撰的川籍医家占全书编委三分之一，举足轻重，尤其是主编之一的黄星垣在提出选题、制定大纲、组织编写、审稿定稿等方面做了大量工作，对于完成全书发挥了重要作用。

2005 年郭子光被评为全国首届国医大师，主编有《现代中医治疗学》等，以善治中医内科疑难病证闻名。

中医妇科

四川中医妇科人才辈出，20 世纪 50 年代以来，以卓雨农、王渭川、唐伯渊、曾敬光、王祚久、刘敏如、杨家林为代表的川派妇科名医不仅闻名全川，而且誉享全国，拥有重要的学术地位。他们在全国较早出版多种中医妇科专著和编写全国统编教材，取得了现代中医妇科学术体系的领先地位。如卓雨农 1958 年主编的《中医妇科临床手册》，1961 年主编的《中医妇科治疗学》是当时国内屈指可数的中医妇科著作，1960 年和 1964 年卓雨农主编的第一、二版全国高等医药院校试用教材《中医妇科学讲义》，奠定了中医院校《中医妇科学》教材编写和建设基础。王渭川医名卓著，先后著有《王渭川临床经验选》《王渭川妇科治疗经验》，唐伯渊与同门杨莹洁整理了《沈绍九医话》，王祚久著有《中医妇科临床精华》，曾敬光 1986 年主编《中医妇科学》中医参考丛书、1988 年担任高等中医院校教学参考丛书《中医妇科学》副主编。他们对川派中医妇科学术思想的形成和发展具有重要的贡献和深远的影响。

在临床治疗方面，四川妇科医家结合全省气候特点以“湿、热、虚、瘀”立论治疗妇科疾病，曾敬光等明确提出“冲任损伤”在妇科疾病发病中的作用。卓雨农创制“通脉大生片”作为院内制剂用于治疗月经不调、不孕症等疾病。王渭川的“银甲合剂、银甲丸、银甲片”系列制剂 1962 年获卫生部通报嘉奖并推广使用，“银甲片”作为院内制剂用于治疗带下病、盆腔炎等下焦湿热证，两种方药迄今临床应用已达 50 余年，疗效确切。

2000 年以来，刘敏如、谭万信 2004 年主编《中医妇产科学》、杨家林 2005 年主编《妇科专病临床诊治》，在全国中医妇科学术界产生了很大的学术影响，促进了川派中医妇科学的全面发展，形成了中医妇科学术的系统理论体系和经验方药，使川派中医妇科达到了鼎盛时期。

成都中医药大学妇科为全国第一批硕博士授位点，1996 年被列为四川省中医重点学科建设单位，2002 年被列为国家中医药管理局西部重点学科建设单位，2004 年被列入四川省重点建设学科建设单位。2014 年刘敏如被评为第二届国医大师，也是全国唯一的一位女性国医大师。

中医针灸

四川针灸学术源远流长，现代名家在国内外更是声名远著。其中以叶心清、吴棹仙、蒲湘澄、李仲愚等为老一辈针灸学家的杰出代表。近年以来，以梁繁荣为学术带头人的成都中医药大学针灸学国家重点学科在科学研究、人才培养上成效显著。

四川针灸医家以擅长针药并用，针刺手法灵活而闻名，如叶心清、蒲湘澄、李仲愚擅长针灸与汤药并用；叶心清所用金针质柔而韧，针体细长，针柄短小，针尖较圆钝，需要采用特别的操作手法进针，功夫全在手之发力，其用针特别强调针刺的“得气”，以直针法经穴并用；吴棹仙善用子午针法，按时辰开穴进针，同时辨证用针，采取灵活的针刺深度和手法；蒲湘澄善用针刺行气手法，用针手法灵活多变。叶心清用药强调调气养血，吴棹仙善用经方，蒲湘澄认为病在脏腑者，应采用药物培元养正。李仲愚的《杵针治疗学》以用针无创为特色。

成都中医药大学国家重点学科针灸学带头人梁繁荣先后承担国家“973”项目 2 项和一批国家十五攻关项目、国家自然科学基金项目，为“973”项目首席科学家，尤其对循证医学在针灸临床研究中的运用、针灸临床 RCT 的研究、针灸临床疗效评价体系的研究、经穴特异性的基本规律等有深入研究。先后获得了国家科学技术进步奖二等奖 1 项，省科技进步一等奖 2 项。

中医眼科

现代川派中医眼科有西昌陈达夫、成都朱震川、巴县李巽芳、万州张文祥、巴中张永清等名家，尤其是陈达夫在全国眼科界影响深远。陈达夫 1956 年调成都中医学院，其著述《中西眼球内容观察论》和《中医眼科六经法要》独具特色，其创立的眼科六经学说独树一帜，学术成就及影响巨大，兼之成都中医药大学眼科学术队伍阵容强大，陈氏眼科弟子众多，其中“西学中”的有邓亚平、池秀云、罗国芬、曾樨良、林万和、陈翠屏等；中医学院早期毕业的有廖品正、王明芳等；招收的首届硕士生有王明杰、夏运民、王文科、张济南；其子陈乃端，陈乃超等；还有中医学院毕业的曾庆华、和中浚、周华祥、李晟等，并有老中医刘松元，可谓人才济济。其后成都中医学院眼科廖品正等集体编著的《中医眼科学》成为“文革”后较早出版的中医眼科重要专著，廖品正、曾庆华、段俊国先后相继主编全国中医院校本科、研究生、中西医结合统编教材多部，廖品正、王明芳、曾庆华、段俊国培养的硕士、博士研究生众多。段俊国先后承担国家科研重大专项、863、自然科学基金等多项科技项目，获得四川省科技进步特等奖、一等奖各一项。和中浚先后主编《中华大典·医学分典·眼科总部》《中医必读百部名著·眼科卷》《带你走近〈审视瑶函〉》，整理出版眼科古籍 10 余种。使成都中医药大学眼科在全国形成了教学、科研方面的突出优势，2001 年迄今为国家级重点学科。

中医骨科

四川中医骨科门派众多，20 世纪 60 年代前以郑怀贤创立的郑氏骨科、杜自明创立的杜氏骨科、罗禹田为代表的成都罗氏骨科最为知名。20 世纪 60 年代后以何仁甫为代表的何氏骨科，以杨天鹏为代表的杨氏骨科继之。郑怀贤、杜自明二位兼通武术，善治骨伤，郑怀贤曾任中国武术协会主席，1958 年创建成都体育学院附属医院，1960 年创办运动保健系和运动医学研究室。著有《伤科推拿术》《伤科诊疗》《运动创伤学》等，堪称一代武医宗师，率先开拓了我国运动创伤中医临床治疗的理论和学术队伍。杜自明早年以行医为业，中年驰名于成都武术界和骨伤科行业。1956 年，杜自明作为著名正骨专家出任中医研究院内外科研究所骨科主任。1959 年担任第三届全国政治协商委员会委员，同年由他口述，经其弟子整理，出版了《中医正骨经验概述》一书，1960 年拍摄了《杜自明正骨经验》科教电影片，还编写了《扭挫伤治疗常规》和《增补少林十二式》两份资料。在中医正骨治疗上在全国拥有现代中医骨科泰斗的重要学术地位。

中医外科

中医外科早年以成都文琢之、张觉人在全国较为知名，其后文氏弟子艾儒棣继之。文琢之以善治肿块、皮肤病及各种疑难杂病闻名遐迩。文琢之师从四川名医释灵溪大师，将释氏治疗内科、外科、杂证经验及各种效灵之膏、丹、丸、散的制作技术继承下来，善治疑难怪病，多从痰入手。1957 年调入成都中医学院任教，1963 年调成都中医学院附属医院，主要从事中医外科疮疡、皮肤病、体表肿瘤和其他杂证的诊疗。曾担任成都市国医公会、中医师公会和全国中医师公会联合会理事、四川省医药学术研究会、四川省中医师公会常务理事等职，主编《四川医药特刊》《四川省医药学技术研究会特刊》。著有《中医脉诊》《霍乱集粹》《医林人物剪影》《戒烟宝筏》《实用胎产必备》等书稿。《医学心悟阐注》一书，由香港求实出版社印行；《文琢之中医外科经验集》（艾儒棣整理）1982 年由科学技术文献出版社重庆分社出版。

我国著名的丹道医家张觉人，先从外科医家倪静安、丹道道医赵复阳学医，得赵氏玄门四大丹真传。先后在重庆、上海、成都行医，善治肺痨和瘰疬，著有《外科十三方考》《中国炼丹术与丹药》等。其中《中国炼丹术与丹药》是其代表作，在概述中国炼丹术史的基础上系统论述了炼丹临炉的技术要领，重点介绍了其长期收集的 30 首外科秘验丹方，是探讨中医外科丹药的重要著作。

成都中医药大学外科艾儒棣师从四川外科名医文琢之，整理《文琢之中医外科经验集》。艾儒棣为四川省第二届十大名中医、四川省学术技术带头人、四川省教学名师。主编《中医外科药物学》《中医外科特色制剂》，参编著作 30 余种，发表论文 100 余篇。形成了以其为带头人的中医外科文氏学派，以皮肤病治疗为学术优势。2012 年“四川文氏琢之外科学流派工作室建设项目”被国家中医药管理局批准为第一批全国中医药学术流派传承工作室建设单位。

中医儿科

20 世纪 50 年代以来，随着王朴诚、王伯岳父子调入中医研究院，四川中医儿科临床经验得以为全国中医儿科界更多了解。王朴诚 1961 年病逝后，王伯岳继之，京城人称“王小儿”，先后担任西苑医院儿科主任、中华全国中医学会儿科专业委员会首届主任委员、北京中医学会副理事长、第六届全国政协委员等，成为全国中医儿科界的翘楚，并作为首批研究生导师招收硕士，为国家培养了大批的中医儿科栋梁之材。20 世纪 80 年代初，王伯岳带领江育仁、张奇文、肖正安、刘弼臣等 40 多位全国知名儿科专家一起，团结合作，撰写 130 余万字的儿科巨著——《中医儿科学》，于 1984 年由人民卫生出版社正式出版。该书是第一部系统论述儿童保育、护理、诊断、辨证及治疗的儿科现代著作，共论述儿科病证达 160 多种，是一部全面反映当时中医儿科学水平的权威著作。

其他川派儿科大家还有成都中医学院附属医院儿科主任胡伯安与胡天成父子、成都中医学院儿科主任肖正安、四川省人民医院儿科主任熊梦周、成都市中医院儿科主任王静安等。王静安 2005 年获中华中医药学会授予的 53 名全国“国医大师”称号之一，2006 年四川省人民政府授予其“首届四川省十大名中医”称号。王静安临床以清热解毒除湿热为特色，1986 年四川科技出版社出版《静安慈幼心书》，该书由王静安与余定国、肖正安、郁文俊合撰，上篇总论儿科诊疗要点，下篇分论各脏腑病证及治疗。重点阐释王静安经验心得。1990 年出版《王静安临证精要》，2004 年增订，列述临床常见病 33 种，辅以病案 54 则，记载了王氏外治经验、小儿推拿经验及经验方 47 个。《王静安医学新书》为王氏遗著，2007 年出版。书中在收载《慈幼新书》和《临证精要》的基础上，新补充《医案近选》《医学论丛》，收录了王氏论文 25 篇。

胡天成曾任成都中医学院附属医院副院长，四川省中医药学会儿科专业委员会主任委员，第二届四川十大名中医，著有《胡天成儿科临证心悟》，擅长化裁古方，创立新方，治疗小儿肺系和脾胃系统以及多动症、抽动症、过敏性紫癜等儿科疑难疾病。

（4）名师传承，有序推进

早期四川名医学术传承主要通过民间师徒相授或家传，火神派卢铸之的“扶阳讲坛”、民国年间和 20 世纪 50 年代以后各个中医学校成为了一种更大规模的学术传承形式，特别是 1956 年成都中医学院成立。目前，全省有成都中医药大学、西南医科大学（原泸州医学院）、川北医学院、四川大学、成都体育学院、西南交通大学、四川省高等中医药专科学校 9 所高校开设了中医、中西医结合、中药、藏医药等中医药类专业。为了更有效地继承名老中医的学术经验，全省先后开展各级名中医评选、表彰和继承工作。截至 2014 年，完成了国家中医药管理局五批、省级四批老中医药专家师带徒工作，共有五批国家级带教老师 116 名（有重复），省级四批带教老师 96 名（有重复），带教国家级继承人共 198 名，省级继承人 193 名。通过对名老中医学术思想的保护、总结与传播，使巴蜀大地特色鲜明、效果显著的中医流派与临床技能得到有序传承与弘扬。

目前，全省拥有国医大师 2 名、省两届“十大名中医”20 名、省名中医 326 名、省首届优秀中青年中医师 30 名。全省 18 个市（州）评选出了本地“十大名中医”170 名。中医药高级职称任职资格人员 6000 余人。多数中医院形成了高级职称、中级职称、初级职称配套的技术梯队，名中医和高级人才的地域分布、学科结构逐步趋于平衡和合理。

（5）传承教育体系完整

中医药高等教育

中医药高等教育以提高人才培养质量为核心，全面推进素质教育，深化教学改革，改善办学条件，完善学科课程体系，加强师资队伍建设和教材建设，调整专业设置，增强中医药人才的适应性，为精彩纷呈的川派中医现代传承提供源源不断的高水平人才队伍。

成都中医药大学

成都中医药大学原名成都中医学院，创建于1956年，是经国务院批准建立的我国最早的四所中医药高等院校之一（图1–59），1995年经国家教委批准更名为成都中医药大学，2006年原四川省卫生管理干部学院、四川生殖卫生学院并入成都中医药大学，使之成为一所以中医药学科为主体，兼有理、工、管、文、农、教等多学科相关专业交叉渗透、协调发展的四川省属重点高等学校，四川省人民政府与国家中医药管理局共建高校，教育部本科教学工作水平评估优秀学校。学校占地面积1800亩，有16个学院、33个本科专业，全日制在校学生2.2万人，其中研究生2000余人，是全国首批中医药学博士、硕士学位授权点，首批临床医学（硕士、博士）专业学位试点单位。现有一级学科博士学位授权点3个、二级学科博士学位授权点20个，有一级学科硕士授权点7个、二级学科硕士学位授权点49个，有博士后流动站3个、博士后工作站4个。有国家级重点学科4个（中药学、中医五官科学、针灸推拿学、中医妇科学），省部级重点学科44个。有国家级特色专业6个、省级特色专业7个，国家级精品课程5门、省级精品课程31门，国家级优秀教学团队3个、省级优秀教学团队5个。国家级人才培养模式创新实验区1个，省级人才培养模式创新实验区2个等。

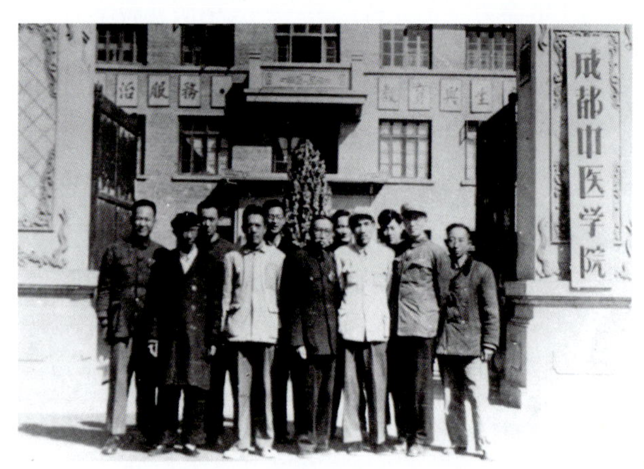

图1–59　成都中医学院领导与上海中医学院客人合影

学校现有专业技术人员中，具有高级职称者600余人，博士、硕士生导师300余人。其中“国医大师”2人，“973”项目首席科学家1人，国务院学科评议组成员2人，全国首届高校教学名师1人，全国优秀教师3人，享受国务院政府特殊津贴专家78人，全国老中医药专家学术经验继承工作指导老师27人，四川省教学名师8人，首届四川省十大名中医4人，第二届四川省十大名中医6人。

现有各级各类实验室66个，其中有省部共建国家重点实验室培育基地，国家级实验教学示范中心，中药饮片炮制国家地方联合工程研究中心，国家中药材种质资源库（四川），教育部重点实验室，教育部工程研究中心，国家中医药管理局重点研究室，国家中医药管理局中医药科研实验室（三级），四川省重点实验室等。

学校有直属附属医院4所，非直属附属医院11所，教学医院19所，实习医院38所，其中成都中医药大学附属医院（四川省中医医院）是国家中医药管理局确定的国家中医临床研究基地（糖尿病研究基地）建设单位。

“十二五”以来，新上各类科研项目 1254 项，其中国家科技重大专项、国家重点基础研究发展计划（973 计划）、国家自然科学基金项目、社会科学基金项目等国家级项目 186 项，获得国家科技进步二等奖等各级各类科技奖励 53 项，其中国家科技进步二等奖 3 项，省科技进步特等奖 1 项。

学校不断推进国际交流与合作，与 26 个国家和地区的大学、医疗单位、科研机构及学术团体建立了交流、合作关系。是接受中国政府奖学金高校之一，接收和培养了来自韩、日、新加坡、以、德、法、英、美、加等国家及港、澳、台等地区的学历教育学生（含本、硕、博）及多种类型的短期进修培训学员，开展了与英国、澳大利亚、美国的大学及中国台湾地区义守大学、中国香港中文大学等学校的学历教育和互换学生等项目。经教育部批准同意，成都中医药大学在葡萄牙举办的分校中实施中医针灸本科学历教育。学校是外交部、教育部“中国—东盟教育培训中心”、科技部“国际科技合作基地”、国家中医药管理局“中医药国际合作（教育、医疗）基地”及世界卫生组织（WHO）“人类生殖研究合作中心”，联合国人口基金“南南合作培训中心”等。

西南医科大学

西南医科大学即原泸州医学院，2016 年更名。泸州医学院中西医结合学院前身为 1977 年建立的泸州医学院中医系，1993 年正式招收硕士研究生。附属中医院于 1983 年建立，1998 年中医系与附属中医院实行“系院合一”管理体制，2001 年中医系更名为中西医结合系，2003 年更名为中西医结合学院。目前中西医结合学院并附属中医医院共有教职员工 1322 余人，其中硕士、博士 146 人，高级职称专家 163 人，博士研究生导师和硕士研究生导师 74 人，享受国务院政府特殊津贴专家 6 人、省优专家 2 人，省第二届十大名中医 1 人，省市名中医 13 人，学术技术带头人及后备人选 6 人，国家级、省级学术专委会委员以上专家数十人。学院设有中西医临床医学、中医学两个本科专业及中西医临床皮肤性病、中西医临床眼耳鼻喉、中西医临床骨伤 3 个辅修专业方向。设有中医学、中西医结合临床 2 个一级学科硕士学位授权点。中西医临床医学专业被评为国家级特色专业，中西医结合临床为国家“十二五”中医药重点学科、四川省重点学科、四川省高等教育“质量工程”项目；“中医学”为四川省精品课程。

中西医结合学院并附属中医医院先后承担国家自然科学基金课题、国家“八五”科技攻关课题、国家“十一五”“十二五”科技支撑计划课题、863、973 子课题等科研项目 200 余项，获得各级科技进步奖 50 余项。出版专著、主编、参编教材 30 余部，先后在国内外各级医学刊物上发表学术论文 1000 余篇。

中西医结合学院并附属中医医院积极开展对外交流，先后与德国、美国、日本、加拿大、俄罗斯、葡萄牙等国家建立了学术交流、科研合作及长期教学合作关系。每年接收葡萄牙短期留学生来院进行针灸培训学习，2009 年开始与葡萄牙全国针灸协会联合开展“中医学”四年制学历教育；与美国华美中医学院结成姊妹院校并建立了长期友好合作关系。

附属中医医院 2009 年通过了 ISO9001 质量认证，先后获得了“全国重点建设中医医院”“中国百强品牌医院”“全国卫生系统先进集体”“全国中医药系统创先争优活动先进集体”“全国冬病夏治先进单位”“全国省级综合性医院文化建设先进单位”“全国名老中医师承工作管理先进单位”“全国中医药文化建设先进单位”“全国中医药科普知识宣传教育先进单位”“全国医院文化建设创新单位”“全国中医电子病历示范单位”“四川省委教育工委先进基层党组织”“四川省医药卫生系统先进集体”“泸州市先进基层党组织”等殊荣。8 次荣获“泸州市 110 社会服务应急联动一等奖”。

四川中医药专科院校

新中国成立伊始，全国第一届卫生会议就提出要大力发展中等医学教育，为普遍建立基层卫生机构培养技术干部，四川中等中医药院校的发展也迎来新的历史时期，一方面加紧改造原有学校，一方面加速新建工作，全省共有重庆中医学校、成都中医学校、万县中医学校、达县中医学校、内江中医学校、绵阳中医学校、成都中医学院附属医院针灸学校、四川省医药学校共 8 所中医药中等学校，先后培养了大批中医药中等专业人才。另外，涪陵卫生学校、南充卫生学校等院校也设立有中医士和中医护士等专业。

1985 ～ 2005 年，四川省中医药中专学校开设有中医、中药、中药制药、中药栽培、中药营销、中医护理、针灸推拿、中医（中西医结合）乡村医士等十几个专业，二十年间，培养了大批中医药初级专业技术人才。

四川中医药高等专科学校前身是创建于 1958 年的绵阳卫生学校和创建于 1960 年的绵阳中医学校，2000 年，两校合并组建为国家级重点中专绵阳医科学校，2006 年经教育部批准升格为全日制公办普通医学高等专科学校，实行省市共建，以绵阳市为主的管理体制。学校位于中国科技城——绵阳，具有高级专业技术职务 126 人；具有硕士、博士学位 73 人，另聘请行业企业一线优秀专业技术人员 790 人为学校兼职教师，现有在校学生 8223 人。学校从 2006 年升专时设置的临床医学类、护理类、药学类 3 个专业类别 6 个专业，发展成覆盖临床医学类、护理类、药学类、医学技术类、卫生管理类、制药技术类、农业技术类、市场营销类 8 个专业类别，包含中医学、中医骨伤、中药制药技术、医疗美容技术、康复治疗技术、针灸推拿、医学检验技术、中药、公共卫生管理、口腔医学技术、临床医学、助产、护理、中草药栽培技术、医药营销共计 15 个专业，面向全国 14 个省（直辖市、自治区）招生。历经 54 年的发展，学校现已发展成以中医药为主体，兼有现代医学的中医药类高等专科学校。

2. 人才队伍壮大和学术水平提升

秉承四川“中医之乡”的历史文化底蕴，全省中医人才队伍和学术水平在不断提高。全省中医药从业人员已达 13 万人（不含中药制造业），其中，具有执业医师或执业助理医师资格者 6 万余人，6000 余人具有高级专业技术职称，形成了覆盖中医药各学科、各层次的人才培养体系。在中医从业人员队伍不断壮大的同时，通过中医药教育和中医药“212”人才培养工程、杏林人才工程等各项培养计划的实施，使中医从业人员的知识结构不断优化，中医药工作者学历稳步提高。还加强了乡村医生培养工作，开展国家中医药管理局乡村医生中医学专业中专学历教育，开展了中医医院科主任培训班和院长培训班、加强对民族医药人员的培养等工作，促进中医药从业人员专业水平稳步提高，目前多数中医院形成了高级职称、中级职称、初级职称配套的技术梯队。一支有水平、有影响、有活力的中高级中医药人才队伍业已形成，从学术水平上保证四川中医药学术思想和临床经验的传承与发展。

通过建立与发展四川省中医药学会、四川省中西医结合学会、四川省针灸学会等专业学术组织，使之成为全省发展中医药科技事业的重要社会力量，促进了全省中医药事业的发展。四川省中医药学会 2015 年通过了由四川省民政厅组织的中国社会组织评估五 A 级等级的社会团体。通过各学会积极开展各种学术交流活动，使四川省中医药各流派学术思想在四川省科学技术协会和四川省中医药管理局的领导下有序传承与交流，不断扩大在全国的影响力，形成特色独具的学术总结与传承模式。以《四川中医》杂志、《成都中医药大学学报》为代表的中医药专业学术刊物水平不断提高,《四川中医》以内容丰富、新颖实用、信息量大为特色，在全国中医药期刊中有较高的学术地位，受到中医药学术界的好评，发行量始终居于同类期刊前列，被列为中国科学引文数据库来源期刊、中国学术期刊综合评价数据库来源期刊，被选为与美国等国外学术机构进行学术交流的定期交换期刊。《成都中医药大学学报》主要反映成都中医药大学及全国中医药、中西医结合科研、临床、教学等方面的新成果、新信息，对促进学术交流、推动学科发展，以及辅导基层中医药人员，具有理论意义和实用价值。此外，成都中医药大学还办有《成都中医药大学学报》(教育科学版)、《中药与临床杂志》、《中医眼耳鼻喉科杂志》。

3. 注重临床实效

（1）中医医疗机构得到快速发展

新中国成立后，党和政府针对中医中药的实际状况，制定了一系列方针、政策、保护和促进中医药事业不断发展，极大推动了中医临床的发展。以中医为主的联合诊所，从 1951 年开始建立，到 1956 年全省已发展到 5353 所，1957 年 2 月四川省卫生厅和中国人民银行四川省分行还专门发文解决联合诊所购置药品和小型医疗器械的短期资金周转困难问题，同年省卫生厅也制定了进一步加强联合诊所行政领导和业务领导的指导意见，合理调整收益分配，使联合医疗机构的接诊数量、临床处置能力、中医特色优势强化等方面进一步得到巩固提高，突显了中医医疗的服务能力。

1984 年，四川省委、省政府在全国第一个提出“振兴中医”的口号，召开了振兴中医大会，下发了文件，全力推动中医药的振兴和发展。在其后的二十余年间，全省中医医疗机构从 77 个发展到 196 个；中医从业人员从 4 万人增加到 13 万人（包括乡、村中医药人员）；2014 年，全省中医行业诊疗服务达 11249 万人次；中药产业产值从第 22 位升至全国前茅，多数时间保持在前三位。全省 35 所三级中医医疗机构（三甲 17 所，三乙 18 所），128 所二级医疗机构（二甲 114 所，二乙 14 所），为越来越多的群众提供服务，随着中医医疗技术的长足发展，四川省中医临床专科专病治疗、服务水平不断提高，中医的骨伤学科、急症学科、眼病学科、妇科学科、针灸学科、五官学科等在全国也处于先进水平。

2005 年后，四川针对艾滋病防治、甲型 H1N1 防治、地震等自然灾害医疗救助等需求，建立了集临床、培训、科研为一体的中医药防治体系，中医药处置突发事件和公共卫生等取得新进展，中医药的综合服务能力大大增强，通过建立 12 个四川省重大疾病中医药防治中心和 20 个中医药防治技术协作中心，对心脑血管病、恶性肿瘤、病毒性肝炎、急性重症胰腺炎、糖尿病及并发症、艾滋病等重大疾病中医药治疗优势病种开展临床研究，制定和实施中医药防治规范，使中医药临床治疗能更好地满足社会需求。

（2）中医教育以临床为核心

清代晚期，四川的中医教育主要以民间医学教育为主，收带徒弟、家传世业和自学等传统方式是当时中医药培养后继人才的主要方式。随着时代发展，四川中医药教学的方式发生了变革。从清光绪年间肇始的全省中医学校教育，历经重庆巴县医学堂、成都四川国医学院、射洪国医传习所、大竹国医学校、宜宾中医学校、四川国医专科学校、国医讲习所等，在教学上主要采用学习中医经典著作，系统讲授中医临床学科，配合学习病理、解剖等现代医学知识的方式。

中华人民共和国成立后，四川中医重获新生，中医教育也得到快速发展。以院校教育为主体，积极发展成人教育、师带徒教育、继续教育等多种人才培养形式，人才培养的方式和途径不断完善，与中医事业发展相适应的人才培养机制日趋健全。在各级学校的教学实践中，无不秉承四川中医教育侧重临床、讲求实效的一贯作风，为各级医疗机构培养了大批专业人才。

（3）中医科研为临床提供指导

1985 年以前，全省中医药科研机构数量较少，科研水平较低，研究范围局限，开发能力较弱。1985 年以后，在“以科技发展为突破口”的发展中医方针指导下，创新科研管理体制，加大科技投入，使全省中医药科研取得了很大的进步，研究机构、科研项目与科技成果持续递增。四川中医药科研机构在各级领导和政府的关怀下，先后成立了以四川省中医研究所、四川省中药研究所为代表的专业科研机构。并以此为基础，整合各方资源于 1985 年征地投资，建成了四川省中医药研究院。

目前，全省有独立建制的中医药科研机构 4 所，还有成都中医药大学、四川大学华西医学中心、中科院成都分院生物所、成都生物制品研究所等具有较强教学、科研实力的科研机构 20 余家。二十年间，陆续建成了国家级研究开发中心 4 个，省级研究开发中心 5 个，国家药品临床研究基地 2 个，四川中药现代化科技产业基地研究中心 7 个。其中有国家级重点学科 4 个，国家中医药管理局重点研究室 7 个，国家级重点实验室 1 个、省级重点实验室 3 个、国家中医药管理局三级实验室 16 个，强大的科研实力和丰硕成果为中医药的临床应用奠定了坚实的基础。

“十二五”期间，四川省共承担国家“973”项目 4 项，国家“863”项目 2 项，国家部局级科技各类课题 456 项，通过建立“国家中医药防治重大传染病研究室”，为有效防治甲型 H1N1 流感做出积极探索，依托“中医药防治重大疾病研究”项目，对高发的糖尿病、中风、妇科疾病、眼科疾病、肝病、运动创伤疾病、骨伤骨病、肿瘤、急性胰腺炎、艾滋病、小儿脑瘫、支气管、结核等临床疾病进行攻关研究并取得阶段性成果。近年来，“经穴效应特异性循证评价及生物学基础研究”等项目获得了国家科技进步二等奖 3 项，中医药科研成果获得四川省人民政府科技进步特等奖 1 项、一等奖 7 项、二等奖 22 项、三等奖 69 项，新获国家专利证书 170 多项。中医药的科研工作及学术水平获得了广泛认可，为中医药防治重大疾病的临床方案和临床疗效开拓了新的科研路径，使传统中医药以现代科学研究模式焕发出了蓬勃生机。

在中医基础研究领域，大力加强中医药传统经验的系统整理与开发，实施川派中医药学术思想和临床经验研究工程，启动 57 名老中医《川派名老中医学术思想及临床经验》的文献整理，并开展 40 余部重要中医药、民族医药古籍文献的保护与利用研究。

4. 促进民族医药共同发展

（1）藏医药的继承与发展

阿坝、甘孜州是以藏族为主的少数民族自治州，四川省还有凉山州木里县也是藏族自治县，四川是全国第二大藏区。近年来藏医药得到了快速发展，全省共建有藏医医院（或中藏医院）33 所，有 2 所州级藏医院，其余为县级。通过强化藏医医疗机构建设，提高藏医从业人员技术水平和科研水平，加强藏医经典文献的整理保护等措施使古老的藏医药文化得以不断传承发展。

藏医院

阿坝州藏医院

阿坝州藏医院（藏医药研究所）成立于 1991 年，为二级甲等藏医院，编制床位 180 张，开放床位 40 张，年门诊量 3 万余人次，年住院病人 1000 余人次。人员编制 90 人，专业技术人员占 91%，主任藏医药师 3 人，副主任藏医药师 9 人，主治医师 18 人，省名中（藏）医 1 人，州名中（藏）医 2 人。

近年来，藏医药特色与优势得到发挥，医院有国家中医药管理局重点专科“胃病专科”“外治专科”，省中医药管理局重点专科“治未病・藏药浴中心”，州卫生局重点专科“肝胆专科”“心脑血管专科”“风湿专科”“肿瘤专科”8 个特色专科。医院藏药制剂中心能生产丸、散、汤、胶囊等 7 种剂型的藏成药 200 余种，医院有 187 个品种获得省食品药品监督管理局制剂注册批准文号。

医院先后承担国家科技部科技支撑项目子课题 4 项，国家中医药管理局科研项目 11 项，省中医药管理局科研项目 4 项，州科技局科研项目 2 项。编辑出版《藏医常用验方荟萃》《藏族医学发展史》《藏药制毒集》等书籍 26 本。在国家、省级刊物上发表学术论文 87 篇。参加 21 世纪全国藏医本科统编教材《藏医方剂学》《藏医保健学》《藏医儿科学》和《阿坝州藏药制剂标准》等编写工作，创办《阿坝藏医药》杂志。承担的国家中医药管理局文献整理科研项目“四部医典对勘本（上、下）”荣获中国民族医药学会学术著作一等奖；“藏医治疗慢性胃溃疡的药效及安全性评价研究”获科中国民族医药学会、中国民族医药协会科学技术进步三等奖。

甘孜州藏医院

甘孜州藏医院（州藏医研究所）成立于 1984 年，为二级甲等藏医医院，临床设有藏医内科、外科、妇科、胃病、肝胆及心脑血管疾病专科，设有病床 50 张。年平均诊疗各类病人 4 万余人次。

医院注重藏医药人才培养。先后培养藏医大中专人才 350 余名，培训各类藏医技术人才 400 余名，为名老藏医药专家配备学术继承人，已培养出国家级藏医药学术经验继承人 2 人、省级 10 人。

医院同时注重挖掘整理藏医药古籍文献。先后承担国家科研课题 1 项、四川省科研课题 3 项、甘孜州科研课题 4 项，完成了“十五味黑药丸”“八味蒂达丸”两种常用藏成药的剂型改造，并对母本藏药“仁青佐塔”中汞的作用特点和安全性进行了研究，2003 年 4 月，该课题通过了省专家组的鉴定，获得了四川省人民政府科技成果三等奖。

藏医药教育

全省藏医药教育机构共 4 所，成都中医药大学自 1994 年开始培养藏医药本、专科和研究生高层次人员，甘孜、阿坝卫校和省藏文学校能够培养藏医药大、中专人员。“十五”以来，全省共培养藏医药研究生20名，其中：博士生4名，硕士生16名；培养藏医药本科生80名；培养藏医药专科生300余人；培养藏医药中专生2000人。积极开展名老藏医药学术经验继承工作，先后完成3批全国名老藏医药学术经验和2批全省名老藏医药学术经验继承工作，20名老藏医药导师培养28名学术经验继承人，培养乡镇卫生院中藏医临床技术骨干300余人，为藏医药的发展奠定了人才基础。

藏医药文献保护整理

藏医药书籍编写及整理。1985年智美参加全国藏医中专统编教材《藏医儿科学》的编写，1993年索拉等参加《藏药部颁标准（第一册）》（1995年版）的编写，成都中医药大学张廷模参与审定了卫生部《部颁标准》藏药第一册；1994年州卫生局组织藏医科研人员编写了《阿坝州藏药制剂标准》，1997年州藏医院、藏医研究所主办的《阿坝藏医药》年刊创刊。从1990年开始，全省共收集、整理藏医药典籍、图书1200余册。出版了名老藏医药旦科主任藏医师《藏医验方汇集》《四部医典（对勘本）》和贡秋仁青副主任藏医师编著的《藏医学发展史》等一批著作。

藏药材资源保护和质量评价

四川省为西藏、甘肃、青海等省区的藏医药资源保护、新药开发等提供了大量的帮助和服务。为西藏自治区开展了50余种常用藏药材质量标准及安全性评价示范研究，开发藏药新品种8个，藏药保护品种28个，仿制品2个。

四川省中医药科学院还与西藏自治区藏医药、藏药厂建立了长期的合作关系，完成了西藏自治区藏药厂的11个名贵藏药保护品种研究，所拟订的七十味珍珠丸、仁青常觉和仁青芒觉等药品质量标准被收入2005年版《中国药典》。

藏医药科研项目

甘孜州药检所申报的“尼哇俄吉等八种藏药学研究”获1992年四川省中医管理局颁发的科技进步三等奖。成都中医药大学、四川省天然药物研究所李淑敏和李星炜等进行的“三勒浆的研究”（处方来源于藏药经典名方“三果汤散”），于1995年获四川省科技进步三等奖。成都中医药大学张艺、孟宪丽等完成的“藏药翼首草抗类风湿关节炎有效成分及作用机理研究”，2003年获四川省科技进步三等奖。四川省甘孜藏族自治州藏医院、成都中医药大学附属医院杨宝寿和郭蓉晓等进行的“藏药‘佐塔’中汞的作用特点和安全性研究”，2003年获四川省科技进步三等奖。占堆、赵军宁主编的《藏医成方制剂现代研究与临床应用》，获西藏自治区科技进步二等奖。甘孜州成功举办了2004年全国藏医药学术研讨会。

在藏药开发方面，开展了多个传统藏药仿制品种的质量标准研究，四川省计委、省科技厅、省中医药管理局立项支持的治疗类风湿性疾病藏药新药“然降多吉胶囊”、治疗鼻窦炎的“亚玛众清胶囊”的开发研究，2002年5月取得国家食品药品监督管理局临床批文，2015年获得新药证书。四川省中药研究所易进海等完成了2005年版《中国药典》中“独一味”藏药质量标准提高工作。

（2）彝族医药继承与发展

全省凉山州是全国最大的彝族聚居区，彝族人口为222.67万人，占全州人口的49.13%。近年来全省加强了彝医药学的传承，2014 年在凉山州新建了 9 所县级中彝医院，填补了四川无彝医药医院的历史，在凉山州中西医结合医院中建有彝医科，能够提供彝医药服务。

彝医药研究机构

凉山州彝族医药研究所

凉山州彝族医药研究所是 2005 年 9 月经凉山州人民政府批准成立的州级彝族医药研究，和凉山州中西医结合医院实行“一套人马、两块牌子”的管理方式。主要职能是对凉山州彝族医药进行发掘整理和研究开发，开展彝族医药临床服务。2007 年获得四川省民族医药先进集体称号，研究所有事业编制 23 人，目前担任中国民族医药学会理事 2 人，州非物质文化遗产专家委员会委员 1 人，中国民族医药学会医史分会理事 2 人，西南民族大学彝药系兼职教师 1 人。中国民族医药学会彝医分会副会长、常务理事、理事共 14 人。承担了 5 个国家局级、3 个省级科学研究课题。

凉山彝族自治州西昌彝医药研究所

由彝医药专家阿子阿越在凉山州科委、州工商局、州卫生局等有关部门的批准和大力支持下，于 1998 年 9 月在西昌成立的彝医药研究机构，并经凉山州科委验收为合格的民营科技企业。

彝医药科研成果

1992 年四川省凉山彝族自治州药品检验所（简称“凉山州药检所”）李耕冬、贺廷超等出版了专著《彝族医药史》《彝族植物药》《彝族植物药（续集）》。完成了“彝族植物药考察研究”，1986 年获四川省科技进步三等奖；开展的“彝族医药起源和发展的考察研究”，1987 年获四川省科技进步二等奖。阿子阿越出版了《彝族医药》。州彝族医药研究所已收集彝医药文献资料 31 本，单验方 800 余，制作彝药生药标本 500 余种，蜡叶标本 200 种。2010 年以来，完成了 6 个国家级民族医药适宜技术推广科研课题，1 个国家级民族医药文献整理科研课题，2 个省级科研课题，其中《彝族毕摩苏尼医药及适宜技术》荣获 2014 年中国民族医药协会民族医药传承贡献三等奖。彝医烟熏疗法治疗牙痛荣获凉山州科技进步三等奖。研究的彝医火草灸、拨吸术、烟熏、滚蛋、挑刺、青刺尖外敷、火疗、针刺、火针、熏蒸及熏洗法等十二种传统彝族医药特色技术，为广大病员提供临床服务。

（3）羌医的继承与发展

羌族主要分布和聚居在四川省岷江上游阿坝藏族羌族自治州的茂县、理县和松潘县镇江关、黑水县西尔以及绵阳市的北川县等地带。羌族大多居住在海拔 1200 ～ 3000 米的半高山，少数分布在公路沿线。由于受羌民族自身发展的影响，以及历史地理环境、语言、文字等方面的限制，羌医主要流传、散布于民间。从 1991 年开始，阿坝藏族羌族自治州经过初步收集、整理、推广和应用羌医羌药，为羌医药的继承和发展打下了基础。

羌医药医疗科研机构

汶川羌医骨科医院

汶川县威州镇羌医骨伤科医院 1958 年建院，专设羌医骨伤科门诊，继承和发扬祖传医术，对骨折病人采用祖传小鸡接骨法，小夹板固定，自采中草药，内服外敷。

茂县羌医药研究所

茂县羌医药研究所（简称“羌研所”）有专职研究人员6名，从事羌医药的资料收集、挖掘、整理研究和推广应用工作，同时开展羌医药诊疗对外医疗服务工作。1993年开始，完成了国家中医药管理局“羌族民间医药收集整理”，对羌族医药单、验方进行了初步的研究，对羌医药的起源、变迁、流传、现状及羌医药理论、诊疗特点做了客观、实际的记载和研究，撰写了课题论文，整理、载册118首羌医药单、验方（包括外治法），填补了羌医药研究空白，获得了四川省中医药管理局科技进步三等奖。2004年在原“茂县羌医药研究中心”基础上，成立了阿坝州羌医药学会。在成都中医药大学、重庆中药研究院的协助下，采用民族植物学、医学人类学等多学科研究方法，对羌族医药口碑资料进行发掘整理和提高工作，出版了填补相关研究空白的专著《羌族医药》。羌研所组织撰写了羌医药研究论文60余篇，获奖论文20余篇，并参与了《阿坝州中药产业发展战略及规划》制定。

5. 发展模式多样

（1）中医医院的优化发展

1984年提出“振兴中医”的口号前，四川省中医机构只有77所，中医病床5000多张，绝大部分是集体所有制，以门诊为主。在此后的二十年中，四川省加大了对中医药事业的投入，加强中医医疗机构等基础建设，至1994年，大体实现了县县有中医院的目标。“十五”以来，加强了县、乡、村三级医疗网络建设，陆续开展了专科专病特色中医院建设、示范中医院建设、精品中医院建设、“三名战略”等工程，使中医医疗持续发展，医疗服务能力不断增强，医疗水平不断提高。

到2014年底，全省有县以上公立中医医院、专科医院、中西医结合医院、民族医院196所（其中中医医院137所、中西医结合医院6所、专科医院11所、民族医医院42所），共计开放病床50435张。建成等级中医院163所（其中三级甲等医院17所、三级乙等医院18所、二级甲等医院114所、二级乙等医院14所）。建有国家临床重点中医专科18个，国家局重点专科64个，省级重点中医专科200余个，初步形成了中医重点专科集群。

四川省中医医院（成都中医药大学附属医院）

成都中医药大学附属医院（四川省中医院）创建于1957年，是新中国最早成立的四所中医药高等院校附属医院之一，是集医疗、教学、科研、预防、保健、养生康复为一体的三级甲等中医院，国家中医临床研究基地，中医药国际合作交流基地，国家中药临床试验研究（GCP）中心，国家药物临床试验机构，全国中医眼病医疗中心，全国中医急症医疗中心，国家中医药管理局中医、中西医结合急诊临床基地和感染病临床基地。是西南地区临床学科门类最齐全、综合服务水平最高的区域中医医疗中心、科教中心和治未病中心。

医院编制病床2000张，现有临床科室30个，医技科室9个，中医特色病区8个。2008年，医院被国家发改委与国家中医药管理局确定为国家中医临床研究基地建设单位，主要承担糖尿病的研究，目标是建成国际领先、国内一流，集科研、医疗、教学三位一体的国家中医临床研究（糖尿病）基地。

医院拥有3个国家级重点学科（中医五官科学、中医妇科学、针灸推拿学），2个卫生部重点学科（中医眼科学、中医急诊学），6个国家中医药管理局重点学科（中医眼科学、中医妇科学、中医肝胆病学、针灸学、中医内分泌学、中医急诊学），6个国家中医药管理局重点专科/专病（中医眼科、中医肾病科、中医妇科、中医耳鼻咽喉科、推拿科、中风病），2个国家中医药管理局中医、中西医结合临床基地（急诊科、传染病），6个四川省重点学科（中医眼科、中医妇科、中医内科、中医外科、中医骨科、中西医结合内科），5个省级重大疾病防治中心（中风病防治中心、糖尿病防治中心、眼科防治中心、妇科防治中心、肝病防治中心），1个省级治未病中心，9个省级重点专科（肛肠科、针灸科、呼吸科、肝病科、心血管病科、脑病科、骨伤科、皮肤科、肿瘤科）。医院现有专科门诊22个，专病门诊58个，常年有280多名专家、教授在门诊为患者服务。为了充分发挥名医名师的作用，更好地为患者服务，医院设有名医堂，常年有名中医50多人在名医堂为患者服务。

医院作为成都中医药大学临床医学院，现有15个教研室，1个模拟医院，2个国家级特色专业（中医学、中西医临床），8个博士、硕士授位点（中医内科学、中医外科学、中医妇科学、中医儿科学、中医骨伤科学、中医五官科学、中西医结合临床、针灸推拿学），2个博士后流动站（中医内科学、中医急诊学），培养了全国第一个中医妇科学博士和中医五官科学博士。在校博士研究生80多名，硕士研究生600多名，七年制和本科生2800多名。同时医院还附设一所省级中医中专学校——针灸学校，在校学生2000多人。

医院作为西部唯一的国家中药GCP中心，现有国家药物临床试验机构专业15个（中医心血管、中医呼吸、中医消化、中医肾病、中医内分泌、中医风湿免疫、中医妇科、中医儿科、中医眼科、中医神经内科、中医耳鼻咽喉、中医皮肤病、中医肛肠、中医骨伤、Ⅰ期临床试验研究室）。医院现有国家中医药管理局重点研究室1个（中医视功能保护重点研究室），财政部中央与地方共建实验室3个（视听生理实验室、中医眼科与视功能保护实验室、中医内科实验室），国家中医药管理局三级科研实验室2个（中医眼科实验室、病理生理实验室），二级实验室1个（脊柱力学实验室），省级科普基地1个（视力保护科普基地）。近5年来，承担国家重大专项、攻关计划、支撑计划、863、国家自然科学基金等国家级、省部级、厅局级科研项目300多项，30余项成果获省、市以上科技进步奖，获专利5项；发表学术论文1093篇，其中SCI收录期刊及核心期刊论文312篇；在国家级、省级学会担任理事、专委会委员239人。现有医院制剂14种剂型，近70个特色制剂，被患者誉为“信得过”产品。

四川省中西医结合医院（四川省中医药科学院附属医院）

四川省中西医结合医院始建于1991年，目前已成为集医疗、教学、科研、健康保健于一体的国家三级甲等中西医结合医院，为四川省中医住院医师规范化培训基地，承担了成都市“120”院前急救任务。医院编制床位800张，现有职工518人，其中专业技术人员443人，高级职称59人。拥有四川省名中医、国务院政府特殊津贴专家、省学术技术带头人、省优秀青年中医师等一批经验丰富、医技精湛的专家和技术骨干。开设有1个门诊部和11个住院病区，临床科室设置齐全。拥有国家级重点学科中医预防医学，国家级重点专科——肿瘤科，国家级重点专科建设单位——中医预防保健科、肛肠科、妇科和耳鼻咽喉科，省级重点专病——“颈部不适”和“高血压病”。医院肿瘤科为四川省中医药肿瘤防治诊疗中心，预防保健科为“四川省治未病中心”，在国内首家取得执业医疗许可。拥有院内重点专科老年病科、针灸科、骨科、皮肤科，重点专病中医肝胆、脾胃、消渴（糖尿病）、高血压、心血管病等，并以其独有的中医特色和疗效，逐渐形成优势和影响力，为众多患者解除病痛。

医院坚持“科技兴院”战略，采取一系列鼓励临床技术人员从事科研工作的激励措施，专业技术人员临床科研能力不断提高。近年来，共承担各级各类科研课题 37 项，获省级以上科技奖 3 项，出版专著 10 部，发表学术论文 600 余篇。加强对外合作交流。先后与俄罗斯、美国、德国、韩国、马来西亚等 10 多个国家以及中国港澳台地区进行学术交流，与美国巴斯迪尔大学、美国友三大学等医疗机构和学术团体建立了长期的合作关系。与国内多家中医药机构建立友好关系，加强在中医药学术、临床科研、医院管理等诸多方面的交流合作。

西南医科大学附属中医医院

西南医科大学附属中医医院（原泸州医学院附属中医医院）是一所集医疗、教学、科研、预防保健于一体的三级甲等中医医院。医院建筑面积 10 万余平方米，现拥有城北新院、水井沟门诊部、忠山住院部及驾驶员体检中心。医院现有编制床位 2000 张，设有 40 余个临床和辅检科室，其中有卫生部国家临床重点专科建设项目——脑病科、肾病科，有国家级重点专科——耳鼻咽喉科，有国家级重点建设专科及培育项目——脑病科、肝病科、肾病科和重症医学科，有国家中医重点专科协作组成员单位——治未病中心、护理学、临床药学，有四川省重点专科——耳鼻咽喉科、心脑病科、脾胃病科、肝胆病科、肾病科、骨伤科、肺病科、皮肤科、肛肠科，有四川省重点建设专科——儿科、妇产科、肿瘤科和一批院级重点专科。拥有四川省中医药管理局二级实验室、四川省中医药重大疾病防治协作中心、四川省中医药“治未病”中心、全国师承名老中医传承教育工作室及四川省名中医工作室等。

四川省第二中医医院（四川省中医药科学院中医研究所）

四川省第二中医医院（四川省中医药科学院中医研究所）是一所集临床医疗、科研、康复及预防医学为一体的国家三级甲等医院，省级精品中医医院建设单位。医院始建于 1979 年，前身系四川省中医药科学院中医研究所 / 针灸经络研究所，2007 年正式更名为四川省第二中医医院，医院现编制床位 800 张。医院经过多年建设，建立了一批国家、省级重点专科。皮肤科为“省中医药科学院皮肤病中医特色研究中心”，是成都中医药大学及泸州医学院中医皮肤专业硕士研究生培养点。老年病科为国家级及省级重点中医专科、省“老年病防治中心”。肛肠科为省级重点中医专科，妇科为省“妇科病防治分中心”，针灸科、推拿科为国家“十二五”重点中医专科建设单位，骨伤科为省级重点专科建设单位，医院拥有国务院和市政府特殊津贴专家 6 名，四川省学术技术带头人 2 名，四川省名中医 8 名，四川省首届“十大名中医”2 名，高级职称医师 80 余名，医院现承担国家各级科研课题百余项，获科研成果 40 余项。

四川省骨科医院

四川省骨科医院（成都体育医院）的前身是成都体育学院附属体育医院，在贺龙元帅的关怀下创建于 1958 年，是我国第一所体育医院，由已故中国武术协会主席郑怀贤担任首任院长。1984 年经国家科委批准改建为国家体委成都运动创伤研究所（成都体育医院），隶属国家体委。2000 年 3

月被国家中医药管理局评为西部首家三级甲等中医骨科医院。2004 年根据中央科研院所改革精神划归四川省实行属地化管理，直属四川省中医药管理局，更名为四川省骨科医院（成都体育医院、成都运动创伤研究所），是成都中医药大学非直属附属骨科医院。

四川省骨科医院以“中医为主、中西医结合”为原则，运用中医药开展骨伤和运动创伤临床、科研、教学工作，主要收治各类运动创伤以及各种骨折脱位、软组织损伤、椎间盘突出症、颈椎病、肩周炎、跟腱断裂、十字韧带裂伤、半月板损伤、各种骨质增生症、骨结核、骨髓炎及风湿痹证、痛风等伤病。积极探索开展骨质疏松、风湿免疫、骨病与骨肿瘤、组织修复与重建、关节外科等专科。医院有 6 个重点专科，其中已验收达优秀标准的运动创伤科和在建的儿童骨折专科、运动康复科 3 个为国家级重点专科，儿童骨折专科、椎间盘突出症专科、股骨颈骨折专科 3 个省级重点专科。

（2）基层中医药服务网络基本建成

以县中医院为龙头，以乡镇卫生院为基础，以村卫生室为网底的三级基层医疗卫生网络基本建成。全省以 143 个县级中医院为龙头，截至 2014 年底，在全省 90.65% 的乡镇卫生院设有中医科（室），92.88% 的社区卫生服务中心设有标准化中医科，建成国家级农村（社区）中医药工作先进单位（以县为单位）50 个，省级先进单位 99 个，先进市州 2 个，80.73% 的村卫生站能够提供中医药服务，基层中医药服务量已达 43.32%。以“简、验、廉、便”为特点的中医，尤其受到基层城市居民和广大农民的喜爱。

6. 对外交流活跃

从 20 世纪 80 年代初，中医逐步走出国门，至 2005 年，用中医药治疗疾病的国家已经扩大到五大洲 160 多个国家和地区，中医药在 8 个国家获得了法定地位，在 9 个国家被纳入医疗保险体系，在 18 个国家实行注册管理，有 19 个国家就针灸专门立法。近二十年，四川省接待了来自德国、美国、日本等 60 多个国家的参观、访问和学习人员，并派出有关的中医药、中西结合专家前往国外进行学术讲座和医疗活动。1994 年，制订了《四川省中医涉外管理工作暂行办法》，规范中医对外医疗、培训活动。

（1）合作研究

1987 年，四川省中医药研究院中药研究所与日本津村株式会社正式签订了中药合作研究协议，本着互利互惠、友好合作的原则，以草药红秦艽为首批合作研究项目，进行生药化学和药理研究。

1991 年 10 月，白俄罗斯卫生部与四川省卫生厅及中医药管理局达成协议，邀请全省中医人员前往白俄罗斯，对切尔诺贝利核电站泄漏事故后所致的放射性疾病进行中医药治疗。

（2）学术交流

1990 年，成都中医学院附属医院同日本广岛县立病院结为友好医院，根据协议，中日双方互派研修生及学术交流团体。

2002 年 11 月，由国家七部委主办、四川省人民政府承办的“2002 中国中药现代化国际研讨会暨新技术、新产品展览会”在成都举行，来自 20 余个国家和地区的代表 5000 余人参加了大会，会议决定每隔两年举行一次，总结展示了国内外中医药现代化和国际化的发展进程和研究成果。

2004 年，四川省与香港东华三院开展合作。经双方协商，筹办了黄大仙医院中医药治疗中心。

在该中心开业时，四川省派出了 10 名中医药专家参加了开诊典礼和学术研讨会，选派了 5 名医生赴香港工作。

（3）对外培训与医疗服务

自 1987 年始，成都中医学院附属医院、四川省中医药研究院针灸研究所开始分别举办国际针灸班，不定期接受外国学员学习中医。

2004 年，国务院侨办将赴澳洲和非洲为当地华人华侨义诊的两个中医药咨询团任务都交给了省中医药管理局，四川省选派了 9 名中医专家参加，为澳大利亚、斐济、新西兰和毛里求斯、南非的华人华侨义诊。

第二章　中药之库

四川是中国西部门户，大熊猫故乡。四川自古中药资源丰富，素有“中药之库”之美誉，已查明的中药资源种类超过5000种，约占全国中药资源种类的35%；中药产业发达，古籍中对川药的种植、加工、组方成药、流通等均有详细的记载；学术繁荣，诞生了诸多名著、名家、名派。川药历史源远流长，川人以其孜孜不倦、勤奋好学、勇于创新的精神，传承了川药的资源优势，诠释了川药的学术内涵并将其融会贯通于川药的现代化产业发展中，使川药文化历经千年薪火相传。

一、天然药谷

四川位于亚热带范围内，幅员辽阔，自然环境优越，由于复杂的地形和不同季风环流的交替影响，气候复杂多样，横跨亚热带、温带、寒带气候，孕育出万千物种。目前，四川境内有中药资源种类超过5000种，大宗药材的产量占到全国的三分之一，素有“中医之乡，中药之库”的美誉，在中医界更有“无川药不成方”之说，足见川药在中医界及国内影响力巨大。

（一）地理特点

1. 地形地貌

四川地处长江和黄河上游，东邻重庆，南接云南、贵州，西衔西藏，北连青海、甘肃、陕西，地域面积在我国各省中排名第五。地域横跨青藏高原、横断山脉、云贵高原、秦巴山地、四川盆地几大地貌单元，地势西高东低，由西北向东南倾斜，差异悬殊，平原、丘陵、山地、高原四种地貌类型齐全。除四川盆地底部平原和丘陵外，大部分地区岭谷高差均在500米以上，最低处海拔仅200余米，最高处海拔为7556米，地表起伏之悬殊，在中国仅西藏、新疆可比，适合多种植物生长。

青藏高原是四川盆地过渡到世界第二级青藏高原的大地阶梯，独特的地理位置和气温低、冬季长、降水少、日照足的气候条件造就了其得天独厚、独具特色的丰富生物资源。是世界上保存最完整的生态地带之一，是中国气候垂直带谱和动植物资源分布最多的地区之一，是我国重要的天然物种基因库。该地区主产的名贵中药有冬虫夏草、川贝母等。

横断山脉位于我国地势第二级阶梯与第一级阶梯交界处。为中国四川、云南两省西部和西藏自治区东部一系列南北向平行山脉的总称。山岭海拔多在4000～5000米，岭谷高差一般在1000～2000米以上，山高谷深，横断东西间交通，故名横断山脉。横断山脉气候南北差异大，北纬27° 40′以南的地带性植被为亚热带常绿阔叶林。西部受西南季风影响多地形雨，温和湿润；云岭一带湿度减低，背风谷地更为干旱。山地植被以云南松为主，农业区主要在2800米以下。横断山脉由于走向及地理位置特殊，使这里的生物逐渐进化出非常特殊的适应性，成为动物、植物学研究的热点地区。其野生资源丰富，盛产川贝母、重楼、冬虫夏草、蝉花、大黄、党参、五味子、天麻等药材。

云贵高原位于我国西南部，西起横断山脉，北邻四川盆地，东到湖南省雪峰山。包括云南省东部，贵州全省，广西壮族自治区西北部和四川、湖北、湖南等省边境，是我国南北走向和东北—西南走向两组山脉的交汇处，地势西北高，东南低，海拔1000~2000米，是中国的第四大高原，具有特殊的喀斯特地形，在连绵起伏的山岭之间，分布着许多小盆地，土层深厚而肥沃，是农植物发达的地区，且药材资源丰富，被称为“四大药源”之一。

四川盆地由连接的山脉环绕而成，位于中国大西部东缘中断，囊括四川中东部和重庆大部，面积约26万平方千米，占四川面积的46%，盆地西依青藏高原和横断山脉，北近秦岭，与黄土高原相望，东接湘鄂西山地，南连云贵高原，海拔460～750米。由于盆地地形闭塞，气温高于同纬度其他地区，特殊的气候特点和地形特点繁育了盆地中近万种植物和几百种动物，如可见杜仲、红豆杉、崖柏等珍稀孑遗植物与特有种以及雪豹、水獭、血雉、红腹角雉、绿尾虹雉、白腹锦鸡、红腹锦鸡等稀有动物。

2. 气候特点

四川气候复杂多样，区域表现差异显著。西部属高寒气候区，寒冷、冬长、基本无夏、日照充足、降水集中、干雨季分明，平均海拔3000～5000米，高山草甸植被。东部属亚热带季风气候区，具有冬暖、春早、夏长、气温高、湿度大、云雾多、日照少的特点，大部分地区年降水量900～1200毫米，植被为亚热带常绿阔叶林。四川盆地北面由于有高大的秦岭和大巴山阻挡，北方来的冷气流和寒潮不易侵入，冬季比较温暖，月平均气温多在3℃～8℃之间。同时纬度较低，地形闭塞，热量不易扩散，夏季比较炎热，七月平均气温在28℃以上，无霜期长达300天以上，农作物一年可以两熟到三熟。年平均降水量在1000毫米以上，盆地西北部与高原山地接壤地带处于夏季风的迎风面，降水丰沛，雅安年降水量高达1800毫米以上。由于地湿度大、云雾量多居全国之首，盆地年平均相对湿度为70%～80%。

区域气候差异显著

全国气候区划中，四川省东北部（包括四川盆地和川西南山地）属于中亚热带气候区，西部属青藏高原气候区，区域气候差异大，年温最高的区域可达20℃，最低的区域在0℃以下，区域温差达到20℃以上，亚热带气候区与高原气候区约各占省境的一半，冷暖如此悬殊的气候区域在省内共存，且面积不相上下，这是我国其他省份未见的。全省日照地域、降水量区域、干湿区域分布很不均衡，相差也很大。盆地区云多雾重日照少，降水量普遍在800毫米以上，干燥度小于0.1，属湿润气候区；川西区及川西南区海拔高，空气洁净，多晴少云，年日照时数在2200小时以上，降水量在800毫米以下，干燥度1.0～1.49，属半干旱气候区。山地气候垂直变化急剧。

四川省地带性气候具有较高的温度水平，在此基础上由于多高山形成气温在垂直方向变化很大，山地垂直气候带呈现多层次结构式普遍现象，有完备的亚热带山地垂直气候带结构出现。而另一地域性特点，表现在同高度上冬季气温比长江中下游同纬度明显偏高，这是地形对内陆冬季风起屏障作用的结果。

季节性气候地域特色鲜明

四川省无论东部亚热带气候区或西部高寒区，一年中随太阳高度升降均无例外地有相对的冷暖季节变化。受地形因素影响，冬暖是显著的区域气候特色之一，不仅东部亚热带气候区比长江中下游同纬度冬温高，即使是川西高寒区，与同纬度、同高度气温比较而言，冬暖特点也很突出。

3. 生物多样性

四川省地处青藏高原向平原、丘陵过渡的地带，地貌复杂奇特，气候类型多样，不仅是长江和黄河上游重要的水源涵养地，也是中国西部生物多样性的重要宝库。四川是世界 25 个生物多样性热点地区“喜马拉雅—横断山区”的核心组成部分之一，这里是我国重要的物种基因库，孕育了类型丰富、独具特色的生物遗传物种。

四川生态系统多样性突出，有除海洋、沙漠、热带雨林生态系统外的森林、草地、湿地、荒漠、农田等自然生态系统。由于四川省介于我国陆地地势三级阶梯中的一、二级阶梯之间，高低悬殊，有高原、山地、丘陵、平原等地貌类型；同时四川位于北半球亚热带气候区，处于湿润、高寒和干燥三大自然地理区交汇地带，亚热带到冰雪带的山地垂直气候带谱完备，气候类型极其多样，季节气候地域特色明显。丰富的地貌与气候类型构成了全国乃至全球都少见的自然生态系统垂直带谱，小生态境十分复杂，其复杂程度位列全国第一。

全省生物物种丰富。有种子植物近 1 万种，分属 230 余科、1600 余属。其中蕨类植物 730 余种，仅次于云南，居全国第二；裸子植物 88 种，居全国第一位；被子植物 8450 余种，居全国第二位；属于国家珍稀濒危保护植物有近百种，各类野生经济植物 5500 种以上。脊椎动物有 1200 余种，占全国总数的 45% 以上；有国家重点保护野生动物 140 余种，占全国总数的 40% 以上，其中野生大熊猫数量占全国的 76%，是驰名中外的大熊猫故乡。

四川是全国三大林区、五大牧区之一，也是我国植被类型最丰富的省区之一。全省高等植物总量占全国种类的三分之一，仅次于云南居全国第二位。其中，国家重点保护植物有 73 种，药用植物约有 4600 余种。四川药用植物种类占全国药用植物种类的 80% 以上，所产中药材总量占全国药材总产量的 1/3，是全国重要中药材基地之一，同时所产的中药材具有稀缺名贵、特产多、质量优的特色。

（二）川药区划

根据四川省自然生态环境，大致可将省内药材产区分为：盆地中央药材生产区、盆地边缘山地药材生产区、攀西地区药材生产区和川西高山峡谷药材生产区。

1. 盆地中央药材生产区

四面环山，地貌以丘陵为主，属中亚热带温润气候，海拔在 200 ～ 700 米之间，药用植物种类近 3000 种。特产及地区性药用植物主要有乌头、麦冬、半夏、姜黄、黄丝郁金、蓬莪术、川芎、白芷、泽泻、忍冬、芍药、红花、菊花、薄荷、荆芥、马蓝、中华栝楼、筋骨草、荔枝草、半枝莲、连钱草、夏枯草、益母草、鱼腥草、金钱草、千里光、小木通、何首乌、紫苏、青蒿、桑、女贞、赶黄草等。

代表性野生中药材主要有天南星、半夏、瓜蒌、五倍子、前胡、川木通、威灵仙、金钱草、马鞭草、泽兰、赶黄草、鸡血藤、钩藤、麦冬、紫菀、葛根、败酱草、野菊花、千里光、青葙子、青蒿、淡竹叶、何首乌、谷精草、女贞子、紫苏、夏枯草、筋骨草、活血丹、鱼腥草、枳壳、益母草、通草、桑叶（桑枝、桑葚）等。

代表性栽培中药材主要有白芍、牡丹、麦冬、附子、郁金、姜黄、莪术、泽泻、白芷、红花、菊花、赶黄草、桔梗、丹参、玄参、黄连、鱼腥草、川明参、金银花、云木香、延胡索、姜、瓜蒌、荆芥、薄荷、薏苡、牛蒡子、补骨脂、枳壳、栀子、陈皮、佛手、使君子、巴豆、木瓜、川楝、苦楝、金钗石斛、铁皮石斛、山合欢、杜仲、厚朴及黄柏等。

川产道地中药材主要有川芎、附子、麦冬、白芷、半夏、丹参、郁金、姜黄、泽泻、白芍、红花、川明参、半夏、鱼腥草、补骨脂、佛手、栀子、川黄柏、杜仲和川楝子等20余种。

2. 盆地边缘山地药材生产区

四川盆地边缘山地是海拔1000～3000米的山地，气候温和湿润，云雾多，日照少。嘉陵江、沱江、岷江由北向南汇入长江。植被类型主要为常绿阔叶林，药用植物种类2000余种。特产及地区性药用植物主要有：岩白菜、朱砂莲、雪胆、大叶三七、羽叶三七、华重楼、狭叶重楼、黑籽重楼、九子莲、走马胎、珙桐、岩菖蒲、雅连、峨眉野连、草黄连、羽叶三七、竹节参、狭叶竹节参、西藏旌节花，翼梗五味子、凹叶旌节花、瓜叶乌头、甘西鼠尾草、仙茅、大叶仙茅、太白贝母、扇羽阴地蕨、峨眉藜芦、通江百合、延龄草等。动物资源主要有林麝、乌梢蛇。

代表性野生中药材主要有黄连、草乌、小通草、雪胆、石菖蒲、珠子参、海金沙、仙鹤草、水杨梅、天南星、白附子、金钱草、活血丹、益母草、筋骨草、百合、八爪金龙、仙茅、重楼、黄精、赤芍、大黄、何首乌、矮地茶、当归、钩藤、党参、川射干、川党参、白及、鹿蹄草、云木香、大黄、金银花、川银花、山银花、天麻、五味子、独活、藁本、使君子、川楝子、麝香、熊胆等。

代表性栽培（或饲养）中药材主要有黄连、党参、云木香、川贝母、石斛、川牛膝、山茱萸、川银花、金银花、玄参、白术、桔梗、秦皮、天麻、大黄、款冬花、杜仲、厚朴、黄柏、川楝子、柴胡、独活、钩藤、使君子、花椒、辛夷、吴茱萸、木瓜、栀子、牡丹皮、麝香、熊胆等50余种。

川产道地中药材主要有杜仲、厚朴、黄柏、黄连、金银花、天麻、川牛膝、桔梗、大黄、仙茅、吴茱萸、桔梗、秦皮、银耳、川续断、使君子等。

3. 攀西地区药材生产区

以山地与河流相间，海拔高低悬殊，属中亚热带气候区，药用植物种类4000余种。特产及地区性药用植物主要有：乌头、川续断、金铁锁、云南重楼、昆明山海棠、石榴、一把伞天南星、甘西鼠尾草、花椒、铁棒锤、云南红豆杉、灵芝、野坝子、毛子草、芦荟、螃蟹甲等。药用动物主要有穿山甲、林麝、乌梢蛇、斑蝥、蜈蚣、刺猬等。

代表性野生中药材主要有天麻、乌头、草乌、吴茱萸、川续断、火把花、何首乌、龙胆草、防风、黄芩、远志、土茯苓、金铁锁、天南星、半夏、重楼、芦荟、石榴、野坝子、毛子草、益母草、金钱草、夏枯草、九眼独活、蒲公英、八角莲、骨碎补、秦艽、灵芝、茯苓、活血丹、松萝、穿山甲、地牯牛、麝香等。

代表性栽培（饲养）中药材主要有乌头（附子）、黄柏、杜仲、官桂、金银花、何首乌、川续断、川牛膝、山药、美洲大蠊、火把花、金铁锁、石榴、芦荟、茯苓、牡丹皮、补骨脂、大黄、苦荞等。

川产道地中药材主要有牡丹皮、天麻、半夏、补骨脂、大黄、黄柏、杜仲、川牛膝、川续断、麝香等。

4. 川西高山峡谷药材生产区

川西北部为高原区，川西南部为高山峡谷区，谷地海拔为 2500 ～ 4000 米，山脊海拔 4000 ～ 5500 米。该区域药用植物有 4000 余种。特产及地区性药用植物主要有：冬虫夏草、川贝母、暗紫贝母、甘肃贝母、梭砂贝母、瓦布贝母、羌活、宽叶羌活、粗茎秦艽、红毛五加、甘松、匙叶甘松、大花红景天、花锚、角蒿、素花党参、掌叶大黄、唐古特大黄、铁棒锤、伏毛铁棒锤、水母雪莲花、绵头雪莲花、独一味、梭果黄芪、川赤芍、珠芽蓼、菥蓂、变叶海棠、康定乌头、瑞香狼毒、波棱瓜等。药用动物主要有林麝、黑熊、梅花鹿等。

代表性野生中药材主要有川贝母、冬虫夏草、雪莲花、党参、重楼、黄芪、大黄、川木通、川木香、狼毒、秦艽、羌活、独活、藁本、手掌参、麻黄、竹叶柴胡、龙胆、独一味、甘松、藏茵陈、绿绒蒿、三颗针、鹿蹄草、升麻、叉分蓼、雪上一枝蒿、雪莲花、博落回、洪连、播娘蒿、菥蓂、莨菪、麻黄、花椒、天仙子、飞廉、老鹳草、九眼独活、舌头党、泡参、花锚、丛菔、桃儿七、红景天、八角莲、红毛五加、唐松草、獐牙菜、雪灵芝、角蒿、兔耳草、小叶莲、沙棘、升麻、天南星、铁线莲、紫堇、刺参、翼首草、雪茶、狼毒、川续断、猪苓、马勃、麝香、熊胆、鹿茸等。

代表性栽培（或饲养）中药材主要有川贝母、冬虫夏草、秦艽、大黄、羌活、黄芪、牛蒡子、独一味、铁棒槌、猪苓、半夏、红毛五加、藁本、重楼、板蓝根、玛卡、波棱瓜、沙棘、麝香、鹿茸等。

川产道地中药材主要有冬虫夏草、川贝母、羌活、秦艽、黄芪、党参（素花党参）、大黄、藁本、重楼、半夏、川续断等。

二、川药源流

道地药材源远流长。“道地”一词始出于明代，但古本草中多有产地或溯其本源的记载。如《神农本草经》即出现有药物产地记载。《名医别录》中有记载有 257 个药物产地，其中可考的当今地名有 218 个。唐代《千金翼方》也载有“药出州土”一章，为我国最早归纳药材产地的文献。书中记载：“其出药土地。凡一百三十三州，合五百一十九种。其余州土皆有，不堪进御。”这是道地药材的最初筛选，而当今的道地药材多包罗其中。宋代《本草图经》首次在 553 个药名前冠以 172 个地名，对道地药材做了进一步筛选。明代药典《本草品汇精要》在药物中专门列出了地产“地”项，并专门列出了“道地”栏目，提出了药材道地产区，并注明何地产者“为良”“为佳”“为胜”。该书收载的 915 种植物药材中，有 268 种列入“道地”范围。这是对我国传统道地药材的一次全面整理集成，从而奠定了道地药材的规模和基本品种。现代公认的道地药材有 200 多种，绝大部分已收入 2010 版《中华人民共和国药典》（一部）中，其重要性不言而喻。

我国道地药材品种数量现有文献记载不一。《中华本草》在“中药资源”专论中按东北、华北、华东、西南、华南、内蒙古、西北、青藏、海洋等 9 大区域，列出道地、著名中药材 250 种。《中国道地药材图说》（胡世林主编）将道地药材按传统产区分为关药、北药、秦药、怀药、淮药、南药、广药、贵药、川药、海药、蒙药、藏药、维药等 14 类，共载入 322 种。《中国药材学》（徐国均主编）则按省、自治区列出道地药材 200 种，其中道地药材品种较多的省区主要有四川、广东、广西、浙江、安徽、江苏、云南、贵州等地，而川产道地药材几乎占了总数的四分之一，显示出了川产道地药材的重要地位。

（一）道地川药

"道地药材"是指一批历史悠久、品种优良、产量宏丰、疗效显著、具有明显地域特色的中药材。道地药材地域性强，其分布或产区受特定区域综合生态环境制约。"川产道地药材"或者"道地川药"是特指产于四川省内的一批野生或栽培的著名优质中药材，且地域性非常强，如川贝母（甘孜、阿坝）、川乌（江油）、川附子（江油）、川麦冬（三台）、川白芷（遂宁）、川丹参（中江）、川白芍（中江）、川芎（都江堰、彭州）、川木通（盆地山区）、川牛膝（雅安）、川红花（简阳）、川射干（甘孜、阿坝）、川羌活（甘孜、阿坝）、川半夏（南充、广安）、川郁金（双流）、姜黄（犍为、沐川）等，均是以独特地域、品质优良而得名。由于得天独厚的天时、地利的影响，形成了川产道地药材易集中生产、保护和可持续利用的优势。同时通过规范化的栽培管理和加工技术，药材产量和质量普遍稳定，疗效显著，构成了现代中药材的主体。

（二）历史源流

四川历史上诞生了多部本草著作，具有地方特色的古本草有五代韩保昇所著的《蜀本草》、北宋唐慎微所著的《经史证类备急本草》、北宋杨天惠所著的《彰明附子记》、清朝刘兴所著的《草木便方》，现代本草有专门描述川产道地药材的《四川道地中药材志》。《蜀本草》在《新修本草》的基础上增补了大多四川特产或四川有分布的药物，如地不容、山胡椒、金樱子、马齿苋、续随子等；《经史证类备急本草》的作者由于曾经在四川生活，对四川道地药材的记载最为翔实；《彰明附子记》则详细记述了附子的栽培方法、植物形态、药材鉴别等内容；《草木便方》是颇具川东地方特色的草药专书，书中记载的 508 种草药中绝大部分为目前常见及常用品种，至今仍是川东地区中医用药处方的主要依据。《四川道地中药材志》共收载川产道地药材 49 种，对川芎、川贝母、川射干、川木通、川牛膝、冬虫夏草、麝香等 49 味中药材的名称、道地性考证、基源、原材物、生态环境、适宜区与最适宜区、栽培技术、采收加工、产销情况、药材性状、炮制、贮藏、化学成分、药理作用、性味与归经、功能与主治、临床应用、用法与用量、使用注意、基地建设等方面进行了系统论述，是体现四川道地药材传承与发展的具有重要参考价值的著作。

四川著名的川产道地药材在古本草中均有考证。冬虫夏草，始见于《本草从新》，吴氏称："冬在土中，身活如老蚕，有毛能动，至夏则出土，连身均化为草。"又曰："冬虫夏草，四川嘉定府所产者佳。"《药物出产辨》记载："以四川打箭炉（现康定）、泸定、灌县等产者为正道。"

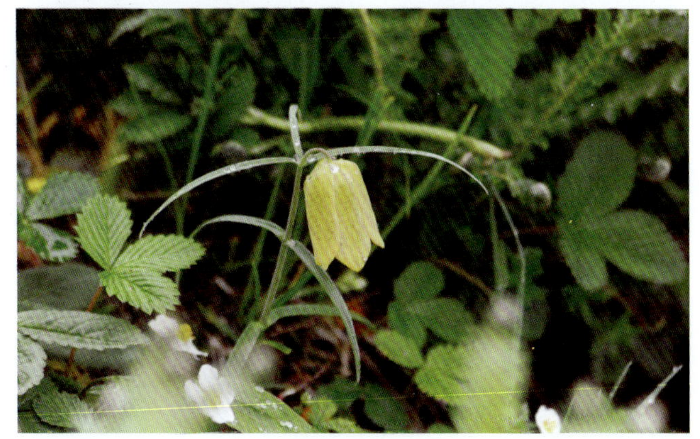

图 2-1　卷叶贝母　（方清茂　摄）

川贝母（图 2-1），《本草崇原》首载川贝母"出西川"（即四川省西部高

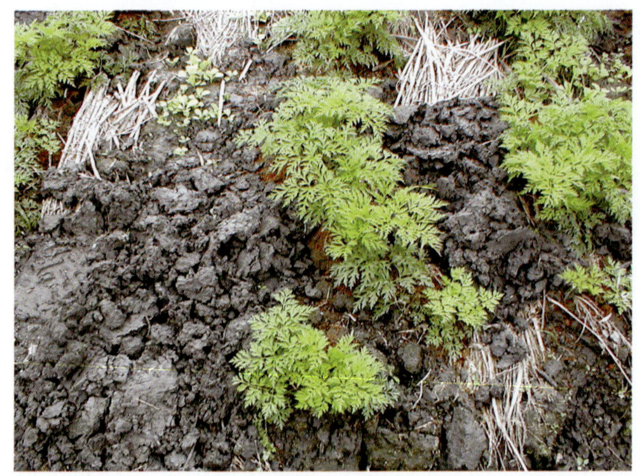
图 2-2　川芎　（张毅　摄）

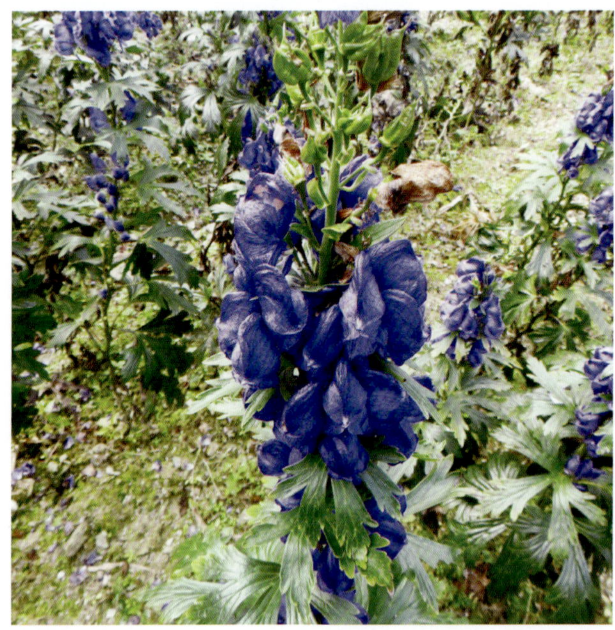
图 2-3　带花和种子的附子植株　（方清茂　摄）

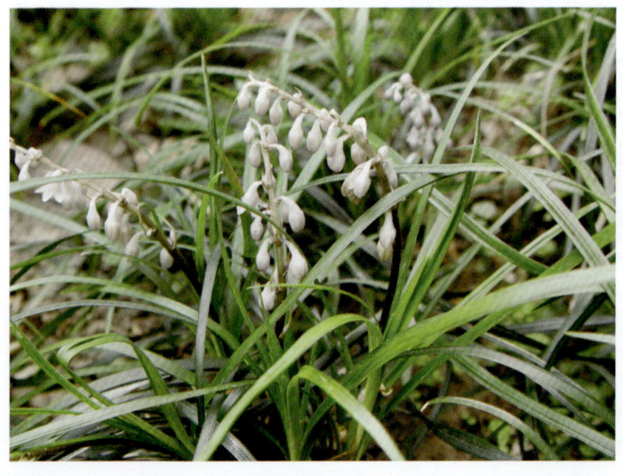
图 2-4　麦冬　（方清茂　摄）

原地区）。清代《四川通志》（1725）载川贝母主产于“松潘、雅州府理塘、龙安府青川”。《灌县乡土志》（1906）记载：“药除邑产外，大半出自后山松潘、茂州（今茂县、汶川、黑水）、懋功五屯（今金川、小金、丹巴东南）。”

川芎（图 2-2），南宋范成大在《关船录》开始记载灌县（都江堰市）栽培川芎，民国《灌县志·食货书》明确了川芎集中产都江堰市石羊场一带。今都江堰市为川芎的道地产区。

川附子（图 2-3），唐代《新修本草》云：“天雄、附子、乌头并以蜀道绵州、龙州者佳，江南来者全不堪用。”明代李时珍云：“出彰明者即附子之母，今人谓之川乌头也。”并引用杨天惠《彰明附子记》描述：“彰明领乡二十，惟赤水、廉水（今让水）、会昌（今彰明）、昌明（今德胜）产附子，而赤水为多。”《药物出产辨》谓：“附子和川乌产四川龙安府江油县。”由此可见，附子自古道地产区为今江油市。

川木通，四川地方草本《天宝本草》记载了四朵梅，曰：“四朵梅来即木通，四朵花心方为贵。不拘冷暖气病疼，能利小便功百倍。”首次记载了川木通在四川的使用历史。川木通历来使用野生品种，主要分布于西南地区，而四川地区分布最为广泛，在海拔 800 ～ 3200 米的山区均有分布，资源总量十分大，且质量好，四川历来有使用川木通的习惯，其商品全国流通，故公认四川为川木通的道地产区。

川麦冬（图 2-4），清代同治十一年（1873）《绵州志》记载：“麦冬，绵州城内外皆产，大者长寸许为拣冬，中色白力较薄，小者为米冬，长三四分，中有油润，功效最大。”古时川麦冬主产三台县花园一带，与现今道地核心产区一致。

川牛膝，明代《本草纲目》记载：“牛膝处处有之，谓之土牛膝，不堪服食，惟北土及川中人家栽莳者为良。”根据时珍记载，表明牛膝自明代开始就有种植，而且根据古今四川省栽培牛膝情况分析，基本可以确定为是川牛膝。四川省雅安天全、宝兴两县是公认的传统道地产区。

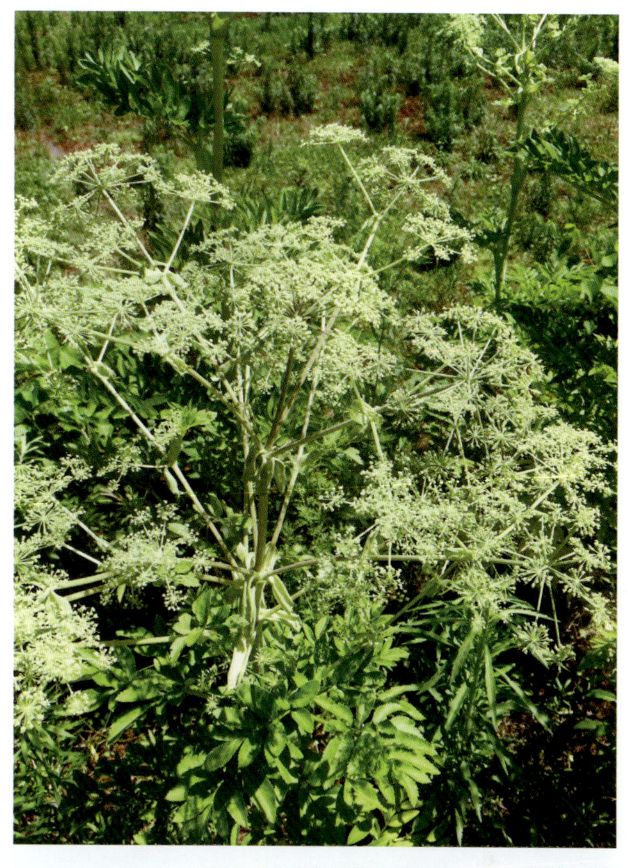

图 2-5 带种子的白芷植株 （方清茂 摄）

川明参，家种始于四川金堂云华寺（云顶山）和巴中县三河场，分别有 500 年和 300 年的种植历史。《巴中县志》记载：“当地称明参或明沙参，山中除有野生外，一般多栽培繁殖。”以上记载表明了川明参道地产区，并与现今川明参主产区金堂云顶山和巴中三河场相吻合。

川白芷（图 2-5），川白芷一名出自《济生方》，产四川崇州者，称老川白芷，产四川遂宁者，称川白芷。遂宁被誉为“白芷之乡”。目前川白芷主产于四川遂宁、南充、达州、渠县、安岳等地，以遂宁产量最大，质量最好，为公认的道地产区。

姜黄，苏颂《图经本草》曰：“姜黄旧不载所处州郡，今江、广、蜀川（今四川）多有之。”明确了四川自古为姜黄主产区。

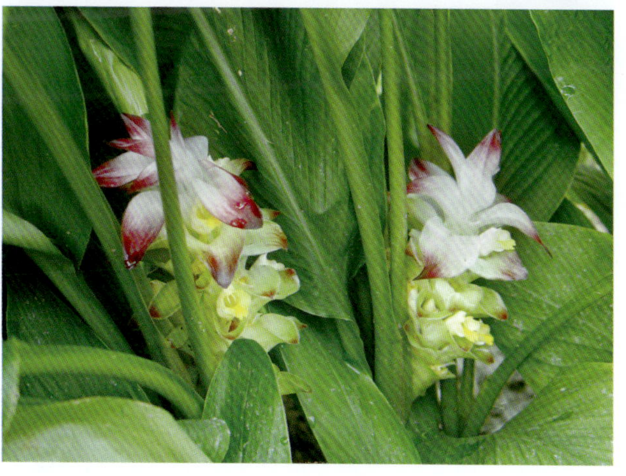

图 2-6 黄丝郁金 （方清茂 摄）

郁金（图 2-6），《唐本草》记载：“生蜀地及西戎，苗似姜黄，花白质红，末秋出茎心而无实，其根赤黄。”《本经逢原》载：“郁金蜀产者，体圆尾锐。”《图经本草》谓：“今广南、江西州郡亦有之，然不及蜀中者佳。”《药物出产辨》记载：“产四川为正地道。”

黄连（图 2-7），《名医别录》载：“黄连生巫阳川谷及蜀郡（今四川境内）、太山，二月、八月采。”《唐本草》载：“蜀道者粗大节平，味极浓苦，疗渴为最。”《本草纲目》描述了产于四川的两种黄连：“今虽吴、蜀皆有，惟以雅州、眉州（今洪雅、峨眉山、雅安等地）者为良……大抵有两种：一种根粗无毛有珠，如鹰爪形而坚实，色深黄；一种无珠多毛而中虚，黄色稍淡。各有所宜。”根据《名医别录》和《本草纲目》对产地的记载，无疑四川省自古以来就为黄连的道地产区。

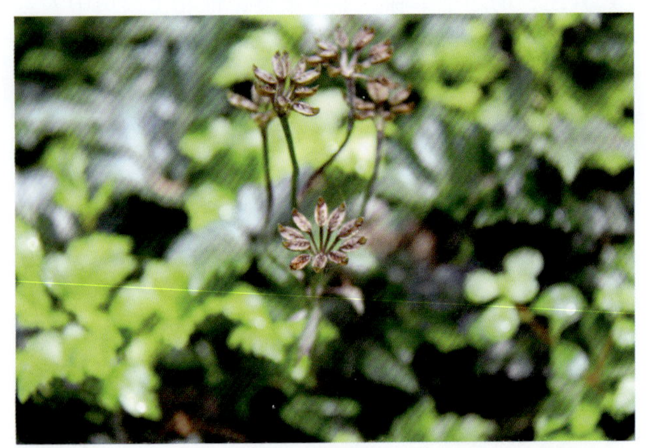

图 2-7　黄连　（方清茂　摄）

泽泻，《中国道地药材原色图说》记载：泽泻主要在福建、四川、江西栽培，商品分建泽泻（福建产）和川泽泻（四川产）。《中国药材学》亦记载泽泻主要栽培于福建、四川和江西，以建泽泻、川泽泻产量最大。又据《中国土产综览》记载，抗日战争以前，川泽泻外销旺季时，最高产量达 600 吨。

白芍，白芍栽培入药始于宋代，《本草别说》（1092）记载：芍药生丘陵，今世多用人家种植者，乃欲其花叶肥大，必加粪壤，每岁八九月取根分削。《药物出产志》（1931）记载：白芍产四川中江、渠县为“川芍”，产安徽亳州为“亳芍”，产杭州为“杭芍”。表明当时白芍的三大生产格局。

红花（图 2-8），《药物出产辨》记载：“以四川、河南、安徽为最。相当于现实的川、怀、杜红花，最红艳，质量最佳。”四川种植红花始于西汉，即公元 122 年，张骞第二次出使西域，由西南进发，带红花种子入川，种于简阳等地。据清乾隆年间《简阳州县》记载：简阳四野开花……州花染彩。说明了简阳为红花传统道地产区。目前红花主产于简阳、资阳、乐至及安岳等地，销本地和国内各省区。简阳产红花色泽鲜艳，质优，在国内享有盛誉。

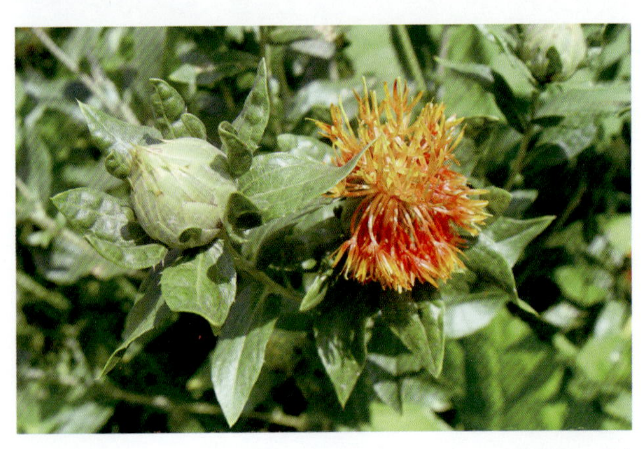

图 2-8　川红花　（方清茂　摄）

半夏，据《南充县志》《阆中县志》和《地区医药志》记载：清代嘉庆二十五年（1820）前，南充盛产的 63 种药材中，以半夏、僵蚕有名气；据 1951 年《中国土产综览》记载：1936 年全省产半夏 600 吨，1947 年 210 吨。

川楝子，苏颂曰：“楝实即金铃子，生荆山山谷，今处处有之，以蜀川为佳。”说明四川产川楝质量最佳，后人逐步谓之川楝子。《证类本草》附简州（今四川简阳）楝子图及梓州（今四川三台县）楝实图。

川乌（图 2-9），名史载于《神龙本草经》，载：“似乌鸟头为乌头，两歧者为鸟喙，细长乃至三四寸者为天雄，根旁如芋散生者为名附子，旁连生者名侧子，五物同出而异名。今以龙州、绵州者为佳。”《图经本草》载：“四品都是一种所产，其种出于龙州。”又指出：“绵阳彰明县多种之，惟赤水一乡者最佳。”所载乌头产地龙州和绵州彰明县，即今平武和绵阳市。两地现在仍然是乌头的主要栽培基地之一，与本草所载一致。

干姜，《名医别录》始记载干姜与生姜，谓："生姜、干姜生犍为山谷及荆州、扬州。"《唐本草》载："干姜……生犍为川谷……九月采。"《图经本草》载："生姜生犍为（今四川犍为县）山谷及荆州、扬州，今处处有之，以汉、温、池州（汉州即四川成都，温州即浙江温州，池州今安徽贵池）者良。"历代本草记载干姜产地均为四川犍为，并以川姜质量最优。

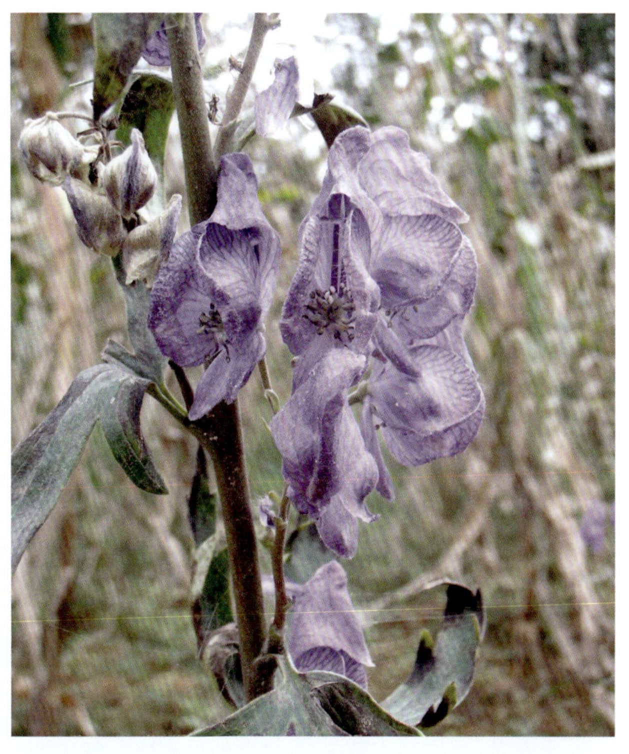

图 2-9　川乌　　（方清茂　摄）

大黄（图 2-10），《吴普本草》载："……或生蜀郡北部，或陇西（今四川北部及甘肃）。"《图经本草》载："以蜀川锦文者佳。正月内生青叶，似蓖麻，大者如扇，根如芋，大者如碗，长一二尺……四月开黄花（与药用大黄形态相符），亦有青红似荞麦花者（与掌叶大黄和唐古特大黄形态相符）。"《植物名实图考》载："今以四川产者为良，西南、西北诸国，皆持此为荡涤要药市贩甚广，北地亦多有之。"根据以上本草文献记载，说明了大黄主产于四川西北及甘肃、青海、陕西等广大地区，而以四川产者为最佳。

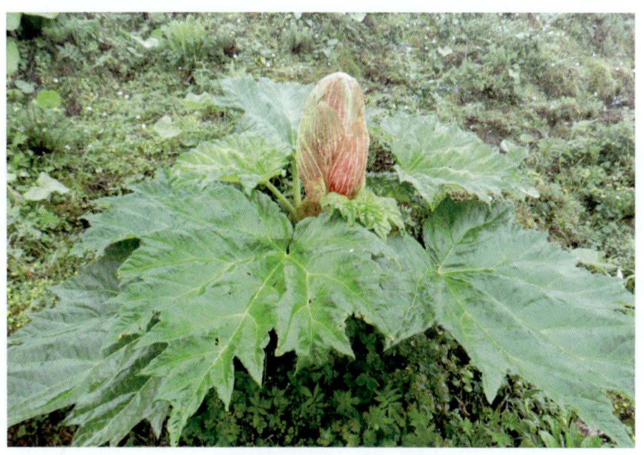

图 2-10　掌叶大黄　　（方清茂　摄）

天麻，《名医别录》曰："生陈仓（今陕西宝鸡）川谷、雍州（今陕西凤翔）及太山少室（今河南登封）。"《开宝本草》记载："生郓州（今山东境内）、利州（今四川广元、旺苍县一带）、太山、劳山诸处。"《药物出产辨》记载："四川、云南、陕西、汉中所产者佳。"根据上述本草文献记载，天麻产区主要包括四川、云南、陕西、山东、河南等省，而以四川产量最大。

石菖蒲，《名医别录》《唐本草》载："菖蒲……生上洛池泽及蜀郡严道。"臣禹锡谓："生上洛池泽及蜀郡严道。一寸九节者良，露根不可用。"《药物出产辨》载："以四川者为佳。"当代诸多药物文献如《中药材手册》《中国药材学》《新编中药志》《中国道地药材原色图说》《现代使用本草》等，均记载石菖蒲主产于四川、浙江。

石斛，《图经本草》载："今荆、湖、川、广州郡及温、台州亦有之……一种似大麦，累累相连，头生一叶……一种茎大如雀髀，叶在茎头。其它斛如竹，而节间生叶也。"李时珍谓："石斛开红花，短而中实……处处有之，以蜀中者为胜。"

仙茅，《海药本草》谓其“生西域……蜀中诸州均有，粗细有筋，或如笔管……黄色多涎。”《本草图经》谓：“生西岳大庾岭，今蜀川江湖两浙诸州亦有之。”说明四川是仙茅道地产区之一。据《宜宾县志》记载：“昔日有浮舟于此，忽见一道人自空而降峰顶，即不见复见，土人呼道人为师，故名师来山。本名仙侣山，相传杨道人升仙之地，山产仙茅，杨仙遇郁姑于此。”进一步说明了宜宾是仙茅道地产区。

虫白蜡，李时珍谓：“四川、湖广、滇南、闽岭、吴越东南诸郡皆有之，以川、滇、衡、水产者为胜。”《峨眉县志》载：“峨、邑出产货物，向以丝蜡茶为大宗。且丝蜡洪雅夹江皆有，不独峨也。”《西昌县志》载：“清末凉山岁产蜡虫六万多担。”可见明清时代至民国初期，四川蜡业居全国之冠，岷江流域为最大的白蜡产区，由此形成了四川虫白蜡公认的道地产区。

花椒，《神龙本草经》载：“蜀椒，味辛温……生武都及巴郡，八月采实阴干。”《本草经集注》记载：蜀椒“出蜀郡北部，人家种之，皮肉厚，腹里白，气味浓，江阳晋源及建平间亦有而细赤，辛而不香，力势不如巴郡。”《图经本草》蜀椒项载：“此椒江淮及北土皆有之，但不及蜀中者。”

杜仲，清代郑肖岩谓：“四川绥宁者最佳，巴河产者亦佳。”《通考》谓：“杜仲青川者佳。”《药物出产辨》载：“产四川贵州为最。”说明四川为杜仲道地产区之一。四川杜仲有川杜仲之称谓，其加工后具“张大皮细，肉厚”等特点，在国内外久负盛名。

吴茱萸，《图经本草》曰：“今处处有之，江、浙、蜀、汉尤多。”说明四川自古是吴茱萸道地产区之一。

牡丹皮，《名医别录》记载：“牡丹生巴郡山谷及汉中（今陕西境内）。”《日华子本草》曰：“巴、蜀、渝、合州者上，海盐者次之。”《本草品汇精要》记载：“巴蜀、剑南、合州、和州、宜州为道地。”《唐本草》载：“生汉中、剑南（今四川成都及其附近地区）。”

（三）特殊地位

四川省经过 20 世纪 80 年代前的三次资源普查，查明的中药资源种类有 4500 余种，约占全国中药资源种类的 35%。在全国重点普查的 430 种重要中药材资源中，四川省出产的种类就达 383 种，而且储量丰富，对全国药材的使用及出口创汇起到举足轻重作用。

川产道地药材是川药的一大特色，品种达 50 余种，约占全国主要道地药材品种的 1/4。著名的道地药材有：川贝母、冬虫夏草、川芎、川乌（附子）、羌活、黄连、麦冬、白芷、干姜、川牛膝、丹参、半夏、天麻、川续断、白芍、泽泻、郁金、姜黄、石斛、川明参、川射干、川木通、黄柏、厚朴、杜仲、川楝子、使君子、补骨脂、花椒、吴茱萸、虫白蜡、银耳、麝香等。其中冬虫夏草、川贝母、黄连、石斛、麝香等为名贵稀有品种；川芎、川乌（附子）、川郁金、川明参、川牛膝、虫白蜡、使君子等为地产特有品种；干姜、白芷、麦冬、泽泻、天麻、杜仲、厚朴、半夏等以品质优良著称。川产道地药材储量在全国亦具有举足轻重的地位，如川芎、姜黄占全国 85% 以上的市场份额；川牛膝、半夏、川楝子、天麻、麦冬、白芷、杜仲、厚朴、黄柏、石斛、黄连、川续断等也占据全国蕴藏量的 50% ～ 80%。除了著名的川产道地药材外，还有一些特有的中药材品种或重要的原料资源品种，在相关的行业发展中起到重要作用，如红景天、红豆杉、银杏、芦荟、红毛五加、余甘子、无花果、山柰、雪莲花、雪上一枝蒿、红大戟、灵芝、鬼臼、沙棘、赶黄草、美洲大蠊等。

为了更好地发展川产道地药材，国家“十五”期间在四川正式启动了全国第一个中药现代化科技产业（四川）基地药材生产体系建设，建立了30余个川产道地药材规范化种植示范区。目前通过国家GAP认证的基地有10余个，主要包括附子、丹参、川芎、麦冬、川贝母、鱼腥草、蓬莪术、绿丝郁金、白芷等。

在“十二五”期间，国家在第四次全国中药资源普查试点基础上，由四川省中医药科学院牵头建设“国家基本药物所需中药材种子种苗（四川）基地”，第一批建立了主基地（雅安），西南五省区保种基地（双流），以及附子、麦冬、川贝母、川芎、红花、姜黄、栀子、赶黄草、黄连、黄柏、丹参、虎杖、白芷、半夏、黄精等15个分基地；第二批建立了广安基地，包括黄精、虎杖、丹参、白芷、半夏等5个品种，总占地面积超过5000余亩。当前我国中药材种子种苗还处于野生、半野生或农户自繁自育的应用状态，优良品种选育研究基础薄弱。国家基本药物所需中药材种子种苗（四川）基地，不仅抓住了中药产业链中最关键、最核心的源头问题，而且对解决“大健康”时代背景下如何提供安全、有效、质量稳定的中药材及其可持续发展具有重要的意义。

三、药产兴川

四川作为中药资源大省，古代人民对川药的种植、加工、组方成药、流通等就有详细的记载。经过千年的传承与发展，如今的道地川药得到国内外越来越多的认可，四川中药工业占全省医药工业50%以上的份额，在以技术创新为核心的产业转型中，四川中药产业正面临着巨大的挑战和历史机遇。现今的四川中药产业在传统的种植、加工、组方成药、商贸流通等环节，通过技术革新和突变，正经历着翻天覆地的变化。中药资源普查、种植种苗基地建设、种植资源库建设、中药原料质量监测技术服务中心建设保证了中药材原料的质量可控；中药饮片的GMP标准化生产使得传统的中药炮制过程更加标准和规范；中药大品种、化妆品、保健品的研发与生产利用创新技术实现了中成药生产的现代化与产业化，延续了四川的养生保健文化，对国民健康和社会经济发展做出了突出贡献；现代药市和传统药市的改革转型则改变了中药材行业传统的交易模式，使全国用户实现“人在家中坐，交易天下货”。

（一）种植产业

1. 种植历史

川产道地药材多为栽培品，栽培历史悠久，有近2000年的历史。最早的红花种植始于西汉，即公元122年，张骞第二次出使西域，由西南进发，带红花种子入川，种于简阳等地。花椒的种植有1000多年的历史。姜黄、附子、川芎都有上千年的栽种历史。古称彰明县的江油市，以盛产川乌和附子闻名全国。北宋时期，当地知县杨天惠就系统考察总结了当地附子的种植加工经验，写出了著名的《彰明附子记》。苏颂云：“五者并出蜀土，都是一种所产，其（附子）种出于龙州（今平武县一带）……绵州彰明县种之，惟赤水一乡（今江油河西一带）者最佳。”川芎栽培历史也始于北宋，南宋范成大在《关船录》开始记载灌县（今都江堰市）栽培川芎；苏轼是四川眉州人，开封为官时，在自家花园种植川芎、白芷等中药以自娱，并赋诗以道其用，兼以自比：“芎䓖生蜀道，白芷来江南。漂流到关辅，犹不失芳甘。”后苏轼在与友人书信中亦多次提及川芎：“寄遗药物并方，皆此中无有，芎尤奇味，得日食以御瘴也。”“兼寄佳酿川芎，大济所用，物意两重，增感激也。”

其他如麦冬、川牛膝、川明参、白芷、石斛、白芍都是在明清朝代就开始种植。如《三台县志》记载：“麦冬，清嘉庆十九年（1814）已在园河（今花园乡）白衣淹（今光明乡）广为种植。”明代《本草纲目》记载：“牛膝处处有之，谓之土牛膝，不堪服食，惟北土及川中人家栽莳者为良。”四川省雅安天全、宝兴两县有栽培川牛膝的历史。川明参家种始于四川金堂云华寺（云顶山）和巴中县三河场，分别有500年和300年种植历史。《巴中县志》记载：当地称明参或明沙参，山中除有野生外，一般多栽培繁殖。以上记载表明了川明参道地产区，并与现今川明参主产区金堂云顶山和巴中三河场相吻合。白芷，据《遂宁白芷志》和《遂宁县志》记载，相传明朝时期遂宁有四大家族，其中有人在外做官，从浙江带回种子，种植逐年扩大。由此可见，遂宁种植白芷已有600余年历史，被誉为“白芷之乡”。明代四川省就广泛栽培石斛，是石斛传统生产区，至民国时，栽培石斛已有较大生产规模。据不完全统计，1936年，仅峨眉县产鲜石斛就有40000公斤。白芍的栽培始于清代，光绪初年（1875）就在中江、渠县开始种植白芍，以后又相继在广安、达州、金堂、铜梁、剑阁等地大量栽种。

目前四川省大约有100多个人工栽培品种，同时正逐步建立川产道地药材种子种苗繁育基地。这些举措，将为川产道地药材的品质提升，走向国际化奠定坚实基础。除传统栽培品种外，尚有不少野生种如川贝母、冬虫夏草、羌活、秦艽、川射干、大黄、藁本、红毛五加等正开展人工栽培或野生抚育研究，将为四川省野生道地药材的保护、可持续发展和永续利用奠定良好基础。

2. 基地建设

四川中药材种植业在传承历史的基础上，利用现代技术，实现中药材种植的规范化、现代化与产业化。

栽培基地不断发展壮大

四川省人工栽培的中药材品种有200余种，主栽品种有川芎、川附子、川牛膝、金银花、丹参、麦冬、川郁金、泽泻、川白芷、川明参、川黄柏、黄连、川贝母、大黄、天麻、杜仲、厚朴等，栽培基地遍布全省21个市州。近10多年来，药材栽培基地面积逐年扩大。2012年全省药材栽培总面积152.9万亩（“三木”药材除外），是1998年38万亩的4倍。

良种化水平不断提升

“十一五”开始，四川省将药材品种选育纳入农作物育种攻关，使药材良种选育和品种提纯复壮工作得到加强。重点开展了川产道地药材和大宗中药材新品种的选育，对地方老品种提纯复壮。目前，全省通过省农作物品种审定委员会审定的中药材新品种19个，涉及药材种类13个。同时，在道地药材种子种苗生产适宜区，高标准建立与中药材产业发展相适应的良种繁育基地，推广近年选育的川芎、丹参、麦冬、附子等优良新品种，采取集中育苗、统一供苗、新品种示范、良种补贴等方式，满足了生产基地对优质种子种苗的需求，为药材质量提供了基础保障。

优质中药材生产基地建设不断推进

四川省已制定省级农业地方标准——中药材种子种苗及规范化生产技术规程24个，涉及中药材种类18个。四川新荷花中药饮片有限公司、雅安三九中药材科技产业有限公司等8个中药企业的川贝母、麦冬、附子等8个中药材品种的12个基地通过了国家GAP认证，建立健全了投入品管理、生产档案、产品检测、质量追溯等制度；按照规范化、标准化、高效化、安全化要求，在成都、德阳、南充等 11 个市（州）、17 个中药材主产县（市、区）集中建设了 30 个现代中药材产业万亩示范区，示范和带动全省中药材标准化基地建设。通过规范化生产技术规程在药材基地的应用和 GAP 认证，引导药材种植者按标生产，大大提升了药材基地的规范化生产水平。药材基地积极探索适宜中药材生长特性的高效间套作模式，开展中药材综合利用示范，提高了基地综合效益。通过推广改善土壤质量、提高中药材有效成分含量、降低农药残留量和重金属含量的生物农药和生物肥料，推广病虫害绿色防控技术和重金属消减技术，改进和规范产地采收和初加工技术等，提高了基地药材的质量。

产业化水平不断提升

川产道地药材基地建设以道地产区为基础，以培育知名川产道地药材大品种为重点，按照生态条件，进一步优化基地布局，生产栽培基地向生态最适宜区集中（见表 2–1　四川省药材栽培主要基地一览表）。基地规模化、产业化水平不断提升，全省 100 余个药材加工销售企业建立了自己的原料基地和订单基地。

表 2–1　四川省药材栽培主要基地一览表（“三木”药材除外）

品种	主要产地
川芎	彭州、都江堰、什邡、彭山、崇州、汶川
金银花	南江、巴州、旺苍、沐川、万源、彭州、南部、古蔺、蓬溪、华蓥
川明参	苍溪、阆中、巴中、金堂、青白江
黄连	峨眉、沙湾、大邑、彭州、什邡、安县、洪雅、荥经、芦山
丹参	中江、安县、梓潼、渠县、剑阁、岳池
附子	江油、布拖、青川、平武、安县、北川
白芷	船山、蓬溪、射洪、安岳、南部、古蔺、达县
麦冬	三台、射洪
川牛膝	宝兴、天全、金口河
泽泻	彭山、沙湾、五通桥、夹江、东坡、彭州
云木香	宝兴、平武、北川
木香	宣汉
柴胡	青川、朝天、荣县
葛根	阆中、蓬安
干姜	犍为
桔梗	阆中、梓潼、苍溪、南部、元坝
姜黄	犍为、沐川、屏山
赶黄草	古蔺、泸县
白术	宝兴、沙湾、荥经
穿心莲	南溪

续表

品种	主要产地
乌梅	马边、达县、大邑、崇州
川贝母	松潘、康定、茂县、红原
天麻	金口河、平武、青川、万源、荥经
白芍	中江
黄精	武胜、金口河、安岳
波棱瓜	泸定
无花果	崇州
山药	天全
天门冬	内江、古蔺
半夏	南充、岳池、武胜
铁棒锤	金川、小金
郁金	崇州、双流
猪苓	九寨沟、松潘、汶川
藁本	汶川、茂县
益母草	会东、龙泉驿、简阳
白及	汶川、彭州
虎杖	岳池、万源、巴中
川红花	简阳
党参	九寨沟、汶川、剑阁、金川
大黄	若尔盖、阿坝、松潘、马尔康、康定、平武、北川
石斛	夹江、安岳、石棉、合江、崇州
栀子	南溪、翠屏、屏山、叙永、资中、东兴、井研、荣县
重楼	安县、崇州、宝兴、平武、峨边、汶川

3. 资源普查

新中国成立以来，我国先后开展了四次中药资源普查，省内以四川省中医药科学院（原四川省中药研究所）为技术支撑单位分别于20世纪50、60、80年代开展了三次资源普查。四川省之前已查明的中药资源种类有4500余种，约占全国中药资源种类的35%。在全国重点普查的430种重要中药材资源中，四川省出产的种类就达383种，而且储量丰富。前三次中药资源普查取得了丰富的成果，四川省在此基础上编写了《四川中药志》《四川省中药资源名录》《四川常用中草药》等书籍。各地也编写了地方中药资源名录等书籍，如《宜宾地区中草药植物名录》《甘孜州中药资源名录》《甘孜州藏药资源名录》《凉山州中药资源名录》《绵阳常用中草药》《南充常用中草药》等。

第四次中药资源普查。20世纪80年代中期国家开展的第三次中药资源普查距今已有30多年，由于中药资源种类、分布、数量和应用不断变化等多种原因已导致中药资源的家底不清，使得中药资源保护利用和产业发展政策规划的制定依据不足，四川省作为国家2011年首批确定的全国6个试点省之一，在全国率先启动开展了省内第一批7个市（州）25个县的国家基本药物所需中药原料资源普查试点工作。国家中医药管理局鉴于四川普查工作取得的突出成绩，于2013年支持了第二批8个市（州）10个县的中药资源普查试点工作，2014年支持了第三批6个市（州）11个县的中药资源普查试点工作。自2011年11月11日四川省开展中药资源普查试点工作以来，完成了28902个样方调查，完成了9951种药用植物品种的调查；采集植物标本77000多份，制作种植标本45000多份，四川省采集标本数为全国之最；完成了1400种药材、460多种中药材种子的收集；拍摄中药材图片与普查工作照39万多张，拍摄短片1300个；开展传统知识调查290次，参加人员1200多人；在普查的基础上，拟撰写出版4部专著——《四川省中药资源与区划》《四川省中药资源志要（名录）》《四川常用中药材原色图谱》《四川中药材信息服务与购销指南》；3部资料汇编——《中药之库　川药故里——四川省中药资源普查试点纪实》《四川省中医药民族药传统知识汇编》《四川省中药资源普查试点县中药材产业发展规划汇编》；率先建成省级中药资源数字化平台。

4. 产业发展

四川在中药种植产业方面制定了中长期发展规划，推进了一批重点项目，包括中药种质资源库、中药材种子种苗基地、中药原料质量监测技术服务中心建设。

中药材种子种苗基地建设

中药材种子种苗是中药材生产最重要的物质基础，也是国家重要的战略性资源。2012年，国家启动了“国家基本药物所需中药材种子种苗繁育基地建设”项目，该项目是新中国成立以来第四次全国中药资源普查试点的重要内容之一。四川省成为国家首批5个国家基地之一，为四川乃至全国中药材生产提供基源准确、生产规范、种性优良的种子种苗，促进农业增产增收，保证国家基本药物所需中药材原料的稳定优质。

国家基本药物所需中药材种子种苗（四川）基地以四川省中医药科学院为技术牵头单位，在“科学研究、繁育基地与社会服务”三位一体的思想指导下，创建了“边建设、边科研、边推广”的工作思路，逐步形成了种子种苗“国家有保障、科研有转化、企业有产品、产品有市场、市场有反馈”的良性发展模式。目前，已建设雅安、广安主基地各1个，双流保种基地1个，种子种苗检测中心1个，单品种基地10个，分别是：青川附子、三台麦冬、松潘川贝母、彭州川芎、双流姜黄、简阳川红花、资中栀子、沙湾黄连、大邑黄柏、泸县赶黄草基地；2013年四川省又在广安市建设中药材种子种苗基地1个，开展5个药材品种丹参、虎杖、半夏、白芷、黄精的种子种苗的生产。每个基地都建立了基地的行政管理团队和技术专家顾问团队；基地土壤、大气、水质等生态环境符合中药材GAP基地要求；同步开展种子种苗的标准化、规范化研究，建立中药材种子种苗繁育技术规程。

国家基本药物所需中药材种子种苗（四川）基地的建设面积不低于2500亩，建设川芎、黄连、附子、川红花、黄柏、麦冬、黄精等15种药材种子种苗的繁育基地，提供5万亩以上的规范化种植基地所需良种，开展重楼、白及、雅连等繁育生产有困难的珍稀濒危中药品种的繁育技术研究，保存第四次全国中药资源普查西南地区收集的活体种质资源。

国家基本药物所需中药材种子种苗雅安基地，位于雅安市雨城区草坝镇水津村，建设面积221.97亩。该基地构建了4个体系（种子种苗优良品种选育体系、种子种苗规范化繁育体系、物联网智能管控体系、景观体系），开展了2项研究（珍稀濒危和难繁育中药材种子种苗繁育技术研究、种子种苗质量标准研究），建立了1个中药材种质资源圃。同时打造“上至中药材新品种选育，下到中药材标准化种植”的全链条技术支撑体系，保障各项科研、技术推广工作的顺利完成。基地建设集科学科研、生产示范、技术推广、景观参观、人文教育等多项功能于一体的中药材种子种苗繁育基地，推进中药材种子种苗品种优良化、繁育标准化和栽培规范化。

国家基本药物所需中药材种子种苗广安基地，位于广安市，基地建设总规模不少于1000亩，核心区面积不低于500亩，土地使用权清晰稳定；对各个地区性或专业性繁育基地的标准化建设起到一定示范作用，同时兼顾保存中药资源普查收集得到的种苗。进一步建立辐射西南地区的较为完善的中药材种子种苗繁育体系，通过承担企业的推广，建立起丹参、虎杖、半夏、白芷、黄精5种大宗中药材种子种苗的规模化生产体系，完成大宗中药材种子种苗的专业化、标准化生产。基地的核心区位于广安市岳池县白庙乡，规划种植半夏、黄精、虎杖、白芷种苗繁育基地300亩以上。此外，在广安市岳池县顾县镇建设丹参种苗繁育基地700亩。

中药种质资源库

药用生物种质资源广义是指一切能用于药物开发的生物遗传资源，是所有药物物种的总和。我国有着丰富的药用植物种质资源，多达11146种。药用植物种质资源是中药生产的源头，种质资源是进行中药材品种改良、新品种培育及遗传工程的物质基础，尤其是野生近缘植物和古老的地方种是长期自然选择和人工选择的产物，具有独特的优良性状和抵御自然灾害的特性。中药种质资源为携带各种不同种质的药用动植物、药用菌类、微生物的统称。中药种质资源包括：中药材的栽培种（含养殖种）、野生种、野生和半野生近缘种，以及人工创造的新种质材料等。中药种质资源是我国发展优势中医药的独有战略资源，中药种质资源库的建设对中药材品质改善、规范化生产、资源和生态修复等有重要意义。

中药种质资源库是利用仪器设备控制贮藏环境，长期贮存中药种质的仓库，又称中药基因库。通过发掘和收集各种药用生物材料，科学地加以贮藏，使中药种质在几十年，甚至数百年之后仍具有原有的遗传特性和很高的发芽力。中药种质资源库对于确保药材质量，选育优良品种和新品种，保存生物多样性，确保药用植物资源的可持续利用，以及为中药学的理论研究提供丰富的种质和研究材料具有重要意义。

结合我国生态环境和中药资源的特点以及种质保存方法，分别在四川省和海南省建设国家级中药资源的种质资源库，以保证国家战略资源的安全。国家中药种质资源库（四川）将建设成为具有国际影响的国家级中药种质资源保护设施和科学中心，形成中药种质资源分类鉴定评价、中药种质保存研究和中药种质资源持续利用三方面的技术体系和科研平台。将使我国的中药战略资源安全得到可靠的保障，为我国中药普查、中药产业的发展和科学研究，提供所需的种质资源材料及相关信息和人才，促进我国中药产业和社会经济的可持续发展，为中国切实地履行国际公约、实现药用生物多样性的有效保护、实施中药可持续发展战略奠定物质基础。

国家中药种质资源库（四川）于2013年底建于成都中医药大学，作为国家战略资源储备库，该库的建成对该校及中药学重点学科、国家重点实验室培育基地的建设具有积极的推动和促进作用，亦有利于学校同国内外之间的交流与合作，将极大地促进学校的科研与教学工作。

国家中药种质资源库（四川）的具体建设目标是将其建设成为专业化国家级中药种质资源库，

设计库容保存种质20万份，建筑面积2500平方米以上，包括：核心库体低温低湿库约500平方米（用于药用植物种子的短期、中期和长期的低温低湿保存）；种质资源圃（部分特殊物种分别在成都中医药大学药用植物园、峨眉山等地建立种质资源圃，进行人工繁殖、保育与展示）；配套功能实验室约1000平方米（用于种质材料的筛选、检测、干燥、包装、种质活力动态监测与更新、种质评价、利用与创新等）。

在四川建立国家中药种质资源库，具有确保药材质量、选育新品种、保存生物多样性、确保药用生物资源的可持续利用、保护濒危药用生物资源的作用。不仅可以确保野生中药生物种质资源特别是我国的特有物种、极度濒危物种以及具有重要经济价值和科学研究价值的物种安全性，而且可以使得我国野生药用生物种质资源的研究和快速、高效、持续开发利用真正成为可能。同时这也是中国政府履行《生物多样性公约》、实施中药可持续发展战略的重要内容。并将在人才培养、生物多样性保护、中药产业发展中发挥重要作用。

四川省中药原料质量监测技术服务中心

全国中药资源普查的远期目标就是开展中药资源的动态监测，实现中药资源的动态监测与预警。通过四川中药资源相关信息的收集，监测分析中药资源动态变化趋势，及时向国家有关部门报送和向全国提供中药材主要产区的产量、流通量、质量和价格等信息，积极鼓励在有条件的地区拓展贸易信息服务和药材电子商务，提升中药材产业发展的信息化程度。

国家依托四川省中医药科学院，联合成都中药材天地网公司、成都中医药大学、成都信息工程学院，建设面积200平方米的“四川省中药原料质量监测技术服务中心”，负责四川省3个中药资源动态监测站与46个资源信息监测点的管理和运营工作。

按国家计划要求稳步推进了国家省级中药原料质量监测技术服务中心建设工作。四川省制定了《国家省级中药原料质量监测技术服务中心建设实施方案》；维护国家基本药物中药原料资源动态监测与信息服务站彭州站、三台站、金牛站日常运行与建设工作。目前建成彭州与三台监测站，金牛监测站正在建设之中。2014年，彭州、三台两监测站报送快讯信息251条，价格数据560次，各类调查统计表80余份，发放监测信息和宣传资料2400余份，接待药农、药商、药企1500余人次。

四川省中药原料质量监测技术服务中心与监测站的建设，构建面向市场需求、政府引导、整合优质资源、层次清晰、分工明确、组织架构稳定和合作成果共享的国家基本药物中药原料质量监测和保障技术服务体系，提高四川省在中医药发展方面的基础服务能力。

（二）药材加工

1. 加工历史

四川作为中药材大省，资源丰富，道地药材众多，中药材的加工业历史悠久，远在唐代四川贡品药材中，就不乏药材加工品如戎州荔枝煎、涪州的蒟酱、益州的梅煎、普州的天门冬煎、益梓二州的蔗糖、蜀州的沙糖等，这些药品集药、食于一体，健体强身，反映唐代四川药材加工业的兴盛。

药材加工炮制技术的起源与发展在历代众多川派中医名家的著作中均有体现。据历史文献记载：唐代梅彪著《石药尔雅》中讲述了多种丹药炼制；五代李珣著《海药本草》亦对药物炮制和用法的多样化有详论；北宋田锡著《曲本草》，已使用本草制曲酿酒的药酒；北宋唐慎微著《经史证类备急本草》将有关药物包括炮制等各方面知识兼收并蓄；清朝唐宗海所著《本草问答》下卷中总结了炮制等诸方面的一般规律。《彰明附子记》的作者杨天惠更是长期深入附子生产加工一线，对川产道地药材附子做了详尽介绍。

饮片炮制

炮制作为古代制药技术的总称，历史可追溯至原始社会。春秋战国至宋代是其最初的起始和形成阶段，我国第一部炮制专著《雷公炮炙论》就诞生于南北朝刘宋时代，书中记载了300种药物的炮制方法与技术，主要有蒸、煮、炒、焙、炮、煅、浸、飞等，其中的许多炮制方法一直沿用至今。至金元、明代，逐步形成传统的炮制理论，缪希雍的《炮炙大法》中将前人的炮制方法归纳为十七种（雷公炮炙十七法）。清代更是炮制品种和技术的进一步扩大和应用时期。《本草纲目拾遗》中记载了相当数量的炭药，在张仲景“烧灰存性”的基础上明确提出“炒炭存性”的要求。

现代的炮制主要是指对单味药材饮片的加工方式。随着成药的广泛应用，药物生产逐步向手工业发展，而生产力的发展催生了独特的中药饮片加工工业。由作坊式饮片工业到新中国成立后的饮片加工厂，逐步走向机械化、规范化和自动化，饮片的质量要求也逐步提高。通过法规管理、实行中药饮片批准文号制度，在遵循《药典》和《全国中药炮制规范》的基础上四川省也颁布了《四川省中药饮片炮制规范》（2002版）。在中医药理论的基础上，结合现代科学技术，成都中医药大学徐楚江将微波加热技术引入附子炮制，丰富了炮制理论；万德光主持国家863重点项目“50种中药饮片炮制规范化研究——远志炮制工艺及质量标准研究”；谢秀琼主持了国家科技部“十一五”支撑计划——盐炙法炮制共性技术与相关设备研究（益智仁）；彭成在国家自然基金重点项目、973等国家项目资助下，对乌头类有毒中药（川乌、附子、草乌、草乌叶）的3个生品4个药材5个炮制品种和20多个组分的物质基础进行了系统研究。而这些采用现代科技开展的中药饮片炮制工艺及质量研究的进一步推进和发展，使很多新技术、新工艺、新材料和新设备得以应用到饮片现代化企业的生产中，如以油、电为能源的炒制机械、隧道式（自动进出料）烘干设备、气相置换式润药设备、可控式自动喷淋装置、对易产生粉尘生产区的水处理和吸尘式处理、单向（递进式）的生产线建设避免交叉污染等等。现代优质中药饮片应是由GAP药材种植基地提供原料。按炮制工艺规范生产、有内在质量标准、有包装规格的饮片产品。饮片小包装的广泛推行使中药颗粒饮片（中药切制颗粒饮片：按优质传统饮片的要求最终切制或粉碎成颗粒状的饮片、中药微粉饮片：按优质传统饮片的炮制方法，最终通过超微粉碎机组达到细胞级破碎的粉末）、中药配方颗粒（单味饮片提取浓缩颗粒，现已扩大生产试点单位和试点医院，是对传统中药饮片的补充）、中药单味饮片提取物（单味饮片提取浓缩后喷干的产品，目前已发展为中药四大组成部分之一）等新型饮片深加工产品也逐渐出现在市场上。

成药加工

“成药剂”的概念在晋葛洪所著《肘后备急方》的第一次被提出，1973年湖南长沙马王堆三号汉墓出土的帛书——《五十二病方》已反映出春秋战国时丸、汤、散、膏各种所用剂型。宋元时期官方编写的《太平惠民和剂局方》对药物炮制、药剂制法和检验论述详细，是我国历史上第一部由国家颁发的制药规范。至《本草纲目》中已记载剂型达40余种。我国对于中药传统剂型如丸、散、膏、丹、酒、汤剂等的传统制剂方法俗称“升、降、熬、打”，具有悠久的历史和极其丰富的经验。随着生产力的提高，在中药剂型的制备中，涌现出众多中药改进剂型，为临床使用提供了多种用药途径，大量新技术、新工艺被应用于成药制剂的各个阶段。在对有效方药的药效物质研究基础上，将其提取、分离、纯化的传统方式如煎煮、浸渍、醇回流等进行改进，引入如超微粉碎、超声提取、超临界流体萃取、分子蒸馏、大孔树脂吸附、膜分离、冷冻干燥等新技术；而以固体分散技术、包合技术、微型包囊技术、乳化技术、缓控释技术、脂质体制备技术等为代表的现代化药物制剂技术的发展和在中药制剂成型工艺中的广泛运用对提升中药产品的科技含量、提高中药的制剂水平，增强中药产业的内在竞争力，对中药现代化发展乃至走向世界等诸多方便具有重要意义。

2. 中药饮片

四川省是一个中药材资源大省。中药材种类占全国的三分之二，中药材产量占全国的三分之一，量大质优是四川省中药饮片业发展得天独厚的条件。2013 年，全省现代中药产业实现总产值 530 亿元，其中中药工业（中成药和中药饮片）总产值 465 亿元，居全国第 3 位，占全国中药工业比重 9.6%，占全省医药工业比近 50%；中药饮片工业产值 136 亿元，居全国第 2 位。中药农业实现产值 34 亿元，中药兽药、保健食品等相关产品实现产值 20 亿～ 30 亿元。随着我国经济的快速发展，医药产业的增长速度已经超越了经济的平均增长率，我国已成为世界上最具活力的医药市场。从子行业的运营情况来看，四川省中药饮片的销售收入和利润增长速度均位居行业之首。

现代中药饮片生产系统，要以中药材种植基地和中药饮片科研基地为依托，严格按照操作工艺和质量标准的要求，实行中药饮片 GMP 管理，对生产的全过程进行有效控制，使整个生产过程科学化、数据化，从而保证饮片的质量。与国内发达地区相比，四川省中药饮片和中成药生产企业实现工业产值总值虽然在全国名列前茅，但由于企业小而多，“小、散、弱”的状况仍然突出。

四川省人民政府办公厅 2011 年《中药现代化科技产业（四川）基地建设实施方案要点（2011 ～ 2015）》：到 2015 年建成中药饮片炮制工程技术研究中心等 10 个国家级、省级工程（技术）研究中心或重点（工程）实验室；建成中药材大品种产业技术创新联盟、中药饮片产业技术创新战略联盟等 5 个在国内具有较高知名度和影响力的产业技术创新联盟。加快中药研发关键技术原始创新和集成创新，重点开展中药饮片加工、中药提取分离、中药新制剂、中药质量控制、中药有效性及安全性评价等中药产业发展的关键共性技术研究。到 2015 年，力争突破中药生产质量在线监控技术、中药新型饮片生产技术、毒性饮片炮制加工技术等 20 项关键共性技术。第一个国家级的中药饮片炮制工程研究中心——四川省中药饮片炮制工程技术研究中心于 2010 年通过四川省科技厅组织的可行性论证，旨在搭建四川省中药饮片行业技术创新与成果转化平台，开展中药饮片行业关键共性技术的研发与推广，为行业的技术进步提供科技支撑，对增强四川省中药饮片行业的市场竞争力，推动全省中药饮片工业做大做强，带动中药材种植业、中医临床用药、中成药生产的发展均具有重要意义。

目前四川省中药饮片行业有以四川新荷花中药饮片股份有限公司、四川新绿色药业科技发展股份有限公司、四川省中药材有限责任公司、成都康美药业有限公司为龙头的大小企业 20 余家。目前省内按照国家食品药品监督管理局颁发的中药材生产质量管理规范（GAP）标准，已先后建立了川贝母、厚朴、附子、大黄等一系列优质中药材种植基地，从源头上严格控制中药材的质量，同时一批中药饮片企业也通过了 GMP 认证，较大幅度地提升四川省中药产业的现代化水平。

3. 中成药

四川省中药工业发展情况与发展目标

随着我国经济的快速发展，我国医药产业的增长速度已经超越了经济的平均增长率，成为了世界上最具活力的医药市场。随着国家扶持力度不断加大与产业结构的深入调整，中药工业竞争力显著增强，市场运行良好，行业稳步发展，现已涌现出了一批龙头企业，规模效应开始显现。如今我国中药产业开始向现代化、消费品市场及美容保健品市场方向延伸，未来呈现出良好的发展前景，中药工业已成为推动医药行业发展、保障人民生命健康的重要产业。

医药产业是四川省支柱产业之一，而中药产业则是四川医药产业的重点，全省有中成药生产企业 120 多家，四川省中药工业产值连续十余年位居前列。据统计，2006 年至 2013 年 8 年间，全省中药工业总产值呈现逐年增长态势，从 100.10 亿元增长至 530 亿元，增长了 429.47 %，但其同比增长率波动较大，出现相对不稳定的状况。其中 2011 年，全省中药工业总产值 408 亿元，居全国第 2 位，比 2010 年增长 42%，占全国中药工业比重 9.6%，占全省医药工业比重近 50%；实现利税 87 亿元，比 2010 年增长 32%，居全国第 3 位；2012 年，全省中药工业总产值 419 亿元，居全国第 3 位，比 2011 年增长 2.7%，占全省医药工业的比重近 50%，占全国中药工业比重 8.3%；2013 年，全省中药工业总产值 530 亿元（其中中成药产值 328 亿元），居全国第 4 位，比 2012 年增长 26%，占全国中药工业比重的 9.62%，占全省医药工业总产值的近 50%（见图 2-11　2006 ～ 2013 年四川中药工业总产值分析）。2015 年，全省中药产业产值预计突破 1000 亿元，实现利税 200 亿元，产值年均增速保持在 25% 以上。培育年销售收入超过 10 亿元的中成药大品种 5 ～ 8 个，过 5 亿元的 8 ～ 10 个，过亿元的 30 ～ 40 个；力争 2 ～ 3 个中成药品种进入国际医药主流市场。

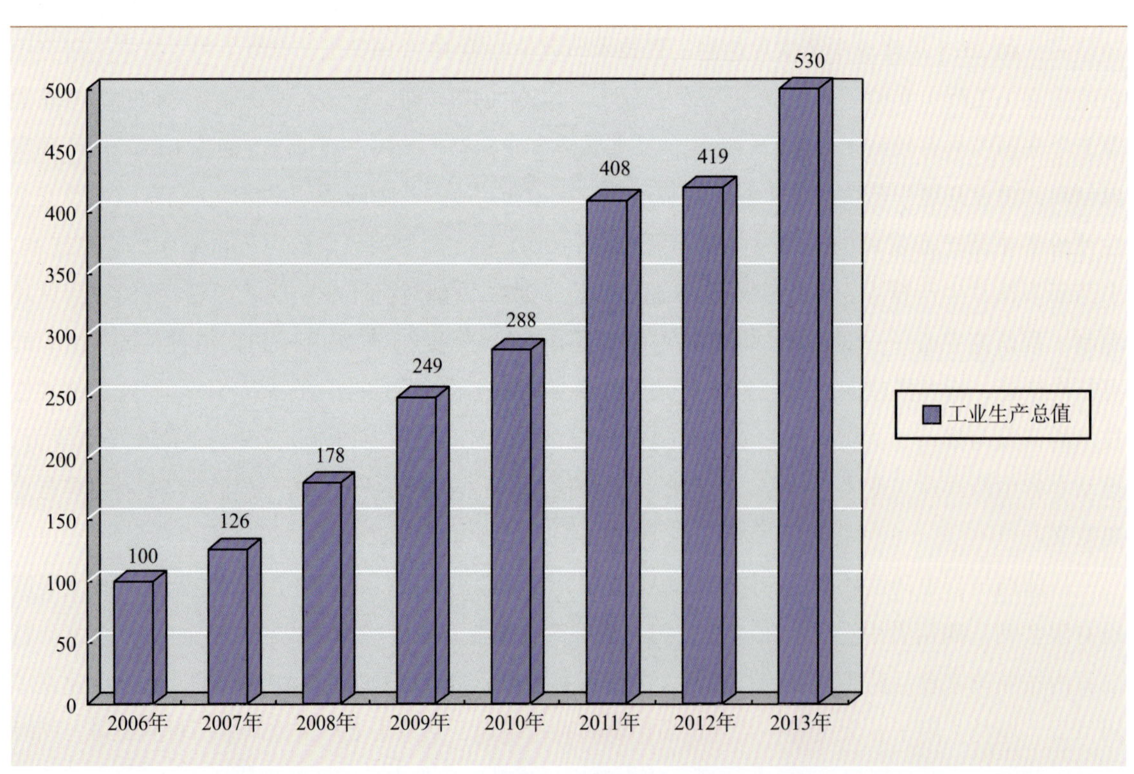

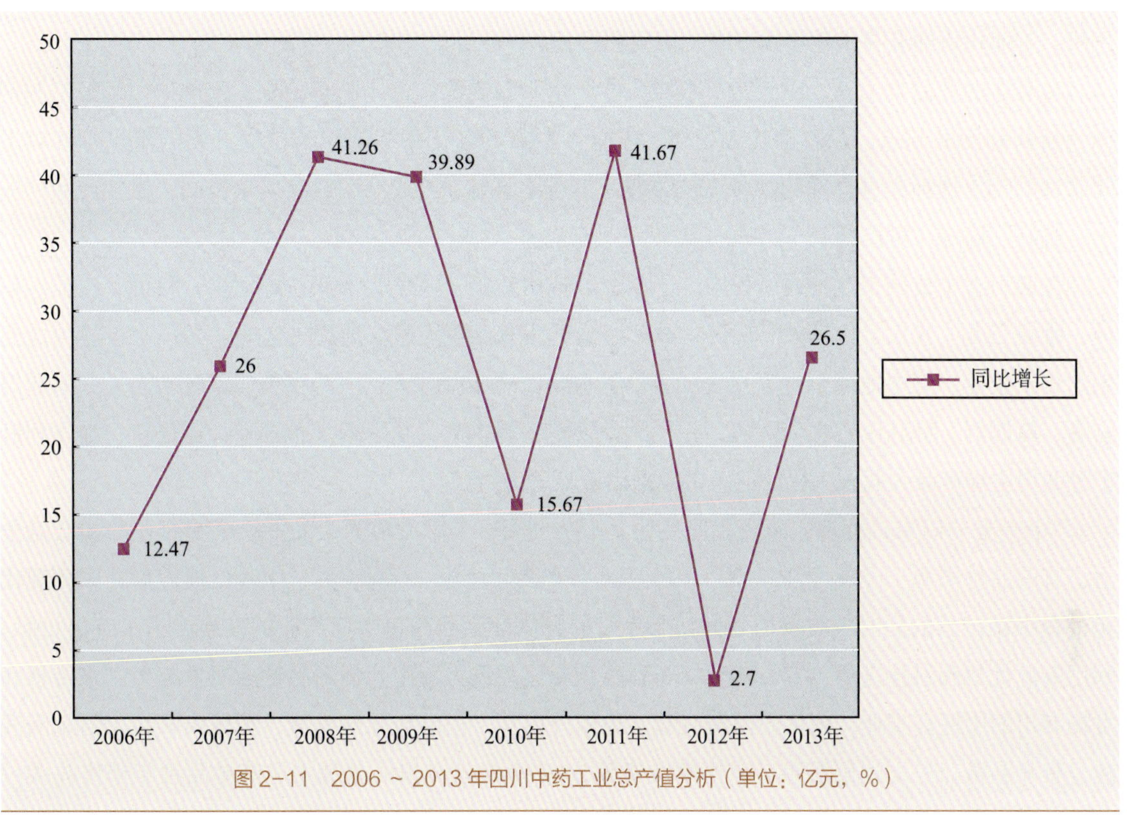

图 2-11　2006 ~ 2013 年四川中药工业总产值分析（单位：亿元，%）

四川省中成药生产发展进程

中成药主要指以中药材为原料，遵循中医药理论，按一定治病原则配伍，经制剂加工制成各种不同剂型、取用方便的中药制品，其特点是临床反复使用、安全有效、工艺合理、剂型固定、质量稳定可控。近三十多年来，随着现代制药理论与技术的发展，中成药的剂型已经由传统的汤、膏、丹、丸、散等发展到片剂、胶囊剂、口服液、颗粒剂、注射剂等现代主要经典剂型；制药技术上，已经基本形成适宜中药功效及成分特点的提取、分离、浓缩、纯化、精制、干燥、成型等较为成熟工艺与相应设备。

近十多年来，四川中成药工业随同全国制药业的整体发展而发展。在推动中药现代化科技产业进程中，四川中成药生产企业充分发挥四川中医药的优势和特色，针对中药制药特点，在中药的提取分离、制剂工艺、分析检测等方面，逐渐吸纳现代新技术、新工艺、新方法，如 CO_2 超临界萃取技术、超微粉碎技术、大孔树脂吸附技术、超声提取技术、膜分离技术、反渗透真空低温浓缩技术、一步制粒技术、喷雾干燥技术、微型包囊技术、控释缓释技术、中药指纹图谱分析技术等。

为改变长期以来中成药生产过程质量监控的落后局面，四川中成药生产企业在全面推行药品生产质量管理规范（GMP）过程中，正瞄准现代化生产的科学精准度，调控工艺品质、集成过程信息、管控质量风险，不断改进制药工程技术，努力提高大工业生产所需要的程序化、自动化水平，最终构建高品质中药制药工程体系。

从总体来看，现代科学技术为四川中成药工业指明了发展方向，实际的应用提升了产品质量，提高了劳动生产率。但是，在四川一部分中成药生产企业由于观念落后，吸收消化新技术、新工艺的能力还相对滞后，目前与工业生产之间的对接尚处于磨合阶段，与之相配套的仅仅是中试设备生产线，工业化成熟新技术生产线还有一段发展过程。

在具体的产品自主开发中，四川中成药生产企业以传统古方、民间验方、家传秘方及医院制剂作为新药开发的起点，以临床疗效确切、安全性可靠的名优中成药作为二次开发的重点。针对不同品种的特点选择先进合理的制备工艺和剂型，强化原料、半成品和成品质量控制，做到产品“安全、效好、稳定、可控”。

在四川省中成药工业发展过程中，已相继涌现出地奥、康弘、禾邦、好医生、科创、中汇、华神、雅安三九、光大、三勒浆、国嘉、升和、志远广和、美大康、迪康、宝光、四川太极等中成药生产骨干企业，其中地奥心血康胶囊、洁尔阴洗液、松龄血脉康、一清胶囊、康复新液、三七通舒胶囊、鼻渊舒、糖脉康、八珍颗粒、苍耳鼻炎胶囊、博恩清、新络纳、脂必妥、迈普新、当飞利肝宁等四川主导产品为我国人民的健康事业做出了显著的贡献。

“十一五”以来，全省中药企业在品种上不断创新，名牌中成药大品种已成为企业的核心竞争力，有的品种来源于经典方剂，如：参附注射液、参麦注射、一清胶囊，中药经典方剂在中药现代化进程中被传承的同时也被发扬光大，为人民的身体健康和四川中药产业的发展做出了突出贡献。利用资源优势和科技进步，省内知名中药制药企业通过致力于中药创新品种的研发与生产来传承和发扬四川的中医药事业，地奥心血康胶囊、地榆升白片、松龄血脉康胶囊、糖脉康颗粒、洁尔阴洗液、康复新液、三七通舒胶囊、诺迪康胶囊等 20 多个疗效突出的名牌中成药单品种年销售收入过亿元；大中型中药制药企业的拳头产品、主导产品、独家产品等累计销售收入在百亿元以上；其他一些中小型中药企业的优势产品、普药品种亦占领了一定的市场份额。四川中药产业已成为推动传统医药行业发展、保障人民生命健康、带动农民增收致富、促进生态环境保护的重要产业。

地奥心血康胶囊，为薯蓣科植物黄山药，用于预防和治疗冠心病、心绞痛以瘀血内阻之心悸、胸闷胸痛等。为国家二类中药新药，全国名优特新药类产品，心血管同类药用量第一位及治疗性中药类销量第一位。收载于《药典》2000 年版、2005 年版和 2010 年版正式中成药品种，1994 年和 2010 年两次遴选为国家基本药物。2012 年获准在荷兰上市，实现进入发达国家主流市场零突破。

松龄血脉康胶囊，系以鲜松叶、葛根等组方而成中成药品种，是具有自主知识产权的国家级新药，主治高血压及原发性高脂血症。为《药典》(2010 版) 收录品种、2007 年被列入国家二级中药保护品种；是中成药防治高血压的首选品牌，目前已在全国 30 个省市销售，得到全国超过 12000 家医院的认可，累计使用患者达到 1.6 亿人次以上。2012 年被省人民政府授予四川名牌产品称号，进入成都市地方名优产品推荐目录。“松龄血脉康胶囊的系统性开发研究及产业化”获得 2013 年度四川省科技进步一等奖。

参附注射液，组方来源于治疗厥脱证的著名验方“参附汤”，经剂型改革为中药复方注射液，在阳气暴脱所致的厥脱证方面疗效确切，同时还应用于冠心病、慢性心力衰竭、围手术期、肿瘤放化疗减毒等慢性疾病领域的治疗，临床应用安全有效，是全国中医院急诊室必备中成药，国家医保甲类药品目录产品。在全国 2000 多家医院应用，救治的患者达 200 万例。“参附注射液品质控制与产业化关键技术应用”荣获 2013 年度国家科学技术进步奖二等奖。

参麦注射液，组方来源于益气养阴经典方“参麦饮”，临床上常用于休克、冠心病、病毒性心肌炎、慢性肺心病、粒细胞减少症，能提高肿瘤病人的免疫功能。参麦注射液在中医急诊用药上贡献突出，连续三次被遴选为全国中医医院急诊必备中成药。曾先后被评为国家中药保护品种、国家重点新产品、四川名牌产品等。该产品为国家医保甲类用药，入选国家基本药物目录品种，全国已有 2000 余家医院临床常规使用，广泛应用于基层医院。

黄芪注射液，系以黄芪为原料的中药注射液，主治心肌炎、心功能不全、肝炎，被列为国家二级中药保护品种、全国中医医院急诊必备中成药。该品种目前在给药途径上又将肌内注射扩展到静脉注射，解决了中药注射液的一系列关键技术难题，从传统中药向中药现代化迈出了重要的一步，实现了中药注射液的产业化、规模化。

益母草注射液，系以益母草为原料的中药注射液，用于防治月经不调、产后出血。该产品为 2004 版基本药物目录品种，目前已进入四川、广东、江苏、黑龙江、吉林、海南、宁夏等 7 个省的医保目录，及四川、吉林 2 个省基本药物目录，全国已有近 3000 家医院（其中大多为基层医院）临床常规使用。

红花注射液，系以红花为原料的中药注射液，具有活血化瘀之功效，常用于闭塞性脑血管疾病，冠心病、脉管炎的治疗，疗效确切，应用广泛。该产品为国家医保乙类用药，河北、山西、河南等多省增补基本药物品种，基本覆盖了全国各大、中城市二级以及基层医院。

康复新液，系以蜚蠊科昆虫美洲大蠊干燥虫体提取物精制而成的溶液剂，具有消除炎症水肿、改善创面微循环、促进肉芽组织生长、加速机体病损组织修复、调节免疫等多方面作用。在临床上能有效地针对人体各种皮肤、黏膜损伤疾病进行治疗。尤其是对难愈合的创面，如顽固性口腔溃疡、顽固性消化性溃疡、糖尿病皮肤溃疡、压疮、窦道、瘘管、烧伤、肛周创面等，能显著促进愈合。

脂必妥片、脂必泰胶囊，为国家中药保密品种，用于脾瘀阻滞，症见气短，乏力，头晕，头痛，胸闷，腹胀，食少纳呆等；高脂血症；也可用于高脂血症及动脉粥样硬化引起的其他心血管疾病的辅助治疗。

一清胶囊，组方来源于汉代医圣张仲景《伤寒杂病论》之泻心汤。作为清热解毒的经典药物，被列入 OTC 药物（甲类）、国家基本药物目录（2012）、国家基本医疗保险药物目录、卫生部规划教材《耳鼻咽喉—头颈外科学》第六版推荐药物、国家中药保护品种。2012 年被省人民政府授予四川名牌产品称号。

地榆升白片，系以地榆为原料的中药口服品种，具有升高白细胞的功效，用于白细胞减少症。品种进入 2009 版国家医保目录、国家基本药物目录品种。

诺迪康胶囊，系以圣地红景天为原料的中药独家品种，功能益气活血、通脉止痛，用于胸痹、冠心病、心绞痛等相关心脑血管疾病的治疗。2003 年被纳入卫生部传染性非典型肺炎推荐中医药治疗方案，2012 年进入国家基本药物目录、被评为国家中药保护品种，同时，还被国家保密局、科学技术部评为秘密级国家技术。

抗感颗粒（儿童装），由中国中医研究院筛选 189 种有抗病毒作用的中药严密组方而成，是中药抗病毒的经典处方，是全国独有规格的品种，专门针对儿童各型感冒及流行性感冒的药品。是《药典》收载品种，2003 年被选为国家发改委抗“非典”储备库药物，2005 年被选为四川省卫生厅抗禽流感储备库药物，是卫生部《甲型 H1N1 流感诊疗方案（2010 年版）》推荐药品、国家中医药管理局《流行性感冒与人感染禽流感诊疗及防控技术指南》推荐药品。在全国范围内已进入上千家三级医院及二级医院，形成了行业内的金字招牌。

古蔺肝苏，系以当地乌蒙山原始森林地道药材——“赶黄草”（学名：扯根菜）为主要原料，引用苗族传统验方，采用先进的提取制剂设备精制成单方中药制剂。具有降酶保肝、退黄健脾之功效，用于慢性活动性肝炎、乙型肝炎，也可以用于急性病毒性肝炎。该品种为中国第一个原产地域保护中成药、国家中药保护品种、国家出口重点推荐产品、肝病类药品“百姓放心药品牌”等，并先后被列入国家基本药物目录、国家社会基本医疗保险用药。

鼻渊舒口服液，系由苍耳子、辛夷、薄荷、白芷等组成的国家中药保护品种、“九五”国家级新产品、国家发明专利产品。用于鼻窦炎、鼻窦炎属肺经风热者，目前已成为耳鼻喉科临床用药的经典产品。

苍耳子鼻炎滴丸和软胶囊，系由苍耳子、辛夷等组成的中药品种，具有疏风、清肺热、通鼻窍、止头痛之功效。用于风热型鼻疾，包括急、慢性鼻炎，过敏性鼻炎。目前该产品年销售额已过亿元。

洁尔阴洗液，系以蛇床子、艾叶、独活、石菖蒲等组方而成非处方类中药药品，用于治疗妇科带下病类、皮科疾患。2002 年被国家食品药品监督管理局转为国药准字 Z10930008 号药品，居国内同类产品销售榜首，2002 年进入美国药品市场。

4. 其他相关产品

四川自古出文人，多重养生。苏东坡、杜甫、白居易、陆游等诗人常久居四川，著有大量养生书籍，出自四川的如唐代食疗专著《食医心鉴》、五代食疗专著《食性本草》十卷、晚清食疗专著《粥谱》、现代《食疗本草学》《中国药膳大全》《食疗宝典》等，故四川养生文化源远流长。时至今日，随着人们生活水平的不断提高，四川传统的养生保健、“治未病”意识进一步增强，保健食品在促进人们身体健康中占有愈来愈重要的位置和比重，保健食品的需求无论在数量规模，还是品种档次上都将显著提升。

近十余年，四川省开展了以中药为基础的保健品、化妆品、日用品及其他相关产品的开发与生产，已取得了初步成效。目前四川省具有保健食品生产资质的企业 42 家，能够生产几乎所有剂型的保健食品，主要以生产增强免疫力、缓解体力疲劳、减肥、辅助降血脂、改善睡眠等产品。虽然省内企业规模小、体量较少，但四川仙牌灵芝集团有限公司、成都三勒浆药业集团、四川华美制药有限公司、成都佳汇泰生物健康发展有限公司、四川省三康生物工程股份有限公司等企业在国内养生保健品市场上已有一定知名度，其品牌影响力较强的品种主要有：仙牌灵芝茶（冲剂）及其系列产品、三勒浆系列产品、黄金酒、龙虎酒等系列保健酒。

目前全省获得化妆品行政许可的企业有 50 余家，正常生产的企业仅 20 余家，且基本上没有一个以中药化妆品为主打产品的企业。其中，成都地奥化妆品有限公司、成都可采化妆品有限公司、成都宇泽生物基因化妆品有限公司等少数公司生产中草药化妆品并占有一定市场份额，主要品种有：中药香薰眼贴膜、中药清目眼贴膜、可采系列产品、赛维芦荟系列产品等。

四川省具有丰富的天然资源用于提取物生产加工，提取物产业已具备一定规模的经济效益和社会效益。四川省出入境检验检疫局发布数据指出，2012 年度四川共出口植物提取物 2306.13 吨、

4136.06 万美元，与 2009 年相比，重量、货值分别增长为 34.18%、58.44%。产品输往美国、西班牙、南非等 50 多个国家和地区。成都华高药业有限公司、四川协力制药有限公司、四川省砚山中药饮片有限公司、四川华福宁制药股份有限公司、广汉绿松药业有限责任公司、成都超人植化开发有限公司等企业生产的含银杏叶提取物、青蒿素、红景天提取物、槐花浸膏粉、红景天浸膏、大贯叶连翘提取物、绿茶提取物、枳实提取物 70 余个品种，连续 3 年实现大幅增长。据了解，目前四川已有 28 家注册登记的出口植物提取物企业。

（三）商贸流通

1. 古代药市

中唐时期蜀地梓州药市最早兴起

最早的药市，出现于中唐时期的蜀地梓州（今四川三台县）。南宋人陈元靓《岁时广记》卷三十六引《置药市》条记载："唐，王昌遇，梓州人，得道，号元子，大中十三年（859）九月九日上升。自是以来，天下货药辈，皆于九月初集梓州城。八日夜，于州院街易元龙池中，货其所赍之药，川俗因谓之药市。递明而散。逮国朝天圣中，燕龙图肃知郡事，又展为三日，至十一日而罢。药市之起，自唐王昌遇始也。"

梓州药市创举意义重大，在一定程度上推动了全国药材生产与流通，对当地医药经济发展更是一种有力促进。所以，这种定期药市的市场形式，很快为成都府效法，后来逐渐推向全国，清末民初达到鼎盛，成为药材批发交易的重要市场。全国性的百泉、樟树、祁州三大药市，都是在这种庙会基础上形成的。

唐末五代成都兴起药市

宋人祝穆地理书《方舆胜览》卷五十一记载，唐末僖宗时成都已有药市。他说："成都，古蚕丛氏之国，其民重蚕事，故一岁之中，二月望日鬻花木、蚕器号蚕市，五月鬻香、药号药市，冬日鬻器用者号七宝市，俱在大慈寺前。"

大慈寺始建于唐肃宗至德年间（756 ～ 758），由唐玄宗天宝十五（756）敕令修建。该年 7 月，唐玄宗为躲避安史之乱，带了 1300 名禁卫军官兵和妃嫔宫女逃到成都。玄宗目睹僧人大慈大悲施粥济贫，内心感动，遂令在城东建大慈寺。后来大慈寺逐渐扩大，成为成都最著名的佛教寺庙和文化游乐场所。

此时成都出现药市，一是受梓州药市影响，二是唐末天下大乱，全国来蜀避难、经商者日众。成都城市人口迅速膨胀，成都医家昝殷，此时写出了中国首部妇产科专著《经效产宝》三卷，用方 371 首。成都需用药材大增，全国也需要蜀地药材，刺激成都药市兴起。

宋代成都药市地位大提高

宋代成都药市进入一个新阶段，官员参与观市，与商、民共庆成为传统。药市举办地，发展到大慈寺和玉局观两处。市期由原九月初九 1 天延长到 3 ～ 5 天。大慈寺和玉局观药市具有庙会性质，虽有百货汇集，但药材是主要交易商品。不少宋人著作有明确记载，这些记载涉及成都府和益州两个政区名。

成都药市发展，促进了四川优质药材在国内的销售并得到认可。有文献记载，陕辅、闽、浙的民间药商，两浙西路的官营药业"济民药局"，都到四川采购药材。最明显的证据是：京城临安出现专卖四川两广药材的“川广生药市”；官药局成药标准《太平惠民和剂局方》中，有人统计使用“川”“巴”字头作药材处方名的，有川芎、川大黄、川乌、川当归、川羌活、川楝子、川牛膝、川姜黄、川椒、川干姜、川朴硝、川常山、川郁金、巴豆和巴戟天 15 种，官修《太平圣惠方》中还有川升麻等。这对后世“道地药材”概念形成起了直接作用。

2. 现代药市

四川成都荷花池中药材市场

成都荷花池中药材专业市场是四川省内最大的中药材交易市场，由荷花池市场药材交易区和五块石中药材市场合并而成，是卫生部、国家中医药管理局和国家工商行政管理局等部门定点批办的中药材专业市场。四川中药材资源极为丰富，是全国中药材主要产区之一。川产药材具有品种多、分布广、蕴藏量大、南北兼备的特点，在常用的 600 多味中药中，川产药材占 370 多种。因此，自古就有“天下有九福，药福数西蜀”的说法。

改革开放以来，大量的川产药材汇集成都，销往全国各省市，以及港澳台地区和东南亚国家，成都荷花池中药材专业市场成为全国少有的大型中药材专业市场。成都荷花池中药材专业市场，设在荷花池加工贸易区内，总占地 450 亩，中药材交易区占地近 80 亩，共有营业房间、摊位 3500 余个。市场经营的中药材品种达 1800 余种，其中川药 1300 余种，年成交量可达 20 万吨左右。市场交易大厅气势恢宏，宽敞明亮；市场道路宽畅，停车方便；有邮政、电信、银行、库房、代办运输、装卸、餐饮等配套服务；工商、卫生药检、动植物检疫部门驻场监督管理，制度健全，质量保证，信誉度高。成都荷花池中药材专业市场，今后将朝着更加繁荣、更加现代化的方向继续前进。

3. 传统药市改革转型

随着互联网和电子商务的开展，以中药材天地网、药通网、康美中药网为代表的网上电子商务平台，已囊括了全国 80% 以上的中药企业和药商。以中药材天地网为例，每天全国有近 5 万从业者点击或使用了该网上平台进行交易，这是传统药市无法企及的。中药材电子商务平台，正日益成为新时代“大药市”，成为现代中药材贸易流通的重要支撑成都天地网信息科技有限公司成立于 2006 年 6 月，旗下网站中药材天地网于同年 8 月正式上线，目前已经成为全球最大的中药材专业信息资讯及服务平台；2012 年 5 月，公司推出国内首个真正意义上的中药材电子商务交易平台——中药材买卖通，它彻底改变了中药材行业传统的交易模式，使全国用户实现“人在家中坐，交易天下货”。

四、科技创新

四川是中国最大的中药材产地之一，始终将科技创新作为推动四川中药发展的核心动力，在 2013 年 9 月于成都召开的第四届国际中医药大会上将“中医药协调创新与产业发展”作为大会主题，充分体现了四川省在中药发展战略上的眼光与魄力。随着国际天然药物市场的迅速扩大，现代化、国际化已成为中药产业发展的必然趋势。四川要由中药资源大省向产业大省转变，必须要大力实施创新驱动战略，依靠科技创新阐明中医药科学内涵，实现中药产品的深度开发与快速成果转化。

四川省在中药科技创新方面与时俱进，一直处于国内先进水平。在许多现代中药发展的标志性事件中，如青蒿素的研制和大孔树脂在中药提取分离中的应用等，均发挥了重要作用；成功开发了包括地奥心血康、紫杉醇原料药等高科技含量的中药产品，极大地推动了中药现代化和产业化，对中药基础研究亦提供了良好的示范和技术支撑。

四川省在中药科技创新方面积淀深厚：在科研机构方面，不仅拥有四川省中医药科学院、成都中医药大学、四川大学、中科院成都生物所等专业机构，且许多著名中药企业，如成都地奥、好医生、康弘、新荷花、雅安三九等，在科技创新方面亦有大量投入，在建设企业自有研究机构的同时，还与国内外大学、科研院所广泛合作，以企业为主体构建了各具特色的科技创新和产业联盟；在科研人才方面，不仅涌现出凌一揆、廖工铁、王宪楷、谢成科、万德光、邓文龙等国内中药学科发展和科技创新的领军人物，四川省长期以来对科研团队建设、中青年人才培养的重视也结出累累硕果，许多川内学者在学界影响力日增，构建起完整优质的四川中药科技创新人才体系。

（一）重点科研机构

1. 四川省中医药科学院

四川省中医药科学院是原四川省中医药研究院与原四川省中药研究所，于 2005 年组建的公益性科研事业单位。四川省中药研究所源自原国民政府工商部在南京创建的中央工业试验所，历经中央工业试验所国产药物研究室、中国科学院四川分院西南中药研究所、四川省中医药研究院中药研究所、四川省中药研究所等体制和名称变更，是我国建立最早的、学科配套最全的中药专业研究机构；原四川省中医药研究院成立于 1985 年，系全国七大中医药研究基地之一。四川省中医药科学院担负着省政府赋予的“集中医、中药科学研究、开发、临床医疗于一体的技术指导中心”的职责，是四川和西南地区中药研发的技术中心之一，具有中药新药研发的系统优势，其研究领域涵盖中医药基础理论及发展战略研究、中医药文献信息研究、民族医药研究、创新中药新药的研究开发、中药材及中成药质量标准研究、珍稀濒危药用动植物的人工栽培（驯化）及 GAP 研究、中药及天然药物的综合加工利用成套技术的研究与推广、川产道地药材及中成药的国际合作与国际化研究等。

四川省中医药科学院下辖中药资源与种植研究所、中药药学研究所、中药药理毒理研究所、中医药基础理论研究所、中医药文献信息研究所 5 个研究所和实验动物中心、分析测试中心，以及 2 个独立法人单位：附属医院（四川省中西医结合医院、四川省中医药科学院肿瘤研究所）、中医研究所（四川省第二中医医院、四川省中医药科学院针灸经络研究所）。

四川省中医药科学院在其既有的中药新药研发系统学科建制基础上，建有国家中医药管理局重点研究室“中药质量生物学评价研究室”，中药材品质与创新中药研究四川省重点实验室、四川省道地药材系统开发工程技术研究中心。建成中医药科研三级实验室 4 个，分别为：中药药理实验室、中药化学实验室、中药鉴定实验室及中药制剂实验室；二级实验室 6 个，分别为：中药药剂学实验室、中医骨伤骨病实验室、神经功能康复评定实验室、神经电生理实验室、中药药理实验室及 P2 实验室。

四川省中医药科学院以实验室为依托，整合人才和硬件资源，建成 10 余个创新中药研究关键技术平台：中药新药中试及成果孵化服务平台、大孔吸附树脂纯化中药复方有效部分中试示范平台、川产道地药材品质评价的扩展 ADME/TOX 共性技术服务平台、川产道地药材系统研究与开发公共服务平台、中药毒性预警 microtox 测试平台、川产道地中药材与药用真菌共发酵平台、防治重大疾病的中药药效学评价平台、四川药用植物数字标本馆图片库平台、亚健康中医药防治研究平台和蛋白质组学与代谢组学研究平台。

近 5 年在国内外公开刊物发表科研论文 500 余篇，编辑出版中医药专著 20 余部，取得发明专利近 60 项，取得农作物新品种审定 7 个，社会效益和经济效益显著。历年来获得新药证书和临床批件 70 余件，其中“紫杉醇原料药及其注射液”和“昆仙胶囊”，每年创造 4 亿多元的销售收入，创造税收六千万元以上，参麦注射液年售额则达到 5 亿元。获科技成果奖 200 余项，其中国家级、部省级以上获奖成果 100 余项。包括国家科技进步一等奖“常用中药材品种整理和质量研究”；国家自然科学奖一等奖“《中国高等植物图鉴》及《中国高等植物科属检索表》”；国家科学技术进步二等奖“常用中药材品种整理和质量研究”和“参附注射液的基础、临床与产业化关键问题研究”；国家科技进步三等奖“中药材同名异物品种的系统研究——贝母类、金银花类、大黄类、石斛类品种的研究”；国家发明三等奖“治疗慢性粒细胞白血病新药——靛玉红”和“66 种常用中药材质量标准及其对照品的研究”；“川产紫杉醇及其注射液的新药研究”“川产道地药材郁金（姜黄）的系统研究与开发”以及“有毒中药毒性理论、作用规律与科学应用”等获得四川省科学技术进步一等奖；“风湿平的研制（大孔吸附树脂的药用标准）”为“九五”国家重点科技攻关计划优秀科技成果，其中“中药复方有效部分提取新工艺——树脂吸附法”被列为国家科技部、国家中医药管理局重点推广技术，是中药制剂工艺的革命性进步，有力地推动了中药制药行业的科技水平。2014 年主要由四川省中医药科学院科研人员完成的川射干总黄酮及胶囊剂（中药五类）、藏药然降多吉胶囊（中药六类）获得新药证书和生产批件。

四川省中医药科学院承担了“四川省中药材资源普查试点项目”“国家基本药物所需中药材种子种苗繁育基地建设”和“省级中药原料质量监测技术服务中心”等重点科研项目。

2. 成都中医药大学药学院

成都中医药大学药学院创建于 1959 年，是我国高等中医药院校中办学历史最久、办学层次最全、办学规模最大的药学院，是我国第一个中药学国家级重点学科建设单位，以及唯一连续三次荣获国家级中药学重点学科殊荣的单位。

成都中医药大学前身四川国医学院始建于 1936 年，当时即开办了本草学专业；1956 年，以学校原名誉院长、著名中药学家凌一揆为核心的学术团队创建了中药学学科。学院现有教职工 119 人，其中高级职称者 71 人，博士生导师 36 人，硕士生导师 53 人，全国首届百名高校教学名师 1 名，全国优秀教师 1 名，全国优秀教育工作者 1 名，教育部新世纪优秀人才计划 1 人，教育部优秀青年教师计划 1 人，享受国务院政府特殊津贴专家 8 人，国家级教学团队 1 个。

学院以中药学科为主，兼有药学、工学、农学等学科。现有 13 个本、专科专业及方向，在校本、专科学生 2169 人。拥有一级学科中药学博士授位点，一级学科中药学、药学硕士授位点，以及中学药博士后流动站。学院以国家级重点学科“中药学”为核心，发展、建设重点学科群，包括临床中药学、中药毒理学、中药炮制学 3 个国家中医药管理局重点学科，以及中药学、临床中药学、生药学、药理学、药物化学等四川省级重点学科。

学院在长期的中药科教实践中，以“系统中药学”的思想为指导，围绕中药材“品、质、性、效、用”五要素，凝练了三个明确而稳定的研究方向：基于生态环境的中药资源研究、中药资源的多维评价研究、中药资源的开发利用研究，以川附子、川贝母等道地药材大品种为示范形成了中药资源系统研究与开发的科学模式。

目前学院拥有国家重点实验室培育基地 1 个，国家级实验教学示范中心 1 个，教育部重点实验室 1 个，教育部工程研究中心 1 个，国家中药种质资源库 1 个，财政部基础实验室 3 个，国家中医药管理局重点研究室 1 个，国家中医药管理局三级科研实验室 5 个，四川省重点实验室 1 个，四川省高校重点实验室 5 个，在“系统中药”每个研究方向上均有部省级以上重点实验室作为技术平台。2012 年作为牵头单位联合两所著名高校、五所实力科研单位、十大品牌企业成立了“西南道地药材协同创新中心”，形成道地药材大品种“政、产、学、研、用”大联盟，共同助推四川乃至我国中药产业和社会经济发展。2013 年建立国家中药种质资源库。依托全省丰富的道地药材资源、中药学国家级重点学科的优势，瞄准符合政府战略性产业发展规划的中药产业发展需求，形成道地药材大品种“政、产、学、研、用”大联盟，共同助推全省经济大繁荣，其研究水平和技术在国内处于领先地位，特别是在“西南道地药材协同创新中心”组建以来，搭建了“基于生态环境的西南道地药材资源研究、西南道地药材的多维评价研究、西南道地药材的开发利用研究”三大技术平台，多方面的研究工作，取得了显著的社会效益和经济效益。

学院成立以来承担了一系列国家、行业、地方和企业的重大任务，取得一批在国内外领先的原创性科技成果。近年发表研究论文 700 余篇，其中 SCI 期刊收录论文 278 篇；获授权专利 80 项；作为牵头单位获部省级以上科研和教学成果奖励 20 余项，其中国家科技进步二等奖 1 项，省部级科技进步奖一等奖 7 项、二等奖 8 项、三等奖 3 项；获得新产品证书 10 余个；牵头完成《高等教育中药学本科专业设置标准》，参与多版《中华人民共和国药典》《四川省中药材标准》中药材、饮片的质量标准制定，采用中、英、泰三种文字为泰国卫生部制订了川芎、川牛膝、川乌等 30 味泰国常用中药质量标准，为相关政策法规、发展规划及行业标准的制定提供依据；提出“品、质、性、效、用”系统中药学思想，建立体现中医药特色的现代中药资源的多维评价体系，为中药材资源研究提供新思路；建设了国家中药种植资源库，实现了药用生物种质资源实物共享，指导中药材规范化种植基地建设，川芎、川附子、麦冬、白芷、川贝母、美洲大蠊 8 个中药材基地通过了国家 GAP 认证，产生了显著的社会效益和经济效益；牵头开展“中药溯源”研究，为中药材质量监管提供新途径；针对“5・12 汶川大地震”造成的生态环境、中药资源和中药产业被严重破坏，探索生态恢复与经济恢复相结合的道地药材发展新模式，推进资源可持续利用和中藏药产业发展。

3. 中国科学院成都生物研究所

中国科学院成都生物研究所（以下简称成都生物所）成立于 1958 年，是以一级学科建所的中国科学院直属科研事业单位，也是中国科学院知识创新工程首批试点单位之一。长期以来，研究所致力于生物多样性保护与生物资源可持续利用研究，为长江上游地区生态环境建设与生物多样性保护以及战略新兴生物产业的形成与升级提供科学基础、技术支撑与决策依据。

成都生物所现有在职职工 360 余人，其中中国科学院院士 1 人，中国科学院“百人计划”入选者 14 人，高级科研人员 140 余人。设有天然产物研究中心、生态研究中心、两栖爬行动物研究室、应用与环境微生物研究中心、农业生物技术研究中心等 5 个研究机构，为国家天然药物工程技术研究中心、中国科学院植物资源药物研发成都分中心、中国科学院四川转化医学研究医院、中国科学院山地生态恢复与生物资源利用重点实验室、生态保育与生物多样性保护四川重点实验室、中国科学院环境与应用微生物重点实验室、环境微生物四川省重点实验室等的依托单位，是中药质量标准国家工程实验室的依托单位之一。

成都生物所利用现代生物、化学技术，以学科交叉的方式，开展活性天然产物的发现、结构改造、构效关系、成药性及作用机制研究，构建了从天然产物—先导化合物—候选药物—临床药物的创新药物研究体系，开展基于新机制的活性天然产物发现和分离纯化、结构转化新方法研究，解决天然产物发现效率、微量活性成分的分析和获取、新结构拓展等核心科学与技术问题，为生物医药产业的发展提供有力的科技支撑。

成都生物所在天然产物新结构发现，复杂成分分析及天然活性成分高效、快速分离与筛选，天然药物开发以及天然产物合成与转化方法，药用植物种质资源调查、收集、评价、栽培、繁育及保护技术等方面具有良好基础和积累，拥有较为完备的天然产物研究和药物研究技术平台，也与成都地奥制药集团有限公司等企业形成和保持了良好的联盟合作关系。

“十五”以来，成都生物所通过自身平台及产学研联盟，在中药研究领域取得了丰硕的成果。获得 4 个新药证书、5 个新药临床批文和 1 个保健食品生产批文，获得授权发明专利 49 件。“中国薯蓣甾体药源植物的研究与产业化开发”项目获 2005 年度四川省科技进步奖一等奖；“常用藏药药效成分、药品标准与药理毒理示范研究”项目获 2010 年度四川省科技进步二等奖。成都生物所和成都地奥制药集团有限公司研制生产的“地奥心血康胶囊”于 2012 年 3 月 22 日以治疗性药品身份通过荷兰药品评价委员会的批准，获得该国上市许可。这是我国第一个进入发达国家主流市场的具有自主知识产权的治疗性药品，是世界上第一个获准进入欧盟市场的非欧盟成员国植物药，是全球第一个突破高纯度甾体总皂苷工业化生产技术难题的产品。

成都生物所从资源调查、引种驯化与规范化栽培、组织培养与细胞克隆、化学成分分析、有效成分大规模提取工艺、药物研制、资源综合利用和产业化开发、开拓国际化市场等方面，构建了一个具有中国特色的药物研究、开发、生产全过程体系，探索出了一条成功的药用植物资源研究开发模式，为我国开创了一个新兴的天然药物产业——薯蓣皂苷药物工业，促进了中药现代化的快速发展，全面提升了中药产品的国际化水平。

4. 四川大学华西药学院

华西药学院前身为华西协和大学理学院药学系，创建于 1918 年，是我国最早的全日制本科高等药学院系之一。中华人民共和国成立后，更名为四川医学院药学系，1985 年改为华西医科大学药学系，1987 年 3 月在原药学系和药物研究所的基础上建立药学院，2000 年 10 月更名为四川大学华西药学院。现有教职工 116 人，专任教师 80 人，其中在岗博士研究生导师 25 人，硕士研究生导师 25 人，省学科带头人 3 名，具有博士学位的教师 60 人。学院为四川省乃至我国中药的研究领域培养了一批领军人才，对我国中药研究方向产生了重大影响。

药学院下设药物化学、药剂学、天然药物学、药物分析学、生物制药、药理学、临床药学与药事管理学 7 个系，1 个现代药学中心实验室、1 个分析测试中心、1 个药物研究所，以及中草药标本室和药用植物种植园各 1 个。

华西药学院建设了教育部、四川省重点实验室“靶向药物与释药系统实验室”，四川省普通高校重点实验室“天然药物化学实验室”，四川大学“523 实验室工程”建设项目“现代药学中心实验室”等创新平台。以学院为依托单位的“创新药物与中药现代化研究中心”和“创新药物、中药现代化与工程”则为四川大学重点建设的交叉学科、“211 工程”和“985 工程”建设项目。

药学院积极搭建国际化的科研平台。20 世纪 80 年代末期，即与日本星火产业株式会社合资成立“四川华星中医药有限公司”，集科研、中试生产和进出口业务于一体，研制进入日本市场的中药新药（汉方药），现已完成中药复方新药 22 个，产品获日本厚生省批准生产，在中国国内组织生产，出口日本，其中 3 个品种被评为中国高新技术出口产品。

华西药学院在抗肿瘤药物、抗骨质疏松症药物、心血管病药物、计划生育用药、生物碱、肾靶向和脑靶向前药、纳米制剂、新型释药系统等研究方面都取得了有意义的成果。近年主持国家“863”攻关项目 2 项，国家重大科技专项项目 4 项，国家自然科学基金重点项目 2 项、国家杰出青年科学基金项目 2 项、面上项目 40 余项，其他部省级课题 50 余项。近 5 年来，出版学术专著 10 余部，编写教材 10 余部，发表科研论文 1000 余篇，其中 400 余篇被 SCI 收录，在 Nature Chemical Biology、Angew. Chem. Int. Ed.、J. Am. Chem. Soc.、Biomaterials、J. Control. Rel. 等国际一流杂志上发表高水平论文 40 余篇。获“全国优秀博士论文”3 篇，提名奖 1 篇；获中国高校技术发明一等奖、国家教育部自然科学一等奖、四川省科学技术进步一等奖等省部级奖 10 余项；申请国内外专利 60 余项，获准专利 36 项，其中欧美专利 4 项。

华西药学院从近 20 种药用植物中分出新化合物 100 多个，已知物数百个，在药用植物资源、中药和天然产物化学、中药制剂和新药开发方面做了大量具有国内领先水平的研究工作：通过对沙棘（醋柳）黄酮的化学、药理和临床应用的系统研究，开发出新的防治心血管疾病药物心达康，获四川省科技进步二等奖；在国内率先研制成功生脉注射液并投入市场；与成都康弘制药合作研发的松龄血脉康胶囊于 1995 年上市，已经成为国家基本药物；对紫杉醇类似物的转化和青霉菌属类代谢物的研究处于国际领先水平；开发研究的国内第一个第三代 1 类新药抗癌药多药耐药逆转剂溴泰君已获国家食品药品管理局临床试验研究批文，Ⅰ期临床试验已完成；解决了川贝母人工栽培的技术难题，主要栽培品种“瓦布贝母”已作为川贝母新植物来源收入了 2010 年版《药典》，起草的《川贝母生产技术规程》已由四川省质量技术监督局在 2009 年 3 月发布并实施；在国际上首次完成具有重要生理活性的复杂天然产物疫霉性激素 hormone α1、vincorine, communesin F 等的全合成；基于环境友好、廉价易得的手性有机小分子的设计以及新型不对称催化反应建立了多种重要的具有多手性中心、多官能团的复杂分子骨架的合成方法，为进一步的手性药物合成及类天然产物库的合成奠定了基础。

5. 西南交通大学生命科学与工程学院（医学院）药学系

西南交通大学生命科学与工程学院（医学院）药学系，是校二级教学、科研管理机构。2000 年学校以国家西部大开发战略和生物医药产业迅速发展为契机，依托西部生物优势和中药产业优势，在原化学教研室基础上成立了西南交通大学生物工程学院，下设药学系等。2002 年，学校在峨眉校区成立了西南交通大学药学院（筹）。2008 年，根据学校学科优化与调整方案，生物工程学院与峨眉药学院（筹）合并组建西南交通大学生命科学与工程学院。2014 年在此基础上成立西南交通大学医学院，并确认生物医药为学校重点发展的四大板块之一。

西南交通大学生命科学与工程学院药学系自学科调整以来，承担了系列国家、地方和行业的重大任务和服务工作，短短四年间，主持国家科技重大专项“重大新药创制”2项、国家自然科学基金24项、国家级其他项目共18项（其中“973”子项目1项、“863”项目1项、国家重大专项子项目5项、科技支撑子项目4项、国家科技平台建设子项目2项、《药典》项目4项），省级项目23项。获省部级科研奖励4项（主持的“藏、蒙、傣、苗等民族医药综合研究与系统开发”获得首届中国民族医药科技进步一等奖，主持的“藏药波棱瓜子抗肝炎药效物质基础研究与评价”获得四川省科技进步三等奖，主持的“超高压水射流灭菌研究”获成都市科技进步二等奖，参与项目“药用植物种质资源标准化整理整合及共享试点”获中国中医药学会一等奖）；申请发明专利40余项，获得授权15项；发表SCI收录论文46篇。积极参与社会服务工作，参与多版《中华人民共和国药典》《四川省中药材标准》《四川省藏药材标准》《四川省中药材炮制规范》等中药材（含藏药材）、饮片的质量标准制定，参与美国药典《中美草药典》（英）撰写，为相关政策法规、发展规划及行业标准的制定提供依据。参与第四次全国中药材资源普查工作。

6. 西南民族大学民族医药研究院

西南民族大学是中华人民共和国最早建立的民族院校之一，由国家民族事务委员会主管。西南民族大学民族医药研究院，以传统民族医药理论为指导，结合现代医学及传统中医药理论，依托西南民族大学国家民委民族药物重点实验室和化学与环境保护工程学院，长期致力于民族医药理论、创新药物的开发研究、本科生教育、研究生培养等。学院现有教职工60余人，团队中45岁以下成员占75%，91.7%具有博士学位，高级职称人员占50%，10余人具有海外或国内博士后研究经历。研究方向涉及民族医药各研究方向，各学科交叉结合，组成结构及群体分工较为合理。

学院以民族药学为主要方向，现有制药工程、药学、药剂学、中药学等本科专业，在校本科学生1700余人。拥有民族药物硕士点，硕士生导师13人，在校硕士研究生100余人。多年来本着“依托平台、整合资源、培育团队、提升能力、集成创新”的原则，在民族药物的教学与科研中，探索突破，形成了以中药及民族药物创新药物研究与开发、中药及民族医药知识与经验的传承与整理、中药及民族药物药效物质基础及质量标准研究、中药及民族药物资源开发与传统炮制研究等方面为主体的研究方向，并组建了一支具有梯度传承的高素质、高水平的科技创新团队。研究成果在国内同行中具有较强的学术优势，尤其是民族医药特色理论研究和传统民族药物防治心脑血管疾病、糖尿病及其并发症等重大临床疾病研究方面已达到国际先进水平。目前学院拥有国家民委民族药物重点实验室1个，青藏高原药物种植与研究基地1个，并与青海金诃藏药等民族药物龙头企业建立了民族药物研发合作平台，为民族医药的创新与发展、民族地区特色医药资源的开发及地方区域经济和谐发展做出了重大贡献。

近5年来，学院共承担了中药及民族医药领域国家自然科学基金、国家“十一五”科技支撑计划、国家重大新药创制等国家、省、市科研课题31项，为国家培养博士、硕士高层次人才30余人。现已发表高层次科研论文300余篇，其中被SCI收录73篇，影响因子累计120以上，获得或申请国家发明专利19项，荣获国家级、省部级科技进步奖4项，筹办国际民族医药科技学术会议2次，在国内及国际民族药物研究领域具有较高影响力。

（二）重点企业研发机构

1. 成都地奥集团

成都地奥集团建立有天然药物、合成药物、微生物药物、基因工程药物、药物制剂、药理毒理等国内一流研究室，以及国家天然药物工程技术研究中心、药物筛选中心、分析测试中心等 3 个国内一流的中心和博士后科研工作站。已申请 170 项自主创新专利，19 项 PCT 国际专利，并有 91 项中国专利和 2 项国外专利获得授权；获得了 17 个新药证书、11 个临床批文，拥有地奥心血康胶囊及软胶囊、迈普新、脂必泰胶囊等 10 余个自主创新药物，目前药物在研项目达 56 个。

国家天然药物工程技术研究中心已形成集天然药物提取、分离、纯化和精制为一体的自动化中试生产线。能够对皂苷、黄酮、生物碱等多种天然药物有效成分或有效部位进行规模化提取、分离，评价和优化天然药物提取、分离生产工艺，并开展了膜分离、絮凝、喷干、新型吸附树脂等新技术、新材料的工程化研究与应用。

地奥集团药物筛选中心为我国首家企业药物筛选平台。该中心在国内率先引进具有国际先进水平的双臂自动筛选工作站，从事抗肿瘤、抗炎、免疫调节、心脑血管系统、糖尿病防治等药物的筛选和研究，日筛选量上万样次。

此外，天然药物研究室在天然药物的分离纯化、树脂吸附、纳米、膜分离等技术的应用及天然药物的工业化方面取得重大突破；微生物药物研究室已建成“微生物固态发酵、遗传育种、鉴定保藏、抗生素耐药筛选”四大平台，在“中药与微生物、益生菌、微生物代谢产物”三大领域取得了一批创新性成果。

2. 雅安三九药业有限公司

雅安三九研究机构以四川省企业技术中心为平台，主要针对中药注射剂，涵盖 GAP 种植、工艺研究、质量研究、药理药效研究、临床应用研究、新药、新技术引进、药品申报、专利保护方面开展研究工作。

近年来，雅安三九先后承担国家级重大科研项目 11 项、省级重大科研项目 8 项、公司自研项目 50 余项，与北京大学、清华大学、中国药科大学、北京中医药大学、天津中医药大学、成都中医药大学、中国药品生物制品检定所、四川省中医药科学院等国内一流院校和科研院所建立了长期稳定的合作关系，荣获各项专利 35 项。其中参附注射液为全国独家品种，被列为“全国中医院急诊室必备中成药”“国家中药保护品种”“国家保密品种”，拥有 28 项专利、2000 余亩的 GAP 附子基地，年销售额 12 亿元。围绕参附注射液先后开展了多项研究，中药大品种参附注射液技术改造（2013ZX09201018）被列为科技部“重大新药创制”科技重大专项“十二五”计划 2013 年新增课题，参附注射液上市后安全性监测被列为国家重大新药创制科技重大专项，附子中药材质量标准提高及其综合利用研究（2011BAI13B05）被列为“十二五”国家科技支撑计划。通过参附注射液的质量标准提升、物质成分研究，提升了产品质量，明确了物质基础，为参附注射液的作用机理研究及质量控制奠定了基础，促进了中药注射剂行业技术水平提高。参附注射液先后荣获“中国优秀专利奖”“四川省科技进步一等奖”“四川省名牌产品”等多项荣誉。

3. 好医生药业集团

好医生药业集团是以集科、工、贸为一体，以药业为核心的“大健康”产业全面发展的大型企业集团。集团业务分布在医药工业、医药商业、医院管理、农产品现代加工业、研发体系 5 个板块，下属有 28 家全资子公司。

集团以创新驱动为发展战略，已建立了 1 个国家级企业技术中心，1 个药用美洲大蠊四川省重点实验室，1 个动物药四川省工程技术研究中心，2 个省级企业技术中心；拥有 2 家国家级高新技术企业，是四川省创新型企业；集团下属四川好医生攀西药业有限责任公司、四川好医生药业集团有限公司、山西佳能达华禹制药有限公司、山西好医生药业有限公司等 9 家 GMP 制药工厂，1 家医院管理公司。建立了三州地区唯一的省级院士（专家）工作站和国家级博士后科研工作站。与浙江大学、四川大学、澳门科技大学、成都中医药大学、西南民族大学、大理大学等国内高校科研院所建立了产学研平台，目前在研一类新药 4 个，五类新药 8 个。

集团下属农产品现代加工业主要为石榴系列产品、苦荞系列产品和附子系列产品。其中，集团拥有占全球石榴集中种植 45% 以上规模的基地 55 万亩，所生产的石榴浓缩汁等已进入欧美市场并通过美国 FDA 认证；集团拥有符合 GAP 标准的美洲大蠊、附子、大黄、半夏的中药材种养基地 4 个。四川好医生攀西药业有限责任公司的美洲大蠊 GAP 养殖基地是国内首家通过 GAP 认证的昆虫类中药材基地，同时是全球唯一的美洲大蠊养殖基地。凉山州布拖县的附子 GAP 基地种植面积达 10000 亩，是全国最大的附子种植和附子饮片生产基地，带动当地近 6000 农户脱贫致富。

好医生药业是“中国医药工业百强”“中国中药制药百强”，好医生品牌是“中国驰名商标”。集团积极布局国际市场，好医生石榴浓缩汁、抗感颗粒等产品已进入欧美市场。好医生牌布拖附子的炮天雄、刨附片等优质产品已出口至东南亚等国，并连续三届获得中药饮片诚信品牌称号。

4. 成都康弘药业集团股份有限公司

康弘药业拥有“康弘博士后科研工作站”“国家认定企业技术中心”“生物大分子蛋白药物四川省重点实验室”等科研创新平台，并以产品和技术创新为主导的专业化创新型发展战略为基石，以临床需求为导向，在核心治疗领域，深入研究，专业创新，专业服务，开创“聚焦领域—需求导向—深入研究—专利新药—规范生产—专业营销”六位一体的系统规范经营盈利模式；同时建立了多种与中成药、化学药、生物药等相关的核心技术平台，包括中药天然药物中试研究技术平台、药物筛选及药效评价技术平台、新型药物制剂研究技术平台、生物大分子药物产业化技术平台等，以满足各类新药创新的研究与开发所需。

中药品种中，“松龄血脉康胶囊”是国内独家生产、中国首个以鲜松叶入药的平肝息风类降脂调压专利中成药，与“一清胶囊”同为国家基本药物目录品种和国家中药保护品种；“一清胶囊”是国内首次将“三黄泻心汤”这一经典古方用现代工业转为的胶囊制剂；国内独家研制的治疗轻中度抑郁症中成药“舒肝解郁胶囊”与首个治疗糖尿病肾病的中成药“渴络欣胶囊”已被纳入四川省战略性新兴产业化项目；2010 年，“渴络欣胶囊”被国家科技部列入年度国家重点新产品计划项目，其产业化建设被列为“国家发改委高技术产业化专项”，是西部地区唯一入选的“创新品种”；胆道系统用药“胆舒胶囊”是康弘的独家产品；“感咳双清胶囊”是用于上呼吸道感染和急性支气管炎治疗的高效植物单体成分药物。此外，康弘药业的在研中成药中有治疗老年痴呆症、缺血性卒中及消化系统的多个品种，产品储备已延伸到 2030 年以后。

5. 四川新荷花中药饮片股份有限公司

新荷花联手中国中医科学院、成都中医药大学、四川大学等大学、科研院所，打造创新平台，传承和创新炮制工艺，组建了“中药饮片炮制国家地方联合工程研究中心”（已获国家发改委授牌）、“四川省中药饮片炮制工程技术研究中心”、“中药饮片产业技术创新战略联盟”。公司研发了“真空气相置换式润药技术”代替传统的润药方式，减少有效成分的流失，节约了能源；用“乙醇气体中药灭菌技术”取代传统的“二氧化硫熏制”方法，提高了药品安全性；用“中药饮片自动化包装技术”代替手工操作，提高了生产效率。除此之外，新荷花还将“红外非接触测温技术”“真空冷冻干燥技术”“智能感官技术”等多种新方法、新技术引入传统产业，大大提升了产业的技术水平。

近年来共申报专利 38 项，29 项已获专利授权，其中授权发明专利 7 项。2011 年“川贝母人工栽培技术”获得四川省科技进步二等奖和华夏科技奖一等奖。2009 年，新荷花自主开发了“中药饮片条码查询系统”，将产品质量信息通过互联网进行公示，利用产品条码查询，实现了小包装中药饮片的质量溯源，保证了患者及医生的知情权。

6. 四川绿叶宝光药业股份有限公司

四川绿叶宝光药业股份有限公司隶属在香港上市的绿叶制药集团。是一家以生产中成药为主、西药为辅的现代化制药企业，是“国家高新技术企业”，是四川医药行业中第二家取得新版 GMP 认证的企业，具有较强的高新技术产品开发与生产能力。公司集生产、营销、科研于一体，拥有先进的生产线以及一批高素质的医药专业人才。

公司专注于糖尿病、消化系统、骨关节以及妇科等领域药品的研发、生产与销售。其中“胃力康颗粒”系全国独家产品，主治气滞血瘀兼肝胃郁热型胃脘痛，是中药治疗慢性胃炎及消化性溃疡的优效药品，填补了国内中药治疗“胆汁反流性胃炎”空白，是全国唯一一个治疗胃病的国家级中药保密品种、中华中医药学会内科脾胃病专业委员会推荐用药，荣获第五、六届“四川省名牌产品”称号。“风湿液”是公司自行研制、生产的国家级新药、国家中药保护品种、国家中药名牌产品、医保甲类产品、四川名优特新博览会金奖产品；“妇乐颗粒”对附件炎、子宫内膜炎有标本兼治之功效，是国家中药保护品种、国家中药名牌产品。

绿叶制药集团拥有 5 家制药公司（四川、山东、北京、南京、芜湖），近年来发展迅速，连续多年复合增长率超过行业平均水平。目前，绿叶制药已成为中国最具创新能力的制药企业之一，进入中国制药工业 50 强。

7. 四川升和药业股份有限公司

四川升和药业股份有限公司技术中心主要从事化学药、中药、原料药及化学中间体的研发、转化及技术推广和技术服务等工作。2012 年公司技术中心被省经信委、省科技厅、省财政厅、省地税局、成都市海关五部门联合认定为“四川省企业技术中心”。

技术中心现拥有 2 个实验中心，即高新区天府生命科技园实验中心、温江海科实验中心。先后参与制定国家药品标准 55 项，获批 27 项。近 3 年，主持制定了中药 5 类新药荆感胶囊的国家药品质量标准；作为国内中药注射液的主要生产企业，配合国家药典委员会参与制定参麦注射液、丹参注射液、香丹注射液新的质量标准。同时，还开展了多个在产品种的质量标准提升研究与修订工作，如鱼腥草滴眼液等。

公司现拥有专利技术 58 项，其中发明专利 35 项，实用新型专利 12 项，外观设计专利 11 项。公司获得中国专利优秀奖 1 项，成都市专利银奖 2 项、优秀奖 2 项，专利技术基本覆盖公司主导产品与独家产品，其中部分产品拥有多项发明专利，如糖脉康颗粒 3 项、痛风定胶囊 2 项、荆感胶囊 2 项、降糖宁颗粒 2 项等；针对在产品种技术改造中取得的关键技术，也申请了专利保护，如参麦注射液、香丹注射液等；针对在研产品，也申请了专利保护，如脉通方颗粒、冠心丹参口服乳、PJ 滴眼液、坎地沙坦酯氨氯地平片等。

（杨殿兴　和中浚　赵军宁　谭红兵　汪剑　华桦　鄢良春　王丽　舒光明
方清茂　雷勇　徐超群　李东晓　裴瑾　曾瑾）

下篇　学术传承

川派中医药源流与发展

第三章　医经学派

医经学派是以研究《黄帝内经》和《难经》为主要内容的医学流派。在《汉书·艺文志》载有医经七家，如《扁鹊内经》《扁鹊外经》《白氏内经》《白氏外经》《白氏旁经》《黄帝内经》《黄帝外经》，现仅存《黄帝内经》一家。《黄帝内经》由《素问》和《灵枢》两个部分，各八十一篇组成。医经学派，主要是对《黄帝内经》及其历代注家、医家有关学术思想、理论体系、分类注解、校订整理、专题发挥等，采用校订注释、分类研究和专题发挥等三大类别研究方法进行整理和研究。《汉书·艺文志》说："医经者，原人血脉经络骨髓，阴阳表里，以起百病之本，死生之分，而用度箴石汤火所施，调百药齐和之所宜，至齐之德，犹慈石取铁，以物相使。拙者失理，以愈为剧，以生为死。"现存《黄帝内经》主要包括脏腑、经络、病因、病机、病证、诊法、治则、针灸、方药以及医学与天文、地理等关系的内容。医经学派虽然以《黄帝内经素问》《黄帝内经灵枢》为指归，但就其实质而言，仍不外于对中医基础理论的探讨。它探讨人体生理活动、病理变化、病证辨识、天人关系，以及诊断和治疗等方面的基础理论问题，为临床提供辨证论治的依据。从宋代开始，四川医家对《内经》的保存流传和研究就做出了重要贡献，其中最著名的就是南宋锦官史崧进献家藏旧本《灵枢》，由朝廷刊印颁行，使失传200余年的该书佚而复传。史崧同时对该书进行了整理校订。至清代王廷俊在虞庠《类经纂要》的基础上，重加增注。晚清，郫县姜国伊著《医说》阐释《黄帝内经》《伤寒论》要旨；唐宗海撷取《内经》要义，以中西医理论进行阐释，撰《中西汇通医经精义》。"民国"年间经学大师廖平晚年留意医学典籍整理研究，其《六译馆医学丛书》中多达12种为有关医经的整理、考释、评注文献，包括《黄帝内经明堂》《营卫运行杨注补证》《分方治宜篇》《灵素五解篇》《平脉考》和所辑以《太素》为基础的多种古诊法补正等，刊于1913～1923年。儒医张骥致力于医学经典考证注释校补，著《内经药瀹》（图3-1）、《内经方集释》、《黄帝八十一难经正本》（图3-2）和《难经丛考》4种，用力甚深；冉雪峰编《内经讲义》和《古本难经阐注校正》；刘复著《素问痿论释难》；邹趾痕撰《上古天真论详解》；四川医学院和四川国医学院编有《内经撮要》读本和《内经类要》教学讲义，可见川派医经学派成果累累。

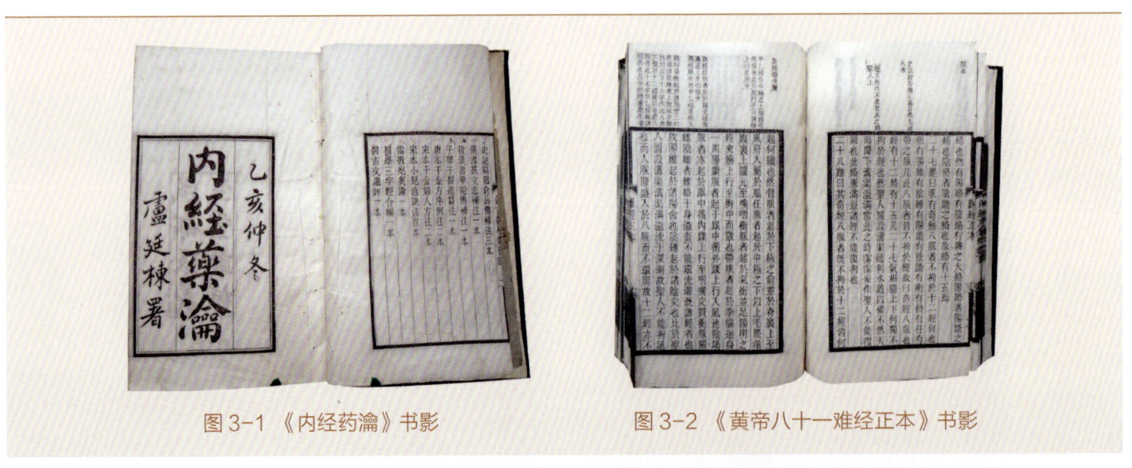

图3-1 《内经药瀹》书影　　图3-2 《黄帝八十一难经正本》书影

《难经》一书，相传为战国时名医秦越人扁鹊所作，也被历代医家奉为经典。其所创“独取寸口”的诊脉法，一直沿用至今。从现有文献看，最早注解《难经》的医家是三国时吴国太医令吕广，但非完帙。其后初唐时医家杨玄操在吕氏基础上广为注释，成《集注难经》五卷。时至宋代，掀起了一个研究《难经》的高潮。出现了十数位注解《难经》的医家。从宋至今，则注家数十。四川医家对《难经》的研究与注释，亦取得了相当的成就。早在北宋时期，即有虞庶的《难经注》、杨康侯的《难经续演》。元代，有袁坤厚的《难经本旨》。清代，王廷俊节录《难经》成《难经摘抄》，附刻《类经纂要》；胡醴铭著《难经辨证》。“民国”时期，经学大家廖平晚年躬身医学，撰《难经经释补正》，张骥兼通经史及古文诗词，整理研究考释撰著《黄帝八十一难经正本》《难经丛考》。所有这些，均反映出四川医家对《难经》的研究具有深厚的历史渊源，并取得了相当成就。

第一节　医道溯源

在四川地区历史上属于医经学派、影响深远的著名医家有史崧、虞庶、杨康侯、袁坤厚、廖平、张骥等。

一、历史医家

史崧

史崧，南宋医学家，锦官（今四川成都）人，其生平事迹不详。精通医学，于《黄帝内经》尤有研究。其在《灵枢·序》中曰：“自髫迄壮，潜心斯道，颇涉其理。”“斯道”即医学。史崧对《灵枢经》进行过比较完整的整理。绍兴二十五年（1115）取家藏旧本《灵枢》九卷八十一篇，参校诸书，增修音释，附于卷末，分为二十四卷，进献朝廷并刊印颁行天下，为《灵枢经》的保存和流传做出过重要贡献。

虞庶

虞庶，北宋四川仁寿人，寓居汉嘉（今乐山市）。少习儒，及长，弃儒而习医。潜心研究《难经》，为补吕广、杨玄操注释所未尽，著《难经注》五卷。约成于治平年间（1064～1067），与丁德用《补注难经》几乎同时。原书已佚，在疏通《难经》义理，弘扬《难经》学术方面做出了重大贡献。其注文保存在《难经集注》中，如：今本《难经集注》中的十四难：“沉细者，胸中痛。”虞注：“病在三阴，阴主于内，故腹中痛也。”是知“胸”当作“腹”。二十四难谓：“少阴者，冬脉也。”虞注：“今足少阴肾脉已绝……”是知“冬”当为“肾”。四十九难：“入脾为液”。虞注：“土失水妻，妻从夫，则生涎也。”是知“液”当作“涎”。如此者甚多，后世医家对虞庶所做的工作，亦有公正的评价。明代徐春甫说：“宋王惟一集五家之说，而醇酏相乱，惟虞氏粗为可观。”

杨子建

杨子建，名康侯，号退修。北宋元符年间四川青神人。平生以活人为乐，精研医技，遍览岐黄之书，著述颇多。有《护命方》《通神论》《十产论》等书传世。并著《难经续演》（一作《注解难经》），原书已佚，其注文保存于《难经集注》中。杨康侯注《难经》比虞庶稍晚，但对《难经》的保存与流传与虞庶一样起到了承先启后的重要作用，在发挥《难经》义理与学术上也有重要贡献。杨康侯对《难经》的注解与唐初杨玄操的注文，古今本《难经集注》中相混，因《集注》只提“杨曰”，故难分辨。虞庶的注文中明确提到“杨曰”之处有9处，可以认定是唐代杨玄操注文，其余多数当属杨康侯注文。因杨玄操是初唐人，距南宋王翰林集注《难经》的时代已相去较远，杨康侯则是当朝人。以理推之，一般古籍均是年代愈久则亡佚愈多。故《集注》中提“杨曰”之文，或为康侯之作。

袁坤厚

袁坤厚，字淳甫（一作淳古），元代四川成都人。精于医，做过成都学正。著有《难经本旨》，已佚。元代医家滑寿称其书“佳处甚多，然因袭之处未免踵前人之非，且失之冗尔”。元代所有《难经》注本，大多亡佚。仅滑寿所作《难经本义》反复刊刻，流传甚广，对后世影响亦大。而袁坤厚的《难经本旨》则为滑氏所直接参考和引用。从《难经本义》引用诸家姓名中可以看出，滑寿并未见到《难经集注》，其所据的是《难经》的另一传本系统，《难经本旨》则当属这一类。由此可见，袁坤厚对《难经》不但注解“佳处甚多”，且对保存和形成《难经本义》这一类传本也起了重要作用。

王廷俊

王廷俊，字寿芝，四川成都人，早年受业繁江陈滋和，攻习《内经》等医书，益穷究仲景书，越十年（1845），得陈修园《伤寒论浅注》读之，锐志探讨，夙疑冰释。1866年任浙江连市巡检。平素喜用仲景四逆、桂枝、大柴胡汤等方，柴胡用至八钱，每立起沉疴，就诊门日如市。在清代医家虞庠《类经纂要》的基础上，重加增注，分为三卷，使其更加完善，刊于1867年，并将其《难经摘抄》及尝效于蜀的经方医案数十则为《寿芝医案》附于书后。

廖平（图3-3）

廖平（1852—1932），原名登廷，字旭陔，一作勗斋，后名平，号四益，继改字季平，改号四译，晚年更号为六译。清末民初我国著名思想家、经学家。四川井研县人。光绪十五年（1889）中进士后在成都尊经书院襄教。辛亥革命后，曾出任四川军政府枢密院院长。1914年后，任国学学校校长并兼华西大学、成都高师学校教授。廖平著述总计达百数十种，大多数载于《六译馆丛书》中。少年时曾习医，同治三年前后受业于井研名医廖荣高，1914年后深入研究《内经》《伤寒论》等古典医籍的整理与研究，以经学治医，力主复古，从1912～1918年间，辑评医学著述20余种，合称《六译馆医学丛书》，计数百万言，于脉学、伤寒尤多新见。1919年后因病风痹，更加注重医学，自1929～1932年完成了第六变，即用《内经》来阐发《诗》《易》的天学哲理。蒙文通谓“孰知先生之有功医术，初不亚于经学。晚年所获，固在医而不在经学也”，其中有关医经有《隋本黄帝内经明堂》、《诊皮篇补证》、《诊络篇补证》、《人寸诊补证》、《三部九候篇》、《诊骨篇补证》、《诊筋篇补证》、《营卫运行杨注补证》（图3-4）、《分方异宜考》、《灵素五解篇》、《平脉考》、《难经经释补正》，共12种，重点对杨上善《太素》诊法的古文经法内容本天人小大之说进行考释评注补

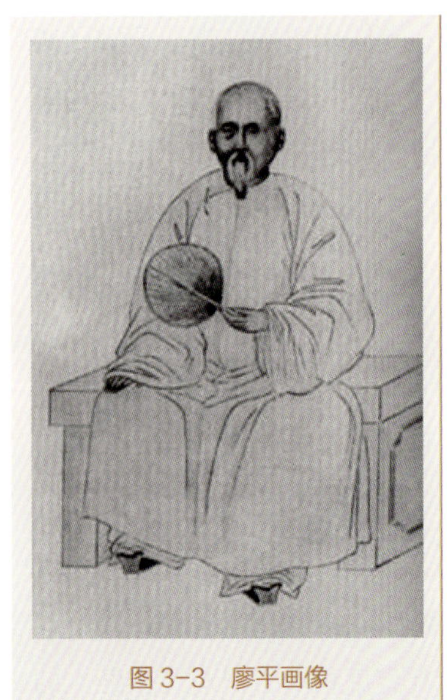

图3-3 廖平画像

充，对《内经》中多篇内容及《难经》进行整理发挥，提出了许多不同于他人的独到见解，如认为《难经》不是秦越人所著，吕注亦出伪托，经晚而注先等。

张骥

张骥，字先识，“民国”四川双流人。曾做过陕西凤翔、米脂、榆林等县知事。后定居成都，设义生堂药号，为其行医市药兼刊行医书之所。兼通经史及古文诗词，致力于中医古籍的整理与研究，同时刊刻由他整理的医籍。其著述十余种，汇编于《汲古医学丛书》中。其中研究医经的著作，有《内经方集释》《内经药瀹》《黄帝八十一难经正本》和《难经丛考》4 种，张氏对于《难经》尤为重视，认为《难经》“章节既无脱漏，文亦未经窜乱，其首尾次第不失黄岐真面，以之校勘灵素，良多猎获，故与于《难经》一书，尤兢兢审详于《灵》《素》也”，集诸前贤之大成。另外，在两书的自序中提到尚著有《难经大全》，但未见刊刻流传。

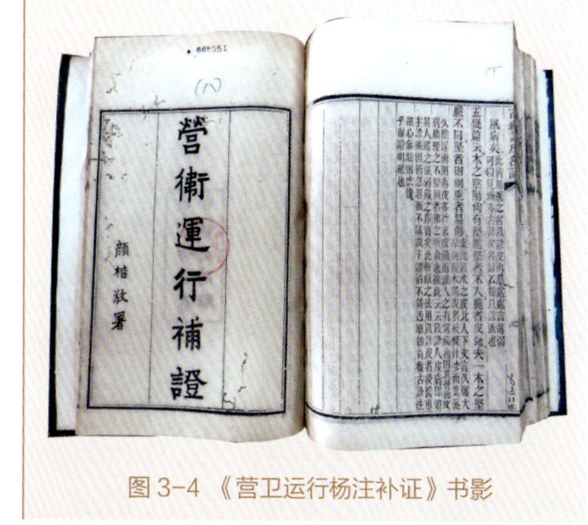

图 3-4 《营卫运行杨注补证》书影

二、代表著作

《灵枢经》

现存《灵枢经》系南宋史崧整理后的传本。当时“《灵枢》不传久矣”，故史崧“校正家藏旧本《灵枢》九卷，共八十一篇，增修音释，附于卷末，勒为二十四卷”（《灵枢·序》）。《灵枢·序》末有“时宋始兴乙亥仲夏望日”，可知此本刊行时间可能为南宋绍兴乙亥年（公元 1155 年）。

《黄帝内经素问节文注释》（图 3-5）

十卷。明代黄俅辑。成书于 1619 年。选录《素问》65 篇部分原文编辑而成。原文之后间附以王冰、马莳注文加以编辑。无黄氏本人注释。是一部经过选编的《素问》王冰、马莳合注本。

《类经纂要》（图 3-6）

三卷，同治年间，成都王廷俊在清代医家虞庠《类经纂要》的基础上，重加增注，刊于 1867 年。书中经文仿《类经》体例分为摄生、藏象、脉色、经络、标本、气味、论治、疾病、针刺、运气诸节，或附喻嘉言、柯韵伯、李士材、王冰注，王氏再加增注或评点批驳，或从临床角度进行阐释发挥，不时杂以眉批。

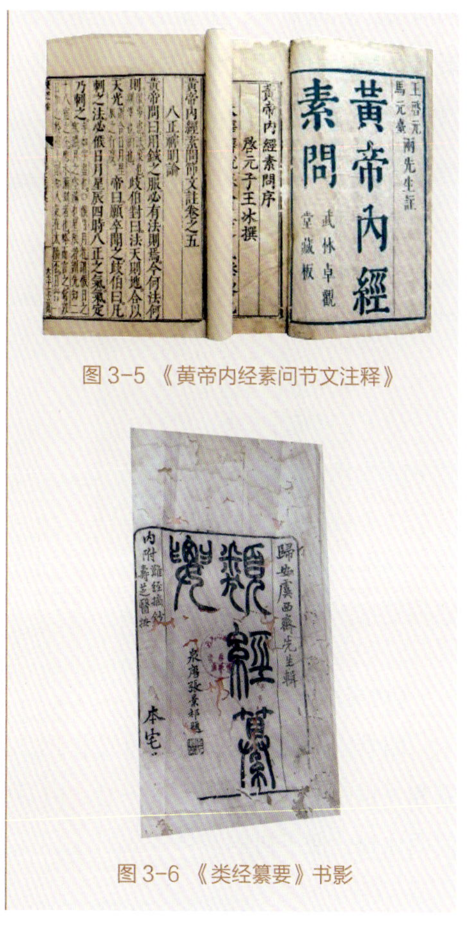

图 3-5 《黄帝内经素问节文注释》

图 3-6 《类经纂要》书影

并将其《寿芝医案》《难经摘抄》附于书后。并集其在蜀治疗效案为《寿芝医案》，及摘抄的《难经》原文共二十五难及少许注文为《难经摘抄》附于书后。

《内经撮要》

三卷。清代陈绍勋撰，门人傅翰文校正。成书于清光绪三年（1887）。该书系陈氏门人记录其所讲授《黄帝内经》的笔记。上卷论体表各部位名称、十二及八脉循行及主病说，并附诸穴歌、十五络主病说，卷中为脏腑阴阳相属各说，卷下为五脏所藏、所主、所伤、所恶，及为病、通治等。全书以阐述《内经》理论为主，会同西说，对脏腑部位、经络起止、气化原理、病机病情、治则治法等条分缕析，每一部分正文后皆附有七言歌诀，以便记诵。

《经说》

二卷，由晚清姜国伊撰，成书于清光绪十七年，载《守中正斋丛书》中。上卷为基础理论，计运气、五输、主表、厥阴、络脉、阳明、心肾、广明、荣气、卫气十论；下卷为临床诸症，列中风、蛔厥、痉病、哑聋、百合狐惑、霍乱等十三症。全书采用问答体例，阐述其对《黄帝内经》《伤寒论》等医经要旨的见解，文字简明晓畅。

《中西汇通医经精义》（图 3-7，图 3-8）

二卷，唐宗海撰。成书于光绪十八年。简称《医经精义》，为注释阐发《内经》的理论著作，《中西医汇通医书五种》之一。上卷分列人身阴阳，五脏所生、所属、所藏、所主，脏腑所合，营卫生会，五运六气，十二经脉等医论十四篇；下卷载有全体总论，五脏所伤、所恶，脏腑为病，诸病所属，四时所病，脏腑通治，望形察色，诊脉精要，审证处方等医论十六篇。分别撷取《内经》要义，试图用西医的解剖生理学知识来汇通中医脏腑、经络、气血等理论，并“折衷归于一是”。

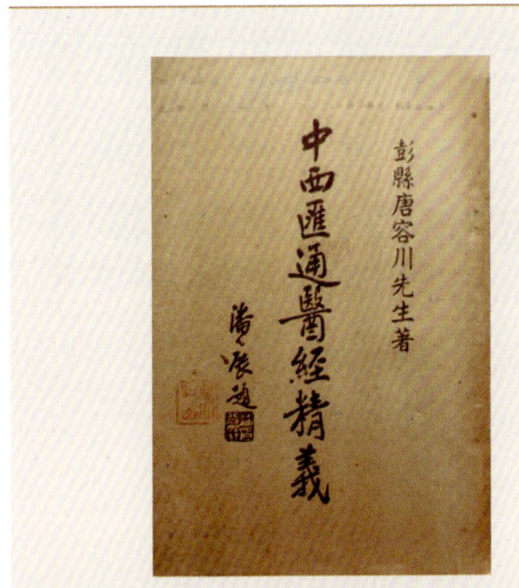

图 3-7 《中西汇通医经精义》书影 1

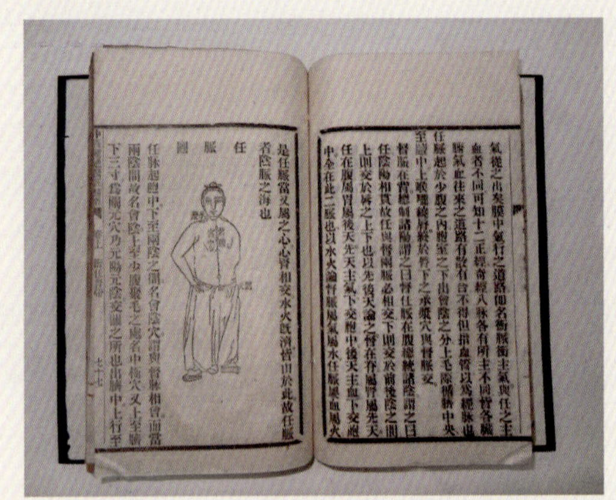

图 3-8 《中西汇通医经精义》书影 2

《内经提要》

四卷。清代王鸿骥编，约成书于清末。系《利溥集》四种之一。包括《黄帝内经素问提要》三卷和《黄帝内经灵枢提要》一卷。内容为其摘录《素问》《灵枢》精华要点，标明篇章出处，加以简明注释，便于初学。

《黄帝内经太素诊皮篇补证》

廖平撰，三卷，刊于1913年，系《六译馆医学丛书》中《黄帝太素四诊补证》之一。廖氏据《灵枢·论疾诊尺》篇所述，参证于《内经》《难经》有关内容及张仲景、孙思邈等名家论述，对杨上善《黄帝内经太素·诊候二》之"尺诊"加以补正。认为"尺"当读作"皮"，"诊尺"即古之"诊皮"法，指全身皮肤诊法，不能仅拘于尺肤。后附"古经诊皮篇名词解"，"释尺"。侄孙廖宗浚纂辑"仲景诊尺法""杨氏太素论诊皮"。

《诊络篇补证》（图3–9）

三卷，廖平撰，刊于1913年，系《六译馆医学丛书》中《黄帝太素四诊补证》之一。书中汇集《黄帝内经》中有关经络学内容，以《太素》为主，旁及诸家注，内容以脉络、病证、治法为序，间附己见加以校释。附"《史记·仓公传》诊络法""仲景诊络汇钞""诊络篇病表""诊络篇（附诊络名词）"。为研究经络生理病理诊断治疗专论。

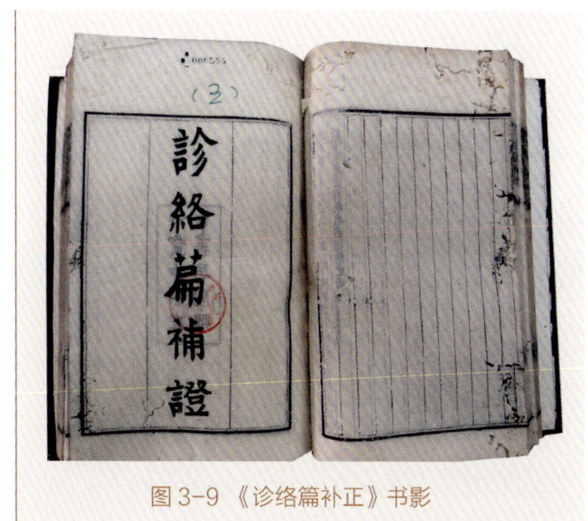

图3–9 《诊络篇补正》书影

《人寸诊补正》

二卷，廖平撰，刊于1913年。原名《人寸比类篇》，为其首部医学著作，后因《黄帝太素》有"人迎脉口诊篇"更名。系《六译馆医学丛书》之一。先录杨上善"人迎脉口诊篇"，加类注予以辩驳，同时将其与《黄帝内经》有关脉诊的内容加以对比研究，补录者附于其后，《内经》之外，别立张仲景、王叔和、《甲乙》《千金》《外台》五家比类表，以明《难经》寸口诊法出于叔和之后，《内经》古法之所以不行，以妇女之故，《千金》《外台》皆不用《难经》之说。作为《内经》脉学理论研究专论，将几种重要的早期文献记载与后世脉学理论进行类比分析，采用将诸书同类内容进行简明的比较表述，是其显著特点。

《三部九候篇》

廖平撰，《六译馆医学丛书》之一，刊于1913年。包括廖氏《三部篇序》《杨氏太素三部诊法补正》《附三部少阴》(《诊任冲篇》)《杨注太素九候诊法补正》《十二经动脉表（类经）》《〈经穴纂要〉十二动脉》数篇。认为三部中以冲任为君主，脾胃夹辅，批评张景岳命门说。反对《脉经》寸口诊法，主张《内经》三部九候诊法，提出三部为仲景所主。对任冲二脉的生理、经络循行、病状、诊候在引诸家注的基础上有较多论证。集诸家少阴诊法。定胃、肺、少阴为三部，取九脏为九候。

《诊骨篇补正》

廖平撰，《六译馆医学丛书》之一，刊于1913年。以杨上善《诊骨篇》为基础，及录自《图书集成》的《骨髓门》，引《素问识》《灵枢识》注释再加以补正，并辑日本《经穴纂要》的《周身名位图》，《慈溪刘廷桢中西骨络辨正》，附吴冠云《释骨篇》数篇。系对中医骨骼结构位置进行论述的专论，虽以中医传统记载为主，亦不排斥西医解剖学的认识。

《营卫运行杨注补正》

廖平撰，《六译馆医学丛书》之一，刊于1913年。集《灵枢》“脉度篇”“卫气行篇”“邪客篇”“营气篇”“营卫生会篇”等多篇及《董子·阴阳出入篇》《太素·阴阳跻脉篇》中有关营卫运行的原文，以杨上善《太素》注为基础，参以《甲乙经》及马莳、张隐庵等注文加以大量考证注释补充，批驳《医门法律》营卫论。

《难经经释补正》

廖平撰，二卷，《六译馆医学丛书》之一，刊于1913年。汇集有《医学源流论难经论》《难经经释原叙》《难经悬解》《黄帝八十一难经解题》等资料，系廖氏在徐灵胎《难经经释》基础上，对《难经》原文加以大量考证评点批驳，补徐大椿《难经经释》之未发，正徐氏之误，批评《难经》出于王叔和之后，专在变异古代诊法，不赞同《难经》所主的寸口诊脉方法，而希望恢复《内经》的三部九候诊法。但客观上因其法简捷易行，为后世广泛接受，故又不得不承认独取寸口的诊断法为《难经》的心得发明。

《分方异宜考》

廖平撰，《六译馆医学丛书》之一，刊于1921年。全书以四时五方为纲领，汇集《黄帝内经》“四时总论”“异法方宜论”等相关内容，列失政民病非真病考、医家、阴阳家、五行家、顺四时、逆四时、四时分方名词，并对经文加注作解。

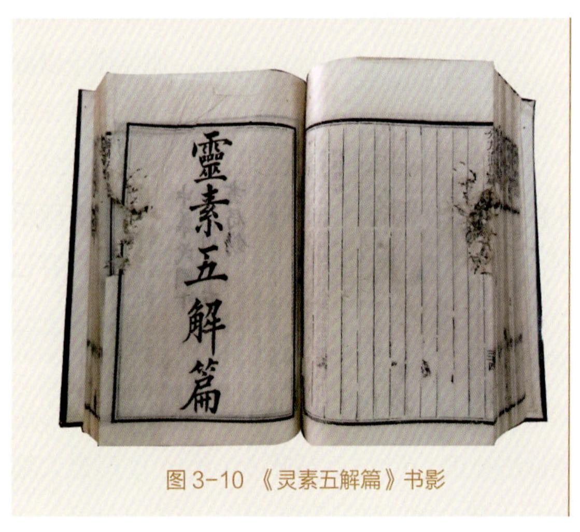

图3-10 《灵素五解篇》书影

《灵素五解篇》（图3-10）

廖平撰，其孙廖宗泽疏述。《六译馆医学丛书》之一，刊于1921年。包括“灵素五解篇”（附“散解”）、“脉（解）”（附“散解”）、“病本篇（病传）”三节。辑录《素问》“针解”“脉解”及《灵枢》“小针解”三篇，再将散见于诸篇中有关针解的内容集为“散解一”，将散见诸篇之脉解的内容集为“散解二”，合而为五，故曰“五解”。以“小针解”“针解”解《九针十二原》篇，“八正神明论”解《官针》篇，“阳明脉解”《针解》解经脉阳明病状，“脉解”解经脉足六经病状，以经证经，从而将《内经》中针法脉法与经脉的内容联系起来，彼此诠解。

《平脉考》

廖平撰，《六译馆医学丛书》之一，刊于1913年。是廖氏汇集《内经》有关诊病评脉资料，以杨上善注为基础进行考证。包括《平脉考总论》和《内经平脉考》二部分，前者以《素问》诊病评脉内容为主，后者涉及《灵枢》五脏病证及外应，强调诊皮、诊筋、诊骨法。

《内经药瀹》

十卷，张骥撰，成书于1923年。张氏认为《内经》的药物气味理论对本草学发展和临床制方用药等具有纲领性指导意义，与《本经》相较为本为纲，故集辑相关经文，类分为阴阳色气味、气运、五岁、六化、五方、水谷、五宜、五过和药制等进行研究，并征引《周礼》、诸家本草及孙思邈、王冰、李东垣等各家论注，参合己意而详加注释，以揭示其药物食养理论原理，尤其重视气化、气运对用药的影响，认为《内经》论药，反映了阴阳五行学说的科学精神。

《内经讲义》

冉雪峰编，1926年刊印。冉氏节选《内经》部分原文，重新编为总纲、源流、释名、篇次、凡例、气化原始、河洛微蕴、胎化生死、六运、五气、人体总释、五脏、六腑共十三章，附图六帧。凡原文辞奥意晦之处，则择选诸家之切当注释，参以己见，加按予以辨析，每每不袭旧说，给人启迪。

《素问·痿论释难》（图3-11）

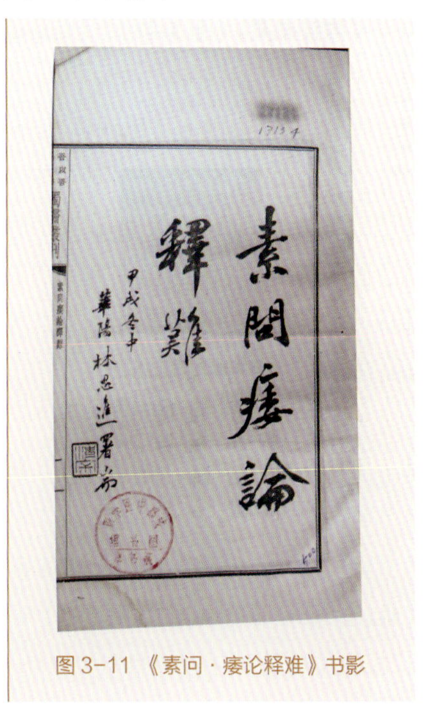

图3-11 《素问·痿论释难》书影

刘复撰，刊于1928年。认为《内经》中风痹痿厥相关，首列《素问·痿论》原文，分为释义、病因、病形鉴别、治法四章，继列引申、疑义、释难、神农五药（附子、五加皮、紫菀、虎掌、牛膝）、仲景三方（甘草干姜汤、芍药甘草汤、四逆汤）、医试考题、呈四川教育厅文、四川教育厅批示、中风论略、厥逆论略、类痿举例各节。在诸家注释的基础上，引申六论，详加辨论，认为“痿辟足”为“五痿”的总名，五体痿之不同在病因病机有别，治痿应重在“寒湿”，当以大辛大热之法为主，篇末另列类痿诸症与痿症相鉴别，附有其亲笔验案数则。为痿症专论。

《古本难经阐注校正》

冉雪峰校正。1929年刊印。系冉氏取丁锦《古本难经阐注》为底本，对其错讹脱简之处参酌有关医籍予以校正。篇前列“太素浑然一圈图”“一画开天图”“阴阳同处太极图”“阴阳各判两仪图”“河图”“洛书”六图及解说文字。正文第一章总纲，第二章源流，以下各章依次为释名、篇次、凡例、气化原始、河洛微蕴、胎化生死、六气、五运、人体总释、五脏、六腑，共十三章。系其在夜校的《内经》教学讲义。将《内经》原文各以类从，使其微者显之，晦者明之，参错奥折者汇之通之而作。现存1929年湖北中医专门学校铅印本。

《内经方集释》

上下二卷，张骥撰。刊于1933年。系张骥对《黄帝内经》一书中生铁落饮、左角发酒、泽泻饮等12个古方，依据前人注释，结合自己见解所作的全面和较为深入的注解阐述。同时收辑《黄帝内经》中有关汤液制备、方制配伍和方宜禁忌等内容，并征引诸家之说和本人见解以为阐释和发挥，示人《内经》方剂理论规范。

《上古天真论详解》

邹趾痕撰。刊于1933年。系邹氏对《素问·上古天真论》全篇进行的阐述解释。序中记有其学医患病经历，述其25～35岁，初从时方入手，不得其门，此后乃尽弃时方，专心致志于轩岐仲景之书18年至53岁的过程。文中附有邹氏次男远鸿按语。其解说立论宏远，作者不仅视《内经》为治病之书，且力倡《内经》全书“皆是为保存天真而立言，此一论（《上古天真论》）不过为《素》《灵》全书引其端”。而其说理更能不拘于文字章句之束缚，广引河图生成之数，以论男女七七八八天数之旨，文字虽繁，义理颇深，亦略成一家之言。

《内经撮要》（图 3-12）

四川医学院读本。1936 年刊印。系四川医学院《内经》教学读本。全书以七言歌诀体裁介绍《内经》有关阴阳、藏象、经络、病候辨证等基础理论知识，包括人身阴阳歌，五脏所生、所属、所藏总歌，肝、心、脾、肺、肾所生、所属，五脏所生、所伤、所恶歌，脏腑为病歌，脏腑通治歌等。内容长短不一，肾脏所属歌、脏腑为病歌等内容较长，脏腑相合等歌内容简短。内容通俗易懂。

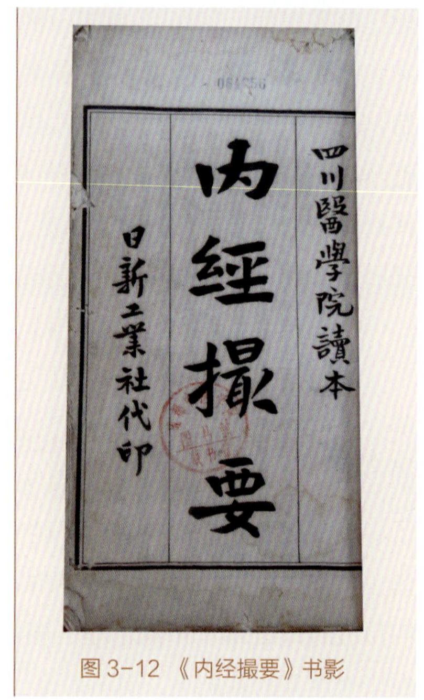

图 3-12 《内经撮要》书影

《内经类要》

四川国医学院编。系《内经》分类摘要教学课本。

《黄帝八十一难经正本》

张骥校补。刊于 1937 年。简称《难经正本》。张氏主张《难经》早于《内经》，不乱不窜，原本保存尤真，卷首辑摭历代校注《难经》51 种书目曰《难经》题名。继而辑录《难经》全文，在书眉上以其他各种《难经》版本 10 余种，以及《脉经》《甲乙经》《史记》等书中有关《难经》引文，加以校勘，出校语 100 余条，同时标明某处当与《灵》《素》某篇参看。

《难经丛考》

张骥编，刊于 1938 年。为便于对《难经》进行全面研究，张骥仿滑寿《难经本义・汇考》之体例，辑成《难经丛考》，与其《黄帝八十一难经正本》相辅而行。全书汇集历代诸文献有关《难经》的记载，特别是有关序、跋、凡例等重要内容资料，辑录 50 余家有关《难经》的书名、成书年代、作者、价值、特点等诸方面的评价、考证等资料，特别是一些有关《难经》已佚著作的作者、内容等线索，颇为不易。

三、学术特点

（一）注释经典，承先启后

四川医家史崧在校正增修《灵枢》音释，北宋虞庶、杨康侯，元代袁坤厚注释《难经》的时间较早，起到了对中医经典承先启后的重要作用。其中史崧备别本，再行校正《灵枢》的注音、释义、破通假、辨古今字、详医理等方面都有所成就。其他如王廷俊、廖平、张骥有关《内》《难》诸书在考证的基础上兼加校注，冉雪峰、刘复、邹趾痕等相关著作多以整理注释内容为主，廖平注释的内容引经据典，张骥汇集的《难经》注家多达 51 种，对于经典的传承和后学认识掌握《内》《难》经典的精华提供了不少帮助。

（二）整理《内》《难》，方法丰富

四川先后涉足《内经》《难经》整理研究的医家达10余人，从宋代到明清著作多达30余种，研究类别和方法全面，分别采用了注释、阐述、校释、诠解、校正、摘要、分类、类比、重编、加按等多种方法，几乎囊括了整理研究医经的主要方法和领域，其中一些方法虽有交叉，难以截然划分，但着力和关注点每有不同，形式上也各有特色，其中尤以提要注释为偏重，其目的也多在便于初学。但廖平和张骥由于经学功底深厚，与川派医家多数重在临床普及的提要类著述风格不同，以对医经的校勘整理研究为主，其著述多种，涉猎理论较广，内容丰富厚重，素为学界看重。

（三）评价诸家，独具卓见

廖平以今文经学大师的眼界，晚年关注医学典籍，尤对杨上善《太素》诊法诸篇特别留意，引张仲景、王叔和、皇甫谧、孙思邈、王冰等著作多方补正，撰“古诊法十种”，宗姚际恒《古今伪书考》之六朝说，认为唐天宝以前医法纯守《内经》，宋元后《难经》乃盛行，对《难经》基本上持否定态度。认为“难经所举，多不得肯要”。八十一难即《素问》九卷八十一篇，《难经》属伪书。反复申明古代诊脉不专诊两手。而对《内经》《伤寒》《脉经》《太素》等古医书中有关“尺”“关”等字，皆予以注释校改。凡有采用《难经》脉法之处，皆征引古籍，或斥之为伪卷，或指为后人参入之校语。其说虽有失偏颇，未免武断，然广征博引，于古代诊法的流衍变迁，古医籍的校勘整理，《难经》的作者与年代等方面，提出了一些具有参考价值的认识。他以今文经学家的眼光，主张复古，打破大立，力推《内经》三部九候诊法，反对《难经》寸口诊法，发明皮、络、经、筋、骨的“五诊法”。学者评价其医学思想方法特点为“思虑恣肆，广征博引，索隐抉微，言多锐奇”。在历代《难经》注家中，廖平较推崇清季徐大椿与日本人丹波元坚两位，故选《难经注释》和《脉学辑要》两书加以评注。认为历代医家对《难经》不敢置一词，唯徐大椿《难经注释》指出了《难经》与《内经》相违背的地方。

第二节　医派医家

一、著名学派

李氏医经学派

［学派概述］

李氏医经学派创始人是原成都中医学院首任院长、中医学家李斯炽。李氏幼年时期接受传统儒学教育，青年时期致力于物理学习、思考与比较，最终偏向于以太极理气为核心内容的传统科学——中医。他博览群书，可归于“儒医”一类，但又特别强调临证，注重临床实用。李氏在学术上主张重视传统，以《黄帝内经》为依，善于借鉴历代医家之经验，倡导中西医结合，反对用药过重过猛，提倡创新和活用古方，较为推崇刘河间与温病学派。致力于《黄帝内经》的教学与研究。以《黄帝内经》及其注家的学术思想、理论体系、校注整理、临床发挥等为主要研究内容，运用传统文献研究方法、现代文献挖掘方法、理论探讨研究方法、临床观察方法、现代科学实验方法等技

术手段，揭示和整理《黄帝内经》的有关学术思想和医学理论。

李氏流派人员主要身在巴蜀。成都中医药大学内经教研室、中医基础理论教研室为中医基础理论学科，是四川省省级重点课程、硕士和博士学位授予点，是中华中医药学会中医基础理论副主任委员单位、中华中医药学会内经分会常务理事单位，是四川省中医基础理论专业委员会主任委员单位。

学派传承图如下：

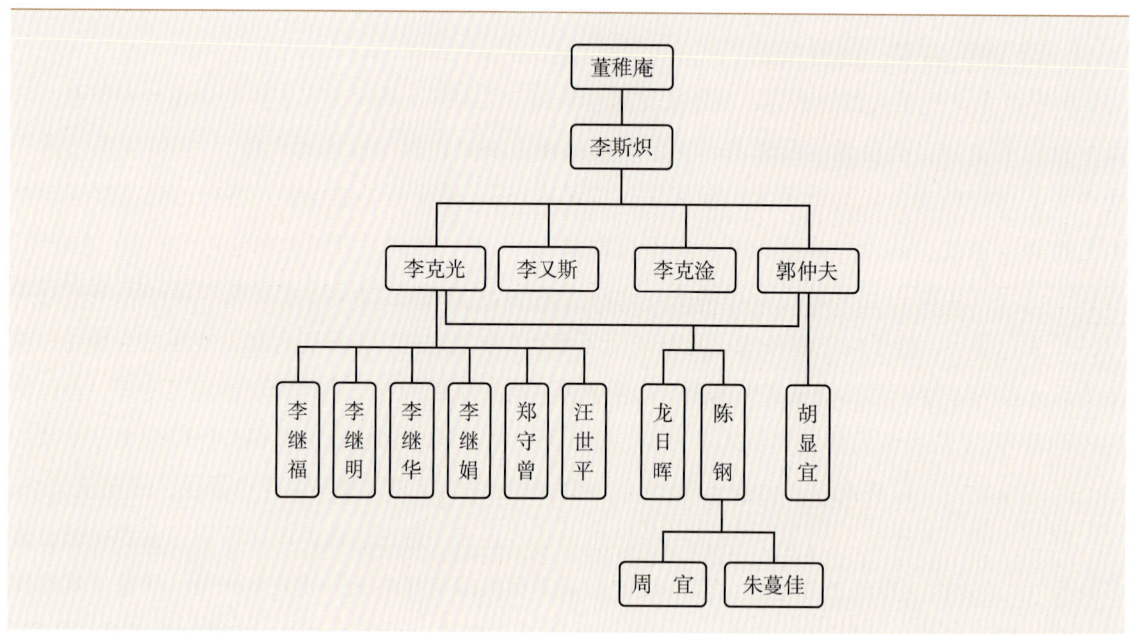

［学派名师］

李斯炽（图 3-13）

李斯炽（1892—1979），名煐，成都市人，著名中医学家、中医教育家。于 1915 年毕业于成都高等师范学校（现四川大学）理化系，留校任理化助理。自幼师从成都名医董稚庵，尽得其传，于《内经》《难经》《伤寒论》《金匮要略》等中医经典无不淹贯，是以医名日盛。20 世纪 30 年代初，有感于医道衰微，且慨于国民政府扼杀中医，遂立志以振兴中医学为己任，乃辞去所有教职，一心以医为业。积极参加反对“废止中医提案”的斗争，倡导并组建医药学术团体，创办中医刊物，举办国医学院。曾担任四川医学会主席、四川国医学院教务主任、副院长、院长等职。新中国成立后，历任成都市卫生工作者协会宣教部长、成都中医进修学校一、二、三、四班班主任，四川医学院（今四川大学华西医学院）中医教研组主任、农工民主党成都市委员会副主任委员等职。1956 年，被国务院任命为成都中医学院首任院长。先后担任中华医学会顾问，中华医学会四川分会副会长，四川省科学技术委员会委员，《中医杂志》编委，农工民主党成都市代主任委员，第二、三届全国人大代表，第五届全国政协委员，在第二届全国人民代表大会期间，入选大会主席团。1959 年，“因

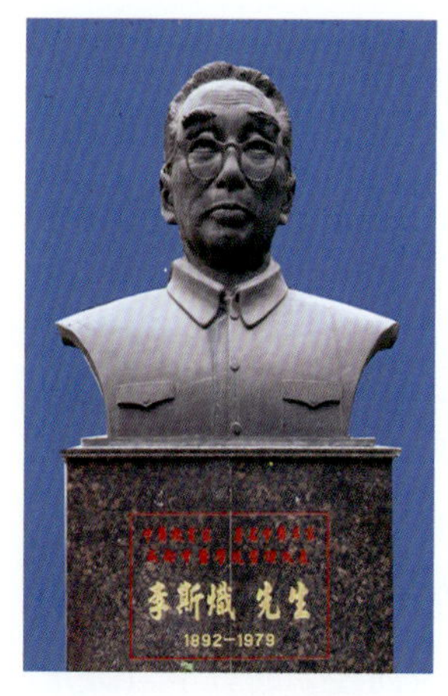

图 3-13　李斯炽塑像

对发扬祖国医学工作积极，成绩卓著”获卫生部颁发的金质奖章。1978 年，被授予我国第一批中医教授职称。

自 20 世纪 30 年代起，李斯炽即悬壶蓉城，诊治疾病，多中肯綮，求治者络绎不绝。1932 年，成都霍乱流行，与医界同仁组成“壬申疫症救护队”，自制药品，深入疫区救治患者。诊病问疾，不拘一家之言，惟取药与病合，主张“理宜精，法宜巧，方宜平，效宜稳”，在运用调气疏肝法治疗多种内科杂病，以及运用养阴而不腻之药治疗阴虚湿热证等方面有独到之心得。1958 年，中共中央成都会议期间，曾为毛泽东主席诊治，取得良好效果，成为医界广为流传的佳话。次年第二届全国人民代表大会期间，再次见到毛主席，被主席誉为“名医”。

李斯炽素以科学求实的态度，潜心于中医理论及临床研究，系统观察临床病例。1957 年，主持进行了中医治疗肺脓肿的专题研究，著有《治疗肺脓肿的初步报告》，率先在全国报道了用中医中药治疗这一急重症的疗效，其治法及方药至今仍被广泛采用。1958 年，深入成都附近疫区，开展中医药防治钩端螺旋体病的研究，筛选有效治法及方药，进行分型论治，取得良好效果，著有《中医治疗瘟疫（钩端螺旋体病）的初步报告》。在用中医中药治疗急性热病方面，也取得了成功经验。1961 年，开展了水肿病的专题研究，著有《水肿病的分型及治疗》。此外，对中风、血管疾病、阿狄森综合征等的中医治疗，均有专门的研究和报道。

李斯炽早在 1936 年就致力于中医人才培养，联合四川省国医馆和成都中医界同仁，创办了四川国医学院，除主持教务工作外，还亲自编写《金匮要略新诠》《内经类要》《中医内科杂病》等教材，讲授《黄帝内经》《金匮要略》《中医内科》等课程。善于用现代科学知识诠释中医医理，内容深入浅出，培养造就了一大批中医人才。成都中医学院开办时的师资队伍中，有相当一部分是四川国医学院的毕业生，其中包括后来担任成都中医学院副院长、名誉院长的凌一揆等知名中医药专家。1960 年李斯炽亲自带队参加全国中医教材审定会，会后指导教材修改工作，为中医教材建设，为我国现代中医药高等教育事业的发展做出了重要贡献。李氏的主要著作有《金匮要略新诠》《中医内科杂病》《医学三字经简释》《李斯炽医案》等；公开发表的论文除上述外，还有《〈素问玄机原病式〉探讨》等。

［学术特色］

李斯炽的学术思想，主要表现在 1958 年《成都中医学院学报》发表的《〈素问玄机原病式〉探讨》，为承完素之学理，究《内经》之蕴奥，阐疾病发生之机理，演治病执简之模式的不朽著作，表现在以下几个方面：

（1）深入研究《内经》，质疑若干问题

从文史的发展情况看。祝文彦《庆符堂集》说：“唐虞前无书史，而至唐虞乃始也，唐虞书不过数万言耳，而黄帝书，乃至数千万言乎。”再从文字体裁观察，也绝非出于一人之手一朝之作。有的文气坚峭，类似先秦诸子，有的言理赅博，又类似汉代文章，有的偶语骈文，又好像六朝骈体；有的通段有韵，又好似唐人所作。因此《内经》绝对不可能是黄帝时代的作品。

从书中的记述事物看。如《素问·脉要精微论》篇中有“黄欲如罗裹雄黄”句，此处的“罗”，是指轻软而有丝孔的丝织品，黄帝元妃嫘祖才开始育蚕，其纺织工具和技巧，根本不能达到如此精妙的程度。又如《灵枢·经水》说：“经脉十二者，外合十二经水。”“足太阴外合于湖水。”查夏书

《禹贡》，九州之水始有名，黄帝时河流当未正式命名，怎么会有十二经水之名呢？姚际恒《古今伪书考》中说："《脏气法时论》曰'夜半，曰平旦，曰日出，曰日昳，曰下晡，不言十二支，当是秦人作，又有言岁甲子，言寅时，则又汉后人所作，故其中所言，有古近之分，未可一概论也。'"这种说法是合乎实际的。

从书名的出现时间看。《内经》中之《素问》书名，首见于东汉张仲景之《伤寒论·序》文，或谓《伤寒论·序》为晋王叔和所杜撰。《灵枢》即《针经》，《针经》之名首见于晋皇甫谧的《甲乙经》，或谓《甲乙经》为唐人所伪托，至唐代王冰始有《灵枢》之名，但此书从唐宝应至宋绍兴之间，并未有传其书者，直至宋绍兴乙亥年，锦官史崧始出其家藏旧本《灵枢》九卷，亦即今日所称之《灵枢经》，因此书系宋代中世而后出，故未经宋高保衡林亿所校定。

从书中的承袭语词看。《内经》书中承袭了其他文史书籍中的不少语词，如《四气调神论》中"譬犹渴而穿井，斗而铸锥"与《晏子春秋》"临难而铸兵噎而遂掘井"类同。《阴阳应象大论》中"故因其轻而扬之，因其重而减之，因其衰而彰之"与秦《吕览》"精气之来也，因轻而扬之，因走而行之，因美而良之"语法类同。《阴阳别论》中"一阴一阳结，谓之喉痹"与西汉《春秋繁露》"阴阳之动，使人足病喉痹"类同。《脉要精微论》中"是知阴盛则梦涉大水恐惧，阳盛则梦大火蟠灼，阴阳俱盛，则梦相杀毁伤。上盛则梦飞，下盛则梦坠，甚饱则梦予，甚饥则梦取"与周《列子》"阴气壮则梦大水而恐惧，阳气壮则梦大火燔灼，阴阳俱盛则梦生杀，甚饱则梦与，甚饥则梦取"类同。或谓《列子》托于晋，《晏子·春秋》托于六朝，而《素问》一书首见于唐王冰注本，《灵枢》更是出至宋代中世，均在以上文史书籍之后，故从《内经》中承袭以上文史书籍语词看来，也证明了此书绝非黄帝时作品。

从感性认识与理性认识的关系看。《素问·至真要大论》说："风淫于内，治以辛凉，佐以苦甘，以甘缓之，以辛散之，热淫于内，治以咸寒，佐以甘苦，以酸收之，以苦发之……"这段话，就已经概括了对各种外感病的药物治疗原则，这肯定是通过长期药物治疗后才能总结出来的。众所周知，我们最早的方剂学是始于东汉张仲景，如果没有组合得比较严整的方剂来治疗疾病，又怎样能总结出药物的治疗原则呢？方剂治疗是实践，治疗原则是从实践当中总结出来的理论，据此认为《内经》中这一段六淫治法是在东汉张仲景以后才写出的，其他如治诸胜复、正治反治、治标治本、同病异治、药物配伍、服药方法等等，都可能是汉后之人通过药物治疗后才补写上的。李氏认为《内经》是多少朝代以来广大劳动人民在生产斗争和同疾病作斗争中积累的丰富经验，由多少朝代的不少知识分子精心总结而写成的。医非源于圣，而源于广大劳动人民的实践，这是医学历史的本来面目。

（2）探索《素问》出新观点

精叙理，启疾病玄机。李氏指出：在临证中，"最主要则端在辨证明确，处治适宜，才能使方剂得到恰当地运用"。而这又以对病机的精当分析为前提。"若只重方剂，而不从理法中以求运用，自难免认证乖误，处治失当"。因此，在《〈素问玄机原病式〉探讨》中，昭然映出李氏追疾病之根源，阐理法之精要的学术思想。如血之与汗，同源异名。李氏说："汗虽出于血液，然必因于气乃能转化为汗。"说明了血液转化为汗的条件。"若火邪亢盛，不仅使水枯津涸，血流滞涩，亦且耗及元真之气，失却'清阳发腠理'的作用。故由内热迫出充斥于皮毛之血，不能气化成液而为汗，乃致不能透出玄府，凝涩于皮肤之间而为污血的衄蔑，或有侵泄而出的血汗。血得热则行，得寒则凝。今热甚而反瘀结，以火亢极而似水也”。揭示了火热耗气伤津而为衄蔑、血汗的机理。再如，李氏认为霍乱是“感受暑邪，一经饮食导致，遂令清浊相干，乱于脾胃，而病作矣”，点出脾胃为本病关键。然后又反证道：“倘若中土健旺，夏月伤暑亦事之常，何至骤然吐泻？纵使食饮不和，消化失灵，亦不致发为如此危急之霍乱。”接着再度申明：“以水湿过甚，脾虚不能制水，肝木又乘其不足，以侮其所胜，致使湿土郁气，不得宣通，故一时出现土崩堤溃之状。所以霍乱之甚者，不仅上吐下利，而多兼有拘急转筋之象。即《六微旨大论》所谓‘土位之下，风气承之’，乃土极而兼木化的道理。”李氏所论，叙理精要，条分缕析，生理病理合参，犹抽丝剥茧，剖析至精至微，发蒙解惑，令读者获益匪浅。

原病式，合气运藏象。《内经》有训，法象天地，理合自然，本乎阴阳五行之大道。因此刘完素说：“识病之法，以其病气归于五运六气之化，明可见矣。”故李氏在推究疾病之源，阐述疾病本质之时，常举运气之理，合藏象之术，归纳病证，揭示辨证施治纲领。以风为例。从现象言，风能动木，木动为风征。从季节言，风为木气，木为风运。从人体内脏与气运的联系上言，则风气通于肝。如果木运太过则风甚，风者善行数变，故主动。因头目眩晕，摇动旋转等症，均具有动荡不安之特性，故将其归入风类，属肝之疾。李氏还提出了病证归类方式。若风木为病，反卒然发生强直里急之症，一因风能胜湿其性数变，木极风生，故骤然液伤而为燥，这是木极而兼金化，由柔和转化为劲急；二因肝旺则脾伤，不能散精于肝，淫气于筋，以致血液枯竭不能润筋，故现强直里急，筋缩诸疾。此承完素而合《内经》“亢害承制”之理论，阐述了强直诸症产生的病机。从标本看，风木为本，厥阴为标，即“病气为本，受病经络、脏腑为标”，故其病当从风治。点明了本类病证的治疗方向。由此理法贯通，体现了李氏辨证论治的思路与步骤，成为后学者可以遵循的挈领御变模式。

论病证，遵《内经》原旨。李氏剖析病证，溯本穷源，旁征博引，然万变不离其宗。如李氏论，先据《素问·宣明五气》“邪搏阴则为喑”之论，给定了喑的基本病机为邪伤阴精。接着围绕这一病机，举证以述其理。指出手少阴心开窍于舌而主言，足少阴肾上舌本，终于会厌。又引《灵枢·忧恚无言篇》说明喉咙、会厌、口唇、舌在发音中的功能。然后阐明由于肾水竭于火热，肾气亦因之大耗，不能冲动音声之门户。《素问·六微旨大论》说：“君火之下，阴精承之。”心火独亢于上，而无阴精以制其胜。心恶热，以其散气，故音声之机括失于灵活。母虚及子，而脾气亦伤，脾伤是以音声之扇，不能开合，乃源于三焦合气于肾而通于喉，相火旺而搏于肾阴，水不济火而喉不利，故致失音。再如论痿，认为肺热叶焦，失其清肃，不能治节，致使手足不遂。肺与大肠俱属燥金，而两阳明同气。燥金为火热所伤，则水谷精微亦受其煎烁，血液无所资出，以致筋脉失养，弛纵不收。李氏认为，这都是《素问·痹论》“逢热则纵”的道理。读此，笔者深感经典义蕴宏深，非具明敏之资，难以窥其堂奥。

燮阴阳，重辨证施治。协调阴阳，维持平和的思想，由来已久。如西周史伯提出：“以他平他谓之和。”荀况说：“万物各得其和以生。”管子说：“人和乃生，不和乃死。”中医学更是强调人体内外调和，才能生存。明代周慎斋说：“人之脏腑经络、皮肉筋骨、表里内外，无不得五行生化之和而相安也。”李氏崇尚平和为贵的思想。如他认为，肝气舒畅，则气机调和，血润筋荣，脾土不遭肝木之侮，肝木亦无肺金可乘之隙，肾水亦无泛滥之虞，心火更无燎原之患。如此，则没有太过、不及的灾害，而有阴阳协和的变化，这就可以达到阴平阳秘，维持人体正常的生理状态。治病欲求其和，首当“辨证明确，处治适宜”。如李氏强调：“治风应辨别虚实，分清内外，斟酌补泻，使肝气平静而不上逆，筋脉柔和而不劲急。”如“湿邪为患，多兼他气”，但治疗应紧扣湿邪，此乃《素问·至真要大论》“必伏其所主，而先其所因”之旨。对于药物的使用，不能偏颇，李氏主张散中有收，泻中有助。如“热为火气，故以含有水之性味的咸寒为主要治疗热病的药物，以伏其所主。甘味以防咸之太过”，“热遏于中，苦寒能解其结，即火郁发之之意”，“以酸敛其心气，而收火势之猖獗”，“如此则水增火制，热郁得散，阴阳平匀，精神乃治”。周慎斋说：“求其所知，则上医也。”足见李氏诊治疾病的功夫。林珮琴道：“学不博无以通其变，思不精无以烛其微。惟博也，故腕妙于应而生面别开；惟精也，故悟彻于元而重关直辟。”李氏学验俱丰，实如斯说。

（3）临床“议理为先”

重视脏腑辨证。李氏常说：“阴阳五行是中医的主要说理工具，脏腑辨证则是临床诊断疾病的基本方法。”他认为八纲辨证与气血津液辨证已经包括在脏腑辨证之中。伤寒的六经辨证，也直接标明了脏腑。温病的卫气营血辨证，卫分病多在肺，气分病多在脾胃，营分病多在心，血分病多在心、肝、胃。三焦辨证的上焦病多在心、肺，中焦病多在脾、胃，下焦病多在肝、肾。至于病因辨证更不能脱离脏腑，如外风多伤皮毛而犯肺，内风多由肝脏而发，外寒多与膀胱有关，内寒多与肾有关，暑邪多伤心，湿邪多伤脾，燥邪多伤肺，火热证则常与五脏相关。所以说脏腑辨证是其他辨证方法的基础，而五脏辨证又是脏腑辨证的重点。八纲辨证、气血津液辨证、六经辨证、卫气营血辨证、三焦辨证最后均要落实到脏腑上，病因辨证更不能脱离脏腑。

气机贵通畅，调气重疏肝。李氏认为，人体气机贵在流通，气机通畅，自然无病，如稍有阻滞则将发生各种疾病。故治疗疾病，除了矫正整体气机之升降出入外，还当调理气机，使其通畅顺遂，而调气又当以疏通肝气为主。肝主疏泄之概念，不仅仅是指肝脏有疏通肝脏本身及足厥阴肝经所过部位气机之作用，且木能疏土而使脾胃健运不息，则气血生化有源。同时人身之气，虽以肺为主，然气之流通亦需赖肝之疏泄作用。气行流畅则瘀血不生，水湿不聚，气不郁则不化火，无湿无火则不生痰。因此肝主疏泄之功能正常，对内伤病中之主要致病因素，如气滞、血瘀、湿聚、火郁、痰积、食停等均具有消散作用。他对疏肝药物的临床运用则主张按肝经通过的病位用药，按病邪的寒热属性用药，按肝经行气药与活血药相配伍，对阴虚肝郁者，疏肝应兼顾其阴；对气虚肝郁者，疏肝应兼顾其气。

阴虚湿热证，不腻不燥药。阴虚湿热证，为四川地区之常见多发证，散见于各病之中。古代对阴虚证及湿热证均分别各有治法，但对阴虚兼夹湿热者论述不多，成方亦少。因补阴则恐湿热胶结难解，清利湿热又恐重伤阴分。李斯炽经过多年摸索，提出了一套较为完整的有效治疗方法，他治疗本证总的法则是：补阴分而不腻，除湿热而不燥。在具体选药上，提出了如下几点：①补阴药多碍湿，但补阴有滋阴与养阴之别。滋阴如熟地黄、首乌、阿胶、龟胶等药则腻，不利于兼夹湿热之证。养阴如麦冬、玄参、白芍、石斛、玉竹、天花粉、沙参、川贝母、丹参、百合、莲子、女贞子、旱莲草等药，则甚少滋腻，有的且具有甘淡微寒之性，有利于湿热之排除，故多采用之。阴虚者多阳亢，潜阳药多不滋腻，故阴虚阳亢湿热盛者还可多用潜阳、少用育阴，如龙骨、牡蛎、钩藤、石决明、珍珠母等，均可随证选用。②苦寒药物有利于清热除湿，但每多有伤阴分，辛温药物虽有利于燥湿，但亦有助热伤阴之弊，均对此种证型不宜。最好的办法是：选用甘寒甘凉以清热，如知母、白薇、山栀仁、西瓜翠衣、地骨皮、芦根之属。甘平、甘淡以渗湿，如茯苓、豆卷、苡仁、泽泻、车前仁、滑石、通草、甘草梢之类，是取其甘以润之兼顾阴分之义。或稍兼轻清芳化湿浊之品，如佩兰叶、荷叶亦可。③阴虚易致肝郁，湿热更能壅气。故此类证型，亦多合并肝郁气滞症状，且肝主疏泄，气畅则热散，气行则湿化，故疏肝行气药亦常选用，但应注意疏肝不宜劫阴，行气切勿温燥，常选如刺蒺藜、牡丹皮、金铃炭、青藤香、砂仁壳、厚朴花、瓜壳、郁金、丝瓜络等。④阴虚易使筋脉失养，湿热更能流注关节。故此类证型，亦常见有筋脉关节疼痛者，又当加入通络利气不损阴、碍湿、助热之品，如金银花藤、桑枝、怀牛膝、蚕砂、赤芍、防己、豨莶草、秦艽等。⑤若兼感风邪者，每多从热化，常有头痛、咽痛、颌下肿痛、低热不退等症。若误用辛温，则恐重伤阴液，湿热蒸腾而变证百出。最宜辛凉驱风于热外，如金银花、竹叶之属；甘淡渗湿于热下，如芦根、茯苓等品。使热孤阴存，其势必缓。其阴亏甚者，不耐辛透，则以开提肺气为先，用桔梗、蝉蜕、僵蚕之类。因肺合皮毛，上开则旁通而风可解；肺为水源，上开则下泄而湿可去。或佐以加减三仁法，用冬瓜仁健脾行水，杏仁宣降肺气，薏苡仁渗利膀胱，使三焦通畅，湿热之邪从小便而去，则风无所恋矣。⑥湿热久羁，最易再伤阴分，阴愈虚则热愈炽，火盛则伤络迫血，故此类证型有时亦兼有各种出血症状。若兼出血者，则当选用养阴凉血止血而又不滋腻的药物，如细生地、牡丹皮、旱莲草等，或清热除湿止血而又不损阴的药物，如小蓟、白茅根、藕节、琥珀等。成方如知柏地黄丸、二至丸加味、对肾阴亏损兼夹湿热之出血，颇有良好效果。⑦以上所选各类药物，若能按照发病部位，有针对性地施用，则疗效更佳。如心阴虚者，选用丹参、麦冬等；肝阴虚者，用女贞子、白芍等；肺阴虚者，用沙参、玄参等；肾阴虚者，用旱莲草、生地黄等；胃阴虚者，用石斛、天花粉等。

议理为先，必先其所因。李斯炽在治学与临证中，总的主张是“理宜精，法宜巧，方宜平，效宜稳”。他曾在 1958 年成都中医学院的两期院刊上反复强调：中医有一套认病治疗的规律可循，要始终掌握理、法、方、药四个重要环节。他认为：理、法、方、药四者，以议理为先，欲伏其所主，必先其所因。要解决疾病问题的主要矛盾，必须先了解该病的病因病理。有人说他是阴虚湿热派，那是因为四川地区阴虚湿热病人较多，其实他治阳虚病人也不乏其例，总从议理中得来。如《鼻衄重症之治疗心得》一文中所选治疗的四例，尽属虚寒证型，均用甘温辛热之品而治愈。李斯炽论病理，善于博采众家，融会贯通，常以精辟著称。他在《治疗中风经验》一文中说：“本病之病机多为正虚邪实，正虚是本，邪实是标。正虚者以阴血阳气亏虚为主，邪实者以痰瘀肝风为多。阴虚者多兼热痰肝风，阳虚者多兼湿痰瘀血。”临床上以阴虚为多见，一般表现在心、肝、肾三脏。肝肾同源，肾阴亏损则水不涵木，肝风内动，筋脉紧急，故有眩晕、仆倒、偏枯等症。心肾为水火之脏，水亏则火旺，心藏神，主语，其华在面，故常见之神昏谵语，满面通红亦多与心阳上亢有关。且心肝为母子之脏，故心肝阴亏，阳热亢盛之症，亦多同时出现。但以肝肾阴亏，肝阳上亢者为多见。故古代医家有中风之主要原因为阴虚之说。阴虚者易至心肝火旺，故又有火热之说。火热亢盛易动肝风，故又有肝风之说。临床上亦见有阳气虚兼虚风内动者。阳气虚则阴盛，阴盛则逼阳，致使阳气有升无降，阴阳两不接续而出现昏厥四逆、虚汗气喘、二便失禁等症，故又有气虚、阳虚之说。阳气虚则易气滞，气滞则易血瘀，脉络痹阻，经隧不通，亦可见半身不遂、口眼歪斜等症，故又有瘀血之说。若论痰则为普遍之兼证。阴虚生热，火热灼津则成热痰；阳虚湿聚，水湿内蕴则为湿痰。虽痰之性质有不同，其夹风阻窍壅络则一。本文发表后，曾收到不少来信，大加赞赏。如北京中医研究院沈仲圭说："此段所言把中风的标本虚实，说得言简意赅，殊为可贵，甚为精辟，且符合临床实践。"法随理出，理明则法正，李斯炽在治疗各病时，除用一些常法外，还惯用一些佐法，甚为灵巧。如其在《水肿病的分型和治法》一文中认为，除按照肺、脾、肾三脏的虚实寒热采用通套办法治疗水肿外，还配合通利三焦、疏肝行气、养阴利水等法，常取得良好效果。其他如对气阴两虚的感冒病人采用宣肺开提法，对战汗病人之用益胃发汗法，对心脏病人之用补肾交通法，对肺痨病人之用培土生金法，对痿证病人之用主取阳明法，对肾虚病人之用填精补髓法，对虚损病人之用脾肾双补法等等，皆属巧法之类，在两辑《李斯炽医案》中均随处可见。方以法立，李斯炽认为，必须依法制方，才能切中病情。因此他甚少采用成方，即使使用经方和时方，也以理法为先，灵活加减取舍，对一些常见证型，他也有基本套路，但他认为绝不是秘方，临床上亦应因人因证而略有不同。他所制方，看似平淡，但每每于平正中见奇效。李氏常说："用药如用兵，对药物除了解其一般的性味归经升降浮沉外，还应熟悉各药的特性，才能更好地遣药治病。"他几乎每天看完病后，都要翻阅本草，直到他 80 多岁时也是如此。他说："药物之所以听我使唤，主要是我了解它。"如他认为养血药要分温养、润养、通养、凉养。当归、川芎属温通养血，熟地黄、枸杞属温润养血，丹参、鸡血藤属润通养血，阿胶、制首乌属润养，生地黄、丹皮属凉养，应分别用于不同类型的血虚患者。又如通利关节也要分温通、凉通、润通。威灵仙、桂枝、独活之类属温通，银花藤、赤芍、白芍等属凉通，秦艽、桑枝、豨莶草等属润通，分别适用于风寒湿邪，或郁热，或伤阴的证型。李斯炽认为对补肾阳和肾阴的药物，有的常难截然划分而具有阴阳两补之性能，这些药物大都具有填精补髓作用。如菟丝子、山茱萸、熟地黄、淫羊藿、肉苁蓉、枸杞、五味子等。他组方用药的另一特点是：顾护脾胃，药贵轻灵。他说："用药不顾脾胃，戕贼生化之源，使脾不能运药，则用之何益。"他非到必要不用有毒峻猛药物，且用量一般偏轻。他说："用药在于对证，纵观古代名医医案，甚少使用大剂药量，特别对初学者，如辨证不确，大剂药量反致败事，且造成药物浪费，病家负担加重，用之得当，四两亦可拨动千斤，当以简、便、廉、验为要。"

[传承发展]

李又斯

李又斯（1915—1971），李斯炽长子，幼随其父学习中医，1936 年就读于四川国医学院第一期，毕业后开业行医，在成都玉龙街设吉康药房。1955 年进入四川医学院工作，任中医外科主任，擅长中医外科及骨伤，著有《家传秘密良方》。

李克光

李克光（1922— ），四川省成都市人，李斯炽第三子。1939 年高中毕业后，随父李斯炽学医，颇得其真传。1948 年毕业于四川大学农学院，1949 年悬壶为医，1956 年被聘为四川医学院（现四川大学华西医学院）教师。1963 年调成都中医学院任教，先后任教研室主任、学院副院长等职，1987 年晋升教授。1985 年任四川省中医药研究院院长，1987 年任该院名誉院长。曾任四川省中医学会副会长、名誉会长，《中国中医年鉴》编委，四川省科技顾问团顾问、四川省中医药高级职称评审委员会副主任委员。中国农工民主党成都市主任委员、四川省副主任委员、主任委员。成都市政协第二、四、五届常务委员，第六、七、八届副主席。1996年任农工民主党第十一届中央常务委员会委员、四川省第七届主任委员、第八届全国人民代表大会代表、四川省政协第七届副主席等职。2005年获中华中医药学会遴选的50名“国医大师”之一。1983年在成都接待来访的法国友好城市蒙彼利埃大学代表团，进行学术交流并互赠礼物，他将自己的学术著作赠给法国朋友，法国朋友赠予其法国蒙彼利尔大学荣誉奖章一枚。

李克光擅长治疗内科杂证，临诊之际，总是全神贯注，力求准确诊察，把握病机，辨证施治，使理法方药一气贯通，丝丝入扣。其配方严谨，用药轻灵，却常于平淡中见神奇，而起人沉疴。李克光重视顾护胃气，或养阴，或益气，或开胃，或化湿，或抑木扶土，或养心健脾，总将护胃融入主要治法之中，使二者巧妙结合，相得益彰。以善治脾胃病、血证、老年病及疑难怪症而闻名蜀中。1954年即协助其父编有《中医内科杂病》教材，主编和编写的教材有《中医学基础》《金匮要略选读》《金匮要略讲义》《金匮要略教学参考资料》《金匮要略译释》《实用中医内科学》，同其弟李克淦共同整理出版了《李斯炽医案》。

李克光的论文《太素杨注研究》1985年获四川省中医学会优秀论文奖，因较高的学术价值受到国家卫生部高度重视，直接促成了将重点古籍科研课题中最难啃的硬骨头——《校注黄帝内经太素》交由李克光负责主持。2005年，中华中医药学会在全国遴选50余位知名中医学者，授予“国医大师”称号，他是四川仅有的两名“国医大师”之一。李克光在《内经》研究方面的学术思想和成就体现在：

撷要《内经》。李氏认为《内经》《难经》《伤寒论》《金匮金匮》等书，是中医应当奉为圭臬的经典著作，是学好中医的必读书。尤其是《内经》，概括总结了我国古代关于生理、病理、诊断、治疗、预防等知识和经验。经过千百年医疗实践的检验，证明其中许多理论和治疗方法是正确的、行之有效的。后世各医学流派，如金元四大家等，无不是在《内经》的基础上，结合自己的实践经验，不断丰富，发展起来而自成一家的。李氏之学，既得之家传，又蒙多位名师指教，再积近60年临床积累，不断创新提高，终至独具特色，其学术见解异于一般。他认为“治痿独取阳明”，绝非舍此别无他法。《素问·痿论》有“治痿者，独取阳明”这一原则治法。李氏认为阳明胃腑为水谷之海，五脏六腑皆禀气于胃，胃气盛则宗筋润，胃气衰则宗筋纵，故阳明无病不能成痿。这就按照经文原意阐明了“治痿独取阳明”在理论和实践上的重要意义。他同时指出：“独取阳明”应当理解为“重视”阳明，但绝对不是舍此别无他法。证之临床，还有由于“肺热叶焦，发为痿躄”者，治法当以清肺养阴为主，还有由于“湿热不攘”以致筋膜弛长痿软者，其治法又当以清热除湿为主。此外，如属于下焦虚损所形成的“筋痿”“骨痿”，其治法又当以补益肝肾为主。除上述三法之外，还须结合健脾养胃，佐以养血通络法。这样就可使学者较全面地了解有关痿证的几种常见证候，以及相应的治疗大法，而不致为“治痿独取阳明”一语所拘泥。再如，论“寒厥”“热厥”，不仅限于阴阳气衰于下。李氏在阐明《素问·厥论》中寒厥是阳虚、热厥是阴虚的含义后，再联系《伤寒论》所述的阳明热厥实证，以及《温病条辨》中关于厥阴证痉厥神昏的论述，进一步点明后世医家对厥证病机的分析，已在《内经》的基础上有了很大发展。临证时就不宜局限于阳虚则为寒厥，阴虚则为热厥之说。就厥热而言，其中有属于邪气盛实的阳明热厥证，也有属于热邪深入下焦的厥阴温病。这样学习医经，可以对中医理论的理解起到从源到流的融会贯通的作用。《伤寒论》里，实证热厥用白虎汤，虚证寒厥用四逆汤。由于《伤寒论》是讲外感的，外感证从少阴寒化，便为虚证；从阳明热化，是为实证。《内经》的寒厥指肾阳不足，热厥是肾阴不足，均属内伤。《素问·至真要大论》云："诸厥固泄，皆属于下。"这一"下"字，泛指肝肾而言。观乎《素问·厥论》"阴厥者，其人素壮，以秋冬夺于所用；阳厥者，其人嗜酒，饱以入房"。无论热厥寒厥，皆由肾精亏损而来。肾精亏则无以敛阳，阳不入于阴则形气绝。轻则为手足厥冷，重则眩晕昏扑，再重则为暴死。治厥者不知上下，不问所属，概用辛芳刺激开窍，诚何益哉？这就为厥证的治疗指明了方向，使其有法可循。

校注《太素》。李氏研究《内经》《太素》多年，既有较精深的学术造诣，又具较强的组织领导能力，故整理《太素》主要负责人这一重任就落在了他肩上。自受命以来，他更加刻苦地博览群书，查找资料，摘录卡片，召集课题组成员开会，分派任务，做了大量前期准备，并在此基础上，从数十种中、外文版中比较优劣、择善而从，最终挑选出最佳版本肖延平氏兰陵堂本为底本，日本"东洋医学善本丛书"中的仁和寺本《太素》为主校本，并通过了严格的开题报告会。《太素》的整理与研究，包括校注和语译两部分，是卫生部下达的11部重点古医籍整理中分量最重、难度最大、研究基础最薄弱的，被公认为是最难啃的"硬骨头"。从1985～1995年底，经过李氏一班人历时10年的艰辛努力，终结硕果，完成校注和语译各256卷，两书共约160万字，在整理《太素》过程中，课题组分文理、医理，释音、词、义等各专题深入探讨和研究了杨上善撰注《太素》的伟大功绩；肖延平校补《太素》的主要功绩；人民卫生出版社重印《太素》的新贡献和本次校注的方法、思路、特点、所要达到的水平及学术价值。在此基础上，撰写了不少论文，许多学术见解和观点都是国内外第一次见诸报端。李氏还亲自撰写了具有一定深度和较高水平的校注后记，全面论述了《太素》的著作年代、散佚情况、版本源流、学术思想、语言特点、杨注特色等，是一篇系统研究《太素》及杨上善注的难得之作。1995年12月16日正式通过了国家中医药管理局在北京组织的严格的专家评审，本书被评价为"千百年传世以来医文并重，古今兼赅，雅俗共赏的最佳版本，对中医教学、科研、临床具有重要学术价值和广泛应用价值。达到了国家关于整理研究《太素》的目的和要求"。李氏在本次科研中的作用是毋庸置疑的，在遴选底本与主校本、对肖延平和仁和寺本的评价上，李氏在精心对比，反复筛选，集思广益的基础上得出结论："当推肖氏兰陵堂本为精本、善本。"其理由有三：第一，肖氏所据蓝本，是杨守敬在日本所获之小岛尚质的影写本，小岛本的大部分是书于杉木望云直接从仁和寺本誊抄影写的，所以肖氏是在当时可见的最佳《太素》抄本基础上展开校勘工作的。第二，肖氏校补《太素》历20余年，校勘详细精当，有根有据，按语允当，原抄俗字也一律加以更正。第三，兰陵堂本刻工精湛，很少误字，所以人民卫生出版社二次影印、排印肖本出版，绝非偶然，足证肖本已是公认的善本。故此次整理校注《太素》，选择肖本作为底本是理所当然的。底本与主校本对校，是校勘的主要内容，所以主校本选择得当与否，直接影响校勘的质量。而日本"东洋医学善本丛书"中的仁和寺本《太素》是最完整的传世孤本，所以是与肖本对校的最理想版本。一能正肖氏校勘所据蓝本的传抄之误，二可改肖氏误校误改之处，三能补杨惺吾、肖延平所未见到的缺卷。故本次校注将"东洋医学善本丛书"仁和寺本《太素》选作主校本当无疑义。一锤而定音。关于《太素》作者及成书年代的考证，学术界存在不同见解，众说纷纭。

肖延平在提出充分史实论据的基础上确认:《太素》作者为杨上善，而非韩诸公子:“杨上善是隋唐时人”。李氏认为：上述不同争论皆有理有据，颇能令人信服，彼此均不能轻易否定。为求得学术见解的一致，最好持慎重态度，对该书作者、爵里、成书年代、《太素》与《泰素》之争，姑且两存其说，留待博学雅识之士再作稽考。李氏高度评价了《太素》杨注的重大贡献。认为杨上善是《太素》的唯一注家,《太素》与杨注早已浑然一体。李氏悉心考证后确认杨注在王冰注《素问》之前。由此得出结论：杨注《太素》是现存《内经》传本中最古老的一种，更接近于《内经》原貌。而杨又是隋唐以后《太素》的唯一注家，由于杨上善学识渊博，医理精深，故凡读《太素》者，必读杨注,《太素》与杨注同样具有相当高的学术价值。因此，当《内经》的四大传本之间发现经文互异，需要勘比互订，察疑存真之际,《太素》与杨注具有去古未远的特色，常能在互校中发挥他书所不可替代的重要作用。李氏还高度评价了杨上善阐释阴阳之理，首倡“一分为二”学说；补充发展了《内经》关于生命和疾病的规律性认识；对《内经》医理尤多阐发，特别发展了中医形神并重的心理学思想，注重养心调神，反对服食金石药物以求长生的时尚。用儒、释、道思想注释经义，哲学思辩由魏晋玄学向宋明理学发展；校注《太素》精确、简明、翔实，医理、文理融会贯通。

郭仲夫（图 3-14）

郭仲夫（1929—1994），名城金，四川温江县人。幼入私塾，习训诂及经史，诵经明礼；少进中学，格物致知，学习勤奋刻苦，夙兴夜寐；待人忠厚朴实，敏事慎言。年十五，为温江名医郭甫卿慧眼所识，遂从甫卿习医。甫卿尽其所能，声心相授，仲夫医技大进，从此开始悬壶温江，拯危救难，活人无算。1958 年参加成都中医学院师资班学习，继后留校担任李斯炽助手，参与李氏主持的《实用内经选释义》之编著，朝夕相聚，聆听教诲，历时七载，获益匪浅。先后担任内经教研室副主任、主任，内经硕士研究生导师，副教授、教授；兼任四川省时间生物学会理事，四川省中医学会中医基础理论专业委员会副主任；1990 年受聘任成都中医学院刊授大学校务委员会委员,《中医刊授》杂志主编。

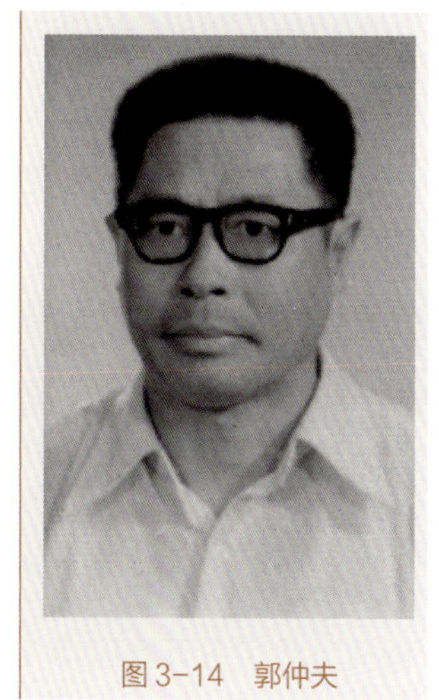
图 3-14　郭仲夫

郭仲夫一生致力于《黄帝内经》的教学和研究，又得到郭甫卿、李斯炽等名老指点，其用心之专，用力之巨，为国内少见。主编有《内经选讲》《运气学概论》《黄帝内经讲解》，担任了卫生部重点科研“《黄帝内经太素》整理与研究”副主编，与人合作编写的有《中医古典著作选编》《中医学基础》《内经选读》。对《黄帝内经》的学术思想和各种重要理论，较之一般学者，领悟更深刻，理解更正确。强调学习研究《内经》应注意联系相关经文、联系后世医学、联系临床实践、联系各家注解。

对阴阳学说的独到理解。众所周知，阴阳学说是中医学最基本的核心理论之一，仲夫认为：仅仅把中医的阴阳学说、五行学说理解成古代哲学概念是不够的。因为中医学的阴阳学说与五行学说，并非从古代哲学衍化或派生出来，而是导源于古代天文学、气象学。阴阳最初是指日光的向背，五行则是阴阳的衍化。并从《周易・系辞》和《史记・天官书》原文证明，阴阳、五行最初并不属于哲学概念，而是属于天文学名词，中医学的阴阳学说、五行学说，都发端于古代天文气象学，把它简单地划属于古代哲学范畴是欠妥的。郭氏还认为，中医阴阳学说导源于古代天文气象学，但不是生搬硬套，而是将它改造、充实、丰富和发展，从而形成中医学自身所特有的鲜明个性。阴阳作为自然界事物运动变化的客观规律，用来概括和说明自然界事物相互对立统一的阴阳两个方面，以及这两个方面相互依存、制约、消长和转化的关系。根据阴阳学说，人体被看作是阴阳对立的统一体，认为人体生命活动也是按阴阳对立统一的原则进行的。阴阳两个方面相互依存、相互为用，并在消长、变化过程中，保持动态平衡，即所谓“阴平阳秘，精神乃治”。各种病变都可以看作是阴阳失调的结果。阴阳失调发展到极限，“阴阳离决，其气乃绝”。在诊法上，以阴阳作为辨证纲领，分析归纳病情的变化及其所表现的证候，所谓“察色按脉，先别阴阳”。在治疗上，以调整阴阳作为最高原则，通过恢复阴阳大大相对平衡，达到治疗疾病的目的。此即“谨察阴阳所在而调之，以平为期”的真谛所在。当然，中医学的阴阳、五行学说和哲学的阴阳、五行学说，又不能截然割裂开来，因为无论中医的理论或实践，无处不闪烁着古代哲学唯物辩证的灿烂光辉。二者既相互联系，又相互区别，且不能任意替代，并各有特点。

对五行学说的细致研究。1981 年以来，他先后撰写《从医用气象学的角度来看中医的五行说》《从天文、气象的角度看中医五行说》等一系列文章，在《成都中医学院学报》《新中医》阐释自己对中医五行说的见解。郭氏“认为五行说不仅是一个单纯的哲学概念”，从它的历史发展和具体内容来看，“五行不是指具体的木、火、土、金、水五类物质，而是指自然运行的五气”，“还包含着古代天文、气象以及医学气象学的概念”。郭氏从《素问·天元纪大论》《阴阳应象大论》及《内经》其他篇目对五行的论述中认为，风、寒、暑、燥、湿、火六气，其实质与五气（火、暑同气）相同。风、火、燥、湿、寒五气的交替变化，反映常年气候运动变化的不同特点。而五行的生、克、乘、侮，最早也是用来说明气候运动变化的正反规律的。所以五行学说和阴阳一样，其未被引进哲学、医学以前，纯属天文、气象概念。而风、火、燥、湿、寒五气的运动，与医学实践紧密结合后，已经成为中医医用气象学的重要组成部分，并贯穿在中医基本理论的生理、病理、病因、病机、诊断、治疗、预防、养生等各个方面，形成了独具特色和完整体系的中医五行学。所以，中医的五行，是指阴阳的衍化，指自然运行的五气，五行学说是比阴阳学说更细致入微、更周密完备地概括自然宇宙万物运动变化规律的学说，贯穿并结合在整个中医领域。它所具有的科学性和规律性，已经并将继续为医疗实践所证实。因此，中医五行说的合理内核，不但任何人否定不了，而且必将继续指导中医学术的发展和临床医疗技术水平的提高。郭氏的文章，立意明确，议论恢宏，言之成理，论之有据。论文成稿后，送呈卫生部原中医司吕炳奎司长审阅。吕氏看后十分高兴，当即回函，明确表态：“这篇文章很有学术价值，可以公开发表。”郭氏提出的天文气象学对中医派生出的阴阳、五行学说论文发表后，在中医学术界引起强烈的反响。

对《内经》原文的融合贯通。郭仲夫温文尔雅，学识渊博。他注重实际，不尚空谈，长期孜孜不倦、揣摩钻研的还是《黄帝内经》，并达到融会贯通、条分缕析的程度。《内经》中一些艰深古奥的内容，经他一指点，会使人茅塞顿开。如《素问·五脏生成论》中说：“头痛巅疾，下虚上实，过在足少阴、巨阳，甚则入肾；徇蒙招尤，目冥耳聋，下实上虚，过在足少阳、厥阴，甚则入肝……”这段经文，前代注家随文演绎，失之笼统，读者观之茫然，困惑不解。对此，郭氏解释说：“巅为头顶，过指病变。头痛巅疾是主证，下虚上实是病机，过在足少阴、巨（太）阳是病位，发展严重了就会危害到肾是趋势。此证多系寒湿头痛，治疗用麻黄附子细辛汤可获良效。”寥寥数语，经文前半部分所含义理昭然若揭。郭仲夫又说：“拘与峋通，眴即目眩；蒙系朦古字，朦则目不明。招尤为连绵词，即招摇，义为晃动不安。头目昏眩，晃动不安，视物不明，耳聋听减，正合《内经》‘诸风掉眩，皆属于肝’之说，病变在肝胆二经，下实为风阳偏旺，上虚为气虚，治宜六君子汤加羚角、钩藤，正中肯綮。”说难解惑，顺理成章，使人信服。

20世纪80年代初，郭氏受命指导青年教师，并开始招收《内经》硕士研究生，又值光明中医函授大学聘请国内知名专家编写教材，郭氏当然在受聘之列，他带领自己的助手，致远钩沉，析微阐奥，编著成70余方字的《黄帝内经讲解》。该书共分总论、人与自然、阴阳五行、藏象、经络、病因病机、病证、诊法、治则、养生、运气学说共十一章。郭氏把分散在《内经》原文中的有关内容，精心加以选择，集中起来，分类加以编排，并注意保持《内经》理论的整体性和完整性。该书在参照历代注家有关注解的基础上，采取了与以往不同的注释方法，对所选经文，用通俗易懂的语言，逐字逐句进行简明扼要的解释，对原文中包含的主要医学理论，尽可能完整透辟地加以阐述。为了提高读者阅读古典医籍的能力，加深对原文学术思想的理解，便于读者理论联系临床实际，该书还别开生面地增设了一栏“临证意义”，有选择地就《内经》理论对后世中医理论发展的指导意义，后世医家对《内经》理论的发展，以及《内经》理论在医疗实践中的具体运用等，向读者做了详细介绍。这对于开阔读者视野，启发读者思考，指导读者学好《内经》，帮助读者临床应用，都具有积极作用。著名中医学家，原四川省中医药研究院院长李克光对这部力作给予高度评价。他说：《黄帝内经讲解》“集句分类比同类书更为精炼”，体例上列出“临证意义”一栏，注重理论联系实际，能够体现本书的实用性、先进性、科学性，便于加深读者理解，本书各章节内容“均有丰富的中医学术理论体系的特色，较之现行高等学校《内经》教材，确有独到之处”。现在郭氏虽然故去，但遗著尚留人间，后之学者诵习是书，心想其为人，郭氏可以不朽矣。

李克淦

李克淦（1930—　），四川省成都市人，李斯炽第六子。成都中医药大学副教授。幼随其父学习中医，后就读于成都会计专科学校（现西南财经大学），毕业后分配到广汉县油脂公司工作。1966年随父行医，1977年调入成都中医学院从事临床及教学工作，2000年退休。曾任成都中医药大学内科副教授，夜大函授部临床教研室主任，四川省成人高等学校招生委员会评卷指导委员兼中西医评卷组长。曾获成都中医药大学科研奖，多次被评为先进工作者，1985年被评为成都市先进教师。

李克淦得其父李斯炽真传，擅治各种疑难杂症，尤其对疏肝法的运用得心应手，其论述养阴不碍湿，除湿不伤阴等法甚为透彻。整理其父的证治经验颇多，发表相关论文百余篇，是《李斯炽医案》一、二辑的主要整理者。由李斯炽口述，李克淦执笔编写的《五脏辨证论治歌括》《杂病论治歌括》等中医读物流传甚广。

陈钢

陈钢（1955—　），重庆市人。1982年2月考取成都中医学院中医基础理论（内经）专业研究生，师从李克光和郭仲夫。毕业后留校在内经教研室任教。1993年至今，历任讲师、副教授、教授，成都中医药大学学报编辑部常务副主编，2000年至今，先后任成都中医药大学基础医学院副院长、院长、学术期刊中心主任等职。现为成都中医药大学教授，博士生导师。四川省名中医，四川省中医药学术与技术带头人。中华中医药学会中医基础理论分会副主任委员，四川省中医药学会中医基础理论专业委员会名誉主任委员。多次受邀到香港中文大学、台湾长庚大学讲学，两次在以色列首都特拉维夫市做中医学术讲座，在日本东京举行的第二十届中日传统医学学术交流会上做主题报告和中医诊疗经验交流，在德国进行中医学术交流等。任全国研究生教材《中医学与哲学》副主编，全国中医药高等院校创新教材《辨证论治情景模拟培训教程》主编。先后培养了中医基础理论、中医妇科学等专业的20余名硕、博士研究生。他以清代医家林珮琴所谓“学不博无以通其变，思不精无以烛其微；惟博也故腕妙于应，而生面别开；惟精也故悟彻于元，而重关直辟”为学医习医之警句。强调多临床、重经典、通人文，主张“内圣”而“外王”。主要以肝藏血理论与临床、《黄帝内经》学术思想为其研究方向。在临床上开展内科、妇科、儿科的常见病和疑难杂症的中医诊治。

从“肝藏血”研究小柴胡汤治疗血证，丰富了《内经》提出“肝藏血”理论，是陈钢的学术贡献之一。陈钢认为，“肝藏血”除调节血液、贮藏血液外，“肝还有统摄血液”作用。这种统摄血液作用指肝约束血液的运行，使血液行于体内脉中而不致外溢。若肝不统摄血液，主要表现为多种出血证。因此在临床使用小柴胡汤基础上加减用药治疗肝不藏血所致各种出血证，取得良好疗效，其主要治疗机制与治疗途径一是解郁、二是活血、三是养肝、四是行气清火。

陈钢的学术贡献之二，是提出了根据杨上善之职官和《太素》行文避讳两点，支持杨上善为唐初之人的证据。他整理研究《黄帝内经太素》十余年，发表有关论文数篇，如《太素》保存古本《内经》的学术价值，仁和寺本《太素》的文献价值，再论《太素》撰注者杨上善为唐人，肖延平校注整理《太素》的功绩，仁和寺本《太素》异体字研读意义，通行本《太素》释音校正等，为《太素》的整理做出了贡献。

陈钢发表论文110余篇，如《〈内经〉分脏腑经脉论治与辨病论治》《〈内经〉理论指导临床诊治的主要功能》《论〈黄帝内经〉之治道》等，出版《黄帝内经讲解》等著作教材20余部，获省科技进步奖等各级奖励10余项，作为课题负责人承担了国家自然科学基金、科技部“十五”攻关项目以及省部、厅级等各级课题20余项，获省科技进步奖等各级奖励10余项。负责完成的省教委“柴胡止血液治疗节育环所致子宫出血的临床与实验研究”，获2000年四川省科技进步三等奖。

二、著名医家

吴棹仙（图3-15）

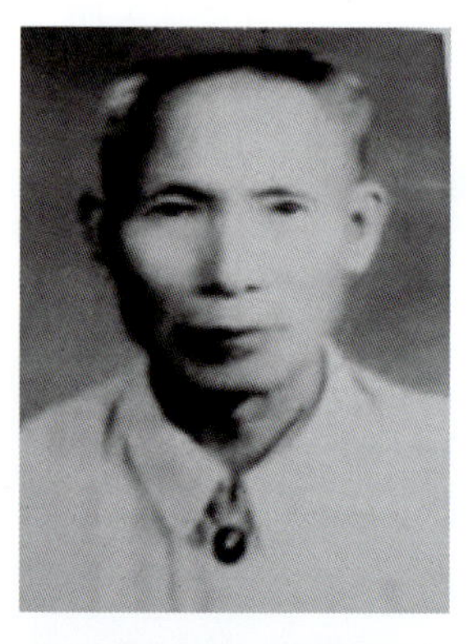

图3-15 吴棹仙

吴棹仙（1892—1976），名浦，字显宗，重庆市巴县虎溪乡人。幼承庭训，攻四书五经兼习医学。1905年在“巴县医学堂”学习。1908年，升入“重庆官立医学校”师范班深造。1932年，与彭笃笙创办“巴县国医学舍”，后改名“重庆市国医传习所”，任所长。1935年借“国粹医馆”办了女生部。1935年与医药界同仁成立“国医药馆”。1939年，在重庆山洞镇创办“重庆中医院”“巴县国医学校”。1950年，在和平路创办“苏生国医院”，又在归元寺街创办“中华医药科学讲习所”。1954年被聘为重庆市中医进修学校教师，继被委任为重庆市第一、二中医院院长。

1956 年成都中医学院开办，聘其为成都中医学院医经教研室兼针灸教研室主任。

吴氏长年研究中医经典，颇有心得，治学严谨，可随时随地背诵四大经典条文，与任应秋并称为“中医界的活字典”。行医五十余年，精于内科、针灸，处方用药，多宗仲景，擅用经方治病。其学术作风严谨，一丝不苟，善于以经解经，与现代医学互补、结合，并结合古代天文物理之科学重现中医性命之学之精髓，重视传统经典的传承，强调中医教学一定要注意理论与实践的紧密结合。生平好友任应秋在《中医各家学说》中称吴棹仙为近代“两经方学家”之一。

吴氏在经方方面的成就体现在所著的《医经生理学》《医经病理学》和《灵枢经浅注》。搜集《黄帝内经》等书中有关中医生理学的内容，分类编纂，初步构建了中医生理学的形成理论框架。吴氏自言：“吾人体质生成之原理，简而言之曰生理，盖医学之基础也。”“为初学计，浅而导之深，虚而证之实，作一升轩岐堂奥之阶梯耳。”自言：“我祖国医学，昌明最早。《灵》《素》二经，于人体生成之理，论之特详，独惜文高义古，错综散见，浩浩乎十余万言，读之者，辄望洋而兴叹。”于是，“集《灵》《素》经文，间采《难经》《千金》《圣济经》等书有关生理者为三篇。”“上篇论固定之形脏”，“中篇论流通之营卫”，“下篇论变化之神明”。虽“割裂经籍，自为章节，有乖古训”，“然亦在所不计也”。吴氏自言：“人体受病之原理，简称之曰病理。”《医经病理学》则本《金匮要略》，兼采《灵》《素》《伤寒论》《千金》等书有关病理学的内容，后附《内经》十三方，编纂而成。《医经生理学》和《医经病理学》的内容，既反映了吴氏对中医生理学、病理学的认识，也反映了古代重要医籍中有关中医生理学、病理学的学术思想和理论体系（图 3–16）。

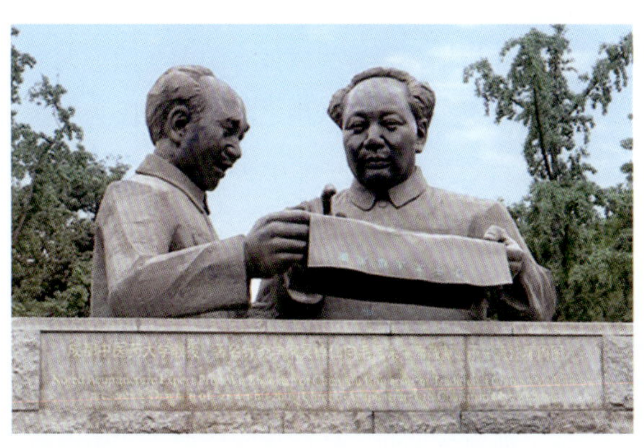

图 3–16　吴棹仙给毛主席献子午流注图塑像

邱明杨

邱明杨（1904—1967），重庆梁平县人。十六岁学中医。1936 年考入南京国立中央国医馆。1949 年后成立“梁平县卫生工作者协会”当选为主任。任梁平县政协委员，县人大代表。1953 年任梁平县中医院医师，调万县地区医院医师兼任专区卫生学校教师。1958 年调成都中医学院任教师，担任内经教研组组长，后升任教授。著有《舌症学》，译编有《素问》《灵枢》。

任应秋（图 3–17）

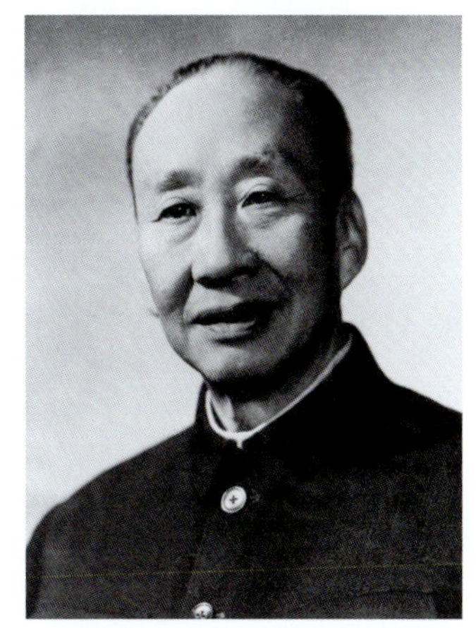

图 3–17　任应秋

任应秋（1914—1984），字鸿宾，生于四川省江津县。四岁开蒙，塾师授以《十三经》。稍长，就读于江津国学专修馆，得经学大师廖季平指授，经学之外，兼及训诂、考据、诗文诸学，打下了扎实的国学基础。17 岁毕业于江津县国医专修馆，师从当地著名老中医刘有余，设“济世诊脉所”，跟师临床，免费为乡邻治病。在其后 3 年的时间里，学完了《素问》《灵枢》《伤寒论》《金匮要略》《难经》《神农本草经》《脉诀》等中医学理论著作。1936 年在上海中国医学院读书期间，有幸见到名医丁仲英、谢利恒、曹颖甫、陆渊雷、陈无咎诸前辈，并一一虚心求教，受益匪浅，开阔了知识领域和学术眼界，使学业大进。翌年，因抗日战争爆发，祖国危亡在即，任应秋返回四川家园，自设诊所，行医治病。20 世纪 40 年代，任《华西医药杂志》主编，同时从事中医文献的整理研究工作。1952 年受聘到重庆市中医学校任教。1957 年调入北京中医学院（现北京中医药大学）工作，历任教学、管理多职。一生主要致力于中医基础理论研究及古典医籍整理、医学史研究等方面，尤以整理研究古典医籍冠冕于世，创建中医各家学说。以精深研究《内经》、医学史、医古文著称，有独到见解。

任应秋一生阅读大量中医古籍，尤其重视对中医典籍著作的理论研究，毕生致力于中医理论的发掘、整理、提高，并且做出了突出的成绩。尤其在《内经》学术领域研究精湛，为中医学术理论的提高和中医事业的发展做出了突出贡献。40 岁以前任氏以“中医科学化”为学术思想主体，后期致力于继承和发扬中医工作为主。任老一生精研中医基础理论，重视对经典的反复研读与运用，勤于临证，成绩斐然，如在脉法的学术思想方面，任氏主张以经典为启蒙，反复研究经典理论，提出“浮脉非皆主表病”“弦脉非皆主病脉”。在临床方面，任氏不仅中医理论造诣精深，而且医术精湛，临床治病既善用经方、时方，又灵活变通，并创立新方，兼取众家临床经验之长。如任氏对中风从阴阳两方面辨别，认为中风证有阴虚与阳虚两大证型，据此自制豨莶至阴汤以治阴虚中风，豨莶至阳汤以治阳虚中风，临床用之甚效。任氏为中医理论与临床、为中医教育事业奋斗终生，一生治学不倦，是当之无愧的老一辈中医大师。

任应秋从事中医工作 50 余年，执教 30 余年，知识渊博，著述宏富，已刊行于世的专著有 37 种，约 1300 万言。论著主要有《病机临证分析》《内经研究论丛》《内经析疑》《任应秋论医集》《运气学说》《中医各家学说》《中医病理学概论》《内经十讲》《仲景脉学法案》《任氏传染病学》等，是我国现代中医学家中的一位巨匠。

在上海就读期间，任应秋曾受诲于“中医科学化”的倡导者陆渊雷，对陆氏之谈大加称允，遂效其法，以“中医科学化”为己任，其所著《任氏传染病学》《仲景脉法学案》《中医各科精华一集·内科学》《中医各科精华二集·内科治疗学》均属“中医科学化”观点之代表作。在 20 世纪 50 年代初期，所著《中国医学史略》《脉学批判十讲》等书，仍是致力于“中医科学化”主张。为了引起全国中医界对继承发扬工作的重视，1957 年发表《怎样正确对待祖国医学遗产》一文，1958 年又在《中医杂志》第三期发表了《从头学起全面继承，打下发扬祖国医学遗产的坚固基础》一文，提出在全国中医界应认真学习中医政策，广泛开展继承工作，强调要认真学好几部经典著作，真正重视中医基础理论的学习。从 1954 年以后至 1966 年这十二年里，先后著成《阴阳五行》《五运六气》《中医各家学说讲义》等书，为中医学的普及与提高做了大量工作。1976 年后，先后完成了《内经十讲》《中医基础理论六讲》《中医各家学说》《运气学说》《内经研究论丛》等著作百余万言，校点了金代张元素的绝版书《医学启源》。这些著述，均是其晚年深入探讨中医学理论体系，并加以发扬光大的代表作。从 1961 ～ 1964 年，他连续在《中医杂志》及其他医学刊物上发表古典医著学习辅导的文章十余篇，系统地介绍了中医典籍《内经》《难经》《伤寒论》《金匮要略》《神农本草经》，以及有关温病、方剂、脉法、针灸方面的知识及其学习方法，读者多受教益。这些内容后经重辑，更名为《学习中医典籍七讲》收入《任应秋论医集》中。

方药中（图 3-18）

方药中（1921—1995），原名方衡，1921 年出生于今重庆市。幼年开始诵读《医学三字经》《药性赋》以及《汤头歌诀》等书。1940 年拜门于"南京四大名医"之一、清代著名医家陈修园后裔陈逊斋学习中医。陈氏为其更名为"方药中"，勉励他"要一生沉潜于方药之中"，并取"方药必能中病"之意。1944 年在重庆开设"方药中诊所"中华人民共和国建立后参加西南卫生部中医科工作。1952 年进入北京医学院医疗系系统学习 5 年西医，于 1957 年毕业。1981 年国务院学位委员会授予其"中医基础理论"首批唯一一位博士生导师。先后任全国中医研究生班副主任、副教授，西苑医院副院长、研究员，中国中医研究院研究生部主任、硕士和博士研究生指导教师。

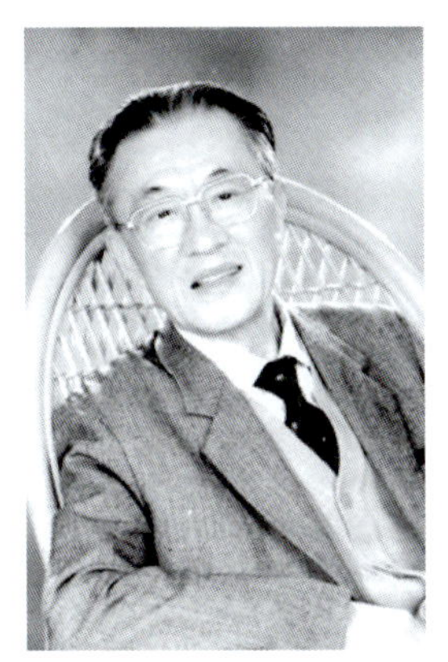

图 3-18　方药中

方药中对中医学的发展做出了全面、创新性、开拓性的学术贡献。全面、系统地阐述了中医理论体系的基本内涵，对中医气化学说进行了创新性的研究，同时对辨证论治规范化提出新设计。在中医文献资料和临床经验的收集、整理、阐释上吸取了西医的一些归类、论述方法。方氏一贯主张中医学的发展必须遵循中医固有理论体系，以中医为主体，同时吸收和运用现代医学以及现代科学的多种知识和手段，来为发掘、整理、研究和发展中医学术服务。强调中西医相结合作为判断中医疗效的指标。在临床方面，方氏擅长肝病、肾病、重症肌无力、恶性肿瘤等多种疑难病证的治疗，主张要根据中医辨证，采用中医疗法，不主张中西药盲目同用。方氏从 20 世纪 50 年代开始办"西学中"班讲授"五运六气"。80 年代，在进一步深入研究的基础上，历时 4 年著成《黄帝内经素问运气七篇》一书（与许家松合著）。该书对"运气七篇"进行了全面、系统地研究与论述。经七位著名中医学家鉴定为"唐代王冰补注'运气七篇'以来第一个全文讲解本"。书中指出"'运气七篇'的核心是揭示了自然气候本身存在着一种自稳调节机制，通过'胜复''郁发'等不断进行自稳自调。人与自然相通相应，人体本身也相应存在着这种自稳调节机制，人与自然服从同一规律。中医学正是从人体自调与失调来审视健康与疾病，从启动、扶助、激发、调控和恢复人体自调作为诊治疾病出发点与落脚点。这才是气化学说的理论核心、精华所在和科学价值。"这项研究突破了以"五运六气运算格局"以及现代验证作为研究中心的途径与方法。并且书中提出重新评价气化学说在中医学中的地位。指出中医学正是从"气化"的角度，来认识生命过程，疾病病因、病机，并提出一系列诊治法则、方药理论、养生大法等，其丰富内涵，构成了中医学的理论基础和理论特色。这项研究获 1989 年度国家中医药管理局科技进步一等奖。在 1979 年出版的《辨证论治七讲》（图 3-19）一书中，方氏在研究总结《内经》病机理论、吸纳历代辨证论治体系诸要素的基础上，对辨证论治的概念、内容、步骤和方法等做了全面系统论述，提出了辨证论治

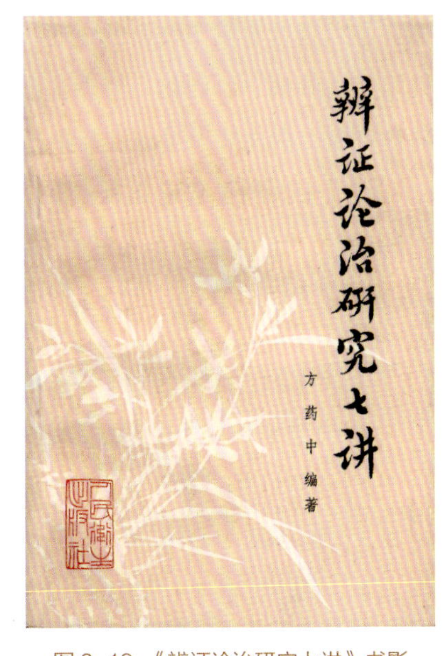

图 3-19 《辨证论治研究七讲》书影

的新设计和新模式——“辨证论治五步法”。即：第一步按脏腑经络辨“病位”；第二步以阴阳、表里、虚实、气血、风、热（火）、湿、燥、寒、毒辨“病性”；第三步以“必先五胜”辨“病本”，即在定位、定性的基础上，辨析标本先后，找出反映疾病本质的主要病理变化，完成“辨证”，提出中医诊断；第四步治病求本，即在前三步的基础上，提出相应的治疗法、方、药；第五步治未病，即根据五脏相关理论，分析病势与转归，通过调控密切相关的未病脏腑，协助治疗已病脏腑，以提高疗效。“五步”贯古今辨证精华于一体，融外感内伤于一系，为辨证论治的发展与规范提出了创新模式。《辨证论治七讲》是中医学术界深入研究辨证论治、提出创新模式的第一部专著，在国内外几十年畅销不衰。

张新渝

张新渝（1952— ），成都中医药大学教授、硕士生导师、内经学专家。1977 年毕业于成都中医学院并留校任教，1982 年在广州中医学院读取内经专业硕士研究生，毕业后返成都中医学院工作至今。历任成都中医药大学中诊与内经教研室主任、中医基础系副主任，四川省中医药学会中基专委会副主任委员，中华中医药学会内经学分会常委兼副秘书长，培养了一批硕士研究生。

现任成都中医药大学大学生学术专家指导委员会主任委员、《中医学与辩证法》编审、成都中医药大学营养师培训中心首席专家、基础医学院教授委员会成员、教学督导专家组成员、临床医学院学生课外学术创新活动专家指导委员会副主席，成都市营养学会会长，四川省中医药学会中基专委会主任委员，国家中医药管理局中医药文化科普专家巡讲团成员等职。

迄今发表学术论文 90 余篇，出版教材、专著 22 部，其中主编 8 部、副主编 5 部，独撰或第一作者 2 部。主研或主持国家重点科研项目、自然科学基金、省部级重点科研项目 4 项。

张新渝致力于以《内经》为核心的中医理论研究与临床运用，《内经》主动吸收与利用古代哲学思想和自然科学，从战略的高度揭示了中医学关于自然、生命、疾病、防治等重大命题的基本原理与基本方法，这是《内经》的价值所在。

根据《内经》对阴阳、气血、正邪等的论述，张新渝认为没有绝对的实证、只有绝对的虚证，而五脏六腑皆有阴阳气血的虚证、实证，因此，扶正祛邪必须贯穿治疗的始终，不可偏废。如对慢性阻塞性肺病、肝硬化、肾衰、重症肌无力、不孕不育，尤其是原发性血小板减少性紫癜、再生障碍性贫血、白血病、过敏性紫癜、各种肿瘤等，采用纯中医中药辨证治疗，有着丰富的临床经验。

其代表性的学术论文有：“论《内经》‘以人为本’的治疗学思想”“论《孙子》思想在《内经》中的运用”“论《老子》之‘道’在《内经》中的运用与发展”等；《内经选读》、中医经典导读丛书《素问》《灵枢》《黄帝内经 · 针灸疗法》等专著反映了其学术观点。

参考文献

[1] 成建军 .《灵枢经》的文献研究［D］. 山东中医药大学，2005.

[2] 李斯炽讲述 . 梁文骥，李克淦整理 . 内经琐谈［J］. 浙江中医学院学报，1981，(4)：50.

[3] 谢克庆，马烈光 . 卓有创见的内经学家郭仲夫教授［J］. 四川中医，1994，(10)：1.

[4] 廖正烈 . 李克光学术思想汇要［J］. 甘肃中医，1998，(5)：14.

[5] 李继明 . 四川中医药史话［M］. 成都：电子科技出版社，1993.

［6］廖果 . 廖季平先生医学行状述评［J］. 山东医科大学学报社会科学版，1989,（4）：22-26.

［7］廖幼平 . 廖季平先生年谱［M］. 成都：巴蜀书社，1985.

［8］中国医籍大辞典编撰委员会 . 中国医籍大辞典［M］. 上海：上海科学技术出版社，2002.

［9］陈钢 . 李斯炽教授《素问玄机原病式探讨》的学术特色［J］. 甘肃中医学院学报，1997,（1）：7.

［10］陈钢 . 柴胡止血液对置含铜 IUD 家兔宫腔液 PGI_2 和 TXB_2 含量的影响［J］. 中国计划生育学杂志，1999,（7）：297.

［11］陈钢 . 再论《太素》撰注者杨上善为唐人 . 中华医史杂志，1998,（4）：32.

（和中浚　陈钢　李继明）

第四章　伤寒学派

《伤寒杂病论》作为中医辨证论治的经典之作，自东汉张仲景著成以来，后世医家对其推崇备至，注释、阐发者极多。由于《伤寒论》和《金匮要略》被先后发现和整理，二者主论病种和辨证方法各异，至宋代将《伤寒论》与《金匮要略》正式分开。历代注家亦将二书分别做注，逐渐形成“伤寒学派”和“金匮学派”。然《伤寒论》与《金匮要略》原为一书，川派学者对二书的认识亦常融会贯通，不能割裂。川派伤寒学派或金匮学派皆是仲景学说的继承者和发扬者。故本章将川派伤寒学派与金匮学派的医家、论著、学术思想合为一篇。

中医学之重阳、扶阳学术思想源于《周易》《内经》，并于《伤寒杂病论》中得以全面体现。在生命活动中，阳为生机之所系，至关重要。阴阳二者始终处于阳为主导、阴为从属的状态，如此才能“阴平阳秘”。“扶阳气”这一指导思想贯穿《伤寒杂病论》始终，温法是《伤寒杂病论》重要的治疗方法，张仲景于《伤寒杂病论》中尤为擅长使用温法治疗各个经络层次的病证，故有“伤寒为法，法在救阳”之说，使得四川的伤寒学说不断发展。

《伤寒杂病论》在四川广为流传，川籍医家对《伤寒杂病论》的研究与发挥匠心独具，逐渐形成颇具地域特色的伤寒学派。四川气候天阴多雾，多雨潮湿，湿盛则阳微，因此川籍医家于临证中擅用伤寒温阳经方温扶阳气，治疗各种阳虚阴盛证。其中扶阳学派更是将《伤寒杂病论》重阳扶阳之精髓发挥到极致，如创始人郑钦安认为“万病不离伤寒”“论伤寒，而暑湿燥火风俱括于内……立方立法，实为万世之师。学者欲入精微，即在伤寒六经提纲病情方法上探求”，论治阳虚证，强调“治之但扶真阳”，善用大剂量姜、桂、附回阳救逆，拯人于危。其于阳虚辨治所积累之独到经验，发前人之所未发，实为中医学之瑰宝，彰显了川籍医家深厚之伤寒功底。

第一节　医道溯源

一、历史医家

罗仲光

罗仲光，生卒年不详，字觐吾，自号青城山人，四川南充人，明代医家、儒生。勤学，通览群书。因母病，遂精医术。著有《伤寒补古》《活人奇方》二书，对前人著述多有发挥。

李栻

李栻，清初人，生卒年月不详。字舆一，号二南，四川江津人。出身官宦世家，早年治经，因母病攻岐黄。拜同邑黄云谷为师，其师擅长治疗伤寒病。明末战乱迁徙贵州桐梓、凤岗行医，顺治三年从贵州返回江津，曾至四川资阳行医，治疗的病人中有四川璧山县令吴士季，康熙三年寓居渝州（今重庆市）。在民间多年的行医经历，使其积累了丰富的临床经验，特别是对伤寒及相关病证的治疗更是深有心得体会，故撰著《伤寒述微》一书。

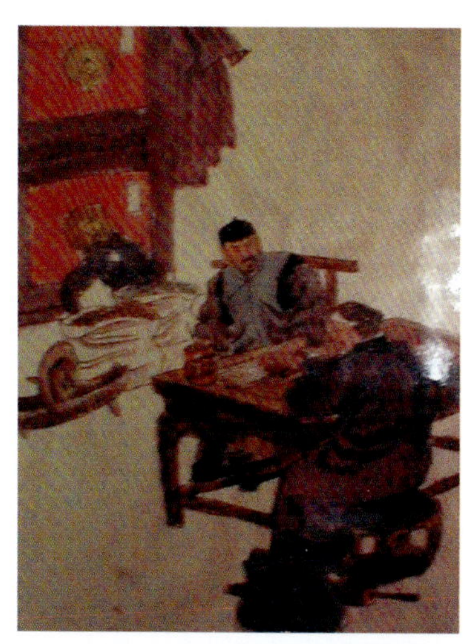
图 4-1　邛崃纪念馆的郑钦安像

郑钦安（图 4-1）

郑钦安（1804—1901），名寿全，清末名医，伤寒学派南派的代表人物，我国近代具有较大影响力和代表性的伤寒学家。四川省邛州（今邛崃县）东路白马庙人，出身儒门世家，原籍安徽，其祖宦游入川，遂定居邛崃县。幼习经史，稍长则博览群书，16 岁时随父由邛崃迁居成都，师从德高望重贯通儒、道、释三教的一代通儒兼名医刘沅（字止唐），受其易学与医学思想之影响极大。钦安遵其教导，熟读精研《内经》《周易》《伤寒论》诸书，尤其对《伤寒论》有独到见解，内伤外感疾病的辨证均不离伤寒六经，强调肾阳对疾病的重要作用，治法重在扶阳，用药多辛温。郑氏治学严谨，医技精湛，24 岁时在成都行医，以重剂热药屡愈疑难大病而誉及四川周边数省。中年学验俱丰，设帐授徒，弟子甚众。并将多年医学心悟著书立说，刊行于世。著有《医理真传》《医法圆通》《伤寒恒论》。

黄钰

黄钰（1817—1886），字天锦，号宝臣。四川璧山人。晚清名医。少时为县学禀膳生员，应童子试名列第一，1876 年应乡试中贡生，学识过人，凡天文、地理、太乙、壬奇、兵阵无不通晓，知医，于脉法、伤寒尤有心得。著有《伤寒辨证集解》五卷（1874），《平辨脉法歌括》一卷，《本经便读》四卷（1869），《名医别录》（1869），《经方歌括》二卷（1874），其中《平辨脉法歌括》《本经便读》《名医别录》收载于《陈修园医书四十八种》在全国广泛流传。

姜国伊

姜国伊，生卒年不详，字尹人，郫县人。早年业儒，举孝廉，长笃志经学，尤专于《易》。咸丰十年（1860）久病不愈，究心医学。论医服膺陈修园，谓《伤寒论浅注》十得五六。同治元年（1862）辑得《神农本草经》药物 180 味，光绪十八年（1892）疫病流行，辑成《神农本经》三卷，另撰《神农本经经释》《伤寒方经解》（1861），将平素所撰论说及验方编为《医学六种》（内经脉学部位考、目、婴儿、经说上、经说下、经验方），同治元年（1862）又刊《王叔和脉经真本》，合刊为《姜氏医学丛书》。

钟文焕

钟文焕，字霁帆，生卒年不详，四川宜宾人。清末名医。尊崇黄元御《伤寒》《金匮》诸经悬解，认为其既明且备，实为津梁。故私淑有年，揣摩章句，撰《宜邑钟氏医书歌诀》二十九卷（1875），包括《伤寒悬解经方歌诀》十一卷、《金匮悬解经方歌诀》八卷、《长沙药解歌诀》四卷、《玉楸药解歌诀》六卷。书中选黄氏原书妙义，并新编歌诀。

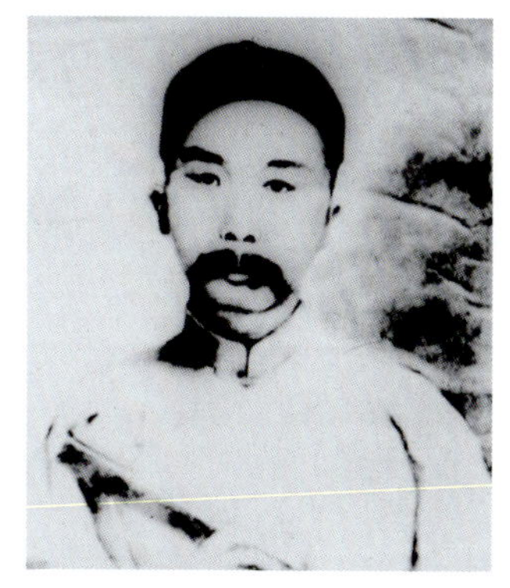
图 4-2　唐宗海像

唐宗海（图 4-2）

唐宗海（1846—1897），字容川，四川彭县人（今彭州市三邑镇）人，晚清进士，著名医学家，“中西医汇通学派”的创始人和先驱者。清咸同之交，随家避兵广汉，拜李本生为师习儒家经典，复从王利堂习理。唐宗海思敏过人，1862 年考取秀才，但家道中落，田圃几殆，仍勤学苦读。其父唐瑞麟体弱多病，抱恙难安，遂立志习医以尽孝道。24 岁时著成《医柄》，为其第一部医学著作。癸酉年六月，其父骤得血证，遍查各书未及医方。时杨西山《失血大法》为血证不传之秘，唐宗海为疗父病求得一览并更深入研究。其父六年后殁，不久妻又得血疾。唐宗海亲治方剂，使妻痊愈，后治疗其他血证，十愈七八，从此医名大振，诊者不绝。甲申年（1884）著成《血证论》。次年，唐宗海考中举人，其学识人品，“名闻三蜀”，开始传道授业。戊子年游学江南，历经上海，广施仁术，病者趋之若鹜，时为申城百姓所称颂并有“医不能疗者，一经容川诊治，沉痼顿除，人俱为神奇”之佳话。光绪十五年（1889）己丑科中二甲进士授礼部主事。同年，宗海奉母赴京，将《血证论》示于当世，医者咸折服，霎时名噪京城，诊者盈门。随后西医学渐盛，唐氏认识到西医、中医各有所长，力主汇通中西，主张摒弃异见，取长补短，相互发展，便以中国古代医学理论为基础，吸取西医解剖学、生理学知识，撰成《中西汇通医经精义》二卷，于光绪十八年（1892）刊印出版，成为中国医学“中西汇通”先驱者。次年在广东游学时以问答方式著《本草问答》，旨在讨论本草学理论，比较中西药之异同与短长。相传公元 1897 年唐宗海扶母灵柩回川，遇川东疫病流行，染病回家，不幸辞世，终年 51 岁。唐氏一生著有《血证论》《中西汇通医经精义》《伤寒论浅注补正》《金匮要略浅注补正》《本草问答》《医学见能》《痢证三字诀》《医易通说》等，前 5 本合成于《中西汇通医书五种》丛书，刊于 1892 年。后世又将以上所有书籍编为《唐容川医学全书》。其好友刘光第（“戊戌六君子”之一）称赞他“活人有奇术”，《清史稿》将他列名记述。

何仲皋

何仲皋（1861—1918），字汝夔，四川简州人（今属成都市龙泉驿区）。晚清秀才，弃文习医。后迁居成都开业悬壶。先是以西江月调词编成《脏腑通》一书，备受推崇，名播川西。1905 年，约集同行请立“国医学堂”，次年更名为“仁术学堂”，再改名“中医学堂”。至 1905 年，有学生 40 人毕业。1917 年，因四川战乱，学校损失惨重，何氏一病不起，次年病故。其子何龙举继承其办学事业，先后五迁校址，六更校名，为四川培养中医人才，并整理其父著作名《何氏医学丛书》出版，其中《伤寒原旨》等影响较大。

许宗正

许宗正（1860—1920），字星东，又名宗政，射洪名医。生于四川射洪县香山乡马家岩。宗正自幼体弱，备受沉疴之苦，故自少即从同邑名医蒲勉斋习内外科，继随谢开桢业医。渐名噪乡邑，求诊者接踵。宗正弱冠得志，自意医道熟尔。其所用方法，十之九出于吴氏《温病条辨》。偶与邑中名医范勃然邂逅，论及《伤寒论》，自惭不及，从此俯首读书十余年，通览《伤寒论》原著及诸注本，方得仲景真谛。又读《千金方》，始知孙真人为仲师之后一人。由是研习《千金》方术，临证化裁，起危险沉疴不下千百。宗正医术全面，尤长内妇杂病，于伤寒、温疫，辨证精确，方药巧妙，习医三十年，验案盈屉。晚居三台潼川镇，临床之外，勤于笔耕，撰述颇多。宣统二年（1910）至“民国”六年（1917）之间，先后著《尊经本草歌括》二卷、《伤寒论方合解》七卷、《金匮论方合解》八卷、《医学崇正》八卷、《脉学启蒙》一卷，合为《许氏医书五种》。书成而辛劳成疾，于“民国”九年（1920）去世。

邹趾痕

邹趾痕（1851—1938），名代楠，字子衡，四川巴县人。1919 年元宵观灯，踢伤足趾，愈而留痕，因改名以作纪念。

邹趾痕幼习举业，屡试不第，遂专治医。在学术上他生平专攻岐黄，不读三代以下之医书，以《素问》《灵枢》《伤寒论》《金匮要略》四书为宗，他深得医经精髓，医术高明，善用经方治疗气化疾病（如骨蒸劳瘵、咳喘痰血，怔忡健忘等）和气化兼形质病（如手痿脚瘫、偏枯拘挛、中风历节等）。"民国"初年他于重庆创设"中华天年医社"济世活人，名重遐迩。1925 年他将历年心得力作汇成《天年医社丛稿》一部，皆昌明古经医道和经验之谈。邹趾痕素愤当时政府于中医之不公，毕身以振兴中医为己任，并与中医同道成立全国性的"中医御敌团"。邹趾痕崇尚古医经，专用经方，经验宏丰，但并不一概反对时方，拒恶西学，于 1925 年还参加发起了"华夏医学会"，以研究中西医学。邹趾痕晚年寓居北京，潜心著述，在《三三医报》上发表多篇学术论文。著有《素问微言详解》《灵枢微言详解》《伤寒论详解》《金匮要略详解》等医书。仅《圣方治验录》《素问上古天真论详解》（1933 年铅印）各一册行世。

陈绍勋

陈绍勋（1867—？），字云门，仅知其 1936 年为其《金匮要略讲义》作序时已 69 岁，四川岳池人。清末民初年间四川名医。岳池宿儒，博览群书，从合州周可全学医，从医 40 余年，受聘于通江、巴中、重庆、内江等地，讲授《内经》《伤寒》《金匮》。1913 年迁居蓉城，与同行韦见凡等发起国医传习所，一以仲景为宗，著述多达 16 种。或说明考订，或评述阐述，或仿宋人歌括以便记悟之意，采用许学士《伤寒百证歌》《医宗金鉴·伤寒心法要诀》，将《伤寒论》原文，随证类引，于歌括之后，详加注按。

左季云（图 4-3）

左季云（1891—1942），重庆市人。"民国"初年毕业于日本早稻田大学，归国后，初任铁道部航江局秘书，后弃政从医，潜心研究中医学。先在北平"至景医馆"悬壶，长于内科杂病及妇幼科。1922 年受聘于北平国医学院，主讲中医病理学，后任名誉院长。1931 ～ 1941 年任教于华北国医学院。撰写《病理学》《伤寒类方汇参》《杂病治疗大法》等 40 余部著作，达 800 万字。

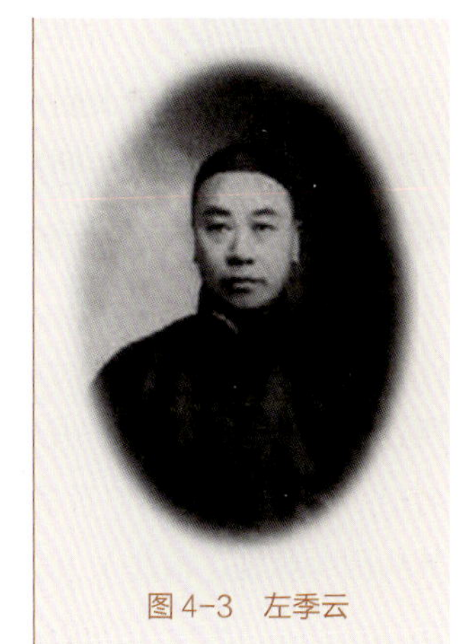

图 4-3　左季云

二、代表著作

《伤寒述微》（图 4-4，图 4-5）

三卷。清初江津李栻撰。成书于清康熙三年。上卷七节，相当于总论。卷首"伤寒序例"摘录《伤寒活人指掌图》总论六经伤寒歌赋并为之简注，次列"总论"，介绍其师黄继谷所传诊治伤寒之法。其后论"切脉""问证""伤寒危证论""伤寒劝诫法""制伏要法解证用方论""药方"，重在阐述伤寒的基本诊断方法，判断伤寒的死证和危证及其预后，列举若干伤寒重危证的简要抢救药方及外用救治法。从首卷引用书目和主要内容观察，李栻受陶华《伤寒六书》等著作的影响较大，用药偏于寒凉。中、下卷以伤寒病证及方剂为主，其中对推崇的升阳泻火汤等 8 个方剂的组成、适应证和运用经验有详细阐述，同时在病证后经常附有其治疗案例，显示其在伤寒及相关疾病以及杂病治疗上的丰富临床经验。全书不以《伤寒论》原文及阐述发挥为主，而以与伤寒相关病证临床治疗为主。

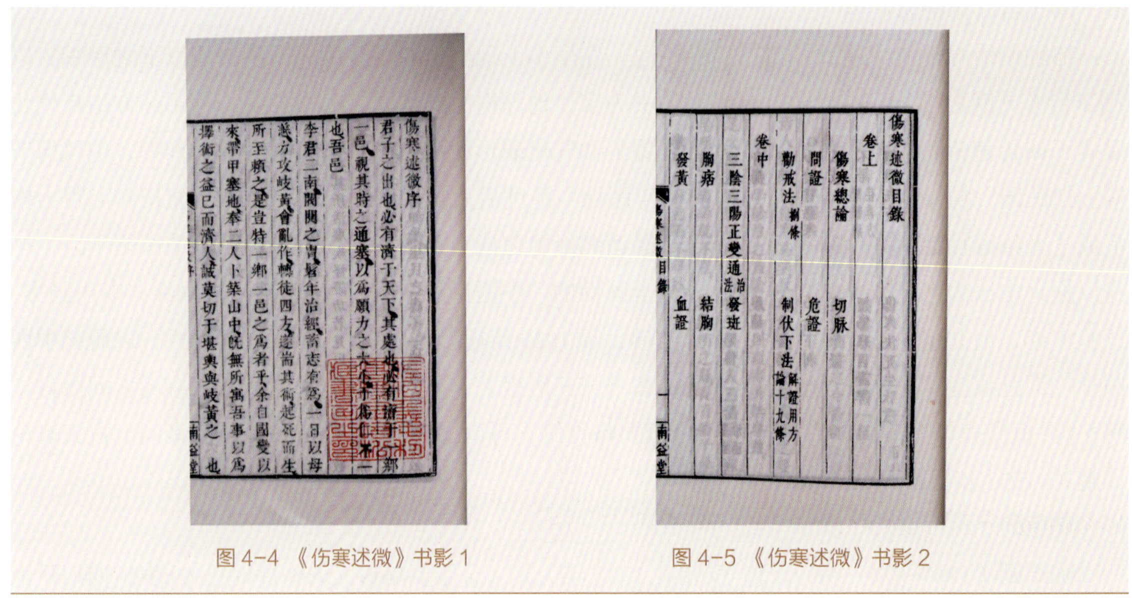

图 4-4 《伤寒述微》书影 1　　图 4-5 《伤寒述微》书影 2

《伤寒论注》

四卷。清代医家朱音恬（四川什邡人）辑注。该书系朱氏所辑《医理元枢》七种医书之一，为卷七～卷十的内容。朱氏认为:《伤寒论》《金匮要略》为医学之准绳，统治百病，医者不可不读。遂参考《医宗金鉴》有关部分，酌加己意辑成，首刊于乾隆十八年（1753）。卷一太阳篇；卷二阳明篇、少阳篇；卷三太阴篇、少阴篇、厥阴篇；卷四与伤寒有关病证，如火劫、脏结、霍乱、差后等篇。书中先引证有关仲景原文，下以小注略加注释。内容简要，颇为实用。有乾隆十八年藜照书屋刊本，三秀堂刻本，三益堂刻本。

《切总伤寒》

一卷。清代医家廖云溪（四川中江人）辑。成书于道光二十四年（1844）。廖氏将其师汪百川所述《伤寒四字经》一书加以补订，附入诸方，又摘录《伤寒说约歌括》40 余首汇集而撰成是书，名曰“切总”，取其切者摘其要，总者约其全之意。内容包括伤寒四字经（为伤寒四言歌括，概言其病因、脉证、治法）、伤寒传变歌、六经正病歌、病证诸歌（为七言歌诀）、附方（附入四字经所及诸方）、伤寒说约歌括 40 余首，多为伤寒有关病证及汤证歌括。书中对汪氏治伤寒之学术经验进行系统总结，虽选用方药稍有杂乱，但仍有一定实用价值。有同治十年（1871）会元堂刊本，光绪三年（1877）兴发堂新刻本及 1915 年成都三府刻本。

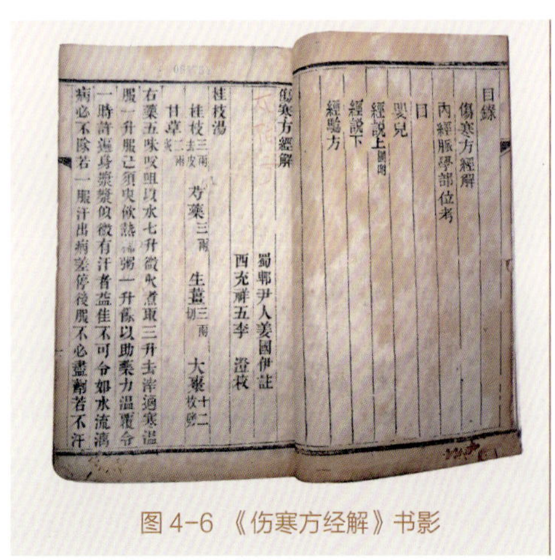

图 4-6 《伤寒方经解》书影

《伤寒方经解》（图 4-6）

清代姜国伊（四川郫县人）著。成书于 1861 年，简称《经方解》，不分卷。本书注解《伤寒论》方 113 首，于自跋中提出：“论经方者，须明药性；明药性者，须考《本经》（指《神农本草经》）。”故对方药的气味、主治功用的注释，均本于《神农本草经》；或以《名医别录》作为补充。以经解方，方义简要明晰，较有个人见解，也有一些牵强附会的论述。书末附《内经脉学部位考》。现存几种清刻本及《姜氏医学丛书》本。

《医理真传》（图 4–7）

四卷。清代郑寿全著。1869 年刊行。突出体现了郑钦安的学术思想特色，为火神派的奠基之作。其中心论点即人身以元阴、元阳为立命之本，而以阳为主导。该书共四卷，以理论指导临床，从临床验证理论，卷一概述乾坤坎离、阴阳五行等基本理论，阐述郑氏辨病认证总法；卷二、卷三分别为阳虚证问答和阴虚证问答，列举阳虚证、阴虚证各数十条，皆为临证之真实记录，其辨在疑似之间，其治巧妙而多验，尤其是对阳虚证的辨治积累了独到经验；卷四介绍杂问、切脉、认病捷要总诀，辨认诸症法，用药金针等。该书系郑氏阅读《陈修园医书十三种》之后，对书中分阴、分阳之实据，用药活泼之机关，略而不详者的补充。全书分题立论，条理清晰，熟谙六经。强调辨证论治，调理气血，顾护阳气，其论深入浅出，言简意赅，医理证治，浑然一体。该书自刊行以来，多次印刷，颇受欢迎，在川、滇一带影响益深，是一部中医临床识病、辨明医理的实用参考书。

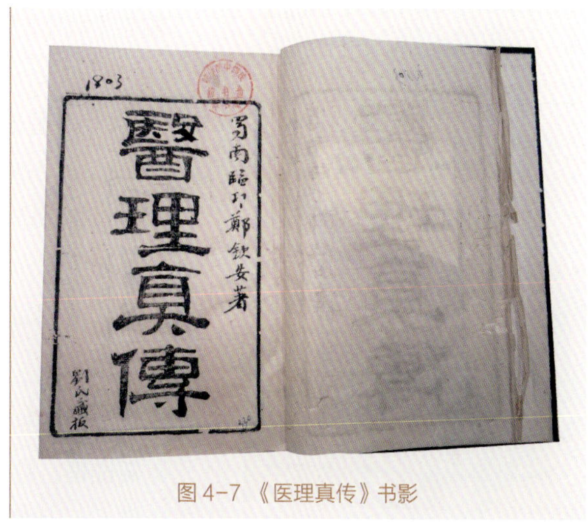

图 4–7 《医理真传》书影

《经方歌括》

二卷。清代黄钰（字宝臣）撰。成书于清同治十年（1871）。黄氏认为仲景之方非必由仲景所制，不少出于伊尹《汤液经》，故谓之“经方”，其作实因陈修园《长沙方歌》《金匮方歌》未标明方剂名称等不足，并归入类方、加减、药量、煮法、服法、方解及个人见解。每首先提方名，汇入同类之方，及加减之法。其上卷伤寒方（包括少量《金匮》方）依徐灵胎《伤寒论类方》序次，共 115 方；下卷为《金匮》方，按《金匮》原文顺序将各篇方药的用量、主证等用歌诀进行概括阐释，其煮法、服法有小字注文，再加“按”引述历代注家方论。

《医法圆通》

四卷。清代郑寿全著。1874 年刊行。该书羽翼《医理真传》内容，仍宗治病注重阴阳实据及处方活法圆通之主旨，进一步充实完善了火神派学术思想。该书分为四卷，前三卷阐述郑氏对内、妇、儿科诸杂病的辨治经验，卷四对仲景方药进行总结。主要内容以讨论杂病和常见症为题目，辨明内外虚实，经方时方之要，结合时弊详加论说，详释方义，细析脉理，阐释用药之道，切合临证实际，活用仲景之法，并不偏执，独到之处颇多。该书自问世以来，几度刊行，颇受欢迎，在川、滇一带影响颇深，是与《医理真传》齐名的一部中医临证实用参考书。

《伤寒辨证集解》（图 4–8）

八卷。清代黄钰（字宝臣）撰。刊于同治十三年（1874）。黄氏将《伤寒论》原文重新编次整理，详加注释。遵从《内经》理论，选集名家注文，并阐发己见。全书每篇首明大义，次因证序录，依经汇证，衷以己见，诸家论说随集于后。卷一卷二为太阳篇，卷三至卷七分别为阳明、少阳、太阴、少阴、厥阴诸篇，卷八为湿暍温篇、差后劳复食复阴阳易篇、霍乱篇，末附平脉法篇、辨脉法篇等内容。现存初刻本（《伤寒辨证集解等四种》本）及光绪十七年（1893）芸经堂刻本。

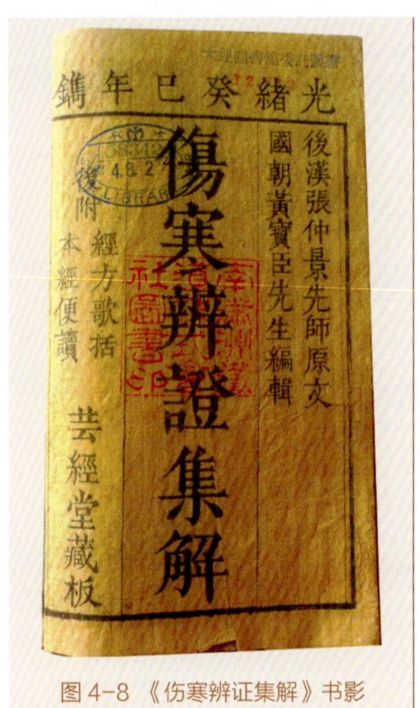
光緒癸巳年鐫

後漢張仲景先師原文

國朝黃寶臣先生編輯

傷寒辨證集解

附經方歌括

本經便讀

芸經堂藏板

图 4-8 《伤寒辨证集解》书影

《伤寒恒论》

十卷。是郑钦安研究《伤寒论》的代表作。1894 年刊行。郑氏在自序中言“《伤寒》一书，相传千余年，俱云仲景原文，名贤迭出，注家亦多，不胜枚举。余阅原文，颇有领悟。兹将原文逐条一一剖析，不敢与前贤并驾，但就鄙见所及，逐条发明，虽不敢云高出手眼，此亦救世之本心，聊以补名贤之不逮”。遵舒驰远之例分为上、中、下三篇。该书发挥仲景原文，切实说理，将条文与临床实践紧密结合，释方辨脉，指导辨证治疗，不沿袭前人陈说，独具创见。郑钦安把握《伤寒论》之精髓，于临证中广泛运用伤寒经方治疗各种病证，卓有成效，著《医理真传》《医法圆通》《伤寒恒论》三书，各具特点，相互发明，均为其临证经验的真实总结，理论联系实际，切合临床应用，贯穿以阴阳为总纲，万病不出六经宗旨，不出一元真气的学术思想。尤重阳虚阴盛之阐发，善用大剂量姜、桂、附以回阳救逆，拯人于危。其于阳虚辨治所积累之独到经验，弥足珍贵，实为中医学之瑰宝。三书各具特色，切合临床实用，风靡西南地区。在清末，刊行版本种类之多，刊行频率之高，实属罕见。

《伤寒悬解经方歌括》

十一卷。清代钟文焕编。成书于清光绪元年（1875）。以黄元御《伤寒悬解》仲景经方为基础，每方多以七言律诗进行阐释，卷一至卷三为太阳病，卷四、卷五为阳明病，卷六、卷七为少阳病，卷八至卷十分录太阴、少阴、厥阴病，卷十一为伤寒类证。诸经病先论其生理、病理，再列提纲证，次论汤证。

《伤寒论浅注补正》

七卷。清代陈修园原注，唐宗海补正，是《中西汇通医书五种》之一。唐氏推崇陈念祖《伤寒论浅注》，但对陈氏注解尚有缺误深以为憾，遂于陈书的基础上补缺正误，其论以“标本中气”说为主要根据，并以中西汇通观点加以诠释，旁参西医理论注解伤寒病机是其一大特点，虽难免有牵强之处，但中西汇通的大胆创举对医学的发展不无推动作用。该书前六卷为六经证治原文，于每经篇首补总论一篇以明大旨。卷七为其所补，包括附识方药离合论、古方加减论、方剂古今论、古今方剂大小论、煎药法论、服药法论、考古、劝读十则、医病顺其自然说等。书中对三焦实质进行探讨，体现了唐氏以西医之形迹印证中医之气化，既重形质又不忽略气化之理的学术主张，追求形质与生理、病理、治疗一以贯之的医学理论，认为形以附气、气为形用，二者必须并重。该书反映了唐宗海研究《伤寒论》的造诣，现存多种清刻本、石印本、铅印本。

《六经方证中西通解》（图 4-9）

《六经方证中西通解》为唐宗海代表作之一，原未付梓，1983 年经唐宗海学术研究会，据手抄遗本整理校正，排版付印。该书以手足十二经，厘为十二卷，每卷首列本经总论，每经辨证分表里、寒热、虚实六证。本《内经》《难经》之义，参诸家之学，并附以个人见解。从临证角度出发，阐发六经辨证之理，概述脏腑手足十二经病变，于每经下分论表、里、寒、热、虚、实六证，以辨病位深浅、疾病性质、邪正盛衰。唐氏认为辨证“总须分表里寒热虚实，不得以一字概之”。该书倡中西汇通，认为中西二者各有所长，不应存疆域之见，但求折衷归于一是。辨证析方，附列经方时方及自制验方。先辨病辨证，后论方论药，不分经方时方，如其对证，皆采撷用之，方中用药，尤善运用阴阳、气化、形色气味以明其理，致力于方剂之研究和药物性能之探讨，颇多创见，切合临床实用。

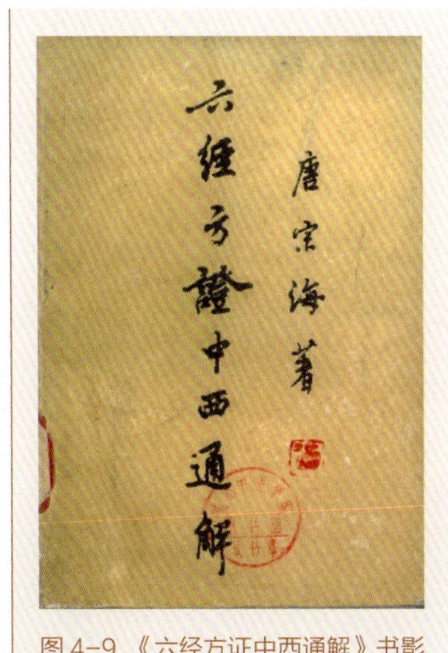

图 4-9 《六经方证中西通解》书影

《伤寒论方合解》

六卷。清代许宗正（星东）撰。刊于宣统二年（1910）。作者诠注《伤寒论》诸方，力求“遵经文方义而解之”。于古代医家中，引述或折衷王叔和、成无已、张志聪、柯琴、陈修园等名家之注论尤多。书首列“上中下本标中气图”及“脏腑本标中气互相络图”，现存初刻本。

《伤寒平议》

廖平撰。成书于 1921 年。上卷引录陈修园、张隐庵、柯琴、黄坤载、钱天来、喻嘉言、王履七家，下卷引录柯琴《伤寒翼》、喻嘉言《尚论篇》《瘟证平议》、郭雍《伤寒补亡论》、丹波元坚《伤寒述》，对其《伤寒论》的论述加以评议，其评有褒有贬，见解犀利，观点鲜明，言之有据，多为其读书的心得体会。现存 1917 年成都存古书局刻本，并见于《六译馆医学丛书》。

《伤寒杂病论古本》

三卷。廖平编。成书于 1921 年。《六译馆医学丛书》之一。包括《伤寒杂病论古本》卷一、卷二、发汗汤第六、宜吐第七、宜下第八、隋杨氏《太素》、病源日数。系其引录自《千金方》《外台秘要》卷一伤寒杂疗汤散圆方、《太素》中伤寒的内容，是廖氏认为需要补充的《伤寒总论》内容。

《伤寒总论》

廖平撰，刊于 1913 年，《六译馆医学丛书》之一。包括《伤寒总论》《太素》《内经》伤寒总论补正，热病说、五脏热病、邪中、邪客、痁解补正、《伤寒讲义》等内容。系其引录自《外台秘要》卷一伤寒，邵氏《伤寒补亡论》《诸病源候论》时气热病温病日数表，《内经》《太素》中的伤寒内容，是廖氏认为需要补充的《伤寒总论》内容。《伤寒讲义》就太阳篇六经传变证误条文进行纂编，并加注释考证。

《太素内经伤寒总论补正》

廖平撰，刊于 1917 年，《六译馆医学丛书》之一。书附于《伤寒总论》之后，对《黄帝内经太素》所论伤寒条文做补正注释。

《伤寒古本考》

廖平补注。成书于 1913 年,《六译馆医学丛书》之一。廖氏认为方有执、喻嘉言二人以下《伤寒》缺首三卷，故据《千金》《外台秘要》《脉经》补《伤寒》卷首、卷一、卷二及卷九、卷十。《伤寒古本考》辑《圣济总录》“伤寒门”卷二十一到卷三十三篇题。对日本内藤振原撰的《平脉法贬伪平议》补评，认为“平脉法”属伪卷。以成无己《注解伤寒论》为原本，对方有执《伤寒论条辨》、喻昌《尚论篇》的条文编次进行考证，将《千金翼方》《外台秘要》中的有关条文与《注解伤寒论》进行比较。现存 1917 年成都存古书局刻本，并见于《六译馆医学丛书》。

《伤寒古本订补》

廖平撰。成书于 1913 年。《六译馆医学丛书》之一。包括《伤寒杂病论》古本首卷，太阳篇六经传变证误，伤寒之杂病古本第六，太阳病用陷胸汤法，太阳病用陷胸汤法第六下，“桂枝汤讲义”三版、桂枝汤及类方桂枝汤等内容，就太阳篇六经传变证误、桂枝汤的功效及运用等条文进行编纂考证，提出桂枝汤当为建中汤、解肌汤，颇多新见。

《伤寒经方阐奥》（图 4-10）

三卷。一名《经方阐奥》。成都医家何仲皋（汝夔）撰于宣统三年（1911）。何氏谓《伤寒论》方气味之组合、阴阳之构造，皆有君臣佐使、标本从逆之奥窍，然理蕴深邃不易领会，故参照前人论述，结合个人临证经验，对《伤寒论》113 方着重阐发其奥义，撰成此书，以“阐奥”为书名。论理多本《灵枢》《素问》，兼引《易经》，皆于平正通达中寻出至理。卷一论太阳病方；卷二论阳明、少阳、太阴、少阴、厥阴病方；卷三介绍伤寒合病及伤寒差后劳复诸方。其汤方目录仿《医宗金鉴》次序而立，择要选录《伤寒论》方证条文，设方歌、小注概括辨证要旨。后附作者另著《泰否封气通伤寒霍乱说》。全书词语简练，易于阅习。现存 1913 年成都初刻本。

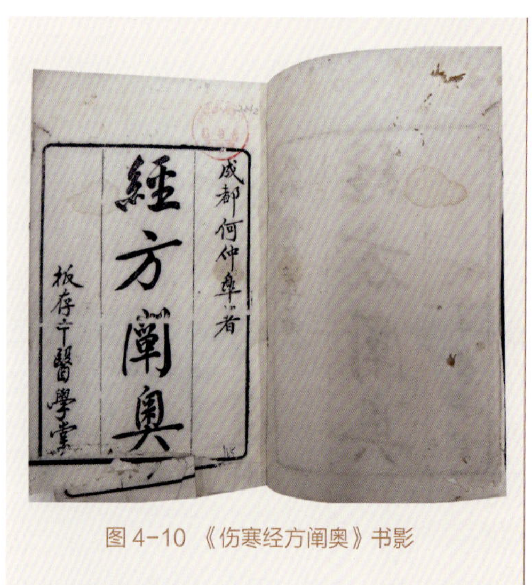

图 4-10 《伤寒经方阐奥》书影

《伤寒类方汇参》

十二章。左季云著，成书并刊行于 1927 年，左氏赞赏徐大椿“不类经而类方”的以方类证法，全书参阅《伤寒类方》编次，将《伤寒论》113 方按其性质归纳为桂枝汤类、麻黄汤类、葛根汤类、柴胡汤类、栀子豉汤类、承气汤类、泻心汤类、白虎汤类、五苓散类、四逆汤类、理中汤类及杂方十二章，将有关加减各方附于各大类下，每方详列药物用量、方剂定义、病状、脉象、药解、煮服法、药后现象、食禁、禁用等多项，并论及方剂加减及相近方剂的鉴别等。

《增订条注伤寒心法》（图 4-11）

八卷。陈绍勋撰。成书于 1932 年。全书约 39 万字，卷一至卷二论六经病脉证，设伤寒传经从阳化热、从阴化寒原委。太阳伤寒风邪伤营脉证、太阳寒邪伤卫脉证、风寒两感营卫同病、误服三汤致变救逆等总论及六经辨证内容。卷三至卷八列表证、里证、阳盛格阴、阴盛格阳、阳毒、阴毒、发热、恶寒等伤寒常见病证。为达到便于读者记忆之目的，每证前仿许叔微《伤寒百证歌》及《医宗金鉴·伤寒心法要诀》编歌括一首，次列仲景原文，注文先述大意，再加按语详述，偶亦引证西医之说，以证脏腑经络之形质。其中陈氏本人的发明为十分之二三。本书系陈氏二十年讲授《伤寒论》的教材，原为陈氏医学传习所教本。1932 年江北县鱼镇里明星石印局印。

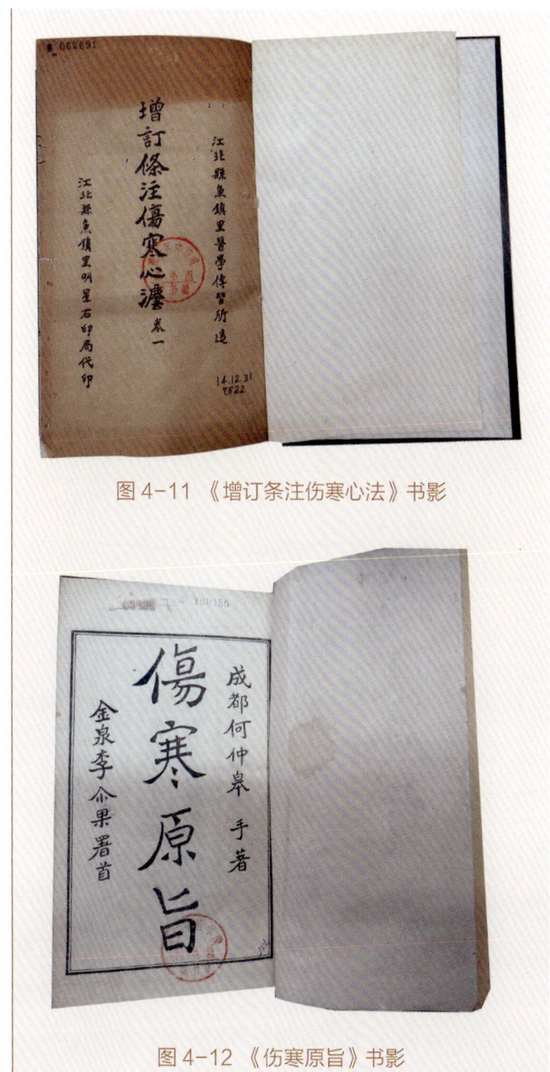

图 4-11 《增订条注伤寒心法》书影

图 4-12 《伤寒原旨》书影

《伤寒原旨》（图 4-12）

四十卷。清代成都医家何仲皋撰。1933 年出版。为《伤寒论》注本，此书系何氏《伤寒论》教学讲稿，依《伤寒论》原文按太阳、阳明、少阳、太阴、少阴、厥阴、霍乱、阴阳易、差后劳复、痉湿暍病脉证等次序，列为 9 篇，逐条注解，串讲其旨要，故名。或考以《内经》《难经》，或证以《金匮》《本经》，或证以《本经》之前后文义，务使其中奥义，得以发挥。1933 年由四川高等国医学校印行。

《伤寒新义》

祝味菊编撰。1931 年刊印。他认为《伤寒论》霍乱、阴阳易差后劳复等篇与《伤寒论》无关，故删去相关内容，列六经病篇，重编《伤寒论》原文 394 条。注文分“注”和“解”两部分。注释不引前人之说，为祝氏心得体会，强调人体抵抗力在疾病发生发展过程中的作用，并以西医知识解释疾病的临床表现、用药原理及转归，所列方剂仅列药物，与《伤寒方解》内容互为呼应。现有 1931 年上海祝味菊诊所铅印本、1940 年上海中医卫生局铅印本，并见于《祝氏医学丛书》三集。

《伤寒方解》

祝味菊编撰。1931 年刊印。目次及所引条文悉遵宋本《伤寒论》。于《伤寒论》113 方中删除《伤寒论》霍乱、阴阳易、差后劳复 7 方，存 105 方，并加注解。对于他认为具有玄学色彩的青龙、白虎、真武等方则不加解释，并以西医知识解释组方原则等。现存 1931 年、1932 年上海祝味菊诊所铅印本，并见于《祝氏医学丛书》三集。

《伤寒质难》

不分卷，祝味菊撰。系陈苏生到祝味菊家中探讨学问，反复辩难，笔录当日之问答，积三年功夫，仿《内经》问答形式整理而成书。分为发凡篇、客邪区分有机无机篇、潜伏期篇、前驱期篇、进行期篇、极期篇、少阳上篇、少阳下篇、阳明上篇、阳明下篇、少阴上篇、少阴下篇、厥阴上篇、厥阴下篇等。

《伤寒论广训》（图 4–13）

八卷。成都医家巫燡著。成书并铅印于巫氏晚年（1937）。该书以成无已《注解伤寒论》为蓝本，广引诸家所注精华，尤其推崇张志聪之说，以己按述其心得，合为八卷。全书本着“事皆实践，不尚空谈”“抑以阐圣学之精华”之精神立论，虽属伤寒研究中“维护旧论”之一派，但亦非因循守旧之辈。书中还不时汇入西医学解剖、生理等观点以求证，与时俱进，富有创见。

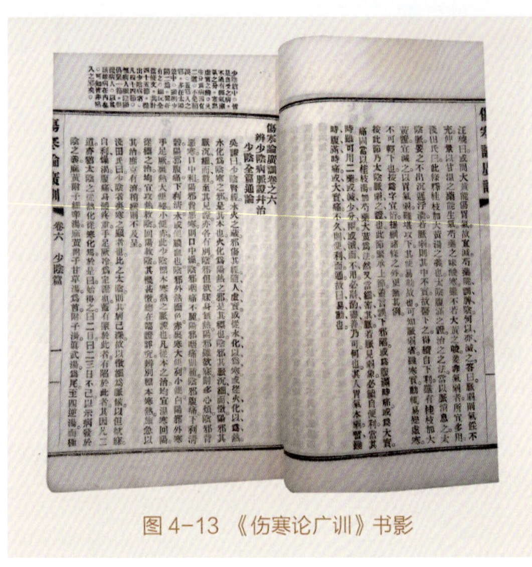

图 4–13 《伤寒论广训》书影

《伤寒漫谈》

程天灵著。成书于 1939 年。讨论中医伤寒病的范围及与西医伤寒的不同。反对六经旧说，认为三阴三阳是仲景验病的体温表，对“中风”与“伤寒”进行新的解释，主张读《伤寒论》应跳出姜、桂、附、麻、柴的圈子，用药须因地制宜。

《金匮要略注》

朱音恬著。乾隆十八年（1753）成书。为其《医理元枢》第十一、十二卷。全书以《金匮要略方论》原书篇次为序，注释时不拘于原书的内容及条文，仅选择疑难病证或晦涩之文，甚至全篇省略不注。如“脏腑经络先后病脉证第一”仅列篇目及三条字词，“痉湿暍病脉证并治第二”全部未注，卷首有史进爵序，目录后载自序。本书对病、证、方、药的阐述深入浅出，简明易懂；对词义较晦涩的经文注明其义，或于文间穿插一至数字使文义畅通，以便于初学者理解。朱氏以为，仲景《伤寒》《金匮》为业医者必读之书，但因年湮代远，文词古奥，《金匮》更有错简之讹，初学者苦于难以入门，乃撰《伤寒论注》及本书，以启后学。

《金匮要略浅注补正》（图 4–14）

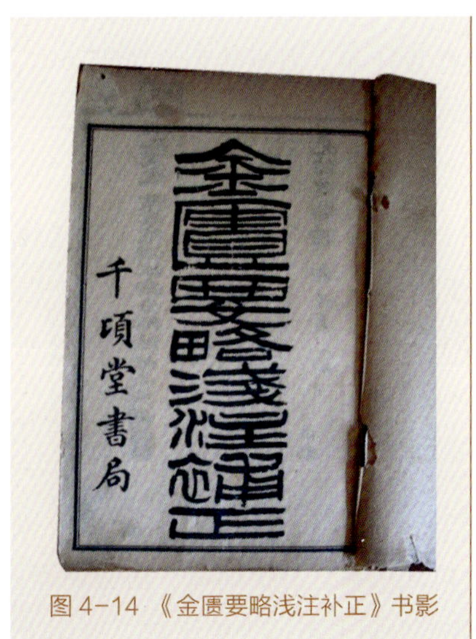

图 4–14 《金匮要略浅注补正》书影

唐宗海著。成书于公元 1893 年。唐氏推崇陈念祖的《金匮要略浅注》，在陈氏《金匮要略浅注》的基础上加以补充与修订，并试图结合西医学进行解释贯通，以阐明本书之精义，实开中西汇通观点注释《金匮》之端倪。全书共九卷，卷一为脏腑经络先后病脉证、痉湿暍病脉证，卷二为百合狐惑阴阳毒病脉证、疟病脉证、中风历节病脉证，卷三为血痹虚劳病脉证、肺痿肺痈咳嗽上气病脉证，卷四为奔豚气病脉证、胸痹心痛短气病脉证、腹满寒疝宿食病脉证，卷五为五脏风寒积聚病脉证、痰饮咳嗽病脉证、消渴小便不利淋病脉证，卷六为水气病脉证，卷七为黄疸病脉证、惊悸吐衄下血胸满瘀血病脉证，卷八为呕吐哕下利病脉证、疮痈肠痈浸淫病脉证、趺蹶手指臂肿转筋阴狐疝蛔虫病脉证，卷九为妇人妊娠病脉证、妇人产后病脉证、妇人杂病脉证等。唐氏深得仲景《金匮》要旨，其注释精练，文词简明，颇多发挥。如对“湿家下之，额上汗出，微喘，小便利者死；若下利不止者，亦死”一条，唐氏注释云：“此节言误下伤肾，则小便自利，气喘而死，误下伤脾，则大便下利不止而死。观仲景方，皆是补土以治湿，则知湿家断无下法也。”又如对黄疸病篇第1条之“脾色必黄，瘀热以行”，唐氏注曰“瘀热以行，一个瘀字，便见黄皆发于血分，凡气分之热不得称瘀”。一语便阐发了金匮原文的精义。唐氏以毕生精力，上则研究岐黄之学，下则密切联系临床实践，对仲景用药也颇有研究，如他在枳实薤白桂枝汤条后概括了《金匮》心痛病用药之通例“用药之法，全凭乎证，添一证则添一药，易一证亦易一药，更知义例严密，不得含糊也……但解胸痛，则用栝蒌薤白白酒，下节添出不得卧，是添出水饮上冲也，则添半夏一味以降水饮。再下一节，又添出胸痞满，则加枳实以泄胸中之气；胁下之气逆抢心，则加厚朴以泄胁下之气。仲景凡胸满，均加枳实；凡腹满，均加厚朴，此条有胁下逆抢心证，故加此二味。与上两方又不同矣。”

《金匮论方合解》

许宗正著。全书共七卷。成书于1911年，现存1913年潼郡著者自刻本。许氏感慨于当时“医风之日颓”“伪书多而力不能禁”，在完成《伤寒论方合解》后，又作《金匮论方合解》，以阐仲师之理。该书避免深奥的文义，结合许氏自己的临床心得进行注解。该书的特色是，常数证合篇讨论，如太阳病痉湿暍厥阴病趺蹶蛔虫是由“一经而发为数证”，故合篇注之；又如燥热为肺痈肺痿上气咳嗽、汗出当风入水为水肿黄汗等是“一气而发为数证”，亦合篇注解。

《病理学讲义》

左季云编撰，又名《杂病治疗大法》，为北平国医学院《病理学》教材，1934年北平国医学院铅印。全书内容按张仲景《金匮要略》内容和次序为基础编排，将原文的前22篇分为22章，每章主要根据病证内容，同时兼及对病因、病机、诊法、治疗的讨论分为若干节，病证下再列证候、脉象、主治、煮服法、药解等项，对原文逐层分类新加标题，提要钩玄，采选《内经》及各家注释加以阐述，间附名家医案及左氏按语。故全书层次分明，有益初学。

《金匮要略讲义》（图4-15）

陈绍勋述，周德馨录，刊于1936年，全书共九卷。陈氏据吴考槃《金匮要略五十家注》，去其芜蔓，取其菁华，随讲随录而成。其间深文奥义无可通者，则疑而阙之，系传刻之误者则拟而正之，后人所续入者则汰而删之，前人注而不全者增而补之。全书自“脏腑经络先后病”至“妇人杂病”共二十二篇。目录所载篇目下均列该篇之汤方。每篇经文后有总释，再援引各家之言，并提出经文要语加以详释。现存1936年成都彬明印刷社石印本。

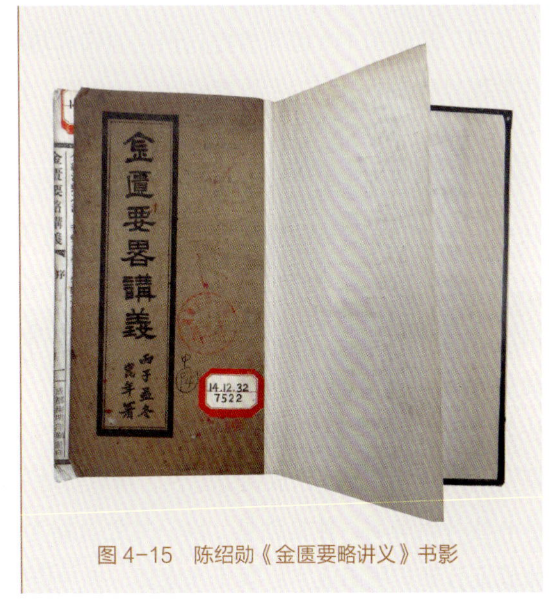

图4-15 陈绍勋《金匮要略讲义》书影

《金匮要略新诠》

李斯炽于1938年写成。该书诠解的主要是《金匮要略》的第一篇和第二篇。李氏衷中参西，于条文注解，先引用尤怡、徐忠可等注家之言，再进行自己的诠解，运用西医学知识诠释《金匮》条文，内容深入浅出，并有一些新见。如注解“见肝之病，知肝传脾”时，引入肝、脾二脏与“交感神经”“消化系统”关系等西学的认识进行“新诠”，指出“恐惧愤怒时，因交感神经的刺激，消化为之阻滞，正可为肝传脾之说下一确切注解……”李氏的“新诠”既反映出李氏有相当深厚的中医功底，也可见在时代的影响下，其吸取西医新知的认识以注解中医理论，具有一定的时代意义和参考价值。

三、学术特点

（一）顾护阳气

四川地处盆地，多阴雨少日照，夏季湿热，冬季湿冷，常年湿气偏盛；重庆群山环绕，两江交汇，水汽氤氲，云雾蒸腾。川渝两地气候潮湿，湿为胶滞阴邪，最易伤阳，因而就论对人体阳气的重视而言，川籍医家堪称首屈一指。以晚清郑钦安为代表的扶阳学派，学术底蕴直承《伤寒论》，融合前贤的重阳思想，强调“阳主阴从”，郑钦安在《医理真传·阳虚证问答》中指出“气者，阳也。阳行一寸，阴即行一寸，阳停一刻，阴即停一刻，可知阳者阴之主也”。认为“阳气无伤，百病自然不作”，“阳气不足，稍有阻滞，百病丛生”，强调万病皆损于阳气，因此治病立法，首重扶阳。重视阳气是扶阳学派学术思想的核心，如《医法圆通·食气篇》所言“夫人之所以奉生而不死者，惟赖有此先天一点真气耳。真气在一日，人即活一日，真气立刻亡，人亦立刻亡。故曰人活一口气。气即阳也，火也。又曰，人非此火不生”。清代唐宗海认为治血须治气，以阳统阴，以气统血，其治血四法无不体现“治一切血证皆宜治气”的总则。四川近代医家巫燡宗阴阳并重，阳为主导之论，在其著作《伤寒论广训》中多次提到“人身以阳为最重”的观点。“伤寒为法，法在救阳；温热为法，法在救阴”，此理世人皆知。温热毒邪属火属阳，伤阴的后果显而易见，病后伤阳却易被忽视。晚清蜀中女医家曾懿认识到温病高热期间，治疗多用寒凉，邪退之后可能造成阳虚，因此在重视温病伤津的同时，更考虑到病后伤阳，足见对阳气的重视。

（二）察脉为先

北宋史堪、张骥（著《仲景三部九候诊法》）、郑钦安、沈绍九等四诊合参中皆以脉诊为重，将脉象作为辨证的主要依据。如史堪的著作《史载之方》对《脉诀》《伤寒论》多有阐发，全书31门，专论脉象的有“四时正脉”等4门，“诊断失血”等9门均以脉象为纲，所论疾病的证候表现、治法方药等次列于不同脉象之下。涉及的脉象有浮、沉、滑、数、弦、涩等20余种，反映出宋代脉学的发展概况。后世医家赞其“随证论脉，条分缕析，独辟新思，启发后学，功在《脉经》《脉诀》之上”。郑钦安的脉诊内容主要见于《医理真传》的“切脉歌”“切脉约言”“三指说”“拙见解”“再解古脉说”“认病捷要总诀·辨认脉法”；《医法圆通》的“辨脉切要”“切脉金针”等。其脉诊心法特色鲜明，独具创见，以一气之盈缩为诊脉要旨，提出独特的“寸口六经部位分候法”，主张脉证合参辨阴阳虚实，察元气盛衰，指导伤寒经方的临床运用。沈绍九精于辨证，善识怪症，尤善脉诊，常于细微处洞察出真情。

（三）胃气为本

中医学历来重视脾胃，川籍医家自不例外，这也是对仲景胃气为本思想的继承。且川渝两地水湿为患，易困脾土，重视后天实为理所当然。史堪论脉注重胃气，因胃气是脾胃功能在脉象上的反映，治疗疾病重视调和脾胃。郑钦安《医理真传・五行说》谓：“俗语云‘百病从口入，是伤中之意也。予谓凡治一切阴虚、阳虚，务在中宫上用力。’”“至于用药机关，即在这后天脾土上。”足见对脾胃的重视。该派尤其治疗阳虚证，单纯辛热助阳则疗效不易持久，对此，郑钦安指明“然五行之要在中土，火无土不潜藏”，关键在于调理脾胃，培补后天，补土以伏火，所化生之阳气才能得以伏藏。《血证论》突出了唐宗海治血理脾胃的学术思想，书中云：“故治血者，必治脾为主。仲景炙甘草汤，皆是此义。”

（四）善遣方药

《伤寒论》“观其脉证，知犯何逆，随证治之”集中体现了中医学的辨证论治精神。郑钦安、补晓岚、吴佩衡等川籍扶阳学派医家，之所以敢于大剂量使用姜、桂、附等辛热药，准确辨证是首要前提，在辨证准确的基础上有是证，用是药。该派医家精于辨证，在对阴虚、火热等阳热证的辨治以及对白虎汤、承气汤等寒凉方剂的运用上也同样积累了丰富经验，绝非一味追求温热而偏废寒凉。川籍医家治病谨守病机，主张“因人而异，辨证论治”，并基于对药物功效的深入认识和对时令气候的细致观察等多个方面，在运用古方时，结合自身临证经验，灵活化裁，变通应用。火神派诸位医家、清代邹趾痕等均是活用经方的典范，因崇尚《伤寒》之学，用方以伤寒方为主，尤其重视伤寒三阴病诸方，如四逆汤、白通汤等。火神派治病立法，重在扶阳，临证擅用以姜、桂、附为代表的辛热药，如重庆火神派名医补晓岚擅用附子、乌头、雪上一枝蒿等有毒温燥之品，在其自创方中，生附子、生川草乌、生南星、生半夏可共用至数百克之多。唐宗海善用小柴胡汤，在临床上应用小柴胡汤加减治疗各种血证及其兼证变证。认为：“此方乃达表和里，升清降浊之活剂”，“其治热入血室诸病，则尤有深义”，为“通利三焦、治肺调肝、和荣卫之良方”。唐氏在治疗血证时妙用大黄，认为大黄一可推陈致新，二可祛瘀生新，三可止血。沈绍九善用古方，制方遣药，注重化气，善调生机，认为处方用药不能呆滞，尤其在补气益阳或滋阴养血时更得如此。

（五）重视气化

六经的实质于《伤寒论》研究者而言，始终是不可回避的重大问题，历代医家从脏腑、经络、气化、部位、阶段等多方面做了积极探讨，见仁见智，各有所执。其中气化学说玄妙深奥，令不少求学者望而却步。川籍医家多以经络、脏腑作为六经的物质基础，用气化学说解释六经之功能，气化与形质并重，探讨六经实质。如唐宗海论《伤寒》重气化，突出之处在于将原本玄而又玄的气化理论，赋予形质的概念，以西医之形迹印证中医之气化，认为“气化”学说是中医诊疗的立足点及与西医沟通的关键点，中医略形迹而详气化，西医详形迹而略气化，各有短长。巫燡指出：“气化是从全体而言，经则是人体之部分，当有形质。”推崇六经气化之说，同时认为经有形质。郑钦安《医法圆通・卷三・伤寒溯源解》指出：“气化二字乃《伤寒》书一部的真机。”对气化学说见解独到且多有发挥，提出一元真气分为六气的观点，六气即六经，并将伤寒六经辨证简化为阴阳辨证直接应用于临床。邹趾痕认为中医长于气化，为西医所不及，擅治各类气化兼形质之病。

（六）不拘寒温

魏晋以降，治疗温病多以伤寒为准，二者不分势必造成误治或影响疗效。明清时期，温病学说的创立和形成，与伤寒学说产生了激烈争鸣，伤寒、温病之治逐渐泾渭分明。川籍医家多不拘于寒温之说，认识到伤寒之法可用于温病，温病治法能补伤寒之不足，远宗仲景，近师叶桂，倡导寒温一统。曾懿对伤寒和温病的病证及其治法融会贯通，在医学理论上不执一家之言。曾懿对温病治疗的整个过程认识非常全面，不单重视温病伤津，更虑及病后伤阳。沈绍九治疗虚寒性疾病以善用温药著称，而治疗外感温热病，临证投剂则以轻灵透活取胜，辨证详明，处理得当。巫燡将《伤寒论》第6条太阳温病释为“乃伏气化热之太阳证也”，认为仍属太阳病范围，其理与六经病机相通。治疗外感风温之病，仲景未出方，建议参读叶天士《温热论》，以辛凉解表、甘寒养阴为法。

（七）西为中用

清末民初，是东西方文化激烈碰撞的时期，对《伤寒论》研究的发展也受到“西学东渐”的影响。唐宗海作为中国医学史上中西汇通派的代表人物，本着“洋为中用”的原则，以中医为本体，参以西医知识来研究《伤寒论》，为《伤寒论》的研究开辟了一个新领域。曾懿对西方医学卫生知识广收博采，引入其著作《医学篇》中，如“时吸新鲜空气以保肺气”“运动使血络（脉）流通”等（上册卷一伤寒温病原由）。补晓岚认为中医如果不懂西医，就无法维护和发展中医，因而兼习西医。巫燡虽属《伤寒论》研究中“维护旧论”一派，但非因循守旧之辈，其在《伤寒论广训》中常汇入西医解剖、生理等观点以求证。注重向西医学习，促进中西汇通，彰显了川籍医家们与时俱进、积极探索的创新精神。

（八）专研经方

川派医家不但重视《伤寒论》理论对临床的指导，重视经文的阐述发挥，同时重视经方的研究，一方面运用歌诀形式进行总结，便于医家掌握记忆，如黄钰《经方歌诀》、钟文焕《伤寒悬解经方歌诀》等。另一方面专题着眼于经方的整理研究分类归纳，如姜国伊《伤寒方经解》，以经解方，从药性解方，注解《伤寒论》方113首；左季云《伤寒类方汇参》将伤寒中的112方分为12类，何仲皋《伤寒经方阐奥》对《伤寒论》方剂的气味组合、阴阳构造，君臣佐使、标本从逆，阐发奥义；许宗正《伤寒论方合解》诠注《伤寒论》诸方，以经解方；《伤寒述微》中、下卷中，吴谦对推崇的升阳泻火汤等8个方剂的组成、适应证和运用经验有详细阐述；郑钦安《医法圆通》卷四对仲景方药有专题总结。临床运用经方的川派医家很多，在其临床著作中多见介绍，其中专题总结的为邹趾痕的《圣方治验录》。

第二节　医派医家

一、著名学派

（一）扶阳学派

［学派概述］

扶阳学派是四川在全国具有较大影响力的一个医学流派，又名火神派，源于伤寒学派，以仲景学说为宗，融合温补学派的精髓，理论上推崇温扶阳气，临证以擅用姜、桂、附等热药而著称，是由清末四川名医、著名伤寒学家郑钦安创立的一个独具特色的重要医学流派。自郑氏以后，传其学者代有其人，私淑其学术思想的医家也遍及川滇乃至华夏，在当今医林中独树一帜，发挥着不可替代的重要影响，且不断发扬光大。

扶阳学派从理法至方药多崇温热，对阳虚阴寒病证的辨识全面而深刻，重视阳气是扶阳学派的学术思想核心，认为“万病皆损于阳气”“阳气无伤，百病自然不作”，因此治病立法，首重扶阳。临证擅长使用以姜、桂、附为代表的火热温性药物治疗各类疾病，风格独特，疗效显著，故而得“火神派”之名，正如学派创始人郑钦安谓“人咸曰余为姜附先生”，世人誉为“郑火神”，其学术思想具有鲜明的地域特色，方药运用也极具独特个性，因屡起危急重症、疑难杂症而为人所传颂，在西南乃至全国的影响都颇为深远。

四川是扶阳学派的发源地和兴盛地，百余年来，扶阳学派在四川、云南、贵州等一带广为流传，并代有传人，如秉承真传的弟子卢铸之等一门三代，均以“卢火神”而著称于世；云南吴佩衡、上海祝味菊等，也均以“吴附子”“祝附子”之名而独步医林。

近年来，扶阳学派以其辨证用药见解独到，激发了众多中医学者的探索热情，得到中医界越来越多的关注，全国各地涌现出不少扶阳学派的学习研究者，从不同层面对其进行了挖掘整理。扶阳学派的理论核心与临床价值充分表明，这是一个值得学习、研究、传承与发扬的医学流派。

学派传承图如下：

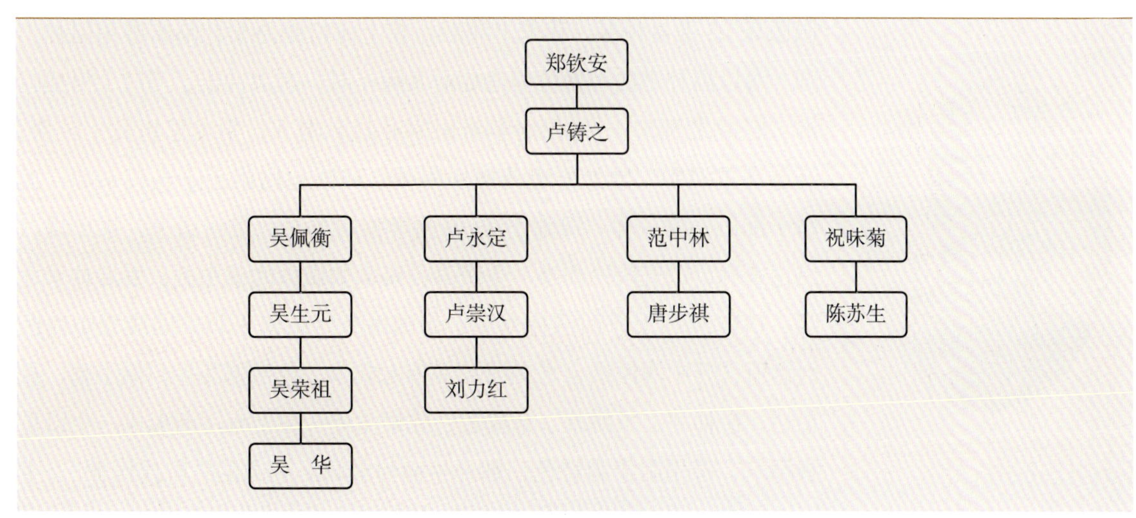

[学派名师]

郑钦安

郑钦安创立了四川扶阳学派。提出六经辨证可愈外感，亦可治内伤，人生立命全在坎中一阳、万病皆损一元阳气。强调元阳真气在人体生命活动中的重要作用。治病立法重在扶阳，用药多为大剂姜、桂、附等辛温之品。常以重剂热药屡愈疑难大病而誉及云、贵、川数省，人称“姜附先生”，《邛崃县志》称其为“火神派首领”，所著《医理真传》《医法圆通》《伤寒恒论》三书被后世奉为扶阳学派开山之作。

卢铸之

卢铸之（1876—1963），四川德阳人，出身于中医世家，经史子集根底深厚。从医 70 余年，治病疗效卓著。光绪十六年（1890）从师于郑钦安，随郑氏学医达 11 年之久。学成后，遵师命游历四方，足迹遍及全国 20 余省，考察各地气候环境、生活饮食习惯、人体体质、当地医生用药习惯等，并为患者解除疾苦。三年后返回，于光绪末年开设“养正医馆”，悬壶成都。1908 年在成都开设“扶阳医坛”，主讲《内经》《伤寒》《金匮》《神农本草经》以及郑钦安《医理真传》《医法圆通》《伤寒恒论》，讲授临床所得，传授扶阳思想，吴佩衡、祝味菊、范中林、田八味等诸多中医名家都曾听学于此。卢铸之继承郑氏学术思想，强调阳主阴从，人生立命在于以火立极，治病立法在于以火消阴，崇尚仲景和其师郑钦安“温扶阳气”之法，并进一步提出了“病在阳者，扶阳抑阴；病在阴者，用阳化阴”的治疗主张，擅长运用姜（生、干姜）、桂（桂枝、肉桂）、附（生、熟附子）等辛温扶阳重剂，时人尊称为“卢火神”，饮誉巴蜀内外。齐白石曾为之镌刻“金寿老人”名章馈赠。新中国成立后，卢氏曾被提名调北京中国中医研究院任职，但因年高力衰而恳辞未任。1958 年受聘于四川省委党校医院，定为卫级一级。著有《郑钦安先生医书集注》《金匮要略恒解》《本经药性配合阐述》等著作。并撰有“附片之用法”“心脏病论治”“水肿论治”“感冒论治”等文。其子卢永定传其衣钵，民间亦尊为“卢火神”，其孙卢崇汉亦以擅用姜、附著称，一门三代，薪火相传。

祝味菊（图 4-16）

祝味菊（1884—1951），祖籍浙江山阴（今绍兴）祝家桥，先祖世代业医，因其祖父奉调入川，遂全家迁居四川成都。幼秉家学，博览历代医书，其姑父先后延请成都宿儒为其讲授医经。青年时考入军医学堂学习西医，后东渡日本考察。回国后先以西医为业，其间曾听讲于卢铸之开办的“扶阳医坛”，受益颇深。移居上海后，在上海行医办学，临床善用温热大剂，每以温补之法力挽沉疴危症而名噪一时，有力冲击了当时上海盛行的“轻清之风”，一些温病学派医家在其影响下，学术思想发生转变，开始注重温阳。因处方遣药擅用附子，广泛运用附子于各科杂病，尤精于配伍，故人称“祝附子”。其治学推崇仲景、景岳诸家，提出以八纲论杂病，以五段论伤寒。主张融会科学知识以改革中医，发展仲景之学。1937 年与上海西医梅卓生、德国医生兰纳博士等共同成立中西医会诊所，开中西医结合之先河。其传人众多，包括陈苏生、徐小圃、徐伯达、徐仲才、王兆基、章次公、陈耀堂等，在上海逐渐形成一个以重视阳气、善用附子为特色，别开生面而颇具影响力的“祝氏医派”。主

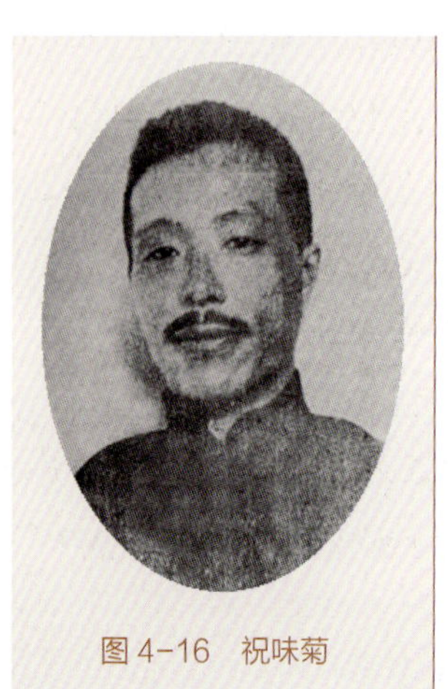

图 4-16　祝味菊

要著作有《伤寒新义》《伤寒新解》《病理发微》《诊断提纲》《伤寒质难》等，其学术思想集中体现在代表作《伤寒质难》中。

吴佩衡（图 4–17）

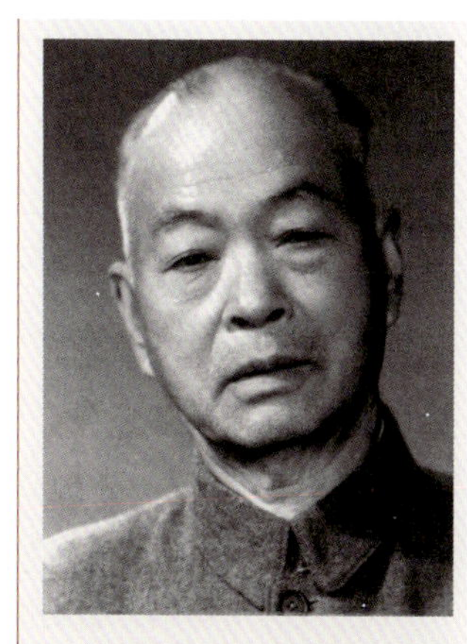

图 4–17　吴佩衡

吴佩衡（1888—1971），四川会理人，18 岁拜当地名医彭恩溥为师，20 岁左右曾听学于卢铸之的“扶阳医坛”。1921 年至云南行医。从事中医医疗和医学教育工作 60 余年，深研《伤寒论》和郑钦安著作，善于运用六经与脏腑密切联系的辨证论治法则，以明辨阴阳为纲，谨守病机，精辨寒热。尊崇《伤寒论》“温扶阳气”的治疗大法，主张对于阳虚阴寒证的治疗，必须抓住温扶先天心肾阳气这一主要环节。认为扶阳驱寒，宜温而不宜补，温则气血流通，补则寒湿易滞。临床长于使用经方，尤其善用附子及四逆辈，以温热大剂力挽沉疴，胆识过人。擅用附子，剂量之大，世所罕见，因获“吴附子”雅号，为后世学习研究扶阳学派留下了重要学术经验。1929 年被选为昆明市中医师公会执行委员，同年冬季，代表云南中医界赴沪出席全国神州中医总会，明确向政府表示反对“废止中医案”。其后留沪行医 7 年。1948 年，创办云南第一所中医学校——云南私立中医药专科学校，任校长兼教师之职。新中国成立后，先后任云南中医进修学校副校长、云南中医学校校长、云南中医学院院长、中华医学会云南分会副会长、《云南医药杂志》编委会副主任及云南省政协常委。1959 年加入中国共产党。于 1945 年创办《国医周刊》，1962 年云南中医学院在吴佩衡主持下将《医理真传》和《医法圆通》作为教学参考资料翻印。著有《麻疹发微》、《医药简述》、《吴佩衡医案》、《伤寒论讲义》（油印本）、《伤寒论条解》、《伤寒与瘟疫之分辨》、《伤寒论新注》、《中医病理学》等多部著作。其子吴生元，其孙吴荣祖承其衣钵，皆为扶阳学派传人。

范中林

范中林（1895—1989），四川郫县太和镇人。出生于医学世家，幼随蜀中名家周大鹏修习武学，师侍其父范寿廷学习医道，并师从潘竹均等名医，潜心医学。1977 年，卫生部顾问、著名中医学家王文鼎推荐范中林为中央首长治病。1978 年，由卫生部调派到北京广安门医院工作，其间曾作为中医界代表，出席中国科技大会，受到华国锋主席的接见。

范氏法尊仲景，得桂林古版《伤寒论》之助，深入研究《伤寒论》及六经辨证，受仲景四逆汤回阳救急理法及刘沅“槐轩”思想影响，并参刘沅、郑钦安扶阳理法，对于治疗若干外感病及内科杂症，积累了丰富经验，特别对虚寒证、疑难病的认识独到。临床辨证以六经为纲，善用经方，用药悉本《伤寒论》，组方严谨，以药精量重为特点。重视舌诊在辨证中的独特作用，尤其在寒热真假难分之际，以舌诊为辨识关键。范中林作为“扶阳医坛”的听众和受益者，深受郑钦安学术思想的影响，传承了火神派注重扶阳，擅用大剂附子的独特风格，治疗虚寒证疗效尤为显著，有“范火神”之称。国家还专门成立了范中林医案整理小组，1984 年编写了《范中林六经辨证医案选》，选编了范氏应用六经辨证诊疗的 69 个病例，由北京学苑出版社出版，所选病例多属疑难病例，论治皆有新意。

卢永定

卢永定（1901—1986），四川德阳人，卢铸之之长子，少年时代即开始随父学习中医，初攻外科、针灸，继则专研内科。精于医理，勤于临床，在医学理念上继承发扬了郑钦安、卢铸之的医学思想，强调阳主阴从，重视坎中之阳。治病立法，重在以火消阴。临床善于运用大剂量姜、桂、附等辛温扶阳药，疗效显著，行医 60 多年，名扬巴蜀，亦被尊称为“卢火神”。卢铸之曾在成都开设“扶阳医坛”，卢铸之去世以后，卢永定在 20 世纪 60 年代到 80 年代初期，继续开办该讲坛，当时，成都的唐步祺等也来听讲，学习郑氏、卢氏学术思想。为了探索姜、桂、附治疗疾病的规律，从 20 世纪 50 年代起，认真记录、整理每位患者的病案，并装订成册。连续 30 余年，积累了几十万人次、5 千多万字的病历资料，成为后来人们整理、继承、研究卢氏学派理法方药的重要参考依据。著有《卢氏医学心法》《卢氏临证实验录》等著作。

[学术特色]

（1）阴阳为纲，辨析万病

扶阳学派明析阴阳之理，治病先分辨阴阳，认为“一病有一病之阴阳”，“万病总是在阴阳之中”，“发病损伤各有不同，总以阴阳两字为主”，“苟能识得阴阳两字，而万变万化之机，亦可由此而推也”，突出阴阳作为总纲的地位，这是扶阳学派临床辨证最基本的学术思想，亦称为“阴阳至理”。

（2）阳主阴从，肾阳为本

在阴阳两纲中，阴阳处于等同地位，缺一不可，然而扶阳学派认为，在相互作用过程中，阴阳的作用有主次之分，郑钦安指出“阳者阴之根”“阳主而阴从”“阳统乎阴”，于阴阳之中尤重阳气的作用，认为人身以阳气为主导，阳为主，阴为从。人体正常的“阳主阴从”生命协调状态若被打破，就会导致以阳为主导的“阴平阳秘”关系失调而发生疾病。卢铸之继承郑氏学术思想，强调人生立命在于以火立极，治病立法在于以火消阴，并进一步提出了“病在阳者，扶阳抑阴；病在阴者，用阳化阴”的治疗主张，在临床实践中，始终贯穿“阳主阴从”的主导思想。而阳气有上、中、下部位之分，上焦有心肺之阳，中焦有脾胃之阳，下焦有肝肾之阳。在诸种阳气中，郑氏特别强调肾阳的作用，认为人生立命全在“坎中一阳”，“坎中一阳”即肾阳，“下阳为上、中二阳之根”，肾阳为人身阳气之本，立命之根。这是郑氏扶阳学派的理论核心，也是其倡用附子、四逆辈温扶肾阳的理论依据。

（3）扶阳固本，擅用姜附

郑钦安极其重视人体阳气，对阳虚证的辨治有独特的认识与经验，认为万病皆损于阳气，其治病立法，重视扶阳，在论治时强调“治之但扶真阳”，使阳气旺而阴邪自消，真阳复则精血津液自生。以善用姜、桂、附等温热药著称于世，用量大而准，治愈许多群医束手的重证，指出“补坎阳之药，以附子为主”，为扶阳之首药，用于补肾阳；干姜为补脾阳主药，桂枝为补心肺阳气主药，肉桂用以补下焦阳气，吴茱萸为补厥阴阳气主药。组方原则均以温补脏腑阳气为主。继仲景之后，郑钦安开创了附子临床运用的新局面，拓宽了附子的临床应用范围，使临床应用附子有了更加切实可行的依据。吴佩衡认为附子对保障人类健康之功用极为宏伟，擅用大剂附子，《吴佩衡医案》中制附子最大用量为 450 克，常用量为 100 克，实属罕见。范中林医案中附子用量为

15～500克，常用量为60克。阳虚重证，或阴寒极盛，阴阳气不相顺接而致厥，或阴盛阳脱之危重证，以附子回阳，起始即可用120克，阳气回复后，若寒凝积聚仍重，附子用量可增至250克，最大可达500克，诸证减轻或改善后减为60克或30克，或以丸剂缓调。风寒湿痹，关节麻木疼痛，用川乌、草乌散寒止痛，对乌、附的运用可谓驾轻就熟。祝味菊将人体阳气称之"抗力""体力""体气""体质"等，实质上都是指人体的正气、阳气。强调温热扶阳，是祝氏"本体疗法"的具体应用，亦是其学术思想之核心。即使高热病人，只要具有阳气不足之色、脉，均予扶正温阳，这也就是为什么他在治疗伤寒时广用附子的道理。祝氏善用附子，配伍独特，自成一家。常用配伍方法有：①温潜：即温热与潜降配伍，用附子和磁石、龙齿合用而成。温以壮其怯，潜以平其逆，引火归元，导龙入海。②温散：即温热与辛散配伍，主要是用附子、干姜和麻黄、桂枝合用，在伤寒治疗中最为常见。③温清：即温热药与寒凉药配伍，典型的如附子与石膏合用。④温补：即温热药与补益药相配伍，将附子与人参、熟地黄、枸杞、淫羊藿、菟丝子、补骨脂等补益药同用。这些配伍都颇有创见。祝味菊除擅用附子，对各类姜，包括干姜、生姜、煨姜、炮姜、姜炭、生姜皮、生姜汁的运用，更可谓一应俱全。且其医案中常用姜制药物，包括姜半夏、姜竹茹和用于治疗痢疾的姜汁炒黄连，为其用药又一显著特点。用姜制药物可以发挥解毒、发散、入脾、温散作用，即姜制可以调整药物偏性，对具寒凉之性、沉降之性、攻泻之性的药物偏性能够起到调节作用。

（4）精辨寒热，别具特色

郑钦安最为独特的学术思想是对阴证中的难点——真寒假热（即阴火）的辨识。四川地区由于地域气候、生活饮食习惯等原因，真寒假热证患者数量较多。单纯的阴证辨认并不难，难得的是，郑钦安对阴寒偏盛所致虚阳上浮、外越、下陷所引起的种种假热之象，其称之为"阴火"者，有着相当深刻的认识。郑钦安有一句名言："总之众人皆云是火，我不敢即云是火。"就是指阴火，即阴证所生之火，又称假火，本质是阴寒偏盛，导致虚阳上浮、外越、下陷而引起的种种"肿痛火形"其实是假象，常见的如慢性咽炎、口腔溃疡、牙龈肿痛、舌疮、口臭、头痛、颧红、目赤、耳鸣（以上各症即俗话所谓"上火"）以及内伤发热、皮肤包块红斑、足心发热如焚等都是极为常见的病证，看似火热之象，其实是真寒假热亦即阴火，极易被误认作火证和阴虚火旺，俗医治以滋阴泻火之法，"实不啻雪地加霜"。郑钦安在"阳主阴从"的主导思想影响下，独具慧眼，指出这是"阳虚"所致。如午后夜间面赤或发热，或午后身热，这些通世皆认为阴虚证治之不效，而郑钦安却认为："况午后正阴盛时，阳气欲下潜藏于阴中，而阴盛不纳，逼阳于外，元气升多降少，故或现面赤，或现夜烧，此皆阴盛之候。"而午后发热，或夜间发热，"多属阴盛格阳于外，阳气不得潜藏，阳浮于外，故见身热"，采用回阳收纳，白通汤治之，并以大量篇幅阐明"阴火"的假象与本质，窥破阴霾，指点迷津，确为真知灼见。如《医理真传》"钦安用药金针"所言："予考究多年，用药有一点真机，与众不同。无论一切上中下诸病，不问男妇老幼，但见舌青，满口津液，脉息无神，其人安静，唇口淡白，口不渴，即渴而喜热饮，二便自利者，即外现大热，身疼头痛，目肿，口疮，一切诸症，一概不究，用药专在这先天立极真种子上治之，百发百中。若见舌苔干黄，津液枯槁，口渴饮冷，脉息有神，其人烦躁，即身冷如冰，一概不究，专在这先天立极之元阴上求之，百发百中。"其中郑钦安将舌象列在首位，强调了舌象在辨寒热真假中的认证价值。

吴佩衡传承郑钦安扶阳理论，善于在“阴阳上探求至理”，吴氏曾说：“识病之要在于识证，识证之要在于明辨阴阳，唯辨证确凿，方能对证下药，得心应手。”与郑钦安阴阳为纲，统分万病的思想同出一辙。郑钦安所总结出的“阴阳辨诀”“用药真机”，是辨认阴阳的宝贵经验，吴佩衡学而承之，临证之际，辨假识真，总结出寒热辨证的基本纲领“十六字诀”，即热（阳）证为“身轻恶热，张目不眠，声音洪亮，口臭气粗”；寒（阴）证为“身重恶寒，目瞑嗜卧，声低息短，少气懒言”。真热证兼见烦渴喜冷饮，口气蒸手；真寒证兼见口润不渴或渴喜热饮而不多，口气不蒸手。以审察口气蒸手与否加强辨别寒热真假，系吴氏多年临床实践经验。掌握阴阳辨证的十六字诀，就不会在形形色色的症状面前无所适从，更不会被寒热虚实的真假所迷惑。正如吴氏所说：“万病有虚实寒热，临床之际，务必本此原则，庶不致贻误。”

例如吴氏对多种出血病证从阳虚失于固摄着眼，以扶阳止血为法，皆收止血愈病佳效。其对小儿麻疹的治疗更是颇具创见，在《麻疹发微》一书中，除采用一般的升提透疹及清热解毒法外，独树一帜，认为小儿是稚阳而非纯阳。不宜过于表散，更不宜动辄使用清凉苦寒药物。须辨其寒热虚实而随证施治。吴氏指出，凡属虚寒小儿，只有放胆使用四逆、白通等汤，才易挽回颓绝，对某些证情确属虚寒或因疹毒内陷而转为阴证的患儿，分别投以四逆汤加味或麻辛附子汤，或小青龙汤加附子而治愈。此为吴氏经验独到之处，开创了中医学中使用温热重剂治疗麻疹的先河。

范中林重视舌诊在辨证中的独特作用，尤其在寒热真假难分之际，以舌诊为辨识关键，这一点与郑钦安一脉相承，重视舌诊正是郑钦安总结的“阴证辨诀”或“用药真机”中最重要之处。范中林所总结的“运用四逆汤关键在于严格掌握阳虚阴盛疾病的基本要点”，其中第一条就是“舌质淡白，苔润有津”，指出：“其舌质淡为阴寒盛；苔黑而润滑有津，乃肾水上泛。断不可误认为阳热，实为阴寒内盛已极，虚寒外露之假象。”在《范中林六经辨证医案选》应用六经辨证诊疗的69个病例中，舌诊占有重要地位，是辨证的主要依据。

对阴火、假热证的辨治是扶阳学派学术思想的精髓，郑钦安特别指出而为一般医家所忽略的，就是这类阴气盛而真阳上浮之病。而扶阳学派对阴证辨识的创举与治验，可谓前所未有，对目前中医界仍然具有重要现实意义。

（5）法尊伤寒，活用经方

扶阳学派崇尚《伤寒》之学，用方多尊经方，以伤寒方为主，继承发扬了张仲景《伤寒论》“温扶阳气”大法，尤其重视《伤寒论》“少阴病”诸方，如四逆汤、白通汤等。且处方用药不偏执，精于辨证论治，临证中善于圆通运用成方，一方多用；学习应用《伤寒论》不拘于方，明理为要。郑钦安把伤寒三阴病理法方药发挥得淋漓尽致，大量运用理中、四逆辈治疗诸种杂病，如血证、心痛、头痛、咳嗽、脐痛、中风、发斑、胃痛、痿躄、谵语，以及耳、目、喉、舌、齿、鼻等百余种病证，均能见微知著，活法圆通，技巧独超，疗效卓然，大大扩展了仲景三阴病四逆辈的治疗范围。吴佩衡擅长运用四逆汤，不仅将其用于阳虚阴盛证已成之后，更重要的是善于抓住时机，早期用药，不致酿成亡阳之患。这与《伤寒论》323条“少阴病，脉沉者，急温之，宜四逆汤”的预防治疗思想完全一致。吴佩衡临证中运用四逆汤、通脉四逆汤、白通汤、麻黄附子细辛汤等扶阳散寒之剂，治愈诸多阳虚阴寒病证，对阴寒危笃重证，敢于投以温热大剂力挽狂澜。范中林用药悉本《伤寒论》，临证均用经方，如理中汤、四逆汤、麻黄附子细辛汤、麻黄附子甘草汤、麻黄汤、桂枝汤、当归四逆汤等，而四逆汤作为回阳救逆主方，最为常用。除阳虚欲脱，脉微欲绝等典型的四逆证以外，还广泛用于一切阳虚阴盛病人。唐步祺毕生致力于郑钦安医学著作的阐释研究，临证师法郑钦安，擅用附子，并创制附子食疗法。其常用之方多为郑钦安推荐方、自拟方，主要包括四逆汤、附子理中汤、白通汤、麻黄细辛附子汤、甘草干（炮）姜汤、补坎益离丹等，并在运用中有所创新。

（6）药后反应，了然于心

《伤寒论》对服药后反应的记载，简明精要，但有的看似症状加重，病情加剧，实则为服药后的正常反应，是对初诊辨证论治的进一步延伸，充分体现了张仲景严密的辨证思维、精准的用药法度、细致的临床判断力及预见力。从某种程度上讲，医家结合病人的药后反应，对疾病进行再辨证、再论治，比初诊时的辨证论治意义更为重大，是医家掌握患者病情，提高临床疗效的关键环节。对药后反应了然于心，临证时方不足为怪。

扶阳学派医家精研《伤寒论》学术，对服用姜、桂、附等温热药物的药后反应体会深刻，临证时应对自如。如《吴佩衡医案》中记载的常见的药后反应为呕吐涎痰或涎水，大便泄泻或水泻，烦躁，出血（包括吐血、衄血、痰中带血、便血），周身浮肿，以及原有的症状如腹痛、肢体胀痛、面足浮肿等加重。范中林同样强调："阳虚阴盛之人，初服辛温大热之品，常有心中烦躁，鼻出黑血，喉干，目涩或赤，咳嗽痰多，面目及周身浮肿，或腹痛泄泻，或更加困倦等，此并非药误，而是阳药运行，阴去阳升，邪消正长，从阴出阳之佳兆。"这些见解丰富了郑钦安在《医法圆通·服药须知》中所总结的"阳药运行，阴邪化去"的经验认识。

"观其脉证，知犯何逆，随证治之"，这种具体问题具体分析处理的临床辨证思维方法是《伤寒论》的突出成就，仲景熟悉药性、动态观察、具体分析，将这种辨证思维贯穿于对药后反应的辨析之中。姜、桂、附等辛热药物药性大多峻猛，附子、乌头本身还具有一定毒性，误用确实易致剧烈反应。这些原因令无数医家视姜、附剂如虎狼，不敢轻易使用，如祝味菊所言："凉药阴柔，隐害不觉；热药刚暴，显患立见。阴寒之药，其害不彰；热药之患，人所共戒。"而临床上见服药反应，需要仔细分辨，不能以药物的毒副作用笼统概括之。扶阳学派医家深得仲景辨治之妙，对姜、桂、附温热药物的药后反应积累了丰富经验，方能临证之际进退自如。

（7）阳回阴存，阳回津生

扶阳学派医家运用姜、桂、附等温热药物时，多有一个共同特点，即少用滋阴药。《伤寒论》治疗阴阳两虚烦躁证以茯苓四逆汤回阳益阴，治疗霍乱亡阳脱液证用四逆加人参汤回阳救、益气养阴，二证虽兼有阴虚，但皆用人参益气生津，而不配伍甘寒养阴之沙参、麦冬、天冬、石斛、生地黄、天花粉之属，此即仲景"阳回阴存"之理。"回其阳则津自生"是清末名医陆渊雷注解《伤寒论》第20条"太阳病，发汗，遂漏不止，其人恶风，小便难，四肢微急，难以屈伸者，桂枝加附子汤主之"时在按语中提出的，对仲景"阳回阴存"之理认识极为深刻，其原文是："故津伤而阳不亡者，其津自能再生。阳亡而津不伤者，其津亦无后继。是以良工治病，不患津之伤，而患阳之亡……若不知回阳，但喜甘寒生津，岂知滋腻之药，用于阳证则不能减热，用于阴证则不能运化。桂枝加附子汤之证，伤津而兼亡阳也，仲景则回其阳而已，不养其津，学者当深长思之。"桂枝加附子汤证虽是阴阳两伤的证候，但主导方面为阳虚，通过扶阳就能够固表，固表则可以止汗，止汗就等于存津液，此即“回其阳则津自生”。对此祝味菊分析说：“良工治病，不患津之伤，而患阳之亡。所以然者，阳能生阴也。是故阴液之盈绌，阳气实左右之……而况一切营养药物，未有不经阳气运化，而能自为荣养者也。”阐明了阳生阴长的道理，阴津靠阳气运化，阳气回复则阴津能随之恢复。阳虚气化不及，津液不能蒸腾，才是病根。如郑钦安所云：“四逆汤力能回先天之阳，阳气一回，津液复升，焦枯立润。”

（8）阳回之前，少夹滋补

扶阳学派医家深得《伤寒论》回阳救逆诸方制方之意，在投用姜、桂、附热药治疗阳虚重证、急证之际，更讲究单刀直入，很少兼夹阴药、补药。郑钦安在《医法圆通·用药须知·阳虚一切病证忌滋阴》中指出：“凡阳虚之人，多属气衰血盛，无论发何疾病，多缘阴邪为殃，切不可再滋其阴。”吴佩衡也强调“扶阳驱寒，宜温而不宜补，温则气血流通，补则寒湿易滞。”

较之张景岳所制回阳饮（四逆汤加人参），吴佩衡所创大回阳饮则为四逆汤加肉桂而成，该方重用附片、干姜破阴回阳，加肉桂温肝暖血，引火归原，有回阳救逆，强心固肾，温中疏肝之功，治一切阳虚阴盛危急之证，吴氏认为人参属养阴之品，妨碍姜、附回阳，如《医理真传·卷三·阴虚证问答》所言“补坎阳之药，以附子为主，补离阴之药，以人参为先”。对阳虚阴寒急重证的治疗，在阳气回复之前，均少用滋补药品，确有典型阴血亏虚之病机者另当别论。观范中林治疗阳虚阴盛证，其医案的初诊处方，一般亦去掉理中汤中的人参、真武汤中的芍药等阴药。

（9）阳复之际，滋阴扶正

郑钦安在《医法圆通·服药须知》中谈到阳复之际的善后问题：“凡服此等热药，总要服至周身、腹中发热难安时，然后与以一剂滋阴，此乃全身阴邪化去，真阳已复，即与以一剂滋阴之品，以敛其所复之阳，阳得阴敛，而阳有所依，自然互根相济。”吴佩衡用大剂温阳药治疗阳虚阴盛证，阳气恢复后，若患者营阴尚虚，形神较弱，则稍佐滋阴或益气扶正，以四逆汤加人参益气生津，或用黄芪、桂圆肉等补益药调理善后。范中林引用郑钦安上述理论，并补充“服药后比较理想的反应，是周身暖和，舌质和面色均现红润。此时即可用少量滋阴之品”，对久病体虚之阳虚阴盛患者，以大剂姜、附取效后，多加党参、沙参、枸杞子、菟丝子、冬虫夏草、红枣、肉苁蓉等阴阳并补，益气养血之品，或以丸剂缓图收功。

［传承发展］

唐步祺

唐步祺（1917—2004），四川永川人，其祖父蓉生公以医闻世，私淑郑钦安。唐步祺幼承庭训，习郑氏之学，1941 年毕业于国立四川大学。后游学于吴棹仙之门，听学于“卢火神”卢永定“扶阳医坛”，继问难于任应秋，在《中医火神派探讨》中还谈到，唐步祺为范中林早期弟子，可谓一徒多师，博采众长。唐步祺行医半个世纪，精于《伤寒论》与郑钦安学术，擅长经方治病，善用大剂姜、桂、附，用药精简，量重而准，屡起沉疴。民间有“唐火神”之称。毕生致力于郑钦安医学著作的阐释研究，历时 15 年将《医理真传》《医法圆通》与《伤寒恒论》三书阐释完成，后又将郑氏三书统一体例，合为一本，定名为《郑钦安医书阐释》，成为研究、传承扶阳派的重要文献。另著有《咳嗽之辨证论治》。

吴生元

吴生元（1937—　），吴佩衡之子，吴佩衡学术继承人与传人，云南省中医院内科主任医师，全国名老中医学术继承导师，云南省名中医，享受国务院政府特殊津贴，国家中医药管理局“云南吴佩衡扶阳学术流派工作室”学术带头人。继承了吴佩衡的学术专长及实际临证经验，又经过系统的中西医专业教育，擅长诊治外感病、风湿痹证、胃肠病及高血压病，对疑难杂症的诊治有其独到之处，对吴氏临床应用附子一脉相承，在医学教育及医疗实践方面均有许多建树。整理出版《麻疹发微》《吴佩衡医案》，编撰了《伤寒论讲义》《医药简述》等教材。编写出版《中医疾病诊疗察要》《吴佩衡中药“十大主帅”古今用》《名医真传》等著作。

吴荣祖

吴荣祖（1945—　），吴佩衡之长孙，吴佩衡学术思想第三代传人，昆明市医科所所长。注重对《伤寒论》的研究，在附子及附子复方的临床及应用研究方面卓有建树，有50余篇相关论文刊行。重视对中医临床思维方法的研究，从方法论高度指导临床。倡导扶阳学说，临床上擅长重剂应用附子，轻者30～60克，重则100克以上，颇有其祖父之大将风范。临床疗效好，深得患者信赖，对中医肺脾、心肾、肝胆系统疾病的治疗独具心得。近年在深圳、广西及北京等地演讲，力倡扶阳学说，特别是对人类早期之太阳崇拜的研究，于扶阳理念的推广具有重要意义。

卢崇汉

卢崇汉（1947—　），卢氏第三代传人，国家中医药管理局“钦安卢氏医学流派传承工作室”学术带头人。师从其祖父卢铸之、伯父卢永定，深得祖、父两辈名家的悉心教培，秉承家学，临证善用桂、附起沉疴大疾，亦有“火神”之称，主要著述有《扶阳讲记》《郑钦安先生学术思想研究》《著名医家卢铸之先生学术思想研究》《论卢氏运用附子的指导思想》《扶阳安髓止痛汤治疗阳虚阴火牙痛217例》《扶阳温通汤治疗痛经206例》《扶阳思想的理论核心与运用》等。

为了继承祖父卢铸之1908年创办并经卢氏祖孙三代坚持举办了一百年的“扶阳讲坛”（扶阳医坛），更广泛地交流扶阳学术思想，弘扬扶阳理念，卢崇汉倡导中华中医药学会举办国家级的“扶阳论坛”。作为“扶阳论坛”的主席，在2007年和2008年的两届“扶阳论坛”上卢崇汉的主题演讲，在与会者中引起了强烈反响，其倡导扶阳的理念已为越来越多的医家所接受，影响远播海内外。卢崇汉的著作已被美国、加拿大的学者翻译成英文，取名为《中医复兴之路》一书出版发行。自2007年广西南宁召开首届“扶阳论坛”在行业内外引起强烈反响后，已先后在南宁、北京、上海、成都、合肥成功举办了六届。对扶阳学派的源流、学术思想、用药经验、辨证治疗技巧等进行深入研究，不断掀起回归经典，运用经典的学习热潮。2008年，国家中医药管理局批准成立“钦安卢氏医学流派传承工作室”，2009年11月，该工作室的教学基地“卢火神扶阳中医馆”在成都揭牌，为扶阳理念在中医界的传播起到积极作用。

刘力红

刘力红（1958—　），卢崇汉入室弟子，广西中医药大学基础医学院教师，经典中医临床研究所首席教授，广西名中医。曾于1986～1989年在成都中医学院攻读硕士学位，师从陈治恒，从事《伤寒论》教学、临床、科研至今。临床擅以经方治疗内、妇、儿等科疾病，尤以温热剂的应用有较深体会。2006年初，专程从南宁飞抵成都，拜谒“火神派”钦安卢氏医学第三代传人卢崇汉，成为其入室弟子。著作有《思考中医》及《开启中医之门》。《思考中医》2004 年 4 月位居全国非文艺类图书排行榜榜首，并且被评为 2004 年度全国优秀科技畅销书，获得第六届全国高校出版社优秀畅销书二等奖、2004 年知识工程推荐书目、2005 年第十三届桂版优秀图书奖一等奖。

（二）巴蜀伤寒学派

［学派概述］

巴蜀伤寒学派具有悠久的传统历史渊源，从被誉为“活伤寒”之称的邓绍先开始，先后涌现了戴佛延、顾大德、陈治恒、郭子光等一批全国著名伤寒学专家。其扎实的理论功底来源于丰富的临床实践，主导本学派的学术方向。学术思想集中体现在四川国医学院（成都中医学院前身）、成都中医学院《伤寒论》的各版教材及其《伤寒》学的著作中。为四川、西南乃至全国培养了无数伤寒学人才，是巴蜀伤寒学发展的中流砥柱，早在 20 世纪 60 至 80 年代多次承办全国《伤寒》师资培训，使学派影响逐渐由西南扩大至全国，在全国中医药院校中享有良好声誉。

巴蜀伤寒学派的发展从 20 个世纪 30 年代起，学术发展代有传人，为巴蜀地区乃至全国的伤寒学说传播、传承都发挥了重要作用。

1936 年四川国医学院成立，时任国医学院教务长、副院长的邓绍先就已经编有《伤寒论》讲义。1956 年，成都中医学院成立之初，设立伤寒温病教研室，以邓绍先为主，开展《伤寒论》的教学管理和课程建设，将《伤寒论》列为中医学专业必修的主干课程，并不余遗力地推动其学术发展。1960 年，卫生部委托成都中医学院举办全国中医院校《伤寒论》师资培训班，先后举办一、二、三班，均由邓绍先担任主讲。同时，主持编写了全国统编 1 ～ 2 版《伤寒论》教材，在全国引起极大反响，此后的教材均以此为蓝本，起到承先启后的作用，为我国高等中医教育《伤寒论》课程教材建设和师资培养工作做出了重要贡献。70 年代以后，参加了 3 版《伤寒论》教材的协编工作。为了适应特定历史时期的教学需要，4 版教材均由全国各校编写，当时任伤寒教研室主任的陈治恒作为主编，编写了成都中医学院的自编教材《伤寒论讲义》，此外，还有陈治恒、傅元谋编写的《伤寒病案选讲》，陈达夫《眼科六经法要》均产生了不凡影响。80 年代，成都中医学院主办了全国高级伤寒金匮师资培训班，培养了一大批伤寒专业人才，大多数都成为了今天中医学界的精英。戴佛延、陈治恒于 80 年代早期即开始培养伤寒专业研究生，为学科的发展培养了骨干和中坚。

20 世纪 90 年代初成立的四川省中医药学会仲景学说专业委员会，由郭子光任主任委员，每隔 2 年开展本专业学术交流，对推动四川省仲景学术的发展，活跃学术气氛，引导全省学习经典、掌握运用经典，提高基层医师的理论、临床水平起到积极作用。

2006 年，本学派的标志性成果——由杨殿兴主编，傅元谋副主编的学派代表作《中医四部经典解读——伤寒论读本》和《四川名家经方实验录》问世。《中医四部经典解读——伤寒论读本》（中国化工出版社）以朴素直白的语言，简明的图表，将艰涩的经典著作诠释为重点突出、条理清晰、易学易记的普及读物，体现了简明精要、临床实用的特点。既是学习经典著作的普及读本，又是简明实用的工具书，2007 年该书荣获了第九届中国石油和化学工业优秀科技图书一等奖。《四川名家经方实验录》是一部汇集川籍中医知名专家的学习心得和对经方的应用体会而成的医案医话集，各位川籍名家的“学医心悟”和“用方心法”是潜心钻研，认真临床实践的结果，对于后学者能够起到开启思维，指点迷津，解析玄机，示范应用的效果。两书在现行《伤寒论》各类规划教材的基础上，为学习者提供了坚实的、传统的理论和临床印证，有利于学好《伤寒论》，提高临床水平，体现了本学派的特色和亮点。

学派传承图如下：

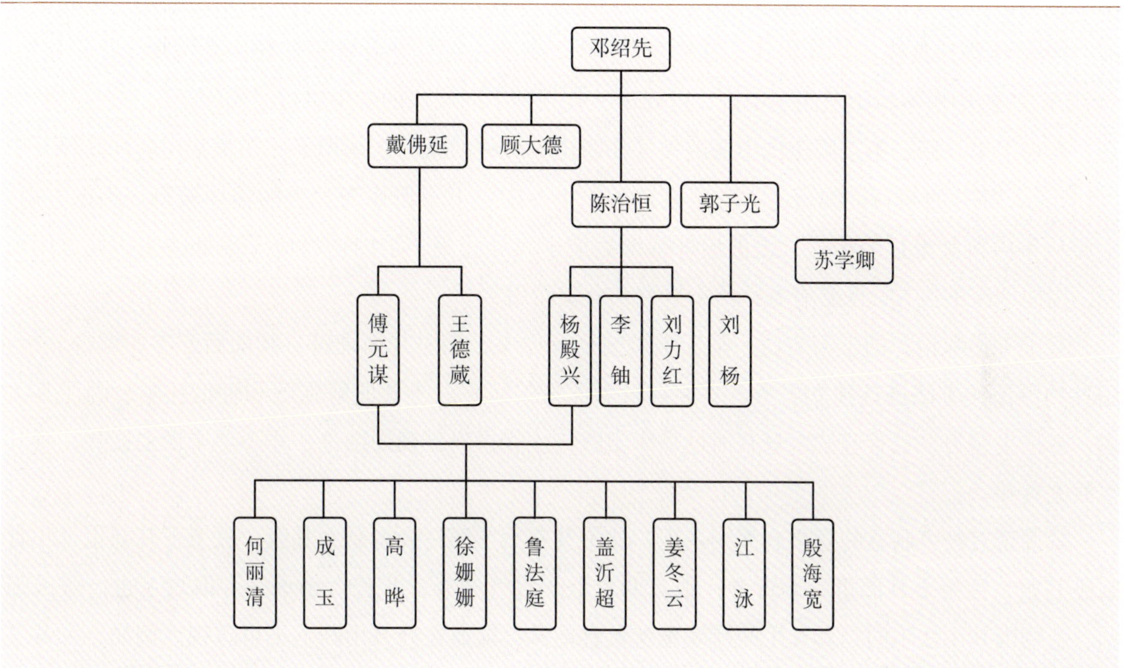

［学派名师］

邓绍先（图 4-18）

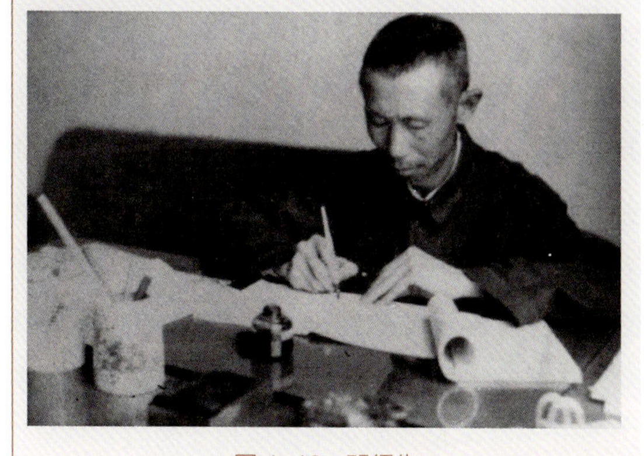
图 4-18 邓绍先

邓绍先（1898—1971），名续成，四川省华阳县（今双流）人。1916 年考入四川省立第一甲种工业学校，专攻化学。因自幼体弱，早在工业学校学习之时，便开始自学中医。后又受到谢勋吾老中医的指导，学习兴趣日隆。后因其次子患惊风为医所误，促使他下定了以医为业的决心。20 世纪 30 年代初，开始在成都市中西顺城街、玉泉街行医，医名日盛。1936 年，四川国医学院创办，邓绍先先后担任教员、教务长、副院长等职。1956 年 9 月，成都中医学院成立，被调入学院任副教务处长，并讲授《伤寒论》。长期坚持《伤寒论》的研究和教学，是全国著名的《伤寒论》专家，有“邓伤寒”的美誉。

1960 年，卫生部委托成都中医学院举办全国中医院校《伤寒论》师资培训班，先后举办一、二、三班，均由他担任主讲。同时，主持了全国中医院校试用教材《伤寒论讲义》（人民卫生出版社，1960）的编写工作，为我国高等中医教育《伤寒论》课程教材建设和师资培养工作做出了重要贡献。他刻苦研读《内经》《难经》《伤寒论》《金匮要略》等典籍，对《伤寒论》的研究造诣最深，能流畅地背诵全书。于 1942 年写成《伤寒论释义》，从 1960 年起，历时 9 年，又带病完成《伤寒论要义总述》。

戴佛延

戴佛延（1913—2007），重庆市合川人。家传三世中医，自幼研经读史，秉承家学。1936 年就读于四川国医学院，毕业后悬壶于故里。1956 年调至成都中医学院，1978 年任伤寒硕士研究生导师，1982 年晋升教授。一直从事《伤寒论》教学，曾为全国伤寒师资班辅导，为伤寒专业研究生、64 级至 75 级中医本科生及西学中班、进修班、夜大等不同层次的学生讲授《伤寒论》，教学经验丰富。参加了第一版、第二版全国中医院校《伤寒论》教材的编写，承担了《中医常用名词简释》中《伤寒论》部分的编写，编著《古方医案选编》上、中、下三册作为学生的辅导教材。临床方面，主要从事内科疑难证的治疗。提倡治外感疾病应于实处防虚，治内伤病应于虚处防实。处方用药上，提倡"医不执方，医必有方；药不执方，合宜而用"。

对于《伤寒论》的学习方法，戴氏强调要诵读原文，切忌片面理解，须前后互参，综合分析，用唯物辩证的方法进行独立思考，才能有较为深刻的认识。不要曲解强解和轻信注本，因注本太多，穷毕生精力，也难遍读。只有通过临床实践，才能得出正确的结论，才不至于纸上谈兵，终其生而无真知。

戴佛延对经方制方的意义有深刻认识，如论及三承气汤：大者制大其服，欲急下其邪也。小者制小其服，欲缓下其邪也。调胃者，则有调胃承顺胃气之意，非若大小承气专取攻下也。戴氏强调，药物因其用法不同，其发生的疗效也就大有差异，这点在处方用药上不可忽视。例如，大黄气味俱厚，本峻下之物，因其峻下而微变其性以用之，则如大承气、抵当汤之大黄酒洗、酒浸以兼除太阳余邪也。大黄黄连泻心汤、附子泻心汤之大黄以麻沸汤渍之而不煮，欲其留恋心下也。大黄附子汤大黄与附子并用，则变寒下为温下。茵陈蒿汤大黄与茵陈、栀子并用，则不走大便而走小便。

戴佛延指出，学习《伤寒论》须同时研读《内经》《难经》以探其源，参阅《金匮》《温病学》以辟其流。《伤寒论》论外感时病，《金匮》论内伤杂病。但外感病久，正气受损，也可导致内伤，内伤病治疗不当，抵抗力差，易招致外感。在临证时，治外感应于实处防虚，治内伤应于虚处防实。关于伤寒与温病的关系，戴氏认为"后世温病学是在《伤寒论》的基础上发展起来的"这一看法非常正确，指出《伤寒论》中的栀子豉汤、黄芩汤、葛根芩连汤、白虎汤、三承气汤、黄连阿胶汤、白头翁汤、竹叶石膏汤等，均适用于温热病。在诊断上，温病学于舌诊非常详尽，又补出验齿、辨斑疹等；在治疗上，补充了辛凉轻透、芳香开窍、甘寒养阴、甘淡实脾、咸寒滋水等法，补《伤寒论》之不足，两种学说应相互沟通。

陈治恒

陈治恒（1929— ），成都中医药大学教授，硕士生导师，著名中医学家，伤寒专家，全国名老中医。曾为四川省中医学会仲景学说研究会主任委员。曾任伤寒金匮教研室副主任、伤寒教研室主任。出身于中医世家，幼承庭训，少小诵经，矢志岐黄。1956 年，以青年中医身份考入成都中医学院（现成都中医药大学），得到李斯炽、邓绍先等众多中医名家的面授，1960 年提前毕业留校任教，师事著名伤寒学家邓绍先，精研中医经典及历代名家著述。在邓氏的指导下，对《伤寒论》进行了系统、深入的研究，一直从事《伤寒论》教学和科研工作。作为伤寒专业硕士研究生导师，传道授业，桃李芬芳，学生中有不少人已成为中医药学的骨干，也有学生在重要的管理岗位上从事中医药管理工作，这与他的教诲和培育是分不开的。陈治恒擅长治疗伤寒、温病及内、妇、儿、科疾病，精于辨证论治，理论造诣高深，临床经验丰富，对不少疑难病、危重证见解独到，疗效显著，医名远播。1990 年被国家选定为首批全国 500 名名老中医药专家之一。1991 年被国家中医药管理局、人事部遴选为全国名老中医师带徒指导老师。1993 年获省中医学科技进步三等奖。享受国务院政府特殊津贴。点校整理《许叔微伤寒论著三种》，获四川省中医管理局科技进步三等奖。在日本、韩国发表有"运用仲景方的体会""小柴胡汤的治疗经验及有关问题的讨论""从《伤寒论》看仲景著作的主要思路和方法"等多篇学术论文。其临床经验，被收入《长江医话》《医方妙用》《中国名医名方》《名医医术精粹》《当代医学论经方》《中华名医特技集成》等书中。

陈氏业医，既有庭训，又有师承，博采众长，其学术经验、成就是多方面的。对《伤寒论》的造诣尤其精深，其学术思想秉承邓绍先治伤寒首在明理和重在六经气化之说，坚持论六经气化不能离形言气，讲伤寒务要理用结合，研究仲景之学必须落实到临床应用上才有意义。为了明伤寒之理，他精究经旨，穷源溯流，疏发论中本义，揭示六经实质。倡导经方有"三用"，即正用、借用、变用。尤其强调经方的变用，陈氏指出：仲景"观其脉证，知犯何逆，随证治之"，即是灵活化裁，随证变通的经方变用原则。临床核心在于主张以局部病变为核心的辨证论治；对疾病要追踪病史，明辨始因；而治疗又要详察标本，分期论治；具体方案上重抓脾肾"两本"，巧运枢机；更结合西为中用，微观辨证，临床证治多验。

郭子光

郭子光（1932—2015），成都中医药大学教授，著名中医学家，中医各家学说专家，伤寒专家，中医康复学科的开创者。全国首届国医大师、全国老中医药专家学术经验传承工作指导老师、中华中医药学会终身理事、中国中医科学院博士后导师、四川省首批学术技术带头人。

郭氏出身于中医世家，1956 年考入成都中医学院首届医疗专业本科，1960 年提前毕业留校工作，从事中医内科、伤寒、各家学说、养生康复等课程的教学、临床及科研工作。1992 年享受国务院政府特殊津贴，2002 年被确定为全国第三批老中医药专家学术经验继承工作指导老师。2008 年获四川省康复医学会颁发"学科发展杰出贡献奖"，2009 年获中华中医药学会"终身成就奖"。

主编出版的教材、论著有《现代中医治疗学》、《伤寒论汤证新编》（图 4–19）、《日本汉方医学精华》等近 20 部，参编著作 20 余部，发表论文 160 余篇。曾多次应邀去中国台湾、澳门、香港地区及日、韩等国讲学交流，深受好评。尤其在日本汉方界影响颇大，先后 9 次应邀赴日本进行学术交流。"郭子光学术思想及临证经验研究"课题被纳入国家"十五"科技攻关计划，国家中医药管理局 2011 年正式建立"国医大师郭子光传承工作室"以研究其学术经验。

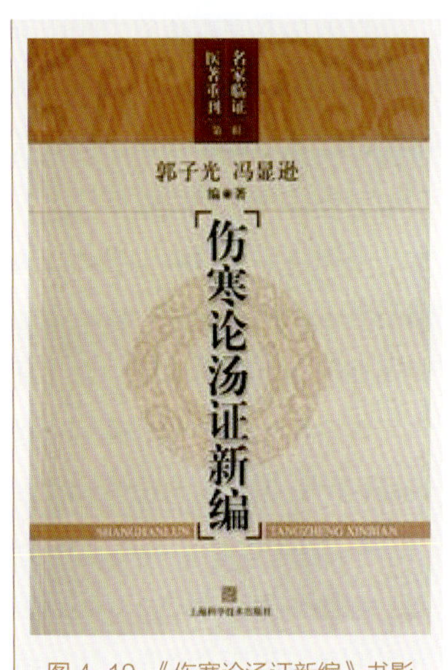

图 4–19 《伤寒论汤证新编》书影

自 2011 年"国医大师郭子光传承工作室"成立至今，培养了学术传承人及传承团队共 11 人，接受 17 名来自全国各地的副高及以上中医人员的进修、研修，培养硕博士研究生 15 名。出版论著 7 部，发表学术论文 9 篇，完成相关课题研究 3 项，形成专病诊疗方案 2 项，并于 2012 年举办“郭子光从医 60 周年学术交流会”。

郭氏从事伤寒论、中医内科学、养生康复学和各家学说教学、科研与临床近 60 年。他在伤寒研究方面最突出的成就，是提出“病理反应层次”为六经方证的实质，提出创立六经辨证论治新体系，作为发展伤寒学说的远景目标，把仲景学说的发展推向新阶段。他认为六经病就是六个大的病理层次阴阳失调的反应。伤寒六经方证，是仲景在当时条件下，为寻找调节人体反应状态的确定性，而总结出来的针对不同的病理反应层次进行调节的治疗体系。1983 年，郭氏著《伤寒论汤证新编》，以汤名证，按证分析，中西医有机结合，立足临床实践，倡“病理反应层次”学说以解释伤寒六经方证，别开生面，使人耳目一新，提高了对伤寒方证的科学性与实用价值的认识。

郭氏临证重视脉理，习用经方，强调辨证论治。擅治心脑血管、血液和肺肾的慢性疾病，对外感发热性疾病和癌症的治疗也颇有研究。能灵活运用中医理论指导临床，取得疗效。例如：从“病证结合”治疗提出冠心病康复治疗 10 步程序方案；用“寒温合法”治疗急性外感疾病（多系病毒感染）；发挥仲景“凭脉辨治”精神治疗心律失常；将“通阳不在温，而在利小便”的治法，用于治疗少阴病格阳证（多系慢性心力衰竭）；以“久病入络”学说指导治疗多种慢性疼痛、眩晕、喘咳等病证；用“攻邪已病”学说指导治疗多种癌症；以“脏为阴、腑为阳”学说指导治疗泌尿系结石症；从肝脾虚损论治血液疾病；从“命门火衰”论治肾上腺皮质、甲状腺等功能低下症等，疗效卓著。被誉为“伤寒达人，奇症克星”。

［学术特色］

“重视传统，精于临床”是本派的学术特点。《伤寒论》作为中医经典著作之一，其理论体系在中医学中占据极其重要地位，巴蜀伤寒学派以传统为根基，理论源自《周易》《内经》《难经》，旁及后世诸家学术见解，在辨证思维、诊疗方法、组方技巧、文献研究等领域为学派创立和发展奠定了坚实的传统理论基础。且注重理论性与临床性、思维性与创新性、四川地区地域性的有机结合，真正体现了《伤寒论》的经典特色、传统特色、川味特色。

巴蜀伤寒学派在数十年的发展中形成了以临床为本，深入探索仲景六经辨证论治规律与经方临床灵活运用为特色的风格，名师皆勤于临床，以临床实用为宗旨，理论与实际紧密联系，精于辨证论治。以陈治恒及其高徒杨殿兴为代表，具有以下特色：

（1）抓住核心，辨证论治

陈氏在辨证论治中不断发展创新，提出“以局部病变为核心的辨证论治”思想。在病、证的局部与整体认识上，陈氏认为：“病有定而证无定，病不变而证常变。”“病”多是局部病变的反应，辨病侧重于分析局部病变；而“证”则是整体的、综合的、动态变化的过程，辨证侧重于把握全身整体。辨病论治侧重局部器官的改变，采用针对性较强的药物直接作用于病灶，改善局部病损情况。辨证论治侧重于人的整体调节，重视调动机体内部的抵抗力和提高机体的适应性，从而达到“阴平阳秘”，两者各有其长。而病变的局部与全身整体情况，有时表现为协调统一，有时表现为相互对立，如何在治疗中统一协调两者的关系？对此，陈氏提出了“以局部病变为核心的辨证论治”，融辨病论治与辨证论治为一体，将二者有机结合，较好地解决了这一问题。一方面注意围绕病变的局部（一指中医的局部，如心下痞、下利、头痛等；一指西医的诊断，如肾炎、肝炎、冠心病等），或施予专药，或辨病论治。另一方面始终密切注意全身整体情况，辨证论治。大大提高了治病疗效，且重复性强，形成其治疗疾病的独特风格。陈氏这一学术思想深化了中医理论，赋予了辨证论治新的内涵。

（2）追踪病史　明辨始因

中医认识病因是以“审证求因”（因发知受）的方法获得的，但诊治时过分强调辨证求因（从证候、体征推求病因），忽略致病的原始病因，往往使辨证失去准确性，导致治疗失败。陈氏认为：病因清则病源明，只有追踪病史，才能察明始发病因，找到治疗的关键，然后立法处方，使病与方皆相应，才有疗效可言，这对疾病的正确诊治，特别是对疑难怪病和痼疾的辨治有很大帮助，甚至起决定性作用；反之，若病因不明，治疗漫无目的，遣方用药又岂能中的。

（3）详察标本，分期论治

陈氏对仲景“汗下先后，缓急有序，标本分治”法则，大加赞赏。临证之际，标本缓急，法度谨严。如对慢性支气管炎、肺气肿、肺心病的治疗，陈氏认为：实喘责之于肺，虚喘责之于肾。因此治疗上，发作时重在治标，治标重在肺；平时治本，治本重在肾。若咳喘甚，痰涎多，则根据患者脉证，辨证论治，重在治标。寒证可选用小青龙汤、苓甘五味姜辛汤、射干麻黄汤等；热证可用麻杏甘石汤、清金化痰汤、清气化痰丸等；痰涎盛者，多用瓜贝二陈汤、枳桔二陈汤等。不偏寒热者，则用止嗽散加减。待痰涎少、咳喘平后，则选用自拟新定蛤蚧散（百合、枸杞、蛤蚧、川贝母、胡桃肉等）炼蜜丸嘱病人长服，以调补肺肾，重点治本。陈氏治此病缓急有序，分标本论治，层次清晰，治愈了众多老慢支、肺气肿等咳喘病人。

（4）重抓“两本”　巧运枢机

陈氏善于运用“两本三枢”的理论在临证时作为指导。肾为先天之本，人体生命之根；脾胃为后天之本，气血生化之源，而胃气的有无又关乎人之生死，先天生后天，后天养先天，生化不息。陈氏通过长期临床实践体验得出“无论病从外来，或自内生，或内外相引而发，不少都涉及‘两本’，特别是各种慢性疾病尤为多见”这一认识。基于这一认识，临证时非常强调必详察“两本”之虚实，遣方用药，须预护“两本”，切不可犯实实虚虚之戒。尤其对各种慢性痼疾和疑难病证，重视培固肾气与调理脾胃，谓“培肾气即固先天之本，调脾胃即资后天之本”，每于疑难病中抓住“两本”而屡获佳效。又因脾胃为人体上下升降之枢，少阳为三阳之枢，少阴为三阴之枢，三者与人体气机的升降出入关系至大，因此，陈氏重视斡旋气机，调理枢轴，这也是他在治疗危重证时能化险为夷、转危为安的常用妙法之一，诚可谓善握枢机之人。

（5）西为中用，微观辨证

陈氏精于中医传统的辨证论治，但认为辨证论治还可以结合微观进行分析研究，宏观综合与微观分析并重，将学科之间的优势、特色互补。在临床诊治中既重视西医化验检查，将之作为诊断参考，又不囿于西医检查诊断的束缚，而是西为中用，始终用中医的理论去分析、判断和立法处方。如咯血病人，常借助西医检查手段，借以弄清是由支气管炎、支气管扩张所引起，还是肺结核、肺癌所导致，帮助明确诊断。对于肝炎、肾炎等慢性病的无症状期，更是重视西医生化指标，借助化验检查，使中医有证可辨，将辨证论治引向微观化，西为中用，发展中医。

[传承发展]

苏学卿

苏学卿（1940— ），女，成都市人，中医伤寒学教授。1965 年毕业于成都中医学院医学系六年制本科，曾任伤寒教研室副主任。

大学毕业后从事临床医疗工作 8 年后执教，先后主讲《中医基础理论》《中医诊断学》《伤寒论》等专科、本科、硕士研究生、高级西医离职学习研究中医班，全国高级伤寒金匮师资班等教学工作。

20 世纪 80 年代初，先后在全国伤寒师资班（武汉），全国内经、中基师资班（北京）深造，师从任应秋、李培生、刘渡舟等著名医家，受益终身。教学中能吸收众师之长，针对不同层次的授课对象做到因材施教，因人制宜。对古典医籍《伤寒论》的教学，由深出浅，古今融汇，结合临床应用与现代研究讲解，受到学生好评。

20 世纪 90 年代初，主持了省级科研课题“应用《伤寒论》辛温解表治法对呼吸道病毒感染咳嗽治疗”，研究中药新制剂“降毒咳”，发现“降毒咳”对以病毒为主的上呼吸道感染咳嗽有肯定疗效，并在学报发表“降毒咳治疗上呼吸道感染咳嗽的临床观察”、“麻柴合剂治疗呼吸道合胞病毒、腺病毒的实验研究”（获省中医学会一等奖）。

出版著作《古今图书集成医部续录》（第二主编），参与编写成都中医学院主编的《中医学基础》（香港再版）、全国本科及三年制统编教材《伤寒论选读》、研究生《伤寒论》教材、《长江医话》等。发表“从中医科研的薄弱环节看中医教育改革”“汗法治疗小儿急性上呼吸道病毒感染探讨”“通阳是桂枝在《伤寒论》中多种应用的核心”等 10 余篇论文。

傅元谋

傅元谋（1943— ），成都中医药大学教授，硕士生导师，伤寒学专家。曾任普通高等教育“十五”“十一五”国家级规划教材《伤寒学》编委会委员、四川省仲景学说专委会委员、四川省中医教育管理专委会理事，四川省学位与研究生教育督导组秘书，成都中医药大学第一、二、三届督导组成员。1962 年考入成都中医学院医疗系六年制中医专业学习，着重研习中医经典；1968 年毕业后赴凉山彝族自治州工作。1979 年考入成都中医学院从师彭履祥、戴佛延攻读硕士学位，其间得到顾大德、陈治恒面训，1981 年硕士研究生毕业后留校工作。历任基础部主任、医史博物馆馆长、教务处处长、研究生处处长等职。兼任四川省学位与研究生教育督导组秘书，校、院教学督导专家、《中医学与辩证法》编审及编委会指导老师等。

长期致力于以《伤寒论》为代表的中医理论与临床研究，以六经证治规律为研究方向，对《伤寒论》课程的讲授因地制宜，紧扣临床，颇具四川特色。经四十余年专心研究和不间断的从事中医继承发扬工作，在临床上以内科呼吸系统疾病和消化系统疾病诊治为主，兼及妇儿科疾病，尤其擅用桂枝汤。在临床中坚持传统中医特色，一般采用全中医中药治疗。并将毕生所学倾囊相授，毫无保留地传给学生。

参与编写的著作有《日本汉方医学精华》《许叔微伤寒论著三种》《四川百科全书》《伤寒学》《中医四部经典解读——伤寒论读本》《四川名家经方实验录》等。公开发表“关于《伤寒论》研究专著中的两大体系”等多篇论文。主持省教育厅课题“中药学研究生学位课程与培养模式研究”等课题研究，荣获四川省中医药科技进步三等奖、国家级教学成果二等奖，获四川省有突出贡献专家称号，享受四川省特殊津贴。

其中《关于〈伤寒论〉研究专著中的两大体系》收集伤寒论版本及其注释，至清末共一千六百余家（种），系统研究了《伤寒论》及注家。并指出在《伤寒论》研究专著中，存在着两大体系：一是朱肱的《类证活人书》；一是张志聪的《伤寒论集注》。尤其是朱肱《类证活人书》（1107）与后续《伤寒论》研究的著作产生关联最多。展现了《伤寒论》研究中承上启下、不断发展的传承关系，在国内外学术界的相关研究中具有开创意义。

王德葳

王德葳（1947—　），出身中医世家，其祖父、伯父、父亲均为当地名医。1965 年高中毕业后分配至小学任教，同时研习家传中医典籍。1975 年调入县人民医院中医科。1977 年考入成都中医学院本科，1982 年考取成都中医学院伤寒论专业，师承戴佛延、陈治恒攻读硕士学位，1984 年获医学硕士学位留校任教。历任高教研究室（所）副主任、主任、副所长、所长等职。1985 ～ 1998 年任《中医高教研究》常务副主编，1999 ～ 2007 年任《成都中医药大学学报（教育科学版）》常务副主编，2000 年晋升研究员。承担研究生《伤寒论通论》和七年制、五年制学生《伤寒学》等课程教学任务。从医以来，精研《伤寒论》辨证论治思想，发表“谈谈《伤寒论》六经研究中的分析和综合”“伤寒方运用规律初探”等文章，长于运用经方治疗常见病、多发病及疑难杂症。

除伤寒学研究外，在中医药教育思想、中医药人才培养及教育史、学习学、教育评估等领域均有建树，曾兼任国家中医药管理局面向 21 世纪教学内容与课程体系改革项目专家指导组专家、中国高教学会医学教育学会副秘书长、省高教学会副秘书长、全国中医药高教学会教育研究会副理事长和教育评估研究会副秘书长等职。享受国务院政府特殊津贴。获优秀教学成果国家级二等奖 2 项、省级一等奖 4 项、二等奖 3 项、国家中医药管理局优秀教材二等奖 1 项。

主持和主研“本科中医学专业毕业生临床能力及岗位适应性评价”“中医人才培养模式改革的研究与实践”“古代医家医著创新教育思想研究”等国家中医药管理局、教育部、省教育厅课题 30 余项。主编《成都中医药大学发展简史（1956—1996）》《中医养生保健丛书・浴》；副主编《中医学习学》《杏林名师——成都中医药大学优秀教师成果荟萃》，发表学术论文 70 余篇。

杨殿兴

杨殿兴（1955—　），成都中医药大学教授，博士生导师，伤寒学专家。现任四川省中医药学会会长、中华中医药学会副会长等职，任《四川中医》主编，四川省委、省政府决策咨询委员会委员。1977 年全国恢复高考后首届成都中医学院中医学专业毕业生，毕业后留校任教。1985 ～ 1986 年在上海中医学院攻读硕士研究生课程，师从全国著名伤寒专家柯雪帆。1991 年被遴选为全国首批名老中医药专家陈治恒的学术继承人，跟师临诊 3 年，勤勉好学，刻苦努力，尽得其传。先后任成都中医药大学教务处副处长、处长、副校长，2000 ～ 2015 年任四川省中医药管理局党组书记、局长。

杨殿兴长期从事中医药教育、科研、临床和管理工作，重点从事《伤寒论》的教学、科研、临床工作，以中医辨证论治规律、经方临床运用、川派中医药研究为方向。治学严谨求实，理论造诣深厚，精于临床实践，强于中医药管理。学术上法尊仲景，旁及诸家，博采众家之长，融会贯通。

临床擅长治疗伤寒及杂病，倡言以局部病变为核心的辨证论治，近年来致力于中华医药史和川派中医药源流与发展的研究。文化底蕴深厚，琴棋书画、诗词歌赋涉猎广泛，主编的《中华医药史话》以古诗词形式撰写，并用书法、绘画体现，古朴高雅，难得一见。学术思路清晰睿智，善于理论联系实际，视野开阔，高屋建瓴，多次在全国主讲“中医比较优势的思考系列讲座”“中医药文化的本质和内涵”“中医火神派溯源——兼谈附子的临床运用”“中医学面临的机遇与挑战”“中医辨证论治智能化诊疗平台的构想和实现”等，深受好评。对导师陈治恒的学术思想及临床经验进行了认真总结，发表了一系列文章。在真抓实干，切实做好行政管理工作的同时，又博览古今医书，辛勤笔耕，在繁忙的工作中彰显敬业奉献的人格魅力。

代表著作主编有《中医四部经典解读》(2007 年获第九届中国石油和化学工业优秀科技图书一等奖)、《走进中医数字时代——中医辨证论治规律研究》《四川名家经方实验录》等，独具川味特色、传统特色，理论与实践紧密结合，实用性较强，出版以来广受欢迎，并得到一些外地中医院校本科生、硕博士研究生及中医临床工作者的喜爱。公开发表“从《伤寒论》看仲景创立辨证论治体系的思路与精髓”“高智能化中医辨证论治软件的测试与评价”等 60 余篇论文，主持完成国家和省级科研课题 10 多项，先后荣获国家级优秀教学成果二等奖 2 项，四川省优秀教学成果一等奖三项，四川省科技进步一、二等奖各一项。作为成都中医药大学博士生导师，培养硕博士研究生 20 余名。

杨氏以研究、发掘、弘扬川派中医药为己任，组织全省中医药专家编撰了大型专著《川派中医药源流与发展》《川派中医药名家系列丛书》，本系列丛书是集四川中医药文化历史和发展现状之大成，填补了四川中医药学派发展整理的空白，具有权威性、代表性和影响力，全面反映了四川中医药学术发展的历史和现状，杨氏是唱响川派中医药的倡导者和坚定的实践者。

刘杨

刘杨（1956— ），成都中医药大学教授，硕士生导师。现任成都中医药大学基础医学院伤寒教研室主任。1978 年考入成都中医学院，硕士阶段师从著名伤寒学家邓绍先的弟子戴佛延、陈治恒。后经国家人事部、卫生部和中医药管理局确定为全国名老中医郭子光的学术继承人。长期潜心研究仲景六经辨证论治思想、中医临证之术和中医养生学，临床擅长用六经辨证治疗心脑血管疾病及各种杂症。对郭氏学术思想和临床经验有较深理解，运用郭氏辨治冠心病的方案较有心得，曾受邀赴日本交流心血管疾病治疗经验，并多次受邀赴新加坡、泰国、德国等国临床执业及学术交流。负责国家“十五”科技攻关名老中医经验子课题等多项课题的研究。公开发表“六经辨治冠心病临证思路探讨”等 20 余篇论文，主编和参编《国医大师郭子光》《现代中医治疗学》《中医养生学概论》等近 10 部著作。曾获四川省中医药管理局科技进步三等奖。

（三）江氏经方流派

[学派概述]

四川乐山江尔逊主任医师临证 50 余年，崇尚仲景学说，针灸与药治兼擅，尤以擅用经方救治疑难重症著称。对伤寒坏证、逆证、风痱、蛔厥、水气、黄疸、眩晕、咳喘及肝病、肾病、心痛、胃痛等，具有独到见解，且疗效显著。江氏治学方法与临证思维突出表现为扎根临床，远绍经典，参验先贤，融会贯通，频添新意；突出主证，重视复方，方证相对，圆机活法，讲究疗效。这一学术流派的传承者以江先生之子江长康、“江尔逊高徒班”学员为突出代表，他们继承和发扬江先生的学术特点，成为一方名医，造福一方百姓。

流派传承图如下：

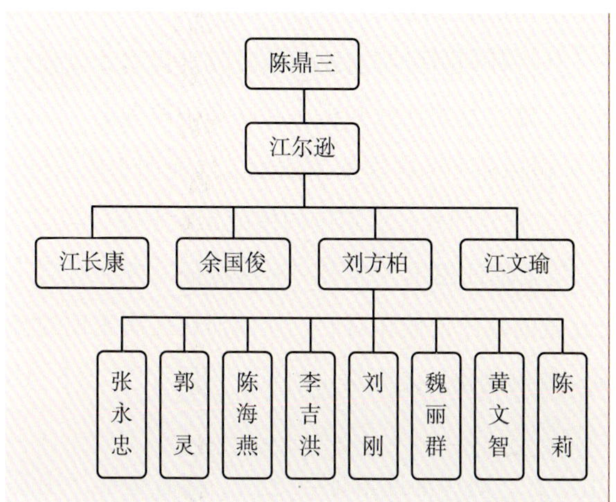

［学派名师］

陈鼎三

陈鼎三（1880—1960），字宗锜，四川乐山苏稽人。陈鼎三出生于中医世家，其父陈光先乃外科名医，尤精于治疗疔毒及刀伤。他自幼勤奋好学，古文学功底扎实，后来在父亲陈光先指导下弃儒习医，拜在本地名医陈颖川名下，孜孜不倦，潜心岐黄，研读历代医理医学。1903年通过嘉定府（今乐山）业医考核，名列前茅，从此悬壶，名噪遐迩。壮年以后，热心于医学教育，诲人不倦，培养和造就了一批具有真才实学的地方名医。

陈鼎三学术上尊崇经典，尤视《伤寒论》为后世方书之矩镬。认为各家著述虽各标新立异，然皆概莫能越仲景理法之外；故学习各家学说，务必先通《伤寒论》。陈氏指出，研究《伤寒论》，重点在于掌握六经实质（脏腑、经络、气化）、六经开阖枢的意义，以及标本中见及其从化规律，洞悉其中奥妙，临证方不致误入歧路。陈氏推崇经方，可谓“经方派”，然亦赞赏汉以后的医家成就，虽极喜《伤寒杂病论》，但亦肯定温病学说，认为病无定体，千状万态，当用何方，各依情势而定，不可按图索骥。

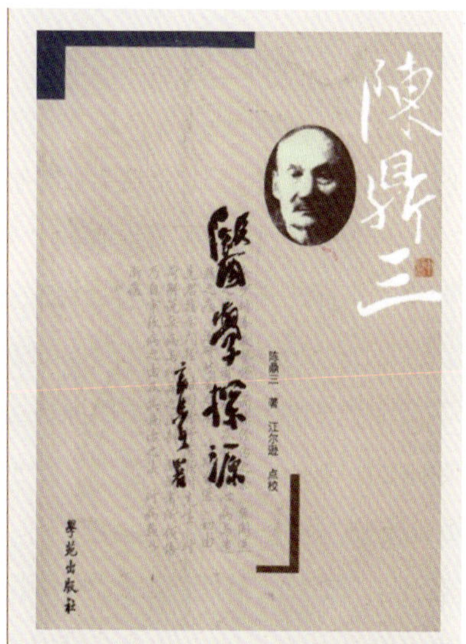

图4-20　陈鼎三《医学探源》书影

陈氏治学临证60余年，感慨不少缘于失治、误治的疑难重证，病者死于非命，医者尚不知咎，“慵疏于医学本源之流弊”，于是深究经典之奥，理承《灵》《素》，法宗仲景，博采时贤，间附己意，汇辑成书，名《医学探源》（图4-20），取由博返约，见病知源之意。该书阐释医理深入浅出，通俗易懂，尤具临床应用价值，如针对心火为患之病机，火扰血分之懊恼，用栀豉汤；水饮克火之心动悸，用苓桂术甘汤；痰火入心而癫，用礞石滚痰丸；火乱心则狂，用紫雪、牛黄清心辈。另外，陈氏还著有《常见病简易治疗》《心腹诸痛论》《中国医学常识》《柴胡集解》等。

江尔逊（图4-21）

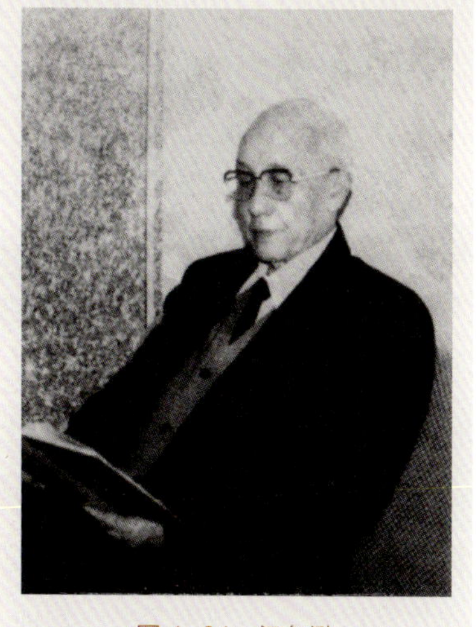
图4-21　江尔逊

江尔逊（1917—1999），四川夹江县人，著名中医药专家。江氏出自书香之家，自幼聪慧。15岁即从师于蜀中名医陈鼎三，闭门三年，苦读医经，后跟师临证，得其真传。悬壶之后，为求医技精进，1947 年，江尔逊到重庆随名医陈逊斋钻研内科，又在成都针灸专家承淡安处学习，尽得其传，中医学术及针灸技术日臻完善，行医于夹江及周边地区。江氏业医数十年，针灸与药治兼擅，尤以善用经方救治疑难重证著称，常针药并举，拯危救难于濒死之界。江氏在综合医院住院部工作多年，同西医配合默契，抢救了大量危重患者，认为任何科学都需要不断吸收外界营养以强壮自己，中医学也不例外。他在培养西学中人才的同时，虚心学习西医知识，并联系中医理论，开拓思路，丰富治法。著述有《桂枝汤类方证应用研究》和陈鼎三《医学探源点校》。《光明中医》，四川乐山市政协《文史资料》、乐山市市中区《文史资料》曾专门登载江尔逊的传记、生平等。

江尔逊能熟练背诵《伤寒论》，牢记病脉证治，精于临证思维，推崇“抓住特征，方证对应”。尤其是具有特征性描述的关键性原文，以之与纷繁复杂的临床证候相对照，从而抓住疾病表现的特征，针对主要矛盾遣选相应方剂。如“静而复时烦，须臾复止”之蛔厥证特征；“呕不止，心下急”（及胃脘、胁下绞痛等）之大柴胡汤证特征等。

作为临床经方家，江尔逊崇尚仲景学说，擅用经方，倡“汤证辨证”之法，即有是证，用是方。并参验名家，结合己见，扩大经方证治范围，如以当归四逆汤治疗遇冷即作之顽固荨麻疹；以小柴胡汤加石膏治疗腮腺炎、睾丸炎；加当归、白芍、枳壳、桔梗，调肝理肺，治疗热痢下重等。江氏以仲景理法统时方，临证喜用经方而不薄时方。对屡经验证、疗效确切之时方，常视如经方而广泛运用，如经他亲身体验之金沸草散，临证时，无论咳嗽之久暂，不分老少，随证灵活加减，确收得心应手之效，成为其治疗外感咳嗽之专方。江氏常治寒温于一炉，汇经方与时方为一体，如其为治疗眩晕急性发作而拟制的“柴陈泽泻汤”，即是融经方小柴胡汤、泽泻汤与《局方》二陈汤加钩藤、天麻、菊花，用之治疗眩晕急性发作，确能收药到眩止之效。且江氏遣方用药，特色体现在：①复方加减，针对主证，选用一首主方，为兼顾次要症状，视其与主证在病机上的内在联系，灵活而恰当地加减药物，使原方变成由两个以上方剂组合而成之复方。这种加减法，绝不是简单的对症的单味药物加减，而是一个或几个成方之加减。每一首成方有其主治之适应证，数方相合也就可以针对多个适应证。数方相合，对主证应起到“相须”“相使”的作用。②用药清轻活泼，慎用多汁滋腻之品，即使需大剂滋阴补血，亦每于方中加用一二味小量的畅气快膈之品，以收补而不壅、滋而不腻之效。③多选价廉而效宏之药，不以药价之贵贱分药之优劣，而是以效优且价廉定取舍。真正保持了中医药简、便、廉、验之特色。

[学术特色]

（1）喜用经方，精于临证思维

方证对应，即临证时抓住仲景所描述的特征性证候而遣选相对应的经方，不受后世诸种辨证方法的限制。江氏最善斯道，往往信手拈来，随心所欲不逾矩，且能发掘运用历史上几近埋没或废弃不用的经方，如《金匮要略》治风痱的古今录验续命汤及侯氏黑散。讲究病证合勘，即将西医之病名或中医之“病”与仲景书中之“证”结合起来进行对照研究，突出主证，且谨察主证之变迁而圆机活法，方随证转。对于体质差、病程长或常规治法乏效的疑难病证，则能高屋建瓴地从整体上权衡邪正之关系，而遣选整体调节作用显著的经方。江氏对经方之运用有独特经验，即提倡“汤证辨证”法，即有是证，便用是方。如治熊某，女，48 岁，农民。罹头痛之疾六年余，常服头痛粉、止痛片等以缓急，三年多来，颜面、四肢常显浮肿疼痛，当地医生按“风湿”“肾盂肾炎”治疗未效，病情时反时复。此次浮肿复发已数日，四肢发麻作胀，头昏痛，剧则呕吐涎唾或食物，口干口腻而不欲饮，舌红苔黄厚腻，脉沉弦。此乃中寒湿盛，气水失和，痰浊上逆之证，与仲景“干呕，吐涎沫，头痛者，吴茱萸汤主之”之训相符，迳投吴茱萸汤合二陈汤加减以温中散寒、和胃降逆。服药6剂，诸症即除。后以香砂六君子汤加味调理，并嘱日常注意调护，以杜复发。

（2）兼收并蓄，精通温病理论

江尔逊奉仲景原著为圭臬，以仲景理法为准绳，运用经方之治验无以为计。他认为伤寒学说与温病学说无对峙之情，实具互补之义，伤寒之理法可赅温病，温病之方药可补伤寒之不逮。如对湿热病，他强调必须掌握其季节性强（夏秋雨湿时节多发）、病程缠绵（湿热胶结难解）、病变范围广（脾胃为中心，弥漫全身）以及症状矛盾多（身热不扬、口干不欲饮）等病机特点，以冀指导辨证施治。在方药运用方面，积累了不少经验，如以香附旋覆花汤治疗饮停胁痛（如渗出性胸膜炎、胸腔积液等）；二金汤加味治疗黄疸、胁下肿痛（如重症肝炎、肝硬化、肝癌等）。同时，亦有不少独到发挥之处。如三仁汤，江氏以舌苔黄白厚腻（原文谓“舌白不渴”）为本方运用主要依据（即“抓住特征”法），广泛用于呼吸、消化、泌尿等系统疾患如肺炎、肝炎、急慢性胃肠炎、慢性肾炎蛋白尿，以及外科手术后出现低热、胃肠功能紊乱，而以舌苔黄白厚腻为特征者，疗效显著。并认为吴鞠通强调治湿温病“宜轻开肺气”颇具深义。盖肺主一身之气，气化则湿亦随之而化。三仁汤集治湿三法（芳香化湿、苦温燥湿、淡渗利湿）于一方，而以芳化为主。受吴氏之启示，江氏临证运用本方，常以桔梗代白蔻，一则加强“轻开上焦”，宣肺化湿之功；二则以防湿从热化之虞。

（3）参验时方，效法各家所长

江尔逊参验前贤，善效法各家之长。凡时方验之临床颇效者，无不择善而用之。如以东垣补中益气汤加减，益气调肺，治疗直肠肿瘤便血；益气固摄，治疗早产恶露不绝；宣肺通肠，治疗虚秘、咳逆；益气养血通络，治疗中风后遗肢体不遂。以龙胆泻肝汤治疗齿衄、高热、血淋等；以甘露饮加减治疗扁平苔癣、复发性口腔溃疡、舌苔花剥及齿龈溃痛等。其自拟治咳颇具卓效的“宁嗽汤”，则是师古而不泥古，在古方基础上，灵活变通，化裁因心，历数十年临床实践验证之结晶。至于“眩晕”辨治，以风、火、痰、虚立论，经长期亲身体验及临床验证之自制高效方“靖眩汤”，则是体现江尔逊宗仲景学说，融经方（小柴胡汤、泽泻汤）与时方（六君子汤、半夏白术天麻汤）于一炉学术思想的代表作。江尔逊患有“眩晕”宿疾，受凉、过劳则易诱发。病则天旋地转，恶心呕吐，目不能睁，静卧不可转侧。每服此方一二剂，眩晕息止。平素偶服，亦可预防复发。

（4）用辩证法指导临床实践

树立辩证唯物主义世界观，学习马克思主义哲学原理，以及毛泽东著作《矛盾论》《实践论》研究中医辩证法，指导临床实践，既贯穿于江氏的临床实践活动中，也是其授学带徒的内容之一。江尔逊强调必须克服形而上学观点，充分运用科学思维方法，对一症一脉都要认真分析，“不能只看各种化验、检查资料，不看病人，不接触病人”（张孝骞语）。或者只看表面现象，不认真探求疾病本质，人云亦云。那种只讲外因，不知内因；只知治“病”（病毒、细菌），不知治“人”的形而上学观点，贻害无穷。如他诊治乙肝 HBsAg 阳性，既参阅肝功能等有关检验指数，作为了解病变程度，指导治疗，衡量疗效的依据，更坚持中医辨证论治原则，特别是针对多数 HBsAg 阳性患者无特殊临床症状，常因思想负担过重（如担心乙肝治不好而恶变，以及影响生活、工作）表现出忧思气结，肝脾不和征象这一矛盾的普遍性，治以调和肝脾为主，决不仅凭化验单滥施“解毒”伐正之品，而着重调整患者机体免疫功能而达“祛邪”目的。

（5）顾护胃气，扶正以祛邪

江尔逊谨守仲景“保胃气、存津液”之治病法则，临证之际，必先察患者胃气之存亡，脾气之盛衰，选方用药，无不时时顾护脾胃。喻嘉言说：“人之脏腑，以脾胃为主。”脾胃乃水谷之海，居中州而化生气血。以灌溉四旁，人身四肢百骸、五脏六腑，皆赖脾胃以生养，故为后天之本。脾气以升为顺，胃气以降为和。脾胃健运，精气化生，气血充盈，五脏六腑得以充养，既可增强抵御外邪之力，防病于未然，又能加快恢复已病脏腑之功能。“五脏元真通畅，人即安和”的关键，在于脾胃之升降正常。健运脾胃，扶正以祛邪，实为“医中之正道”。

[传承发展]

刘方柏

刘方柏（1941—　），1976年随江尔逊进修一年。1985年3月至1988年5月考入“江尔逊高徒班”，跟师学习并整理江氏学术思想三年。现任四川省乐山市中医医院主任中医师、四川省第二届十大名中医、全国中医药专家学术经验继承工作导师、全国优秀科技工作者、四川省干部保健特聘专家。广州中医药大学经典临床研究所、燕山大学生物医学工程研究所、乐山职业技术学院客座教授，广州中医药大学第一临床医学院、海南省中医院、中山市中医院特聘专家及博士班、精英培育工程、杏林英才工程等师承导师，马来西亚中医师公会中央执行理事会聘为学术顾问。长期致力于仲景学说和疑难病证研究，具有用纯中医手段救治急重病证的丰富经验。著有《刘方柏重急奇顽证治实》（获乐山市科技成果特等奖）、《刘方柏临证百方大解密》等专著，自编、参编专著10余部，发表论文80余篇。马来西亚、新加坡均以“刘方柏教授奇顽重疾经典学习班”举办全国讲座，邀请其分赴两国做主讲教授。多次受邀在全国经方论坛、国际经方论坛做学术讲座。目前带教包括广州中医药大学第一临床医学院、中山中医院6名硕导在内的10多名学生。

余国俊

余国俊（1946—　），乐山市人民医院主任中医师，四川省名中医，“江尔逊高徒班”助手；任《中国社区医师》杂志编委、乐山市中医药学会副会长等职。主要学术特色为“三结合”，即治疗疑难病证，讲求辨病与辨证相结合，辨病证与辨体质相结合，辨证论治与专方专药相结合，反复验证和筛选高效方药。

代表著作如《中医师承实录》，获2006年乐山市科学技术进步一等奖；《我的中医之路》获2007年乐山市科学技术进步二等奖。在《中医杂志》《中国社区医师》《光明中医》等杂志发表“张锡纯论治脾胃”“内经发病学说溯源”“江尔逊的方证对应观”等学术论文100余篇。

江长康

江长康（1951—　），四川乐山人。江尔逊之子。乐山市中医医院主任中医师，乐山市名中医，江尔逊学术经验继承人，乐山市中医药学会理事，省中医师承工作指导老师。

主编《经方大师传教录》，参编《龙治平疑难病案与方论》获2009年乐山市科学技术进步一等奖。发表“江尔逊学术特点与临证思维”“江尔逊运用柴仁汤的经验”“方证相应运用”“小柴胡汤和解少阳内涵浅识”“对方运用”等50余篇论文。

江文瑜

江文瑜（1954—　），乐山市人民医院，副主任中医师，乐山市名中医。主编《经方大师传教录》（中国中医药出版社，2010.1），发表“江尔逊治疗慢性肾炎的经验”“金沸草散运用心法”“浅谈白厚腻苔的辨证论治”等20余篇学术论文。

二、著名医家

（一）伤寒著名医家

补晓岚

补晓岚（1856—1950），四川遂宁人，伤寒温补名医。原名补一，字晓岚，别号老农，家世务农。自幼博学好问，多才多艺，琴棋书画，戏曲歌舞，武术气功皆通。得高僧指点，长武术、内功、四季恒穿短袄，夏不出汗，冬不畏寒，晚年耳聪目明，日诊百人无倦。早年得治目疾秘方与针灸术，试之，屡有奇效，后因夫人何氏患病误治致死，遂发奋钻研中医，并向来蜀传道的美国医学博士学习西医。曾先后在四川嘉定（今乐山市）、井研、成都等地挂牌行医。之后入山采药，研究药材资源，长达四年之久，采集到的药材有300余种，如本草未载的“雪上一枝蒿”，均有记录，对其日后行医用药产生很大影响。从1923年起游学天下，遍访名师高手，辗转至越南，以及香港地区、广东省，后赴天津，去哈尔滨，深入俄罗斯境内，居住二年，再返北京入协和医院研究。前后历时五年，每到一处，虚心访友，其时得识郑钦安、卢铸之，获益匪浅。1928年，举家来渝，从此定居山城，在太平门海关巷开设“补一药房”，终其余生为重庆民众服务，成为山城家喻户晓的名医，其治病佳话，老重庆人至今犹津津乐道。1946年，重庆霍乱流行，其自制的“补一大药汤”发挥了重要作用。20世纪30年代南京邹云翔到重庆行医时也向其讨教一二，刘济苍在吴棹仙、陈逊斋门下学医时也曾观摩过补氏临床，盛赞其擅用附子屡挽重症。补氏强调治病求本，认为人之生命活动全赖肾中元气，治病应抓脾肾根本，重在扶阳。擅用乌头、附子、一枝蒿等有毒温燥之品，人称“火神菩萨”。惜一生忙于诊务，无暇从事著作。

冉雪峰（图4-22）

冉雪峰，在伤寒方面的贡献有《冉注伤寒论》《伤寒论讲义》《冉雪峰医案》。其中《冉注伤寒论》（图4-23）据《伤寒论》各篇原文的具体情况，在条释的基础上，注意前后条文之间的密切联系和分段小结，在个人注文之前，又按年代先后依次选辑上自宋成无己，下迄“民国”时期恽铁樵历代伤寒数十名家注文，具有深入浅出、详于辨析的特点。冉雪峰指出伤寒与温病相会通，中医与西医当结合。认为寒温大法虽异，而六经原理则可借鉴，指出“矫枉过正，反生隔阂”，主张伤寒、

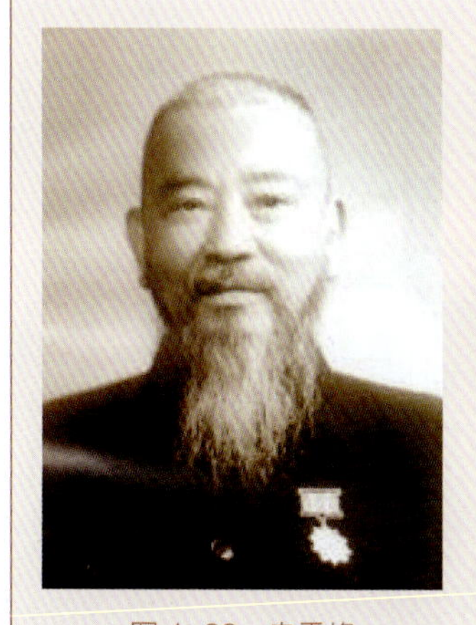

图4-22　冉雪峰

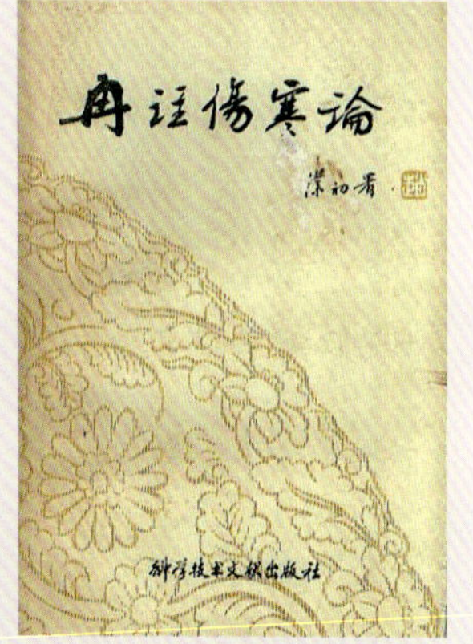

图4-23　《冉注伤寒论》书影

温病“整个会通”。他在《冉注伤寒论》中讲道：“仲景既总结汉以前的经验，吾人安可不总结汉以后的经验，将来得西医方面开启补助，进展未可限量。”提倡不同学科之间交流渗透，主张中医学西医，还亲手制备人体骨骼标本，绘制人体解剖彩图。

戴云波

戴云波（1888—1968），四川邛崃人。24 岁行医，1957 年调成都中医学院。重视阳气对人体的重要性，治疗痹证尤有独到之处。认为阳气内虚是形成痹证的根本原因，只有阳虚在先才可使风、寒、湿气乘虚而入，阻痹脉络而产生顽麻、不仁、疼痛、肿胀等症；而脉络阻痹，气血瘀滞又可影响阳气的化生及运行，形成恶性循环，使痹证逐渐加重，缠绵难愈。指出治疗痹证的关键在于振奋和固护机体的阳气，温阳通络是治疗痹证的根本大法。治痹用药，师法仲景，倡用甘温、辛热一类药物，擅用乌头、附子、麻黄、干姜等辛温燥烈之品，附子曾用至数百克之多，有“戴乌头”“治痹火神”的美称。“乌附麻辛桂姜草汤”是其在数年临床实践中创制的治痹名方，被收入全国中医统编教材。

刘民叔

刘民叔（1897—1960），四川成都华阳人，秉承家学，少时就读于成都府中学堂、四川存古堂，课余从曾祖父、祖父及外祖父研医。19 岁参加四川省第一届中医考试，名魁榜首，后从学于国学大师廖季平。深研岐黄、本草、仲景之书，博采众长，融贯古今。二十岁在成都中医界已小有名气（图 4-24）。1926 年移居上海，善用麻、桂、姜、辛，于附子一味尤有独到心得，时人奉之为川派，与当时同在上海开业的祝味菊并称为“火神”。1937 年创办中国古医学校，曾在上海中医专门学校任药物学教授，发展交流古医汤液学术经验。行医四十余年，精于内科，兼通妇、儿。精通药性，善用经方，早年常以麻、桂、柴胡、白虎、承气原方以治时病；晚年探索以中药治疗鼓胀、肿瘤等疑难重症。用药既简而赅，亦奇亦正，疑难大病多投峻利毒药，且剂量逾恒。治杂病以虚实为纲，治实重在攻邪，常施巴豆、甘遂、芫花、水蛭等峻烈之品；补虚重在温阳，每用附桂、乌头、硫黄、砒石等。平素诊务繁忙仍勤于著述，研究古医学颇有功底，著有《鲁楼医案》《华阳医说》《蜀医丛书》《时疫解惑论》《伤寒论霍乱训解》《素问痿论释难》《神农古本草经》《神农三品逸文考》《伊尹汤液经》等（图 4-25）。

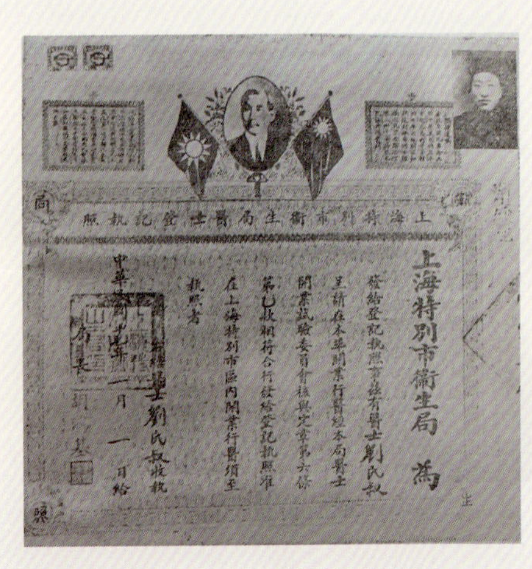

上海特别市卫生局为

图 4-24　刘民叔行医执照

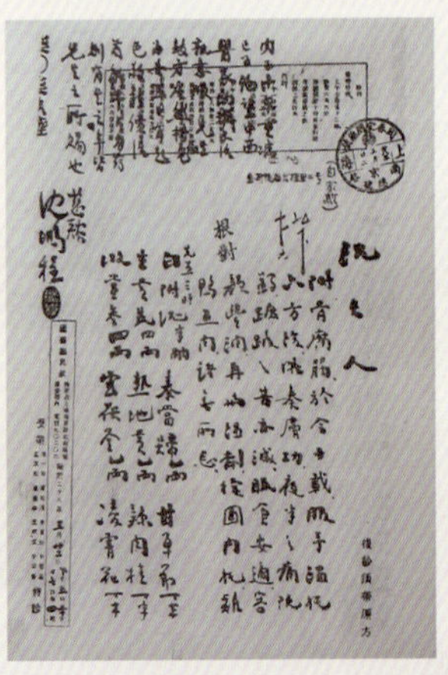

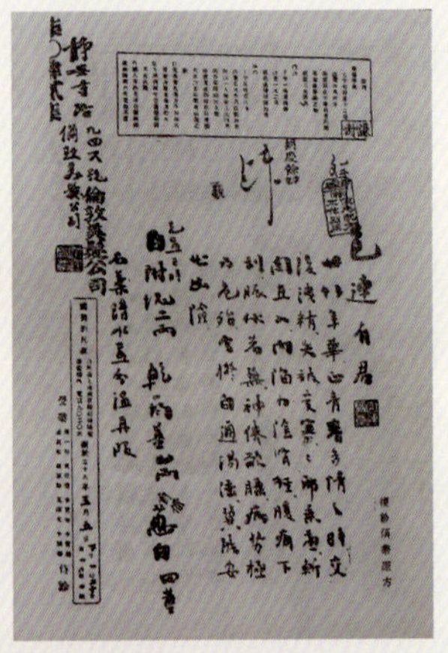

图 4-25　刘民叔黄芪党参四两医案

张君斗

张君斗（1903—1972），四川泸州人，出身中医世家，自幼在家父督导下攻读岐黄，聆闻家秘，得其真传。其叔父张焕之为学识渊博，治验独特，善治急症，誉满川南的名医。参师拜学其叔父后，朝夕随诊，耳濡目染，深得心传。加之天资聪颖，对经训勤学苦钻，熟读熟背，将理论临床，融会贯通，到40～50年代已成为“善为经方，专治难症”的川南名医，学验皆优，医理精湛。1950年出任川南行署卫生厅医政科副科长，1953年任四川省卫生厅卫生科长，四川省卫生工作者协会副主任。1954年短暂出任自贡卫生局长、医院院长后转回泸州，邀请各界中医名流，组成川南医院中医科并任该科主任。张氏与李斯炽、龚志贤三人一起代表四川中医出席全国第一届卫生工作会议，受到党和国家领导人的接见，在中医界享有较高的声誉。著有《百病百方》，该书以病为纲，撷集其毕生精粹，一病之下，拟出最常见的证型和选方，看之一目了然，用之效如桴鼓，极其有利后学。

早在20世纪40年代时，张君斗就注重向西医学习，提倡中西医结合。张氏学源《内》《难》，谙熟《伤寒》《温病》，50年代又主动为西医离职学习中医的高级医师们讲授《内经》《神农本草经》《伤寒》《金匮》《温病》等课程。同时与西医密切合作开展对急重症、急腹症的防治。张君斗博采众家之长，而选方遣药以仲景经方为主，立法垂方一般不出七八味。以其“处方精、药味少、药价廉、疗效高”而闻名川南一带。张氏认为前贤成方甚多，只要善于选择，巧施化裁，用之无不取效。若临证立法太多，变化太大，反不严谨，不易观察疗效，不利学术发展，不便后人继承。张氏善用和法，常以小柴胡汤加减治疗多种急慢疑难病证。如治疗时行黄疸（急性黄疸性肝炎）：肝胆湿热初起，症见胸胁胀痛，寒热往来，黄疸鲜明，以小柴胡去人参加茵陈、栀子、瓜壳治疗，除湿退黄甚快。治疗面颊刺痛（三叉神经痛）：肝胃郁热，症见太阳穴、耳前、颊车等处剧痛、刺痛，往来寒热，口苦口渴者。以小柴胡去人参加石膏，渴甚再去半夏加生地黄、黄柏治疗，止痛尤佳。

对肠痈的治疗，张君斗独辟蹊径，从肠痈好发部位在肝经循行区域出发，制订疏肝理气、清热解毒之法。以四逆散加黄柏、丹皮进行治疗，在西医病房收治100多例，无不应手辄效。此方比仲景大黄牡丹皮汤安全可靠，无化脓之虞。且方法简单，药物价廉，镇痛力强，消炎退烧快，治疗时间短，比手术治疗利多弊少，打破中医不能治疗急腹症之说，被临床广泛采用。获省级科技成果奖，载入《四川省科技志》。1956～1958年，张氏成功以化斑汤加减配合“三宝”治疗乙型脑炎，三年内收治400余例，治愈率在90%以上，达到国内先进水平。在乙脑的后期调理上，经过深思熟虑，独创以怀山药60克调养肝肾脾胃，药简价廉且功专效宏。

龚志贤（图4-26）

龚志贤（1907—1982），四川巴县人，对《伤寒论》《金匮要略》体会较深，临证擅长灵活运用仲景方剂。早年随师学中医，曾在重庆开办三友医社、针灸传习所。后又创办国学医院，并任院长。新中国成立后，历任卫生部中医司科长，

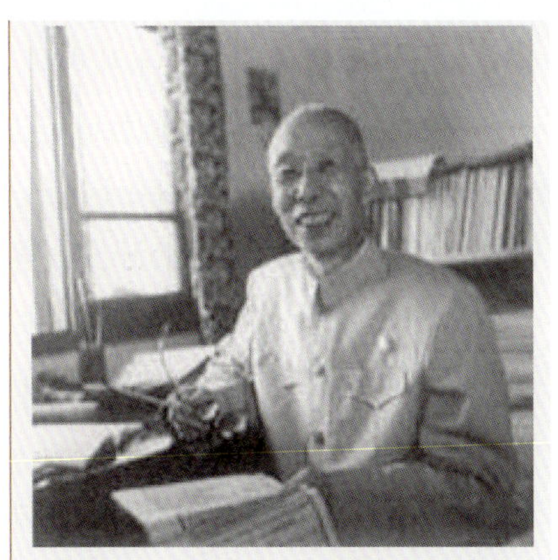

图4-26　龚志贤

北京医院中医科主任，重庆市中医研究所研究员、所长，中华全国中医学会理事，四川分会副会长，九三学社社员。医理精湛，临证经验丰富，善治外感、内伤诸疾，注重实用。1980 年，他参加和指导的《中医药诊疗肾盂肾炎的专题研究》曾获国家重大科技奖。他所总结的《几种慢性炎症的证治要点》1981 年在国内发表不久，即为日本三家中医研究学术组织所转译，在日本广为交流，影响甚大。著有《四诊概要》《龚志贤临床经验集》《肝炎肝硬化的初步治疗经验》等。龚氏诊治的患者，上至党中央、国务院领导，下至平民百姓，皆能悉心诊治，一视同仁。

龚志贤重视熟读白文（即原文），认为白文是仲景《伤寒论》的本来面貌，言简意赅。熟读白文可以体会到仲景先师往往在紧要处自作解释，能使人豁然领悟，学有所得。研读白文，既可全面地探索原书的精神实质，又便于背诵记忆，有利于临床应用。在其编著的《龚志贤临床经验集》自序中谈道："余在临床实践中，经方时方并重，尤其用《伤寒杂病论》的方剂化裁为多，疗效堪称满意。"陈源生评价龚氏："尊经方而不泥古，尚时方而有创新，注重在实用，指归在伤寒。"

龚志贤精于辨证，能活用古方治今病。如以乌梅丸加减治疗直肠、声带、宫颈等各处息肉，以桂枝芍药知母汤治急、慢性坐骨神经痛，以四逆散加减治紫癜等。龚认为，乌梅丸为《伤寒论》厥阴篇主方，主治"蛔厥""久利"。厥阴内寄相火，阴中有阳，其为病，每厥热相兼，寒热错杂。同时肝为风木之脏，开窍于目，风木之为病易出现眩晕、目疾等，影响中土则出现蛔厥、腹痛、下痢之证。故在临床中每引申乌梅丸之旨，扩大用于厥阴肝经之杂病，如治疗花翳白陷（慢性角膜炎、角膜溃疡）、眩晕（梅尼埃综合征）、胃脘痛（十二指肠球部溃疡合并憩室）、厥阴中风（持续低热）等证，取得满意疗效。他治疗妇儿科、老年病科均有心得，比如治疗小儿病主张以通为主，治疗老年病主张"以补为用"，不论外感、内伤，皆应以固正除邪为主，不宜过汗、过吐、过下。治慢支主张见痰先辨痰，治痰之所由生；治慢性肾盂肾炎主张益气养阴滋肾为主，清湿热为辅；治慢性肝炎主张肝病实脾，并且"实脾"不在"补脾"，而在调理脾胃运化功能，使之复常；治疗慢性菌痢主张寒热并用，均有独特之处。

翟慕东

翟慕东（1951— ），安徽省芜湖市人。1967 年拜江南孟河学派名中医王祝三为师，亦在张恒春国药号学徒，对中药材炮制，丸、散、膏、丹各种制剂熟悉。1978 年毕业于安徽省中医药高等学校中医专业，留校任教。1979 年入黑龙江中医药大学全国伤寒金匮师资班学习，1980 年考入湖南省中医药研究院，师从刘炳凡攻读伤寒专业硕士研究生，获硕士学位。1985 年调入成都中医学院伤寒教研室从事中医教学、临床和科研工作。1997 年任硕士生导师，2003 年晋升教授，历任伤寒金匮教研室主任、中医临床基础教研室主任、伤寒教研室主任、四川省仲景学说专委会副主任等。

长期从事《伤寒论》关于六经病传变规律的研究及教学工作，坚持"六经证治规律的研究"，培养硕士研究生 20 名。公开发表学术论文 20 余篇。参与校注撰写《许叔微伤寒论著三种》《中国医学大成・女科仙方》等。作为副主编，编著了研究生教材《伤寒经纬》，主编了成都中医药大学特色教材《伤寒论学用指要》。临证治病重视"脾肾"及遵循"以人为本""治病治人"的思想，对脾胃方面的疾病见解独到。

中年喜究性命之学，于"心肾水火""气机气化"方面有所研究，著有《实用中老年精神保健》《巴蜀中医特色医学史话》《中医望诊相法阐释》等。

翟慕东作为项目负责人承担了四川省教育厅“六经证治中呼吸系统感染及阻塞性专病的动态规律微观辨证研究”，作为主研参加了巴蜀文化研究中心课题“四川特色医学史研究”。

（二）金匮著名医家

彭履祥

彭履祥（1909—1982），原名彭年庆，四川省遂宁市人，出身中医世家，知名金匮学家。彭氏研读《金匮》孜孜不倦，将仲景原文烂熟于胸，为后学研究学习《金匮》做出了有益的示范。如彭氏“痰饮学说及其临床运用”一文，从痰饮学说的起源及其发展概况、痰饮的生成、痰饮病的临床表现及治法三个章节对《金匮》“痰饮学说”的源流、病理及临床辨治进行了详细的论述。彭氏结合自己在临床上的体会，对痰饮病的特征进行了归纳。①体征：面色萎黄，目胞暗黑，眼胞浮肿（目下有卧蚕）光亮，皮下成颗粒或绵软包块，脉滑，或素体肥胖；②自觉症状：头重痛时作时止，眩晕、呕吐、失眠、心悸，或局部冷痛麻木；③病程较久，他药不效；④久病身体不致大衰，或素盛今瘦，或素瘦今肥，其形如肿。彭氏指出，临床上若见到上述表现（可不完全具备），都可考虑为痰饮病。又如彭氏对仲景小半夏汤、半夏干姜汤、生姜半夏汤的区别，及后世对小半夏汤的发展进行了梳理：第一部分为小半夏汤变化而仍用原方药物，但治证与用法不同的六首方剂（小半夏汤、半夏干姜汤、生姜半夏汤、外台秘要之半夏散，医垒元戎之生姜半夏汤，杨氏家藏玉水汤）；第二部分为小半夏加味和变化而成之小半夏加茯苓汤等三十方；第三部分为小半夏加茯苓发展之二陈汤等十方；第四部分为二陈汤发展之温胆汤等四十六方；第五部分为温胆汤发展之五方，六安煎发展之十方。这一研究既展现了经方对后世的启迪作用，又为临床运用小半夏汤类方提供了参考，还为学习《金匮》方药学拓展了思路与方法。再如彭氏重视百合病、奔豚气、狐惑、胸痹等疾病，结合前人有关郁证的论述，创立了“郁证学说”，提出了调气开郁的治疗原则。指出郁证是指人体因各种内外因素造成脏腑生理功能紊乱，气血津液运行失畅，“结聚而不得发越”的一系列证候的总称。彭氏著有“痰饮学说及其临床应用”“小半夏汤的研究”“蜘蛛散治疗阴狐疝验案一例”“郁证浅谈”“运用调气法的点滴体会”等学术论文、医案、医话若干篇。

彭氏临床以善于诊治疑难杂症闻名。如曾用蜘蛛散原方治愈八岁小儿阴狐病一例。《金匮要略·趺蹶手指臂肿转筋阴狐病蛔虫病脉证治第十九》中有云：“阴狐疝气者，偏有小大，时时上下，蜘蛛散主之。”认为蜘蛛（选用屋檐上牵大蛛网之大黑蜘蛛六枚，去头足，置磁瓦上焙黄干燥为末）有通利下焦结气、破瘀消肿之功，再佐以辛温的桂枝温散足厥阴肝经寒气，二药配合，治阴狐病的疗效胜过一般疏肝理气药。再如彭氏以泽漆汤原方治愈咳喘三年，服小青龙、射干麻黄、杏苏散、苓甘五味姜辛汤等均无效的肺胀验案 1 例。彭氏辨为水饮内停，气郁化热，取泽漆汤行水消痰之效，体现了“导水下行，因势利导”的治法。案中前数方无效，因其解表散寒宣肺降气之力多，消痰逐水之力少的缘故。彭氏说：“泽漆汤治心下郁热之水饮所致水肿咳喘上气。”实为经验之谈。

李克光

李克光（1922—　），四川省成都市人。1939 年高中毕业后，随父李斯炽学医，颇得真传。1948 年毕业于四川大学农学院，于 1949 年悬壶为医，1956 年被聘为四川医学院（现四川大学华西医学院）教师。1963 年调成都中医学院任教，先后任教研室主任、学院副院长等职，1987 年晋升教授。1985 年调任四川省中医药研究院院长，1987 年任该院名誉院长。曾任四川省中医学会副会长、名誉会长，《中国中医年鉴》编委，四川省科技顾问团顾问、四川省中医药高级职称评审委员会副主任委员。中国农工民主党成都市主任委员、四川省副主任委员、主任委员。成都市政协第二、四、五届常务委员，第六、七、八届副主席。1996 年任农工民主党第十一届中央常务委员会委员、四川省第七届主任委员。第八届全国人民代表大会代表，四川省政协第七届副主席等职。

李克光在《金匮要略》教材建设方面做出了巨大贡献，主编了系列《金匮要略》教材及教学参考书，如《金匮要略选读》《金匮要略讲义》《金匮要略教学参考资料》《金匮要略译释》。

李氏对《金匮要略》有深入的研究。如其《金匮治疗学的辨证法思想》一文中，从治未病，五行生克制化，防止矛盾转化等方面探讨了普遍联系的统一整体观。从扶正祛邪，顺应病机，因势利导，平调阴阳等角度探讨了灵活运用对立统一规律的问题。从急则治标，缓则治本探讨了抓主要矛盾的观点。从同病异治，异病同治入手，探索透过现象看本质的问题。从辨证求本，随证用药，紧扣病机，灵活加减论述了具体问题具体分析的观点。

在主编《金匮》教材时，在《脏腑经络先后病》篇中有段千古难解的所谓首条“十七句”，专家们争议很大，意见分歧，许多人都避而不谈，许多书干脆将此段全部删去。李氏熟知斯炽公 1938 年历写之《金匮要略新诠》对《金匮》有精深的研究和独到的见解，他介绍了《新诠》对十七条的诠释，与会专家学者一致认为此段文字，熔中西学理于一炉，一气呵成。长期难释的“伤”字之疑团，“十七句”之争议，竟迎刃而解。李氏指出，对于该条的注解，较之尤在泾《金匮要略心典》、陆渊雷《金匮今释》说理更为平正通达，令人悦服。建议根据这段文字的精神，写进新编的各种《金匮》教材：“酸入肝……此治肝补脾之要妙也”十七句，是解释肝虚病用酸甘焦苦治法的意义。肝木既虚，肺金必然会侮其所胜，这是五行生克制化的一般规律。所以在肺金未侮肝木之前，就得用酸味药来补肝的本体；用焦苦味药以助心火……由此可见，这“十七句”是仲景从人体内部脏腑相关的整体观念出发，根据五行生克制化的原理，用调补助益诸法，从多个脏腑进行治疗，以达到纠正肝虚的目的。必须注意，这里的“伤”字，不能作“伤害”解，而应作“制约”来理解。

李氏还指出历节病的病因是以肝肾不足为内因，风、寒、湿、热邪为导致本病的诱因。历节病主证是关节剧痛、掣痛，不可屈伸，或局部肿大变形，可见局部发热或全身发热。《金匮》所列治法，风湿历节用桂枝芍药知母汤，寒湿历节用乌头汤（适用于发展阶段，感受外邪之证），其缓解阶段则应从补益肝肾着眼，以防外邪再入。历节之属于热毒者，应予重视，当据《千金》所载用清热解毒，凉血清气法。

李氏在《金匮要略选读》（四版教材）绪论中首次凝练了《金匮要略》的主要学术思想与特色，指出《金匮》诊治杂病的主要精神，是以整体观为指导思想，以脏腑经络学说为基本论点，疾病的产生都是整体功能失调、脏腑经络病理变化的反应。从而提出根据脏腑经络病机和四诊八纲进行病与证相结合的辨证方法。《金匮》对杂病的治疗法则，主要体现在两方面：一是根据人体脏腑经络间的整体性，提出有病早治，防止病势传变发展。二是根据治病求本的精神，重视人体正气；而补益脾肾，是治疗内伤疾患的根本大法。《金匮》的用药特点，既重视发挥单味药的主治功能，更注意药物经配伍组合后的协同作用，同时对药物的加减变化及炮制、煎服方法，均论述精详。李氏认为，金匮的脉法有其独到之处。一般而言，脉证当合参，而各种疾病常有其主要脉象。仲景往往用几种错综的脉象结合起来诊断疾病，阐释病机，依据脉象以鉴别疾病，指导治疗，判断预后。关于《伤寒》《金匮》的关系问题，李氏认为二者原为一体。但《伤寒》主要是以六经病机进行证候分类，而杂病主要是以脏腑经络病机指导辨证。二者既有不同，关系又非常密切，倘若结合起来研究，往往事半功倍。

王廷富

王廷富（1920—2006），四川巴中市人。幼读私塾，后从当地名中医李栋元学习中医。1958年入成都中医学院师资班学习，1959年毕业留校任教。先后讲授《中医妇科学》《中医内科学》《金匮要略》等课程，主要从事《金匮要略》的教学和中医临床工作。

王氏先后发表学术论文10余篇，其中包括理论研究（如《略谈〈金匮〉"治未病"的含义》《〈金匮〉首条"酸入肝"以下十七句初探》等）；亦有临床治验的体会和报道（如栝蒌瞿麦丸之方证剖析及临床体会、对乌头桂枝汤治验三例的认识、妇科奇证二例等）。1986年，王氏根据他历年在临床与《金匮》教学中的心得体会，写成《金匮要略指难》，由四川科学技术出版社出版。本书的特色，是结合其研习心得将书中的重难疑点条文，加以阐释发挥，并列举其临床所诊治的典型病例，使理论与实践紧密结合，相得益彰。

王氏学术以中医经典为核心，不仅有较高的理论造诣，临床上也擅用经方或活用经方、时方结合治愈各科病证。如其抓住"逆冷，手足不仁，若身疼痛"的主症，运用乌头桂枝汤治疗痹证和无脉症的三则医案报道十分精彩。案一以乌头桂枝汤加味麻绒四剂，治愈一右肘关节剧烈疼痛七日的患者；案二用乌头桂枝汤加味60剂，历经三月余，治愈右手背及手指鱼际肌肉萎缩二年半的"筋痹"患者；案三以乌头桂枝汤为基础方，随证化裁，四易其方，经过1个月多治愈一"无脉证"患者。王氏言此三例均用本方，而其加味不同，是因病的程度不同，病位不同之故。如案一属于痛痹初起，而痛痹又称为寒痹，是由风寒湿凝于经络，局部的阳气不通，故只加麻绒一味，意图不在于发汗解表，而在于温经通阳，散寒宣痹之力更强，故仅服2剂，竟收风寒散，阳气通，肿痛消，中阳运，又服4剂原方全愈。案二本属筋痹，病程久，不仅沉寒痼冷凝滞于筋，胃阳与卫阳俱衰，日久精血亦虚，不足以灌注濡养，所以双手指不仅拘挛强硬而不灵活，局部的肌肉亦萎缩，故在治疗方法上加入当归、鸡血藤、菟丝子、枸杞子等药，其意图在于填补精血，一方面温运中阳而祛沉寒痼冷；一方面养血填精，使精血得以濡养。因此，服药45剂，双手指灵活自如而肌肉亦随之丰满，是阳气通、精血充沛的结果。案三属于无脉症，该例无脉近一年之久，伴胸部刺痛，右肩臂冷痛，双手厥冷，舌质紫暗等，是一派阳虚寒凝，瘀血阻滞，脉道不通所致。从病理看，是风、寒、湿三气相并，寒凝血瘀交加，气血阻滞，脉络不通，脉道痹塞而成无脉。在治疗方法上，加归尾、桃仁、红花、鸡血藤、苏木等，意在活血化瘀，而活血化瘀寓于通阳祛寒之中，则化瘀通脉之力更强，促使气畅、血行、脉通，而诸证自平。

邓明仲

邓明仲（1934—2011），辽宁省开原县人。少年时期，因日寇侵华而辗转流离于山西、四川、陕西等地，目睹逃难民众贫病交加，遂立志学医。先后从师于擅长诊治时病的李同春和擅长内科、妇科杂病的王子麟两位陕西老中医。跟师应诊，研读《内经》《伤寒论》等经典著作，颇有所得。1953年，考入陕西省卫校医士专业。1956年毕业，被保送升学。同年，全国创办四所中医学院。闻讯后，他毅然放弃升入西安医学院的机会，改报成都中医学院中医专业，走上了系统学习、全面继承和发扬中医药学的道路。1962 年毕业留校任教。曾任四川省卫生厅副厅长、四川省中医管理局局长、四川省中医药学会会长。

先后主讲《中医学基础》《中医诊断学》《金匮要略》等课程，还担任过中药学、方剂学、中医内科学的教学及临床带习工作。自 1978 年始，即担任中医学基础理论研究生指导小组的指导教师，并被指定为全国《金匮》师资班的主讲教师和班主任。1972 ～ 1975 年，参加自编教材《古典医籍选》《金匮要略释义》的编写；1979 年，组织和参加编写了全国高等医药院校教材《金匮要略选读》（第四版，上海科学技术出版社）；1981 ～ 1983 年，主编了全国《金匮》师资班教材《金匮要略讲稿》（上册）和《金匮要略解析》。

在师承的基础上，深受前辈彭履祥、冉品珍、张君斗等经方医家的影响，对中医基础理论及《金匮要略》的研究颇深，发表多篇论文，对《金匮》中的疑难问题进行了深入的探讨和补充。如对《金匮》方中“白酒”之探讨、“胸痹缓急”证注疏、评《金匮》“十七句”之争等。对《金匮》方中“白酒”之探讨一文，对《金匮》“白酒”进行了详尽地考证。邓氏在本文中运用考古资料引证、文献探源等方法，指出：①“白酒非常酒”：曹颖甫用高粱酒（烧酒），但原方白酒用七升，约合 1400mL，浓度太大，与临床实际不太符合；②“白酒非黄酒”：黄酒其色不白；③“白酒非米醋”：有学者据《备急千金要方》称白酒为“白截浆”，即酢（醋）浆，色白而甜且不酸的第一道醋，又名白酱油。但据考证，酢浆包括酒浆在内，非定指米醋，仲景用白酒治胸痹，用苦酒治黄汗，说明苦酒与白酒不同；④“白酒似米酒”：综合上述观点，邓氏指出根据《金匮》运用“白酒”二方，既名“白酒”则方中用酒的条件，应当具备以下四点：第一，其色当白；第二，酒度较弱，用量甚多；第三，不仅是方中药味组成之一且作为煎煮溶剂，有煮后饮用的性质；第四，有辛温通行之性，方可用治胸痹。故而，邓氏比较赞同《金匮要略语译》和《金匮要略译释》所认为的“白酒即米酒之初熟者”。同时，邓氏进一步明确，汉代米酒，是用未加药的粬所酿的酒，与《本草纲目》所载米酒（《本草纲目》曰：“酒有秫、黍、粳、糯、粟、粬、蜜、葡萄等色……诸酒醇醨不同，唯米酒入药用。”）有不同之处；⑤“白酒宜活用”：邓氏结合临床指出，《金匮》二方的“白酒”，临床运用很不一致，有用“烧酒”（高粱酒）的，有用“绍酒”的，有用“米醋”的，有用“米酒”的。由于诸酒皆有温通上焦阳气的作用，故对胸痹都可收到疗效。因此，在运用时，不必强求一律，宜根据当地条件和各自经验而用。关于剂量问题，亦应“因人制宜”，在用法上亦不必拘泥于做煎煮溶剂用。

段光周

段光周（1941—2004），四川眉山县人。1965 年毕业于成都中医学院医学系，1978 年考取成都中医学院首届硕士研究生，1980 年毕业留校，先后担任《金匮》《内经》两门中医经典课程的教学和科研工作。1990 年任《内经》教研室主任。1995 年晋升教授，任中医养生康复研究室主任，并任中医基础、内经硕士研究生导师。兼任全国中医基础理论研究会《内经》专业委员会委员、四川省中医学会仲景学说专业委员会副主任兼秘书、四川省中医学会中医基础专业委员会副主任。教学之余，主持编写了《金匮要略手册》《金匮文摘汇编》等辅导材料，对《金匮》课程建设做出了贡献。

段光周十分重视《内经》《伤寒》《金匮》《温病》四部经典著作的基础作用和启悟价值，临床诊治疾病，实事求是，主张中西、古今合参，辨病与辨证并举，务明疾病之理，唯以高效是求。孜孜不倦钻研中西医理，广搜博集验方良药，勤于实践，从而积累了治疗内、妇、儿科常见病、多发病的丰富经验。撰写专著十部，如《金匮译释》《中医奇证新编》《苏沈内翰良方校释》中医本科自学考试指导丛书《黄帝内经》等。担任《黄帝内经研究大成》编委，卫生部课题《黄帝内经太素语译》主研，《中华大典·医学分典·基础理论总部》主编。段氏对《金匮要略》的研究颇深，对《金匮》的脉象、理论、经方等均做出了细致和深入的研究。如“从《金匮》木防己汤的配伍谈起”“《金匮要略》学习方法简介”“桂苓五味甘草汤平冲降逆机理初探”“谈谈麻黄去节”“《金匮要略》生姜半夏汤证治探讨”等。在“学用仲景乌梅丸的体会”一文中，段氏对乌梅丸的演变情况和证治体会做出了讨论。总结临床凡见寒热错杂、虚实并见，左右为难之证，多从厥阴分析。根据不同的病证，借用乌梅丸随证化裁，收到较满意的疗效。临证常以参、梅、姜、连四药做基础加减，偏寒加附子、肉桂，偏热加黄芩、天花粉；脾胃气虚加山药、芡实、莲米、谷芽，或配补中益气；肝胃阴虚则加生地黄、白芍、麦冬、牡蛎等。该文附有段氏灵活运用乌梅丸治愈高血压、慢性萎缩性胃炎和慢性结肠炎的精彩案例。

张家礼

张家礼（1941—　），四川万州市人。曾任四川省中医药学会仲景学说专业委员会第三、四届主任委员，长期从事《金匮》课程的教学、科研和临床工作，对《金匮》理、法、方、药进行了深入全面的研究。主持科研项目“《金匮要略》哲学思想研究”，在全国率先运用辩证唯物主义和历史唯物主义观点展开对《金匮要略》理、法、方、药的研究。在《金匮要略》教材建设方面做出了突出的贡献，先后主编五年制、七年制、研究生《金匮要略》规划教材及多部教学参考书。

1978年以来，张家礼参加了全国高等医药院校四版教材《金匮要略选读》、五版教材《金匮要略讲义》、高等中医院校教学参考丛书《金匮要略》的编写及统稿工作。先后主编了《金匮要略教学图表集》、《金匮要略》（新版高等中医药类规划教材教与学参考丛书）、《金匮要略》（普通高等教育“十五”国家级规划教材）、《高等中医院校教学参考丛书·金匮要略（第二版）》、《金匮要略理论与实践》（卫生部“十一五”规划教材、全国高等中医药院校研究生规划教材）等多部《金匮》教材、教学参考书、学术专著。其所牵头完成的《金匮要略论注》点校本古籍整理任务，曾获1989年四川省中医药科技进步三等奖。在其主持的校级科研项目“《金匮要略》哲学思想研究”的基础上，凝聚数十年的研究心得，又主编出版了《成都中医药大学特色教材·金匮辩证法与临床》，运用辩证唯物主义和历史唯物主义观点展开对《金匮》及中医古典医籍的整理与研究；并首次在本科生中开设“金匮辩证法研究与临床运用”的选修课，从辩证法角度启迪学生对中医经典课程的认识与理解。其主编的《金匮要略》（新世纪全国高等中医院校七年制规划教材）于2010年荣获了四川省第六届高等教育教学成果二等奖。

张家礼对《金匮要略》的研究严谨、求实，常常理论联系实践进行探讨，给后学者带来启示。如《金匮》“后三篇”，即《杂疗方第二十三》《禽兽鱼虫禁忌并治第二十四》《果实菜谷禁忌并治第二十五》，历代多数注家删去不释。然张氏同意南京中医学院《金匮要略译释》中指出的“这是仲景根据古代医籍记载与搜集民间有效验方而辑成的”的观点，对“后三篇”首次进行了较为系统的考证和研究。张氏指出，《金匮》“后三篇”计205条，载方57首，内容丰富，为中医急救学、食疗学的奠基之作，至今仍有其重要的学术价值。张氏通过总结《杂疗方第二十三》篇仲景论述的十多种急救措施，概括了仲景在抢救卒死等危重急症时紧紧抓住恢复神志、恢复呼吸、保存阳气、祛除病邪等四个基本环节。《禽兽鱼虫禁忌并治第二十四》和《果实菜谷禁忌并治第二十五》，论述了动植物类食品的饮食卫生及防治食物中毒之方药，贯穿着预防与治疗相结合的思想，为中医食疗学的专篇。

张琦

张琦（1957— ），四川南溪人。博士生导师，四川省名中医，“国家中医药管理局重点学科・金匮要略”负责人，四川省精品课程金匮要略负责人。现任四川省中医药学会第六届仲景学说专委会主任委员。从事金匮要略课程教学、科研及临床工作30余年。

张琦在教学中，围绕提高学生中医临床辨证论治思维能力的教学重心，积极探索教学方法的改革，承担多项教改课题。认为《金匮要略》作为后期基础提高课、临床指导课，其教学不仅应体现经典著作的理论特色，在夯实、融汇中医基础知识方面下工夫，更应该突出经典著作的临床指导意义，使学生在后期的课程学习中，提升中医临床辨证思维能力，为即将进入的实习奠定良好的基础，学会运用中医经典理论指导临床。主编、副主编、参编多部《金匮》规划教材；开创“名医经方验案辨治思维解读”课程供全校学生选修，通过剖析历代名医运用《金匮》方的辨证思维，提升学生的临床辨证思维水平。曾获得省级、校级教学成果奖。

科研方面，先后主持各级科研项目14项，其中国家自然科学基金项目3项、教育部高校博士学科点专项科研基金项目1项、四川省科技厅项目3项、全国中医药高等教育学会项目1项、四川省中医管理局项目2项、四川省教育厅项目4项。公开发表学术论文40余篇。主编《金匮要略》本科教材2本、研究生规划教材1本、教学参考书2本，副主编研究生规划教材、特色教材、创新教材各1本；参编出版学术专著8部、规划教材8部。曾应邀到广州中医药大学、浙江中医药大学、河南中医药大学、陕西中医药大学进行学术讲座，先后赴德国、俄罗斯、泰国等国家和台湾地区参加学术交流及讲学，传授金匮学说。

张琦主要对仲景杂病证治规律和痰饮学说进行了系统深入的研究，形成了较为独到的见解。基于《金匮》“以病为纲”的杂病诊疗思想和“痰饮”致病的特点，选取与《金匮》特色病证相关的现代西医疾病，如高脂血症、慢性充血性心力衰竭、胸腔积液、梅尼埃病等，运用数据挖掘、系统生物学等现代科学技术和方法，系统、深入地进行了相关文献研究和经方作用机制研究。数年来，在张琦的带领下，其科研团队承担了国家自然科学基金、国家中医药管理局、教育部博士点基金等多项课题，发表相关论文20多篇，形成痰饮学说体系及诊疗方案，指导临床各科辨治与痰饮相关的诸多病证。

参考文献

[1] 宋・史堪撰，王振国，朱荣宽点校．史载之方［M］．上海：上海科学技术出版社，2003.

[2] 李丛．《史载之方》学术思想初探［J］．中医文献杂志，2002，(2)：15-18.

[3] 陈先赋，林森荣．四川医林人物［M］．成都：四川人民出版社，1981.

[4] 马昆，刘力红．郑钦安生平考证［J］．江西中医学院学报，2010，22(2)：40-42.

［5］清・郑寿全．医法圆通［M］．北京：中国中医药出版社，1993.

［6］清・郑寿全．医理真传［M］．北京：中国中医药出版社，1993.

［7］清・郑钦安原著．唐步祺阐释．伤寒恒论［M］．成都：巴蜀书社，1994.

［8］余瀛鳌，李经纬．中医文献辞典［M］．北京：北京科学技术出版社，2000.

［9］傅延龄．伤寒论研究大辞典［M］．济南：山东科学技术出版社，1994.

［10］张建伟．郑钦安“补土伏火”说略［J］．吉林中医药，2010，30（1）：85-86.

［11］傅文录．郑钦安“阴盛格阳”论学术思想发挥［J］．河南中医，2007，27（6）：9-11.

［12］杨彬彬．曾懿与晚清“疾病的隐喻”［J］．中国社会科学院研究生院学报，2008，3（2）：113-118.

［13］张茜．解析曾懿《中馈录》——兼论川菜菜系雏形的形成［J］．四川烹饪高等专科学校学报，2007，（2）：11-13.

［14］谢任甫．补晓岚老中医治疗胃病经验［J］．杏林学刊，1985，（1）：20-21.

［15］吕海婴，张存悌．火神派名家医案选（1）［J］．辽宁中医杂志，2008，35（6）：926.

［16］许宗正．金匮要略论方合解［M］．成都：金匮要略论方合解整理组，1986.

［17］刘静庵．成都名医外传——沈绍九［J］．成都中医学院学报，1982，（2）：69-71.

［18］沈仲圭．读《沈绍九医话》后研讨［J］．成都中医学院学报，1980，（2）：19-20.

［19］沈仲圭．读《沈绍九医话》评述［J］．江西中医药，1983，（6）：51-52.

［20］唐伯渊，杨莹洁整理，成都中医学院主编．沈绍九医话［M］．北京：人民卫生出版社，1975.

［21］刘杨．巫燡《伤寒论广训》学术思想初探［J］．成都中医药大学学报，2004，27（3）：60-61.

［22］黄砚永，黄世明．唐宗海《六经方证中西通解》评述［J］．四川中医，1990，（9）：7-9.

［23］翟慕东，王小平．张骥与《汲古医学丛书》［J］．四川中医，1993，（3）：1-2.

［24］郭秀梅．《医古微》略述［J］．浙江中医学院学报，1991，7（2）：61，64.

［25］沈敏南．左季云与《伤寒论类方汇参》［J］．长春中医学院学报，1987，11（2）：33-35.

［26］左季云．伤寒论类方汇参［M］．北京：人民卫生出版社，2012.

［27］汪剑，和中浚．四川“火神派”概况及其学术思想特色探讨［J］．四川中医，2007，25（4）：16-17.

［28］顾树华．传承吴佩衡学术思想 践行温阳扶阳大法［J］．中华中医药杂志，2009，24（3）：331-333.

［29］吴韵敏．从吴佩衡临床经验探析附子的临床应用［J］．云南中医中药杂志，2003，24（1）：43-45

［30］李继贵．论吴佩衡“中药十大‘主帅’”的立论基础［J］．云南中医学院学报，1993，16（1）：7-10.

［31］胥筱云，张晓琳．浅析《吴佩衡医案》中的中药祛邪反应［J］．云南中医中药杂志，2011，32（12）：7-11.

［32］龙德昭，张晓琳．吴佩衡对《伤寒论》的研究和学术思想的发展［J］．云南中医学院学报，1995，18（3）：19-21.

［33］周念祖．吴佩衡治疗阳虚阴寒证特色初探［J］．云南中医学院学报，1998，21（2）：21-23.

［34］杨强，黄进秋．刘民叔先生学术思撷菁［J］．中华中医药学刊，2011，29（4）：692-695.

［35］卞嵩京．刘民叔用药特色［J］．上海中医药杂志，1995，（1）：32-33.

［36］吴生元．吴佩衡医学学术思想及临证经验介绍［A］．著名中医学家吴佩衡学术思想研讨暨纪念吴佩衡诞辰120周年（1888—2008）论文集［C］.2009，3：52-53.

[37] 农汉才 . 近代名医祝味菊史实访查记 [J] . 中华医史杂志，2004，34（3）：143-147.

[38] 卢崇汉，李可，吴荣祖，刘力红 . 扶阳论坛 [M] . 北京：中国中医药出版社，2008.

[39] 卢崇汉 . 扶阳讲记 [M] . 北京：中国中医药出版社，2006.

[40] 傅文录 . 火神派学习与临证实践 [M] . 北京：学苑出版社，2008.

[41] 傅文录 . 火神派方药临证指要 [M] . 北京：学苑出版社，2009.

[42] 徐姗姗 . 扶阳派运用姜桂附的规律研究 [D] . 成都：成都中医药大学，2011.

[43] 邹学正 . 李彦师擅用附子类经方的经验 [J] . 中医杂志，1996，37（11）：653-654.

[44] 沈中林 . 戴云波老中医治疗痹证经验 [J] . 四川中医，1983，（6）：11-12.

[45] 陈鼎三著，江尔逊点校 . 医学探源 [M] . 北京：学苑出版社，2012.

[46] 卢崇汉 . 卢火神扶阳医学文献菁华集成：卢老临床证实录 [M] . 上海：上海科学技术文献出版社，2012.

[47] 成都中医学院伤寒教研组 . 伤寒论讲义 [M] . 北京：人民卫生出版社，1960.

[48] 李彦师 . 伤寒金匮条释 [M] . 北京：人民卫生出版社，1957.

[49] 唐步祺 . 郑钦安医书阐释 [M] . 成都：巴蜀书社，2006.

[50] 范学文，徐长卿 . 范中林六经辨证医案选 [M] . 北京：学苑出版社，2007.

[51] 赵立勋 . 四川中医药史话 [M] . 成都：电子科技大学出版社，1993.

[52] 严石林，李正华 . 川南名医张君斗 [J] . 四川中医，1993，（11）：1-3.

[53] 戴佛延 . 学习《伤寒论》体会 [J] . 新中医，1981，（9）：53-55.

[54] 戴佛延 . 大黄在《伤寒论》《金匮要略》方剂中的应用 [J] . 成都中医学院学报，1983，（2）：1-5.

[55] 江长康，江文瑜 . 陈鼎三学术经验述略 [J] . 四川中医，1994，（1）：2-4.

[56] 余国俊 . 江尔逊运用仲景学说经验琐谈 [J] . 河南中医，1985，（1）：4-6.

[57] 赵典联 . 江尔逊学术思想述略 [J] . 四川中医，1993，（9）：1-2.

[58] 刘方柏 . 江尔逊临证特点述要 [J] . 光明中医杂志，1994，（2）：5-7.

[59] 江长康 . 江尔逊学术特点与临证思维初探 [J] . 光明中医杂志，1994，（1）：12-16.

[60] 俞慎初 . 冉雪峰的学术经验 [J] . 福建中医药，1989，20（6）：17-18.

[61] 李兴培 . 王文鼎临床经验琐谈 [J] . 辽宁中医杂志，1986，（4）：1-2.

[62] 杨殿兴 . 陈治恒运用经方治疗疑难病症举隅 [J] . 新疆中医药，1994，（1）：44-46.

[63] 杨殿兴 . 陈治恒教授学术思想举要 [J] . 四川中医，1994，（5）：1-2.

[64] 傅元谋 . 关于《伤寒论》研究专著中的两大体系（节录）[J] . 成都中医学院学报，1982，（1）：11-15.

[65] 李明富 . 全国高等中医院校著名中医学家学术集成——成都中医药大学中医学家专集 [M] . 北京：人民卫生出版社，1999.

[66] 李经纬 . 中医人物词典 [M] . 上海：上海辞书出版社，1988.

[67] 赵立勋 . 四川中医药史话 [M] . 成都：电子科技大学出版社，1993.

[68] 成都中医学院金匮教研室 . 金匮要略讲稿（全国师资培训教材）[R] . 成都：成都中医学院金匮教研室，1983.

[69] 成都中医学院 . 金匮要略选读（四版教材）[M]. 上海：上海科学技术出版社，1980.

[70] 张家礼 .《金匮》研究与临床 [M]. 成都：成都中医药大学，2004.

[71] 毛光骅 . 昝殷与《经效产宝》[J]. 中医药学报，1991，(3)：4–5.

[72] 我国古代最著名女中医——曾懿 [J]. 中医药通报，2003，(3).

[73] 唐容川著，张立光点校 . 金匮要略浅注补正 [M]. 北京：学苑出版社，2012.

[74] 冉雪峰著 . 冉雪峰医著全集 [M]. 北京：京华出版社，2006.

[75] 江长康，江文瑜 . 陈鼎三学术经验述略 [J]. 四川中医，1994，(1).

[76] 刘方柏 . 江尔逊临证特点述要 [J]. 光明中医，1994，(2).

[77] 沈中林 . 戴云波老中医治疗痹证经验 [J]. 四川中医，1983，(6)：11–12.

[78] 赵苍 . 蒲辅周先生的学术思想及其成就 [J]. 河西学院学报（自然科学与技术版），2002，(2).

[79] 高辉远 . 蒲辅周医案 [M]. 北京：人民卫生出版社，2005.

[80] 唐伯渊，杨莹洁 . 沈绍九医话 [M]. 北京：人民卫生出版社，1975.

[81] 刘敏如，谭万信 . 唐伯渊医案 [J]. 成都中医学院学报，1981，(3)：35–36

[82] 张君斗 . 肠痈（阑尾炎）[J]. 泸州医学院学报，1979，(3).

[83] 艾儒棣 . 外科名家文琢之 [J]. 四川中医，1993，(4).

[84] 艾儒棣 . 文琢之老中医用动物药的经验 [J]. 浙江中医学院学报，1978，(4).

[85] 艾儒棣 . 文琢之老中医用药经验 [J]. 浙江中医学院学报，1979，(4).

[86] 袁尊山 .《伤寒金匮条释》评介 [J]. 贵阳中医学院学报，1986，(3).

[87] 任应秋 . 金匮要略语译 [M]. 上海：上海科学技术出版社，1959.

[88] 鲁兆麟，钱超尘，彭建中 . 任应秋先生传 [J]. 国医论坛，1986，(6).

[89] 王祚久 . 治疗慢性附件炎 190 例的疗效观察 [J]. 新医药学杂志，1976，(12).

[90] 方药中 . 中医痰饮学说的基本内容及临床运用 [J]. 湖北中医杂志，1984，(2)(3).

[91] 凌一揆，李星伟，李耕冬 . 当归生姜羊肉汤的实验研究——对应激大、小白鼠的作用 [J]. 成都中医学院学报，1982，(1).

[92] 张家礼 .《金匮要略浅注补正》的学术特色 [J]. 成都中医学院学报，1994，(2).

[93] 邓森涛 .《圣方治验录》学术经验研究 [D]. 成都：成都中医药大学，2014.

[94] 翟慕东，王小平 . 张骥与《汲古医学丛书》[J]. 四川中医，1994，(3).

[95] 李克光 . 金匮要略译释（第一版）[M]. 南京：江苏人民出版社，1959.

[96] 李克光，张家礼 . 金匮要略译释（第二版）[M]. 上海：上海科学技术出版社，1993.

[97] 王渭川 . 金匮心释 [M]. 成都：四川人民出版社，1982.

[98] 王廷富 . 金匮要略指难 [M]. 成都：四川科学技术出版社，1986.

[99] 李丛 .《史载之方》学术思想初探 [J]. 中医文献杂志，2002，(5).

[100] 李继明 . 李斯炽学术思想抉要 [J]. 四川中医，1992，(9).

[101] 李克淦 . 李斯炽教授学术思想探要 [J]. 中医药学刊，2002，(10).

[102] 彭履祥 . 痰饮学说及其临床运用 [J]. 成都医药通讯，1977，(2).

[103] 彭履祥，陈潮祖 . 小半夏汤的研究 [J]. 成都中医学院学报，1959，(3).

[104] 彭履祥. 郁证浅谈 [J]. 新中医, 1981, (9).
[105] 彭履祥. 蜘蛛散治阴狐疝验案一例 [J]. 成都中医学院学报, 1981, (2).
[106] 张家礼. 漫谈泽漆汤——附彭履祥教授治验一例 [J]. 成都中医学院学报, 1978, (2).
[107] 廖正烈, 李继明. 李克光学术思想述略 [J]. 四川中医, 1997, (9).
[108] 廖正烈. 李克光学术思想汇要 [J]. 甘肃中医, 1998, (10).
[109] 王廷富. 对乌头桂枝汤治验三例的认识 [J]. 成都中医学院学报, 1978, (2).
[110] 王廷富.《金匮》首条"酸入肝"以下十七句初探 [J]. 成都中医学院学报, 1982, (4).
[111] 王廷富. 略谈《金匮》"治未病"的含义 [J]. 成都中医学院学报, 1982, (2).
[112] 邓明仲. 对《金匮》方中"白酒"之探讨 [J]. 成都中医学院学报, 1982, (3).
[113] 段光周. 学用仲景乌梅丸的体会 [J]. 成都中医学院学报, 1980, (2).
[114] 张家礼.《金匮》"杂疗方"等三篇学术价值初探 [J]. 中医函授通讯, 1990, (5).
[115] 张琦.《金匮要略》痰饮致病特点辨析 [J]. 国医论坛, 2000, 15 (1): 5-6.
[116] 陈仁旭. 金匮释要 [M]. 北京: 人民卫生出版社, 2009.
[117] 于伯海. 伤寒金匮温病名著集成·温病条辨 [M]. 北京: 华夏出版社, 1997.
[118] 陈先赋. 四川名医传 [M]. 成都: 四川科技出版社, 1991.
[119] 清·李杕. 伤寒述微, 中医古籍孤本大全 [M]. 北京: 中医古籍出版社, 2003.
[120] 中国医籍大辞典编撰委员会. 中国医籍大辞典 [M]. 上海: 上海科学技术出版社, 2002.
[121] 王振国. 史堪与《史载之方》考 [J]. 中华医史杂志, 2002, 32 (3): 140-144.
[122] 盛维忠. 中医内科名著集成·血证论 [M]. 北京: 华夏出版社, 1997.
[123] 张泽生.《沈绍九医话》的处方用药特色 [J]. 中医杂志, 2007, 48 (10): 956.
[124] 屠揆先. 清代女中医曾懿及其《医学篇》简介 [J]. 中医杂志, 1981, 22 (4): 69-70.
[125] 卢崇汉. 著名蜀医卢铸之生平及学术思想 [J]. 成都中医学院学报, 1995, 18 (1): 22.
[126] 张存悌. 中医火神派探讨 [M]. 北京: 人民卫生出版社, 2007.
[127] 吴佩衡著. 吴生元, 吴元坤整理. 吴佩衡医案 [M]. 北京: 人民军医出版社, 2009: 原版前言.
[128] 熊曼琪. 伤寒学 [M]. 北京: 中国中医药出版社, 2007.
[129] 祝味菊述, 陈苏生记, 农汉才点校. 伤寒质难 [M]. 福州: 福建科学技术出版社, 2006.
[130] 陆渊雷. 伤寒论今释 [M]. 北京: 人民卫生出版社, 1955.
[131] 杨殿兴. 以局部病变为核心的辨证施治——陈治恒教授医论 [J]. 成都中医学院学报, 1994, 17(1): 2.
[132] 杨殿兴. 重抓两本, 巧运枢机——陈治恒临证治验浅析 [J]. 四川中医, 1993 (11): 7.
[133] 冉雪峰. 冉注伤寒论 [M]. 北京: 科学技术文献出版社, 1982.
[134] 龚志贤. 龚志贤临床经验集 [M]. 北京: 人民卫生出版社, 2012.

(徐姗姗　杨殿兴　和中浚　张琦　叶莹　江长康)

第五章　温病学派

在温病学的发展中，“民国”以前四川医家的贡献主要体现在两个方面：一是使温病学理论从江南水乡传至巴蜀大地，并结合巴蜀气候及当地人体的禀赋，传播、运用和发展了温病学理论。如张子培《春温三字诀》中银翘散加麻黄，将辛温药物放入辛凉解表剂之中，并认为：“此证（春温）初起，予用此法，每加麻黄一二钱，功效倍捷，但三四日后，舌变红黄，则不可用矣。”在此之后，何廉臣借鉴张氏理论，提出桑菊饮加麻黄：“最多冬温兼寒，及客寒包火，首先犯肺之证，轻则桑菊饮加麻黄。”二是灵活运用温病学理论治疗多种急性传染病，如痘疹、痧证、痢疾，代表作如欧阳调律的《痧法备旨》、熊家骥的《痢疾特启论》等。

新中国成立后，温病学在巴蜀地区蓬勃发展，主要体现在三个方面：一是在继承传统温病学理论的基础上，充分借鉴现代科学的思维方式和技术手段，挖掘传统温病理论的实质内涵，如应用现代科学方法对卫气营血的理论进行了研究。二是发展了温疫理论。20 世纪中叶，四川地区钩端螺旋体病流行，四川医家运用温疫学理论辨治钩体病取得了良好效果。之后以此为契机，充分梳理提炼形成了温疫学经典理论，指导现代传染病的防治，疗效显著，形成了较为系统的巴蜀温病学派。三是充分发挥温病学理论在现代急重症治疗中的作用。如黄星垣等人着力研究“高热、厥脱、救阴保津”温病三关，并将之与败血症、休克相联系，研制出对应的治疗注射剂；川东夔门郑氏从温病角度入手，治疗白血病、川崎病、流行性乙型脑炎、甲亢危象、重症肝炎等收获良效。

总之，在温病学的发展中，立足实际，兼容并蓄，有所发展是四川医家一大特色。

第一节　医道溯源

一、历史医家

欧阳调律

欧阳调律，生卒年不详，字嶰谷，又字伯宜。明末清初重庆府合州人。他推崇聂久吾之《活幼心法》，并将其更名翻刻为《痘疹慈航》；又将郭志邃《痧胀玉衡》一书提要汇辑，详于方论，砭法仅存大纲，辑为《治痧要略》。《治痧要略》一书与著撰人不详的《痧症指微》合刻为《痧法备旨》，流传于世。

熊家骥

熊家骥，生卒年不详，字兰亭，江西清江人。乾隆间举人，以治痢著称，曾行医于四川多地，所治多效，在重庆有“药王”之称。他认为秋痢病在肝木，不在红白分寒热，而重在脉证分虚实。其学虽本于喻嘉言，但又有所发展，以善用桔梗著称。撰有《痢疾奇方》（1795），又名《治痢慈航》《痢疾特启论》，该书曾以多种书名印行，后由沈寿初刊入《经验方汇》（1893）。

周云章

周云章（1829—1879），字松仙，祖籍陕西，生于四川新都县，父周宣南曾任知县。周云章出世时家境已经衰落，自幼聪颖好学，尤其喜爱医学。十几岁时已博览群书，并开始自学中医。23岁进京考中进士，其后被派往浙江多地任知县。他利用业余时间，悉心研究历代医家及著述，颇有心得。周氏为官兼而从医，常为其他官员和老百姓治病，积有丰富经验。曾为咸丰、道光、同治皇帝和慈禧太后诊治，慈禧赐其匾额——“华佗再世”，并予丰厚封赏，欲留为御医，他坚辞不受，愿为知县兼行医业。周云章认为陈修园的《医学三字经》浅显易诵，方便临证而启迪初学，故仿其例，“方取其典，论取其浅，又取其显”为旨，著《简易医诀》四卷。其子孙对该书进行校刊后于清宣统元年（1909）刊行，今传《温病三字诀》《儿科三字诀》等，皆系后人节取《简易医诀》而刊印者。周氏其他书稿较多，但因未能梓行，后来散失殆尽。

王光甸

王光甸，约生于清乾隆末年，卒年不详，字春田，清代四川什邡人。从县人世医周宝斋学医，壮年后携技出游秦晋燕赵各地，寻师访友，行医济世，收集秘方验方。咸丰年间为避兵火，隐居彭门半憨山麓（今彭州市境内），故自号半憨山人。王氏医德高尚，医术精湛，深受百姓爱戴，在川西北享有盛誉，著有《寒疫合编》四卷，百年来在民间广为流传。

温存厚

温存厚，字载之，清代渝州人（今重庆市人），生卒年不详。少时读书习文，青年投身行伍，转战蜀中，亲见将士们触冒风霜秽浊，身染疾患，苦无良医救治，心生恻隐，于是留心医学，自学岐黄之术三十余载，亲治患者无数，疗效显著。温氏著有《温病浅说》，并将历年治验诸方、随时笔记，整理为《温氏医案》。

曾懿

曾懿（1852—1927），字伯渊，又名朗秋，号华阳女士，四川华阳人（今属成都市），晚清著名女医家、书画家。其父曾咏，官至安庆府署知。曾懿10岁时父亲因病卒于任，母亲左锡嘉携其返回四川老家，20岁嫁于江南才士袁学昌，后于1878年随夫出川。曾懿家学渊源，其母为晚清著名闺秀诗人，她自幼即承母教，虽为女子，然经史古文、诗词书画、医药典籍，无所不习。曾氏自学成医，广采众家之长，凡精辟之论述、严谨之方剂，都一一摘录下来，悉心钻研，尤为推崇叶天士、吴鞠通等温病学家，行医数十年，精医理、重实践，师古而不泥古，建术颇丰。曾氏著有《医学篇》，成于光绪三十二年（1906），于次年秋刊于湖南长沙，后加上《女学篇》《中馈录》，名曰《古欢室医书》三种，申医学救国、女学救国之旨。《医学篇》共上下两册，各两卷，书中对伤寒、温病两类疾病的病情及治法详加辨析，并将《温病条辨》《温热经纬》诸书各方，摘录成帙，明澈显要。同时，曾氏将生平经历有效古方、时方及自制诸方，分成伤寒、温病、杂症、妇科、幼科、外科等类，一并附于书中。该书刊出后，不胫而走，医者甚为重视。1933年，苏州中国医学研究所将该书重辑，分为《诊病要诀》《杂症秘笈》《幼科指迷》《寒温指迷》《妇科良方》《外科纂要》六种，名为《曾女士医学全书》，内容包括中医诊法，热病杂症治法，妇、儿、外科辨治要领，临证多可借鉴。

张子培

张子培，生卒年不详，字汝珍，清末四川成都人。他精岐黄术，对温病尤有研究，著有《春温三字诀》。该书虽名为“春温”，实论述风温，以三字诀加注的形式分析风温证治，文辞优美，读来朗朗上口，对后世影响较大。后成都医家张骥又将该书所提到的温病常用治疗方剂 20 首，编成七言歌诀，名为《春温三字诀方歌》，介绍其主治、方义及加减法，同样广为流传，对温病学的普及和推广起了巨大作用。

刘莹

刘莹（1821—？），字次瑚，清末四川人。少习举子业，后来专究岐黄，声名远播。他整理其父《医录便览》书稿，增以医案后刊行。刘氏对痢疾的认识有独到的见解，著有《痢症探源》。该书首先提出痢疾“总系一派湿热秽浊之气从口鼻入，蕴蓄胃肠，遇风寒饮食凝滞，渐积成火成毒”，并列举治痢四方，后以问答的形式详述了痢疾的辨证、治疗、饮食禁忌、愈后调理，并附列了喉风、痧毒的证治。

陆景庭

陆景庭（1876—1934），江苏省吴县人。幼年随先辈定居成都，自学中医，渐为邻里亲友疗疾，颇多效验。1902 年赴山西业医，医术精湛，享誉阳泉、太原等地。1910 年迁返成都，定期为“育婴堂”“慈善堂”等慈善机构的患者义诊，并对贫苦患者施诊赠药。陆氏精通医理，疗疾屡起沉疴，善治“温病”，尤精于治疗湿（热）温，为 20 世纪 30 年代成都四大名医之一，著有《温病学讲义》。

顾燮卿

顾燮卿（1884—1943），祖籍江苏省，先世游宦入蜀，定居成都。其家贫无力读书，当过钟表铺学徒，后到乐山学医，积三年余，闻母病返蓉，遂在成都行医。顾氏发奋自强，广览古今医籍，务求得其精髓，奋勉三年，医技大进，精于内、妇、儿科，尤擅长治疗湿温和麻疹，所治患者十愈八九。他医德高尚，素不计诊金多少，反赠赤贫者药费，日诊百余人次，务求精当，施治颇多效验，时为成都四大名医之一。

罗民有

罗民有（1884—1943），四川省江津县人。16 岁从师学医，深究医经典籍、各家学说及近代科学知识。1921 年在湖南长沙四川协立济医局内开设诊所，后在善堂内坐堂应诊，送医施药。1935 年洪水泛滥，与同一商会、红十字会组织义务诊所，为灾民行医，名震沙市、宜昌一带。1938 年回到江津，专心医学，医名日甚。他著有《温病新编》《疟疾三字诀》《温病评要》《温病方歌》《微菌学历代发明考》《医学精存》。

吴荣漳

吴荣漳，生卒年不详，号繁江逸士，“民国”初期四川成都人。他幼蒙庭训，熟读儒家经典，兼涉中医经典著作，后来则专事医药。对于中医经典著作，如《黄帝内经》等有很深的研究，经常在教诲弟子时随手引用，并抒己见。他尤精于痧症，时常感慨古圣贤“未得要诀”，“只言某病某方，而未及某脉某证”，所以广泛搜罗历代明贤著作，悉心研究，在痧症的脉、症、治等方面获得了很多经验。吴氏性淡薄，不慕荣利，不但对患者兢兢业业，而且给贫苦之人助金送药。他著有《痧症医案》。

二、代表著作

《痧法备旨》（图 5-1）

本书两卷，清代欧阳调律、释普净撰，管颂声辑，刊于清咸丰二年（1852）。本书为欧阳调律《治痧要略》与释普净《痧证旨微集》合刻。欧阳调律在释普净《痧证旨微集》基础上约之为《治痧要略》。《痧证旨微集》列杂症五十，大症十六，各详经穴以施刺灸，而方药稍简。

《痢疾特启论》（图 5-2）

本书一卷，清代熊家骥撰，原名《治痢慈航》，又名《痢疾奇方》，成书于清乾隆六十年（1795）。本书主要介绍对痢疾的独特认识和体会。首先，论述秋时肺金当令，若主令太过，肝木不得条达，内夹相火，抑郁下走，刑其大肠，阻脾气而为秋痢。临床辨证当“不在红白分寒热，而重在脉证分虚实”。其次，详述痢疾不同阶段的表现、主方及方义，初起用人参败毒散，不愈则用甘芍姜吴木香汤，痢久热毒中脏则急用大黄黄连泻心汤。最后，书末附痢疾特启方、防噤口痢方及加减法。

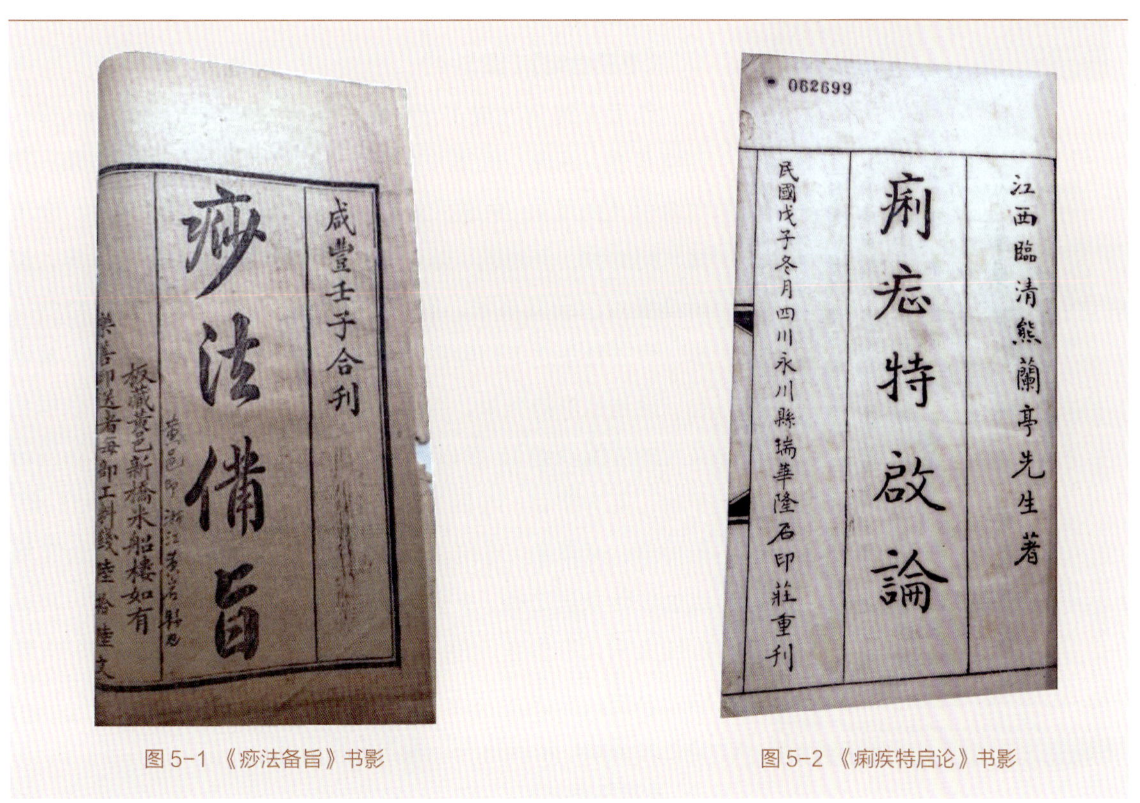

图 5-1 《痧法备旨》书影　　图 5-2 《痢疾特启论》书影

《痧胀燃犀照》

本书二卷，清代冯敬修述，又名《痧症燃犀照》，成书于 1821 年，系冯氏依据王凯《痧症全书》和沈金鳌痧症证治经验辑编而成。卷上论述痧胀源流、辨证、治法及正痧变痧各三十六证的病因证治，卷下介绍痧胀的用药禁忌和 64 首治痧的经验方剂。治法上主张先以通关散吹鼻、灯心焠穴，再用刮法，然后服药，反对痧症初起即用峻利攻下之法。书成后作者曾托名沈金鳌刊行，以冀世人重视。

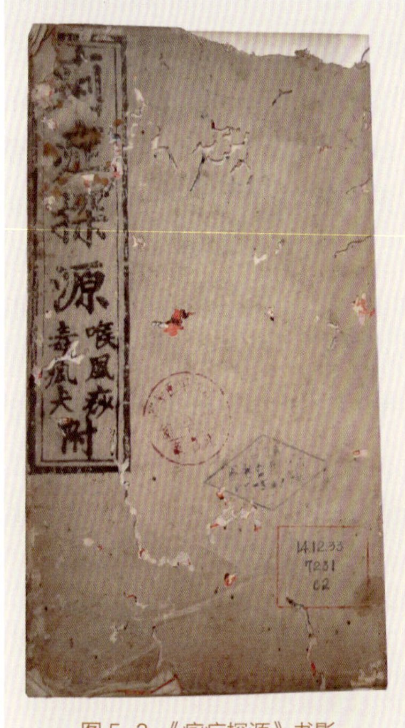

图 5-3 《痢症探源》书影

《痢症探源》（图 5-3）

作者刘莹，成书于清咸丰九年（1859），是一部以“痢多热证病因病机”为主要观点的治痢专书。本书首先提出痢疾“总系一派湿热秽浊之气从口鼻入，蕴蓄胃肠，遇风寒饮食凝滞，渐积成火成毒”，并列举治痢 4 方，后列辨疑 10 则，以问答形式详述了痢疾的辨证、治疗、饮食禁忌、愈后调理，并附列了喉风、痧毒的证治。

《春温三字诀》

作者张子培，成书于 1861 年，是一部以三字诀加注的形式论述风温证治的书，对风温的病因、病机、病证及辨证施治予以详细论述。后世张骥将本书提到的温病常用治疗方剂 20 首编成七言歌诀，名为《春温三字诀方歌》，并介绍了其主治、方义及加减法。

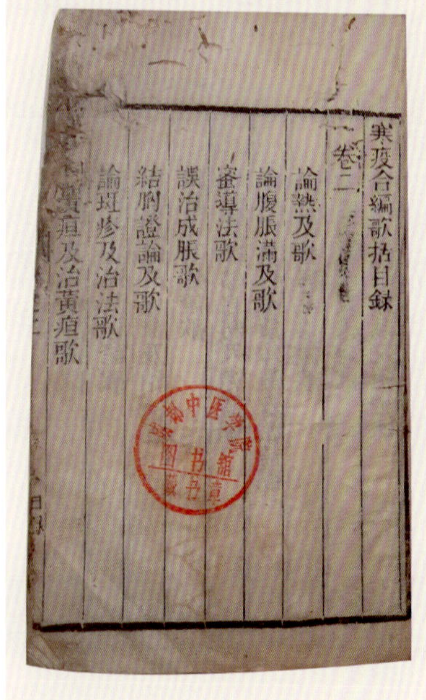

图 5-4 《寒疫合编》书影

《寒疫合编》（图 5-4）

作者王光甸，成书于清同治元年（1862），是一部伤寒、瘟疫并述，医论、医案并存的著作。卷一、卷二论述伤寒，其中博引《内经》、仲景原文及后世名贤治要，如张景岳、李士材、柯韵伯、舒驰远、陈素中、王竹坪及《医宗金鉴》等，都摘其要点，录其精华，有的还加以按语，阐述作者独特的见解，并于每条之下均编歌括一首。卷三、卷四论述瘟疫。其中卷三论述瘟疫的病源、初起、传变、变证及治法，主要依据吴又可的《温疫论》，参以各家学说，先论而后歌括，或加按语于后，甚为醒目。卷四首列各种瘟疫证治学，如所称大头瘟、杨梅瘟、麻脚瘟、毒痢瘟、喉痹瘟等，证以西医学均属传染病或急性传染病之类，并附若干验方（有些是自制），对后世治疗传染病大有参考价值。卷四最后部分载作者临床医案 16 例以证其学。本书系以王竹坪《伤寒撮要》和吴又可《醒世六书》为基础，括其精要，编为韵语而成。

《温病浅说》

作者温载之，成书于 1886 年。本书从《伤寒论》“太阳病，发热而渴，不恶寒者为温病”发端入题，扼要阐述了温病的发病机理及立法处方用药原则，提出了温病五忌、五宜，温病各方及温病逆证须知等。书中以忌汗、忌吐、忌下、忌温、忌补为温病五忌，以宜认证、宜凉、宜润、宜清、宜和为温病五宜，重点论述了清凉散、白虎汤、犀角地黄汤、竹叶石膏汤、猪苓汤、银翘散等方，并强调治疗温证切忌辛温发散，而应“总以‘存津液’三字为主脑”。

《温氏医案》(图 5–5)

作者温载之，成书于 1886 年，共收载各科治案 48 则，其中以温病类验案最多，理法清晰，方药切当，变化灵活，很有参考价值。值得一提的是，案中载有温氏治疗气肿及疯狗咬伤方，为其他医案著作所少见。

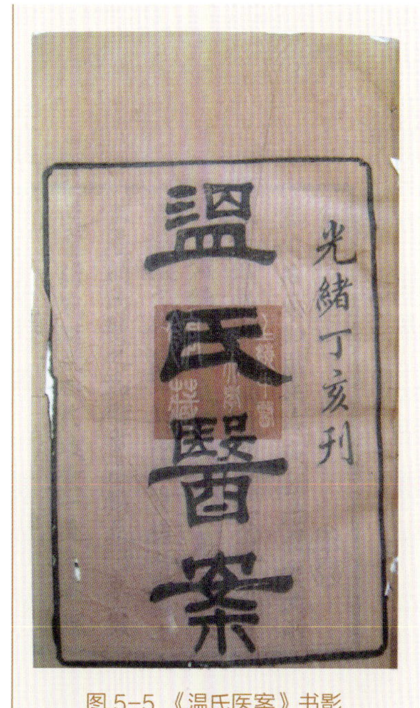

图 5–5 《温氏医案》书影

《简易医诀》

作者周云章，成书于清光绪十八年（1892）。本书是一部以三言歌诀形式出现的综合性医书，囊括了伤寒、温病、杂病及妇人、小儿、外科诸病的证治，并于歌诀下详加注释，旨在“方取其典，论取其浅，义取其显”，方便读诵，成书后广为流传。清宣统元年（1909）九月，其子周祖佑和其孙周琛对该书进行校刊后，在成都学道街“志古堂”书坊雕刻出版。今传《温病三字诀》《儿科三字诀》等，皆系后人节取《简易医诀》而刊印者。

《春温痢症三字诀合璧》

本书不分卷，系张子培《春温三字诀》与唐宗海《痢症三字诀》合刊本。后者是以三言韵语夹注文形式论述痢疾的病理、辨证治疗的普及类著作。

《寒温指迷》

清代曾懿撰，成书于清光绪三十二年（1906），主要论述伤寒、温病证治，并详加鉴别。卷一载温病伤寒伤风辨论 16 篇，兼及温病各证治法，卷二、卷三论温病传入中下焦治法，卷四为伤寒论治。将《温病条辨》《温热经纬》诸书中的方剂，摘录成帖，使人一目了然，便于查阅。

《疟解补正》

廖平撰，成书于 1913 年。书中将《黄帝内经太素》中“疟论”“瘅疟”“论刺法”“论四时”“详温疫”等篇有关内容摘出，认为疟为四时病，与伤寒同类，隋唐时期言伤寒多及疟，故治疗时应与伤寒互参。书中引有《素问识》《千金要方》《外台秘要》等各家见解，并加以阐释。

《伤寒论霍乱训解》

本书两卷，刘复著，成书于 1920 年。刘复认为《伤寒论》霍乱全篇当属仲景或仲景弟子所记述，故取《伤寒论》中霍乱病脉证治 10 条，并辑六经吐利 6 条，分为两卷进行训解。他认为表里俱急者急当救里，可用桂枝人参汤，五苓散适用于霍乱轻症，四逆散适用于寒湿霍乱等。书末附章太炎《霍乱论》。

《时疫解惑论》

本书两卷，刘复著，成书于 1920 年。本书专论风火交织时疫霍乱。上卷载医论 10 篇，下卷设治例 46 条，并附药方。书中论霍乱为暑湿交蒸秽浊，以湿为主，治疗主张寒湿用附子，湿热用石膏，以凉药立论，以解疫饮为主方，方中重用石膏，甚至用至十余斤。刘氏辨证心得妙在解疫饮用药的加减上，主张慎用人参、附子。

“民国”年间，川派医家尤其重视温病研究，撰有多种温病著作，除上述刘复、廖平的三种外，再如冉雪峰著《温病鼠疫问题解决合篇》(1918)、《霍乱证与痧证鉴别及治疗法》(1919)，对霍乱与痧症进行了明确鉴别，用中医经典知识来认识霍乱，认为霍乱必有吐泻，反对“痧即霍乱”的说法；何仲皋著《温病审证表》(1921)，以《温病条辨》为基础，将证按纲目分类，列有主症及方药；吴荣漳著《济世山房痧症医案全集》(1937)；邹趾痕《圣方治愈录》(1934)卷二为“痢疾痊愈说明书”；周禹锡有《删补清太医院治瘟速效辨论》(1935)；何伯勋为四川国医学院编《温病学》教材(1936)；邹仲彝编有《温病便读》(1936)；周禹锡《中国医学约编》中有“瘟疫约编”(1938)；周叔阜、文琢之合编《霍乱集粹》(1945)，系四川省医药学术研究会为普及提高民众防治霍乱知识，从百余篇论稿中精选 7 篇汇编成册。以上总计 13 种，在“民国”年间中医温病学术发展特别是霍乱的辨证治疗中占有重要地位。

三、学术特点

(一)脱却伤寒，辨证温病

这是吴鞠通对王安道于温病学发展历史性贡献的评价。近现代四川医家通过在理论研究和临床方面不断探索，对这一问题做出了新的阐释。

四川医家在长期的临床实践中逐步认识到，运用仲景学说和经方在认识和治疗温热类疾病中存在不足，特别表现在急性传染病的防治方面，如痧症、痢疾等。此时就需要对温热类疾病进行重新认识和界定。在充分吸收《黄帝内经》《伤寒论》等学术思想的基础上，借鉴了当时温病学派的思想，结合临床实际辨治温病，表现较为突出的是吴荣漳。

他明确提出“痧症之来，不在六经”，而是由口鼻吸受而成。痧气由口鼻侵入人体，与素体之痰、湿、食、瘀血等有形之物互相凝结，壅阻气血，导致气血不和而生诸症。可以看出，吴氏认识到从六经的角度来认识痧症是不合理的，他充分借鉴了温病学派邪从口鼻而入的温邪传变路径及气血辨证的思想，结合蜀中“地卑水湿，其人素体多蕴痰湿”的临床实际，构建了痧气袭人的理论框架，治疗上气血两分，注重调理气之升降，升降相应则病解也。如邪在气分，吴氏往往在细辛、荆芥等辛温之品“开窍逐邪”的基础上加用山楂、青皮、莱菔子等消食化痰之品；邪在血分，用蒺藜散、独活红花汤，均是在活血逐瘀、消食化痰的基础上加用辛香流气之品，将分离之痧气透泄出体外。其他如《痘疹慈航》《秘授治痧要略》《痧法备旨》《痢疾特启论》等著作中也可以看到类似的内容。

(二)解郁通阳，逐邪保津

叶天士在《温热论》中认为:“通阳不在温，而在利小便。”即通过利小便除湿浊的方法，使湿邪郁滞之阳气通达内外。四川地区为盆地，空气不易流通散发，夏季温热潮湿，湿热病邪致病多，尤其是川南地区，如宜宾、泸州更为显著，而且，盆地地势低洼，日照短，温度相对低于周边，故蜀地人群体质多阳虚，感受湿热邪气之后又可能转化为寒湿。结合这一特点，四川医家将“利小便以通阳”内容充实并拓展，其具体表现在三个方面：①阳气郁遏形成的要素；②阳气郁遏治疗的着眼点；③阳气郁遏防治的策略。兹从刘莹治痢疾的思想中可见一斑。

根据长期的临床体会，四川医家认为痢疾主要的发病机理是“湿热秽浊之气从口鼻入，蕴蓄肠胃，遇风寒饮食凝滞，渐积成火成毒”。素体蕴藏的湿热秽浊之气，与饮食积滞胶结，又遇风寒、饮冷，“寒则泣而不流”，湿、食郁滞日久化火成毒而成痢疾。湿热火毒壅滞肠腑，伤及气血，即成红白痢。因此吴氏进一步提出“纯红属火”“纯黑夹瘀血”，从而认为痢症总系一派湿热火毒，即认为素体有邪浊蕴蓄，又贪凉饮冷，寒包火是阳气郁遏的关键。这与蜀中特定的地理环境、人的禀赋和饮食习惯有莫大的关系，可谓因地、因时、因人制宜。

治疗上，四川医家着眼于层层分解，流通气机。“先服加味人参败毒散，次服救苦丹以消毒治燥，待病势既退，然后加减香砂六君子汤、补中益气汤扶理正气可收全功。”其中加味人参败毒散由沙参、炒枳壳、柴胡、前胡、白茯苓、广山楂、麦芽、苍术、川芎、独活、厚朴、甘草、广木香、羌活、桔梗、大枣、生姜、陈仓米、酒白芍组成。该方以柴、前、枳、桔升降气机，茯苓、山楂、麦芽、川芎、苍术除湿消滞活血，俾去除有形邪滞佐以宣通气机，才能气血相和，百病不生。所以吴氏认为此方功能“散邪解毒，消积理气”，且此方“能升能降”，故而浊去新生，功效卓著。

阳气郁遏不仅源于饮食居处失宜，治疗不当亦可导致，所以吴氏定治痢三大注意点：一为不可早用寒凉，如黄芩、地榆等，否则寒凉之品清敛肠腑，使内毒之邪无出路；二为不可妄执固涩，如肉蔻、诃子、粟壳等，以其性专收涩可凝滞邪毒；三为慎用渗利。渗利之品，如木通、滑石、猪苓、泽泻，可用于湿胜之濡泄，以利小便而实大便。通过利小便可以通阳，但是否通阳就必须利小便呢？答案是否定的。临床要依据《素问・至真要大论》中“伏其所主，而先其所因”的观点，查找阳气郁遏的根源才能达到通阳的目的。

因此，熊家骥提出先挽肝，次和肝，再降肝气的原则。从刘莹治痢可以看出，四川医家已认识到流通气血在治疗中的重要意义，所以注重疏解郁滞气血的有形邪浊，使阳气畅行，气血和达。其他如周松仙、吴荣澧等医家都有类似的论述。

四川医家在中医治疗痢疾、痧症方面占有重要的学术地位，特别是熊家骥，不仅其成书时间较早，见解独特，而且多达数个版本，并被收入《熊氏痢症杨氏喉科合刻》(1795)、沈寿初《经验方汇》(1893)、黄在福《黄氏传染病四种》(1915)等多种医集中。

“刻刻顾及津液”是温病学的一大治疗原则。但由于蜀中之人体多蕴湿，温热邪气虽然伤津，而养阴生津之品多滋柔碍湿，所以四川医家在继承传统温病学思想之外，还注重祛邪务尽和饮食宜忌，最有代表性的医家是温载之。他在《温病浅说》中强调，治疗温证切忌辛温发散，而应“总以‘存津液’三字为主脑”。吴荣澧提出其祛邪务尽，表现在三个方面：一是吴氏认为痧气常从人体口鼻而入，其邪亦必多从口鼻而出，所以在治疗中常加入辛香流气之品，使痧气透于外，如在针刺放血的同时加入宝花散（由郁金、细辛、降香、荆芥组成）吹鼻中，并大赞此法乃“尤至捷之要诀也”；二是在痧气将尽时仍用防风散痧汤（由防风、陈皮、细辛、金银花、荆芥、枳壳组成）以收全功；三是认为“痧症初起切勿服稀粥、米汤”，“若误服之则不救”。通常认为，人体生病后服用稀粥、米汤可以养护胃气，特别是伤寒一派认为此举可资汗源，功效尤大。但吴氏却认为，人患痧症后应禁饮食，恐其痧气与粥汤胶结不解，使邪气不能速除。这些都可以看出四川医家在顾及津液方面的考虑。

（三）寒温并用，兼收并蓄

温病学派的出现是历史发展的必然结果。那么如何认知温病学和伤寒学的异同？是坚持用既有的伤寒理论来认识温病，还是接受温病学的思想来重新审视温热类疾病的证治？四川医家认为二者皆有，但基于蜀人海纳百川的性格，多数医家倾向于接受温病学的思想，并能够在临床中灵活运用，比较有代表性的医家是曾懿、王光甸、张子培、刘复等。

张子培依据儒家正名的思想，结合《伤寒论》的条文，辨析了伤寒和温病的不同，并立足于临床，认为辨明寒温的要点有三条：一即伤寒初起不渴，而温病则口渴者居多。二是伤寒初起恶寒较甚，后则发热；而温病则初期微恶寒，二三日后则但发热不恶寒，且多有津伤口渴的表现。三是脉象。“伤寒多左手脉大于右手，温病脉多右大于左，温病初起多两寸脉大右寸脉尤甚”。在治疗上遵从叶（天士）薛（生白）吴（鞠通）王（孟英）诸家的思想，并大量化裁使用《伤寒论》方剂。如对于肺胃津伤邪实证，拟炙甘草五六钱，生地黄、麦冬各一二两，大黄、芒硝各四五钱及七八钱，并言其“应手而愈”，疗效卓著。此方实仲景炙甘草汤和小承气汤变化而成。其他如王光甸、曾懿等医家都有类似论述。

第二节　医派医家

一、著名学派

（一）巴蜀温病学派

[学派概述]

巴蜀温病学派医家，植根于温病经典理论，吸取古代温病名家临床经验，对多种温病的治疗与研究颇有建树，并以温疫与湿热病研究见长。在众多的温病名家中，以宋鹭冰、张之文等为代表，在温病理论传承发展与感染性疾病防治中成效卓著，形成了颇具特色的巴蜀温病学派。

该学派的形成与成都中医学院的建立和1958年发生在四川的钩端螺旋体病大流行有关。1958年7月中旬，四川省成都市温江地区发生了一种传染性疾病，后被证实为钩端螺旋体病。成都中医学院（今成都中医药大学）立即组建专家组赶赴疫区，其中就有巴蜀温病学派的创始人宋鹭冰，一同前往的还有李斯炽、卓雨农等专家。宋鹭冰依据患者的症状和发病时节，认为该病“属于暑温、湿温一类外感热病的范畴”，临床可分为偏热和偏湿两个证型，提出扶正祛邪、清气化湿的治疗总则，拟定了加减甘露消毒丹的治疗主方及其化裁法，并在分析钩端螺旋体病的重要并发症肺大出血的发生机理后，提出清肺保津和清热化瘀的治法，拟定了清肺止血汤和加味花乳石散两个主方，有效地控制了钩端螺旋体病的传染和严重并发症。之后，他又陆续发表了关于温病方面的论文，从理论和实践的层面初步廓清了温病学的理论渊源。张之文亲自参与了钩端螺旋体病的防治，并致力于温疫学经典理论的研究，首次形成了系统的温疫学理论体系，发表了系列文章。特别是在SARS前的2001年，张之文有感于现代传染病肆虐，温病学在治疗传染性疾病方面的优势得不到有效的继承和研究，故撰文大声疾呼，发表了“温病学面临的挑战及对策”一文，在2003年引起大流行的

SARS 的防治中得到了有力体现。后来，张之文又组织专家编写了《瘟疫学新编》，并撰写论文“传承瘟疫学理论，构建中医疫病防治新体系”，为我国传染性疾病的研究构建了理论框架，奠定了理论基础。赵立勋继承宋鹭冰对于湿温病的思想，在系统研究明清温病学派关于湿温的相关论述后，以卫、气、营、血为纲，重新编次和阐释了薛生白的《湿热条辨》，著成《湿热条辨类解》，为推动湿热类温病的发展做出了很大贡献。其后的继承者，具代表性的有杨宇、程式、葛师言、江秀成、翁星、郭明扬、陈学惠、张浩生、冯全生等。总的来说，巴蜀温病学派立足于巴蜀的地理气候特点，传承《温疫学》经典理论，应用于现代传染病的防治，初步形成新的疫病防治体系。

学派传承：

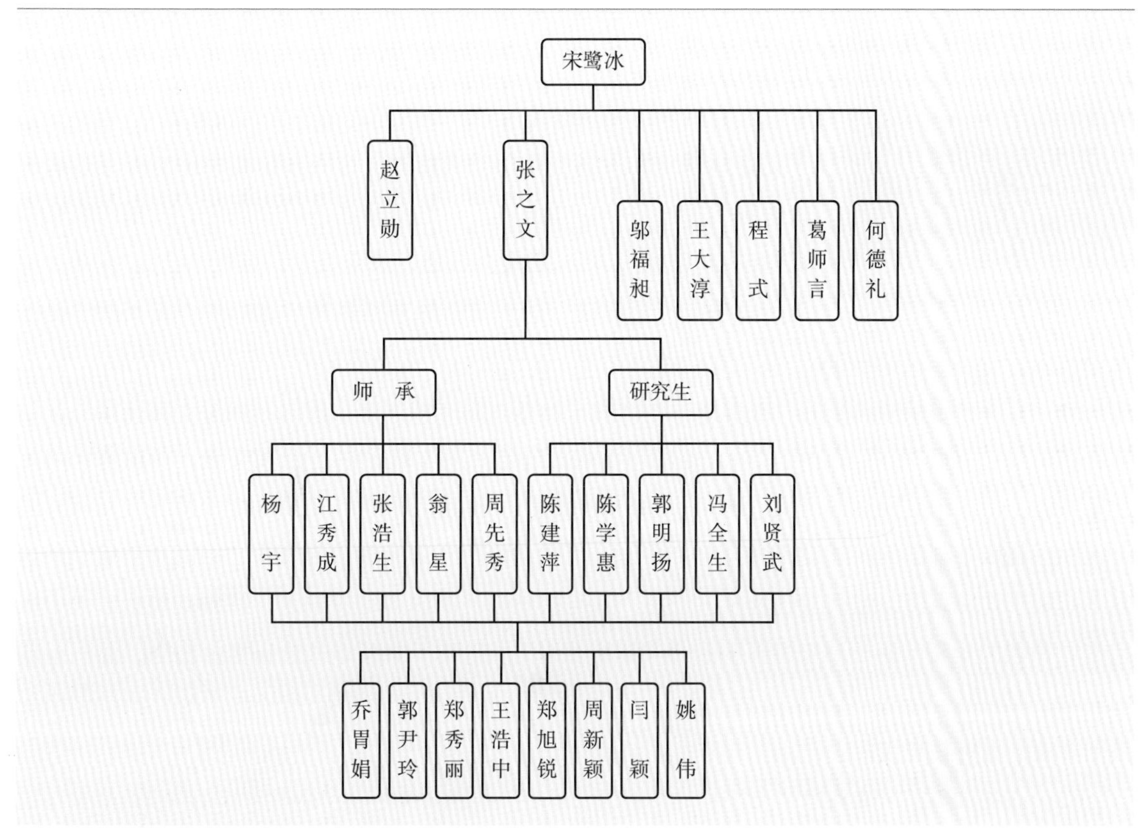

［学派名师］

宋鹭冰（图 5-6）

宋鹭冰（1905—1985），四川省三台县人。曾肄业于四川省外国语专门学校，后自学中医而谙通岐黄。自 1933 年起，在三台、重庆等地开业行医。1941 年，曾任战时内迁三台的东北大学特约医师。新中国成立后，曾担任三台县实验联合诊所（现三台县中医院）主任、县卫协主席、县人民代表等职。1956 年调入成都中医进修学校，后转入成都中医学院任教。1978 年被聘为成都中医学院教授，并担任中医内科学硕士研究生导师。曾任四川省中医学会常务理事、顾问。同李重人、邓铁涛、殷品之、万友生、米伯让、金寿山、熊寥笙、胡伯安等交往甚笃，时相切磋，是我国知名的温病学家，在中医学术界享有较高声誉。他著有《中医温病学讲义》《中医各家学说讲义》《中医病因病机学》，并曾指导研究整理《景岳全书》。宋氏总结多年经验制定的“活力苏”“虫草王浆饮”

等抗衰老验方，经过研究后，已由药厂投产，广为应用。

[学术特色]

（1）寒温一统，存异求同

把伤寒和温病统一在中医外感热病学的体系下，破除寒温之争，主张融会贯通、兼采众长，活用伤寒学术思想，灵活化裁伤寒方药，吸收现代中医工作者的研究成果，建立新的外感热病学体系，甚至中医感染症学，是这个学派最突出的特征。如宋鹭冰（图5-6）认为："温病学是中医临床学科之一，它与《伤寒论》同样是以讨论外感热病的辨证论治规律为其主要内容，而温病学则是在《伤寒论》的基础上发展起来的，二者在内容上，虽然有其不同的地方，但都是前人与外感热病（包括急性传染病）做斗争的经验积累，都是以《内经》的医学思想作为理论基础。"因此，为了更好地继承和发扬中医学宝贵遗产，进一步提高中医对外感热病的认识和治疗水平，应当抛开门户之见，在进一步研究、发掘伤寒和温病学说的基础上，将二者融会贯通，兼采其长，有机结合，"在此基础上创立伤寒与温病统一的、崭新的外感热病学这样一门新兴的学科"。他还认为："这不仅是必要的，而且是完全可能的，这也是时代赋予我们的光荣职责和使命"。张之文在分析了当今传染病流行的严峻形势后，认为"伤寒、温病两大学说的固有内容不能完全适应当今临床需要"，仅就其名称而言，极大地限制了中医外感热病学理论的普及和交流。所以宋氏立足临床实际，借用中医固有的名词"感症"（如吴坤安的《感症宝筏》），于1998年6月在广州召开的全国中医临床基础学学科建设研讨会上，率先提出建立中医感染病学，并认为"中医感染病学的内容不应限于伤寒六经，温病卫气营血、三焦，凡与感染相关的内容均应纳入，特别应包括广大中医工作者积累的丰富的防治感染性疾病和传染病的经验"，突破了中医外感热病学由伤寒、温病组成的局限，"与传统接轨，其学术内涵丰富，与国际接轨，则尤利于交流"，使中医外感热病学的内容更加丰满，也更具时代性。

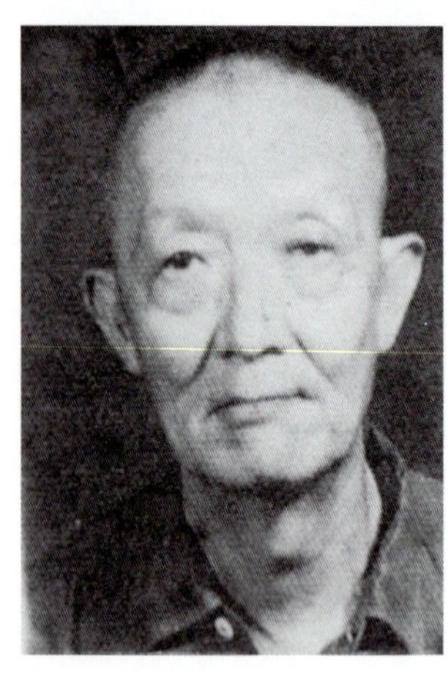
图5-6 宋鹭冰

（2）瘟疫症治，源清流洁

宋鹭冰在经历1958年成都的那场瘟疫后，陆续发表了"中医治疗钩端螺旋体病的理论和方法""温病和温疫的关系""温病的新感和伏气问题""温病概论""温病学的形成、发展和展望"等文章，从理论和实践层面初步理清了温病学的理论渊源。此后，张之文将温疫理论深刻化，发表了"《温疫论》对温病学说形成和发展的影响""谈《温病学》的继承与发展"等系列文章，又组织专家编写了《瘟疫学新编》，并撰写论文"传承瘟疫学理论，构建中医疫病防治新体系"等，从理论层面系统研究古代医家对于急性传染病的认识和治疗，并在此基础上构建中医疫病防治新体系。

（3）辨治湿热，开拓创新

薛生白的《湿热条辨》是中医学史上第一部论述湿热性温病的专著。该书以水湿三焦辨证为纲，第一次系统地论述了湿温的辨证施治，但同时代享有盛誉的叶天士也提出卫气营血辨证思想。赵立勋认为，叶氏卫气营血辨证同样适用于薛氏湿温辨证，故以叶氏重点突出邪气传变的辨证思想为纲，重新编排了薛氏条文，类分为湿热郁阻卫表、湿热郁阻气分、湿热深入营血、湿热病后调治、湿热病变证及类证 5 个方面，具体阐述了湿热的卫气营血发病规律、治疗策略、防治思路。后如冯全生等对湿热学说进行了进一步发挥，并应用于呼吸系统、消化系统、病毒性肝炎等传染病的防治，在临床和基础研究中取得了成果。如研究显示，慢性乙型肝炎巴蜀地区最具代表性的证候为脾胃湿热证，并初步发现了该证型的生物学标志物。

[传承发展]

巴蜀温病学派是以成都中医药大学《温病学》学科为主体的学派，对温病学不断研究与发展，成了西部地区唯一具有招收温病学博士研究生的高层次人才培养基地，并在 2009 年被国家中医药管理局批准为重点学科。该学校的老师主编了卫生部“十二五”规划教材《温病学》，并多次参编了温病学相关教材，编写了大型典籍《中华大典·医学分典·温病学总部》。

巴蜀温病学派结合温病学学科的特色及优势，将温疫的相关辨证思想及诊疗经验作为旗帜，开展了系列研究并出版书籍。在不断挖掘和发展温病学、温疫学传统理论和经验的基础上，把握现代中医感染病学的学术发展方向，以温病学的传统优势和重大感染性疾病为切入点，以提高临床疗效和解决关键科学问题为中心，以完善学科体系、发掘特色治法方药和温病证治规律为突破口，采用多学科手段进行了如“中医感染病学理论体系研究”“温病特色治法方药研究”“重大传染病的温病证治规律研究”等并取得了突出成果。他们首先提出“中医感染病学”之名，构建中医感染病学理论新体系，组织国内知名机构编写大型专著《现代中医感染性疾病学》及《瘟疫学新编》特色教材，在全国率先面向本科生开设“瘟疫学”课程，以适应传染病防治的需要，丰富温病学传统课程体系；先后承担国家“973”计划、国家“十一五”“十二五”科技重大专项、国家自然科学基金等多项课题；获省级教学成果一等奖，四川省科技进步三等奖，并有全国名老中医及学术经验继承人、省名老中医、省学术和技术带头人、省中医药学术和技术带头人等；学科多名专家先后应邀赴法国、瑞士、德国、日本、新加坡等国家，以及中国香港、台湾等地区出席学术会议及讲学，为推动温病学传播发展、传统中医走向世界发挥了积极作用，产生了较大的国际影响。

赵立勋

赵立勋（1934—1996），陕西省商州市人。1962 年毕业于成都中医学院医学系，留校工作，曾师承宋鹭冰。其专长为温病学和中医文献学，造诣精深。1981 ～ 1984 年任科研处副处长，1985 ～ 1993 年任中医古籍文献研究所副所长、所长，1987 年被聘为研究员，1995 年被聘为国家科学技术奖励委员会专业评审委员会学科评审组特邀评审员、中国中医药学会文献分会委员、四川省中医药学会理事、医史文献专业委员会名誉主任委员。著有《湿热条辨类解》《四川中医药史话》《遵生八笺校注》《古今图书集成医部续录》，撰写并发表研究论文多篇。

张之文

张之文（1937—　），汉族，四川省大竹人，成都中医药大学教授，主任中医师，国务院特殊津贴专家，第二、三批全国老中医药专家学术经验继承指导老师，四川省名中医，四川省学术和技术带头人，四川省委首批直接掌握联系的高层次专家。1957 年考入成都中医学院医疗系本科，1963 年毕业留校工作至今，从事温病学、中医内科学的教学、医疗、科研工作。1978 年任讲师、主治医师，1987 年 2 月晋升教授，被卫生部聘为全国高等医药院校中医专业教材编审委员会委员，1984 年任温病学教研室主任，1990 年受聘任成都中医学院附属医院急重症研究室顾问，1994 年中华中医药学会聘请其为传染病专业委员会（现改名为感染病分会）筹备成员。20 世纪 90 年代初牵头建立四川省中医药学会温病学专业委员会。先后任中华中医药学会感染病分会副主任委员、顾问，四川省中医药学会常务理事，四川省温病专业委员会主任委员，第一届四川省干部保健专家，四川省中医药科教集团专家委员会委员，成都市西城区第十届人民代表大会代表，成都中医药大学中医学科评议组组长、学术委员会委员、学位委员会委员、热病研究室主任、温病学研究生导师，四川省重点课程和精品课程建设负责人等。在学术上造诣精深，临床经验丰富，以擅长治疗温病著称，对温病学说研究至深，是全国著名温病学专家。他率先倡导瘟疫学说的研究，20 世纪 80 年代初发表著名论文“瘟疫学说探讨”，强调以其指导急性传染病的防治，为后来 SARS 及人感染猪链球菌病等急性传染病的防治产生了积极影响。他力主将瘟疫学说作为一门学科加以建设，开设瘟疫学课程，主编特色教材《瘟疫学新编》；提出各科感染或炎症性疾病与中医外感热病和温病相关，提出建立中医感染症学，扩展了温病学领域，突出了温病学新特色。

2003 年 SARS 流行，作为四川省中医药防治 SARS 专家组成员，张之文参与了四川省中医药防治 SARS 方案的起草与修订，并就如何发挥中医优势在农村预防 SARS 接受新华社、北京人民广播电台、四川卫视台专访，制作了中医药防治 SARS 专题片，在全国产生了较好的社会效果。2005 年，四川发现人感染猪链球菌病，作为四川省中医防治专家组组长，他深入疫区主持制定了防治方案，并为中华医学会防治该病指南撰写中医防治方案。为适应当前教学的需要，他还主编了成都中医药大学特色教材《瘟疫学新编》。2008 年“5・12”汶川大地震和 2013 年“4・20”雅安芦山地震后，他积极参与指导地震灾后防疫方案的制定，指导中医药灾后防疫工作的开展，为应对突发公共卫生事件的防治做出了突出贡献。他提出并倡导建立中医感染病学，以瘟疫学说指导急性感染性疾病的防治。1998 年在广州召开的全国中医临床基础学学科建设研讨会上，提出了建立中医感染病学的观点。2004 年，为总结近年来中医药防治感染性疾病的最新成果，张之文继承传统理论，并加以创新，主编了国家重点图书大型感染病中医专著《现代中医感染性疾病学》，得到中国工程院院士王永炎、国医大师张学文题词首肯。

张之文先后荣获全国老中医药专家学术经验继承工作优秀指导老师、优秀共产党员、单位先进工作者、教学名师、传帮带优秀老师、抗震救灾先进个人等荣誉称号，公开发表学术论文近 80 篇，出版专著 21 部，不少研究成果被收入教材。他的瘟疫学派等研究成果对现代温病学理论的发展发挥了重要的奠基作用，荣获四川省科技进步三等奖、四川省优秀教学成果二等奖、成都市科技进步三等奖等奖项。

为继承与发扬张之文温病学学术及临床经验，成都中医药大学温病学学科依托国家中医药管理局全国名老中医药专家传承工作室建设项目，于 2012 年成立了“张之文名老中医工作室”，以便持续研究其学术思想，系统总结、如实采集和原始保存其临床诊疗经验，形成某些病种系统的诊疗方案，并推广于临床、教学及科研。

杨宇

杨宇（1953— ），1980 年师从李培荫攻读温病学硕士研究生，1983 年毕业后在成都中医药大学温病学教研室任教，曾任温病学教研室主任、学校研究生院常务副院长，现为博士研究生导师、四川省学术和技术带头人、四川省中医药学术和技术带头人、国家中医药管理局重点学科温病学学科带头人，历任中华中医药学会感染病分会副主任委员、四川省中医药学会温病学专业委员会主任委员。

他长期从事温病学的教学工作，先后承担本科、七年制、西学中、留学生、硕士研究生、博士研究生等多层次《温病学》教学任务，深受学员好评。他曾担任全国高等中医药院校中医药类专业“十二五”规划教材及高等中医药院校西部精编教材等《温病学》教材的主编，担任全国统编研究生教材、新世纪全国高等中医药院校规划教材（本科和七年制）、精编教材、全国规划中西医结合教材及教学参考丛书等6部《温病学》教材的副主编，主编《现代中医感染性疾病学》《中华大典·医学分典·温病学总部》。

在科研方面，杨宇围绕“肺与大肠相表里”脏腑相关理论及其治法，以及温病学“主客交”理论与脏器纤维化的相关性开展实验研究，主持国家“973”项目子课题及国家自然科学基金面上项目等国家级课题共4项，主持或参与省部级、厅局级科研课题共11项，获四川省科技进步三等奖1项。他探索中医经典课堂教学如何提高学生中医辨证思维能力，主持的教学改革项目获四川省教学成果奖一等奖。先后赴日本、法国、美国、德国、新加坡、泰国、韩国等国家，以及中国香港、台湾等地区进行学术交流。

在教学与研究中，杨宇抓住温病学由众多的温病学专著汇集而成，其各家之说互有短长，互存质疑与论争，内容丰富的显著特征，并认为这是继承和发展温病学重要源泉与精华之一。他从温病学学术流派的角度，力图高屋建瓴，执简驭繁地对温病各家之说进行挖掘整理，从而深化和拓展研究温病学的深度和广度。其研究心得为全国统编研究生教材《温病学理论与实践》采纳，并有112篇研究论文发表在国内外学术期刊及会议论文集。

杨宇在研究中深感温病学最重要的学术渊源为《伤寒论》，强调深究仲景之说乃研习温病学之本，方能知其“所以然”，温故知新；明析温病学之理，更能体味《伤寒论》为活水源头及其发展流向；以方证对应研究为途径，注重温病学与《伤寒论》的紧密联系，对温病治法方药进行挖掘梳理，力求源流清晰，理法方药一线贯通。如此，不仅教学质量明显提高，而且在感染性疾病、老年性疾病，以及肺系、胃肠等多种病证的治疗方面，取得了较好疗效，积累了较丰富的临床经验。

冯全生

冯全生（1971—　），医学博士，教授，博士研究生导师，为全国第三批老中医药专家学术经验继承人。他师从著名温病学家张之文，被国家中医药管理局评为优秀继承人，获得中华中医药学会“全国首届中医药传承高徒奖”。任四川省中医药学术和技术带头人，四川省学术和技术带头人后备人选，四川省拔尖中医师，国家自然科学基金同行评议专家，中华中医药学会感染病分会副主任委员。现任成都中医药大学药学院党委书记、副院长，历任成都中医药大学温病学教研室主任、基础医学院副院长、科技处副处长。

冯全生主要从事温病与感染病的研究，尤其在疫病的理论研究、病毒性肝炎证候生物学研究等方面取得了显著成果。他主持承担了传染病国家科技重大专项、国家自然科学基金等课题研究，在国内外公开发表论文60余篇，编写教材、专著15部，担任卫生部“十三五”规划教材《温病学》主编，“十二五”普通高等教育本科国家级规划教材和中医药行业研究生规划教材《温病学》副主编，主编《病毒性肝炎的中西结合防治研究》《温病名家张之文》等。他主持的项目获得四川省中医药学会科技进步二等奖、成都市科技进步三等奖等，他本人曾获得第九届四川省青年科技奖、霍英东高校青年教师奖等称号。

（二）夔门郑氏温病流派

［学派概述］

川东夔门郑氏温病流派是在巴蜀地区形成的学有渊源、承继得力、疗效显著的学派。该学派的创始人是出自中医世家、祖籍成都的郑惠伯。郑惠伯之父名郑仲宾，少时师承其义父郑钦安，后毕业于京师大学堂，医文并茂，名震川东。郑惠伯自幼随父学文，同时习医，同窗有李重人、向蛰苏、熊雨田等。1932 年，郑惠伯正式悬壶夔门，以辨治温病急症著称，终年 90 岁。郑惠伯以下有侄子郑邦本、郑家本、郑祥本，幺女郑建本、女婿王光富，侄孙女郑丽，外孙女婿蒋飞；郑邦本学术经验继承人张文涛、胡波等人。郑氏温病流派总以川东夔门为基点，辐射至川西平原地区，影响较大。该派流的主要学术特点是既重视对温病学派思想的继承和发展，又不避伤寒，融会贯通，善治温热急重症。

流派传承：

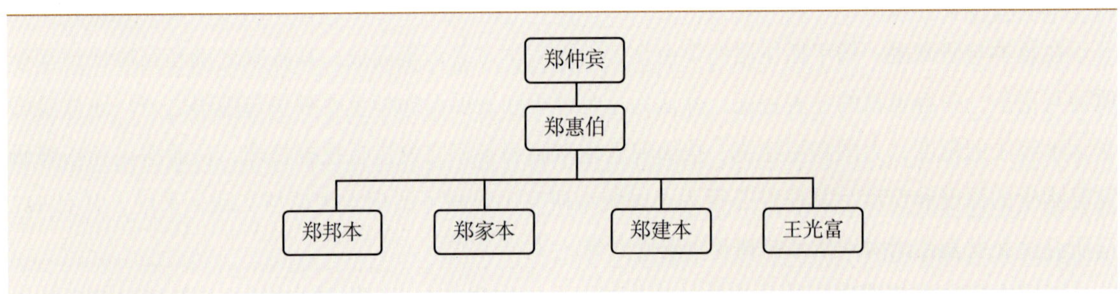

［学派名师］

郑惠伯

郑惠伯（1914—2003），男，出生于四川省奉节县永安镇，祖籍四川成都，中医世家。其父郑仲宾，少时师承义父郑钦安，后毕业于京师大学堂，医文并茂，川东儒医。郑惠伯自幼随父学文，同时习医，同窗有李重人、向蛰苏等。1931 年在重庆针灸医院学习，和龚志贤、熊雨田、唐阳春等同窗。曾被“国民政府考试院”录取为中医师。1932 年正式悬壶夔门，同时参加本县慈善机构“济贫药局”义诊 3 年有余。当时，时有疫症流行，郑惠伯便开始了对温病急症的临床探索和经验积累。新中国成立后，他积极组建奉节县中西医卫生工作者协会和奉节县联合诊所，任会长、所长。1956 年奉调万县专区医院（重庆三峡中心医院前身）组建中医科，建立和完善了综合性医院中医工作体系，为综合性医院中医工作奠定了坚实基础。他曾先后任中医科主任、四川省中医学会理事、《四川中医》编委、农工民主党万县市委员会主任委员等职。1978 年被授予主任中医师职称。1993 年，他与高足郑邦本、郑家本叔侄三人，同时获国务院政府特殊津贴，被誉为郑氏三杰，传为佳话。1991 年由人事部、卫生部、国家中医药管理局确定为首批全国老中医药专家学术经验继承工作指导老师。郑惠伯从医 71 年，尤以辨治温病急症著称。

［学术特色］

（1）*厘清温热湿热*

吴鞠通将温病分为温热、湿热两大类，郑惠伯继承其学，在临床辨治温病时亦以“温热”“湿热”为纲，强调必须分清疾病的温热、湿热属性。温热类温病以阳热阴伤为病理特点，治疗重在清热养阴，临床具体治疗时又注重分清气血，郑氏以邪在气分则清热解毒、养阴生津、通里攻下，邪在血分则用活血化瘀法治疗。

湿热性质温病具有湿、热两方面的证候，湿热稽留卫气分为其病机特点，脾胃为主要病变中心。“热得湿而愈炽，湿得热而愈横”，治疗当以分解湿热为主，解毒、活血、泻下诸法亦不可少。郑氏治疗湿温常用的方剂有：湿遏卫气（湿重于热），表湿重者用藿朴夏苓汤，里湿重者用三仁汤；湿热郁阻气机（湿热并重），用甘露消毒丹；秽浊阻于募原（湿重于热），用达原饮；湿热蒙闭心包（热重于湿），用菖蒲郁金汤加抗热牛黄散；痰浊重者，用菖蒲郁金汤配苏合香丸。特别是甘露消毒丹和达原饮，郑惠伯临床运用尤其得心应手，经验丰富。

（2）突出以方系证

临床证候千变万化，医者诊断治疗难持要领。基于此，郑惠伯认为以方辨证能起到执简驭繁的作用。郑氏以方辨证的机理是中医的“异病同治”原则，平素能够熟练驾驭几个疗效明确的方剂，并能深谙其中加减变化之理是以方辨证的关键。如郑氏用“柴胡达原饮”加减治疗疟疾、流行性感冒、传染性单核细胞增多症、结核性胸膜炎、急性肾盂肾炎、病毒性肺炎、湿温伤寒、阿米巴痢疾、霉菌性肠炎等，都取得了较好疗效。因其证候相同，病机一致，故而用之。郑氏在以方论证的基础上还主张以方系病（证），如《验方新篇》的四妙勇安汤是治血栓闭塞性脉管炎的验方，他将此方推广运用于治疗冠心病心绞痛、肾结石绞痛、肝区血瘀绞痛等，均获良效。

（3）倡导先发制病

叶天士创立卫气营血的辨证层次，吴鞠通又据此构建了三焦、卫气营血纵横交错的立体辨证系统，以此来认识温病的传变，指导温病的治疗。郑惠伯治疗温病在借鉴吴鞠通的理论经验后，认为温病发展迅速，常有燎原之势，邪毒炽盛，易于传遍，若不及时驱除邪毒，即不能救阴救正，故主张先发制病，以安未受邪之地，从而有效防止病情传变。如治疗病在卫分，即用气分药，先发制病，防止传变，常用杨栗山的升降散选加金银花、连翘、石膏、知母、柴胡、黄芩、青蒿、大青叶等清热解毒药，治疗流行性感冒、流行性乙型脑炎、病毒性肺炎、多发性神经根炎等，效果甚佳。

（4）重视中西汇通

郑惠伯认为，本草典籍所载中药的功效，是古圣先贤长期实践总结出来的成果，若合理借助现代药理学知识，就能推广其运用。如治尿毒症热入营血，用清营凉血通下之法，可于短期内获效，从而证实泻下药大黄对降低尿素及肌酐有显效。

[传承发展]

郑邦本

郑邦本（1939—　），重庆奉节人，祖籍四川成都，系郑惠伯大侄子。现任重庆三峡中心医院主任中医师，博士研究生导师，第四批、第五批全国老中医药专家学术经验继承工作指导教师。他高中毕业后，继承祖业，在伯父郑惠伯指导下学习中医经典和古汉语 4 年。1991 ～ 1994 年再次师承伯父，圆满完成第一批全国老中医药专家学术经验继承工作。1961 年至今，先后在奉节县城关医院、万州中医学校和重庆三峡中心医院从事中医临床、教学和科研工作。历任重庆中医药学会常务理事、顾问委员会副主任及《实用中医药杂志》编委等职务。主要学术论著有《中医基础学》（主编)、《感冒论治学》(副主编)以及《中医男科临床治疗学》《中华临床药膳食疗学》《重庆名医证治心悟》(编委),发表论文50余篇。先后获“四川省卫生厅卫生工作先进工作者”“四川省优秀教师”和“重庆市名中医”等称号,1993年获国务院有突出贡献专家“政府特殊津贴”待遇及证书。郑邦本全面继承了郑惠伯的温病学术思想和临床经验,在温病学术方面造诣颇深,擅长治疗温病急症和湿温,积累了较丰富的临床经验,并为郑氏温病学派的形成和发展做出了重要贡献。郑邦本长于温病临床,但对于辛姜桂附等温热药物亦善用之,不泥寒温门户,贵在知常达变。此外,郑邦本还认真吸取中医各家学说之精华,以启迪辨证论治思路,不断提高临床疗效,如重视应用脾胃学说治疗血证和肿瘤病、运用痰瘀学说辨治疑难病证、善用虫类药物治疗痼疾等。

郑家本

郑家本(1941—),奉节县人,祖籍四川成都,系郑惠伯之二侄子。现为四川省中西结合医院主任中医师。自幼跟随伯父学文习医,从事中医临床、教学、科研五十余年。历任成都中医药大学兼职副教授(1989～1993)、奉节县中等卫生职业学校副校长、奉节县医学会副会长、重庆市中医学会顾问等职。先后获四川省优秀共产党员、全国卫生文明建设先进工作者、重庆市名中医称号,四川省第二届十大名中医候选人。1993年获国务院有突出贡献专家称号,并获国务院政府特殊津贴。他受儒医世家熏陶,幼承庭训,深得导师真传,受益终身。先后与马有度等合著《医中百误歌浅说》等5部学术著作,任《基层医生手册》副主编、《中西医诊疗方法丛书》编委;发表“试论《内经》的朴素唯物论与辩证法思想”“《金匮要略》虚劳篇脉象分析”“《伤寒论》急下症初探”“自拟乳痈汤治疗乳腺炎186例”“大黄救人屡建奇功”“从控制论看中医辨证的科学性”等四十余篇学术论文,其中“产后急症验案”获四川省中医优秀论文奖。郑家本在全面继承了郑氏温病学派宝贵临床经验的基础上,常能运用郑氏温病学派之经验,指导临床各科诊疗,取得显著效果,尤其是中医妇科上有长足进展。如自拟“三甲昆海消瘤汤”治疗子宫肌瘤、附件囊肿,疗效甚佳,其经验发表在《世界中医药》;自创“滋水清火止崩汤”治疗功能性子宫出血568例,痊瘉率91.54%;撰写《虚火崩漏初探》一文,被《中日青年中医学术论文选》收集。

王光富

王光富(1953—),奉节县人,郑惠伯之幺女婿,是卫生部、人事部、国家中医药管理局于1991年遴选的首批全国老中医药专家郑惠伯学术经验继承人。他毕业于成都中医药大学,曾于成都中医药大学附属医院内科进修,曾任重庆市万州区中医学会理事、重庆市中医学会仲景专业委员会委员,现任重庆三峡医药高等专科学校附属医院副主任中医师。王光富中医理论功底扎实,熟读并能全文背诵《伤寒论》《金匮要略》《温病条辨》等经典著作,跟师继承,理论与实践相结合,全面继承了郑氏的学术思想和临床经验,在诊疗外感热病及内伤杂病方面疗效显著。

郑建本

郑建本(1956—),系郑惠伯之幺女,从小受医学熏陶,立志学习中医,跟随父亲学习中医5年,后毕业于成都中医药大学,曾于成都中医药大学附属医院肾病内科进修。现任重庆三峡中心医院副主任中医师。2006年被医院评为好口碑医生,2009年以来连续三年全院门诊人次排名前三,多次被农工民主党重庆市万州区委评为建功立业先进个人,深受患者信赖和好评。郑建本跟父学习中医,既上门诊,又上病房,不但诊治常见病,也参与了不少危急重症的抢救,如重症肝炎、急性肾功能衰竭、小儿肺炎等，为临床运用中医药处理危急重症打下了良好的基础。在外感热病及内伤杂病方面，深得其父真传，受益终身。

二、著名医家

于绍周

于绍周（1889—1961），四川省营山县人。从师学医，勤奋好学，对医经典籍造诣颇深。擅长内、妇科，尤以治疗温病见长，闻名川北。著有《暑温解》《论失血之理及治法》。

何伯埙

何伯埙（1893—1977），原名昭文，以字行，四川省彭山县人。少时曾习医籍，在四川公立法政专校毕业后，遂潜心医学，并拜彭县名医周耿光为师，后参师于名医沈绍九。1928 年始于成都行医。与李斯炽、谢铨镕等筹建四川国医学院，任副院长。新中国成立后，曾在四川省建工局、成都市第一人民医院供职。1958 年调成都中医学校任教务主任。何氏治学严谨，学识渊博，精于诊治，专长内科，尤善治温病，临证多能决疑，胆识过人，世有“何温证”之称。他著有《温病学》一书留世，遗稿有《治疗温病经验录》《临证经验辨证录》《四家医案分析》等。

黄云瑞

黄云瑞（1939— ），四川仁寿人。继承父业，学习中医。1959 年从家乡来到成都中医学院医学系学习，1965 年中医专业本科毕业，留任成都中医学院附属医院工作至今，为主任医师、教授、硕士研究生导师。他历任四川省干部保健组专家、卫生厅离退休高级专家顾问团专家、四川省慢性非传染性疾病防治专家咨询组心血管组专家、国家中医药管理局胸痹急症协作组四川分组副组长、四川省中西医结合学会理事、四川省中西医结合学会心血管专业委员会常务副主任委员、四川省中医药学会温病专委会副主任委员、成都中西医结合学会内科专业委员会副主任委员、四川省医疗事故鉴定委员会委员、四川省药品审评委员、四川省中医医疗机构评审委员、四川省教委卫生专业中级职称评审委员会主任委员。

黄云瑞一生从事中医医疗、科研和教学，在临床治疗中将温病学与内科杂病紧密结合。他倡导应用温热病后期“心肺虚热，烦躁不宁”论治病毒性心肌炎的心悸怔忡证，以温热病学指导感染性休克的辨证施治研究，用黄连温胆方治疗胸痹心痛证皆获显效。

参考文献

[1] 王孟侠，张玉峰 . 王春田与《寒疫合编》[J]. 成都中医学院学报，1983（2）：62-65.

[2] 程式，何德鲤整理；赵立勋，张发荣校订 . 宋鹭冰温病论述及疑难杂证经验集 [M]. 成都：四川科学技术出版社，1992.

[3] 方药中，许家松 . 名家中医温病汇讲 [M]. 北京：人民卫生出版社，2009.

[4] 陈鼎三 . 医学探源 [M]. 上海：上海中医学院出版社，1987.

[5] 赵立勋 . 湿热条辨类解 [M]. 成都：四川科学技术出版社，1986.

[6] 赵立勋 . 治学心识述略 [J]. 成都中医学院学报，1995，1（18）：1-4.

[7] 赵立勋 . 四川中医药史话［M］. 成都：电子科技大学出版社，1993.

[8] 四川省医药卫生志编纂委员会 . 四川省医药卫生志［M］. 成都：四川科学技术出版社，1991.

[9] 李云 . 中医人名辞典［M］. 北京：国际文化出版社，1988.

[10] 屠揆先 . 清代女中医曾懿及其《医学篇》简介［J］. 中医杂志，1951（4）：69-70.

[11] 余瀛鳌 . 中医文献辞典［M］. 北京：北京科学技术出版社，2000.

[12] 纪征瀚 . 清代痧症医籍系统考［J］. 中医文献杂志，2009（4）：1-4.

[13] 张之文 . 温病学面临的挑战及其对策［J］. 成都中医药大学学报，2001，3（24）：1-3.

[14] 中国医籍大辞典编撰委员会 . 中国医籍大辞典［M］. 上海：上海科学技术出版社，2002.

[15] 余瀛鳌，傅景华 . 中医古籍珍本提要［M］. 北京：中医古籍出版社，1992.

（冯全生　郑家本　郭尹玲　和中浚　闫颖　吴文军）

第六章　医方学派

医方即方剂，其形成与发展上溯先秦，下逮百世。川派医方在完善治法、丰富方剂配伍理论、创制新方、总结医家临床用方，以及拓展经方与时方的运用范围、搜集整理民间效验方等方面做出了极大贡献。尤其是现代，以陈潮祖为代表的四川方剂学派，首创以五脏为纲的治法与方剂，“第一次根据五大系统的组织结构和生理功能去系统研究病机，第一次根据五脏病机去系统研究治法，探索组方规律，第一次将理法方药融为一体”，形成了独具特色且又自成体系的四川医方学派，对当今方剂学的发展影响深远。

第一节　医道溯源

医方发展史是与中医学临床实践共同发展的历史，因此，医方的内容不仅包括方书，还涉及各临床医家的代表性著作。本节主要介绍古代蜀地与医方密切相关的医家及代表性著作，以展示川派医家在医方领域的成就。

一、历史医家

史载之

史载之，生卒年不详，名堪，北宋著名医家，眉州（今四川省眉山县）人。约生于元丰年间（1078 ～ 1085），为政和年间（1111 ～ 1117）进士，官至郡守，史书无传，身世不详，事迹散见于两宋及清代笔记中。如宋代鲁应龙《闲窗括异志》记载其疗同郡朱师古之异疾，三日而愈。宋代施彦执《北窗炙輠录》载：史堪初未知名，当朝权臣蔡京患便秘，史氏以一味紫菀清其肺气调治而愈，自此医名大著。其治病审证精切，用药精炼，常三四服药即效，不愈即重新审证，检讨其由。史堪在宋代名重一时，学术思想与医术影响颇著，其医方为当时众多名家方书所收录，被誉为医术堪与许叔微相伯仲的名医。史堪的医著仅有《史载之方》存世，为宋代名家方书之一，所录医方颇切临床。

韩懋

韩懋（1441—1522），字天爵，号飞霞子，人称白飞霞，又曾易名白自虚，明代医家，四川泸州人。韩懋乃将门之子，因生来孱弱，父母多病，科举失利，遂学医。师从表舅华恒岍、金华王山人、武夷仙翁黄鹤老人，又得峨眉高人陈斗南秘术。韩懋医术精湛，游走半天下。明正德年间（1506 ～ 1521），受武宗召见，赐号“抱一守正真人”，后还归峨眉，晚年居成都。著有《韩氏医通》两卷、《方外奇方》、《海外奇方》（已佚）及《杨梅疮论治方》一卷（已佚）。现仅存的《韩氏医通》是一部少而精之作，主要介绍韩懋常用有效药方，理论不多，而所谈者多切实可用。该书记载了作者的临床处方、用药心得及诸多实用方剂等内容，其中收录的诸多韩氏自创方至今仍沿用，如三子养亲汤、七味保婴汤等，是一部对处方用药有重要指导意义的医书。书中还提出了养生方法，如："中寿之年，雅宜补剂；壮年色劳者惟退热，不必补。"

朱音恬

朱音恬（1716—1779？），字永清，清代医家，四川什邡县人，习儒通医。清雍正元年癸卯（1723）恩科举人，任蓬州学正，后赋闲故乡，以医济人。他著有《医理元枢》十四卷（四册），颇有学术价值，其中《运气要略》《脉法心参》《妇科辑要》《幼科辑要》各一卷，《医方捷径》《伤寒论注》各四卷，《金匮要略注》两卷。

刘善述

刘善述（1785—1873），名兴，以字行，清代合州（今重庆市合川区）西路刘家岩人。少时文采出众，因屡试不第而改习中医。刘氏在医学上重视脉、方与药，在处方用药时非常重视就地取药，方便实效。故其在读书行医之余，对川东当地的草药及医方进行了充分考察和研究，撰成具有典型川东地区草医特色的《草木便方一元集》两卷（后世简称《草木便方》），并于同治九年刊行。该书所载处方因药物易得、疗效可靠而有较高的临床参考价值，至今仍为川东草医所沿用。同时，这一著作的问世对后世研究川东的草药方亦有重要的参考价值。

陆成本

陆成本，字宝田，号画邨。清嘉庆十三年（1808）署理四川仪陇知县，历任宜宾县正堂，权清溪县事，嘉庆二十五年署雷波厅通判，道光七年（1827）任巴州知州。他处方用药精简而多效验。四川雷波东有华仙宫，供祀后汉名医华佗，嘉庆二十五年（1820）陆氏署雷波厅通判时，辑取常用经验效方，墨书悬诸庙壁，病者对症选方，多能愈病。其辑有《经验良方》三卷，有嘉庆、道光、咸丰刊本。

刘福庆

刘福庆（1803—1884），字莘田，又字改之，四川绵阳三台人。幼时敏而好学，文采出众，唯科举屡试不第，后以私塾教学为业，课余则研究医药，立志济世活人，数十年间博览各家方论，精研岐黄之术，终成一代名医。其传世之作有《医录便览》《了缘诗草》等。

陆汝衔

陆汝衔（？—1886），字芥山，浙江海盐人。清同治年间（1862～1874）入四川，补蒲江县知县，先后官于大足、新繁（今新都）、中江等地。少工医，有医名。其崇伤寒之书，治病不主故，不拘经方，常时出新意，大旨以叶天士为近，于疑难病证之诊治颇有心得。他认为四时之病多死于温病，温病的变化及难于辨证，均甚于伤寒。川督丁文诚（宝桢）数年之疾，经治半载而愈。陆汝衔所著《医学总论》由钱保塘刊于1895年，原书以评述临证医书为主，钱氏又补入陆汝衔手定新方及时人方论三十余条。今存医书有《外症通用方》《内外症通用方》两卷。

王文选

王文选（约1808—1889），字锡鑫、锡珍，号亚拙、席珍子、同仁，清代晚期巴蜀川东地区著名医家，祖籍湖北石首祖屋岭，祖父辈入川迁至万县（今重庆市万州区）大周里七甲向家石板古松崖，后移居万州县三马路441号（即后世所称天德门），幼习儒业，长游四方，广交益友，归后遵从父训，弃儒从医，潜心岐黄。道光末年，在万州开设存存医馆，就医者如织。他临证擅长鉴面鉴舌辨证。光绪十年，御赐银牌钦加六品衔龙章。1889 年 3 月 26 日逝世于天德门故居，葬于先农坛。王文选先后刊有《医学切要全集》《存存汇集医学易读》，另有《活人心法》《遂生外科》等 20 余种医学著述，流传至今的方书有《奇方纂要》《应验良方》等。

二、代表著作

《六十病方》

《六十病方》（图 6–1，图 6–2）2012 年出土于成都老官山汉墓，约早于西汉，共出土 200 余支医简，完整医简长 34.5cm、宽 0.8cm、厚 0.1cm，属于老官山汉墓医简中最长者，单行满简达 32 ～ 47 字不等。全书目前统计字数为 9000 字左右，其文字超过墓中其他医书全部字数的总和，从而在医简的内容和规模上都居于十分突出的地位。其文字保存较好，字迹较清晰，编排体例也较为规范。经过初步研究，其所记载的药物达 170 余种，病证近百个，医方总数在 81 首以上（其中仅有一味药的方剂共 18 首，不足此类方剂总数的 1/4，两味药以上复方居于大多数），剂型共 8 种。全书以标有连续编号的 60 个病证名称为纲，采用题名简为目录和病方简为正文的文献体例，论及病名症名（方名）、症状、内服外治方法、剂型、禁忌，特别是医方的药物组成、剂量及炮制等内容。病证中内科病证居于主体地位，其次是外科，也有部分妇科、儿科和五官科病证。这是老官山汉墓医简中以临床各科病证及其治疗方药为基本内容和特色的早期中医方书。方剂以温热药为主，药物配伍已有一定规律，组方配伍精练，实为“经方”之嚆矢。该书属迄今内容较完整、复方数量最多最早、由医家编撰的方书，在中医学史特别是中医临床和方剂学史上占有重要的学术地位。

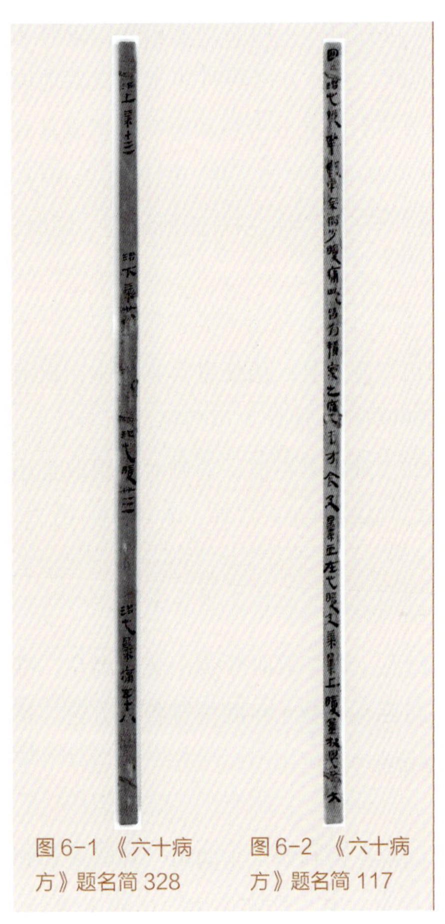

图 6–1 《六十病方》题名简 328　图 6–2 《六十病方》题名简 117

《苏沈良方》

《苏沈良方》，又名《苏沈内翰良方》（图 6–3），原书 15 卷，是北宋末年佚名编者根据沈括（浙江杭州人，生于 1031 年，精通天文、数学、物理学、化学、生物学、地理学、农学和医学）的《良方》（又名《得效方》《沈氏良方》《沈存中良方》）10 卷与苏轼（四川眉山市人，生于 1037 年，为著名文学

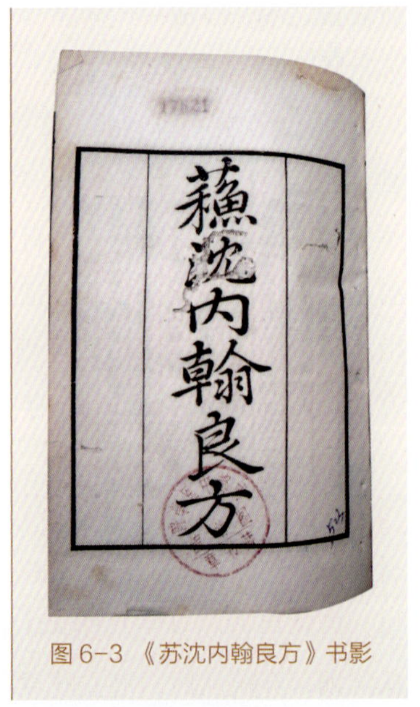

图 6–3 《苏沈内翰良方》书影

家、内丹家）的《苏学士方》（又名《医药杂说》）整理编撰而成。现流传版本分为八卷本和十卷本两种，虽然两种版本各有可取之处，但也各有不足，故现代已有互补不足之融合版本出现。该书之方剂主要以病因、气血失调、专科及保健为依据而分为治风方、治疫方、治气血方、妇科方、儿科方及养生方等。其所载方剂特点之一是方源广泛，除名医名家外，有自民间至官吏宫廷，有自俗世至僧道。如自民间医家的“桂圆方”“神保丸”等，来自官吏及宫廷的“诃子丸”“柴胡汤”“引气丹”等，来自僧道的“圣散子方”“九宝散”等。

《史载之方》

《史载之方》，北宋史堪著。该书分两卷，共31门，采用“随证论脉，按方施药”的编写方法，论述了四时正脉、运气生病，以及大府泄、大府秘、小府秘、身热、身寒、头痛、腹痛等30余种内科、妇科疾病的辨证及方药。书中所录方剂多为自创，虽无方名，但求方证相合，故前人有“史堪，字载之，蜀人，治病用药，除不求异，炮炙制度，自依本法，审证精切，不过三四服立愈”之言，至今仍有较高的临床参考价值。其医方特点主要有以下三方面：①善于运用脏腑理论辨证论治，认为五脏病变可相互影响。如在“喘证门”指出：“世人论凡喘者，皆以为肺……缪也。”即喘病之病位不只在肺，且与其他脏腑相关，并分列宣降肺气、清热养阴，温补肾阳、纳气平喘，平肝息风、宣肺化痰，健脾益肺、养阴化痰等四法治之。②用药独特，善用祛风祛湿及活血药。因蜀地多湿，湿邪易痹阻筋骨脉络，导致气滞血瘀而成痹证，故书中之方多配伍三棱、川芎、莪术等理气活血之品，以及牛膝、狗脊、续断、巴戟天、五加皮等强筋健骨、祛风除湿之品。代表方如暖肾脏方、足跟痛方等。史氏之方多得之于个人经验，故用药颇为独特，如便秘用紫菀，赤痢、疫毒痢重用桑寄生，治脾胃病多用风药，剂型多用煮散等。③重视标本缓急，强调固护正气。如他在“涎论”篇指出：“病势之有轻重，则取之有缓急。若风气炎盛，胶涎并起，其气卒难以顺之者，当制之以急，非吐之不可。风气未极，痰涎未并，为害未深者，当制之以缓，先顺其气，而后治其涎也，此亦治涎之大约也。”强调“无使其过剂之药”，而“治之之法，当以临发时使五分利药取之，以其胃气不足，不可十分利吐也。若利吐不出，非时以坏风涎药搅之，候分数少减即于气海上安之一灸，引其涎下入于胃，然后使药调其脏气，酌量其脏腑之虚实，有余者泻，不足者补，令上下之气相等，可庶几其全安也”。

《圣散子方》

《圣散子方》（图6-4）原由苏轼友人巢谷传于苏轼，苏轼复传于庞安时，庞氏最早记于《伤寒总病论》。单行本成书于明嘉靖年间。圣散子方共22味药，原为一首治疗寒疫的方剂，因东坡先生作序而闻名天下。附录华佗危病方10首，他方23首，经验3方，续录治疗痞疾、臁疮、心痛、绞肠痧等28方。全书共涉及时疫、临床各科疾病及急症等方剂65首。

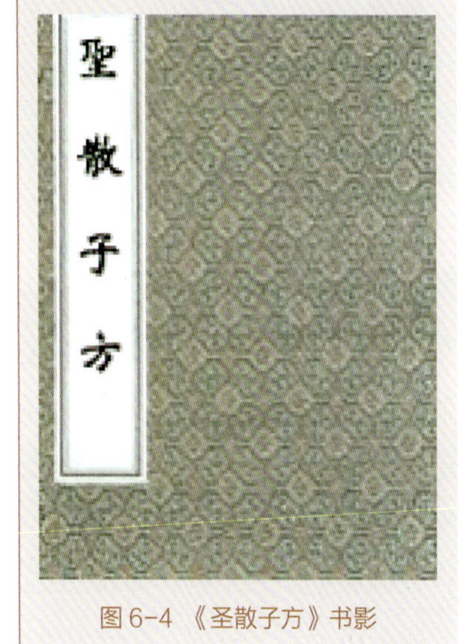

图6-4 《圣散子方》书影

《韩氏医通》

《韩氏医通》为明代韩懋所著，分上下两卷。上卷为绪论、六法兼施、脉诀、处方、家庭医案5章，论述了脉法、处方用药、医案等内容，下卷为悬壶医案、药性裁成、方诀无隐、同类勿药 4 章。书中既论述了韩氏对方剂配伍的认识，又记载了其所创 19 首医方的煎服法及辨证加减用药等。对方剂配伍，他强调不仅要遵从“君、臣、佐、使”的结构，而且要重视发挥药物的性味归经所产生的引经作用，他举例说：“如剂中合从辛以达金，则取引经一味，辛者倍加之，故其效速。”在阐释四物汤配伍意义时指出“血药不容舍当归，故古方四物汤以当归为君，芍药为臣，地黄分生熟为佐，川芎为使，可谓典要云”，是谓见解独特。在论及治疗“高年咳嗽，气逆痰痞”的自制三子养亲汤时说：“紫苏子主气喘咳嗽，白芥子主痰，萝卜子主食痞兼痰，上三味各洗净，击碎，看何证多，则以所主者为君，余次之，每剂不过三钱，用生绢小袋盛之，煮作汤饮，随甘旨，代茶水啜用。不宜煎熬太过。若大便素实者，临服加熟蜜少许；若冬寒，加生姜三片。”该方用药三味，皆为治痰之品，又能于治痰之中，各逞其长，合用则化痰降气消食，令咳喘气逆皆平，且药性温和，服用方便，尤宜于老年体虚之人食少痰多致咳喘气逆者，至今已被广泛用于肺系疾病的治疗。

《重证本草丹方》

明代医家方如川谓唐宋以前本草非常详备，而金元以后背离经旨，故校编郑泽《墨宝斋集验方》，为之阐明正讹，求与先贤合，成《重证本草丹方》六卷（1610）。其所增医论，较便于临床辨证用方，但亦有拘执泥古之处。

《经验良方》

《经验良方》（图 6-5）由清代医家陆成本集，成书于嘉庆二十一年（1816）。陆氏系唐宰相陆挚后裔，陆宣公贬忠州时曾集医方，后佚。陆成本于清晚期历宦四川多地，公余之暇留意民间疾苦，凡见闻所及经验良方无不采辑，笔记渐多，集久成帙。上卷列保养、补益、急治、伤寒等 17 种病证方，中卷列咳嗽、吐血痰症等 39 种病证方，下卷先述外科枢要，再列疔毒、痈疽等 8 种病证方，末附集命种子戒期。值得一提的是，书中自疫症起至痞积止，俱首载病源考，并有厥、癖、痿、喑等 17 种病证病源汇考。

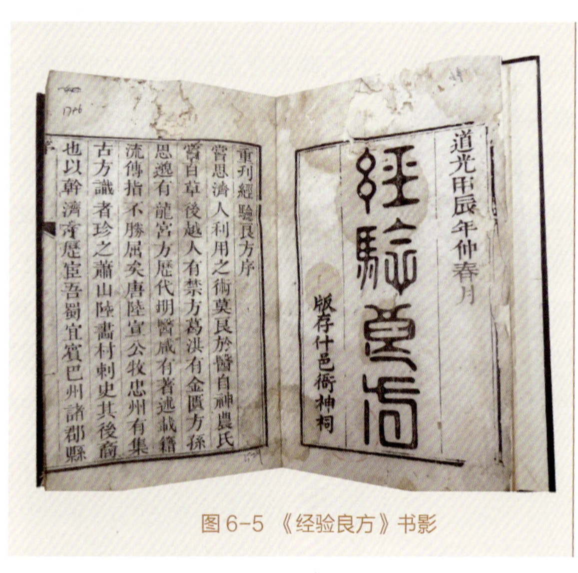
道光甲辰年仲春月
經驗良方
版存什邑衙神祠

重刊經驗良方序
嘗思濟人利用之術莫良於醫自神農氏
嘗百草後越人有禁方葛洪有金匱方孫
思邈有龍宮方歷代明醫咸有著述載籍
流傳指不勝屈矣唐陸宣公牧忠州有集
古方識者珍之蕭山陸藹村刺史其後裔
也以幹濟才歷宦吾蜀宦賓巴州諸郡縣

图 6-5 《经验良方》书影

《郑寿全医学三书》

《郑寿全医学三书》由郑钦安编著，为《医理真传》《医法圆通》及《伤寒恒论》三部著作汇集而成。郑氏治疗阳虚证常用含有附、姜、桂的温阳方剂，如四逆汤、白通汤、理中汤、回阳饮等，因扶阳理论独特，且擅用姜附，为其他医家所不及，故被后世尊为“火神派”创始人。本书对医方的主要影响：一是深究仲景六经理论，拓展方剂应用。如用桂枝汤治疗“胸腹痛，背亦彻痛”乃“太阳之气，由下而上至胸腹，寒邪逆于太阳，则气机不畅，故胸腹痛而背亦彻痛。太阳行身之背，因腹中之气不畅，而背亦受之，故桂枝汤治之而愈”。二是基于君相火、阴阳及六经理论，释药物配伍及组方原理。如论附子之性能谓“辛热，能助太阳之阳，而内交于少阴。熟附子，大辛大热，足壮先天元阳，能补先天真阳，真阳为君火之种，补真火即是壮君火也。生附子，能启水中之阳，上交于心”。论干姜、葱白、生附子之配伍谓“干姜可以温中宫而调和上下；葱白可引离（心）中之阴，下交坎水；生附子又能启坎（肾）中之阳，上交于心，使阴阳得以交媾，而水火互济。用以治疗元阳随阴气上腾之外越之症”。论甘草干姜汤之方解谓“甘草干姜汤一方，乃辛甘化阳之方，亦苦甘化阴之方也。夫干姜辛温，辛与甘合，则从阳化；干姜炮黑，其味即苦，苦与甘合，则从阴化。仲景以此方治误吐逆烦躁而厥者，取辛甘以化热、守中而复阳也”。

《汇集金鉴》

本书共两卷，清代释本园超辑，成书于清道光十一年（1831）。原为本氏选内外科经验奇方为一册，道光二十二年本氏复博采群书，遍参时症，将其扩充为两册，同时分别门部，以便寻阅。“民国”刊本作四卷，卷一列六经定法、初治、感冒、寒症、斑疹、咳嗽等11门，卷二列虚损、汗症、喘、反胃15门及十八反，卷三列跌打、外科、痔部、手足、鼻部、齿、耳部等11门，卷四列眼科、妇科、腰部、中毒、婴儿9门。其分类似不够严谨，部位、病证、治法、学科分类名称相互混杂。

《汤头歌诀》

本书不分卷，清代廖云溪编，成书于清道光二十四年（1844），全名为《本草备要汤头歌诀》。全书将常用名方按功效分为补益、发表、攻里、涌吐、和解、表里、消补、理气、理血、祛风、祛寒、祛暑、利湿、润燥、泻火、除痰、收涩、杀虫、痈疡、经产共20类，载方百首。每方以歌诀叙述其组成、功效、主治等内容，并对方中的药物和病证加以注释。

《奇方纂要》（图6-6）

本书不分卷，清代王锡鑫撰，成书于清道光二十七年（1847）。本书先载五脏六腑病由、识药要略、问证歌诀；再按达生、延寿、补益、头面等各部位及内、外、儿、妇、眼等将病证分门，每门数方，系其历年诊治各科疾病名方、奇方汇集而成。其特点主要有三：①精选方剂，执简驭繁。王氏选“皆言有验”方剂收之，按门分类，分达生门、延寿门、补益门、头面门、心胃门、腰膝门、手足门、二便门、呕吐门、血证门、疟疾门、咳嗽门、中风门、中寒门、伤暑门、痰症门、伤食门、诸积门、肿症门、痢疾门、痔疮门、谵妄门、通治门、药酒门、妇人门、外科门、打伤门、普济门等28门，收录方剂共270余首。因属小型方书，尤宜于医者选用。②辑方原则，简便实用。本书医方是王氏“将前贤之书选其奇验之剂，或得良朋益友之授，摘其应要之方纂成”，又属实用方书，所辑

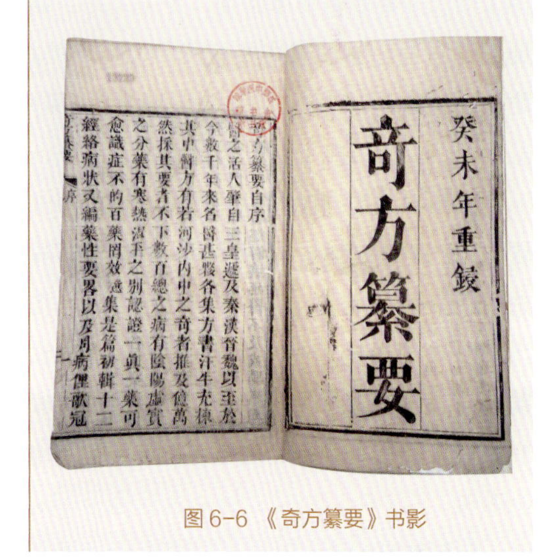
癸未年重鋟
奇方纂要

奇方纂要自序
醫之活人肇自三皇遞及秦漢晉魏以至於
今數千年來名醫甚夥各集方書汗牛充棟
其中醫方有若河沙內中之奇者擢及億萬
然採其要者不下數百總之病有陰陽虛實
之分藥有寒熱溫平之別認證一真一藥可
愈識症不的百藥罔效遂集是篇初輯十二
經絡病狀又編藥性要畧以及月病俚歌冠

图6-6　《奇方纂要》书影

医方多为唐宋及以后之时方。书中不少方剂在当代亦为常用，如《和剂局方》之平胃散、参苓白术散，《本草衍义》之桑螵蛸散，《三因方》之控涎丹，《内外伤辨惑论》之当归补血汤、枳术丸，《玉机微义》之琼玉膏，《傅青主女科》之生化汤等。③养生益寿，倡补气血。本书承《千金要方》之

养性，专设延寿门，选方仅 7 首，多以人参、二地黄（生地黄、熟地黄）、二冬（天冬、麦冬）等补气养阴血药物组方，认为“心生血，血生气，气生精，精盛则须发不白，容貌不衰”。

《草木便方》

《草木便方》，刘善述撰，刊行于 1871 年。本书收载药物 508 种，附方 700 余首，所收处方均按照通治、妇女、外科、幼儿科及眼目科等分类介绍。书中医方具有以下特色：①组方善用四川常见药物及川东草药，如五匹风、生姜、满天星、鱼鳅串等，方如“咳嗽门”的“干咳方”（紫苏叶 20g，五匹风 20g，姜汁、饴糖各适量）、“瘰疬门”的“初起箍散方”（一群羊 10g，半边莲 10g，夏枯草 30g，鱼鳅串 20g）等。②收录大量外用方，且用法多样，不论内科与外科每配有外治方。如内科病方“中湿门”的“蒸、熨、洗澡方”，以“五倍叶 50g，蓖麻树叶 50g，牛膝 100g，火葱 10g，吴茱萸叶 50g，石菖蒲 50g，指甲花叶 40g，花椒叶 40g，桃叶 15g，黄荆叶 40g，蓼蓝叶 40g，捣烂，兑酒炒热，蒸、熨患处，或加大剂量熬水洗澡”。

《应验良方》

本书不分卷，清代王锡鑫撰，成书于清同治十三年（1874）。王氏将多年诊治各科疾病的简便灵验之方汇集成册，共 159 方，多为不见于世之成方，前 95 方每方皆有组成、主治、炮制、服用方法等项，后附选录“孙真人海上仙方”64 首，采用七言四句歌诀形式编排。

《普救回生草》

蜀都知医悯人居士纂辑，清同治十三年（1874）刊行。前集除序、目录、凡例外 25 则，为养生、检方、总论、直说、时气、望色、闻声、问症、切脉等，以中医理论、四诊内容为主；后集目录 40 则，包括补益、中风、风寒、杂症、痢疾、泄泻等，以病证医方验方内容为主。

《医录便览》

《医录便览》，清代名医刘福庆（1803—1884）及其子刘莹合著，为刘氏父子数十年精研医理，博采众长并经亲自临床验证，专为“穷乡僻壤”之医患所作之医录。本书共收正方 480 余首，均附证候分析及药物加减法并有按语，是一部将医论、方药和医案相结合之临床方书。书中所述医理简明，辑方不求名方或方名，唯求方便实用，方剂分类明晰，读者可按病或按症索方，确合“便览”之名，同时对于后世川派医家形成临证处方唯求实效的医风有深远影响。本书所收医方特点如下：①按病证类方。书中所收医方均按照常见病及常见症分门别类，如喉风、痢疾、瘟疫证治等篇皆为以病类方，而黄疸、咳嗽、喘促、哮喘、烦躁证治等篇皆以症类方。各篇均详析症状进行辨证选方，并附有简明的随症加减药物之法，将深刻的医理化繁为简，令人浅显易懂，同病异治特色突出。②选方唯求经济、方便、实用。书中收录之无名验方和单方，所用药物皆选平常之物，易于求购，便于乡村医生或患者采用，对于穷乡僻壤之地社会价值显著。③选方“试而后录之”，尤有效验。作者效法东晋著名医家葛洪《肘后备急方》，载录之药方为亲身临床验证，并附有诸多医案作为参考。

《经验良方》

陈氏原辑，刘止唐叙，强调人体气质不同，治病必审其人之性情、境遇及病源。书中先列治疟疾、痢疾、鼓胀奇效良方，随后为治多种病证之 100 余首方剂，除少数名方，如四生丸、虎潜丸外，更多的是简便验方。

《淑老轩经验方》（图 6-7）

本书一卷，黄毓恩辑，成书于清光绪十年（1884），四川臬署刻。作者性喜方书，随时抄传，己丑年在建南已集 400 余方，光绪十六年调任四川臬司，刊刻千本印行四川各地。全书分为病证、损伤、痈疽、妇女、小儿五门，共 286 个病证，453 首方剂，常用方与验方并存。

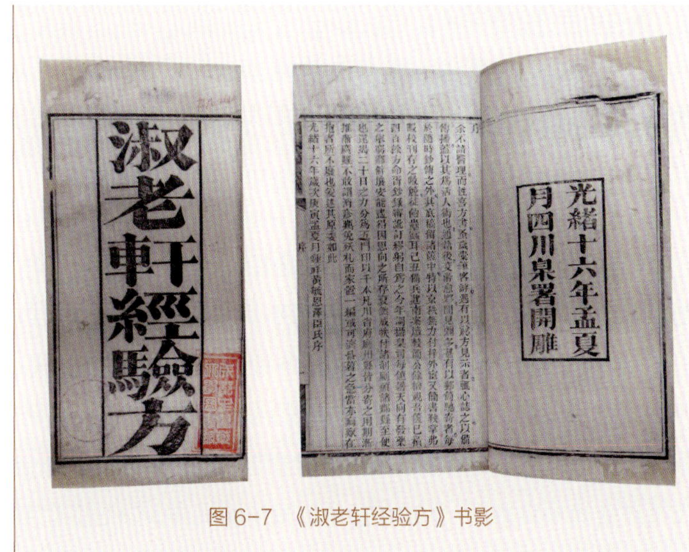

图 6-7 《淑老轩经验方》书影

《重庆丛桂堂各项药品汇总》

本书不分卷，清代小山撰，成书于清光绪三十四年（1908）。全书汇集重庆丛桂堂家传秘方，精制 208 种中成药膏、丹、散、锭、丸、片、胶、酒，每种皆注明药品价格、功用、主治及服用方法等，有价目，但无药物组成。

《内外症通用方》

陆汝衔撰，1915 年于成都刊行问世。本书分为《内症通用方》和《外症通用方》两部分（图 6-8，图 6-9），皆以“通用”为主要特色，方便实用。具体而言，《内症通用方》分内症、妇科、儿科通用方，以及药酒、中风、虚劳血症、调经、惊风等 33 门，汇辑各科验方 230 余首，每方分列组成、功效、禁忌等内容。其最大特色体现于“通用”二字，即针对病证定基础方，又据症的侧重辅以用法。这种通过用法控制方剂功效的发挥以适应病情的方法，尤当传承与发扬。《外症通用方》收集了包括外伤杂症、疔疮、伤科、眼科等 32 种病证之治疗方剂 400 余首，其特点有二：一是组方药味精简，制作简便，如治疗腋下狐气用“密陀僧一两，枯矾五钱，轻粉二钱五分，共研末擦之良久效”；治疗“乳癖”用“胡芦巴二三，打烂，冲酒吃，其渣即敷乳上”。二是一症多方，内服外用结合。

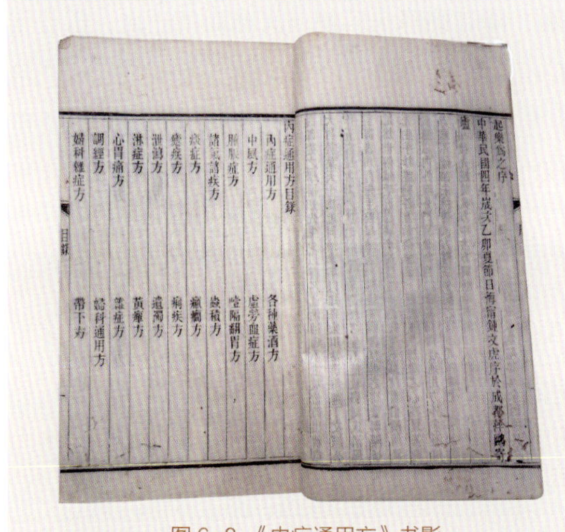

图 6-8 《内症通用方》书影

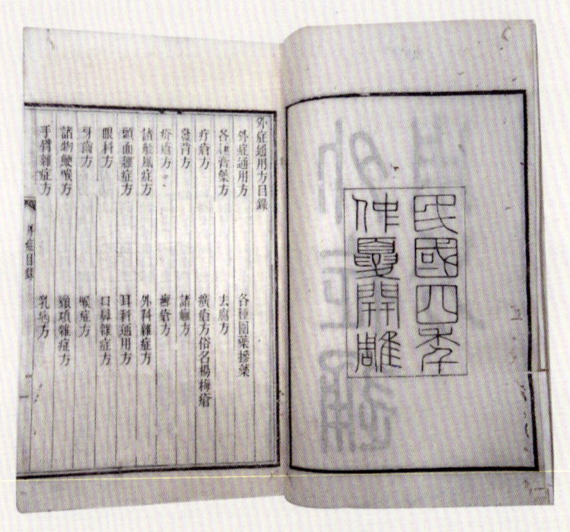

图 6-9 《外症通用方》书影

《三字经汤头歌诀》

本书两卷，张骥编，成书于1933年。作者将陈修园《医学三字经》涉及的方剂，选择《医学入门》《金匮方歌》《汤头歌诀》等文献方歌逐一进行讨论。根据病证将方剂分为中风、虚劳、咳嗽、疟疾、痢疾等23门，共载方215首。

《处方约编》

周禹锡著，为其《中国医学约编》之一。全书共13章，论述方剂的组成原则、配伍标准、制剂、煎服、用水等法，以及方剂与五脏、六淫、七情、地理之间的关系。

除以上方书之外，川派医家的各种医方著作难以枚举，仅清代尚有陈氏原辑《佛崖验方抄》，万州王文选《新方八略》《方便一书》《应验良方》，济阳氏录《便验良方》，范伟亭鉴定《历验良方》，合川刘善述撰《方药易求经验集》，璧山徐朝宦《赛金丹》《一囊春》《时经两方》，西昌辑王氏《经验简便良方》，曹润之辑《急救应验良方》（佚名《急救方录要》），合江李琼超编《增辑急救方》，黄廉选编《黄廉访精选经验方》，郫县姜国伊撰《经验方》，威远郭安仪辑《简便灵应验方》，青凤子撰《活命慈航》，曾懿撰《杂症秘笈》，佚名《疗饥良方》等多种。

三、学术特点

（一）重视气血津液的畅行

人体的气、血、津液之间是相互影响的，气行则血行津布，气滞则血瘀津停，反之亦然。因此，川籍医方学派临证组方，十分重视气血津液并调。如《史载之方·涎论》指出："痰涎非自积也，其所以积者，不顺之气留之也。故善行舟者，不惧波涛，而惧舟之不完善。摄生者，不惧痰涎，而惧气之不顺……"王文选"治心肾不交，水火不济，精血耗散，痰饮内蓄，怔忡恍惚，夜卧不安"之秘传酸枣仁汤，系仲景之酸枣仁汤去知母、川芎，加人参、黄芪、茯神、莲肉、陈皮、远志构成，其遣用陈皮，既可助燥湿化痰之力，又可行气导滞，气行痰消。唐宗海《血证论》所载治火热所致出血证，常配降气之枳实、槟榔、莱菔子等，行气之柴胡、香附、木香等，以求气血同治。伍降气药，乃火盛气逆，气逆血升，血升则血溢，降气则降火，使气火降而助止血；伍行气药，乃气行血行，使泻火又不凉遏，寓"血止而不留瘀"之意。如其以犀角地黄汤加柴胡、枳壳治疗肝火所致发怒呕血，用小柴胡、逍遥散配伍山楂、麦芽、莱菔子、炒栀子、麦冬治疗食积之火所致之咳血，用小柴胡汤加当归、白芍、杏仁、枳壳、槟榔、麦芽、花粉治疗便脓血等。

（二）地域特色突出

蜀地自古多湿，所患疾病多与湿邪相关，而湿为阴邪，易伤人体阳气，发病则易伤筋骨而为痹证，多阻碍气血运行，导致气滞血瘀等病变。故而蜀地从医者，宗"天人相应"观，用药每多反映其地域特点，多用祛风、除湿、活血及补阳药。如史堪之自制方剂常用细辛、羌活、独活等"风药"祛风散寒、除湿止痛，并多配伍川芎、当归、三棱、牛膝等理气活血药，代表方如治疗"水土寒湿"所致足痛方，由"牛膝半两，黄芪半两，独活、当归、石斛、附子、萆薢、五加皮各一分，天麻、大芎、续断各十铢，细辛、木香各三铢，官桂四铢，芍药一分"组成。郑钦安临床善用含有姜、桂、附等大辛大热之品的四逆汤、白通汤、理中汤、回阳饮类方剂温壮人体之阳气，并开创了独具蜀地特色的温阳学派。王锡鑫用治疟疾第一方（苍术、厚朴、陈皮、白茯苓、威灵仙、柴胡、黄芩、青皮、槟榔、生姜、炙甘草），为平胃散合小柴胡汤加减而来，功能和解少阳、燥湿祛痰、理气截疟，主治湿疟。

（三）组方简便廉效

川派医家在创制或选择医方之时，以疗效确切、药材宜配、处方精简、便于使用为宗旨，所用医方多就地取药，随手可得，具有“简、便、廉、效”之特色，如《韩氏医通》《奇方纂要》《内外症通用方》《医录便览》等多种医方著作皆具备这一特色。《韩氏医通》三子养亲汤用苏子、白芥子、莱菔子，全方仅三味药，但为后世医家所推崇。王锡鑫《奇方纂要》选“皆言有验”的灵验妙方而成。《医录便览》治疗“虚人感冒”所用“胡桃、葱白、茶、姜”，《草木便方》常用之五匹风、生姜、满天星、鱼鳅串等药材，多为蜀地田野常见之物，极大地方便了患者使用。《内外症通用方》以组方药味精练简便为特色。其他川派医方著作以汇集选录鉴定的历代医家和民间验方为主，其中方剂多具有简便廉效的特点。

（四）药食结合

在传承先贤经验的基础上，四川医方学派在发展医方的同时，对可药食两用的中药给予了充分关注，并结合四川膳食制作工艺，创制出美味可口且可祛病健身的特色食疗方剂。如《食医心鉴》作为四川医方学派早期的食疗方剂专著，不仅收载了临床各科常用的食疗方，而且每个食疗方的功效和制作方法介绍得也非常详尽。如杏仁粥：杏仁 20 克（水浸去皮尖，加水适量研滤取汁），糯米 100 克，共煮为粥，冰糖少许，每日食用一次，可收止咳平喘、润肠通便之功。又如乌鸡桑白皮方：乌雌鸡肉 100 克（另炖煮熟切片）；茯苓 10 克，桂心 2 克，相和末，与白面 20 克相和均匀；以桑白皮煎煮取汁揉面，擀为面条，放入鸡汤中煮熟，加入适量姜、椒、盐，与鸡肉同食，可治饮食不下，胸中结塞，虚弱无力。

第二节　医派医家

一、著名学派

陈氏五脏治法方剂学派

［学派概述］

四川医方学派的产生，以 1962 年成都中医学院中药方剂教研室编写教材《中医方剂学》，1965 年方剂教研室独立为标志。经过 50 年的发展，形成了以陈潮祖为代表，李大琦、邓中甲、周训伦、方显树、李永莲为第一代，贾波、宋兴、黄秀深、叶品良为第二代，沈涛、陈西平、张丰华、叶俏波、刘兴隆、张晓丹等为第三代的人才、学术、研究团队。几十年来，四川医方学派以五脏为纲分类治法与方剂，深研方剂配伍，在探索方证对应规律、类方组方规律及配伍技巧等方面特色明显，受到中医界同行的广泛关注，同时也吸引了国内外中医方剂爱好者来川学习及深造，为中医药的传承与发展做出了应有的贡献。

学派传承：

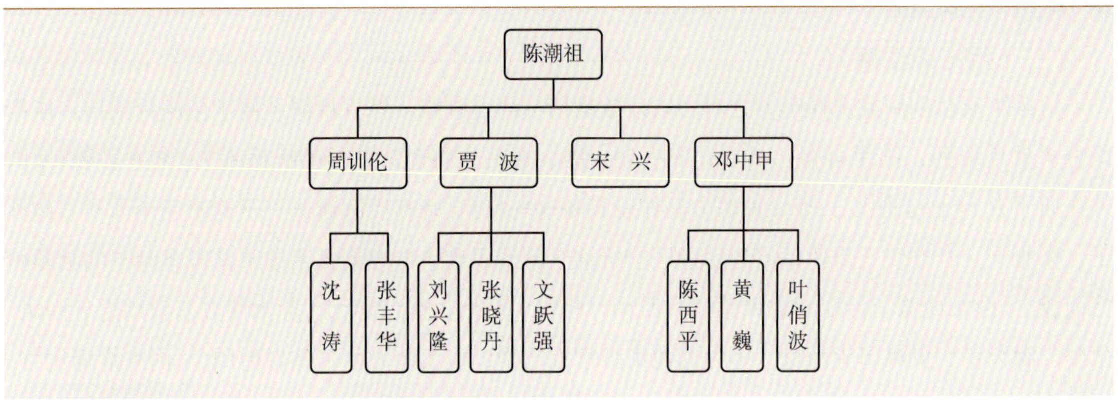

［学派名师］

陈潮祖（6–10）

陈潮祖（1929—　），成都中医药大学教授，硕士研究生导师，著名中医学家，方剂专家，全国老中医药专家学术经验继承工作指导老师，四川省中医药学会中医基础专业委员会主任委员，成都市第七、八、九届政协委员，曾任方剂教研室主任。1947 年毕业于宜宾师范学校，并开始学医。1957 年考入成都中医学院进修班，1958 年留校从事方剂学教学工作。1991 年被卫生部、人事部、国家中医管理局选定为全国 500 名名老中医专家之一，1992 年经国务院确定为对中医“高等教育事业有突出贡献”的中医专家并享受国务院政府特殊津贴。

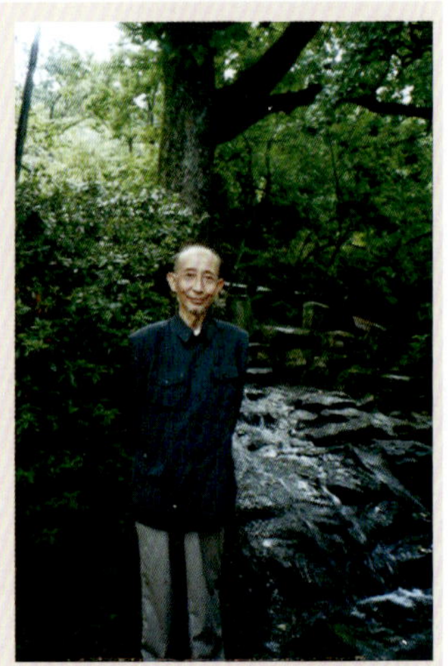
图 6–10　陈潮祖

陈潮祖一生致力于岐黄之术，深入研究《内经》《难经》《伤寒杂病论》等中医经典，精于临床，勤于思考。他基于现代方书及方剂学教材以“功效类方”定位欠明之局限性，另辟蹊径，创制了以五脏为中心的方剂配伍理论与应用，具有极高的理论参考价值和临床指导意义，充分体现了理论和实践的统一，对当今中医界影响深远。目前有《中医治法与方剂》《中医方剂与治法》《中医病机治法学》等专著问世，最具代表性当推《中医治法与方剂》（图 6–11）。

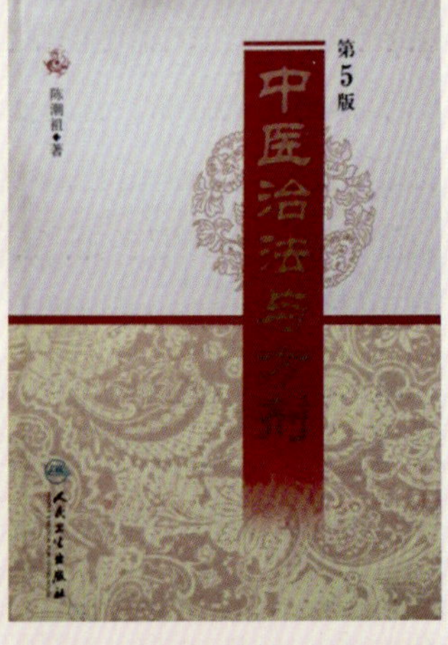

图 6–11　《中医治法与方剂》书影

《中医治法与方剂》前身系《中医方剂学》，乃 1962 年成都中医学院成立方剂教研室之际，遵当时中药方剂教研室主任凌一揆指示，陈潮祖编著完成。此教材从 20 世纪 60 年代初至 80 年代，一直为成都中医学院方剂学教材，20 世纪 90 年代因教育部推行规划教材而中断使用。该教材经历 7 次反复修改，精选各类经方、常用方及临床验方，具有很强的实用性。陈潮祖辑成《中医治法与方剂》后，由人民卫生出版社 1975 年首次刊印发行，并于 1980 年发行第 2 版。陈潮祖认为“辨证的关键在捕捉病机，论治的关键在确定治法”，辨证论治为中医临证之灵魂，故在《中医治法与方剂》第 2 版发行后又撰写《中医病机治法学》，1988 年由四川科学技术出版社出版。该书问世后，不仅深得国内同仁推崇，更受到国外学者赞誉，并以日文版风靡东洋。在此基础上，为能突出“据理立法”，陈潮祖集二书之精粹于一体，反复修正，充实完善，著成《中医治法与方剂》第 3 版、第 4 版、第 5 版，并分别于 1995 年、2003 年和 2009 年由人民卫生出版社发行，印数达 50 万册，为国内外广大中医爱好者所珍爱和收藏。至此，《中医治法与方剂》经过 50 余年之 12 次修改，终于形成了完善的方剂学体系。该书融理、法、方、药于一体，方义解析别具一格，用之于临床多验，在医方界独树一帜，为中医方剂学的发展做出了贡献，现已由人民卫生出版社组织编译英文版向全球发行。

《中医治法与方剂》分导论、上篇和下篇三部分。导论为中医学理释疑，将陈潮祖晚年所撰中医学术感悟文章分成 12 章，明确了中医学术界部分晦而不明、争论不休的问题，剖析了中医理论的特色。上篇为总论，所列 3 章分别论述了病机、治法、方剂三方面的有关知识，揭示了病机、治法、方剂的共性，论述三者间的内在联系。下篇为各论，以五脏为核心分成五大系统，每一系统为一章，加上两脏同病，共计 6 章。每章均按生理功能及其相关结构分节，探讨发生病变时的致病机理；再据病机探讨治法，并举成方为例，使治法成为有形可征的实体；每方均按据证析理、据理立法、依法释方的顺序阐述方义，突出理法方药间的联系。全书包括 148 条病机、148 种治法、623 首正方、190 首附方（含作者晚年新制临床效验方，如五通汤）。

［学术特色］

四川医方学派的学术特色，主要体现在陈潮祖的《中医治法与方剂》一书中。

（1）基于脏腑病机，首创以五脏为中心的辨证体系

《中医治法与方剂》以《伤寒论》六经辨证为基础的同病异治模式为参考，首次提出了以五脏为中心的病机分类模式，并系统论述了五大系统病变的辨证、治法及方药，使诸多疾病的病理变化和辨证论治规律系统化，整个辨证论治过程清晰明了，令读者容易把握，将五脏疾病辨证与论治选方用药联系为一体，为临床辨证论治奠定了较好的理论基础。如“肾系病机治法与方剂”一章指出：“肾系是由肾脏、命门、膀胱、骨髓、耳窍、所属经络，以及男子睾丸、精室，女子卵巢、胞宫，均属肾系组成部分……肾系的生理功能虽多，概括起来不外两类，一是藏精，一是主水。”引起肾系病变的原因，有外邪相侵（包括体表受寒由表入里、温热之邪自上而下、菌毒之邪从下而上三条途径），也有内伤所致；有本脏自病，也有他脏累及。“五脏之伤，穷必及肾”。由于“肾系藏精、主水两大功能，均以藏化为其生理特点，发生病理改变，自然是以藏化失常为其病理特征”。所以肾系疾病是以肾藏化失常和精水虚滞为基本病理改变，“这些病变，不外虚实两类。虚证常呈阴精亏损，阳气虚衰；实证则呈功能障碍，水液停滞”。“肾系病变，常反映功能障碍、低下与基础物质亏损或藏化失常两类。功能不足称为阳虚，法当补阳以恢复肾功；基础物质亏损称为阴虚，法当补阴充其精髓。基础物质藏化失常，又宜固精敛气、化气行水、泻火通淋等法恢复藏化之常。所以，肾脏治法包括补阴、补阳、涩精、敛气、化气行水、泻火通淋等基本大法。”其后根据治法分别选用六味地黄丸、左归饮等补阴；肾气丸、十补丸等补阳；龟鹿二仙胶、赞化血余丹等滋阴补阳；内补丸、固精丸等补肾固精；金锁固精丸、玉锁丹等固肾涩精；寿胎丸、加减断下汤等补肾固冲；人

参胡桃汤、都气丸等补肾纳气；阳和汤、趁痛散等和阳通滞；缩泉丸、菟丝子丸等补肾固摄；五苓散、真武汤等温阳行水；五淋散、八正散等泻火通淋；凉血散、石韦散等化石通淋等。该章不但将肾系病因病机与治法方药融为一体，令肾系疾病证治得到系统化阐释，更有提纲挈领、以简驭繁之妙，读者熟读后对肾系疾病的辨证论治了然于心，提高了临床诊治肾系疾病的水平。

（2）首倡“五脏宜通”说，拓展方理解析

“肺司呼吸，是主持清气、水气宣降；脾主纳运水谷，升清降浊，是主持津气升降；肝主疏泄，是主持上中下三焦气血津液精疏泄调节；心主血脉，是主持营血环流全身；肾主水液，是主持水津气化、升清泄浊。五脏活动，都是使其气血津液通调，都有通的共性。”据此提出“五脏宜通”学说，作为五脏生理病理的依据，指导临床组方用药。“五脏宜通”在生理现象表现为气血津液均要通调于“肺脾心肝肾”五大系统，机体才能处于正常健康状态；在病理方面，“运行五脏气血津液一有阻滞，即呈病态或死亡”。就治则而言，“《素问·至真要大论》指出：‘必先五脏，疏其血气，令其条达，以致和平。’说明五脏之治，其要在通。《素问·六元正纪大论》又说：‘木郁达之，火郁发之，土郁夺之，金郁泄之，水郁折之。’所谓达之、发之、夺之、泄之、折之，其实都是通的治疗措施，说明疏通五脏气血津液才是治病要领”。而在气血津液的“郁滞、外泄、亏损”三种病理改变中，郁滞者居十之七八，而其他病变中亦多夹有郁滞。“五脏宜通”，既指五脏之间应当通调，不应有障碍；尚包含五脏精气既需充盈，又应无滞。

对五脏“通”“涩’的生理活动状态特点研究，是一个长期被忽略的问题。“五脏宜通”学说不仅填补了这一研究空白，更因准确提炼出了五脏生理功能活动特点，解开了医林中的一个古老疑团。“‘五脏宜通’，是一切健康机体都必须保持的生理状态，在生理范围内带有普遍的意义，为病理研究奠定了正确认识的基础。在病理学范围内，则透过‘五脏宜通’这一五脏生理活动状态特点，深刻揭示出一切原因导致的阻滞性病证，其内在本质都是五脏不通。”“五脏宜通”学说的提出，不仅对中医基础理论的发展具有重要学术价值，对深刻而透彻地分析方剂组方原理、学者把握方剂配伍特点和临床应用要点、提高方剂学习的能力亦有重大意义。如真武汤辨析时指出：“水津能在体内升降出入，必须具备两个基本条件：一须五脏协同配合，一须少阳三焦为其通路……肾系的小便不利、小便不通，体表酸、软、重、痛，肝系胁肋胀痛、肢体痿废，心系心悸、怔忡、精神异常，肺系喘咳、七窍蔽塞，都是津液变生痰饮阻于各部的征象……肾阳为五脏阳气根本，肾阳一虚，五脏均可受其影响。肾病及脾，可呈中焦虚寒腹痛；肾病及心，可呈心阳虚衰心悸、怔忡；肾病及肝，可呈筋脉失温筋惕肉瞤；影响肺系，可呈表卫不固，易于感冒，形寒怯冷，体常自汗等症。”该证为少阴阳虚不能化气，以致水湿停蓄体内，影响五脏通调水液功能，故根据“五脏宜通”的生理特性，“法当温肾阳以助气化，调五脏以复功能，利水道以疏壅滞，令已虚阳气得温，已乱功能正常，已滞水湿得行”。如真武汤方中“附子温煦少阴，复肾命门气化之常；白术运脾除湿，复脾胃运化之职；生姜宣降肺气以布散水津；茯苓淡渗利湿以通调水道；芍药柔肝缓急以调理肝的疏泄。五药同用，兼及肾阳气化，心阳温煦，脾气转输，肺气宣降，肝气疏泄，三焦通调，反映了体内水液运行有赖于五脏协同作用的整体观念。通过此方协调五脏功能，可以恢复水液的正常疏泄”。

（3）倡导“膜腠三焦”，深析组方奥妙

少阳三焦是否具有形质，一直是中医学术界争论的焦点。陈潮祖从理论沿革、功能、病变规律、治法规律等方面阐明了少阳三焦的实质，提出少阳三焦乃由膜腠组成的有形有质之腑等创新性论说。尤为可贵的是，他将少阳三焦的理论落实到具体的病变和治疗上，从流通的气血津液及固定的筋膜组织两方面论述少阳三焦的病变规律，并提出相应的治法，为临床辨治少阳三焦疾病提供了有力依据及行之有效的方法，由此形成了独具特色的“膜腠三焦”说。在论述三焦津气与脏腑形骸关系时指出：“脏腑形骸均由肝系筋膜连为一体，五脏经隧均由筋膜构成，是其气血津精摄纳、生化、输泄之所。三焦膜腠是由筋膜延展而来，是其津气运行之路。一旦外感风寒或情志异常，经脉挛急，即会妨碍津气运行，阻于三焦之腠。若不及时消除病因，舒缓经脉，通调津气，时日稍久，脏腑经络即从正常弛张变成异常状态；从其功能失调变成器质变形。意欲治愈，难矣！”又说：“通调少阳三焦津气，也可治疗血液病变。其理何在？在于三焦是其气血津液精升降出入之枢，新陈代谢、吐故纳新之所。血中所需能源、所留废物均需从此出入。脉外津气通调，新陈代谢无碍，能使血中所有成分病变可以逐渐复常故耳。”这一理论的提出，继承和发展了唐容川和张锡纯对三焦的认识，统一了《内经》与《难经》对三焦问题的不同提法。这一理论用于解析方剂的组方原理，见解独特，令读者耳目一新。如分析小柴胡汤时指出：三焦由膜原和腠理组成，是阳气升降出入之所，水液运行之区。设若平素正气不足，腠理不密，风寒由表入里，踞于少阳，必然影响卫气之升降出入，水液之运行敷布，胆汁之输泄流通，筋膜之和柔活利，成为病态。邪犯少阳，运行于三焦之卫气欲祛邪出表，外入之风寒欲胜正入里。邪胜正负，阳气内郁则恶寒；正胜邪负，阳气外达则发热；正邪分争，相持不下，遂呈往来寒热。口苦、咽干、心烦、发热等症是阳气为邪所郁，不能疏达于外，气郁化热所致，这是卫气病变。邪踞少阳，津液流通受阻，三焦湿郁，升降失司，以致小便不利，凌心而悸，犯肺而咳，上干清阳而眩晕，内侵胃肠而食减、呕吐，这是水津病变。邪从三焦内归胆腑，胆经气郁，胆道不利，胆汁流通受阻，遂成胁下痞硬、胀满、疼痛，这是胆系病变。膜原是三焦的组成部分，邪犯少阳，气郁津凝，亦将影响筋膜和柔而成目眩、干呕、项强、疼痛等证，这是组织结构病变……此方有柴胡疏散半表之邪，有黄芩清泄里热，生姜、半夏燥湿行津，是表里同治法；有柴胡、黄芩之凉清解气郁所化之火，有半夏、生姜之温辛燥津凝之湿，是寒温共用之法；有柴胡、黄芩、生姜、半夏等药祛其邪，有人参、甘草、大枣等药扶其正，是扶正祛邪法；有柴胡升发清阳，有生姜、半夏降泄浊阴，是升清降浊法；有柴胡、黄芩、生姜、半夏调其津气，有甘草、大枣缓和膜络，是膜络津气同治法。将和解表里、平调寒热、升清降浊、通利三焦、扶正祛邪、膜络津气同治融为一体，其结构可以兼顾表、里、寒、热、虚、实、升、降、津、气、膜、络各个方面。

（4）重视肝主筋膜，揭示组方秘旨

陈潮祖提出的“肝主筋膜论”，认为“心系血管，肺系气管，脾胃肠管，肝系胆管，肾系输尿管、输精管、输卵管等皆是”由肝系筋膜构成。“五脏都由肝系筋膜构成的经脉管道将其连为一体，经遂发生病变，常见痉挛、松弛、破损、硬化、增生五类病变”，这一理论大大丰富了《素问·痿论》所述“肝主身之筋膜”的内容。如分析葛根汤之白芍、甘草、大枣的作用时指出：“其实此方用三药柔肝缓急。盖‘肝主身之筋膜’，全身经遂都由筋膜构成，故经遂病变当从肝治。白芍之酸可以柔肝，甘草、大枣之甘可以缓急，用于此证，最为惬意。”又如分析四逆散时指出，是方所治证象“病本虽在肝经，证象可以见于五脏，究其证象能够见于五脏之理，则与肝系筋膜痉挛引起气血津液流通不利有关。五脏六腑及肢体上下，均由大小不同的经隧联成一体，经隧是由肝系筋膜构成……肝气郁结，经隧挛急，影响血液流通，阳气不能随血达于四末，成为四肢逆冷；脉络紧张，血运不利，遂致心悸不宁，这是肝病及心见证。肝病及肺，肺系挛急，肺气不利，则咳嗽气急；肝病及肾，肾系挛急，水道失修，则见小便不利；肝胆自病，胆道痉挛，胆汁壅阻，则腹中急痛。肝木克土，传导失常，则下利后重……柴胡、枳实舒畅气机，使其气液流通有利于经隧和柔，芍药、甘草柔肝缓急，使经隧和柔又有利于气津流畅。”故调畅气机和柔和筋脉两组药为治疗肝气郁结的基本方。这些内容不仅揭示了组方奥妙，丰富了中医方剂学的内容，更为临床处方用药提供了一定的思路，具有重要的理论意义和临床参考价值。

（5）不囿旧说，锐意创新

为了探讨方剂配伍之理，陈潮祖不守成规，敢于设想，敢于研究，穷源究委，揭示实质，为读者辨疑解惑。如青蒿鳖甲汤为临床用于治疗热病后期之热入营血所致夜热早凉的方剂，但方中青蒿与鳖甲的配伍关系，后世医家多从原著“青蒿不能直入阴分，有鳖甲领之入也；鳖甲不能独出阳分，有青蒿领之出也”之说。陈潮祖指出，但考本草文献，早已肯定青蒿能入肝经阴分，不必非要鳖甲相领，才能入血，“青蒿不能直入阴分，有鳖甲领之入也”之说有画蛇添足之嫌；而“鳖甲不能独出阳分，有青蒿领之出也”则出阳分后之目的不明确，这一说法更难成立，与本方证治相合甚为牵强。他认为：“本方用青蒿芳香透络，直走肝经，引厥阴之邪从少阳出表，清透阴分伏热；鳖甲入肝经至阴之分，滋阴养血，补充受损之阴，两药合用，能呈滋阴透热之效。”两药祛邪扶正相配合，再辅以生地黄、知母、牡丹皮使其滋阴清热力大增，药证对应，则热邪得除，阴血得补，夜热早凉自愈。如此一说，令读者茅塞顿开。

（6）拓展中医理论，善于创制新方

陈潮祖提出的“五脏宜通”学说、“三焦膜腠”论和“肝主筋膜”说等，不但拓展了中医理论，对深化方解大有意义，而且可启发临床思路，创制行之有效的新方。如其将上述学说与“金水相生”理论相结合创制宣上温下汤，用于治疗肺气失宣、肾失气化所致的水肿、失音声嘶等症，可收肺肾同治之妙。又如从少阳三焦入手，依据“肝主筋膜”说，结合肝主疏泄的生理特性，创“柴桂五苓汤”治疗妇女更年期综合征，疗效显著。其晚年综合上述学说，创制可温通五脏的“五通汤”更为典型，在解析该方时指出：“仲景《伤寒论》方，是据外感风寒立论，多数属于津气郁结病变。由于受寒以后，必然引起心系血络挛急，成为气血津液同病。所以外感寒邪，经隧因寒而挛，气血津液因寒而凝，见于一系有之，两系有之，五系同病亦常有之。五脏经隧是由肝系筋膜构成，其中心系血管与肝系三焦膜原、腠理遍布脏腑形骸，无处不有，是气血津液环流全身之路。《灵枢》《素问》谓营行脉中，卫行脉外，其实谷精、肾精、胆液之类流动物质，也随气血水津运行血管内外，一旦感受寒邪，经脉挛急，气血津液运行不利，于是众多证象见矣……五脏功能衰退，复感寒邪，导致五脏经隧挛急，肺系宣降津气功能失常，脾胃升降功能失职，肾命化气行水功能不及，肝系疏泄功能受阻，津气滞于少阳三焦，遍及五系。遵循《黄帝内经》：‘其在皮者，汗而发之’‘中满者，泻之于内’‘其下者，引而竭之’‘肝苦急，急食甘以缓之’之训，法当外散寒邪，内温阳气，行气活血，通调津气，舒缓经脉，解其痉挛，才与病理相符。方中麻黄、桂枝有散寒解表作用，可祛外侵寒邪，消除病因；麻黄、细辛宣降肺卫津气，可以恢复肺系功能，乃治上焦药也。陈皮、枳实、厚朴，可降胃肠之气，使其肺气下行无阻；配以干姜、半夏、白术温运中焦，健脾化湿；柴胡、枳实升降中焦津气，畅通胆流，乃治中焦药也。桂枝有温肾阳之功，配以白术、茯苓、泽泻，可呈化气行水之效，乃为下焦而设也。桂枝擅长温通血脉，畅旺血行。细辛、白芍、甘草擅长舒缓五系经隧挛急，则为血行不利，经脉挛急设也。自身阳虚，温必兼补，故用人参益气，振衰起废之功，位居诸药之首。《神农本草经》谓其能'补五脏'者，盖五脏功能活动均赖气为动力故也。诸药合而成方，可呈外散寒邪，内温阳气，补其虚损，通其滞塞之效。因可通调五系气血津液，故以'五通'名之。"因该方可温通五脏，故可用于治疗外感风寒、经脉挛急，气血津液郁结所致的五系诸症。该方的创制不仅有效解决了临床中一些十分棘手的五脏同病的难治性病证，而且显示了临床可从"五脏宜通"和"三焦膜腠"论立方，在治疗中强调气津并调等精辟见解。

（7）选方不拘一格，疗效是唯一标准

陈潮祖从医 60 余年，有着丰富的临床辨治经验，在临证选方时不论经方、时方、书刊方，抑或民间偏方，只要临床常用，疗效确切，结构独特，皆灵活选用。因此，在他撰写的方书中，方剂的来源非常广泛，自古至今，从经书到民间皆有收录。如具有固表实脾、利水除湿功效，主治脾肺气虚所致风水、风湿的防己黄芪汤源自《金匮要略》；具有健脾利水、和血养胎之功，主治脾虚所致妊娠水肿的鲤鱼汤源自《千金要方》；具有行气疏肝、解毒通络之功，主治寒凝气滞、脉络不通所致睾丸肿痛的木香蜈蚣散（由广木香、蜈蚣组成）源自民间；具有活血通络之功，主治血郁包络所致冠心病、心绞痛的冠心二号方（由川芎、赤芍、红花、降香、丹参组成）源自科研创新。对于经验之方，陈潮祖常验证其疗效，疗效确切者方收录书中，且多有医案传世。如以木香蜈蚣散、四逆散加味治疗睾丸炎验案："罗某，男，54 岁，已婚，2001 年 10 月 22 日初诊。右侧'睾丸炎'1 周，局部红肿大如鸡卵，胀痛难忍。从发病起则西医抗生素静脉滴注治疗，稍好转。经人介绍找师配合中医治疗。刻诊：右侧睾丸胀痛，局部红肿，痛引两侧腹股沟，触之较硬但不热，仔细询问患者，自觉局部受冷后疼痛更明显，纳可，二便常。观舌淡偏黯，苔灰腻，切六脉弦滑。辨证为寒凝肝经，气血郁滞。法当行气活血，疏肝理气。投木香蜈蚣散合四逆散加味：木香 10 克，蜈蚣 3 条，柴胡 15 克，枳壳 15 克，白芍 15 克，小茴香 15 克，甘草 15 克，黄酒 300 克。方中木香、蜈蚣焙干后研成细末，分为 21 份，每日 3 次，每次 1 份，余五味煎汤，兑黄酒 100 克送服上粉，每日 1 剂，3~6 剂。上方连服 1 周后来告，肿痛全消。"分析该病案可知："此病虽局部见红肿胀痛，是因精索挛急，妨碍气血精液流通。但其发病于 10 月，天气较为寒冷，且受冷后疼痛加重，提示有寒凝气滞；肝经经脉络阴器，睾丸虽属肾系，但与肝经经脉也有十分密切的联系。两相结合可知乃寒凝肝经，经脉挛急，影响了气血精液的畅通，'不通则痛'，故见睾丸肿大胀痛，此即《圣济总录》所谓之'寒气客于经筋，足厥阴肝经经脉受邪，脉胀不通，邪结于睾卵'是也。既然病机乃寒凝肝经，气机郁滞，法当行气活血，解痉缓急。方中木香辛温无毒，李时珍谓乃'三焦气分之药，能升降诸气，气滞者宜之，乃塞者通之也'；蜈蚣辛温有毒，专走肝经血分，《别录》谓能'去恶血'，《本草纲目》谓能治'风搐脐风，口噤丹毒，秃疮瘰疬'，用之以毒攻毒，祛风解痉，活血通络。二者相伍，有木香入三焦气分以畅通气机，开其窒塞；蜈蚣入血分以解毒止痉，活血通络；伍小茴香直入肝经，散寒止痛；再配疏肝理气之有效方剂四逆散，恢复肝气通畅，则气行血行。全方用黄酒为引送服，旨在辛温走窜，以行药力。如此配伍，共呈行气散寒、疏肝理气之效，使气血流通而无壅滞之患，则肿痛自愈。"可见，民间验方、书刊方、科研新方也是方剂学的宝贵财富，惜诸多临床疗效确切的方剂被医家忽略。

［传承发展］

四川医方学派1965年主要由成都中医学院著名方剂学家陈潮祖创建。1991年招收首届方剂学硕士研究生，2002年获方剂学博士学位授予权。先后成为四川省重点建设学科、国家级精品课程、国家级优秀教学团队、财政部中央与地方共建实验室、国家中医药管理局重点学科。成都中医学院（现成都中医药大学）是中华中医药学会方剂分会副主任委员单位、四川省中医药学会方剂学科专业委员会主任委员单位。1992年始为全国方剂学规划教材及教学参考书的主编、副主编单位，先后主编和副主编不同层次的《方剂学》规划及创新教材14部。近十年来承担国家级科研项目10项（“973”课题1项，国家自然基金课题9项），公开发表学术论文170多篇，出版论著30余部，获部省级教学及科技成果奖5项，获得4件发明专利权，2件实用新型专利权。

邓中甲

邓中甲（1943— ），江苏江阴人，成都中医药大学教授、博士生导师，国家中医药管理局方剂学重点学科学术带头人，国家精品课程、国家级教学团队带头人，四川省教学名师，四川省学术和技术带头人。曾任国家食品药品监督管理局新药评审中心新药评审专家、中华中医药学会方剂学分会副主任委员、四川省中基专委会名誉主任委员。享受国务院特殊津贴。被台湾长庚大学、美国国家自然疗法医学院经典中医系聘为顾问、客座教授。

邓中甲1970年8月毕业于北京中医学院，“文革”期间于四川省泸定县人民医院工作，主持全院业务。1979年调至成都中医药大学基础医学院工作至今。先后任方剂学教研室主任、基础医学院院长，主要从事“方剂学”的教学、科研及临床工作。近20年来，他主编、副主编教材7部，主持或参与出版了各类教学辅导用书、专著等共20余部，发表论文40余篇。其主编的“十五”普通高等教育本科国家级规划教材《方剂学》，在指导组方的治法理论、君臣佐使的基本结构，以及作为增效减毒技能的配伍技巧等方面进行了创新，于2005年获四川省教学成果二等奖，2009年获教育部“新世纪全国高等中医药优秀教材”奖。在课堂教学方面，1985年，邓中甲在卫生部组织的五大中医药院校教学评比中，获课堂教学第一名；2003年被国家中医药管理局聘为网络远程教学的主讲教师，授课内容被录制为教学光盘，还被整理为《邓中甲方剂学讲稿》，在海内外广泛传播。他先后3次赴美国波特兰国家自然疗法医学院，7次赴台湾长庚大学中医学系、香港中文大学讲学，获得了海内外一致好评。除教学外，他一直坚持临床工作，对脾胃及肝胆系统疾病、肿瘤等疑难杂症有丰富的治疗经验。

邓中甲对方剂学科的突出贡献：①在《方剂学》教材主编工作中，重视配伍技巧的归纳，引导学生掌握组方原理和配伍技巧，把复方配伍规律作为方剂学教学的核心，同时融入中医思维原理的特色，加强和扩展学生对方剂的临床应用思维能力，以应对临床上复杂多变的病证。重视配伍技巧归纳的学术观点受到同行认同及教育部、国家中医药管理局的重视而首次写入“十五”普通高等教育本科国家级规划教材《方剂学》。传统的方剂教材，着重于君臣佐使为代表的基本组方结构分析和训练，但作为多功效的单味中药，在组成复方时其功效发挥方向的控制因素的阐明几乎是空白。控制因素是多方面的，包括配伍环境、用量特点、炮制要求、煎服方法及剂型等。配伍环境及用量特点直接涉及组方技巧问题，这一点集中体现了中医方剂学的特色和灵魂。他通过引导学生掌握组方原理和配伍技巧，对提高学生临床动手能力，指导临床合理用药有重要价值。②结合在中医哲学思辨和临证原理方面的心得体会，邓中甲为本科生和研究生开设“中医基本思维原理”讲座，在全国及海外各地受到广泛好评，被众多学生誉为“中医药入门的钥匙”，讲座内容也被整理为《邓中甲中医基本思维原理十讲》一书。讲座厘清了中医学理论体系的层次，总结了中国古代哲学的渗透和中医学理论体系的形成关系，提出了中医方法学研究之方法。该书阐述了物质观、动态观、辩证观和整体观，以及这些原理在藏象学说、病因病机学说、诊法方面的运用，这对于深层次地理解中医学，掌握学习方法和技巧，加快青年中医的成才，有着积极作用。

周训伦

周训伦（1944— ），重庆市人。成都中医药大学教授，博士生导师，方剂学专家。曾任四川省卫生厅学术和技术带头人，教育部本科水平评估专家，科技部创新成果评审专家，中华中医药学会方剂学专业委员会委员，成都中医药大学方剂学教研室主任。1962 年考入成都中医学院医疗系六年制中医专业学习，1968 年毕业后在四川省凉山彝族自治州昭觉县医院工作，1978 年调入成都中医药大学，从事教学、临床和科研工作。

周训伦长期致力于方剂治法与配伍理论的研究，在学术上以心脑肾为主进行了拓展和深化，提出了心脑肾轴理论、阴肤假说、方剂配伍层次论、方剂增效配伍论、养阴祛瘀法、通瘀开窍法等，还具体构建了针对主要证型的治法和方药体系，用于指导临床。他在心脑肾轴原创理论中提出：“脑之体用，成于心肾，共一为轴，支配生机。脑系五脏，重在心肾。脑主五脏，相互为用。”其治疗思想主张“治心宜治肾，治肾宜治心，治脑宜治心肾。治脑不离于心肾，亦不止于心肾，五脏六腑皆可治脑”，相关论文“脑病方药配伍优化论”2002 年在全国方剂学术年会上宣讲。他致力于探索方证对应规律，在 1990 年首届全国方剂学术年会的大会上报告了研究方证对应的必要和前景，提出了研究思路和方法，将传统研究与计算机手段结合，采用知识发现技术，深究病机标本，揭示配伍规律，以深化方证对应的研究。

周训伦精于中医内科临床，辨证施治为主，结合辨病施治，注重补肾填精、温肾补阳、补心气阴、疏肝和胃、痰瘀并治、寓通于补，擅长运用补法、和法、痰瘀并治等治疗常见病和疑难病。其辨证施治结合专方验方治疗疲劳综合征、抑郁症、冠心病、高脂血症、高血压、动脉硬化、脑梗死、糖尿病、肾小球肾炎、肾病综合征、甲状腺功能亢进、乔本甲状腺炎、支气管炎、胃炎、痛症、不孕等，疗效确实，经验丰富。

周训伦出版中医专著 7 部，发表论文 20 余篇，代表著作有中医精华丛书《方剂学》（主编）、《中医防治学总论》（编委）、《中医方剂与治法》（日本出版社，1990）等。代表论文“方证对应规律与方法探讨”先后被收入《中医方剂现代研究》、《世界优秀医学论文选要大全中华卷》（香港中国国际交流出版社中国经贸出版社，1997 年）、《方剂配伍规律新论》等。周训伦作为主要研究人员参与多项国家和省部级课题，获四川省科技进步三等奖 2 项，培养博士研究生 6 名、硕士研究生 8 名。2008 ～ 2014 年连续 3 届应邀泰国中医论坛主讲糖尿病的中医诊治。2014 年应邀意大利阿维森纳医学研究院主讲心脑肾轴理论与临床应用，其学术水平与临床研究受到好评。

宋兴

宋兴（1952— ），成都中医药大学教授，博士生导师，中医内科专家。现任基础医学院医史文献系主任、教授委员会主席，四川省文献专业委员会主任委员，四川省中医药管理局学术和技术带头人。1973 年就读于成都中医学院医学系，1977 年毕业后留校。1991 年被选拔为全国 500 名老中医药专家之一的陈潮祖学术继承人，1994 年以优异成绩圆满出师，代表四川省学术继承人赴京参加出师盛典，并在大会交流，所交流的“陈潮祖教授膜腠三焦说论要”，受到与会代表好评。

宋兴多年来承担专科、本科、研究生、留学生等多层次学生的“中医基础理论”“金匮要略”“医古文”“中国医学史”“中医各家学说”等多门课程教学，培养国内外中医硕、博士研究生共 32 名。他积极投身校内外及海内外中医学术传播活动，多次赴日本东京传统医学会、葡萄牙宝德中医学院、香港中文大学、台湾长庚大学等学术机构从事中医教学、临床、学术交流等工作，被台湾长庚大学聘为客座教授。在人才培养上，他主张必须充分重视传统，强调整体恒动的认识理念。在临床诊疗上，他强调在辨证论治原则下，提高生命水平，改善生命状态，治理生命内环境，才是中医治疗学原理的精妙所在。宋兴长期深入研究伤寒、温补等不同学派著名医家的学术见解和诊疗心法，擅长运用健脾补肾、宣肺化痰、活血通络等法，治疗心肺系统、肝脾系统及癌症术后、放化疗后继发症等多种病证。

宋兴主编的著作有《中医疑难病秘验方大典》《中医膏丹丸散大典》《中医经典导读丛书》《中华大典·医学分典·典志部》《陈潮祖临证精华》《现代中医治疗学》，参与编撰中医教材、著作 10 余种；公开发表“景岳探病法论要”、“郑寿全运用辛温药物心法”、“矽肺诊治要点探讨”、“中医老年（生理、病理、诊断、治疗、用药、调养）”系列文章、“伤寒论理论有无（一、二、三、四）”系列文章等中医学术论文百余篇；主持国家中医药管理局课题“郑火神运用温热药物心法研究”、省教育厅课题“中医膏丹丸散精选”等；荣获四川省中医药管理局名老中医专家学术经验继承工作论文奖、西南西北片区优秀科技图书二等奖、四川省科委优秀科技成果二等奖、四川省社会科学界联合会社科优秀奖、四川省教育厅哲学社会科学研究进步一等奖等。其“中医老年病调养要点”等论文全方位探讨了老年的生理、病理特点及老年病诊断、治疗、方药运用、调养等要点，并在中医学术界明确提出老年为“纯阴”之体的学术观点，具有重要的临床指导价值。

贾波

贾波（1958— ），成都中医药大学教授，博士研究生导师，方剂系主任。现任四川省学术和技术带头人，四川省中医药管理局学术和技术带头人，方剂学国家中医药管理局重点学科学科带头人，省级精品资源共享课程负责人，中华中医药学会方剂学专业委员会副主任委员，四川省中医药学会方剂专业委员会主任委员，四川省教育系统优秀教师，成都中医药大学“教学名师”，成都市第十一、十二届政协委员。

贾波 1977 年考入成都中医学院医学系，1982 年毕业后留校工作。1986 年攻读硕士学位，为陈潮祖开门弟子，随师从事方剂教学、临床与科研 30 多年，致力于复方配伍规律的研究。其传承陈氏学术思想主要反映在以下三方面：①依据脏腑病机，将五脏定位融入规划教材。现行教材参考《医方集解》之功效分类方剂，定位欠完善。如温里剂分温中祛寒、回阳救逆、温经散寒。然阳虚不仅见于脾，亦可见于肺、心、肝，故而在其主编的“十二五”普通高等教育本科国家级规划教材《方剂学》中增入温脏祛寒，包括中焦虚寒、肺气虚寒、肝经虚寒、心阳不足，以提高学生学习与应用方剂的准确度。②探讨病机标本，揭示类方组方思路。现行教材与方书多忽视对类方组方思路的归纳，陈潮祖的《中医治法与方剂》特点之一是对类方组方思路的概括，“授之与鱼不如授之与渔”。在教学与科研中，贾波注重此理念的发扬。如主编全国中医药行业高等教育“十二五”规划教材《方剂学》，将补阳剂组方思路归纳为：温补肾阳药以补其不足，滋补阴精药以“阴中求阳”，利水渗湿药以祛除水湿，收敛固涩药以防精津外流。又如其承担的四川省教育厅“白术茯苓汤及其配伍对胃肠激素的影响”课题，依据脾胃气虚易致气滞与湿滞理论，以白术茯苓药对分别配伍补气（黄芪、党参）、行气（陈皮、木香）、祛湿（半夏、砂仁）药，结果显示，配伍上述药对胃肠激素的调节最佳。③探究方剂配伍规律，穷究方理，尤重视方剂共性的分析，即消除致病原因、调理脏腑功能、调理气血津精。为此，贾波将计算机手段与传统研究方法相结合，深析疾病之病因病机，探讨配伍规律，并发表了“中医治疗痛经病的证治规律研究”“浅析中医治疗溃疡性结肠炎的证治特点”等论文。

30 多年来，贾波承担了“治法与方剂”“方剂学”“中医方药配伍学”等多门课程的教学任务。先后应香港中文大学、台湾长庚大学、法国杵针学院、泰国卫生部等政府、高校的邀请，从事中医教育与传播工作。其培养境内外硕、博士研究生 57 名，其中博士研究生 17 名。贾波作为负责人承担了各级课题 12 项，其中国家自然科学基金 2 项。获省部级及厅局级教学与科研奖励 4 项，获专利授权 3 项；发表论文 112 篇，其中核心期刊 39 篇；出版著作 25 部（含教材 13 部），其中主编 7 部，副主编 6 部。

贾波潜心研究著名医家及陈潮祖的学术思想与诊治经验，擅长运用除湿、温阳、活血、祛痰、通络等法治疗脾胃系统、肺卫系统疾病，以及妇科痛经、乳腺小叶增生、更年期综合征、子宫肌瘤等病。

沈涛

沈涛（1963—　），四川省成都市人，医学博士。成都中医药大学教授，博士研究生导师，方剂学专家。现任成都中医药大学党委副书记、副校长，中华中医药学会方剂学专业委员会副主任委员，四川省中医药学会方剂学专业委员会副主任委员。1985 年毕业于成都中医学院医学系并留校任教，从事教学、科研、临床与管理工作。

沈涛先后担任“中医基础理论”“中药学”“方剂学”等课程的教学工作，长期致力于中医治法、病机与方剂配伍机制的现代研究工作。他强调方证对应，重视配伍规律研究，倡导对中医理论框架体系进行梳理、规范。在临床工作中坚持中医特色思维，辨证与辨病结合，遵从东垣“脾胃为后天之本”，擅长诊治脾胃疾病；传道授业中重视传承中医基本理念与基本思维，师古不泥古。

沈涛主编的著作有《陈潮祖医案精解》《中医临床处方手册》《中医名方学用挈要》等；公开发表学术论文近 50 篇，涵盖其对中医治法、病机、方剂配伍机制与中药方剂理论框架体系研究的成果，如“黄连配伍吴茱萸对大鼠红细胞内谷胱甘肽含量的影响”“黄连吴茱萸配伍预防高脂饮食大鼠高脂血症形成的实验研究”“论中药归经之相对性”“再谈君药”等；主持国家重点基础研究发展计划子课题“中药方剂理论框架结构研究”，国家自然科学基金面上项目“从血脂调控 JAK2/STAT3 通路探索黄连吴茱萸苦辛化浊效应的关键机制”，参与国家级、省厅级课题多项；培养硕、博士研究生 10 余名。

二、著名医家

李大琦

李大琦（1941— ），重庆市人，硕士研究生导师。1965年毕业于成都中医学院医学系，留校从事中医药教学、临床和科研工作。1994年晋升教授。现兼任四川省抗癌协会第三届理事、四川省新药评审委员、全国中医智力医学研究会联络组成员、《智力研究》杂志编委。

李大琦曾讲授“中药学”“中医学基础”“中医方剂学”课程。1973年参加全国中医学院教材《方剂学》（第三版）的编写工作（上海人民出版社，1974），并为会议编审领导小组成员。1988年参加西南西北片区中医学院教材《方剂学》（贵州人民出版社，1989）的编写工作。他努力探索新的释方理论、方式和教学方法，采取在“以法统方”原则主导下，从脏腑病机着手，根据病机治法阐释方剂的配伍原理，将以法释方和以药释方有机结合起来，阐明药物效用与病机治法环环相扣的关系，揭示方中药物之间的结构关系，使方剂学释方的理论和方式有了新的突破。李大琦与他人合作编著了《中医治法与方剂》（人民卫生出版社，1975）和自编教材《治法与方剂学》（成都中医学院，1984）等。

在教学工作中，李大琦强化对治法的讲授，开设了“中医治法与方剂”课程。他在讲授中以病机治法为中心，并引入现代实验手段，对柔肝解痉、利水渗湿、健脑益智等中药复方进行了实验研究；临床上擅从痰瘀辨治慢性疾病。李大琦从事延缓衰老及益智方药的研究，研制了中药复方“智力宝”，撰写了“实验研究益智方药的思路和方法学探讨”“智力宝对智能和免疫功能的作用”“益智中药复方——智力宝药理作用的实验研究”“智力宝药理作用的实验研究”“智力宝益智作用的实验研究”等论文。他编著的《中医方剂学》获西南西北地区优秀科技图书奖，开发的健身食用醋获1992年全国新技术、新产品博览会金奖，研制的滋补健身酒获1993年国际保健品博览会精品奖。

参考文献

［1］赵立勋．四川中医药史话［M］．成都：电子科技大学出版社，1993.

［2］北宋・史载之．史载之方［M］．北京：中华书局，1985.

［3］陈先赋，林森荣．四川医林人物［M］．成都：四川人民出版社，1981.

［4］陈代斌，罗红柳，苏绪林．仁心寿世，为善最乐——清代三峡名医王文选学术传承述要［J］．中医药文化，2009（6）：21-24.

［5］清・刘善述原著；赵素云，李文虎，孙西整理．草木便方［M］．重庆：重庆出版社，1988.

［6］明・韩懋著；张浩良校注．韩氏医通［M］．南京：江苏科学技术出版社，1985.

［7］清・唐宗海著；魏武英，曹建生点校．血证论［M］．北京：人民卫生出版社，1990.

［8］清・郑寿全．郑寿全医学三书［M］．太原：山西科学技术出版社，2006.

［9］中医研究院．蒲辅周医疗经验［M］．北京：人民卫生出版社，1976.

［10］余瀛鳌，李经纬．中医文献辞典［M］．北京：北京科学技术出版社，2000.

［11］赵致镛．四川中医外科学术发展简史［J］．四川中医，1992（4）：12-13.

［12］宋·沈括，苏轼撰；杨俊杰，王振国点校．苏沈良方［M］．上海：上海科学技术出版社，2003.

［13］史华．《苏沈良方》研究［D］．华东师范大学，2008.

［14］薛伯寿．蒲辅周学术医疗经验——继承心悟［M］．北京：人民卫生出版社，2000.

［15］于海艳，贾波．蒲辅周治内科病的用药特点研究［J］．中华中医药学刊，2014，32（8）：1986-1990.

［16］陈潮祖．中医治法与方剂［M］．北京：人民卫生出版社，2009.

［17］宋兴．陈潮祖教授“五脏宜通”论［J］．成都中医药大学学报，1993，16（4）：1-4.

［18］贾波，沈涛．陈潮祖医案精解［M］．北京：人民卫生出版社，2010.

［19］江泳，陈建杉，陈文娟．陈潮祖教授论心包与少阳三焦实质［J］．四川中医，2004，22（5）：2-3.

［20］宋兴．陈潮祖教授“膜腠三焦”说［J］．成都中医学院学报，1994，17（2）：6-9.

［21］吕林，黄穗平．浅论陈潮祖从肝系论治疑难病经验［J］．时珍国医国药，2013，24（12）：3043-3044.

［22］江泳，陈建彬．陈潮祖教授临床活用经方验案举隅［J］．国医论坛，2001，16（6）：8-9.

［23］韩楠，贾波，沈涛．陈潮祖经验方柴桂五苓散加味的临床运用［J］．辽宁中医杂志，2012，39（1）：42-43.

［24］陈建杉，江泳．陈潮祖教授临证辨证论治要诀［J］．成都中医药大学学报，2008，31（2）：8-10，17.

［25］贾波，邓中甲，黄秀深，等．白术茯苓汤不同配伍对脾虚大鼠胃泌素、胃动素、血管活性肠肽的影响［J］．中医杂志，2002，43（12）：938-940.

［26］贾波，区佩衡，沈涛．中医治疗痛经病的证治规律研究［J］．时珍国医国药，2009，20（2）：482-483.

［27］付庆会，贾波．浅析中医治疗溃疡性结肠炎的证治特点［J］．山西中医学院学报，2012，13（3）：81-83.

［28］山水人先生．历代陆氏医家传略［EB/OL］.http：//blog.sina.com.cn，2010-10-12.

［29］成都文物考古研究所，荆州文物保护中心．成都市天回镇老官山汉墓［J］．考古，2014，160（7）：62.

［30］和中浚，李继明，赵怀舟，等．老官山六十病方与马王堆五十二病方的比较研究［J］．中医药文化杂志.2015，10（4）：22-33.

［31］牛亚华．圣散子方考［J］．文献，2008，（2）：61-65.

［32］宋科．“火神派”创始人郑钦安临床学术思想研究［D］．中国中医科学院，2011：37.

［33］余瀛鳌，傅景华．中医古籍珍本提要［M］．北京：中医古籍出版社，1992.

（贾波　和中浚　刘兴隆　赵建军）

第七章　中药学派

四川自古以来地域广阔，地理形态多样，中药资源丰富，是我国中药出产、加工、流通及研究的重要地区。因此，从古至今，四川的中药学界屡出名家、名师、名著、名派，为传统中药和现代中药的发展壮大做出了不朽贡献。

第一节　医道溯源

有史以来，巴蜀大地诞生了多位中药名家和多部中药名著。中药名家中有的是能医善药的多面手，如唐慎微、唐宗海等；有的是政府官员，如陈士良；有的是见多识广的药商，如李珣。中药名著中不但有集历代本草之大成的综合性本草，如唐慎微的《证类本草》、韩保昇的《蜀本草》、陈承的《重广补注神农本草并图经》等；还有首部外来药物本草——《海药本草》，世界上最早的化学辞典手册——《石药尔雅》，最早介绍“曲”和各种曲酒的专书——《曲本草》；更有地方特色鲜明的《彰明附子记》《草木便方》《天宝本草》等。各中药名家和中药名著从理论和实践上不断滋养和丰富着我国中药学内涵，并成为现代川派中药学取之不尽的学术源头，为现代中药学的诞生及发展奠定了坚实基础。

一、历史医家

梅彪

梅彪，生卒年不详，西蜀（唐代）江源（今四川崇州）人，僧人、炼丹家。自幼倾心于道教，尤其醉心于钻研金丹大道。正如《石药尔雅》自序言：“余西蜀江源人也，少好道艺，性攻丹术，自弱至于知命，穷究经方，曾览数百家论功者，如同指掌，用药皆是隐名，就于隐名之中又有多本，若不备见，犹画饼梦桃，遇其经方与不遇有别。”从弱冠到知命之年的30年间，他孜孜不倦地研究各家丹经药方，悉数了然于胸。梅彪发现这些丹经多使用隐名，若不明白隐名所指，必然似是而非，难入堂奥，故仿《尔雅》体例，详细列举各种金石药物、丹药、丹法并丹书名目，一一注明其别名或异名，著成《石药尔雅》，影响深远。

陈士良

陈士良，生卒年不详，五代南唐时期剑州（今四川剑阁县）（一说浙江钱塘或汴州或河南开封）人，曾任陪戎副都尉。陈士良以医名于时，874—880年曾任剑州医学助教、药局奉御。陈氏本职为食医之官，专门掌调饮食，这样的工作条件给他的研究带来了方便：一方面可直接接触和掌握广泛的各类食物药品并加以鉴别，了解其来源、性味、功能；另一方面通过反复临床实践，进一步验证其处方、用法是否有效。在这些有利条件下，陈士良坚持不懈，终于成功撰写出《食性本草》十卷。

李珣

李珣（907—960），字德润，祖籍波斯，唐末著名的“花间派”词人与中药学家。其先祖从丝绸之路到中国长安经商，唐末战乱，随禧宗入蜀。李珣本人五代时出生于四川梓州（三台），人称蜀秀才；其弟李玹为著名的香料商人与炼丹家，曾入青城山炼丹；妹李舜弦，做过蜀后主王衍的昭仪。李珣本人做过宾贡（负责礼仪的官员）。受家学影响，李珣与其妹李舜弦均尚老庄、善诗词。925年，王衍亡国后，李珣经商香料并游历南方，撰著了影响深远的中药学著作《海药本草》。其中香料的记载，既为各类本草之首，更为佛道各家各类香品的制作提供了品种、药性与炮制的基础。

韩保昇

韩保昇，生卒年不详，五代后蜀官吏，是蜀中著名儒医和药物学家。韩保昇既精于医理，又“深知药性”，“尤详于名物之学”，这在当时士大夫中是很难得的。他除重视医理外，还十分重视对药物的实际考察，认真研究药物的性味功能。正因为他既注重理论又重视实践，所以在医学上有很高的造诣，创出了治病的独特风格——不拘局方，临床“施药辄神效”。他在医学上的才干，被后蜀主孟昶所重视，把撰写一代药典的任务交付给他。韩保昇毅然肩负起这一重任。943年，他和一批医生、医工一起详察药品，精究药性，在唐代《新修本草》的基础上，经参校、增补和注释，撰成《重广英公本草》20卷，后世简称《蜀本草》。

陈承

陈承，生卒年不详，北宋阆州（今阆中市）人。宋初太子太师陈尧佐曾孙。幼年丧父，奉母移居江淮间。少好学，尤喜于医。通诸家之说，精识绝超，临证多效，名噪一时。因好用凉药，与其时另一四川名医石藏用的用药习惯截然不同，故时谚云：“藏用担头三斗火，陈承箧里一盘冰。”元祐年间（1086—1093）编成《重广补注神农本草并图经》，此书图文对照，刊后不胫而走，且远传海外，日本《香要抄》（1156）即引有该书图文，可惜是书现已失传。大观年间（1107—1110），官将仕郎，措置药局，检阅方书，与陈师文、裴宗元等同校《太平惠民和剂局方》。陈承医药兼通，且重实际调查，故敢于发前人之未发。如他力斥当时滥用砒霜作强壮剂之弊和恣用天灵盖治传尸痨之谬。

唐慎微

唐慎微（1056—1136），或因避讳作唐谨微，字审元。北宋蜀州晋原（今四川崇庆县）人，徙居成都华阳。著名本草学家、医学家。精于医药，名噪乡里。唐慎微好读书，凡经史、医药、佛道无所不读，得一方、一论必记录。他定下一个规矩，凡是读书人来找他看病，分文不取，但有一个条件，就是希望他们帮助收集名方秘录。这个新奇的办法深得患者欢迎。人们在读经史百家书时，只要发现一个药名、一条方论，便赶紧记录下来告诉唐慎微。就这样，经过长时期的积累，唐慎微终于收集到了大量的医药资料。依靠这些资料，民间名医唐慎微几乎是靠一己之力，编成了本草史上划时代的巨著——《经史证类备急本草》。

刘兴

刘兴（1785—1873），字善述，清代四川合川县西里刘家岩人。早年科举屡试不第，弃儒习医。他搜求川东土产药物，察来源，究性质，附方剂，与子刘士季一起编成《草木便方》，并以数十年读书临证经验所得著《髦寿医学》。年六十余卒。

二、代表著作

《石药尔雅》（图 7-1）

《石药尔雅》，唐代医家梅彪著。该书是对中医药产生重要影响的传世本草学著作，既是隋唐时期的重要矿物文献，又是世界最早的化学辞典手册。《石药尔雅》分两卷，卷上释诸药之隐名（异名），其中金石药 62 种，动植物药 97 种，以及 6 种炼金丹器具隐名的解释。每种药只释隐名，而不论性味功效等。卷下论多种丹药名称及其别名异号，计收载丹名 68 种，释丹药别名异号 24 种。另外，该书还收载了唐以前记载丹药的文献名称及多种丹药炼制法的名目。由于《石药尔雅》基本上达到了作者所说的"令疑迷者寻之稍易，习业者诵之不难"的目的，故得以流传，至今仍有其参考价值。

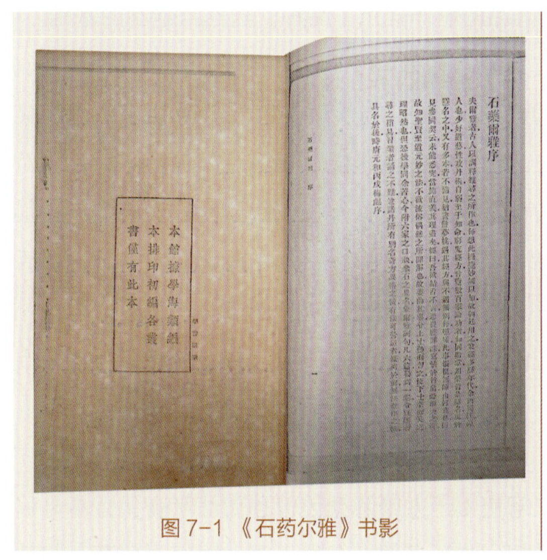

图 7-1 《石药尔雅》书影

《食性本草》

《食性本草》，唐代医家陈士良著。该书在古代药物学史上有相当重要的地位，是我国古代三大食疗著作之一。该书将《神农本草经》《本草经集注》《新修本草》《食疗本草》《本草拾遗》中有关食疗的药物分类编写，并加上作者自己的意见，后附医方等。其主要内容包括各类食用动植药物及制品，同时配食治诸方及五时调养脏腑之术，还辑有集贤殿学士徐锴为此书所写的序言。该书在明代以前一直广泛流传，之后散佚。北宋政府于政和六年（1116）整理的《重修政和证类本草》曾以该书为主要参考书之一，采用了《食性本草》意见 40 余条。明代著名医学家李时珍认为，陈士良在编写《食性本草》时能够较广泛地总结旧说，工夫很深，具有较高的科学价值。

《海药本草》

《海药本草》，五代李珣著。该书总结了唐末五代时南方药物及外来药的情况，为我国第一部外来药物专著，同时也是最早的地方本草专著，极大地丰富了中国药物学，是回族医学的重要基础与典籍。该书记载药物 124 种（一说 131 种，一说 128 种），并将药物分为玉石、草、木、兽、鱼虫、果等 6 类，详论药物形态、产地、品质优劣、真伪鉴别、采收、炮制、性味、主治、附方、用法、禁忌等。所载药物有 16 种为李珣首次在本草中正式记载，即车渠、金线矾、波斯白矾、瓶香、钗子股、宣南草、藤黄、返魂香、海红豆、落雁木、莎木、栅木皮、无名木皮、奴会子、郎君子、海蚕。从药物分布来看，大多在岭南、南海和海外。该书引用前人的文献较丰富，有 50 多种，以地方志居多，在引用的医学著作中又以陈藏器为最多。据现存佚文统计，全书收录药物 124 种，其中 96 种标注外国产地。如：安息香、诃梨勒出波斯，龙脑香出律因，金屑出大食国。此外，书中还记述了药物形态、真伪、优劣、性味、主治、附方、服法、制药法、禁忌、畏恶等，有些条文兼载药名解释。书中收载的海桐皮、天竺桂、没药等为当时其他本草著作所未载。

《海药本草》所载药物内容详尽，从药物的产地、生态形状、性能、用途及真伪优劣等一一详加记载，特别是补充了海外医药知识。许多海外药物如丁香等，医家是通过该书才真正在临床上使用。李珣虽然参考本草数量较大，但对历代本草错误之处均有所补正，如陈藏器言迷迭香“味辛温无毒，主恶气”，李珣补充说该药“性为平，不治疾”。该书还有一个显著的特点，即“独详于偏方”，在每味药的功用主治后常附有偏方，包括单方和复方。在药物用法上亦多种多样，有汁饮、洗浴、淋蘸、贴敷、含化、酒服、蒸煮、烧炼等，适于临床使用。该书惜原书至南宋已佚，幸由蜀人唐慎微《证类本草》、赖傅肱《蟹谱》等书的征引，才得以保存部分内容。今人范行准有辑本。

《蜀本草》

《蜀本草》，五代韩保昇著。该书为五代后蜀政府所修订的国家药典性本草，在我国综合性本草史上上继《新修本草》，下启《证类本草》，起到了承前启后的巨大作用。该书是在《新修本草》基础上修订而来。《新修本草》是英国公李勣负责修订的，故该书原名《重广英公本草》。韩保昇为《蜀本草》增补了许多注释内容，引述部分《唐本草》的图经文，新增药40余种。他增补的内容多切于实用，对每项药品的名称、产地、形状、特征、功能，作了比较准确的解释和叙述，尤其是对药物图形的解说，更详于以前的本草，是后来北宋政府修订的《嘉祐补注神农本草》和《重修政和证类本草》的主要蓝本之一。此外，《蜀本草》所增药物大多是四川特产或四川有分布者，如地不容、辟虺雷、灯笼草、山胡椒、金樱子、马齿苋、续随子等，较充分地反映了四川医家在这方面的用药经验。该书惜已失传，仅在《重修政和证类本草》中保留了部分内容，计释药275条，处方25个。《蜀本草》涉及的范围很广，对《本经》的七情畏恶药内容进行统计归纳，中药“十八反”即出于《蜀本草》的统计，并对《唐本草》错误内容有所修订。书中新增资料为后世主流本草所援引。

《曲本草》

《曲本草》，北宋田锡著。该书是我国最早介绍“曲”和各种曲酒的专书，也是我国现存古代专记此事的唯一专著。中国古代已经会使用草药酿酒，至宋代初期，使用本草制曲酿酒的技术有了进一步发展。于是，田锡将枸杞酒、菊花酒、葡萄酒、桑椹酒等15种曲酒用曲的情况及方法收录并撰成《曲本草》一书，其中大多为使用本草制曲酿酒的药酒，对研究我国古代化学、酿造学、药物学有重要的参考作用。1980年，四川人民出版社出版的《四川古代科技人物》将田锡及其著述的《曲本草》收录其中。该书还被收入《简明中国古籍辞典》。

《重广补注神农本草并图经》

《重广补注神农本草并图经》，北宋陈承著。该书将《嘉祐本草》与《本草图经》合而为一，补载古今论说与己所见闻，立为议论一篇，篇端冠以“谨按”两字，列于《图经》之后，今仅存44条佚文。该书图文对照，所谓“书著其说，图见其形，一启帙而两得之”，创本草正文、药图、图经合一之先例。书中力斥前人用药之谬误（如滥用砒霜、以天灵盖治传尸等），补充了部分药物基原鉴别、采收栽培、贸易交流等内容。书中摘引若干条文附入《大观本草》，冠以“别说云”为标识。元祐七年（1092）初刊，迅即传至日本。日本《香要抄》（1156）引此书图文。

《经史证类备急本草》

《经史证类备急本草》，简称《证类本草》，北宋唐慎微著。该书是我国现存完整的本草著作中年代最早的一部。全书约 60 万字，共 31 卷，记载药物 1748 种，其中有 562 种药物是唐慎微广搜博采得来。这些药物大多是宋开宝、嘉祐年间两次筛选所遗弃的药品，是了解唐代和五代以前药物学发展的重要资料。特别值得一提的是，由于唐氏生活在四川，故对四川道地药材的记载最为翔实。著书过程中，唐慎微收集了许多极为珍贵的药学资料，如《雷公炮炙论》《食疗本草》《本草拾遗》《海药本草》《食医心镜》等许多重要的前代本草著述，都是有赖于唐慎微的努力才得以流传至今。该书将有关药物方面（别名、性味、形态、产地、采收、功效、主治、炮制、鉴别、食疗、道地性、附方等）的知识兼收并蓄，汇为一体，使人开卷得以备览。近世学者认为，《证类本草》的编成，标志着我国本草从此具备了药物学的规模。英国科技史家李约瑟评价说："12、13 世纪的《大观经史证类本草》的某些版本，要比 15 和 16 世纪早期欧洲的植物学著作高明得多。"

此外，由于唐慎微本人是一位临床医生，因此，他特别注意收集方剂，书中对药物的讨论紧密结合临床。唐慎微在《证类本草》中采录了古典医籍如《伤寒论》《金匮要略》《千金要方》等方书共计 80 余种，当时医家常用和民间习用的单方、验方，以及自己临床验证行之有效的处方，共 3000 余首，方论 1000 余条，分别载入有关药物项下，使学者开卷尽览其用途、用法。唐氏创立的这种"方药对照"编写方法，不仅更能体现中医理法方药的特色，且更为切合临床实用，自此而下的药物著作，多沿用此种体例，可见其影响之深远。

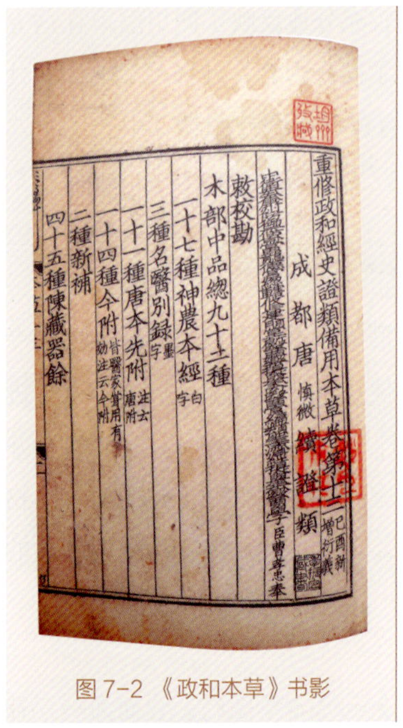
重修政和經史證類備用本草卷第十二 已酉新增衍義
成都唐慎微續證類
臣曹孝忠奉
敕校勘
木部中品總九十二種
一十七種神農本經 白字
三種名醫別録 墨字
一十一種唐本先附 注云唐附
一十四種今附 皆醫家嘗用有效注云今附
二種新補
四十五種陳藏器餘

图 7-2 《政和本草》书影

《证类本草》集前代和当时本草学之大成，将我国本草学推向了一个新的高度，在宋代四川，甚至中国古代的药学史上闪耀着不灭的光彩，影响了中国古代医学达 500 年之久，其取得的成就居于当时世界同类学科的前列。因此，伟大的医药学家李时珍对唐慎微的业绩给予了高度评价，他说："使诸家本草及各药单方垂之千古，不致沦没，皆其功也。"

《证类本草》成书以后，由于唐慎微的经济条件所限，无力刊行这样一部巨著。但是这部书的价值很快得到社会的认可。大观二年（1108），杭州仁和县尉管句学事艾晟受集贤孙公的委托，将《证类本草》校正刊行，这就是《大观本草》。《大观本草》问世以后，进一步得到政府的重视。政和六年（1116），朝廷派遣医官曹孝忠等校正《大观本草》而成《政和本草》（图 7-2）。唐慎微的毕生心血通过两个校正本得以流传于世。

《彰明附子记》

《彰明附子记》，北宋杨天惠著。该书详细记述了附子的栽培方法、植物形态、药材鉴别等内容，属较早的道地药材专论。哲宗元符二年（1099），杨天惠任彰明县县令时，对当地附子生产进行了实地考察，撰写了《彰明附子记》，详载了彰明特产药物附子的栽种面积、产量、栽培方法、生长采收情况、品种及质地区别等。该书是研究川产药材的一篇重要资料，也是研究中药史的一篇重要历史文献。

《彰明附子记》来源于实地考察，较历代本草在附子产地、栽培方法、鉴别等方面的描述更为准确而客观。如《神农本草经》和陶弘景的《名医别录》均谓附子产于犍为和广汉，而苏敬的《唐本草》则说附子产于绵州和龙州。实际上，附子的产地仅为绵州所属的彰明一县，而彰明县中产附子的地方又只有赤水、廉水、昌明、会昌四个乡镇。既不是绵州全州产附子，也不是彰明全县产附子。由于古人未实地调查，所以对于附子的产地认识不清。这种情况直到杨天惠的《彰明附子记》问世之后，才得以澄清，扭转了古人所谓犍为产附子的看法。南宋赵与时《宾退录》、清道光《龙安府志·艺文志》等，都收录了《彰明附子记》全文。明代药物学家李时珍亦将其摘编记入《本草纲目》。

《本草》

《本草》两卷，清代王世钟编，为其《家藏蒙筌》卷十五、卷十六，刊于清道光二十四年（1844）。书中载药 359 种，不分部类，每药依次叙述药物的性味、归经、功效、主治、炮制、配伍、宜忌等特点，特别强调其临床功效及运用。王氏多采用张元素、李东垣、王好古、朱丹溪、李时珍等前贤之论，间附按语阐发己见，亦有妙论。

《本经便读》（附:《名医别录》）（图 7-3）

《本经便读》四卷，清代黄钰编，成书于清同治八年（1869）。作者鉴于陈修园《本草经读》语句参差，艰于记诵，按上中下三品分类，将药物 232 味各编歌诀一首。书后又附《名医别录》一卷，以歌述药 143 种，简述药物功效、主治等。本书后来被收入《陈修园医书五十种》《陈修园医书七十二种》中。

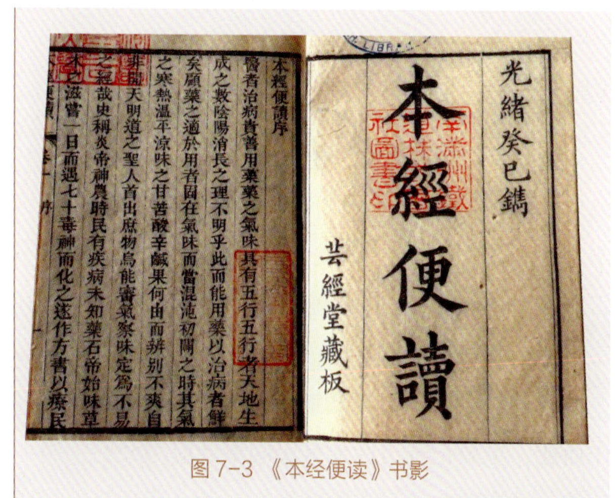

图 7-3 《本经便读》书影

《草木便方》（图 7-4，图 7-5）

《草木便方》四卷，清代刘兴著，又名《草木便方一元集》《绘图草木便方》《绘图草木便方歌诀》，成书于清同治九年（1870），是一部极有分量的地方性草医药书。全书分元、亨、利、贞四集，前两集为草药性，载药 508 种，分为七类，按原文、别名、生境分布、用法用量、禁忌及校注等项逐一阐述，附有墨线药图 432 幅，突出药用部位，以便“详辨真伪”；后两集为药方 700 余个，依通治、妇女、外科及幼儿、眼目等八部 124 门介绍。其文字部分采用七言歌诀形式，介绍草药之性味功效，朗朗上口，易于诵记。该书所用药名，如奶奶草、土洋参、蛇泡草等，均为当地土名，其七言歌赋中也多采用通俗易懂的名词术语，故是一部颇具川东地方特色的草药专书，深为草药医生所喜爱。书中所载品种虽然多为历代本草所载，但仍有部分药物的药用部位与其他本草不同。该书现存有清光绪六年刘绍熙序刻本，“民国”三年（1914）成都裴氏据芥子园藏板校刻本，以及 20 世纪 80 年代贵州人民出版社、四川科学技术出版社的注释本等多种版本。《中药大辞典》《全国中草药汇编》《重庆草药》《万县中草药》等书对《草木便方》中的药名、性味、功能、方剂均有不同程度的沿用及引证。书中记载的 508 种草药绝大部分为目前常见及常用品种，药效可靠，具有临床意义，至今仍是川东地区医生用药处方的主要依据。因此，该书对于了解清代川东地区草药历史、组方原则、用药特点、药物种类及分布，对于研究我国四川地区草药的分布、临床运用及本草考证等，均有一定的文献价值。

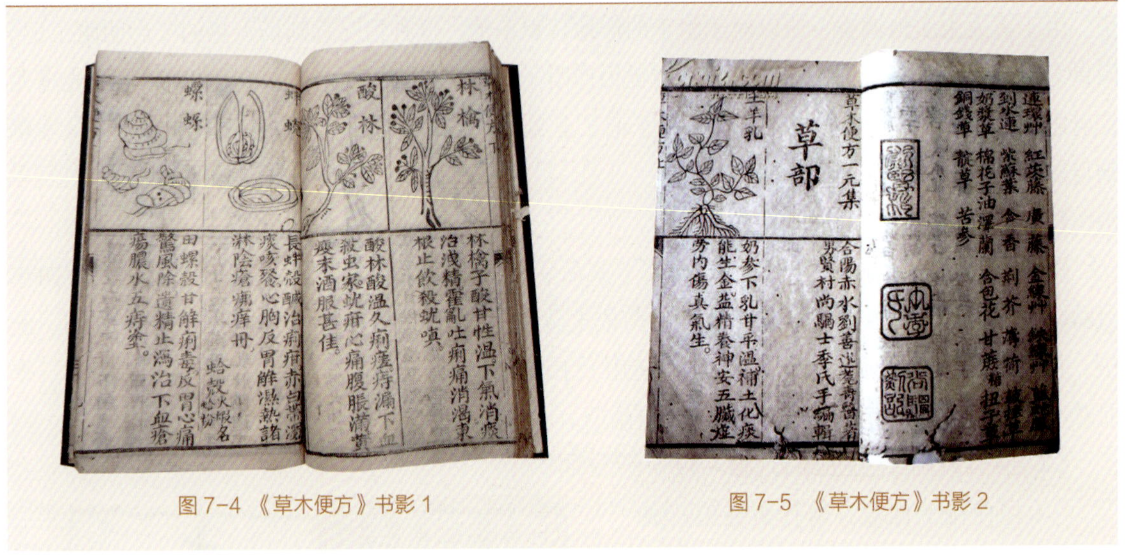

图 7-4 《草木便方》书影 1　　图 7-5 《草木便方》书影 2

《长沙药解歌诀》《玉楸药解歌诀》

《长沙药解歌诀》，清代钟文焕（字霁帆）著，为《宜邑钟氏医书歌诀》内容之一，成书于清光绪元年（1875）。钟氏以歌诀释黄元御《长沙药解》和《玉楸药解》，多七言律诗。《长沙药解歌诀》辑选药物 160 味；《玉楸药解歌诀》列药 180 味，叙述药物性味功效特点。

《天宝本草》（图 7-6）

《天宝本草》，清代龚锡麟著，成书于清同治年间。该书是参照李东垣《药性赋》的基本形式写作而成，主要记载川西地区民间草药应用经验，属地方本草著作。该书有辞赋较为严格的对偶句和声韵，又有骈文较为自由的结构，其《药性赋》分寒热温平四赋，载草药 184 味，对每一味药的性味和功能主治用辞赋形式，以精练的词句作高度概括。其文字简练，押韵和谐，读起来朗朗上口。书后“药性歌”七言四句，载药 149 种，每药一歌，简述性味功效。

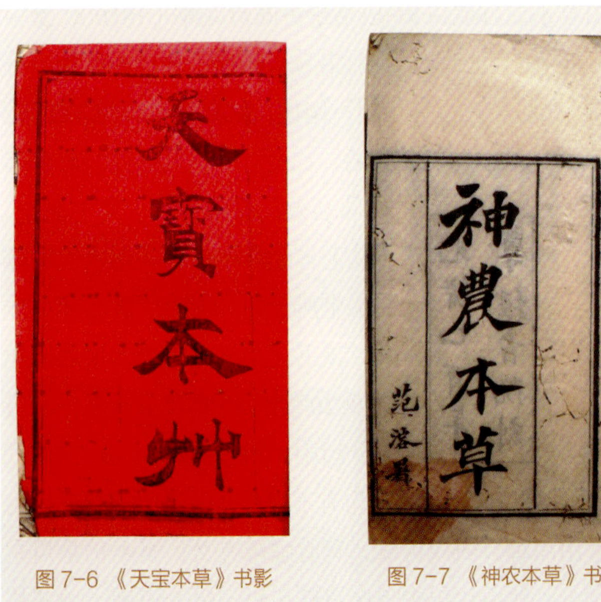

图 7-6 《天宝本草》书影　　图 7-7 《神农本草》书影

《神农本草》（图 7-7）

《神农本草》三卷，清代王闿运辑，成书于清光绪十一年（1885），为王氏在成都尊经书院时《神农本草经》辑本。王氏自称得严生自长安所获明翻刻宋嘉祐年间《神农本草经》刊本（实为《政和本草》本），而据此辑成。书中收药 360

种，末附本说一卷。

《本草经》《神农本草经经释》

《本草经》《神农本草经经释》，清代姜国伊撰。《本草经》为《神农本经》（图 7-8）辑本，《神农本草经经释》系在前者基础上增有注训，始于清咸丰十一年（1861），至光绪十八年（1892）最后成书，前后达 30 年之久。《神农本草经经释》简称《本经经释》，载于《姜氏医学丛书》。姜氏在孙星衍辑本基础上辑复《神农本草经》再加注而成。书中载药 365 种，药物据《本草纲目》所引《本经》药目而定，姜氏自称“惟遵《内经》，以圣解圣”。

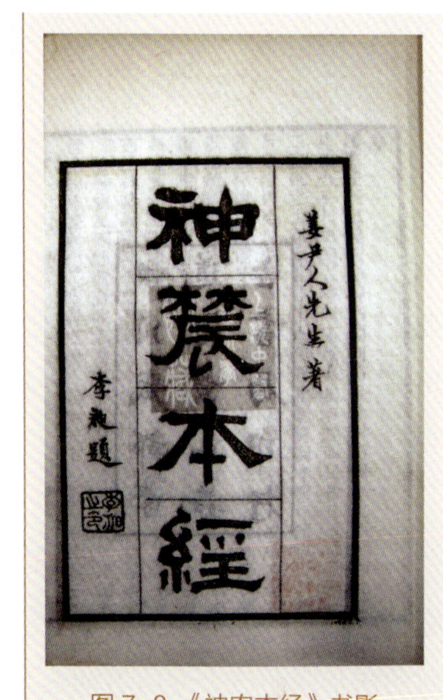

图 7-8 《神农本经》书影

《本草问对》

《本草问对》两卷，清代唐宗海著，又作《本草问答》（图 7-9），是本草学中一部具有概论性质的重要文献，以唐氏与弟子张伯龙就中西医药理的约 60 条问答整理而成。该书以中医本草为主，发挥中医气化理论，与西人之说互证，以厘清对中医药物学理论的疑虑。其内容主要包括本草适合生长区、气味、性能、炮制诸方面的一般规律，书中论说源自唐氏个人临床实践经验，故具有重要的临床指导意义。该书分上、下两卷，反映了唐宗海从阴阳气化认识本草之性，从物极必反及卦象认识药物之味的学术思想。

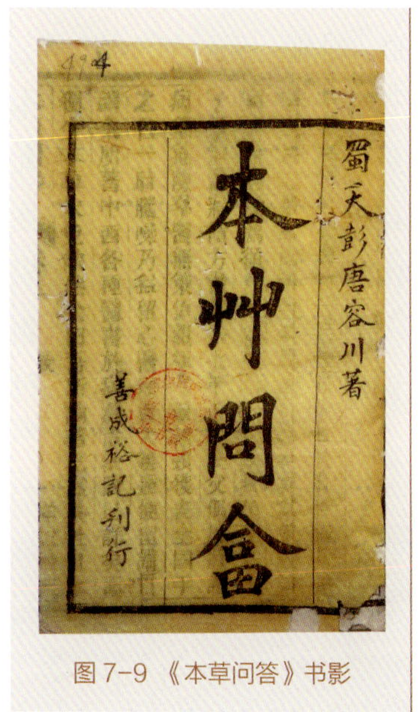

图 7-9 《本草问答》书影

《分类草药性》

《分类草药性》两卷，一名《草药性》，为清末草医经验总结，非一人所著，刊于清光绪三十二年（1906）。该书所载 437 味药物，均为四川民间草药，按药名首字或末字字音分为草、藤、风、根、皮、叶、花、子、连等 20 余类，简述名、别名、性味、功效、主治、用法，丰富了我国传统用药品种和用药部位，具有明显的四川民间用药特色。

《药性骊珠》

《药性骊珠》五卷，“民国”何龙举著，刊于 1915 年。书中总论分药品定义、药物质料、药物作用分类、处方配合、药物制剂种类、药物用量、气味药性功能、药物宜忌、药物治病作用等节，各论以药物使用部位之不同作用，对应人体和疾病之相应部位，并以补、润、热、燥、清、消、散、汗、下、攻、吐等分五卷十一类论述。每药首先以韵文概述性味、主治，次列专长、用药指南两项。

《雷公炮炙论》

刘宋时期雷敩《雷公炮炙论》原佚，“民国”张骥据宋、明本草引载雷氏的药物炮炙条文，重行编辑，分为上、中、下三卷，辑录药材 185 味，并加入其他本草中有关炮制经验。该书虽非原书原貌，但集中了雷氏炮制经验，对于中药炮制和制作丹、膏、丸、散等具有指导意义。此外，张氏在附录另记70余种中药炮制方法，对历代炮制经验亦有所介绍。

《四川省之药材》

《四川省之药材》全一册，重庆中国银行编，刊于1934年，系《四川经济丛刊》之一。该书上编介绍药材沿革、产区、产量、种类、辨货、销售等内容，着重记载药品的分类概况，收载川产中药64种，分类介绍药物的产地、花色、等级、形态、作用、上市时间、销路等内容；下编介绍四川药业组织、贸易、情况，并附列药材出口数量、市价、捐税等情况表。书中材料翔实，有重要史料价值。

《药业指南》

《药业指南》全一册，周复生著，成书于1941年。全书分上下两编，每编各分五章。其内容记叙药物的炮制意义、制法标准、丸散膏丹自制法、蜡丸制法，以及各种伪药鉴别、古方权量研究、煎药法与服药法、专门名词解释等。书中载药357种，述其加工、炮制、制剂、服法、鉴别等。

此外，廖云溪的《药性简要》载药286种，以七言歌诀300首简述药物的性能功效，以补《本草备要》句读长短诵读之不足。廖云溪《医门初步》汇集药性赋、引经报使、六陈、十八反、十九畏等22种药性歌诀。黄元吉《药性论》为其《医理求真》卷六，论药100余种。王文选的《药性弹词》载药211种，分寒、热、温、平四类，依韵编成长短句。蒋鸿模的《本草便读》取《本经》及后世注释，编为歌诀，又附当地所产草药。王鸿骥的《药性选要》前三卷收录《本经》等药物385种，以四言歌诀为主。另外，许宗正的《尊经本草歌诀》、廖平《药治通义辑要》等，均为四川医家撰写的本草著作，为中医药的普及及传承做出了一定贡献。

三、学术特点

（一）本草中枢

四川省位于中国南北交界的西南地区，四周高山环绕，西北为高原峡谷，川东及盆地周边丘陵密布，川西为肥沃的成都平原，寒温暑热各类地理气候兼具，因而动植物资源丰富。药物产品种类在全国名列前茅，产量举足轻重，在中药产地的位置上位居中枢，南北兼容。从本草文献的发展历史而论，北宋唐慎微《证类本草》集宋以前历代本草之大成，上承《神农本草经》和《本草经集注》以来的诸种本草文献内容，后启明清本草学术发展，为《本草纲目》蓝本，煌煌60余万言巨著，载药1746种，系统反映了北宋以前已亡佚本草文献的内容和发展脉络，有关药物的别名、性味、形态、产地、采收、功效、主治、炮制、鉴别、食疗、附方、药图等多项内容一应俱全，成为编撰体例较为完备的大型综合性本草。其规模和成就也为此前的多种本草文献难以比拟，除其后的《本草纲目》外，其他本草文献很难望其项背，雄踞于本草学术发展历史上的学术中枢。

（二）品类齐全

川派本草文献的另一特点是品类齐全，不仅有《证类本草》《蜀本草》《重广补注神农本草并图经》这样的大型综合性本草，还有丹药、海药、食疗、曲药、附子等众多的专题性本草，以及《草木便方》《天宝本草》《分类草药性》等地方性本草，《长沙药解歌诀》《玉楸药解歌诀》《尊经本草歌诀》等大量本草歌诀，以及《药性选要》《药性简要》《药性弹词》等普及类本草，其品类多而数量大。

（三）别具特色

川派本草的特色非常突出，不少本草文献类别或成书时间在全国具有明显优势，如《证类本草》为现存最早而且内容完整的大型本草著作、《石药尔雅》为早期的丹药文献、《海药本草》为独特的海外药物著作、《曲本草》是我国本草历史上首次也是唯一的曲药本草，更不用说以地方特色为主的《彰明附子记》《草木便方》《天宝本草》《分类草药性》。其地域特色鲜明，药物的名称和道地等特点浓郁。

（四）以方证药

川派本草向来以注重临床为特色。古代医药不分，四川古代中药学家多为中医名家，如韩保昇、陈士良、陈承、唐慎微、刘兴、唐宗海等。他们在编著本草时发扬其知医擅药的特点，从李珣、唐慎微开始，就特别注意从药物在方剂中的作用总结其功效，注重药物功效和临床方剂的收集、总结与记载。唐慎微《证类本草》附方 3000 余首，开创以方证药、方药对照的编写方法。《草木便方》渊源于作者先辈《髦寿医学》，载药方 700 余个，按临床学科分类叙述，方药并论。《本草问答》为唐宗海个人临床用药的经验总结。

（五）名家治药

川派本草学家多为具有深厚文化修养的名家。如李洵为五代著名花间派词人，《全唐诗》存其诗 54 首；韩保昇为五代后蜀翰林学士；陈承为宋初名臣陈尧佐曾孙，官至将仕郎，与陈师文、裴宗元等同校《和剂局方》；王闿运 1880 年入川，主持成都尊经书院，为著名经学家；郫县姜国伊，早年业儒，举孝廉，长笃志经学，尤专于《易》；唐宗海为晚清进士。

第二节 医派医家

一、著名学派

（一）临床中药学派

［学派概述］

1959 年 5 月 8 日，经中华人民共和国卫生部〔59〕131 号文批准，成都中医学院首次创办中药本科专业，使传统中药人才培养进入国家高等教育系列，成为我国中医药高等教育史上的一个里程碑。在中药学专业办学实践中，凌一揆率先提出“大中药”概念，并担任首届中药方剂教研室主任，实施中药学、方剂学、中药制剂学、炮炙学、中药鉴定学、药用植物学、药用动物学、中药栽培学、中草药化学、中药药理学一系列教材建设。在长期的教学实践中，凌一揆思考中医中药长期密不分家、前店后厂、中药学的教学发展必须紧密结合临床并指导临床的历史经验和现实，在高等院校创办“大中药学”的基础上，进一步提出了“临床中药学”的概念。

临床中药学学派自凌一揆创建后，在雷载权、李祖伦、张廷模等全国知名专家的带领下，以临床安全、有效、合理使用中药为目的，以中药基本理论及临床应用为核心，从中药基本理论研究、中药信息资源挖掘与利用、中药不良反应基础与临床研究三方面展开了研究。在学科建设模式、理论创新、教材建设、人才培养等方面历来在全国居领先地位，发挥了很好的辐射、示范和带头作用。“临床中药学”于 2002 年被批准为国家中医药管理局重点学科。

学派传承：

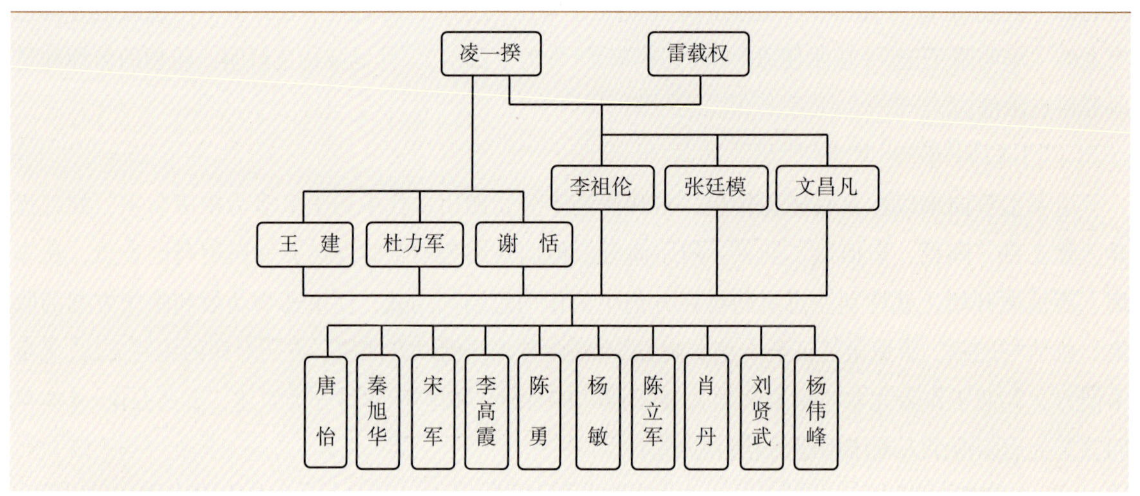

［学派名师］

凌一揆（图 7–10）

凌一揆（1925—1992），成都中医药大学教授、博士研究生导师，全国著名中医药专家，中药学高等教育与系统中药学创始人。全国政协第七届全国委员会委员、九三学社中央委员会委员及四川省委员会副主任委员、成都市第十一届人民代表大会常委会副主任委员。任第一、二届国务院学位委员会中医学科评议组召集人、成员，全国高等院校中医药教材编审委员会主任，国家科委中医学中药学学科评审组委员等学术职务，并担任中华中医药学会副会长、四川省中医学会副会长及四川省药学会常务理事等职。

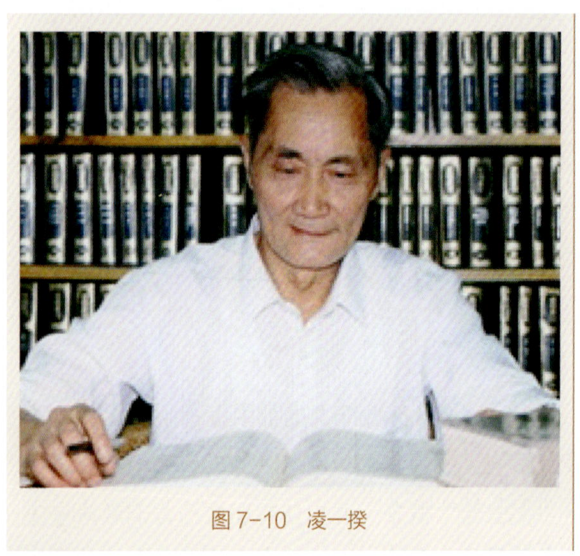
图 7–10　凌一揆

凌一揆青年时期考入四川国医学院就读，1944 年毕业留校任教。1947 年 1 月他邀约了几位有志于中医药事业的同学在成都筹办《中国医学月刊》，任主编，该刊发行四期后因财力不能维持而中止。后因国民党政府勒令国医学院暂停招生，他被迫前往南溪、青神等地另谋工作，但对中医药的研究并未中断。1948 年 9 月受父母函召回家，悬壶乡里，1954 年与友人合作建立联合诊所（永川市中医院前身），先后任永川县联合诊所主任、县卫协副主任、中医药学术研究组组长、城区卫生主任等职。此间，凌一揆力推使用新中药，成了以后联合医院、永川县（市）中医院的办院特点。1954 年 5 月，四川省创办成都中医学校，他受聘为教务主任。1956 年 5 月调任成都中医学院，和李斯炽一起成为建院元老。1977 年恢复高考制度以后，他又成为我国第一批中医、中药硕士和博士研究生导师，培养出新中国的第一批中药学硕士和博士研究生，为中医研究生教育和学位工作积累了丰富的经验，并成为全国唯一的中药学重点学科学术带头人，故学界素有“南凌北颜（颜正华）”的美誉。凌一揆在世时一直是高等中医药院校教材《中药学》的主编，另外著有《中药学讲义》《中医常用名词解释》《神农本草经讲义》《方剂学》《中药方剂临床手册》《中医方剂学》《本草纲目校补》《中医食疗学》等。他和方显树、李永莲等合编的《中医名方 300 剂》，初版 3000 册即畅销一空。他所撰写的“中药十八反研究”等论文 13 篇，均具独特见解。

凌一揆重视中药科研工作，从 1975 年开始主持编写《中国药典》川药部分；主持“四川省中药资源调查”研究，多次亲自参加野外考察，收集资料和临床应用观察后写成《四川中药志》（四川人民出版社出版两卷），此研究荣获 1982 年四川省重大科技成果二等奖、全国科学大会成果奖。除此以外，他还主持了“川产道地药材系统研究”、国家中医药管理局“七五”重大课题“解表方药研究”等研究。

凌一揆所倡导的系统中药学思想在国内外享有盛誉。1985 年 4 月他受日本广岛县知事竹下虎之助和涌永制药株式会社董事长涌永仪助邀请，赴日进行了为期三周的访问、考察和讲学，并经邀请参加日本药学年会。1988 年他应邀偕同博士研究生赴瑞典哥德堡讲学，与英国著名学者李约瑟、德国慕尼黑大学皮克教授、日本研究汉方医药的权威矢数道明博士，以及法国、新加坡等国家和香港地区的许多学者进行了学术交流。香港中文大学国际中药研究中心曾邀请他到该校讲学。新加坡中国医药学院编印首届毕业生纪念专刊时特向他约稿。可见，凌一揆为扩大中医药的国际影响做出了巨大贡献，为中医学争得了荣誉。

雷载权

雷载权（1928—2016），四川内江人，成都中医药大学教授、博士研究生导师，国家级重点学科中药学学术带头人，国家试题库中药学命题组组长。雷载权出生于中医世家，因病专志学医。1952 年任内江市东兴医院中医内科医师，1954 年考入四川省中医进修学校。1956 年成都中医学院创办之初调入，在中药方剂学教研室从事教学、科研及临床工作。1960 年，因编写《中药学》一版教材等工作，被评为全国文教卫生战线先进工作者。20 世纪 70 年代以来，被卫生部聘为第三、四、五届药典委员会委员。1992 年，被聘为国务院学位委员会中医学科评议组成员，享受国务院政府特殊津贴。他曾多次获得学院、成都市、四川省先进工作者的称号。

雷载权先后主讲本科、西学中、全国师资班、全国中成药业务厂长班、国际中药班等不同层次、类型班级的“中药学”“方剂学”课程。1981 年以来，为硕士、博士研究生讲授“临床中药学”“治法论”等课程。1995 年担任普通高等教育中医药类规划教材《中药学》主编，使教材统一按功效分类，并对中药功效的基本含义、分类、历史沿革及其与性能的关系、局限性等六方面进行研究，形成了比较完整的临床中药功效理论体系。他还参与了成都中医药大学也是我国第一个中药学博士研究生的培养。

雷载权积极开展中药继承整理研究，协编了《四川中药志》，撰写了 137 味药物的“医疗用途”；担任卫生部药典委员会委员，参加了《中国药典》1977、1985 和 1990 年版的编写、考证及核稿；主编《实用食疗方精选》及《中华临床中药学》，指导博士研究生的研究方向为“温病用药规律及相应治则的研究”；在《成都中医学院学报》上发表了“汗法论”“下法论”等多篇论文。

［学术特色］

（1）创建大中药学，形成专业人才培养模式

凌一揆调任成都中医学院工作后，主攻方向为中药学，为传统中药发展为当代中药学的开拓者和奠基人。为探寻在现代条件下中药学自身发展的途径和方法，他一再强调必须处理好继承与发扬、传统认识与现代科技、学科分化与综合等三大关系，提倡建立当代的“大中药学”和与之相适应的人才培养模式。1959 年，凌一揆在成都中医学院建立了全国首个中药学专业，招收本科生。此后，他在中药学学科课程设置、教材建设、教学形式和方法等方面倾注了大量心血，强调培养中医药人才必须“早实践、多实践”的理念。在他的带领下，成都中医学院药学系形成了知识结构包括文史哲基础、专业知识、自然社会科学知识、科学能力等四方面的中医药人才培养模式，并在全国率先组建了中药标本室、药圃、药用植物园，于 1960 年开始在峨眉山进行药用植物高山实习，1961 年开始中药鉴定课前实习和川产道地药材产地实习，1962 年开始炮制制剂课间实习，从而初创课程体系和实践教学体系，形成了我国中药本科人才培养体系的雏形。

20 世纪 70 年代末，凌一揆首先提出了建设“大中药学”学科的构想，1978 年以招收“中药学”的硕士研究生得以实现，“大中药学”中药专业人才培养模式正式形成。20 世纪 80 年代初，凌一揆进一步提出了建设“系统中药学”的新思路，得到全国同行专家的认同。1984 年，以招收博士研究生时得以实施。此后，我国中药学科建设的思路几乎是按“系统中药”的模式进行。1989 年，国务院学位委员会正式批准以成都中医学院“中药学”建设的中药学科为国家级重点学科，成为中国唯一的国家级重点学科点，凌一揆为学科学术带头人。他主编的《中药学》1 ～ 5 版充分体现了这一思想，并被日本学者译为日文出版，被业内公认为当代中药学的权威著作。

（2）潜心科研，重视中药的临床应用

雷载权从医 50 年，执教 40 年，深研临床用药规律，尤其对下法、补法及温病卫气营血的制法遣方颇有研究，硕果累累。雷载权认为，寒下有缓急之异，泻下与理气并投，泻下应攻补兼施；阳虚者宜补而兼温，阴虚者宜补而兼清，不忘阴阳互济；血虚可补气，气虚不用血药；补五脏不忘整体，注重脾肾；顿虚不可荏苒，渐虚不能速；并开展了葛黄汤、石膏汤、凉膈散、神犀丹等的解毒机理研究。

（3）提炼功效，建立临床中药体系

凌一揆曾多次提出，中药必须改制剂型，便于服用，这样中医药才有前途，才能跟得上形势的发展，才能立于不败之地。他和中药厂家合作研制了疗效较佳的药液和药物，如“枕中健脑液”“三勒浆”“痛经口服液”“阴安肤泰洗液”“儿感灵口服液”“鼻渊舒口服液”“华华牌系列保健用品”“彩虹牌中药电热褥”“中药保健牛皮凉席”和“醒酒茶”等。特别是 1962 年 10 月 20 日中印边界冲突时，他响应毛主席的号召，接受国防、卫生两部的委托，为预防官兵长途运转对身心健康的影响，从古方剂中筛选出“生脉散”，效果极佳。该药剂当时列为保密药品，现已扩大生产，广泛应用，群众反响亦极良好。

雷载权 40 年来一直致力于中药功效理论的研究。早在 20 世纪 50 年代末，他与凌一揆、陆闻

鸿一起编著的中医学院试用一版教材《中药学讲义》，已将中药功效贯穿其中。20 世纪 60 年代初，雷氏与凌一揆修订编著的中医学院试用二版教材《中药学讲义》，对中药学功效分类又进行了重新调整，以后各版教材，基本沿用一、二版教材的方法。近年来，由雷氏主编的普通教育中医药类规划教材《中药学》，改变了前五版教材中药功效分类不完整的弊端，将“外用药”分为“解毒杀虫燥湿止痒药”和“拔毒化腐生肌药”两章，从而使《中药学》教材真正在中药功效分类体系下统一。雷氏还对中药功效的基本含义、分类、历史沿革及其与性能的关系、局限性等六方面进行了研究，从而形成了比较完整的临床中药学功效理论体系。

（4）精研药性，阐明中药奏效原理

雷载权执教以来，对中药药性理论进行了深入系统的研究，尤其对四气、五味、升降浮沉、归经、五脏苦欲补泻的概念、标定依据、历史沿革、临床作用原理进行了研究，颇具心得。雷氏认为，寒热药物病证的作用具有选择性，同一药性药物具体作用的特点和部位不同；应性味合参，加强中药五味标准化的研究，通过现代化学、药理、临床的研究，在实践中建立更为客观的五味理论。他还对中药升降浮沉、归经、五脏苦欲补泻的历史沿革、基本含义、理论依据、临床意义等进行了较为深入的研究。

（5）洞悉配伍，遣方用药讲究法度

雷载权认为，遣方用药务求精专，随证配伍应有法度。他根据自己 50 年的临床实践，系统总结前人的用药经验，对中药寒热配伍、反佐配伍的基本含义、目的、特点、作用进行了系统研究。如近代医家多认为反佐配伍即寒热相佐，而雷氏认为中药反佐配伍是指与主要药物作用特性相反的少量反佐药物，能协调主要药物发挥疗效，治疗病性或病变趋于单一的病证，而呈相反相成作用的配伍方式。

[继承发展]

李祖伦

李祖伦（1943—　），成都中医药大学教授，著名中药学家，我国第一位中药学博士，主要从事中药学的教学、科研及管理工作。1991 年被国家教育部、国务院学位委员会评为“做出突出贡献的中国博士学位获得者”。1993 年起享受国务院政府特殊津贴。曾任国家级重点学科中药学学术带头人，国家中医药管理局重点学科临床中药学学科带头人，四川省学术和技术带头人，第四、五、六届国务院学位委员会中医药学科评议组成员，第五、六、七届国家人社部（原人事部）博士后管委会专家组成员，四川省中医药学会常务理事，四川省药学会副理事长，第四批全国老中医药专家学术经验继承指导老师。截至 2013 年，发表学术论文 60 余篇，副主编或参编专著及教材 6 部。培养硕士研究生 5 名、博士研究生 15 名。

李祖伦重视学术的继承与创新，协助导师凌一揆在国内提出了构建“系统中药学”的学科建设模式，强调在从事中药研究过程中必须具备中国传统文化底蕴、现代科学严谨的思维和掌握现代诠释学、比较学、逻辑学、系统论等知识，他认为这是正确认识中药的前提。此外，他还特别强调现代的科技成果和研究手段、研究方法在传统中医药理论研究中的运用，借助现代的研究方法和研究手段，揭示中药理论的科学实质，建立符合现代科学认识规律的中药理论的表征体系及其规范标准，为临床用药和实验研究提供理论依据。

张廷模

张廷模（1944— ），成都中医药大学教授、博士研究生导师，享受国务院政府特殊津贴，教育部国家级中药学重点学科学术带头人之一、国家中医药管理局临床中药学重点学科学术带头人，国家中医药管理局重点学科建设第一届专家委员会委员，全国第五批老中医药专家学术经验继承工作指导老师，国家级精品课程中药学负责人，四川省教学名师，四川省优秀教学团队负责人。先后担任成都市政府参事、政协委员，四川省人大代表，四川省人民检察院特约检察员等职务。

张廷模出生于中医世家，自幼随父母系统研习中医药知识和技术，少年成医。1978 年成为凌一揆的首届研究生，从此医药兼修，传统和现代并重，继承不泥古，发扬不离宗，融中医临床、教学、科研工作与发展中药产业于一体。 近 20 年来，承担国家级和省部级科研课题 10 余项，申报发明专利 40 余项；先后主编国家级高等中医药教材 9 部，建成国家级和省级精品课程；主编《中华临床中药学》《中药学词典》《中药功效学》《当代中医内科学》等专著 20 余部，发表论文 80 余篇。

张廷模注重教书育人，为人师表，被评为最受学生喜爱的教师、校师德标兵，四川省首届高校教学名师和优秀教学团队负责人。2004 年被国家中医药管理局遴选为全国示范教学师资培训班主讲人，为近 20 所院校的同行教师讲授《中药学》，录制的教学光盘公开发行，被同行视为《中药学》教学的典范，广为流传。

张廷模传承了川派临床中药专家能医能药、理论基础深厚、实践经验扎实的优势，临床尤长于内科杂病和皮肤病的辨证治疗。其学术思想独树一帜，在中医学方面提倡知常达变，才能不拘成见；强调阴阳两分，应知名同实异；主张领悟前提，方可洞悉真谛；在中药学领域，对药性、功效、配伍均有独到创见，衍义性能，理论为之一新，首次提出补泻、润燥等也属于性能范畴，提出区分性能与性状的必要性与文献依据，提出了药性“三性说”的合理性；剖析“一物二气”说，药物归经与临床辨证定位理论的相关性，归经与引经、基于法象药理学的升降浮沉与基于药效学的升降浮沉的联系与区别等。他全面、系统地整理了中药功效，首次提出功效理论是中药基本理论的核心，对功效概念的界定及功效表述的不完整性等，都能补前人认识之未逮。他新解的中药七情及配伍关系的相对性，学术意义重大，实用性强。

王建

王建（1959— ），1982 年毕业于成都中医学院医疗系本科，同年在本校攻读硕士学位，师从凌一揆，1984 年研究生毕业，留校任教。现为成都中医药大学教授、博士研究生导师，四川省突出贡献优秀专家，四川省中医药管理局学术和技术带头人，中华中医药学会中药基础理论分会常委，世界中医药学会联合会方药量效关系研究专委会常务理事，国家科技部国际合作项目、国家自然基金科学基金项目评审专家。两次赴日本进修学习。1996 ～ 2016 年，负责成都中医药大学与日本 POLA 化成株式会社“中医健康美容食品的开发研究”项目，多次出国讲学，促进中医药的学术交流。

王建从事中药药性理论、中药不良反应与合理用药研究，受凌一揆导师“系统中药学”学术思想影响，提出了“中药药性整体”学术观，主张基于功效分类，按“质 – 效 – 性”路径开展中药“药性整体”的研究，获得国家科技部“973”课题资助。他结合患者口服部分中药产生的胃肠胀痛不适等副作用，提出了“药源性胃肠靶器官毒性”学术观，并采用炮制和配伍手段，干预药源性胃肠毒副作用，探明其机制，为临床安全用药研制了“厚朴汁炙远志”新炮制饮片，获得 4 项国家自然基金资助，授权专利 1 项。他主持及主研各级科研课题 40 余项，其中国家级 10 项（主持国家科技部“973”计划课题 1 项、国家自然基金 4 项，主研“973”计划 1 项、支撑计划及国家自然基金 5 项），国际合作课题 2 项，部省级课题 15 项、厅局级课题 15 项。获四川省科技进步二等奖 2 项、三等奖 1 项，四川省教学成果三等奖 1 项；获国家发明专利授权 4 项。他发表学术论文 120 余篇，核心期刊 50 余篇，SCI 收录 5 篇；出版教材专著 30 部，主编、副主编约 20 部。其中主编了“十二五”普通高等教育本科国家级规划教材《中医药学概论》、卫生部“十二五”规划教材《临床中药学》及全国高等医药院校统编教材《临床中药学学习指导与习题集》、全国普通高等中医药院校药学类“十二五”规划教材《中药学》、卫生部“十一五”规划教材《美容药物学》；副主编了《やさしい中医薬概要》（自编）、教育部《中药学网络课程（含标本馆）》及全国普通高等中医药院校规划教材《中药学》等；主编专著 11 部，副主编 1 部（《中华临床中药学》第 2 版）。

（二）徐氏炮制制剂流派

［学派概述］

四川徐氏中药炮制流派由徐楚江开创和奠基，并由谢秀琼等不断发展和丰富，自成一派。该流派坚持以中医药理论为指导，贯穿“辨证施治、随方炮制、以方制药”的原则，紧密结合现代科学技术，开展了中药炮制原理、工艺及临床应用等方面的研究，是我国中西部地区中药炮制制剂科学研究、人才培养的重要基地。

流派传承：

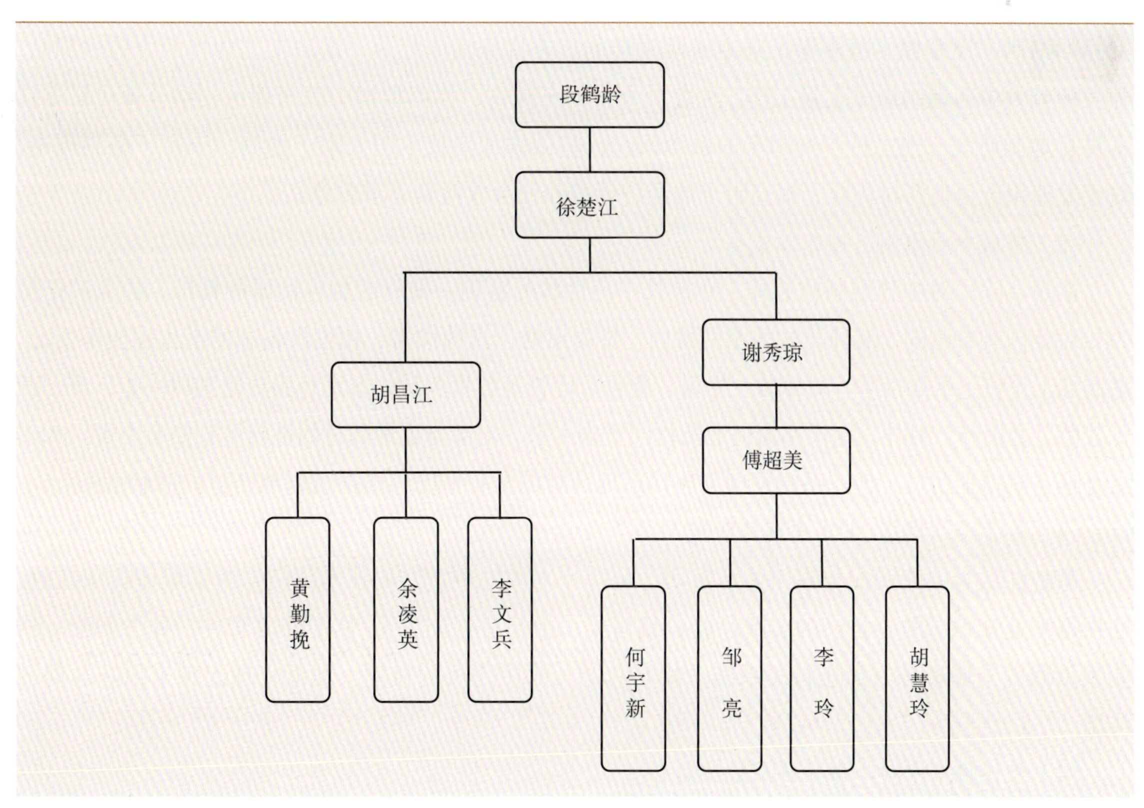

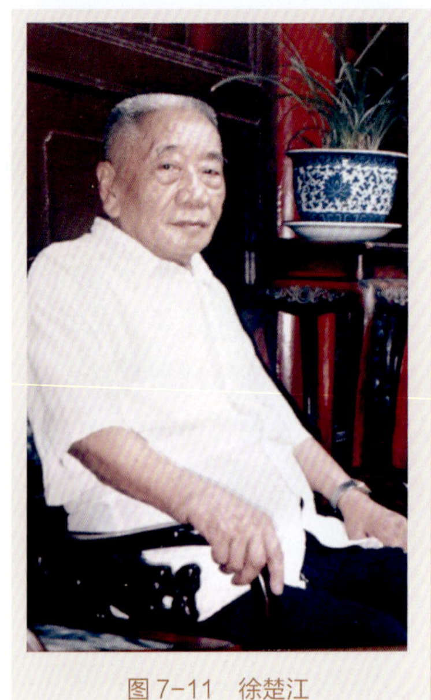
图 7-11　徐楚江

[学派名师]

徐楚江(图 7-11)

徐楚江(1920—2004),成都中医药大学教授。曾任四川省药学会理事、四川省科技顾问团顾问、国家药典委员会委员、中国中医药学会顾问。幼入私塾,1934 年受业于成都名医段鹤龄门下,学习传统中医理论与临床,并学习药材的鉴别和膏、丹、丸、散的制作。1951 年在成都第一人民医院中医门诊部工作,1956 年担任成都市药学会理事,1957 年在四川医学院从事中药教学和科研工作。1962 年调入成都中医学院,历任教研室副主任、主任、副教授,1988 年晋升为教授。他先后主讲了"中药材形性鉴定""中药制剂学""中药炮制学"等课程,为中药炮制学硕士研究生导师,1990 年被国家人事部、国家中医药管理局确定为第一批全国名老中医师带徒指导老师,享受国务院政府特殊津贴。曾应邀赴日本进行学术演讲和交流。

[学术特色]

(1)统一炮制学说,主张炮制重在提高药物功效

徐楚江主编了全国第一本《中药炮制学》通用教材,为统一全国炮制学教学做出了特殊贡献;亦考证了《雷公炮炙论》的成书年代,注重中药炮制与临床疗效的关系,主张炮制与临床用药有机结合;对药物的特殊炮制和升降熬打方面亦有很深造诣。徐楚江有丰富的炮制经验,除临床常用炮制品的炮制,还掌握了很多濒于灭绝或已失传的、有特殊临床疗效、炮制工艺独特的中药炮制品,为发扬光大中药炮制做了大量工作。徐楚江尊古而不泥古,提倡根据中医药理论,结合现代科学技术进行炮制研究。他主持了炮附子的系统研究,将微波加热技术引入附子炮制,丰富了炮制理论,对于发挥川产道地药材优势、提高附子的经济效益和社会效益具有重要意义。

(2)精通中药炮制,擅长性状鉴别

徐楚江除了对中药炮制精通外,亦擅长中药性状的鉴别。他有着刻苦钻研的精神、惊人的记忆力,对全国有特色的 519 种药材的鉴别特征、货源出处、真伪优劣、在世界各国的销售和使用情况、炮制加工等莫不了如指掌,对犀角、牛黄、麝香、虎骨等名贵药材的鉴别经验更是独树一帜,有"药王菩萨"之美誉。另外,徐氏亦为道地药材的鉴别专家,对部分道地药材的性状鉴别颇有心得。为了更好地了解道地药材,他还系统整理了唐代道地药材的分布情况,以探索道地药材的原始意图。

(3)善于总结提炼 丰富中药房管理

徐楚江认为中药调配与临床关系密切,是医疗工作中很重要的技术部门。为了保证临床疗效,他根据专业知识,结合自己的实践经验,编写了《中药房管理学》,从中药房管理、处方调配、从业人员修养与职责等方面进行了系统分析与总结,对中药房的科学、规范管理起到了很好的促进作用。

(4)兼擅临床诊疗,倡导医药紧密结合

徐楚江对常见病、多发病有独到的诊治技术,尤其擅长疑难杂症的诊治。他熟读中医药名家著

作，对中医理论理解深刻，对药物性质、特点极为熟悉，并在临床中灵活应用。他在临床治病严格把握病机，组方用药主次分明，并在某些病证的治疗中善用经方、验方；在用药时重视药物品种选择，要求剂量准确，强调炮制品的合理选用；擅长用药物升降之性调理人体的升降，灵活应用药对增强临床疗效。他主张对临床有效处方进行科学研究，以更深层次探索组方的准确性、科学性。如对自创抗癌秘方“癌灵”，分别进行了制备工艺、质量标准、药效、毒理及临床研究；另外，还对自创“百药煎”进行了研究。

除了采用药物治疗疾病外，徐楚江还主张用药膳进行疾病的预防和治疗，并做了大量工作。他吸收名家在药膳方面的知识，结合自己的经验，在药膳方面成绩显著，并受邀去日本进行食疗方面的学术交流，受到广泛赞扬。

[传承发展]

谢秀琼

谢秀琼（1938— ），女，成都中医药大学教授、博士研究生导师，享受国务院特殊津贴专家。曾任卫生部第三、四届药品审评委员，国家药品监督管理局药品审评中心专家库专家，1994 年任四川省新药审评委员。2006 年为四川省和成都市的“成都中药传统制剂方法”非物质文化遗产传承人。她曾师从著名中药学专家徐楚江，学习其传统中药炮制制剂的理论与技术，尤其是中药特殊丹剂品种的炼制技术。1984 年起跟随凌一揆学习并从事中药新制剂研究。

谢秀琼讲授“中药药剂学”“中药制剂设计学”“现代中药制剂新技术”“中医五官外用制剂学”等课程，已培养硕士研究生 21 人、博士研究生 22 人、博士后 1 人。她主编了《中医五官外用制剂学》教材，参加了《中药药剂学》第一版统编教材和《中药制剂设计学》的编写，为《中药药剂学》（全国高等院校精编教材）主审；主编《中药新制剂开发与应用》（第一、二、三版）、《现代中药制剂新技术》、《国际中医药从业人员考试资料—中药药剂学》，副主编《实用中药制剂新技术》，为《中药制剂注解》《中华本草》《中药色谱指纹图谱》等著作的编委。

谢秀琼承担了国家“863”项目川芎配方颗粒质量标准规范化研究，国家“九五”攻关计划优糖明颗粒的研究，四川省科技厅重点课题川芎系列产品开发研究，新药产宝口服液开发工作，科技部“十一五”支撑计划盐炙法炮制共性技术与相关设备研究（益智仁），药典委员会课题黄连上清丸质量标准研究、虫草和水蛭的毛细管电泳鉴别研究，四川省和成都市第一批非物质文化遗产保护名录——成都中药传统制剂方法等项目；并已完成枕中防痴丹、枕中健脑口服液、金朱止泻片、定晕丸、咽痛片、中国五花饮、好娃友咀嚼片、胆舒片、保心片等 10 余项新药的研制。获四川省科技进步一等奖 1 项，四川省科技进步三等奖 3 项，获国家发明专利 4 项。

谢秀琼认为，作为系统中药学“品质性效用”中的一个关键环节，中药新制剂的研究，应坚持以中医药理论为指导，同时也要充分汲取现代科技精华，按照新药审批相关要求进行开发。中药传统制剂方法俗称“升、降、熬、打”，其中以升（丹）和降（丹）技术最难。现代中医药科研工作者应熟练掌握“升、降、熬、打”的理论和技术。

胡昌江

胡昌江（1952— ），男，成都中医药大学二级教授、博士研究生导师，四川省学术和技术带头人，享受国务院特殊津贴专家，首批全国老中医药专家学术经验继承人，国家第二批非物质文化遗产技艺传承人，国家自然科学基金项目评审专家。1994 年被遴选为名老中医药专家徐楚江学术继承人，潜心学习临床三年，并一直坚持中医临床，继承并整理了名老中医药专家的学术思想，具有中医药两方面的扎实基础，尤其对中药炮制前后的临床用药颇有心得。40 年来，胡昌江一直勤勤恳恳地工作在教学、科研第一线，曾担任中药炮制教研室主任 10 余年，先后受德国、马来西亚等国家和中国香港、台湾等地区邀请，讲授中药炮制与临床应用。在科研方面，他的研究方向为中药炮制原理和炮制前后的临床应用。作为负责人主持国家级、省级等课题 10 余项，发表论文 60 余篇，主（参）编著作 11 部，并获四川省科技进步二等奖和三等奖各 1 项、成都市科技进步三等奖 1 项、辽宁省科技进步二等奖 1 项。

胡昌江在多年的临床实践和科学研究中，总结了许多具有指导意义的学术思想，强调医药结合，坚持临床实践。他临证 40 余年，十分强调炮制品在处方中的灵活运用，认为组成方剂的药物不变，仅在药物炮制加工方面不同，也会使方剂的功用发生变化，改变部分适应证，因此，不同的证应选用不同的药物炮制品。他认为，中药炮制继承是基础，创新是发展，中药炮制是中医用药的特色，中药只有经过炮制，才能适应中医辨证施治、灵活用药的要求，才能保证临床用药的安全有效；同时顺应现代科技发展的潮流，将濒临灭绝的“九制大黄”开发成产品，并申报专利。

傅超美

傅超美（1961— ），博士，成都中医药大学二级教授，博士研究生导师。1983 年成都中医学院本科毕业留校任教，1993 年公派马来西亚环宇医疗中心学术访问 1 年，1997 年晋升副教授。2000 ～ 2009 年任药学院中药炮制与制剂研究室、教研室主任，其间 2004 年晋升教授，2007 年任西部中药材综合开发利用教育部工程研究中心副主任。2009 ～ 2013 年任成都中医药大学药学院副院长，2009 年被评为四川省第八批学术和技术带头人。现任成都中医药大学药学院院长，科技部科研项目评审专家，国家新药评审委员会委员，中华中医药学会中药制剂分会副主任委员，四川省药学会中药专业委员会副主任委员，成都药学会副理事长，成都药学会药剂专业委员会主任委员，并担任政协第十届、第十一届四川省委员会委员。

傅超美主持了四川省教育厅教学改革项目“制药工程专业创新人才培养的改革与实践”等教改课题。2010 年负责的中药药剂学课程被评为四川省级精品课程。先后主编高等中医药院校“十二五”规划教材《制药辅料与药品包装》《中药药剂学实验》《药用辅料学》等 6 部，主编的《国家执业药师资格考试辅导用书——中药学专业知识（一）》自 2007 年出版以来已再版 7 次。如今已培养硕士、博士研究生 50 余名，其中 4 名硕士研究生毕业论文获得“四川省优秀硕士论文”。

傅超美先后承担了国家自然科学基金、国家“863”攻关课题、“十五”科技攻关、“十一五”科技支撑计划、行业专项等多项国家研究任务，获中华中医药学会科学技术三等奖 1 项、四川省科技进步奖 4 项、成都市科技进步奖 4 项；在 Expert Opin. Investig. Drugs Journal of Ethnopharmacology《药学学报》《中国中药杂志》《中草药》《中成药》等国内外期刊上发表论文 100 余篇。

傅超美坚持中医理论的指导地位，重视现代科学技术方法与传统中医理论的结合，形成了“三个强调、两个注重”的学术思想。他强调以中药处方功能主治为核心，理法方药为主线，确保原方特有的功效；强调根据传统用药经验合理设计提取溶媒与工艺路线；强调制备工艺评价指标和方法的选择需体现中医药的特色，选择能反映复方制剂功效的可量化的理化指标或药效学指标。他注重药物配伍变化关系及中药复方合煎过程中产生的复杂变化；注重体现中药功能与主治的物质的提取与纯化工艺研究，为实现中药药剂的剂型现代化、质量控制标准化、生产技术产业化起到了良好的指导作用。

二、著名专家

（一）中药品质评价和资源

贾敏如

贾敏如（1934—　），成都中医药大学教授，博士研究生导师。1960 年 8 月毕业于四川医学院药学系（现四川大学华西药学院），分配到成都中医学院工作。1989 年被评为教授，1993 年被国务院学位办评为博士研究生导师，享受国务院特殊津贴。曾任卫生部高等医药院校教材、规划教材编委，中国医学科学院药物研究所药用植物顾问，四川省科技顾问团第一、二届顾问（1983 ～ 1992），成都中医学院药学系主任，中华中医药学会中药鉴定专业委员会副主任委员，中国药学会四川分会副理事长，中药和天然药物专业委员会主任委员，四川省新药评审委员，成都中医药大学国家重点学科中药学学术带头人，博士后指导组专家。1983 年荣获四川省优秀教师称号。

为了适应当时新办中医院校教学要求的特点，1961 年，贾敏如与李仿尧合作创立并编写了新课程《中药鉴定学》教材，该书先后出了 4 个版本，他一直担任主编、副主编或编委。该教材是我国 20 世纪后 40 多年来在全国中医院校唯一使用的统编或规划教材，发行量高达数十万册。20 世纪六七十年代，他和几位同事多次饮雪水、住岩洞，考察和建立了中药鉴定学科的高山实习基地，如茂县马槽山和汶川县卧龙，其独特的教学方式和效果影响了当时全国同类院校。1980 年受卫生部委托，学校面向全国承办中药鉴定高级师资班（一年），贾敏如既是组织者又是主讲教师。他先后承担了本科生及硕士、博士研究生的“国际传统药和天然药物”“中药鉴定专论”“双子叶植物解剖”等课程的教学工作。多年来他除参与培养数以千计的本科生外，作为导师还培养了硕士研究生 11 人、博士研究生 7 人，指导博士后 1 人。

贾敏如先后对辛夷、厚朴、通草、川芎、川白芷等 19 种中药材进行过深入或全面的研究；编写出版《中华本草》《中国民族药志要》等专著 26 部，其中有 10 部为主编，2 部为副主编；已公开发表学术论文 118 篇，有 8 篇在国外发表，大量论文被国外权威检索期刊收录，其中录入 CA 20 篇、BA 8 篇、BP 2 篇、EI 1 篇、SCI 6 篇（检索截止于 2006 年 10 月）。与他人一起发表药用植物一个新种、两个新变种。20 世纪 80 年代至 2006 年间，他获得国家中医药管理局（部级）二等奖 2 项，国家科技进步奖三等奖 2 项，四川省科技进步奖三等奖 2 项、一等奖 1 项，成都市科技进步奖二等奖 2 项；并申请国家发明专利 1 项；开发 3 个中药新产品并成功转让。贾敏如曾两次去日本进行学术考察和特邀专题演讲，参加 8 次国际学术会议，先后担任 7 种杂志的编委。

贾敏如重视中药品种的形态鉴定方法，认为中药的品种（基原）是中药研究和生产的“龙头”，而当前品种的鉴定仍以形态鉴定为主，但应注意化学分类和分子生物学等现代科技的引用。他强调中药质量的辨证认识，认为质量体现在中药的生产、储藏、销售和使用等各环节，应结合有效成分在原药材中的存在部位、量变情况和临床疗效来做出质量判断，不能仅以有效成分高低做定论，商品等级规格不能代表质量。他十分重视民族药的研究，建议首先对民族历史悠久、地域辽阔、受国际传统医学影响深远、药用品种多且复杂的藏医、维医、蒙医使用的代表性药物进行分批次重点研究。

万德光

万德光（1938— ），女，成都中医药大学教授、博士研究生导师，国家级重点学科（中药学）学术带头人，四川省学术和技术带头人，全国老中医药专家学术经验继承指导老师，享受国务院特殊津贴专家。1983 ～ 1998 年担任成都中医药大学副校长，分管教学和科研工作。先后担任全国中医药高等教育学会副理事长、国家教育部高等学校教学质量评估专家组成员、国家自然科学基金生命科学部中医药学科同行评议专家、国家卫生部药品审评委员会委员、中国植物学会药用植物与植物药专业委员会顾问等。从事中医药教学科研工作 50 余年，为中医药科研、教育做出了突出贡献，是著名中药品质专家和首届国家级教学名师。从事中医药教育 50 年，她最深的感悟是：师贵育人，人贵笃学，学贵融通，通贵博采。

万德光长期致力于中医药传统与现代科学技术的结合，富于开拓创新精神，在全国率先建立了药用动物学课程，1961 年编印了首部《药用动物学》教材。该教材 1993 年正式出版，获国家中医药管理局优秀教材一等奖。她参加了全国高等中医院校试用教材《中药鉴定学》和《药用植物学》初版开拓性教材的编写工作，主编了全国高等中医药院校研究生首部规划教材《中药资源专论》，担任普通高等教育中医药类规划教材编审委员会委员和规划教材首版《药用植物学》《中药鉴定学》《中药化学》的主审。

在教育教学改革的创新与实践方面，万德光主持完成了教育部及四川省教育厅研究项目“高等中医药教育按类招生、分段教学培养模式的改革与实践”“面向 21 世纪中医药人才培养模式改革的研究与实践”等 8 项课题研究，荣获国家级教学成果二等奖 2 项，四川省教学成果一等奖 4 项。她长期坚持在教学一线，先后为本科生及研究生讲授“药用动物学”“药用植物学”“中药现代生物技术”“中药品质与药效”“中药品种、品质与资源”等课程；指导培养了博士后 3 人，硕士、博士研究生 34 人，担任全国老中医药专家学术经验继承指导老师培养学术继承人 2 名。

在科研工作中，万德光长期坚持以中医药理论为指导，致力于中医药学传统与现代科学技术的结合，共承担国家级、部省级研究项目 20 余项。她主持完成代表性的科研有：“九五”国家科技攻关项目“中药材质量标准规范化研究——远志，”国家“863”重点项目“50 种中药饮片炮制规范化研究——远志炮制工艺及质量标准研究”，国家自然科学基金项目“川木通与药效、毒性的关联分析”及“同基原多部位入药的桑类药材质量评价系统及评价模型研究”等。她发表论文近 200 篇，出版专著及教材 26 部，其中主编 12 部。1997 年主编了《中药分类学》专著，填补了中药分类方法研究的空白，其成果形成了《中华本草》中的“中药分类”专论。2005 年，主编了《四川道地中药材志》，首次对川产道地药材（共 49 种）进行了全面系统的整理研究，做到了“言川产必有据，言道地求其源”，集道地药材研究中的新成果、新进展、创新性和实用性于一体，受到了学术界广泛好评。在中医药研究中，万德光获得国家发明专利 10 项，四川省科技进步二等奖 4 项，四川省人民政府优秀新产品奖 1 项，成果转化 2 项。因在中医药研究中做出的突出贡献，2004 年荣获中国药学发展奖（中药奖）。

在长期的科学研究中，万德光分析了中药品种、品质、药效与资源方面存在的问题，创新性地提出了“中药品种、品质与药效相关性”的学术思想，即把中药品种、品质、药效与资源有机结合起来，从品种探究其品质，从品种、品质探究其药效，从资源的可利用度探究其开发利用。将有效性作为中药品质评价的根，资源的可利用度作为中药品质评价的本，建立了体现中医药特色的现代中药品质和药材质量评价体系。在此思想指导下，2007 年她主编了 130 万字的《中药品种品质与药效》专著，为规范中药品种、品质和药效的基本概念和理论，深入研究和把握中药质量评价标准问题提供了思路。她在理论与实验研究基础上并结合相关文献的研究，创建了“中药品质理论”，2008 年主编了《中药品质研究——理论、方法与实践》专著，首次提出了“中药品质遗传主导论”“中药品质的环境饰变论”“中药品质的生物多样性维持论”“中药品质的传承论”“中药品质的效用决定论”“中药品质的多元调控论”“中药商品物流保质论”“中药辨伪论”和“中药资源全球共享论”等九个论点为核心的中药品质理论，并系统分析和规范了中药品质研究的方法学问题，对规范中药品质研究具有重要的学术和现实意义。她所创建的“中药品质理论”得到了同行专家的认同，已被卫生部“十一五”全国高等中医院校研究生规划教材《中药鉴定学专论》和《中药资源学专论》采用。

严铸云

严铸云（1964—　），成都中医药大学教授、博士研究生导师，四川省中医药管理局学术和技术带头人，第四批全国老中医药专家学术经验继承人，师承万德光。四川省科研创新团队，国家中药品质优秀教学团队和国家级药用植物学精品课程骨干教师，世界中医药学会联合会中药鉴定专业委员会理事，中国植物学会药用植物与植物药专业委员会委员，全国中药种子（苗）标准化委员会委员，中国生态学会中药资源生态专业委员会委员，中国自然资源学会天然药物资源专业委员会委员，四川省植物学会理事、副秘书长。

在教学和科研上，严铸云致力于中医药与多学科的结合，富于开拓创新。他主讲了“药用植物学”“中药资源学”“中药现代生物技术”“中药品种品质与药效”“中药拉丁语”等本科课程，“药用植物分类学”“中药资源专论”“中药品质与药效专论”等研究生课程。先后主持了国家自然科学基金、“十一五”支撑计划及部（省）级和厅（局）级项目 10 余项。发表科研和教学论文 100 余篇，参编了《药用植物学》（规划教材）、《药用植物与中药鉴定实验》（创新教材）、《中药拉丁语》（创新教材）、《中国药用植物志》、《中药资源学专论》（研究生教材）、《中药品种品质与药效》、《中国民族药纲要》、《中国民族药辞典》等专著 16 部，其中主编 4 部，副主编 5 部。获得四川省科学技术成果进步二等奖 1 项、三等奖 2 项，四川省教学成果二等奖 1 项；获得国家发明专利 1 项。

在继承万德光中药品种品质与药效相关性和中药品质理论的基础上，严铸云坚持传统与现代的结合、宏观和微观的结合，不断引入其他学科的思想和方法，潜心于中药材标准化、中药道地性形成机制和调控研究，积极探索中药品质形成和调控机制、药材标准化建设、资源可持续利用的道路和途径；提出中药标准化、国际化就是用国际制定标准的通行规范和方法来制定体现中医药特点的中药标准；连作障碍“起因于微生态失衡，要终结于微生态平衡”；以“损有余而补不足”，调整土壤失衡的微生态环境，是中药连作障碍防治的思想精髓和基本模式。选题上将中药产业相关的共性问题作为切入点，如正在开展的中药道地性形成机制、连作障碍修复技术和中药材无损鉴别研究等均对探索中药标准化和国际化、实现资源可持续利用具有重要意义。同时结合生产实际，严铸云研制出丹参、雅连和川明参连作障碍修复剂，较其他传统的措施，更利于保护生态环境，实现生态的可持续发展。

（二）中药药理与毒理

沈映君

沈映君（1934— ），女，成都中医药大学教授，博士研究生导师，享受国务院政府特殊津贴专家，曾任国家级重点学科中药学学术带头人、四川省学术和技术带头人、全国中药药理专业委员会委员、国家药品监督局新药评审委员、普通高等教育中医类规划教材编审委员会委员、全国执业中药师命题审题委员会委员、四川省生理学会常务理事。2000 年分别被四川省人民政府及四川省教育工会授予“四川省先进工作者”和“四川省高校系统先进女教职工”称号。2004 年国家教育部授予其“全国优秀教师”称号。

沈映君是国内中药药理学术界有影响的专家，是我国第一部高等院校统编规划教材《中药药理学》的编写者，中药药理学科的奠基人之一。她治学严谨，坚决反对和抵制学术上的任何浮夸和造假，几十年如一日地坚持在教学、科研第一线，为中医药界输送了大量高层次的人才。她参与了我国第一位中药学博士研究生的培养，结束了我国没有中药学高级研究人才的状况。沈映君出版教材及专著 26 部，1992 年获第二届全国优秀教材奖；1995 年获全国科技图书一等奖；在核心学术刊物上发表论文 90 余篇；主持或参加国家、部省级课题 20 余项，获国家、部省级奖 13 项，获新药证书 3 项。

沈映君秉承本学派“医药结合”的特点，强调以传统中医药理论为指导，利用现代科学手段，多学科结合，阐释传统医药现代科学原理。她按照“理、法、方、药、证五位一体”的研究思路，在我国率先开展了解表方药的系统研究，揭示该类方药西医学的作用规律。她主持完成了国家中医药管理局“七五”攻关课题“解表方药研究”，专家鉴定认为，该项目是中医药研究中一项突破性成果，第一次较好地将中医药理论与现代研究结合起来，对全国的中医药理论研究起了示范性作用。在中药药理学的研究中创立的大鼠发汗试验三种测定法，填补了中药药理研究方法学的空白，其研究成果已载入多本专著和工具书，直到今天仍被国内多家科研单位广为采用。通过几十年的不懈努力，沈映君在解表方药的现代研究中建树颇丰。她初步揭示了辛温、辛凉两大类解表方药的共性与个性，明确了解表法的现代内涵，建立了“表寒证”动物模型；出版了专著《中药解表方药研究》；并多次在全国中药药理学术大会及国际会议学术会上作特别讲演，均受到与会者的好评，在国内外产生了较大的影响。多年来，她一直坚持产、学、研相结合，积极为发展地方经济服务，主持了多项中药新药的研究与开发，如太极集团的“产泰”口服液，四川光大制药集团的“抗病毒颗粒、糖浆”，四川绵阳渔人集团的“百咳静”等，为四川省的中医药产业带来了较大的社会效益和经济效益。

罗光宇

罗光宇（1935— ），成都中医药大学研究员。1959 年 7 月毕业于四川医学院（现四川大学华西医学院）医学系，分配到成都中医学院从事药理学、中药药理学、实验动物科学的教学和科研工作。1959 年参与组建学校药理学教研组，是学校较早期开展药理学教学、中药药理毒理研究的教师之一。1982 年，他参与该校组建中药研究室，1987 年开设了“实验动物学”课程。

罗光宇对中医证候动物模型、中药“十八反”“十九畏”、药证方证证治原理等有深入研究。他研制的系列动物模型，受到我国同行学者的重视，被浙江省中医药研究院、四川省中药研究所等单位同行引用，尤其是对脾胃证治原理研究——脾虚脾不统血动物模型系列研究，居我国同类研究领先水平。他先后发表论文 14 篇，主要有“中药‘十八反’之研究——拮抗丸的毒性、抑菌实验报告”“制川乌反法半夏的初步试验”“大鼠脾不统血（上消化道出血）证模型研究”等。其主持或主研的研究项目曾获国家中医药科技进步成果二等奖 1 项、四川省科技进步二等奖 1 项、四川省科技进步三等奖 1 项。

邓文龙

邓文龙（1941—　），四川省中医药科学院研究员（二级）。1963 年于四川医学院药学系毕业后，在四川省中医药研究院工作至今。1991 年获国务院政府特殊津贴，1992 年评聘为研究员，2002 年至今为四川省学术和技术带头人。历任中国药理学会中药药理专业委员会常务理事、副主任委员、主任委员，世界中医药联合会中药药理专业委员会常务理事，中国药理学会化疗专业委员会理事，中国中西医结合学会中药专业委员会理事，四川省生理科学会副主任委员等。

邓文龙主编、副主编了大型中医药学专著 10 余部，如《中医方剂的药理与临床应用》《中药药理与应用》等。2004 年接受国家药典委员会委托，负责起草编写大纲并组织全国中药药理专家编写了《中华人民共和国药典临床用药须知・中成药卷》2005 版、《中华人民共和国药典临床用药须知・中药与饮片卷》2010 版的药理毒理部分。

邓文龙发表论文 160 余篇，其中多篇论文都是针对我国中药药理研究的方向性论文，如“中医解毒法实质的研究及内毒素性疾病的中医药防治”“创建中药质量的药理学评价体系”“创新中药及其在我国的发展”“关于中医药学理论研究一些问题的讨论”等。他主编的《中药药理与临床》杂志从 1985 年至今，一直是我国中药药理研究的权威刊物。

邓文龙主持或负责药理毒理部分研制成功的中药新药 10 余种，如穿心莲内酯、穿琥宁及其冻干粉针、参麦注射液、生脉注射液、云星胶囊、枣仁安神胶囊、火把花根片等均以疗效突出稳定、生命周期长为特点；热毒平胶囊是第一个以内毒素血症为主治的新药；强骨胶囊上市 10 年，是强骨而又没有不良反应的药物；“九五”重点攻关项目风湿平胶囊经 10 年艰苦研究，解决了大孔树脂药用标准、有毒中药新药研制、可控制临床效毒表现的微克级中药复方药物质控指标等三大难题，于 2006 年批准上市。其他还有六味地黄胶囊、银翘散袋泡剂等药物。

邓氏致力于中药药理学的学科建设与发展研究 30 余年，提出和倡导了我国中药药理研究若干重要研究领域，如中药药理学学科任务与构架、中医方剂与治法研究、内毒素性疾病及其中医药防治研究、大孔吸附树脂药用标准、建立我国中药质量的药理学评价体系及中医药学理论研究问题等。他提出并于 2007 年负责的“973”项目“以功效为核心的中药药性理论研究”，以中药药理为基础，以治法药理为高层次的中药药理学学科构架，为建造现代中药药性理论体系奠定了基础。他主持或主研的项目获国家、省部级科技成果奖，国家三等 1 项、省部级一等奖 1 项、省级二等奖 1 项。

黄国钧

黄国钧（1945—　），成都中医药大学教授、博士研究生导师，长期从事本科生、硕士研究生和博士研究生的教学和科研工作。1995 ～ 2004 年担任成都中医药大学中药药理学教研室主任期间，为学科建设做了大量工作。1998 年晋升为教授，1999 年被批准为博士研究生导师，已招收培养硕士研究生 6 名、博士研究生 16 名。他兼任国家自然科学基金审评委员、国家科学技术奖奖励专家库中医药评审专家、四川省新药审评委员、四川省药学会理事会理事、四川省中药学专委会委员、中药现代化科技产业（四川）基地专家咨询委员会专家；为《中华现代中西医杂志》编委，《中医药信息》特邀专家，《中医药学报》特邀专家；参加 10 余项部省级中药科研及新药研究，如枕中健脑口服液（1994 年获四川省科技进步三等奖）。2000 年被授予“四川省有突出贡献的优秀专家”称号。

黄国钧发表论文 40 余篇，参加编写教材和著作 15 部，主要有《中药药理学》《中西医结合肿瘤学》《实用补养中药》《中药药理研究方法学》《中药新制剂开发与应用》《中药药理实验方法》《中成药名方药理与临床》《中药药理学》《中药药理学习题集》。

彭成

彭成（1964— ），成都中医药大学二级教授、博士研究生导师。现为成都中医药大学副校长、国家级重点学科中药学学科带头人、中药资源系统研究与开发利用部省共建国家重点实验室培育基地主任、国务院学位委员会学科评议组成员、中华人民共和国药典委员会委员、全国高等中医药院校药学类规划教材编委会主任委员、教育部高等学校中药学类教学指导委员会副主任委员、全国高等院校中药学专业学位研究生教材评审委员会副主任委员、中华中医药学会中药基础研究分会及中成药分会副主任委员、国家自然科学基金委员会医学科学部中药学专家评审组成员、国家新药药品审评咨询专家、国家兽药评审专家，系国务院政府特殊津贴获得者、新世纪百千万人才工程国家级人选、全国优秀教育工作者、《中药与临床》杂志主编。

彭成主要从事中药创新药物发现、有毒中药研究、道地药材研究开发，先后负责国家“973”计划、国家支撑计划、国家自然科学基金重点项目、国家基础科学人才培养基金项目，以及中韩、中印、中泰国际合作项目等 30 余项；发表论文 300 多篇，为 SCI 收录 80 多篇，总编著作 2 套 29 部，主编学术专著 11 部；获国家科技进步二等奖 1 项（负责人），国家中医药科技进步二等奖 1 项（负责人），四川省科技进步一等奖 5 项（负责人 4 项、主研 1 项）、四川省教学成果一等奖 2 项（负责人），指导博士后 10 余人，培养博士研究生 30 余人；被美国、日本、韩国、泰国、印度尼西亚等国家邀请做国际学术报告 16 次。

彭成首次提出中药创新药物“方病证、药病证、有效部位与病证、有效成分与病证”的研究发现模式，从理论和技术两个方面将中医药学、生物医学、动物实验知识技术融为一体，构建了具有独特理论体系和技术方法的综合性新兴交叉融合的专门学科——中医药动物实验方法学，出版了《中医药动物实验方法学》专著；研究发现四君子汤、附子等复方和药材治疗疾病的有效部位或有效成分，并按照中国或韩国 FDA 的要求，进行产品开发研究，获国家发明专利 19 项。

彭成带领研究团队对乌头类有毒中药（川乌、附子、草乌、草乌叶）的 3 个生品、4 个药材、5 个炮制品种和 20 多个组分的物质基础进行了系统研究，建立了乌头类有毒中药的化学库指纹谱；按照国际 ICH 的要求，选用正常动物和模型动物，研究乌头类有毒中药的基础毒性、安全药理和毒代动力学，并在整体、组织、细胞和分子水平深入研究和揭示乌头类有毒中药毒作用机制；尤其在中医药理论指导下，系统研究了乌头类有毒中药依法炮制、对证用药、合理配伍，以及不同给药剂量、煎煮时间对乌头类有毒中药的毒性反应、化学物质和药效作用的影响，建立了控制乌头类有毒中药的方法体系，提出并构建了有毒中药“毒性物质基础 – 毒作用机制 – 控毒方法体系”的安全性评价模式，建立了中药毒理学新学科，主编了创新教材《中药毒理学》。

针对中药注射剂研制与生产过程中存在的关键科学和技术问题，彭成首次提出中药注射剂“品、质、制、性、用”的研究模式，系统研究参附注射液的品种、质量、安全性与有效性、临床和制药生产关键技术，科学揭示了参附注射液的物质基础、治病原理，建立了质量标准体系，攻克了生产过程中的关键技术，实现了品质控制，产生了明显的社会效益和经济效益，为中药注射剂的研制与生产提供了示范。

针对新时期中药人才培养过程中医药分家、知识系统性不强、实践创新能力不够等瓶颈问题，通过对全国唯一的中药理科基础基地的研究与实践，彭成提出了“医药结合、系统中药、实践创新”的教学理念，建立了“一中心两阶段三层次”教学模式（以中药创新人才培养为中心、分为知识集成与创新能力两个阶段和基本、专业、综合创新三个层次），构建了以知识、能力、素质为核心的“3・3・3 结构”的教学体系，凝炼了“抓系统，重素质”和“彰特质，重个性”的科研创新能力培养特色。其教学成果两度获得四川省高等教育教学成果一等奖，为中药创新性人才的培养做出了贡献。

赵军宁

赵军宁（1964—　），四川省中医药科学院院长、研究员（二级）、博士研究生导师，兼任国家中医药管理局中药质量生物评价重点研究室主任、四川省道地药材系统开发工程技术中心主任、四川省中药新药筛选与药理研究中心主任。曾任国家食品药品监督管理局药品注册司副司长（挂职，2011 年 3 月～2012 年 1 月）。享受国务院特殊津贴专家，四川省学术和技术带头人，四川省有突出贡献专家。曾获国家中医药管理局优秀科技管理人员、四川省优秀创业人才、四川省职业道德十佳标兵、四川省优秀科技工作者、四川省民族医药工作先进个人等荣誉。其主要学术兼职有世界中医药联合会药用植物资源利用与保护专业委员会副会长、中华中医药学会中成药专业委员会副主任委员、中国药理学会中药药理专业委员会常务委员、中国药学会中药天然药物专业委员会委员、中国中西医结合学会中药专业委员会委员，四川省实验动物专家委员会主任委员、四川省中医药学会副会长兼秘书长、四川省环境诱变剂学会副理事长，《中国中药杂志》常务编委，《中国药学杂志》《中华生物医学工程杂志》《中药药理与临床》《中成药》《中国现代中药》《中国实验方剂学杂志》《世界科学技术——中药现代化》等编委。

赵军宁的主要研究领域包括中药药理学与新药开发、中药质量生物控制、道地药材与民族药系统研究开发等。主持国家重大新药创制、“973”项目、国家自然科学基金项目、国家科技支撑项目等国家级课题 20 余项，部省级及其他课题 50 余项。在国内建立了第一个专门从事中药质量生物评价的部级重点研究机构，首创中药 ADME/T 联合细胞模型、Microtox 生物毒性测试法等具有自主知识产权新技术新方法。获得国家科技进步二等奖 1 项，部省级科技一等奖 5 项、二等奖 3 项；申请国家药物及技术发明专利 23 项（已授权 13 项）。他在国内外核心期刊及重要学术会议公开发表论文 100 余篇，主编《中药毒性理论与安全性评价》《名优中成药研究与应用——参附注射液》《川产道地中药材志》《四川民族药资源与开发利用》《藏医成方制剂现代研究与应用》等 6 部，副主编《中药药效研究思路与方法》等 9 部大型专著。赵军宁培养、指导了硕士研究生、博士研究生、博士后 36 名。

（三）中药物质基础与质量标准

肖崇厚

肖崇厚（1927—　），成都中医药大学教授，国家级重点学科中药学学术带头人，国内知名的中药化学专家，享受国务院特殊津贴专家。1950 年毕业于华西大学化学系，先后执教于中国医科大学、四川医学院（现四川大学华西医学院）和成都中医学院，兼任中国药学会四川省分会理事长，曾获得成都市先进工作者称号。

肖崇厚为中药化学学科的创始人，率先在国内中药学专业开设了“物理化学”“应用光谱分析”等课程，并首先将“中药化学”作为一门专业课纳入教学计划。他主编了高等医药院校教材和全国高等中医教育规划教材《中药化学》。1989年，获得了四川省高校优秀教学成果二等奖。

肖崇厚特别强调在密切结合中医、中药理论的同时，充分采用西医学知识和方法研究中药，而中药所含有效成分是中药防病治病的物质基础。他长期从事中药有效成分的研究工作，编写了《中药提取鉴定原理》《实用光谱分析》等专著；主持完成了国家自然科学基金项目——中国四川淫羊藿属植物化学成分与免疫学的系统研究等国家级、省级课题多项科研项目。

徐学民

徐学民（1954—2015），四川省中医药科学院研究员（二级）。曾任十一届全国人大代表，四川省十一届政协委员，中组部直接联系专家。1982年于四川医学院药学系（现四川大学华西药学院）研究生毕业，获硕士学位。1982～2006年就职于四川省中药研究所，曾任课题组组长、室主任、副所长、所长，2006年任四川省中医药科学院院长。1990～1992年在美国依阿华大学化学系做访问学者，专攻真菌代谢产物活性分析、分离纯化及化学结构解析等研究。他从事中药药学、中药化学及新药研发35年，被评为四川省学术和技术带头人、享受国务院特殊津贴专家、四川省有突出贡献优秀专家、四川省药学会副理事长、四川省中医药学会副会长、中国药学会理事、中华中医药学会理事、中国中药协会理事、四川省省委省政府决策咨询委员会委员、四川省专家评审委员会评委、四川大学兼职教授、《华西药学杂志》和《天然产物研究与开发杂志》编委等。

近20年来，徐学民作为项目负责人获得四类、二类新药证书2项，新药临床批件5项，授权药物发明专利6项；在国内外核心期刊公开发表论文40余篇（SCI收载11篇），撰写通过国家新药审评的技术资料70余份；承担完成国家级、省部级项目20余项，获成果技术转让费及课题经费共计4000余万元；获成果奖5项，其中“川产紫杉醇注射液及其原料药的新药研究”获2003年四川省科技进步一等奖（排名第一）。紫杉醇注射液自1998年上市后，现年销售额已超过4亿元人民币。另外，徐学民对四川省中药现代化的发展、四川省道地药材质量标准的制定及中药新药的研发、四川省中药现代化产业园区的建设等做出了积极的贡献。

徐学民主张对四川主流品种的道地药材川芎、川贝、川黄连、川丹参、川白芷、川射干等进行资源、栽培、炮制、药效、毒性、化学成分等方面的系统研究，为科学制定药材及相关制剂的质量标准及开发中药新药及非药产品奠定坚实基础，提供科学依据。他主张对川产道地药材的主要药效成分进行结构修饰，以增加疗效，减少毒副作用；增加水溶性和生物利用度，为开发中药一类新药及中药注射剂奠定科学基础。徐学民提出在开发中药复方制剂的过程中，可利用复方中各单味药的有效部分进行配伍，制成有效部分的复方制剂，以达到增强疗效、减少毒性之效果。他强调，对于中药复方制剂的原药材，必须保证原产地及药材的生长年限、采收季节、贮藏时间、加工方法等，不能单一使用目前法规拟定的质量标准控制质量。

董小萍

董小萍（1957—　），女，成都中医药大学二级教授、博士研究生导师，四川省政协科技委员会副主任，享受国务院政府特殊津贴和省有突出贡献优秀专家，四川省卫生厅学术和技术带头人，四川省高校教学名师，中国药学会四川分会常务理事，四川省药学会中药与天然药专委会主任委员，中华中医药学会中药分析分会副主任，中华中医药学会中药化学分会常务理事，世界中医药学会联合会中药化学专业委员会常务理事，《药学教育》编委会委员，全国高等医药院校药学类规划教材编辑委员会委员。她曾留学于美国芝加哥伊利若大学，回国后长期从事中药化学本科生、硕士研究生、博士研究生的教学，以及中药药效物质与中药新药的研究和开发工作。

董小萍主持和主研国家“八五”“九五”攻关、自然科学基金及部省级、厅局级科研项目12项。其中主研的“八五”攻关项目“中药材品种整理和质量研究——紫金牛专题”和主持的“九五”攻关项目“中药材质量标准的规范化研究——石菖蒲专题”均通过国家级鉴定，分别获国家科技进步三等奖、国家中医药科技进步二等奖及四川省科技进步三等奖。“中药分类方法学”的研究获四川省科技进步二等奖。她主研的“散寒解热口服液的制备及治疗外感风寒发热症的研究”“熊胆眼药水”“一柱天胶囊”等获得新药证书，并已投入生产。董小萍出版了高级药学丛书《实用天然有机产物化学》等专著，发表论文100余篇，在学科建设、教材建设、实验室建设和教育、教学改革方面做出了突出贡献，获四川省教学成果一等奖2项。董小萍为“十一五”全国高等中医药院校规划教材《天然药物化学》主编、《中药化学》副主编、《中药成分分析》主审，全国高等中医院校协编教材《中药品种品质与中药化学实验》主编，全国执业药师考试指南《中药化学》编委；主讲“中药化学”“中药化学成分结构分析”“中药化学专论”“中药分类学”等硕士、博士研究生课程，培养博士研究生31名、硕士研究生35名。

吴纯洁继承肖崇厚的学术思想，坚持“有成分论，不为成分论”研究中药的有效成分。中药化学是现代与传统的纽带与桥梁，她强调在密切结合中医、中药理论的同时，充分运用现代科学技术与方法研究中药的物质基础及其构－效、性－效关系，在发现中药活性成分的同时，注重其应用研究。

（四）中药炮制与制剂

吴纯洁

吴纯洁（1965— ），1986年获成都中医学院中药学学士学位，1995年获成都中医药大学中药学硕士学位，2005年获四川大学华西药学院药剂学博士学位。曾任成都中医学院药学系炮制制剂教研室副主任，成都中医药大学科技实验中心副主任，成都中医药大学科技处副处长、处长，现任成都中医药大学发展规划处处长，研究员，博士研究生导师，四川省学术和技术带头人，享受国务院特殊津贴专家。兼任国家中医药管理局中药炮制技术重点研究室和中药炮制三级实验室主任、中国中药协会中药饮片质量保障专业委员会副主任委员、世界中医药联合会中药饮片质量标准专业委员会副会长及中药药剂专业委员会常务理事等。作为项目或课题负责人承担“十二五”国家科技支撑计划、国家自然基金、行业专项等国家、部省级课题，发表学术论文100余篇；曾获四川省科技进步一、二、三等奖；申请与获得发明专利10余项；副主编全国统编教材《中药炮制学》及《现代中药制剂设计理论与实践》等著作。

董小萍长期从事中药炮制与中药制剂的教学、科研及管理工作，善于提出重大项目与学科发展方向，解决中药饮片炮制规范化关键共性问题，提出了以炮制“火力火候”经验客观化为突破口，采用在线式非接触红外测温等技术量化工艺参数，有利于实现中药炮制技术的传承与创新；行业内率先采用机器视觉、电子鼻等智能感官分析技术用于中药“形、色、气、味”客观化研究，系统地搭建了中药材及饮片“性状”客观化平台，有助于构建适合中药特点的饮片质量标准。

参考文献

［1］中国医籍大辞典编撰委员会．中国医籍大辞典［M］．上海：上海科学技术出版社，2002.

［2］刘时觉．中国医籍续考［M］．北京：人民卫生出版社，2011.

［3］王家葵，张瑞贤．神农本草经研究［M］．北京：北京科学技术出版社，2001.

［4］赵立勋．四川中医药史话［M］．成都：电子科技大学出版社，2005.

［5］刘德仁，沈庆生，王家楼．四川古代科技人物［M］．成都：四川人民出版社，1980.

［6］许文博，赵成杰．中国当代医学家荟萃（第四卷）［M］．长春：吉林科学技术出版社，1990.

［7］李继明．杏林人生——成都中医药大学 50 周年校庆版［Z］．成都中医药大学内部资料，2006.

［8］尚志钧．本草人生——尚志钧本草论文集［M］．上海：上海中医药大学出版社，2007.

［9］王永炎，吕爱平，宋春生，等．古代中医药名家学术思想与认识论［M］．北京：科学出版社，2011.

［10］陈宇谨．唐容川医学思想与诊疗特点研究［D］．中国中医科学院，2011.

［11］谢宗万，邬家林．《天宝本草》著者及版本内容比较评述［J］．中国中药杂志，2001，26（5）：311-314.

［12］李明富．成都中医药大学中医专家集［M］．北京：人民卫生出版社，1999.

［13］胡昌江．中药炮制品临床应用的点滴体会［J］．中药与临床，2011，2（2）：4-6.

［14］胡昌江．临床中药炮制学［M］．北京：人民卫生出版社，2008.

［15］胡昌江．中药炮制与临床应用［M］．成都：四川科学技术出版社，1992.

［16］万德光．中药品质研究——理论、方法与实践［M］．上海：上海科学技术出版社，2008.

［17］贾敏如．中药的品种、质量鉴定和资源开发——中药鉴定专家贾敏如教授及其合作者学术论文集（1960-2010）［M］．成都：四川科学技术出版社，2010.

［18］沈映君．中药药理学［M］．北京：人民卫生出版社，2004.

［19］沈映君．中药解表方药研究［M］．北京：中国医药科技出版社，2004.

［20］彭成．中医药动物实验方法学［M］．北京：人民卫生出版社，2008.

［21］彭成．中药药理学的构建与内涵［J］．中药与临床，2013，4（1）：1-4.

［22］彭成．试论中药配伍研究的方法与实践［J］．中药与临床，2012，3（1）：1-4，10.

［23］彭成．试论中药注射剂“品质制性用”的研究模式［J］．中药与临床，2012，3（2）：1-4.

［24］彭成．系统中药与多维评价［J］．中药与临床，2010，1（1）：7-9.

［25］彭成，刘贤武，董小萍．依循“系统中药学”思想，创新中药教育理念［J］．成都中医药大学学报（教育科学版），2008，10（1）：5.

［26］谢秀琼．现代中药制剂新技术［M］．北京：化学工业出版社，2004.

［27］张兆旺，傅超美．中药药剂学专论［M］．北京：人民卫生出版社，2009.

［28］高飞，冷静，傅超美，等．中药注射剂现代化定位的诠释与关键问题分析［A］．中国中医药研究促进会中药化学委员会 2014 年学术年会论文集［C］，2014.

［29］邓文龙．路漫漫其修远兮，吾将上下而求索——纪念《中药药理与临床》创刊二十周年［J］．中药药理与临床，2005，21（5）：1-3.

［30］邓文龙．中药药理学研究的现状与问题讨论［J］．中药药理与临床，2010，26（5）：1-4.

［31］邓文龙．关于中医药学理论研究一些问题的讨论［J］．中药药理与临床，2009，25（1）：63-67.

（彭成　傅超美　和中浚　敖慧　王建　裴谨　曾南　张梅）

第八章　内科学派（内伤杂病）

内伤杂病涵盖面广，是利用中医药进行调治最为多见的疾病。以郭玉、杜光庭、唐慎微、史堪、韩懋、杨凤庭、齐秉慧、黄元吉、刘仕廉、郑寿全、王文选、程琪芝、唐宗海、邹趾痕、曾懿等为代表的古代蜀中医家，在学术上各有所专，在临证上各有所长，汇集为内科杂病四川学派鲜明的学术特点，诸如四诊合参，尤重脉诊；强调辨证，明辨病机；医药兼擅，相得益彰；血证证治，自成系统；遣方用药，独具胆识；重视温补，善用热药；温病治疗，护津顾阳；药食并进，养护脾胃；炮制服法，以助药力；综合治疗，内外兼施；医案记录，传承薪火。近代四川学派内伤杂病医家在治疗上更为系统化，并借鉴西医学等其他学科的成就，学术上有了长足进步与发展，涌现出像萧龙友、卢铸之、冉雪峰、蒲辅周、任应秋、方药中、郭子光等一批杰出的中医内伤杂病专家；形成了以蒲辅周为代表的蒲氏内科学派，以冉雪峰为代表的“一融三合”学派，以李孔定为代表的医药兼擅派，以冉品珍为代表的脾胃流派等，各学派学术特色鲜明，理论系统，疗效确切。目前，关于内伤杂病的临床与科研工作更是空前活跃，硕果累累，涌现出以冯志荣、陈天然、李培等四川省十大名中医为代表的大批内伤杂病专家。内伤杂病四川学派可谓源远流长，根深叶茂。

第一节　医道溯源

一、历史医家

郭玉

郭玉（1～2世纪），字通直，东汉针灸学家，广汉新都（今四川新都县）人。《华阳国志》卷十云：“郭玉通术，盖亦所修。”注云：“郭玉，字通直，新都人也。明方术，伎妙用针，作《经方颂说》。官至太医丞、校尉。”

郭玉少时生计艰难，饱经饥困忧患，故深知劳动人民的疾苦，立志学医为百姓造福。他敬慕程高的医德和医术，拜程高为师，衍其真传，为涪翁再传弟子。郭玉在针灸、脉学等方面有很深的造诣，史书称他“治病多奇效”，善诊脉，明方术，妙用针，名于当时，反对巫祝、迷信。汉和帝（89—105）时，郭玉任太医丞（朝廷的高级医官），相传和帝欲试其脉法，乃令嬖臣美手腕者与女子杂处帷中，使其各诊一手，问所疾苦。玉回曰：“左阳右阴，脉有男女，状若异人，臣疑其故。”帝叹息称善，可见其诊之神。郭玉的针灸技术也十分高超，其为人仁爱宽厚，治病不论贵贱尊卑，皆尽其心力，尤其是为穷苦百姓治病时，不收金钱。据史料记载，郭玉为穷人治病，疗效显著，往往久病痼疾，能一针见效，而为达官贵人治病，却间或不愈。汉和帝对此感到十分奇怪，让一个郭玉曾诊治过的贵人换上穷人的衣服去就医，郭玉一针下去，病即痊愈。汉和帝召见郭玉责问其故，郭玉说：“医之为言，意也。”即医生为人治病，必须全心全意，病人如果不干扰医生，能让医生做到专心致意，就能把病治好。而权贵者官高势赫，医生怀畏惧或奉承之心为其诊治，心神分散，所以医治效果较差。他还指出，为显贵治病有四难："自用意而不任臣，一难也；将身不谨，二难也；骨节不强，不能使药，三难也；好逸恶劳，四难也。"这些至理名论，深得疗疾与养生之道，至今仍为人们所重视。

杜光庭

杜光庭（850—933），字圣宾，号东瀛子，括苍（今浙江丽水）人，一说是京兆杜陵（今陕西西安）人。我国著名的医学家、哲学家、思想家、道家、文学家、书法家集大成者。少年习儒，唐懿宗咸通年间，因多次应举皆不应，遂灰心仕途，入浙江天台山修道。唐僖宗时屡召至长安，"赐以紫服象简，充麟德殿文章应制，为道门领袖"。公元874年，黄巢攻入长安前夕，杜光庭随僖宗避战乱入蜀，留成都，事前蜀王建父子，官谏议大夫，封蔡国公，赐号广成先生，后辞官不就，隐居青城山近30年。

杜光庭晚年隐居青城山白云溪，著作《道德真经广圣义》《道门科范大全集》《广成集》等，使道教科仪并符咒（祝由）之法得以完整流传。至今道教音乐沿用的"广成韵"，亦因纪念他而命名。更因杜光庭精通武学，创有仙鹤拳、白鹤刀等，并传授弟子，使武医结合，既促成了伤科的发展，又丰富了道医内涵。

杜光庭的代表医著为《玉函经》（又名《广成先生玉函经》）3卷（一作1卷）和《了证歌》。《广成先生玉函经》，是继晋代王叔和《脉经》之后又一部以论述脉理为主要内容的著作。全书用七言韵律编为"生死歌诀"上、中、下3篇，重点阐析脉与证的关系以及脉象的生理、病理情况。

史堪

史堪，约生于北宋元丰年间（1078～1085），字载之，著名医家，眉州（今四川省眉山县）人。政和间（1111～1118）进士，官至郡守，史书无传，身世不详。其事迹散见于两宋及清代笔记中。如宋·鲁应龙《闲窗括异志》记其疗同郡朱师古之异疾，三日而愈。宋·施彦执《北窗炙輠录》载，史堪初未知名，当朝权臣蔡京患便秘，史氏以一味紫菀清其肺气调治而愈，自此医名大著，其治病审证精切，用药精炼，常三四服药即效。不愈即重新审证，检讨其由。史堪在宋代名重一时，学术思想与医术影响颇著，其医方为当时众多名家方书所收录，被誉为医术堪与许叔微相伯仲的名医。史堪的医著仅有《史载之方》存世，为宋代名家方书之一。

石用之

石用之，生卒年不详，名藏用，北宋末年蜀人。石氏曾挟医技游于京师，声名甚著。其治病喜用热药，认为："今人禀赋怯薄，故按古方用药多不能愈病。非独人也，金石草木之药亦皆古方弱，非倍用不能取效。"（宋·张杲《医说》）其用药习惯和当时阆中名医陈承喜用凉药形同对照。

陈承

陈承治病好用凉药，与其时另一四川名医石藏用的用药习惯截然不同。且医药兼通，重调查，敢发前人之未发。如他力斥当时滥用砒霜作强壮剂之弊和恣用天灵盖治传尸痨之谬。

韩懋

韩懋医术精湛，在其著作《韩氏医通》中，介绍了他的临床处方、用药心得，书中收录的诸多韩氏自创方沿用至今，如三子养亲汤、七味保婴汤等，对内儿科疾病治疗均具实用性。书中并提出了"中寿之年，雅宜补剂；壮年色劳者，惟退热，不必补"的用药原则。

赵琢

赵琢，生卒年不详，约为明嘉靖、隆庆间（1522 ～ 1572）合州来苏里（今重庆市合川县太和、三庙一带）人。

幼年曾随兄赵璋习举子业，后因体弱多病而改习岐黄之术，精熟《内经》《难经》《伤寒论》等经典著作。临诊治病，效验卓优，医名远播川东、川北一带，常有不远千里前来求诊者，一时誉称神医。明万历年间《合州志》称其为人“浑朴和厚，行己端方，且治人不责报，不亚于古之撄宁生也”。撄宁生为元代著名医家滑寿晚年之号，字伯仁，是元代富有成就的医学大家，史传其不但医术精湛，而且医德可嘉。州志将赵琢与滑寿相提并论，足见对其医德医风的嘉许。《合州志》还记载他“著有《六经治要》《却疾延龄集》《伤寒法略》行于世”，惜后世未见流传，大约由于散佚失传所致，故其名亦鲜为人知。

杨凤庭

杨凤庭（1711—1785），字瑞虞，号西山，四川省新都县人。乾隆间名儒，人称西山先生。杨西山自幼天赋聪颖，凡书读一遍即能朗朗成诵，具有非凡的记忆力。举凡天文、地理、农圃、医药之书，无不研读。杨氏虽知晓百科，然尤精于医道，故常为人诊治，且每每应手取效。由于他所遇的血证甚多，遂撰成《失血大法》一书。提出了血证本虚标实的基本病机和血证病位重在肝脾的新见解。杨氏一生撰述较多，如《易经解》《道德经注》等，其他医药著作如《医门切要》《脉理入门》，另有《修真秘旨》《女科枢》《分门辨证》《脾胃总论》等未见刊行。

齐秉慧（图 8–1）

齐秉慧（1760—？），名有堂，号戎州逸士、桃园主人，晚号寿世翁，四川戎州（今四川省宜宾市）人。

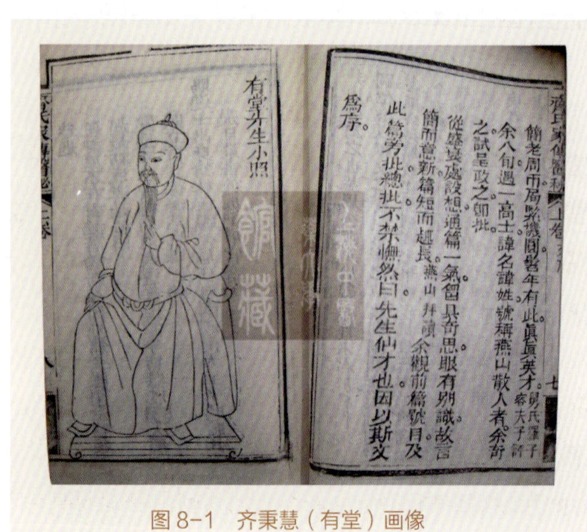

图 8–1　齐秉慧（有堂）画像

齐秉慧秉性聪慧，幼而习儒，勤奋好学，曾就学于母舅罗子容夫子及南邑孝廉张汀西。弱冠之年，家遭变故，一时赤贫如洗，移居长邑（今四川省长宁县），入馆教书，养家糊口，历时九年。因身体多疾，多方访求名医而不遇，后研读《薛氏医案》方知病因所在，识峻补之法，对症选方，几年方愈。其后游历南岳、滇黔、河南、山东诸地，访名师，研医理。曾拜清初名医喻昌门生舒驰远受业者黄超凡为师，潜心学习三年。齐秉慧以名师之教，聪慧之智，涉足医林 50 余年，医迹遍于重庆、泸州、永宁、长宁、纳溪等 30 余县，活人实达万千，医案盈叠。齐秉慧勤于笔耕，每诊一病，即立一案，自嘉庆二年（1797）到楚北学医，至嘉庆五年至十一年，写成《齐氏医案》六卷，延至道光十三年（1833），历时 36 年最后辑成，时已年过古稀。1834 年又辑成《痘麻医案》，次年又编《齐氏家传医秘》上下两卷。此三种著作于 1835 年由其季子双穗及门人合辑为《齐氏医书》三种，曾数次重刻复刊，流传甚广，饮誉遐迩，其医德医术，堪称巴蜀一杰。

陈清淳

陈清淳，生卒年不详，字菊园。清道光年间四川医家。尊崇仲景，认为仲景之外，不过孙思邈、李东垣数人，次张景岳、薛己、李中梓，故取三子之书而读之。俯而读，仰而思，删繁就简，更采诸家之说，1821 年著《蜀中医纂》六卷。

黄元吉

黄元吉（1780—？），字济川。彭门（今四川省彭州市）人。幼读儒书，因科考未遂而习岐黄，挟技游历吴、楚、燕、赵等十省，于楚最久，得李某传医，离家 18 年后于道光十二年归里，行医 20 余年，参阅百家方论及己之阅历。于 1833 年纂成《医理发明》八卷，述脉象、脏腑、药性、杂症治法及其所治各科验案。

刘仕廉

刘仕廉（1804—？），字清臣，四川双流人，清代医家。因中年患病，历经五载，未获治愈，遂决心自学攻医，由其自治得愈，经此经历之后，尽弃儒业，开设药肆，广集药书，细心研读，务求以医济人。历十余载学成，始以医术问世，历遍朱门茅屋，临证颇多，见病亦广，大小沉疴，随治即效，由此医名远扬。其代表医著为《医学集成》。

王世钟

王世钟，大约生活在清嘉庆至道光年间，字小溪。四川岳池人，清道光年间名医。本从儒业，曾为监生，因幼多羸疾，偏嗜医学，涉猎方书，考古证今，宗前贤而参以己意，著《家藏蒙筌》（1836）十六卷二百五十余症。另著《医学入门》（1857）八卷，按脉、证、药、方、伤寒排列。子迪哲、孙光海，皆业医，且刊其遗著（1876）。

王文选

王文选擅长鉴面、鉴舌辨证，先后撰有《医学切要全集》《存存汇集医学易读》，另有《活人心法》《遂生外科》等多达 20 余种医学著述，流传至今的方书有《奇方纂要》《应验良方》等。

周云章

周云章认为陈修园的《医学三字经》浅显易诵，方便临证而启迪初学，故仿其例，以“方取其典，论取其浅，又取其显”为旨，编著《简易医诀》四卷，其子孙对该书进行校刊后于宣统元年（1909）刊行，今传《温病三字诀》《儿科三字诀》等，皆系后人节取《简易医诀》而刊印者。周其他书稿较多，但因未能梓行，后来散失殆尽。

程琪芝

程琪芝（1841—1914），字萱亭，今重庆黔江青岗坪人。程氏出生于名医世家，祖父、父亲均为当地名医。程氏幼年及青年时期，除攻读儒业外，即跟随其父学习医药。在继承父辈经验的同时，深研医学经典，汲取诸家之长，技艺学识与时俱增，遂成一方名医，并兼擅诗文而具儒雅之风。程氏学成之后，为了广济民众和寻访医流名贤切磋技艺，于 1870 年至 1911 年 40 余年间，挟术泛游于滇黔湘鄂以至江浙等地，随地利人济急，访贤觅友。其治病，善于融理法方药于一体，并与天时地理气候以及病者本质秉性相结合。程氏尤长于运用附子、干姜等热药，且量大剂重，故当地民间有“程附片”和“火神菩萨”之称。程氏集其多年治验与心得，于 1911 年著成《云水游集》，书凡十四卷，12 余万字。

唐宗海（图 8-2）

唐宗海在内科方面的成就，表现在对血证的研究上。他于 1880 年写成我国第一部有关血证治疗的专著《血证论》，集血证诊治之大成，弥补了此前血证理论和临床证治的空白，他提出的治疗血证四法，成为通治血证之大法。

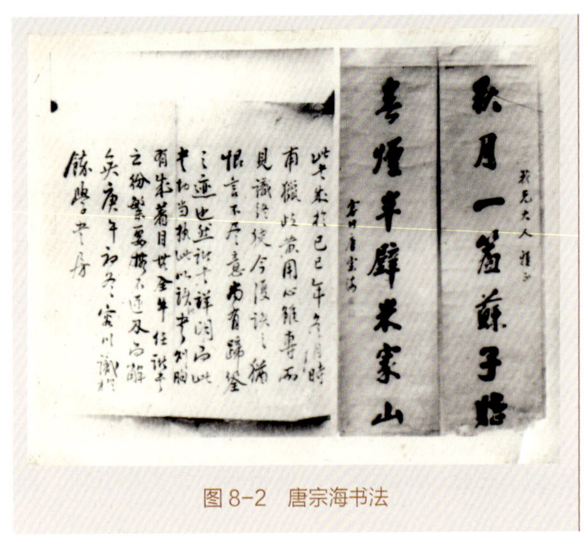

图 8-2　唐宗海书法

邹趾痕

邹趾痕一生潜研中医典籍，医术高明，善用经方，尤其擅长以少阴四逆类主方治疗气化疾病（骨蒸劳瘵、咳喘痰血、怔忡健忘等）和气化兼形质病（手痿脚瘫、偏枯拘挛、中风历节等）。

沈绍九

沈绍九（1865—1936），名湘，被誉为“民国”年间成都四大名中医之冠。浙江绍兴人，其祖辈迁居四川，后定居成都。沈氏自幼对医学很感兴趣，师承浙人敬云樵及成都名医范静涛，废寝学习，医技日进，医名日显，19 世纪末正式行医。清光绪三十一年（1905），创设了成都首家送医送药的医馆，成都许多名医定时到馆义诊，年就诊万余人次。医馆建立达 30 年之久，为蜀中医界一大盛举。1912 年，“中华民国”成立。蜀中业医者改用阳历，由他开始。沈氏一生忙于诊务，其医疗经验生前未能总结。其弟子唐伯渊、杨莹洁整理有《沈绍九医话》。

沈氏的学术特点主要包括：①辨证精微、善识怪症；方药配伍巧妙；精于脉学；因人之症治病，攻补皆擅。强调诊治疾病有“六要”：一证候，二病因，三辨似，四治法，五救逆，六善后。②主张精血亏损须用血肉有情之品。脉大是浮大无力，极虚是轻按脉软，重按无力，总由脾虚肾亏，病由积渐而成，故须缓缓调治。治疗之法，一面用血肉有情之品，一面安心静养。如龟鹿二仙膏用鹿角助阳，龟板滋阴，人参补气，枸杞益血，为气血阴阳交补之剂，对瘦弱少气、梦遗滑精者尤效。③用药轻灵纯正，平中见奇。治外感温热病，最喜清灵透活。如用紫苏叶、前胡、薄荷、芦根等疏风清热；用鲜藿香、厚朴花、白豆蔻、橘红以化湿祛浊。在对急危重症和杂病的治疗上，他倡导以平正为旨，谓“救脱用药贵单纯，补正立方须周密”。即便用峻猛方药攻病，亦本着“衰其大半而止”的原则，病情减轻十之六七，即改用比较平和的方药调理，以免过伤患者的正气。④临证善用温药，别具特色。沈氏治疗虚寒性疾病，以善用温药著称，具有鲜明的医疗特点，蜀人多将其归为“火神派”。他运用温药，绝非盲目滥用辛热燥烈之品，而是根据证情，有的放矢，并且将温药的使用分为“甘温益阳”和“甘温濡养”两大类。前者多与补肾健脾等法合用，后者多与益气养血等法合用。诸法中以补肾为多，补肾又以温阳为先。他认为肾非温不纳，气非温不化。“盖釜底无火，水液何能蒸腾，所以治病须明气化之理”。⑤明辨药性专长，颇多创见。沈氏临证，十分注重对药物性味专长的深入了解和研究。他在“药物及方剂篇”中云：“药物有温凉寒热之气，辛甘酸苦咸淡之味，升降浮沉，厚薄阴阳，土地所出，真伪新陈等的不同。故学药之要，一曰要辨，二曰要尝，方能鉴别清楚。凡不能考及考不实在之药，不可妄用。”

二、代表著作

《史载之方》

《史载之方》又名《史氏指南方》，北宋・史堪撰。是一部反映宋代医学发展特点的方书，约刊于1101年以前。共分上下两卷，31门。主张治病立法强调“保真去邪”，处方用药多有创见。书中除关于四时正脉、运气生病等基础理论的论述外，主要记载了大府秘、大府泄、小府秘、小府泄、身寒、头痛、胀满、黄疸、疫毒痢、半产等30余种内、外、妇、儿各科病证的脉症及方药。史氏处方多得之于个人经验，独出机杼，其中治便秘用紫菀，治赤痢用桑寄生，治脾胃用风药以及治痰先顺气的理论，富有创意。全书载方共90余首，其中冠以方名者，如“荆芥散”“神和散”等共27首，所用药物多为麻黄、羌活、三棱、莪术等发汗利血之品，以及狗脊、巴戟、桑寄生、萆薢等强筋健骨、祛风除湿药物。诚如清人周学海所评，因史堪为蜀人，而蜀地多湿，易痹阻筋骨，导致血滞、血痹之故。重视运气学说，运用“五运六气”的生克制化理论来认识和治疗疾病，是本书的一大特点。该书在诊断方法上重视察脉辨证，对于瘀血、痰饮诸学说殊多发挥，今之研究者尤为珍视。《史载之方》虽是一本方书，却十分重视医理的阐发，采用“随证论脉，按方施药”的编写方法，条分缕析，要言不烦，所论均与具体病证的诊断治疗相结合。对《素问》《脉诀》《伤寒论》等多有阐发，颇切临床实用。如“伤寒论”一门提出治伤寒有四失：一失之愚，即不辨阴阳，不分内外，当汗而下，当下而汗；二失之不精，即不知病之源流，不识病之传变，误投药饵；三失之怯，即当邪气炽盛、病情危困之时，不能果断处理；四失之暴，即以不怯为志，好胜逞强，鲁莽行事，妄下药饵。这四条是为医之大忌，也是史氏对治疗其他诸病的告诫。《史载之方》刊行之后，影响颇著。从宋代诸家方书以及稗官杂记对史氏佚事与理法方药的记载和引证，可见一斑。本书传至清代已十分罕见，为藏书家之珍藏。

《韩氏医通》

《韩氏医通》，明・韩懋撰于1522年。为综合性医书，共两卷，分9章，共95则。上卷分绪论、六法兼施章、脉诀章、处方章、家庭医案共5章；下卷列悬壶医案章、药性裁成章、方诀无隐章、同类勿药章计4章。韩氏发展了淳于意的医案程式，指出四诊对病证鉴别的重要性，其“六法兼施章”中的医案格式即一望形色、二闻声音、三问情状、四切脉理、五论病源、六治方术，成为后世医家书写医案之重要参考。在临床上对补法的运用尤有心得，书中所载补法较为详细。韩懋处方用药十分重视与病人年龄、体质、地理环境、自然气候等的关系，论述精当。如他提出“老年宜专调气”“中寿之年，惟宜补剂”“运气风上，禀赋为之权衡”等治疗原则。创用了三子养亲汤、五瘟丹等有效方剂；并记载了半夏曲、霞天膏等的制法。现存明刻本、清刻本、《中国医学大成》本。

《弄丸心法》（图8-3）

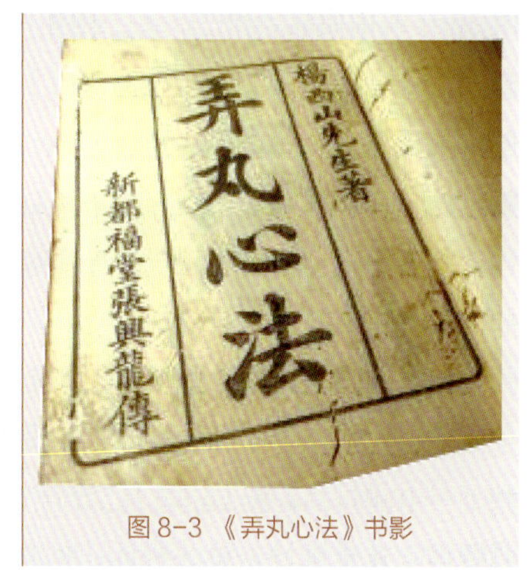

图8-3　《弄丸心法》书影

八卷。清・杨凤庭著。成书于1759年，初刊于1911年。本书为综合性医书，作者谓医家治病，选方遣药有如以手弄丸，圆转自如，不可泥古，故题名《弄丸心法》。卷一、卷二总论脉诀，以及按脉审虚实、决生死等；卷三、卷四杂论医理、药性等基础理论；卷五至卷七内科杂证；卷八妇科、儿科。全书强调脉理，主张疾病的产生系患者正气亏虚所致，故治疗尤其注重补虚，特别擅长失血、虚劳等虚损性疾病的治疗。现存清刻本。

《失血大法》（图 8–4）

清·杨凤庭著。成书于清乾隆二十四年（1759），刊于1855年。1929年，曾经渠县杨体仁辑入《一壶天》中。《失血大法》全书仅8700多字，除一篇短序外，既无前言后记，亦无篇章卷目。然其内容段落分明，层次清楚。首言血证的病理机制和辨证施治方法，次论其与虚劳和痨瘵的关系，其论失血以吐血为主，兼涉咳血、咯血、溺血、便血。辨证中尤重脏腑虚损不足，选方用药多采撷前人而又有所发挥，同时提出他个人的独特见解，认为：“失血一证，大抵由于肝不藏血，脾不统血。肝不藏血则阴虚生火，脾不统血又阳虚生痰，此火与痰本从虚生，而不可独治火清痰也。”从而提出了本虚标实的基本病理和重在肝脾的主要病位。在治法上他独树一帜，杨氏多以甲己化土汤（芍药甘草汤）作为基础方，然后根据“气逆者调之，血热寒之，血寒温之，血滞行之，血逆降之，血脱固之，气虚补之，气脱收之，脏虚填之，上之下之，扶之抑之”的原则，开列了十多个作为示范的加药法，于临床辨证，较为得体，书中还记载了他按照血证的发病特点，从脏腑辨证出发，运用古方的一些临床经验。并扼要讨论了虚劳和痨瘵。

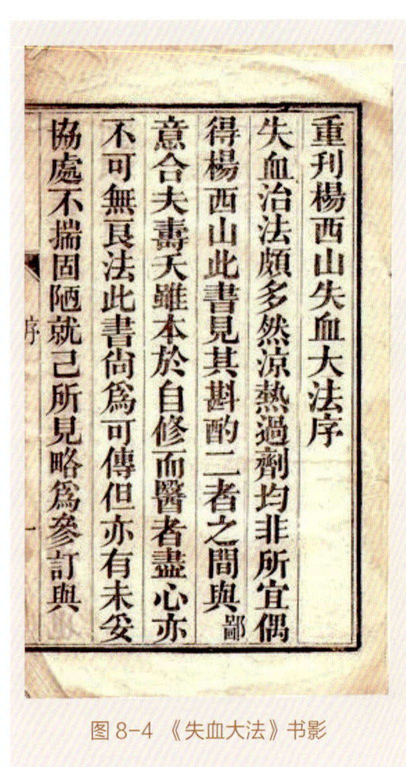
重刊楊西山失血大法序
失血治法頗多然涼熱過劑均非所宜偶
得楊西山此書見其斟酌二者之間與鄙
意合夫壽夭雖本於自修而醫者盡心亦
不可無良法此書尚爲可傳但亦有未妥
協處不揣固陋就己所見略爲參訂與

图 8–4 《失血大法》书影

《齐氏医案》（图 8–5）

六卷。清·齐秉慧著。名为医案，主要内容多为医论。成书于1806年，为齐秉慧晚年集数十年心得，参合古今诸家之议论，历时36年编撰而成。卷一、卷二阐述六经辨证，分经治病；卷三论述先天肾和命门学说；卷四、卷五论述后天脾胃学说及有关疾病的证治；卷六为妇、儿、外科医案。该书记录了齐氏的学术思想、临床经验和一些有效方剂，对后世有一定影响。

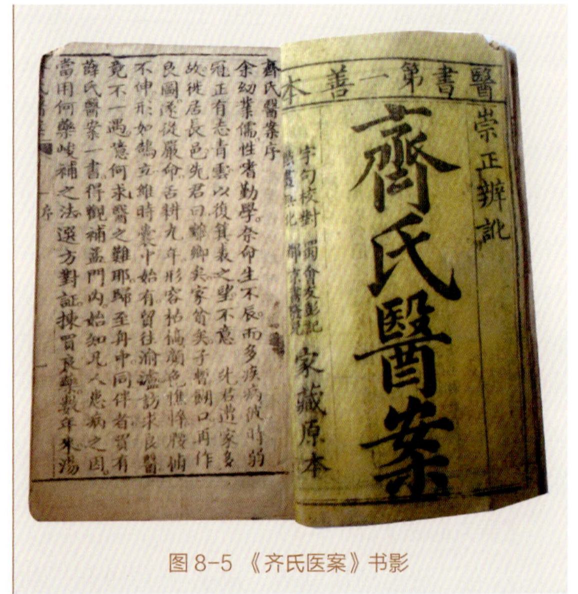
醫書第一善本
崇正辨訛
齊氏醫案
家藏原本

图 8–5 《齐氏医案》书影

《蜀中医纂》

六卷。清·陈清淳辑。成书于1821年，刊于“民国”12年（1923）。卷首医论，强调四诊，尤重脉诊，论述辨证、组方、用药要点，卷一论脉，集成歌诀42篇，主要论述十二经脉及穴名，各种脉象及脉诊方法；卷二为外感门，主要论述伤寒、痉证、暑、中风、黄疸、头痛、霍乱等 49 条病证的概念、病因病机、证治；卷三为内伤门，主要论述气、衄血、痨瘵、噎膈、痰饮、咳嗽、虚劳失血、水肿、汗、怔忡、健忘等 38 条病证的概念、病因病机、证治；卷四为女科门，主要论述经、带、胎、产等常见 8 类 34 条病证的概念、病因病机、证治；卷五为外科门，主要论述发背、跌打损伤、肿疡、疔疮、杨梅疮、乳痈乳岩、附骨疽等外科病证的证治。多选取前贤所述，以“简而赅，详而要”为特色，个人心得较少。

《医理发明》

八卷。清·黄元吉编。初刊于清道光十三年（1833），一名《医理不求人》。卷一脉诀，论脉主病、五脏、阴阳、男女、用药等基础理论，以及头痛、咳嗽等的证治；卷二论述吐血、下血，及胎儿、小儿诸疾的病因病机和辨证分型治疗；卷四列有头痛、疟疾、幼科、白带等医案 18 则；卷五论眼科、外科及医案；卷六论药性，载药 300 余味；卷七为经验杂方；卷八为伤科穴道图及方剂。本书集作者的医学理论研究心得和 40 余年周游各地行医的临床经验，对药性理论和辨证法则均提出了一些个人独特见解。

《家传医秘》（图 8-6，图 8-7）

二卷。清·齐秉慧撰。成书于清道光十四年（1834）。又名《齐氏家传医秘》，为《齐氏医书四种》之一。卷上辨五行八卦、生克制化、阴阳表里、寒热虚实、分经治病、方药合参等；卷下载杂症诊治诸法。论旨多宗医旨，取法前贤；论治多循成法，善于化裁古方，而不泥于古。治外感常用羌活汤、败毒散之类，疗内伤善用补中、归脾、四君、六君、八珍、十全、养荣、六味、八味等方。讲究辨证，立法精准。

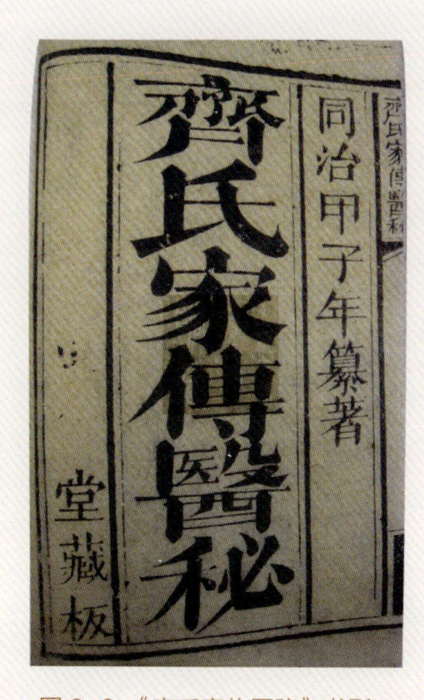

图 8-6 《齐氏家传医秘》书影 1

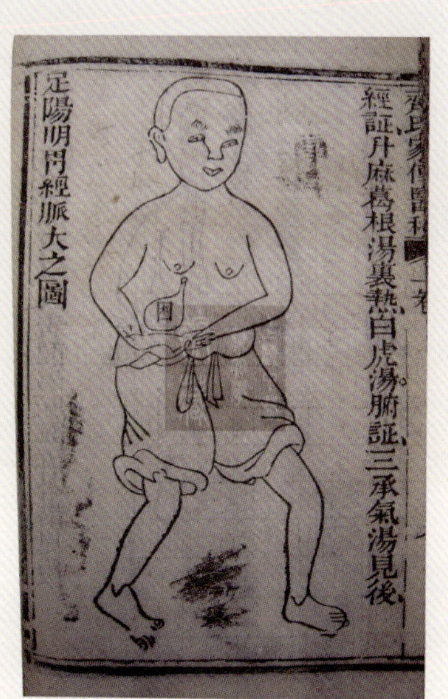

图 8-7 《齐氏家传医秘》书影 2

《家藏蒙筌》

十六卷。清·王世钟辑撰。成书于 1836 年。卷一脉诀真传、滑氏脉论、正脉十六部、切要四言脉诀等；卷二伤寒门，详述伤寒诸病治法并方药；卷三至卷十三为50余种内伤杂病及五官、妇产、儿科、外科病证。卷十四至卷十六为本草，介绍药物的主治功效、性味归经。全书总计250余症。本书系其采诸家之长，撷群书之粹，分类论病，辨证集方而成。理法宗自古人，裁制着眼实用，多出新创。

《医学切要》

六卷。清·王锡鑫撰。成书于清道光二十七年（1847）。系《医学切要全集》之一。首卷载脉诀、药性、看病、汤头歌诀，附《景岳八略》及《医门八法》《医学一统》等内容；卷二至卷五分别为眼科、幼科、痘科、外科诸科切要，叙述各科病证的病因病机、诊断、辨证治疗、主治方剂；卷六为奇方纂要，分为28门，述其功效。本书属于中医普及类书籍，主要以歌诀方法介绍中医基本知识。王氏著书达20余种，风格大体如此。

《赵李合璧》

八卷。清·赵廷儒原撰，李玉峰修订。成书于清道光二十八年（1848）。先是赵廷儒在《景岳全书》摘要与心得汇集基础上著有《括要景岳全书》，后经门生李玉峰分汇药品、纂合脉诀等补充注释，修订整理成书，命名为《全赵读本》，刊刻时改为《赵李合璧》。其卷一前列八略，后列药品；卷二、卷三载新方及古方八证、妇人、小儿等汤头歌诀；卷四至卷七分述内、妇、儿、伤寒诸科病证治疗，每症分列症象、分疏、附方等；卷八为脉诀，论述脉形、主病及四诊十问等，绘有六经起讫图。

《医学集成》（图8-8）

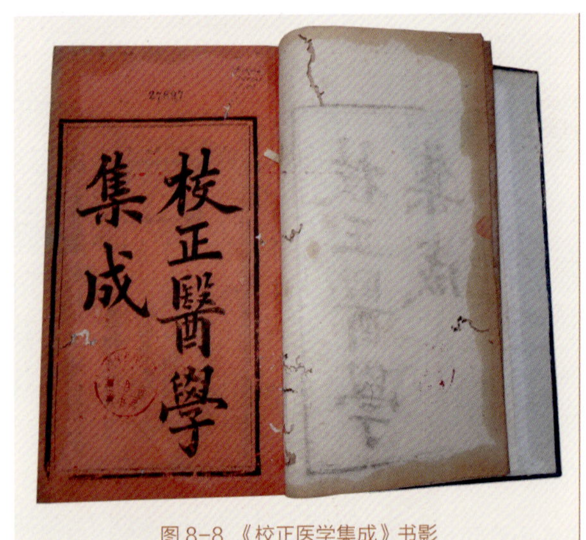

图8-8 《校正医学集成》书影

清·刘仕廉著。成书于1873年。全书共四卷。卷一医学总论，论述阴阳、脏腑、诊法等；卷二、卷三介绍伤寒、瘟疫、内科杂病、妇产、小儿及疮症；卷四为医案、十四经脉图及经穴歌、程钟龄医门八法等。全书系采集历代医家的医学论述、各科临证证治以及医案等加以分类编纂而成，分类清楚，内容精要，唯少个人发挥。本书重视临床辨证，尤其是对表里、阴阳、虚实之辨别；重视脉法，正如刘氏在《医学集成》卷四中总结其诊治心得时所言："余生所治，奇情怪疾，难以数记，总在灵机应变，活法救人，认定阴阳，守定经络，分明虚实，辨清表里，细查情形，讲究脉息，再四思维，论病立方，斯无遗误。"

《医理大概约说》

全一册。清·刘沅（字止唐）撰。成书时间不详，由其子桢文于清光绪三十二年（1906）出版。首列"望、闻、问、切捷法"；次为"医论"，概述人体气血、五行、脏腑生理、病理、辨证用药及外科疮疡治则等；附录"药王说"，强调养先天之真气的重要性；附录"医法追源说"，末为

“学圣人局量”，以释、道理论阐释清心养性、治病当治未形之理。

《血证论》（图 8-9）

八卷。清·唐宗海著。成书于 1894 年。卷一为总论，分述阴阳水火气血、男女异同、脏腑病机、脉证生死、用药宜忌、本书补救论；卷二论述血上干证治，诸如吐、呕、咯、唾、咳血等血证 14 条；卷三为血外渗证治，有诸如汗血、血箭、血痣等 7 条；卷四为血下泄证治，有诸如便血、便脓、尿血等 6 条；卷五为血中瘀血论治，有诸如瘀血、蓄血、血鼓等 5 条；卷六为失血兼见诸证，有痨瘵、咳嗽、发热等 40 余条；卷七与卷八，编列本书应用的方剂 200 余个，并附以方解。《血证论》是有关血证治疗的专著，尤其是在《血证论·吐血》中提出的治疗血证的“止血、消瘀、宁血、补血”四法，成为通治血证之大法。

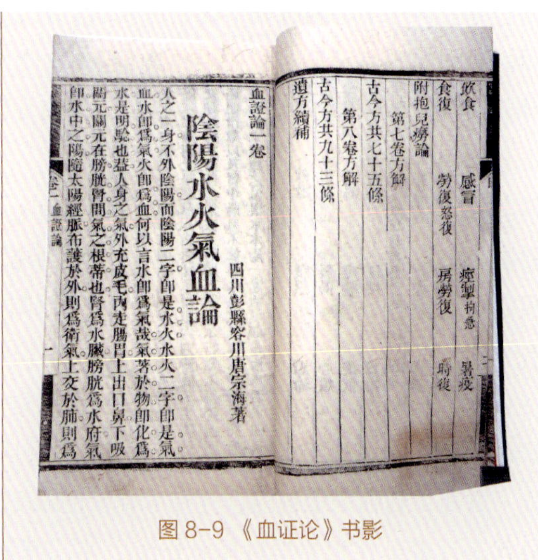
飲食　感冒　痙瘛拘急　暑疫
食復　勞復怒復　房勞復　時復
附抱兒癆論
第七卷方解
古今方共七十五條
第八卷方解
古今方共九十三條
遺方續補

血證論一卷
陰陽水火氣血論
四川彭縣容川唐宗海著
人之一身不外陰陽而陰陽二字即是水火水火二字即是氣
血水即爲氣火即爲血何以言水即爲氣蓋氣著於物即化爲
水是明驗也蓋人身之氣外充皮毛內走腸胃上出口鼻下吸
臍元關元在膀胱腎間氣之根蒂也腎爲水臟膀胱爲水府氣
即水中之陽隨太陽經脈布護於外則爲衛氣上交於肺則爲
卷一 血證論　一

图 8-9 《血证论》书影

本书论证用药颇有独到之处。现存清刻本、石印本、《中西汇通医书五种》本，1949 年后有单行排印本。

《医学篇》

八卷。清·曾懿撰。成书于清光绪三十二年（1906）。共两册。上册四卷，第一卷脉论、舌色论、温病、伤风、伤寒病论等 18 篇，第二卷、第三卷为温病传入中下焦治法，第四卷为伤寒治法；下册四卷，第一卷为杂病，第二卷为妇科，第三卷为小儿科，第四卷为外科。全书重在伤寒与温病辨识，尤其服膺吴鞠通的《温病条辨》，对温病的治疗较有心得。病证后每附以曾氏平生所历的经验古方、时方和自制方。

《云水游集》

十四卷。程琪芝著。刊于 1911 年。程琪芝于 1870 年至 1911 年 40 余年间，挟术泛游于滇黔湘鄂以至江浙等地，随地利人济急，访贤觅友。本书盖成自于云水遨游中所得所证也。自述其宗旨为“将捷径之门，点穿秘窍，道破迷津，使其迷途避离，不至误己误人。余……长作风尘之客，笔墨久荒，不过略寄一生之大概而已”。书成之后，曾自费于重庆刻印 80 套，以分赠亲友知者。书凡十四卷，12 万余字，包括阴阳、五行、杂证、血证、妇科、儿科、痘科、眼科、药性等内容，并附有医案近百例，奇方验方百余首。其学友李华堂称其“理判两仪，妙通八卦……非烂熟阴阳，洞悉造化，讵能道其只字乎”。并赞叹程氏学博、心达，识见超卓，堪称“医中国手，学中大手，卓卓然医中君子”。

《圣方治验录》

邹趾痕著。自刊于 1936 年，采用病案形式记录方证，共载邹氏医案 20 则，夹叙夹议，医论医话 9 则。其中对战汗记载较详。邹氏治病不为成说所拘，而以辨证论治为准绳，临证善用经方。书中有较多批判“女子血不宜凉”的学术偏见，提出“血得水谷之精乃行”的新见解；对战汗提出战汗四关及相应的调护要点；治干血劳强调凉药降瘀热、缓剂启动机、丸药求解机、峻剂逐邪气；治肺痿强调严禁止咳，救肺为急，推崇以小柴胡汤化裁治疗等，属邹氏的独到见解。临床治病重视六经气化关系，主张毒药攻邪等，都是邹氏发扬仲景学术的突出特点。

《杂病学讲义》

成都国医讲习所《杂病学讲义》，刊于“民国”时期，成都维新印刷局印。全书以杂病论治为主进行阐述。对各病种先简述其概念、病因病机要点、治疗原则及处方用药，部分病种还附有外治法，如“痹”中，列有蠲痹汤、松枝酒、虎骨膏丸，外贴普救万全膏。该书内容简明扼要，便于学习。正如该书绪论中言“悉本《内经》《金匮》及各名家精粹，由博返约，删繁就简，虽未究本穷源，详其巅末，亦可为学者立标准，作指南耳”。

《逐病论治录》

二卷。成都何仲皋著。成书于光绪末年。“民国”年间四川高等国医学校发行。分为上、下两卷。全书以中风、虚劳、肺痿等内科疾病为主，兼涉外科、五官病证，每先引《金匮》论述，简述疾病的概念、证候特点、病因病机、论治原则，再根据虚实寒热选择方剂，以《伤寒》方为主，并有方药、方论、方歌，或有方解，对方剂进行阐释。该书简明扼要，便于初学者掌握。

内科作为中医各科的基础，涉及的文献较多，特别是在古代，中医分科不是非常明显，不少医家以内科为主，也兼治外、妇、儿等科，这从川派名家的中医丛书、全书和综合性著作往往从脉学、方药，到临床学科内容应有尽有就足以反映其特点。其中一些专科学术价值较高，并有一定学科代表性者已在相关学科择要介绍之外，很多内容难以分列临床各科，只能纳入内科，因数量众多，难以一一列述，如什邡朱音恬的《医理元枢》，宜宾齐秉慧的《齐氏医书四种》，中江廖云溪的《医学五则》，万州王锡鑫的《存存汇集医学易读》《活人心法》《亚拙医鉴》，什邡罗绍芳的《医学考辨》，成都王廷俊的《寿芝医略》，新都周云章《简易医诀》，郫县姜国伊的《姜氏医学丛书》，华阳曾懿的《曾女士医学全书》《古欢氏医书三种》，三台刘福庆的《医录便览》，遂州王鸿骥的《利溥集》（三种），泸州王仁叟的《新中医五种》，成都市国医讲习所编《成都市国医讲习所讲义九种》，双流张骥的《三字经合编》，内江周禹锡的《中国医学约编》等。

三、学术特点

（一）四诊合参，尤重脉诊

川派医家临证强调四诊合参，尤重脉诊，早期如唐代杜光庭的《广成先生玉函经》专论脉学。宋代史堪强调：“善为医者，当审察其脉，审其病之所在而已。”《史载之方》一书在诊断方法上十分重视察脉辨证，尤重相似病证的鉴别。论脉注重脉证结合，察脉辨证。全书三十一门，其中专门论述脉象的就有“四时正脉”“五脏真脉”“明熹脉”“脉要精微解”等四门；而“诊失血”“诊失精”“诊疝”“诊汗脉”“诊膈噎”“诊室女妇人诸脉”“诊胃脉”等九门均以脉象为纲，所论疾病的证候表现及治法方药等次列于不同脉象之下。治病强调把握疾病的发生发展而治其本。韩懋对于脉诊也颇有心得，在浮、沉、迟、数、滑、涩六者为提纲的基础上补以有力、无力二者。《韩氏医通·脉诀章》说：“予补以有力、无力二者。丹溪以血、气、痰、水为病之提纲，则脉滑在血分，而有余为痰，凡有形者从之；涩在气分，而有余为火，凡无形者从之。浮在表，沉在里（非三部九候之浮沉，此为脉势，彼为指法），迟为寒，数为热，有力为实，无力为虚。执此提纲，脉可得而明矣。”清代多位川籍医家对脉学均有深入研究，对于提高内伤杂病的诊治水平起到了积极的推动作用。如杨凤庭《弄丸心法》卷一、卷二脉诀中认为“神首征于色脉，次发于声音行度”，但主要以脉诊来论述，涉及其他望、闻、问三诊的内容寥寥，可见他首推脉诊。脉诊又有所谓“七诊大法”，即三诊法和四推法。三诊法是指切脉的浮、中、沉三种指法；四推法是指切脉时三指向上下左右四面推寻的指法。姚克谐有《脉学归源》五卷，于切脉之法取李中梓、陈念祖二家，而持论多取黄元御之说。廖平有《脉经考证》《仲景三部九候诊法》等多篇脉学著作，其中《脉学辑要评》共三卷，对丹波元简原撰《脉学辑要》有“不背古而最实用”的好评，又有“不以脉定病，与两手分六脏腑之诊”的批评。评述能结合临床，颇有个人识见；还将 27 脉的次序重新排列。刘以仁《脉法条辨》（成书于 1878 年），着重将 28 脉之脉象、主病、兼脉、辨脉，并脉证宜忌等内容，以分条辨析的形式予以评述，便于初学者掌握。王鸿骥《利溥集》中《脉诀采真》将黄蕴兮《脉确》一书内容列于篇首，以为先导，兼采诸家脉学有关专题论述于后，并附妇人、小儿脉法。其他如清代朱音恬、廖云溪、王世钟、王锡鑫、黄钰、姜国伊、许宗正等皆有脉学专著刊行于世，足以证明脉学在四川医家心目中的重要学术位置。

（二）强调辨证，明辨病机

内伤杂病在临床上常表现为证候复杂，涉及脏腑较多，川籍医家对内伤杂病的治疗强调辨证准确，而明辨病机是治疗之本。刘仕廉重视临床辨证，尤其是对表里、阴阳、虚实之辨别；重视脉法，在《医学集成》卷四中总结其诊治心得时说：“余生所治，奇情怪疾，难以数记，总在灵机应变，活法救人，认定阴阳，守定经络，分明虚实，辨清表里，细查情形，讲究脉息，再四思维，论病立方，斯无遗误。”而辨证之关键在于对病机的提炼与归纳。

郑钦安在《医法圆通・喘证》中指出：“凡治喘证，切不可孟浪，先将阴阳情形审明，然后施治，切不可一味治喘，妄以苏子降气汤、麻黄定喘汤投之。风寒可施，内伤则殆。”强调了临床治疗疾病必须明辨病机，然后施治，方能取得良效。

唐容川《血证论》综合各种血证的辨治，提出止血、消瘀、宁血、补虚为通治血证的四大要法，颇有独到之处。出血时，特别是急性大出血，“惟以止血为第一要法”；在血止以后，体内必有瘀血，如不及时祛除，就会出现许多变证，所以消瘀是第二要法；在血止瘀消之后，体内气血的循行还不能安谧平静，出血可能复发，必须及时安定气血，才能巩固疗效，故以宁血为第三要法；出血之后，因脱血原因，往往出现虚损的证候，所以把补虚列为第四要法。血证各个阶段的治疗无不以病机为治疗之提纲。

（三）医药兼擅，相得益彰

川籍医家中不乏医药兼通者，最有代表性的是北宋名医唐慎微，他不仅医术精湛，医德高尚，还经过长期的艰苦工作，于 1082 ～ 1083 年间出版了药物学巨著《经史证类备急本草》，共三十二卷，六十余万字，是我国宋以前本草学集大成之作，在本草发展史上有着承前启后的作用。该书为后世保存了宋以前大量医药文献；载药种类多达 1588 种，使我国本草从此具备了药物学的规模；收载医方及方论，创立的“方药对照”编写方法，不仅更能体现中医理法方药的特色，且更为切合临床实用，自此而下的药物著作，多沿用此种体例；重视药材道地及鉴别，保证药物质量。另一位宋代医家陈承亦于 1086 ～ 1093 年编成《重广补注神农本草并图经》，此书图文对照，刊后不胫而走，且远传海外，可惜的是该书现已失传。他还与陈师文、裴宗元等同校《太平惠民和剂局方》。陈承医药兼通，且重实际调查，故敢于发前人之未发。

（四）血证证治，自成系统

血证包括鼻衄、齿衄、咳血、吐血、便血、尿血、紫斑等血分病变及出血性疾病，虽然早在《内经》中就有不少关于血证的论述，其后的历代医家对血证的病因、病机、治法、方药等均有不少的发明和阐述，然而，尚没有形成完整的理论和治疗方药体系，尤其是缺乏关于血证的系统专著。直到清末川籍医家杨凤庭、唐宗海集前贤之所得，遵循《内经》《伤寒论》的理论原则，对血证进行了深入的研究，并结合他们自己的临床经验，在血证的理论与治疗上多有创见。杨凤庭的《失血大法》和唐宗海的《血证论》这两部著名的血证专著，对血证的病因病机、治疗方药在理念上作了完整系统的阐述，其中有不少发明与发挥，建立了一套关于血证论治的完整理论和治法方药体系，奠定了中医治疗出血性疾病的基础，具有重大的学术价值。杨西山治疗血证强调甘温补中，升举阳气；认为失血为本虚标实之证，多从肝脾立因；在辨证求因、审因论治上，其立法拟方选药，以降气、行血和滋肝为大法；调治血证，主张早用甘药。唐宗海所撰《血证论》是我国第一部有关血证治疗的专著，弥补了此前血证理论和临床证治的空白。

（五）遣方用药，独具胆识

川籍医家在遣方用药方面，强调圆机活法，不落窠臼，独具胆识。在准确辨证的基础上遣方用药，切中病机的处方、药物方为良方良药。正如郑寿全《医法圆通·用药弊端说》中所言：“用药一道，关系生死，原不可以执方，亦不可以执药，贵在认证之有实据耳。实据者何？阴阳虚实而已……病之当服，附子、大黄、砒霜皆是至宝；病之不当服，人参、黄芪、鹿茸、枸杞都是砒霜……总要探求阴阳盈缩机关，与夫用药之从阴从阳，变化法窍，而能明白了然，经方时方，俱无拘执。久之，法活圆通，理精艺熟，头头是道，随拈二三味，皆是妙法奇方。”韩懋在《韩氏医通·处方章》提出处方用药之原则，所言“诸病处方遵古法，仲景外感，东垣内伤，河间攻击，丹溪之大成，以为典要。以运气、风土、禀赋为之权衡。”对临床灵活处方用药，颇有指导。他重视引经药，并强调用药宜精简，对后世用药多有启发，如“君臣佐使之外，有一标使。如剂中合从辛以达金，则取引经一味，辛者倍加之，故其效速。”“处方正不必多品，但看仲景方，何等简净！丹溪谓东垣多多益善，岂医固有材耶？”

（六）重视温补，善用热药

川籍医家中，郑寿全为杰出代表。郑寿全谓人身以元阴、元阳为立命之本，从而将阴阳辨证作为总纲，但就阴阳关系而言，则更强调阳主而阴从。他认为：“阳者，阴之主也，阳气流通，阴气无滞……阳气不足，百病丛生。”由于郑氏极其重视人体阳气，并将很多疾病都视作阳虚来治疗，治病立法重在扶阳，所用之药多为大剂姜、桂、附等辛温之品，以温扶坎中之阳。郑氏认为阳虚证的发病机理是阴气上僭，阳不制阴，应扶阳以宣布阳气，阳光一照则阴气自灭。郑氏对阳虚证的治疗有其独特的认识与经验。他认为：“桂、附、干姜，纯是一团烈火，火旺则阴自消，如日烈而片云无。况桂、附二物，力能补坎离中之阳，其性刚烈至极，足以消尽僭上之阴气，阴气消尽，太空为之廓廊，自然上下奠安，无偏盛也，岂真引火归源哉。”他擅长使用四逆汤、白通汤、甘草干姜汤、潜阳丹、吴茱萸汤等方来治疗多种阳气衰微病证。对阳虚证的辨证，郑氏阐述精辟，认为只要舌不红、苔不干黄无津、不饮冷水，二便不黄赤秘结，即使外现大热、身疼头痛、目肿、口疮一切诸症，一概不究，均作阳虚看待而以温阳为主治之。在临床上，许多阳虚真阳上浮之证往往易被误判为阴虚火旺，如对于阳虚证而面青如朱者或身大热者这种真阳上越的阴火，若以阴虚火旺而施治，投之滋阴降火之品，则会更加重其病情。若以上述标准进行辨证，则可看清其属于真阳欲竭、阴火上干的阳虚证，从而施以大剂回阳之品治之，方能取效。郑氏谙悉经旨，在善用热药的同时，也善用补阴。他在《医理真传·钦安用药金针》中指出："若见舌苔干黄，津液枯槁，口渴饮冷，脉息有神，其人烦躁，即身冷如冰，一概不究，专在这先天立极元阴上求之，百发百中。"宋代川籍医家石用之治病亦喜用热药，认为："今人禀赋怯薄，故按古方用药多不能愈病。非独人也，金石草木之药亦皆古方弱，非倍用不能取效。"（宋·张杲《医说》）故时谚云："藏用担头三斗火，陈承箧里一盘冰。"清代川籍医家程琪芝也以喜用热药而闻名，程氏尤长于运用附子、干姜等，且量大剂重，故当地民间有"程附片"和"火神菩萨"之称。

（七）治疗温病，护津顾阳

由于种种原因，温病学说影响四川为时较迟，约在清代咸丰末年至同治初年，始有温病方面的著述问世。清代川籍医家周云章撰《简易医诀》，其中有关温病的内容为《温病三字诀》，主要借鉴温病学家叶天士、吴鞠通等清热宣透之方药。清末川籍医家曾懿认为金元四大家皆有偏胜之处，甚推崇叶天士、徐灵胎、吴鞠通、王士雄、费晋卿等，认为"皆能运化古方，以治今人之病"。尤其服膺吴氏之《温病条辨》，称："妙在顾人津液，不专攻伐。"又说："懿身经四次温症，得以转危为安，皆得力于斯书者居多。"故在其著作中多次采用吴氏之学说和方药。曾懿不仅重视温病伤津，更能重视病后阳虚，特别提出："温病愈后，面色萎黄，舌淡，不欲饮水，脉迟而弦，不食，阳气虚也，小建中汤主之。"由于温病高热期间，多用寒凉，邪退之后，有时确会出现上述现象。但由于温病是阳邪，医家往往很不容易考虑到病后阳虚。由此可见，曾懿对温病治疗的整个过程认识很全面。

（八）药食并进，养护脾胃

脾胃为后天之本，气血生化之源；脾胃居中焦，为水湿运化之枢机；湿邪其性黏滞，最易困脾。因四川地处盆地，气候温润多湿，故川籍医家在疾病的预防与治疗上，常利用药物为主，辅以药膳，药食并进，以顾护脾胃。史堪《史载之方·大府秘》言："元气虚弱，肾水空虚，胃无津液，大府涩迟，六脉微而虚，宜用苁蓉粥。肉苁蓉一分，米一掬，先洗苁蓉令净，切令极细，同米，用水两碗以上，煮作稀粥，既熟，入少许葱，并薄入盐酱调和，空心，投三四盏。"这种以药粥的形式治疗元气虚弱便秘的方法对后世颇有启迪。韩懋《韩氏医通》中记载有太史氏赞三子养亲汤："夫三子者，出自老圃，其性度和平芬畅，善佐饮食奉养，使人亲有勿药之喜，是以仁者取焉。"强调了食疗的作用及无药害之特点。郑寿全《医法圆通·食气篇》对食物对于生命及健康的重要性进行了深刻的阐释："食物之真气，皆禀诸先天先地之真气，与人身之真气，本同一气也，借食物之真气，以辅人身之真气，故人得食则生，不得食则死。所以饮食健旺之人，肌肉丰隆，精神倍加，由其盗得天地生物之真气独厚也。今人只知饮酒食肉以养生，谁知还是天地之真气，日日在灌溉，呼吸不住在充周也。人不能保全身内之真气，则疾病丛生。"

（九）炮制服法，以助药力

川籍医家还非常重视药物的产地、炮制、服法等，以保证达到最佳疗效。如韩懋认为当归主血分之病，川产力刚可攻，秦产力柔宜补；而"药有成性，以材相制，味相洽而后达"，"标病攻击，宜生料，气全力强；本病服饵，宜制炼调剂”。强调了药物产地与炮制的重要性。再如固本丸用生地黄、熟地黄、天冬及人参所组成，由于药物滋腻寒凉，往往有泥膈满中、影响食欲的缺点。这些药物经用酒、姜黄汁等浸过，磨细加水沉淀，取药粉晒干，再加入人参细末为蜜丸，酒下，这样变寒凉为甘温，确有独到之处，对后世修制方药亦有很大的启发。再如《韩氏医通》中的黄鹤丹由香附、黄连组成，其服用方法依病情而变化，内容丰富，“假如外感，姜葱汤下；内伤，米饮下；血病，酒下；气病，木香汤下；痰病，姜汤下；火病，白汤下”。史载之《史载之方·喘》中记载治疗肺痿一方，对方中药物的炮制方法、制型、服法均有详尽说明，以助药力，“肺痿当用此方，人参半两，五味子、茯苓各半两，鳖甲（酥炙）、草枇杷叶（去毛）各一分，（麻）黄、紫菀各十铢，半夏、阿胶（炙透）各四铢。上为粗散，生姜三片，每服，入半夏一两豆许，饭前服，或非时服之，又宜服补肾气药，以归其元气，每服三钱，水一盏，煎至七分”。

（十）综合治疗，内外兼施

川籍医家在预防、治疗内伤疾病时，除以中药辨证施治为主要治疗手段外，还常配合按摩、灸法、敷贴法等其他治法，以期获得更好的疗效。如韩懋《韩氏医通·同类勿药章》载有多种非药物的养生疗法，如“多病善养者，每夜令仆擦足心，至极热，甚有益。三里、肾俞，皆不可缺”；“老人尤宜与少艾偎卧。予戚有喻千户者，行此，年九十余，康健”。再如刘仕廉《医学集成》关于临床诸多病证治疗中，除阐述辨证处方用药外，还列有相关灸治的穴位，他在《医学集成·眩晕》中，除论述以药物治疗眩晕外，还专门列出灸眩晕的穴道——百会、上星、风池、囟会，如此一来药物治疗与灸法相结合，以期收到良效。又如唐宗海《血证论·鼻衄》言：“病在肠胃者，药到速；病在经脉者，药到缓。衄血病在经脉，兼用外治法，亦能取急效。”并记载多种外治法以期迅速止血，如十灰散塞鼻、龙骨吹鼻、醋和土敷阴囊等。

（十一）医案记录，传承薪火

医案对于传承中医医学体系，记录医家的临床经验，阐述其医学思想，具有特殊的重要作用。韩懋注重临床实践，重视病案的书写记录。首先记录病人的籍贯、姓名、就诊时间；其次则记其躯体、色泽及语言声音等情况；再记录发病原因、起病时间、有无寒热、昼夜孰轻孰重、曾服何药；然后通过切脉，根据病人的体质，按病分类，拟定诊断，写出方药，告知服药方法与注意事项。晚清川籍名医齐秉慧晚年将数十年心得，参合古今诸家之议论，历时 36 年编撰而成《齐氏医案》，其中卷六为妇、儿、外科医案，该书记录了齐氏的学术思想、临床经验和一些有效方剂，对后世有一定影响，齐氏并有《痘麻医案》。“民国”年间范烈光的《治验医案》中病人姓名、年龄、住址、病名、原因、证候、诊断、疗法、处方、效果、说明诸项一应俱全，其复诊有多达 15 次者。川籍医家的著述中每有非常精彩的医案记载，对于总结医家的临证经验、用药特点等具有重要意义。如刘仕廉《医学集成》卷四为医论医案，其中以开提化逆法治疗陈稚香患癃闭一案，颇有新意。

其他医案著作还有王廷俊的《寿芝医案》，罗茂亭的《医案类录》，温载之的《温氏医案》，王仁叟的《病案实录》。其他四川医家临床著作中也每有医案记录，如李栻的《伤寒述微》，刘福庆的《医录便览》，左季云的《杂病治疗大法》，刘复的《华阳医说》《素问痿论释难》等，这些医案对于展示川派医家的临床辨证用药思路和特点提供了不少精彩的第一手线索，成为传承其学术思想和临床经验的重要组成部分。

第二节 医派医家

一、著名学派

（一）蒲氏内科学派

[学派概述]

蒲氏内科学派是以被誉为“一代宗师”的蒲辅周为代表的学派。该学派强调治病求本，辨证准确，擅用八法，认为八法为必须掌握和遵循的准则，主张“汗而毋伤，下而毋夺，温而毋燥，寒而毋凝，消而毋伐，补而毋滞，和而毋泛，吐而毋损”；尤其擅长治疗温热病，特别是在治疗“乙脑”“流脑”“腺病毒肺炎”方面有独到见解，疗效卓著。

学派传承图如下：

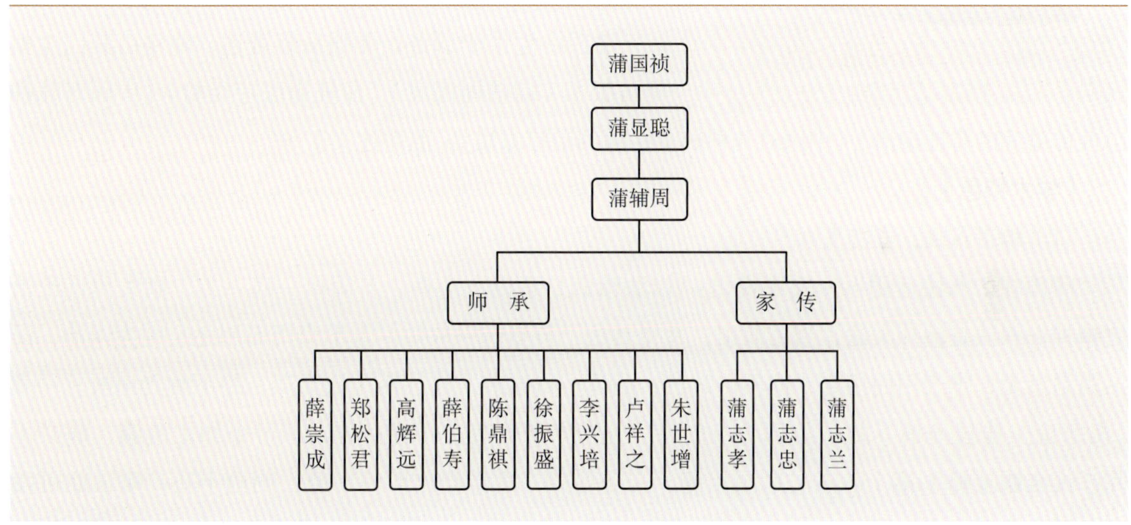

[学派名师]

蒲辅周（图 8-10，图 8-11）

蒲辅周（1888—1975），原名启宇，生于四川省梓潼县长溪乡的世医之家。祖父蒲国祯和父亲蒲显聪都是精通医道、名闻乡里的医生。11 岁时，由其祖父讲授医书。15 岁起，白天随祖父临床侍诊，晚上苦读到深夜。他以《内经》《难经》《伤寒论》《金匮要略》为基本研读之书，以《外台秘要》《千金方》及历代诸家之书为参考之学。经 3 年的苦读与侍诊，蒲辅周积累了一定的临床经验，18 岁便悬壶乡里。他牢记前人“医乃仁术”之教诲，将名字改为辅周，取辅助贫弱、周济病人之意。1955 年，卫生部中医研究院成立，蒲辅周奉命调京，在中医研究院广安门医院内科工作。1960 年任中医研

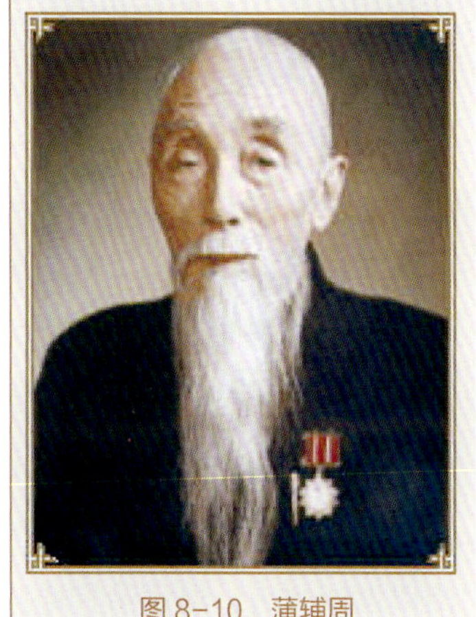
图 8-10 蒲辅周

究院内科研究所主任，1965 年任中医研究院副院长，并曾任全国政协第三、四届常委，第四届全国人大代表，国家科委中医专题委员会委员，中华医学会常务理事，中国农工民主党中央委员等职务。1975 年 4 月 29 日逝世于北京。蒲辅周长期从事中医临床、教学和科研工作，精于内、妇、儿科，尤擅治热病，他将伤寒、温病学说熔于一炉，经方、时方合宜而施。在几次传染病流行时，他辨证论治，独辟蹊径，救治了大量危重病人，为丰富、发展中医临床医学做出了重要的贡献。

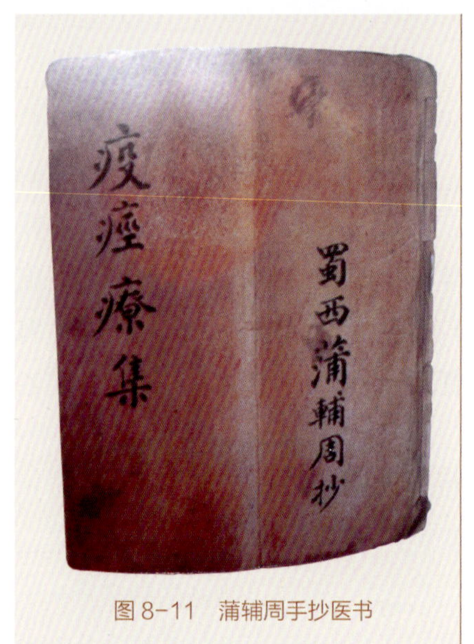

图 8-11　蒲辅周手抄医书

蒲辅周医术精湛，医德高尚，理论渊博，为千万患者解除了病痛，为中医事业做出了贡献，周恩来总理称赞他"高明的医生，又懂辩证法"，实为当代杰出的中医临床家。对于内科疾病，他在尊崇仲景学说的同时，并采撷历代各家学派之长，如刘河间之寒凉，张子和之攻下，李东垣之升阳，朱丹溪之滋阴，熔众长于一炉，以补仲景之未备，开后学之法门。

蒲氏一生忙于诊务，无暇从事著述，晚年由其门生整理出版了《蒲辅周医案》《蒲辅周医疗经验》《中医对几种急性传染病的辨证论治》《中医对几种妇女疾病的治疗方法》《温病述义》等。

［学术特色］

（1）擅用八法，多有发挥

蒲氏在"八法运用"一文中提出："以法治病，不以方应病。若固执一病一方，则失辨证论治之精神。八法是治疗大法，当用而用，并得其法，自然应手取效。若不当用而用之，则为误治，误治尚易察觉，唯当用而用之，但不得其法，病情不得改善，往往因用法无误，终不解其何故。""观《伤寒论》桂枝汤条下载：'温服令一时许，遍身漐漐微似有汗者益佳，不可令如水流漓，病必不除。'《金匮要略》第十八条'风湿相搏，一身尽痛，法当汗出而解，值天阴雨不止，医云此可发汗，汗之病不愈者，何也？盖发其汗，汗大出者，但风气去，湿气在，是故不愈也。若治风湿者，发其汗，但微微似欲出汗者，风湿俱去也。'"从以上寥寥数语，道出汗法效或不效的机理。微似有汗为用法得当，邪去正安；如大汗淋漓，则为用法不当，正伤而病不除。蒲氏由此悟出善用八法者，必须达到"汗而勿伤，下而勿损，温而勿燥，寒而勿凝，消而勿伐，补而勿滞，和而勿泛，吐而勿损"的境界。

（2）寒温统一，擅温热病

蒲辅周治疗外感热病，见解独到。临床所见外感热病，属中医伤寒、温病范畴。自明清温病学说形成，即有了伤寒学派与温病学派之论争。对于两者的关系，蒲辅周认为，伤寒学说开温病学说之先河，温病学说补伤寒学说之未备，应当互为充实。伤寒与温病是始异（伤寒是寒邪侵犯太阳经，温病是温邪首先犯卫），中同（寒邪入里化热，证属阳明，治以白虎、承气；温病顺传气分，治亦以白虎、承气），终异（伤寒传入三阴，治宜温补；温病入营血，灼伤津液，治宜清润）。伤寒治以发汗解表，温病治宜透达取汗，两者均需顾及津液。这些心得和认识，使他在温病学术上多有建树，特别在指导流行性乙型脑炎的治疗方面具有很大贡献。20 世纪 50 年代，流行性乙型脑炎、小儿腺病毒性肺炎等急性传染病比较猖獗，蒲氏根据温热病学的理论，指导临床医疗，提高了治愈率，降低了病死率。

（3）重视岁时，辨治时病

蒲辅周强调，治病“必先岁气，毋伐天和”，认为各种不同气候环境会产生各种不同的发病因素，因此要注意自然气候和季节等对疾病发生、发展和转归的影响。如麻疹病，多发于春季，但其他三季也有发生，见症有所不同，治法亦有同有异。所同者，宜宣透；所异者，宜根据季节时令之暑湿燥寒而酌增苦辛或苦辛微温之品。1945 年近立秋，成都小儿麻疹流行。当时大雨连绵，街巷积水，病儿麻疹隐伏于皮下，医生用宣透无功。蒲辅周联系到其时多雨，热从湿化，因而用通阳利湿法，俾湿开热越，疹毒豁然而出，虽不宣透，亦热退神清而愈。同道用之，亦皆应手。1956 年，石家庄市曾流行乙型脑炎，用清热解毒、养阴法治疗，治愈率达 90% 以上，而次年北京流行此病时，用上述方法效果不显。蒲辅周从临床实践中发现，北京多年阴雨连绵，湿热交蒸，因此属暑湿偏盛，遂用杏仁滑石汤、三仁汤等化裁，通阳利湿，收到了良好效果。蒲辅周在总结经验时说：“在这一次实践中体会到：由于气候的影响，今年的患者在诱因上多有暑湿并重的现象，个别的还有一些变症，我们在治疗脑炎过程中，随时都要注意到这一些。”在对内伤杂病的治疗中，他亦注意气候的影响，适当加入相应时令药，如其治周期性发热，就按季节灵活处方用药，暑天选用四妙丸加茵陈、青蒿、木瓜、荷叶等清热利湿，入秋后用五积散合四妙丸加味，祛寒除湿，以提高疗效。为配合季节，还注意用药的剂型。1963 年，他治疗金某心气虚痛（冠心病）一例，即冬用膏、夏用散，以与季节相适应，既考虑到疗效，亦方便了病人。

（4）明辨邪正，抓住本质

治病必求其本是中医治疗的基本原则，蒲辅周对此深有研究，并对在辨证求本过程中应注意处理的几个关系作了阐述：一是邪正关系。他认为从邪正关系上来看，“正气存内，邪不可干，邪之所凑，其气必虚”，邪气为标，正气为本。在治病过程中，注意患者的正气情况，掌握扶正祛邪、祛邪养正的辨证关系。若只见病，单纯以祛除病邪为务而不顾正气，则失去治病求本的意义。例如他曾治一急性肝炎患者，前面治疗的医生均只注意肝炎为外邪感染这一面，以致中阳更伤，饮食日减，便溏完谷不化，神疲肢倦，月余卧床不起。蒲辅周治以香砂理中汤加吴茱萸、草果健运脾胃，扶正祛邪，患者很快康复。二是病因和症状的关系。他认为，疾病的病因是本，症状是标，所以治病必须寻求病因，对因治疗，才能达到痊愈的目的。他曾治疗尿失禁和尿闭的两个患者，从症状看，两人完全不同，但从病因病机分析，却都是中气虚弱，一个是中气不摄以致尿液失禁，一个是中气不运，尿闭不通。因此都从中气虚弱论治，处以补中益气汤加减而愈，而不是见失禁就固涩，见尿闭就通利，此即中医“异病同治”之义。蒲氏治两心悸患者，主症均为心悸，但一例心悸而伴头晕、恶心、有痰、便溏，苔中心黄腻，脉滑，为痰湿夹胆火上扰心主之实证，便溏是脾弱之象，治宜先以温胆汤加味化痰湿，兼清胆热，加用资生丸兼调脾胃而愈；另一例心悸伴有出冷汗，下肢浮肿，大便溏，严重时出现心房纤颤，此属心气不足，兼有脾湿，偏虚证，治宜补益心气，温脾理痰，治疗亦以温胆汤化裁，但以党参易竹茹，随症加减而收效，明辨标本，治本而愈。

（5）重视后天，顾护脾胃

蒲辅周调理脾胃，既取法于李东垣之升脾阳，又效法叶天士而保胃阴，升降润燥，权宜而施，融李东垣和叶天士之长，用补中益气汤和益胃汤加减，亦常用补益资生丸，既避免参苓白术散之补而壅滞，亦无香砂枳实丸消导香燥之弊。在治病求本的同时，蒲辅周十分强调治病必先察脾胃之强弱。他认为治疗外感病须助胃气，因为卫气来源于中焦，胃气强者，卫气始固，玉屏风散用白术即本于此。因此，蒲辅周每将调理脾胃作为外感病恢复期的治疗关键。而脾胃为后天之本，五脏六腑皆禀气于胃，胃气受戕则内伤难复，所以治疗内伤杂病时必须时刻不忘胃气这一根本，他说："辨证论治要审病求因，分析邪正相争不同时机，因势利导，邪去正安，扶正祛邪。病后调理，应重视胃气。胃为后天之本，气血生化之源，脾胃健强，气血充足则康复矣。"

（6）精通内科，兼擅妇儿

蒲辅周认为，妇儿科与内科，只有见症的异同，而无本质的区别。由于妇、儿的生理、病理特性，妇女有经、带、胎、产，儿童有麻、痘、惊、疳，其余疾病基本与内科相同，因此，他在精于辨证的基础上，在妇儿科诊治上也有独到之处。对于妇科疾病，他以调理气血为主，以舒肝和脾为枢机，运用寒则温之，热则清之，虚则补之，瘀则消之的大法，临床取得了明显的效果。对于儿科病，蒲辅周特别强调小儿的机体特点，认为小儿属稚阴稚阳，非纯阳之体，易虚易实，易寒易热，必须认真运用四诊的诊察手段，平脉息，察指纹，望面色，审苗窍，听声音，观动作，综合分析以得出正确诊断，并注意稚阴稚阳之体不任攻伐。儿童无七情内伤症，但腠理不密，易感风寒咳嗽及急性烈性传染病，肠胃脆弱，易得伤食伤冷之症。蒲辅周诊治的儿科疾病均为危重急症，其救治之成功更体现了他在四诊方面娴熟的技术，其判断之准确，用药之精当，足堪儿科医家效法。

[传承发展]

蒲氏的学术思想和临床经验传承门人弟子众多，主要分为四类。一是新中国成立前的入门弟子，如薛崇成、郑松君等；二是新中国成立后组织安排的学生，如高辉远、薛伯寿、陈鼎祺等；三是私自上门求教，学习蒲氏理论思想而自认为其门人弟子者，如李兴培、何绍奇、卢祥之、朱世增等；四是子女传承，如蒲志孝、蒲志忠、蒲志兰等，蒲志孝为其中代表。

这些门人弟子在形成蒲氏学术流派的过程中，对其学术思想和临床经验都有所发展，各有建树，不少人都在蒲氏精湛的医术和高尚品格影响下成为了一方名医、一代名医，或是中医界的栋梁。一些弟子一丝不苟、精勤不倦地整理蒲氏的医案、医话、论文著作，总结其学术特点和临证精髓，使其学术得以更好地传承和发展。

薛崇成

薛崇成（1919—2015），出身于中医世家，1935 年拜蒲辅周为师，1937 年至 1939 年在四川国医学院学习中医，1948 年毕业于华西大学医科，获医学博士学位。1952 年调入中国中医研究院（今中国中医科学院）工作。在 70 余年的从医生涯中，一直以"遵循模式，继承发扬；知己知彼，汇通创新；宏微并重，心身两顾；主防辅治，务实疾虚；怀仁怀义，自尊自贵"为其座右铭。他致力于中西医结合神经内外科、精神病学、中医、针灸经络等方面的科研与临床工作，成绩显著，尤其在中医心理学的人格与体质方面颇有建树。编著了《临床周围神经功能解剖学》，这是以我国传统歌诀体裁编著现代医学内容的著作。薛崇成先学中医后学西医，再做针灸，在学术方面有许多发明创造，1955 年他发表于《中医杂志》的“中医阴阳学说之基本概念”的文章产生了较大影响。1983 年，他与四川省绵阳市精神病院合作，对电针抽搐治疗进行了系统比较研究，使电量减为传统的 3.64%，疗效提高而副作用大减，并结合督脉和神经学理论，提出该治疗的作用为“调整大脑中线结构功能”。

高辉远

高辉远（1922—2002），出生于湖北省蕲春县的一个中医世家，其祖父高藻轩、父亲高士怡均为知名中医，从小即受熏陶。幼颖悟，从学于高静尘和陈受三，习经史，学诗文，并研习家传中医学。15 岁独立行医，18 岁立志继承家学。1954 年 4 月入卫生部中医进修班学习，毕业后因品学兼优选调中国中医研究院内外科研究所工作。1958 年在周恩来总理的亲切关怀下，他拜蒲辅周为师，跟师学习 17 年。继承和发展了蒲氏的医疗思想。

高氏从事医疗保健、科研和教学工作 60 余年，在家传师学的基础上，治学严谨，广采博览，并旁及诸家学说，吸取众家之长，师古不泥，经方时方，择善而从，融会贯通，临证创拟了许多新方，灵活达变，屡起大症。他不仅对内、妇、儿科造诣精深，尤其擅长老年病与温热病的研究，对老年病的治疗保健与疑难危重病证的抢救，颇具独到的经验。先后整理出版了《蒲辅周医案》《蒲辅周医疗经验》《中医对几种传染病的辨证论治》《医门新录》等，发表学术论文数十篇。

为表彰高辉远对中医药事业做出的杰出贡献，1990 年 12 月 6 日在人民大会堂举行了“著名老中医高辉远先生从医 50 周年座谈会”，中央办公厅、中央警卫局、卫生部、国家中医药管理局、中国人民解放军总后勤部卫生部等有关领导和在京的中医界名流、同仁、朋友各界人士 300 余人，济济一堂，赞扬高辉远半个多世纪以来功著杏林、立医立民的医德医风，济人济世的光辉业绩。他个人的代表著作有《高辉远验案精选》等。

徐振盛

徐振盛（1930—　），著名中医内科专家，主任医师，研究生导师。师从蒲辅周后，跟随并继承了蒲氏内、妇、儿科医疗经验。担任周恩来、邓小平、叶剑英、邓颖超等的保健工作 10 余年。曾任中国中医科学院广安门医院内科主任，国家中医药管理局急症胃痛协作组组长，中华中医内科学会脾胃病专业委员会委员。参加撰写了《蒲辅周医案》《蒲辅周医疗经验》等多部著作。发表学术论文 30 余篇。主持研制的温中止痛口服液、理气止痛口服液、清化止痛口服液，荣获中国中医研究院（今中国中医科学院）科技成果三等奖。其中，温中止痛口服液、理气止痛口服液荣获北京市科技进步奖。

薛伯寿

薛伯寿（1936—　），蒲辅周入室弟子，中国中医科学院广安门医院主任医师、博士生导师。1963 年毕业于上海中医学院（今上海中医药大学），曾历任中国中医科学院专家委员会、高评委员会委员，中央保健会诊专家，第三、四、五批全国老中医药专家学术经验继承工作指导老师，中医药传承博士后合作导师。

薛伯寿参加整理了《蒲辅周医案》，并负责编写《蒲辅周医疗经验》，这两本书获得了全国科技大会奖。先后发表有关蒲氏学术思想继承发挥论文 70 余篇。主编《蒲辅周学术医疗经验　继承心悟》。一直以传承蒲氏学术经验为己任，为继承发扬推广蒲氏学术思想和医疗经验做出了贡献。

薛伯寿继承蒲氏“气以通为补，血以和为补”的理论，提出治疗外感病、内伤杂病，甚至防治衰老，皆必重视调畅气血；认为补药的堆积既不能防病，亦不能治病；提出对于疑难病证应治病求本，必须考虑到伏邪、蕴毒、痰饮、瘀血、积滞等综合辨证。继承蒲氏擅治外感热病的经验，在融会贯通中发扬创新，提出外感热病领悟要点为“尊经典，知时节，融寒温，明邪正，重宣透，辨兼夹，知标本，护胃气，察体质，慎立法，选方药”。能尊六经、卫气营血、三焦辨证，掌握恒动变化，知常达变。如蒲氏治疗急性热病倡用升降散，他继承发挥，临床辨证灵活运用于急性传染病、四季热病、内伤杂病，均可显著提高疗效，达到精研一方疗百疾，此经验已获全面推广应用，为中医自身研究提高疗效做出启迪奉献，由此可见他传承蒲氏学术思想成就之一斑。薛伯寿还负责蒲辅周名家研究室的建设，为北京市科技重大项目、“十二五”国家科技支撑计划中有关于老中医及蒲氏传承的十余项课题担任专家指导。

李兴培

李兴培（1939— ），尊崇蒲氏，自学钻研蒲辅周学术思想和临床经验，是研究蒲学成就较突出者。1962 年毕业于成都中医学院（今成都中医药大学）首届医学系六年制本科，分配到新疆维吾尔自治区医学院第二附属医院从事医疗、教学和科研工作至今。曾任新疆中医药学会副会长，为人事部（今中华人民共和国人力资源和社会保障部）、卫生部和国家中医药管理局全国首批 500 名学术继承人指导教师之一。1992 年被国务院批准为有突出贡献的专家，享受政府特殊津贴。

李兴培在学术上潜心中医经典，推崇仲景学说，融会诸家，躬身实践，力倡辨证，乐遣经方，切重中西医有机结合，医药并重，防治结合。他设计和主持的“活络通脉汤（通脉冲剂）治疗血栓闭塞性脉管炎”课题于 1986 年获省级重大科技成果奖。论文“中国之历史及现状暨振兴新疆中医事业之宏观战略设想”于 1990 年被评为省级科技成果。图书《现代中医治疗学》（执笔之一）获四川省科技进步二等奖。李兴培根据多年临床经验创制“妇得乐雪莲药垫”投放国内外市场，取得了明显的社会与经济效益。在国家级和省级刊物发表学术文章百余篇；主编和参编已出版专著有《蒲辅周研究》《中国中医理论暨临床经验》《危重疑难病症中医治疗进展》和《医方妙用》等 16 部。

蒲志孝

蒲志孝（1941— ），蒲辅周老中医第四代传人，蒲辅周学术研究会会长。幼承家学，师从其父蒲辅周，深得其真传。从事中医临床工作五十年，具有扎实的理论基础和丰富的临床经验。擅长中医内科、妇科常见病及疑难急危重症患者的中医治疗、抢救，全面继承了蒲氏衣钵，并遵仲景“勤求古训，博采众方”之教诲，努力学习各家之长且潜心现代医学，经几十年积累，形成了独有的理论体系和辨证思维方法。发表“蒲辅周医论系列”“蒲辅周医话”“肝气虚肝阳虚简论”等论文。

（二）冉氏“一融三合”学派

［学派概述］

中医学术的发展离不开继承与发扬，蜀中名医冉雪峰在继承的基础上，开拓创新，与时俱进，冉氏及其弟子强调伤寒与温病的融通，哲学与科学相结合，中医与西医相结合，理论与实践相结合，形成具有鲜明学术特色的一融三合学派。

学派传承图如下：

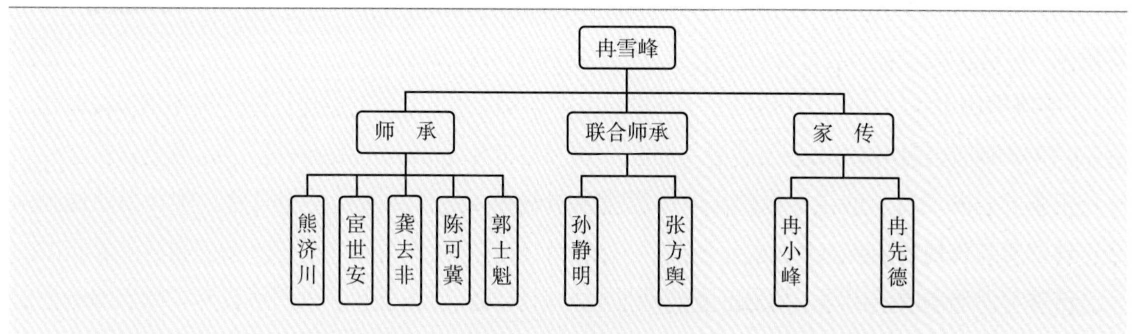

［学派名师］

冉雪峰

冉雪峰（1877—1963），四川巫山人，著名中医学家，有“南冉北张（张锡纯）”之誉。冉氏世代业医，其父冉作楫为前清秀才，冉雪峰秉承家学，习文精医，12 岁起随父采药，同时习医。17 岁开诊于故里，38 岁悬壶于湖北武昌。1919 年，当选为湖北省中西医会第一届会长。1923 年，他独资创办湖北私立中医专门学校，冀以“发扬国粹，造就真才”。1938 年下半年武汉沦陷前，冉氏举家避难于四川万县，先住真元堂七号，即对外应诊，门庭若市。1939 年 1 月 14 日，日机第一次轰炸万县，人民死伤甚重，房屋延烧，为躲避轰炸，冉氏随即迁于万县董家岩李家院，应诊之余，埋头著述。在此期间，著有《国防中药学》《大同药物学》《大同生理学》《大同方剂学》《中风临证效方选注》等专著。约 5 年后迁万县关门石及电报路悬壶。在万期间充任四川省万县中医初审委员会委员，并力图举办中医学校，终因日机轰炸而放弃。此阶段，冉氏的得意弟子是名医龚去非。

1950～1955 年，冉氏先在重庆卫生工作者协会、后任重庆中医进修学校校长。1955 年 11 月底，冉雪峰奉调卫生部中医研究院，任中华医学会常务理事、卫生部中医研究院学术委员会副主任委员兼高干外宾治疗室主任、第二届全国政协委员，授一等一级专家。据中国科学院院士、中国中医科学院西苑医院陈可冀研究员撰文回忆：“根据中央卫生部当时关于抢救名老中医学术经验的精神，我和郭士魁医师同时受命拜冉老为师，当时中医研究院内科研究所领导领着我们到冉老家里，向冉老和冉师母恭恭敬敬地行三鞠躬拜师礼的情景现犹历历在目。”另外，《名老中医之路》中记载著名中医郭士魁的自述：“我从事冠心病的研究是 20 世纪 50 年代中期参加中医研究院工作之后，那时我刚好四十岁，在跟随冉氏临证的过程中，侧重看一些心血管病患者，其中包括冠心病。”陈可冀和郭士魁成了冉氏的“关门弟子”。

冉雪峰与张锡纯为“忘年交”，并称“南冉北张”。冉氏在创办湖北中医专门学校时曾虚心请教张锡纯如何办学，《医学衷中参西录・复冉雪峰问创建医学堂规则书》中记载了当年的回信。张锡纯去世之前，嘱咐自己未完成学业的弟子去拜冉雪峰为师。这几位弟子就是之后名重一方的深县中医张方舆、天津中医李宝龢和孙静明，他们在抗日战争期间拜师，以通信的形式接受冉氏的传道授业解惑，直至冉氏去世，他们的交往近 30 年。而今，有关李宝龢的资料已无从查阅，孙静明和张方舆曾在《医学衷中参西录》中作序，尚有迹可循。

冉雪峰代表著作有《麻疹商榷正续篇》《新定救护药注解》《健忘斋医案》《内经讲义》《伤寒论讲义》《冉雪峰医案》《八法效方举隅》《中风临证效方选注》《冉注伤寒论》等。《冉注伤寒论》是他的精心杰作，对中医理论和治疗技术有重要发展。他还曾发表“关于中药研究的几点意见”等学术论文。

[学术特色]

（1）主张“一融三合”

主张“一融三合”的学术思想，即伤寒与温病的融通，哲学与科学相结合，中医与西医相结合，理论与实践相结合。

伤寒与温病融通　伤寒、温病二者病邪性质大相径庭，疗法各异。自明清以来，随着温病学派的创立，温病治疗日趋完善，形成了外感病证的一大法门。然而伤寒、温病同属外感六淫疾患，其传变途径和某些病理机制等必然存在着一定的共同之处。故历代不少医家认为，伤寒之法可用于温病，温病治法能补伤寒之不足。冉雪峰在《冉注伤寒论》中说：“或谓伤寒从皮毛入，温病从口鼻入，此是绝对错误，寒不可与温混，温亦不可与疫混。疫从口鼻入，六淫从皮毛入，岂复有理由可说？”温邪即由外入内，未有不涉及三阳三阴层次者，故寒温大法虽异，而六经原理则可借鉴。他认为“矫枉过正反生隔阂”，主张伤寒、温病“整个会通”。

哲学与科学相结合　冉雪峰曾说：“科学为哲学之骨，哲学为科学之干，哲学无科学作骨，失之空疏，科学无哲学作干，过于呆板。”又说：“哲学得科学而益彰，科学得哲学而更固。”此大有古为今用、洋为中用的思想萌芽。他的这种学术主张至老而未泯灭。如他在八十岁时写的《八法效方举隅》中说：“将古人繁赜不可纪之方剂，融纳于汗、吐、下、和、温、清、消、补八法之中，法分八类，类各八方，八八六十四方，举隅示例，聊可楷模。”此寓有一卦管八爻，八八六十四爻之义。而其方解，多采取现代医学生理与药理来证实说明，这是他主张哲学与科学相结合发展中医学思想的具体表现。

中医与西医相结合　抗日战争时期，冉雪峰在万县董家岩从事学术著述，先后完成《辨证中风问题之解决》《大同药物学》《大同方剂学》和《大同生理学》等著作，共二百多万字。他一贯主张不同学科之间的交流和杂交，主张中医学西医，其著作中的“大同”二字即蕴涵早期的“中西结合”思想。其学派中郭士魁、陈可冀更是发扬中西医结合思想的杰出代表，在中西医结合心血管病的研究中取得了卓越成就。

理论与实践相结合　冉雪峰重视中医基础理论，认为理论是实践的基础，没有理论的实践是盲目的实践，是对事业、对患者不负责的表现；同时他也反对死啃书本、不结合实际应用的倾向，称那些只会理论而不会治病的人为“伪医”，主张理论与实践相结合。他强调“坐而言，起而行为医道”，就是指理论上有研究而又有丰富临床经验的医学家。

（2）善用经方

冉雪峰认为经方为群方之祖，并认为学习中医、精通中医，应当取《内经》《伤寒论》《金匮要略》等书，潜心体会，而后再将后世诸家流派的学术，穷源溯委，撷取精华，认为“心有所获”则临证时就“变化在我”。所以他既善用经方，又善用古方、时方，而临证治病，能取得良好疗效，为病家所赞许。擅长治疗流行病、糖尿病、妇女不孕症等。冉雪峰治疗中风灵活辨证，古方新用，倡用镇静、兴奋二法治疗中风，可以说是一大创举。镇静方如百合地黄汤，方中生地黄清血，百合清气，清气即是清血，宁血即是宁脑；生地黄用汁，生气未离，能缓解血中偏盛之气，虽用抑制又兼有补益。本方杜绝上冲病变来源，可作神经轻病疗法，亦可作为神经病预防疗法。对于中风病神经闭阻者，冉氏用兴奋神经法"特醒豁之"，用药以微达兴奋程度即可，以求"兴奋的宁谧"。如治疗左瘫右痪等证的局方伏虎丹，方中有草乌头、南星、羊踯躅、蔓荆子、干生地黄、白僵蚕等，冉氏意为兴奋神经、豁痰宣窍之方，并以缬草易蔓荆，生地黄用量加五倍，服量作每次一丸，使方制更加完美。

［传承发展］

龚去非

龚去非（1903—1993），湖北黄陂县人。龚幼时读私塾，13 岁时跟随胞叔龚厚堃学医，悬壶汉口。抗日战争时入川到万县定居，拜名师冉雪峰学医 8 年，受益殊深。1951 年与中医学家李重人合作，创办万县第一联合诊所，并兼任所长。1956 年调入万县人民医院，任主治中医师。1958 年调入万县地区人民医院，任中医科主任，至 1973 年退休。退休后受聘于万县中医学校及万县中医院等单位担任学术顾问，并先后带徒 10 余人。历任万县市人大代表、市政协常委、市农工民主党顾问、四川省中医药学会理事、市书法协会名誉理事等职。

龚氏以医为终身之己任，孜孜不倦 70 余载，经验丰富，学识渊博，长于内妇儿科，尤擅疑难杂病和脾胃病的治疗，对温病亦有独到见解。1990 年，被人事部、卫生部、国家中医药管理局确定为全国首批老中医药专家学术经验继承工作指导老师，并享受国务院政府特殊津贴。2003 年，由重庆市万县中医药学校牵头，将他毕生的临床经验及医学思想重新整理，列入《中国百年百名中医临床家丛书》系列，并于 2004 年 8 月由中国中医药出版社公开出版发行。

熊济川

熊济川（1906—1973），湖北黄陂人。少年学医，受业于冉雪峰，乃其优秀门徒，深得冉氏赏识。熊氏熟谙中医内、外、妇、儿、针灸各科，擅长儿科，造诣深邃，经验丰富。1952 年任武汉市中医药学会副主任委员，1957 年任武汉市中医院第二附属医院院长兼门诊部主任，曾亲自撰写《中医儿科学讲义》，为培养湖北武汉地区的中医人才做出了贡献。他先后被选为武汉市第一、二、三届人大代表，逝世后，武汉市卫生局刊印了由其门人整理的《熊济川医案》，系统地总结了其临床经验。

张方舆

张方舆（1906—1962），字坤，河北深县人。据《河北历代名医学术思想研究》介绍，张方舆 1906 年生于原籍，高小毕业。17 岁时，长子患病，无处求医，其父便购得医书，观书中所言，对照病儿症状，摸索着为孙调治，数日病愈，方舆欣喜，由此受到启示，便开始自学中医。由于其生性聪明，所读医籍背诵不忘，为人治病也每每取效。虽是自学，技艺却长进不少。20 岁到津入商界，先后在至诚钱庄等三家银号担任司账、营业员和副经理等职。此后在津访得名医张锡纯，读其大作《医学衷中参西录》后，因"受益甚多，非常崇敬，便拜为师"，后经张锡纯举荐，以通信方式拜汉口名医冉雪峰为师，学习了"南冉北张"的学术思想。张方舆好学专研，遇其不懂之处，反复推敲，问其师，以求解惑。他“个人的写作常寄给冉师改正，亲受指点，更有不少进步”。1940年在天津新中医学社任教，从此正式步入中医门径。中华人民共和国成立前夕，又在北京拜入九十高龄的邹趾痕老中医门下为徒。1949～1952年，张方舆在津个体行医，1952～1958年，先后在联合诊所、天津市中医医院从事临床工作。1962年病逝前，分别在天津中医学院（今天津中医药大学）和卫生部委托天津市卫生局举办的西医离职学习中医班（亦称研究班）教授《金匮要略》。其著作及论文有《医言就正录》《温病述义》《三顾庐医案》《三顾庐医话》《删定医林改错》《钱国宽医案补注》《金匮要略讲义》《肠道病的中医认识及治疗》《肺结核的中医认识及治疗》《原发性再生障碍性贫血中医治疗初步总结》《再生障碍性贫血的中医综合治疗》等。

宦世安

宦世安（1908—1986），贵州省遵义市人，冉雪峰弟子、门婿（冉珩卿丈夫）。宦世安出生于中医世家，从小受家庭熏陶，自幼随父宦应清学医。14岁拜名医冉雪峰为师，16岁考入湖北省中医专门学校学习5年，毕业后悬壶武汉。于1938年迁重庆行医，热情为新华日报社、八路军办事处同志看病，资助东北逃难儿童团，为贫苦病人看病不收诊费，常送医送药上门。其医术高明，医德高尚，不慕名利，济贫问苦，更为人敬重，深受爱戴，曾受到郭沫若和冯玉祥将军赞扬。冯将军亲笔题词赠诗曰：“宦先生，印世安，救人苦，济人难，为大众把病看，对贫苦不要礼，还赠买药钱，爱人如己，好行慈善，手到病除，活人无算，这都是有目共睹，不是我故造谀言。”从医共60余年，新中国成立后历任重庆市卫生局副局长，重庆市中医学会会长，四川省中医学会副会长，中华全国中医学会理事，《四川中医》杂志编委会主任，重庆市武术协会主席，四川省、重庆市人民代表，重庆市政协副主席等职。

郭士魁

郭士魁（1915—1981），北京人。早年在仁和堂、太和堂药店学徒，后又随名中医赵树屏学习。参加过北平国医学院、北京中医讲习会。1941年毕业后在京行医。1953年调至中医研究院筹备处。1955年，在中医研究院内外科研究所工作，师从冉雪峰。1961年，调中医研究院西苑医院心血管病研究室，主张依靠中医理论研究发展中医，提倡中西医结合。毕生致力于中医药防治冠心病的研究，发展了活血化瘀、芳香温通的理论，创制了冠心Ⅱ号方、宽胸丸和宽胸气雾剂等名方。

冉小峰

冉小峰（1926— ），中国药材公司退休干部。著有《历代名医良方注释》，收录了其父对许多名方的注释及部分“冉氏经验方”。开发出诸多中成药，最有名的是20世纪80年代初无偿献给国家的“华佗再造丸”，该处方被列为国家级保密处方，科技人员在冉小峰和有关专家的指导下，在原汤剂处方的基础上进行科技创新而研制成功，创造了良好的社会效益和经济效益。另著有《解放十年来临床实用中药制剂验方选集》《全国中药成药处方集》《冉雪峰医著全集》等。

陈可冀

陈可冀（1930— ），著名中医及中西医结合专家，中国科学院院士。长期从事中医、中西医结合心血管病及老年医学的研究。在活血化瘀及芳香温通方药治疗冠心病的理论及疗效研究、补益脾肾方药延缓衰老的理论及临床研究、清代宫廷医疗经验的整理研究等方面均取得丰硕成果。培养了一批中西医结合临床研究人才。著述甚丰。1991年当选为中国科学院学部委员。为我国中西医结合事业的奠基者及开拓者。

冉先德

冉先德（1936—2010），中国中医科学院广安门医院主任医师、教授，冉氏医学流派第七代传人。从事中医药学研究、临床及教学工作 50 余年。冉先德承其父医学之思，生前费时 3 年有余，将冉雪峰的全部遗著加以整理校对，完成《冉雪峰医著全集》。冉先德主要著作有《白话中医古籍丛书》《中华药海》《冉雪峰医著全集》《校注本草纲目》《冉氏释名本草》《中华药海（精华本）》。冉先德精于中医医理，临床经验丰富，注重古典医籍整理，对中医教育事业贡献突出，长期承担广安门医院西学中班的教学工作。主张理论与实践结合，称脱离实践的空头理论家为“伪医”，没有理论修养的为“医匠”，“既要凭些经验阅历，也要懂得经籍要义”。冉先德精于中医，但不排斥西医，潜心研究病因病机，临诊遣方用药，直中病机，颇多效验。

（三）李氏医药兼擅流派

[学派概述]

医药兼擅流派以绵阳李孔定为代表，其特点是识药、晓药、采药、制药、用药和临床紧密结合，治学无门户之见，纳流派之长，主张继承创新，师古不泥，融会贯通，守经明理；临床强调知常达变，衷中参西，扶正祛邪，以平为期。对内伤杂病和外感热病皆有很深造诣。李氏认为四川盆地湿邪伤人最多，外感多见湿热，内伤重在脾胃。提出了“辨病与辨证相结合，辨证论治与专病专方相结合”“诸般杂证，调理脾胃为先”“湿热病辨治宜灵活恶呆滞”“内服与外用并重，药疗与食疗兼施”“急症用药宜重宜专”“肝毒致热，治以清热透邪”“治肺需活血”“处方之律和而不同”等学术观点。临证善用草药，创制多首新方，形成了擅长治疗急重疑难杂病的内科学派，其弟子遍及四川北部市县。

流派传承图如下：

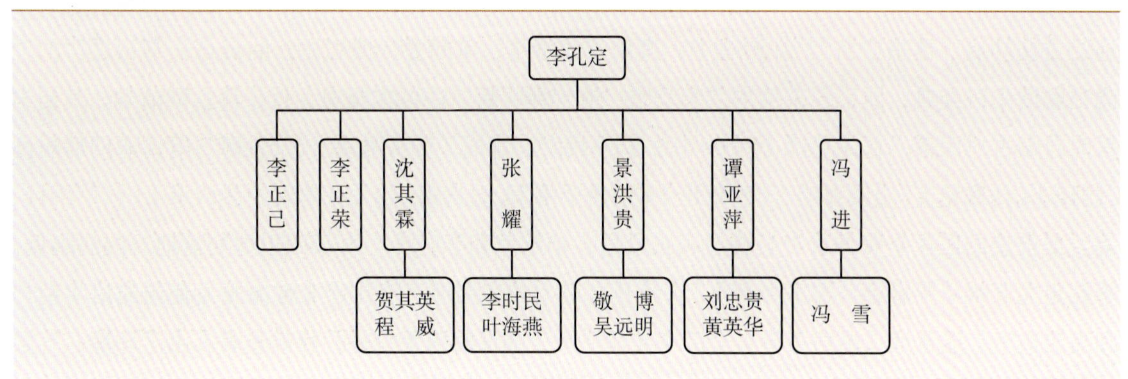

[学派名师]

李孔定（图 8-12）

李孔定（1926—2011），出生于四川省蓬溪县新胜乡，中医学专家，四川省名中医。8 岁丧父，赖母任氏抚育成人。幼历艰辛，养成坚毅性格。6 岁就学，十年寒窗，学习训诂经史辞章及书法。1943 年，17 岁的李孔定始任乡小学教员。1947 年，拜乡里名医李全五为师学习中医，复请教于善治时病的何成章，并从名士邓文伯游。1951 年悬壶桑梓，数年之间，名震一隅。1956 年，考入重庆中医学校，受任应秋、胡光慈亲炙。毕业后在蓬溪县中医院和县中西医进修学校工作。1978年5月，调绵阳地区（今绵阳市）卫生局，主编《绵阳地区名老中医经验交流集》。随后，李孔定调绵阳中医学校任副校长，分管教务工作。1981年成都中医学院绵阳地区中心函授站建立，李孔定兼任站长，并主讲《医古文》《中医内科学》《中国医学史》等课程。1990年，李孔定被遴选为全国老中医药专家学术经验继承工作指导老师，先后带教了两批学术继承人，并创办了绵阳市中医高级研修班。2006年，李孔定被评为"四川省首届十大名中医"。2011年1月2日，李孔定终因病重不治逝世，享年85岁。

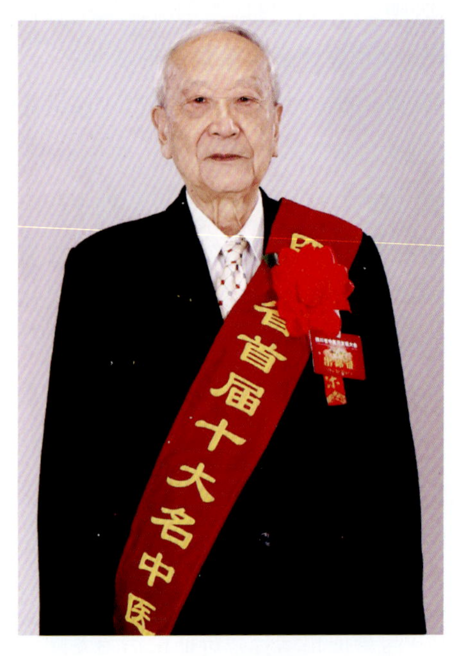

图8-12 李孔定

李孔定先后兼任绵阳地区中医学会会长、四川省中医学会常务理事、四川省中医学辨证法研究会常务理事、省仲景学会副主任委员、《四川中医》副主编、绵阳市科技顾问团顾问、绵阳市中医中级评审委员会主任委员等职。并历任绵阳市人大常委、政协副主席，四川省政协委员等职务。被中华中医药学会授予首届中医药传承特别贡献奖。获四川省委、省政府授予"有突出贡献优秀专家"称号，享受政府特殊津贴。其主要业绩先后被收入《蓬溪县志》《遂宁名医荟萃》《绵阳市卫生志》《四川省医药卫生志》《中国专家名人辞典》《中国当代医界精英辞典》《中国当代中医名人志》中。

[学术特色]

（1）博极医源，勤求古训

李孔定认为，学习中医必须博极医源，精勤不倦，"四大经典，熟读背诵；博览诸家，触类旁通；古文功底，读书必备"。在治学上，遵循"博学之，审问之，慎思之，明辨之，笃行之"的理念，勤读中医经典，博采各家精华，旁及儒、道、释、兵、法各家及史、哲、诗、词诸学。其初学医时自学古典医籍，首先熟读《陈修园医书十六种》，背诵《汤头歌诀》《药性赋》等，入门后攻读《内经》《伤寒论》《金匮要略》《脾胃论》《景岳全书》《温病条辨》《医学衷中参西录》《本草纲目》等。最推崇的医家是张仲景、吴鞠通、张景岳、李东垣和李时珍。由于四川地处盆地，湿病多见，李孔定尤其推崇吴鞠通《温病条辨》，认为其有很大的实用性。李孔定非常佩服吴鞠通的治学精神和高深造诣，能背诵《温病条辨》全部条文及注解，临证时信手拈来，疗效显著。由于环境、气候的变化以及城乡生活条件及生活方式的不同，今人之病已有较多变化。李孔定认为，"古方今病，适证则能"。不仅中医基础理论要扎实，还要掌握内外妇儿各科的基本方剂以及组方法则，并熟悉中药药性，以便根据需要加减或创制新方。

（2）守经明理，融会贯通

李孔定认为"欲作名医，先为明医"，强调读书要"博"，更要"精"，认为深知中医四大经典的精义应经历三个境界：①慎思明辨始知经：通读并选读原文以察系统，旁读名家注释以开眼界，选读文史哲书以开智慧；②从师临证实知经：从良师受业，把书本知识变为应用技术，要有杜甫

"转益多师是汝师"的精神，叶天士从师十七的懿行，达到大医精诚的境界，从实践中来领悟"经"的微言大义；③守宗发展深知经：不断吸取新知，不断总结经验教训，严守医经理论框架，开创新的理法，为促进中医学的发展尽到一己之力，不仅仅是"读经"而已。

只有熟读和精思，奠定扎实的基础，才能融会贯通，推陈出新，达到学术上炉火纯青的境界。"书读百遍，其义自见"，孔子曰："温故而知新。"这样临证之时，不但能触机即发，左右逢源，还会熟能生巧，别有会心。对重要的经典反复学习，才能领会其精髓。一般人学习《黄帝内经》，很少去钻研艰深玄奥的"天元纪""六微旨""气交变"等几篇运气学说大论，李孔定则不仅把《黄帝内经》的运气学说研究得十分熟稔，还将《圣济总录》《普济方》《类经》《医宗金鉴》《素问玄机原病式》等历代典籍中的运气学说融会贯通，认为通读《伤寒杂病论》，几乎可尽览外感和内伤疾病各种证候之脉证、证治及转归。其用方，药少力专，结构严谨，历经古今验证，疗效卓著。他善于运用仲景方治疗疑难杂症，并云"应用经方，应法活机圆，观其脉症，随证加减"。

（3）继承创新，知常达变

李孔定学术上师古不泥，继承创新，知常达变。形成了独特的临证思辨特点和学术思想体系，提出了"辨病与辨证相结合，辨证论治与专病专药专方相结合""临证内服与外用并重，药疗与食疗兼施""急症用药宜重宜专""诸般杂证，调理脾胃为先""肝毒致热，治以清热透邪""治肺需活血""湿热病辨治宜灵活恶呆滞""处方之律和而不同""偏盛偏衰皆病，治法取乎中和"等观点。特别重视调和之法，强调补而不滞，攻而不伤，用药勿太过不及，顾护正气，以平为期。

李孔定总结其数十年临证要诀："急证用药，宜重宜专。一身数病，握主顾兼。沉疴痼疾，标本孰先？一因多症，因去症蠲。内科杂病，二张东垣。外感热病，叶吴是瞻。勤求博采，海纳百川。取精融会，毋固毋偏。中学衷悟，西学为参。继承开拓，不断向前。凝神诊治，人命攸关。精诚慕道，大医何惭！"谆谆告诫后学："能攻书则偏颇自消，从古知医非固步；不审势即轻重皆误，当今临证要深思。"

（4）审病辨证，四诊合参

李孔定诊病谨守四诊规程，尤重三个方面、九个必须，借鉴西医诊断而不对号入座。三个方面即：望舌、问病、切脉。九个必须是：必须详察舌苔厚薄，初分虚实；必须详察苔面津液多少、有无，初别阴阳；必须详察舌质颜色、明暗、大小，初判寒热虚瘀；必须追询主诉症状的历史、程度、部位、起因，以判病位、病因、病性；必须根据舌脉所见，询问病人未能提及的、可能具有的病证，以防遗漏；必须问及睡眠、二便、饮食，以审生命基础；必须细审脉势的强弱，以参虚实；必须细审脉速快慢，以参寒热；必须细审六脉是否一致和某部独大独小或无，以参病位病性。

李孔定认为整体观与辨证论治是中医理论之精髓。望闻问切，四诊合参则是中医诊疗的必要手段。重视四诊，常通过周详而又细致的四诊得出准确的判断。

李孔定非常重视局部望诊，如对主诉关节疼痛者，必察其部位是否红肿，以分辨痛风或风湿性关节炎；主诉胸痛、腰痛者，必嘱患者解衣，了解疼痛部位、程度，局部有无疱疹；咳嗽者，常察其咽喉，了解扁桃体是否肿大，咽部是否红肿，有无淋巴滤泡增生。若医者仅囿于病家所述，忽视局部望诊，常致误治或疗效不佳。李氏望舌，对于舌红属热、舌黯属瘀一般可以确定，其他舌色则需与舌苔和舌面的津液结合才能作出判断。如舌绛，《温病条辨·上焦篇》第十五条云："太阴温病，寸脉大，舌绛而干，法当渴，今反不渴者，热在营中也，清营汤去黄连主之。”第三十条又云：“手厥阴暑温，清营汤主之；舌白滑者，不可与也”。观此二条文，可知清营汤证之舌象为舌绛而干，若舌绛而苔白滑，则为热重湿亦重，湿重忌柔润药，当于湿温例中求之，故曰不可与清营汤也。辨舌苔，李孔定主要从苔的颜色与苔的厚薄，津液的多少或枯竭以及舌质的颜色和老嫩结合起来才能辨识寒热虚实，单纯凭苔的颜色不能判断病性。如黑苔润滑，多为寒极，而黑苔干燥，则为阴虚热炽；苔白滑，多为寒湿，苔白而少津，多为寒郁化热伤津之象。

对于问诊，亦有一定技巧。李孔定常谓：“多读书而知医。”学识渊博，知识面宽，对疾病心中有数，在问诊时则不必一定要遵《十问歌》的内容去问，而是有的放矢。对病家有时失忆或未注意的某些症状表现，医者当能根据患者神色形态及可能罹患的疾病去追踪问询，常可由之得出重要的诊断依据。李孔定问诊，又必问饮食、睡眠、大便的情况。饮食之多少，可知患者脾胃受纳运化情况；睡眠不佳，常致头痛、疲乏、心烦、脱发、纳差等症；大便秘结，又常致脘腹胀满、头昏、嗳气等腑气不通、浊气上逆之证，并可因此而出现心烦失眠，经言“胃不和则卧不安”，信而有征；大便稀溏，则提示肝胆、肠胃或内分泌方面病变，可于此而继续询问以获取辨证资料。了解此三者情况，结合其余诸症则有助于辨证准确。

关于切脉，李孔定反对只凭诊脉即处方的行为，因脉虽 28 种，而病有千万，何能以有限之脉判定无穷之病？同时亦反对忽视诊脉，切脉敷衍了事的做法。他认为脉象是辨识阴阳、表里、寒热、虚实证候的主要依据，某部之独大独小，独强独弱，可为探知某脏有疾之导向。通过诊脉，还可以补问诊疏漏之处。如头痛、头晕或失眠患者，若诊得脉弦大，当测其血压，了解有无高血压或是否曾检查过血脂，有无情绪不佳等；脉结代或脉来无神者，多提示心脏病变；右脉浮大，多为外感；左脉沉涩，详询下焦；关脉独滑，常为痛证或肝胆、脾胃病变。有些症状病家常忘述或认为无关紧要，医者诊脉即可以此为线索，追踪病因。

望闻问切，分工合作，共同为诊断提供素材，因而它们是相互联系，相互补充，相互参合，不可分割的。片面强调某一诊的作用，或舍弃、忽视其他三诊，就得不到全面、客观的资料，就会导致诊断的片面性，甚至误诊。故他常嘱弟子：“以果探因，以因求果；见微探著，见著求微；临证详查，四诊合参，方能准确辨证而少疏误。”

（5）病证结合，衷中参西

病证结合，即辨病论治与辨证论治相结合的诊疗方法，此为李孔定临床常用的诊疗方法。辨病，不仅指中医学的病名，也包括西医学的病名。由于古代条件的限制，中医对某些疾病诊断模糊，不能从纵向了然其因，测知其果。如黄疸、胸痛、心悸、头痛、眩晕等，这些诊断显然只能反映多种疾病的现象，不能反映其本质。现代科技迅猛发展，生化检测、X 光、CT、核磁共振等检测手段已被西医广泛使用，中医若故步自封，不学习鲁迅“拿来主义”的精神去吸收利用新的科学检测手段，势必影响诊疗。故他提出“中医的病名当改，中医的治法必宗”。对中医诊断模糊不确之病名均用西医病名，而治疗则以中医辨证论治为务，反对概以西医之炎症为热证，辄用寒凉，概以西医之缺钙，滥施龙牡。如此等等，必致南辕北辙，事与愿违。虽然如此，吸取一些西医知识为我所用，丰富中医学术内容，弥补中医学术之不足，则是时代的要求，现实的必需，不可忽视。故李氏诊病，除望闻问切外，对于应做现代仪器检查的均要求病人检查，以明确诊断，为辨证用药提供参考。如颈椎病，病人表现多种，或头痛，或头晕，或上肢麻木，或肩臂疼痛，或咽喉不适，单纯按中医头痛、眩晕或痹证论治效果不佳，李氏根据X光提示骨质增生，或经颅多普勒提示椎动脉供血不足等病变，便应用中医学理论进行构思，认为颈椎病之病机本质是肝肾亏损，筋骨失养，气血瘀滞，用补肾养血活血之法，以四物汤加味治疗而获显著疗效。又如胃脘痛，临床常伴有胃脘胀满疼痛，或反酸、嗳气，或胃内烧灼，或胃中嘈杂不适等症，然胃镜检查，则可区分为浅表性胃炎、萎缩性胃炎、肥厚性胃炎以及有无伴见糜烂、出血点或胆汁反流等，据此，李孔定在辨证论治的基础上，斟酌酸性药物的取舍，或加用利胆行气之品，或加促进创面修复之味，使治疗更有针对性。还有部分以胃脘痛为主诉者，检查结果常不是胃的病变，而是他病所致，如胆囊炎、胰腺炎等，其治疗原则与胃病又有所不同。因此，辨病与辨证结合论治是他在临床上常用之法。当然，对西医尚难做出明确诊断者，则冠以中医病名，并纯以中医理论为指导进行辨证施治，如曾遇多例消谷善饥、定时寒热如疟、唇周紫赤如丹、体表局限钝痛的患者，经仪器多方检测，均未查出病因，诊断不明，他分别按中医的食亦、疟疾、唇风、着痹进行辨证，均获奇效。

（6）善用草药，提高疗效

“草药”就是教材未收录，药店不销售，医生很少使用的中药。在辨证选方的基础上加用草药，对许多慢性病、疑难病的治疗常常可以收到意想不到的疗效。李孔定能识用本地常见草药400余种，经常自采草药，免费给患者治疗，疗效显著。例如：咽喉肿痛者常加三匹风、鬼针草、马鞭草等；肺热咳嗽者常用天名精、干油菜、夜关门、青蛙草、刺黄芩等；哮喘者常加丝瓜藤、棉花根等；急性黄疸性肝炎者常加马鞭草、干油菜、排风藤等；乙肝者常加大蓟、螃蜞菊、牛筋草等；结核病者常用泽漆、葎草等；肠道炎症者常选地锦、六合草、水蓼、马齿苋、马兰等；妇女红白带下常选臭牡丹、排风藤、地锦、马鞭草等；泌尿系感染者常用葎草、马鞭草、排风藤、柳枝、酢浆草等；胃痛者常用雀不站、荆实等；牙髓炎者常以鸡矢藤炖猪肉，吃肉喝汤；湿疹癣者常用土荆芥、乌梅、苦参、贯众，水煎熏洗患处；高血压、糖尿病、肝硬化腹水等患者常加玉米须；复发性口疮者常加女贞叶、核桃壳等；关节肿痛者常用金边兰切成小块，泡酒外擦等。事实证明，使用草药不仅可以开辟新的药源，扩大医疗范围，提高治疗效果，还可以减轻病人负担。因此，他耗费两年心血编写的《绵阳地区中草药手册》，深受广大基层中医药工作者欢迎。

（7）中药性味归经与现代药理相结合

李孔定熟谙中药的性味、归经、升降浮沉、功效主治以及现代中药药理研究成果。他常说：“药性是客观存在的，方剂是医师根据病情和组方原则制定的，也就是说是人为的。”故他认为，中医方剂数以万计，不可能也没有必要去全部记住。重点是记名方，掌握组方原则，结合药性，即可圆机活法，随证加减或自行组方。如治高血压病，在辨证论治基础上，常随证加入有降压功效的中药，如玉米须、草决明、桑寄生等，慎用升压之甘草、枳实等；治结核病，常选用有抗结核杆菌药效之品，如土茯苓、金银花、夏枯草、百部等，其疗效优于纯辨证论治之方药。但他又指出，运用现代药理知识组方用药时，必须以中医理论为指导，不能对号入座。须知治高热有“体若燔炭，汗出而散”之辛温解表法；治出血有“瘀血不去，新血不生”之化瘀止血论。只有在辨证论治的思维基础上参用现代研究成果组方用药，方能取得好的疗效。

（8）辨证论治与专病专方相结合

李孔定善于总结临床经验，对一些病种，摸索出其病机特点，自创新方，临床随证加减药物一二味，执简驭繁，疗效颇佳。如治妇科崩漏，他认为西医采用缩宫素以止血，其作用机理在于收缩子宫，而崩漏之病机常见气虚、血热、血瘀。他一方面以中医理论选用益气养阴、清热化瘀止血之品，如南沙参、大蓟、黄柏、龙骨，同时据现代药理研究选用有收缩子宫作用的山楂、枳实、贯众，组成基本方：南沙参 50 克，山楂 30 克，贯众 30 克，枳实 30 克，龙骨 30 克，黄柏 15 克，大蓟 50 克，甘草 10 克，视患者寒热虚实加减。妇女乳腺小叶增生，李孔定认为其病机主要是气滞血瘀，以活血化瘀、行气通络为治，拟方：当归 30 克，川芎 30 克，赤芍 30 克，僵蚕 15 克，蜂房 15 克，香附 15 克，橘核 15 克，陈皮 12 克，据舌脉及月经情况等随证加减。李孔定共创制了 40 多个新方治疗多种疾病，证之临床，屡用屡验。如金水交泰汤治疗肺气肿，完疝汤治疗小儿疝气等均已收载于全国 500 名名老中医《名医名方录》中。

（9）用药如用兵，病变药亦变

“胆大心细，用药如用兵”是李孔定数十年临床治疗疑难重症的经验概括。“胆大心细”指面对疑难急症时，在辨证准确的基础上，以非凡的勇气，当机立断，果敢用药；在药物选择、配伍、剂量方面，逾越常规、常法、常量，以挽危难于既倒，中病即止，以免太过伤正。李氏认证准确，用药缓急得宜，非胆大心细不能如此。

李孔定临证，喜用先贤古方。他认为古方特别是经方，君臣佐使配伍严谨，制方巧妙，凡病切合于经方者，多不作加减，或少作加减而用之。然李氏既推崇经方，又主张变通。他认为读书不能刻舟求剑。方为定方，病却常变，生搬硬套，未免胶柱鼓瑟，亦不符古人制方精神。他活用古方治疗多种疾病，如运用通关丸加减治疗肾盂肾炎、膀胱炎、非淋菌性尿道炎、前列腺炎、前列腺增生等；运用吴茱萸汤加味治疗神经性呕吐、慢性胃炎、血管紧张性头痛等；在黄芪桂枝五物汤的基础上加葛根、鸡血藤、山茱萸、羌活，即变益气固表、调和营卫为益气活血、舒筋通络、祛风止痛，为治疗肩周炎之良方；四逆散灵活加减广泛用于消化道各种疾病；小柴胡汤加减用于寒热错杂、虚实并见、阴阳逆乱，定时发作之咳嗽、哮喘诸疾。

由于病人的禀赋各异，年龄和病种不同，用药后的反应亦多有差异。李孔定根据喻嘉言《寓意草・先议病后用药》“病千变，药亦千变”之论，针对用药后的病情变化，非常重视守方与变方的运作。顽症痼疾，非旦夕可愈，只要认准病机，常守方治疗，即使病情变化，亦仅在原方基础上略事加减，不必改弦易辙。如治疗中风后遗症、皮肌炎、重症肌无力等病，他每诊付方 5 ～ 10 剂，待药物作用使疾病本质发生变化，疗效自显。然对轻浅病证、重危症、小儿疾病，则注重方药的灵活变化，如治湿热证，今视苔黄厚腻，予苍术、草果、茵陈之属，再诊可表现苔薄少津，即当减或去燥湿之药，或酌加养阴清热之品。治寒性哮喘，常先付小青龙汤 1 ～ 2 剂，喘平则及时更方，予以扶正祛邪，以免伤津耗气。治心系疾病，心阳虚衰者，用桂附之剂温阳通经，常随疾病变化灵活调整桂附之剂量，以避免药量不足达不到预期疗效，亦避免用药过量出现毒副作用。

（10）谨守病机，精审出奇效

慢性病，疑难病，常常有患者病急乱投医，多医多法治疗无效，有病因病机、辨证论治、见仁见智、莫衷一是的经历。按照常规思维走老路，很难奏效。李孔定常精审病机，出奇制胜。如治王某，男，65岁，患失眠症已10余年，长期依赖安定入睡。近1年来，安定剂量逐渐加大，现每晚必服舒乐安定10毫克、脑白金5片，仍难入睡，尚需加服扑尔敏8毫克，始可睡1～2小时。患者多处求治，中药柏子仁、酸枣仁、珍珠母几乎每方必用，平时还长期服用蜂花粉、安神胶囊、六味地黄丸及自配以三七、种参、虫草、红花为主的中药散剂。诊时精神欠佳，自诉除失眠外一切正常。李孔定观其衣着较常人略厚，时值阳历4月仍着毛袜、毛皮鞋。舌黯淡，舌上满布淡黄色腐腻厚苔，左脉沉细涩，右脉弦缓。患者反复申明苔厚腻乃服六味地黄丸所致，停服后苔即变薄。李氏认为若果属肾阴不足，服六味地黄丸则药证相符，必有疗效，今药后苔反厚腻，且舌黯淡，脉证相参，可知为养阴之失，当属下焦阴盛阳虚，血行不畅，阴盛格阳，阳不入阴故不寐。阴盛而补阴，无疑雪上加霜。多药齐进，相互掣肘，虽活血安神之剂，迭进何益？他嘱患者安定暂维持原量，其他药物全部停服，采用温阳、化湿、安神之剂而取效。

［传承发展］

张耀

张耀（1951—　），男，四川省梓潼县人，绵阳市中医医院主任中医师，成都中医药大学兼职教授，四川省有突出贡献优秀专家，四川省名中医，四川省卫生厅学术技术带头人，四川省杰出青年中医，绵阳市首届十大名中医，绵阳市科技拔尖人才。

早年师从同邑名医蒲培生，1975年毕业于绵阳中医学校，曾参加成都中医学院（今成都中医药大学）函大师资班深造。先后在梓潼县仁和区医院、梓潼县卫生局、成都中医学院函大梓潼站、梓潼县中医院、绵阳市中医院工作。1991年师承著名中医李孔定，耳濡目染，历时3年，得其精要。

张耀从事临床工作40余年，擅长中医内科，对妇、儿、外科研究颇深。对肺系、心系、脾胃、内分泌、过敏性疾病等的诊治有较高的造诣，临床经验丰富。集萃众长，融贯古今，主张师古而不泥古，尊古而有创新。临证重视正气，善护脾胃。主张精方简药，药少力专。曾多次成功地处治肝硬化腹水、再生障碍性贫血、慢性阻塞性肺疾病、病毒性心肌炎、甲亢、高热、血证、厥脱、斯蒂尔病、多囊卵巢综合征、不孕不育等危重、疑难病例。对咳嗽变异型哮喘有深入研究，疗效显著。他主持完成的“龙虎丹外用临床研究”“脱敏合剂临床研究”“李孔定学术研究”等科研项目，获省市科技进步奖4项，发表学术论文50余篇，主（参）编《养生与保健》《李孔定论医集》《现代名中医内科绝技》《中华名医特技集成》等医书8部。

景洪贵

景洪贵（1953—　），羌族，四川省北川县人。绵阳市中医医院主任中医师，成都中医药大学兼职教授，全国第五批老中医药专家学术经验继承工作指导老师（博士生导师），四川省老中医药专家师承教育导师，四川省名中医，绵阳市首届十大名中医，绵阳市科技拔尖人才。

1969年4月在北川县白什乡医院工作，师从陈阳春。1975年9月毕业于成都中医学院（今成都中医药大学）医学系。先后在绵阳中医学校、北川县卫生进修学校、北川县中医医院、绵阳市中医医院从事临床、教学、科研工作。1991年7月起师从全国首批老中医药专家李孔定学习，历时3年，学业精进。先后在成都中医学院附属医院、中国中医研究院进修学习。

临床主张博采众长，遵古创新，衷中参西，辨证与辨病结合，辨证论治与专病专方结合。长于内科，擅治肺系疾病、心脑血管病、肾系疾病。宗李孔定“肺病多瘀，治肺需活血”“治中焦如衡，法当中正”之说，治疗肺系疾病时，在辨证论治的基础上兼以活血；治疗脾胃疾病时，选方用药，力求中正，收效良多。他创制的“肺心宝汤”治疗肺心病，“参蛤膏”治疗慢性支气管炎、肺气肿、支气管哮喘，疗效较好。提出肺胀（肺心病）在病理上主要表现为气虚、血瘀、水停、痰阻，治疗上强调益气强心、活血利水；以及“不寐多因于肝郁，治不寐需调肝”“治泌尿生殖系疾病需调肝”等中医学见解。参加编写《李孔定论医集》《中华名医特技集成》等医书6部，发表“李孔定治肺需活血的临床经验”等论文55篇，获省、市级优秀论文奖7篇，完成省、市级科研课题6项，获科技进步奖4项。

沈其霖

沈其霖（1962— ），男，四川省江油市人，硕士学历。绵阳市中医医院副院长、主任中医师，成都中医药大学兼职教授、硕士生导师，四川省优秀青年中医，四川省名中医，四川省中医药学术技术带头人，四川省有突出贡献优秀专家。兼任中华中医药学会感染病分会委员，四川省中西医结合学会常务理事、温病学专业委员会副主任委员、老年病专业委员会副主任委员，绵阳市中医学会副会长、内科专业委员会主任委员，绵阳市政协副主席，中国农工民主党绵阳市委主委等职务。

沈其霖于1982年7月毕业于绵阳中医学校，1987年7月毕业于成都中医药大学（函大），先后在江油市九岭乡卫生院、江油市中医院、绵阳市中医院从事临床医疗教学科研及管理工作。师事李孔定30年，耳濡目染，颇得真传。临床主张辨证论治与专病专方相结合；借鉴西学而不对号入座；急症用药宜重宜专；治法取乎中庸，勿太过不及，以平为期。擅长治疗内科杂病，特别是呼吸系统疾病，以及脾胃病、复发性口腔溃疡、荨麻疹、扁平疣等疑难病证。从事咳喘病防治研究20余年，认为慢性阻塞性肺疾病并非呼吸道局部病变，而是包括呼吸道、免疫、内分泌、植物神经等多系统功能异常的全身整体性疾病，重要内因是肺脾肾三脏亏虚，主张以补益肺脾肾为治本之法。肺病多瘀，治肺宜活血，肺血活则宣发肃降通，呼吸顺，故治肺病常在辨证论治基础上加入活血化瘀之品。肺心病多因脏气虚衰，痰瘀水饮互结所致，治宜标本兼顾，补行清温同施。他创制的“咳喘康复胶囊”配合“三伏贴”治疗慢性阻塞性肺疾病，疗效显著。主持国家级项目“李孔定名医传承工作室”工作，主办了“李孔定临床经验学术研讨会”“李孔定临床经验学术思想研修班”。完成了国家科技支撑计划项目“李孔定临床经验、学术思想研究”“李孔定临床经验方总结研究”等科研课题10余项，发表“李孔定老中医治疗结核病经验”“金水交泰汤加减治疗慢阻肺78例”等学术论文30余篇，出版《李孔定医学三书》等专著4部，获绵阳市科技进步奖9项。

谭亚萍

谭亚萍（1963— ），女，湖南耒阳市人。绵阳市中医医院主任中医师，成都中医药大学兼职教授，绵阳市名中医，四川省第四批全省老中医药专家学术经验继承工作指导老师。

1981年9月至1986年7月在泸州医学院（今西南医科大学）中医系学习，本科学历，学士学位。1997年7月被遴选为全国名老中医李孔定学术经验继承人，跟师学习3年，颇得真传。并从事名老中医学术思想和临床经验的整理工作。

临床上提倡中医辨证为主，西医辨病为辅，辨证与辨病相结合，扬长补短。临证时审证求因，理法方药突出中医特色。诊断检查则参照西医化验指标，这样对探索中医辨证的规律性和遣方用药的针对性会有所帮助。主张在辨证原则下指导应用古方化裁治疗现代常见病，并能参照药理研究，将某些有实验依据的方药付诸实践。在治疗手段上不局限于一方一法，尤其在神经内科疾病的治疗上，除采用中药外，还配合传统针灸治疗、支持性心理治疗等方法。参编专著《李孔定医学三书》，发表学术论文“李孔定主任医师治疗皮肌炎经验”“舒颈汤治疗椎动脉型颈椎病 30 例疗效分析”“李孔定主任医师草药应用举隅”等 6 篇。

（四）冉氏脾胃病流派

［学派概述］

中医学认为脾胃为后天之本，气血生化之源，脾主升，胃主降，居于中焦，为气机升降出入之枢机。脾胃功能的正常与否在人体的生理与病理中占有十分重要的地位。成都中医药大学冉品珍及其弟子，将《内经》《伤寒》《金匮》及温病的理论与证治融为一体，对脾胃疾病的证治进行了深入而系统的研究，成绩斐然，形成了以重视审查舌象、强调脾胃升降、善用古方等为特色的擅长调治脾胃疾病的中医内科学派。

流派传承图如下：

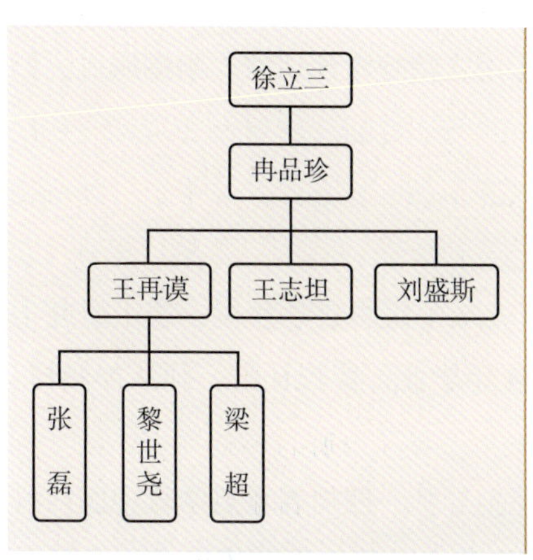

［学派名师］

冉品珍

冉品珍（1913—1987），男，四川省遂宁市人。成都中医学院（今成都中医药大学）中医内科学教授。少时就学于私塾，后弃儒习医。师从遂宁名医徐立三,八年学成，即怀着“仁术救世”之心，悬壶遂州。曾担任遂宁平民优待征属送征所所长、遂宁中医师公会理事长。1956 年，调到成都中医学院任教，1982 年晋升为教授。任教期间，先后主讲《内经》《伤寒》《金匮》《中医内科学》等课程。参加编写了《中医内科学》（四川人民出版社，1973），负责编写的还有《内科临床实习参考方药资料》《内科讲稿》《脾胃病讲稿》等教学参考资料和讲稿。著有《内科临证辨治录》《内科 55 讲》（成都中医学院）及《中医内科手册》等。

［学术特色］

冉品珍临床上推古而不拘于古，善于将《内经》《伤寒》《金匮》及温病学的理论与证治融为一体。常将古训与实践相结合，晚年潜心钻研脾胃疾病，造诣颇深。

（1）重视审查舌象以观疾病进退

在脾胃疾病的治疗上，重视舌象，主张先治舌苔后治病，如对舌苔厚腻者，先去其苔。实践证明，苔退则脾胃气机自然恢复，病易向愈；若苔不退，不仅饮食难入，药物亦难运化而取效。若舌上无苔者，属脾胃阴伤，又当益胃生苔。

（2）辨饥食，认脾胃

临床上，冉品珍主张辨饥食以确定治胃治脾。凡知饥而不食者，病在于胃，治当健胃为主；能食而脾满，则病在脾，治当运脾。重视脾胃升降。冉品珍认为，脾不升运，则化源无权；胃不顺降，则受纳障碍。脾升则健，胃降则和。即使虚证亦不宜呆补，以避免妨碍脾胃之升降，治当以运健为首。

（3）善用古方

冉品珍临证中善用古方。如脾胃阴虚者，易致滞脾碍胃，选人参乌梅汤加减，以酸甘化阴。寒热错杂者，以椒梅汤寒温并投。脾虚及肾者，用双补汤以两脏兼顾。虽用古方但不拘于古方。如用一加减正气散治疗便秘，麻附细辛汤治疗慢性咽痛等，均扩大了古方应用范围，取得了较好的临床疗效。

（4）善从调理脾胃入手治疗疑难杂病

冉品珍治疗疑难杂病时主张从调理脾胃入手。如久利滑泻，用逆流挽舟法；淋浊痿遗，用升肝举脾法；脾胃顽疾，注意退苔等。冉品珍特别赞誉黄元御关于肝脾气机“同升同降”的观点。他根据黄氏《四圣心源》的论述，提出“肝脾气陷”的脾胃病的病机。指出“肝脾气陷”是气机升降紊乱的结果。乱则调之，陷则举之，因而升调肝脾是治疗的中心环节。脾气下陷，古有补中益气汤；肝郁而不升，张锡纯制有升肝解郁汤。未曾见到肝脾同升之方剂。他提出以逍遥散加黄芪、荆芥、菊花、香附、麦芽、茵陈以升肝脾之气，是寓古方以新义。方中柴胡、薄荷、当归、白芍柔肝和血，升达肝气；茯苓、白术、甘草扶土益木，配合柴胡、薄荷升肝举脾；黄芪、荆芥、菊花、香附补气升肝；麦芽、茵陈升发脾气，共奏升举肝脾之效。冉氏临床用之治疗淋浊遗滑、阳痿尿血、妇女经带等病，收到意想不到的效果。

［传承发展］

王再谟

王再谟（1937—2005），男，四川省德阳市人。成都中医药大学中医内科学教授、博士研究生导师。1958 年就读于成都中医学院（今成都中医药大学），1964 年毕业，留校任教，师从彭履祥、冉品珍，研习伤寒、温病。1991 年晋升为教授。

历任教研室秘书、副主任，中医内科教研室主任、博士研究生导师、四川省重点学科中医内科学学术带头人。享受政府特殊津贴。兼任中华中医药学会肝胆病分会委员、风湿病分会副主任委员，中国医疗保健国际交流促进会胃肠病专业委员会副理事长，四川省中医药学会内科专业委员会副主任委员，成都中医药学会常务理事，成都中医药学会内科专业委员会主任委员，《中国新消化病学杂志》编委。

公开发表“中药治疗慢性萎缩性胃炎疗效观察”“中医对系统性红斑狼疮的认识与治疗”“中医时间治疗学述要”等学术论文 40 余篇。担任主编、副主编或参编的专著有《临床中医内科学》《现代中医治疗学》《中医风湿病学》《中华大典・医学分典・内科总部》等 13 部。

主要科研成果有 4 项，其中“慢性胃病证候消化道 X 线征象研究”，获 1993 年四川省科技进步二等奖；“脾虚证择时治疗及时间病理学基础研究”，获 1994 年四川省科技进步三等奖。

王再谟的学术思想主要体现在以下方面：

以中为主，纳入西医 在学术上，“中医为主，纳入西医”是其根本思想。王再谟不抱门户之见，强调“拿来主义”，宗于中医思维而广纳西学，旁采博览，兼收并蓄，不断“熟读精思，虚心涵泳，切己体察，著紧用力，居敬持志”，反对“死守经典”“死背教条”“故步自封”的做法。在学术理论上，敢于突破传统束缚，宗于经典而与时俱进。

辨病辨证相结合 在实践上，形成了辨病论治与辨证施治相结合的诊疗常规和模式。临床善治疑难杂病，尤其是口腔、咽喉、食管、胃肠、肝胆、胰腺疾患，呼吸系统、泌尿系统、神经系统部分疾患，以及风湿病、高脂血症、高尿酸血症等。先后研制有胃炎宁液、溃炎宁片（胶囊）、肝胆胰宁液、抗肝毒液、风湿宁液（胶囊）等制剂。其审病细致、论治精当，处方大而严谨、疗效显著。王氏治疗胃病，辨病与辨证相结合，常用以下三法联用：一是基础治疗，以消除炎症或抑制 Hp 为主，选用王氏胃炎合剂（葛根、黄芩、黄柏、陈皮、法夏、苏梗、藿梗、香附、甘草等）等；二是辨证施治，辨别肝气犯胃、肝胃郁热、肝胆湿热、湿邪中阻、食积胃肠、气阴不足等证候的不同，辨证用药；三是对症治疗，如针对黏膜糜烂出血、上腹胀气等具体病情选方用药。

善用寒凉治疗脾胃疾病　大部分医家治疗脾胃疾病推崇"金元四大家"之一李东垣的"温补脾胃"理论，而鲜有以大剂量寒凉药治疗脾胃疾病的医家。王氏博采众长，学贯中西，在认真研习历代医家和现代医学对脾胃病的论述和著作后，强调治疗脾胃病"辨病"的重要性，擅长用寒凉方药治疗胃病，例如葛根芩连汤、黄连解毒汤、温胆汤、龙胆泻肝汤，以及他自行研制的溃炎宁片（胶囊）、胃胆宁液、肝胆胰宁液等 10 余种院内制剂，无一不是以大剂的寒凉药组方。

王志坦

王志坦（1942—　），辽宁绥中人。1970 年毕业于成都中医学院（今成都中医药大学），从事临床、教育工作 40 余年。师从冉品珍、彭履祥等名家，主要研究脾、胃、胆疾病的证治规律，具有系统的理论知识、较高的学术造诣和丰富的临床经验，善于治疗消化系统及内科其他系统的疑难病证。曾多次出省出境讲学。对慢性胃炎、反流性食管炎、消化性溃疡、各种肠炎、肠易激综合征、消化或吸收不良、萎缩性胃炎、胃肠道息肉、肠上皮化生、非典型增生、消化系统肿瘤、胃腹胀痛、便秘、腹泻、口味异常、口腔溃疡、胆囊炎等脾胃胆系疾病，以及风湿病、甲状腺肿瘤、咳喘等疾病疗效显著。出版专著 18 部，发表论文 40 余篇。

刘盛斯

刘盛斯（1943—　），男，1969 年毕业于成都中医学院六年制本科，1981 年成都中医学院研究生毕业，导师为名医冉品珍。获我国首批中医学硕士学位。1995 年获首批"乐山市名中医"称号，1998 年被评为"首届四川省名中医"。刘盛斯从事临床工作 40 余年，主治中医内、妇、儿科疾病，擅长治疗消化系统、泌尿生殖系统疾病及男女不孕不育等疑难杂症。著有《景岳新方八阵浅解与应用》。

刘盛斯临床治疗不孕症的 4 种方法如下：①霉菌带下，清热除湿可种子。常用自拟"抑霉止带汤"治之。方中黄柏、苦参、地肤子、前仁、蛇床子清热燥湿，杀虫止痒，且利尿除浊，给邪出路以治本；银杏、芡实、乌贼骨收敛止带以治标。②经迟滑胎者，补肾暖宫助毓麟。常用艾附暖宫汤酌加菟丝子、巴戟天、补骨脂、鹿角胶、熟附片等药，温肾兴阳，暖煦胞宫。对胎滑易堕者，成孕之后，可速用寿胎丸合四君子汤以补肾益脾，固元安胎。③输卵管阻，清热散瘀可助孕。常选银甲煎（王渭川方：银花、连翘、生蒲黄、椿根皮、炒升麻、红藤、大青叶、茵陈、蒲公英、紫花地丁、生鳖甲、桔梗、琥珀粉）合桃红四物汤化裁治之，其效尚可。④卵巢囊肿，理气活血消痰。常用理气活血、化痰散结之法，以逍遥散、消瘰丸、桂枝茯苓丸化裁为基础方治之，获效良好。

刘盛斯认为在幼儿外感热病中，对于外感风寒证候的辨识，具有与恶寒症状同等重要的临床意义，且较恶寒更直观、具体，应予重视。治疗上推崇张景岳强调扶正祛邪，固中解表，双管齐下，先安其未受邪之地，以冀元气无伤而邪易散的见解。

刘盛斯自拟滋阴降火益精助育汤治疗精液异常之不育症，疗效较为满意。滋阴降火益精助育汤，即景岳自制名方左归饮，用以滋养肾水，仿知柏地黄汤滋阴降火法度，移黄柏于自拟汤中，但因左归纯甘壮水，其培元阴之力较六味地黄为优，故与黄柏相伍，则壮水之主以制阳光之力尤胜。同时，本“善补阳者，必于阴中求阳，则阳得阴助而生化无穷；善补阴者，必于阳中求阴，则阴得阳升而泉源不竭”之意，增淫羊藿以温养肾气，菟丝子、覆盆子以补精填髓、助阳固泄，与左归相合则水火并补，阴阳互调，而使全方共奏滋元阴、清虚火、益肾精、助生育之功，故本方对精液异常所致之不育症有较好疗效。

黎世尧

黎世尧（1959— ），男，重庆人。1990 年毕业于成都中医学院，获医学硕士学位，导师为王再谟。现为成都市第一人民医院中西医结合主任医师，成都中医药大学兼职教授。从事临床工作近 30 年。主持及参加完成省、厅及市、院级临床科研课题多项，发表医学科研论文近 30 余篇。在长期临床实践和科研工作中，积累了扎实的专业理论知识和丰富的临床经验。擅长使用经方，运用中医、中西医结合方法治疗肝胆、脾胃、肠道、胰腺等疾病。特别在治疗慢性病毒性肝炎、酒精性肝病、非酒精性脂肪肝、肝纤维化、肝硬化腹水、黄疸、胆汁淤积、自身免疫性肝病、急慢性胆囊炎、慢性胰腺炎、功能性胃肠病、炎症性肠病（溃疡性结肠炎、克罗恩病）、肠易激综合征（IBS）、慢性便秘、急慢性腹泻等疾病方面，形成了一套独到的中西医结合治疗方法。同时对消化道肿瘤术后、放化疗时的辅助治疗方面也有一定的研究。

梁超

梁超（1962— ），男，四川泸州人。1989 ～ 1992 年师从成都中医学院王再谟，获医学硕士学位。现任成都中医药大学附属医院老年 / 干部科主任，教授、主任中医师，硕士生导师，四川省中医药学会内科专业委员会副主任委员，四川省中西医结合学会老年病专业委员会副主任委员，享受国务院特殊津贴专家，四川省干部保健委员会会诊专家。发表论文 20 篇，承担科研课题 5 项。擅长治疗脾胃疾病与老年疾病，尤其对复杂性功能性胃肠病、胃食管反流、消化性溃疡、炎症性肠病、顽固性便秘、慢性复发性口腔溃疡及炎症、自身免疫性肝炎、脂肪肝及胰腺炎等疾病，善于运用中医理论进行辨证施治。

张磊

张磊（1963— ），四川人。1984 年毕业于成都中医学院中医专业本科，同年进入该校中医内科专业攻读硕士研究生，导师为雷德明教授。1987 年毕业并取得硕士学位，留成都中医药大学工作，历任讲师、副教授。1997 年在成都中医药大学攻读博士学位，专业为中医脾胃病学，导师为王再谟教授。2000 年毕业并取得博士学位。2001 年调入国家食品药品监督管理局（今国家食品药品监督管理总局）药品审评中心工作，历任审评员、项目负责人、中药审评二部副部长、部长。2004 年 12 月获职称评定为研究员。2001 ～ 2013 年一直从事中药新药临床审评工作及审评组织管理工作。2013 年 7 月起任上海中医药大学教授，上海中医健康服务协同创新中心综合运营部主任。作为核心起草小组成员参与起草了现行版《药品注册管理办法》及配套的中药及天然药物管理的主要技术文件，包括《药品注册管理办法》附件一、《中药注册管理补充规定》《中药注射剂基本技术要求》

《天然药物新药研究技术要求》等，以及相关的指导原则。目前担任中华中医药学会中成药分会副主任委员，世界中医药联合会临床评价委员会、消化委员会常务委员，中国药理学会中药药理委员会常务委员等职务。作为课题负责人，完成了国家“十一五”科技支撑计划、国家自然科学基金、国家行业专项等国家级课题，熟悉从立题到实施整个过程，取得成果获得业内好评，获得省部级科技进步一等奖 1 个，2 等奖 2 个。作为主编和副主编撰写《四逆散现代研究与应用》《藏医成方制剂现代研究与临床应用》《中药毒性理论与安全性评价》等著作。近年撰写论文 10 余篇。

二、著名医家

萧龙友（图 8-13）

萧龙友（1870—1960），名方骏，别号息翁，新中国成立后改为不息翁，四川省三台县人，被誉为北京四大名中医之冠。曾任中国中医研究院学术委员、名誉院长，中央文史研究馆馆员。萧龙友自幼严受父教，在中国的历史、文学、语言知识诸方面，打下了牢固的基础。弱冠之后，赴成都入尊经书院读辞章科。1892 年川中霍乱流行，萧龙友用中草药救治了很多病人，声名鹊起。1897 年考中丁酉科拔贡，进入北京充任八旗教习。1914 年起历任财政、农商两部秘书及府院参事，农商部有奖实业债券局总办等职。闲暇时行医治病，颇受患者欢迎，并多次担任考试中医士襄校委员，并因而取得医师资格。1928 年萧龙友弃官行医，别号息翁。1930 年与孔伯华共同创办了北平国医学院，培养了数百名中医人才。1950 年出任北京市中医师考试委员会委员。1951 年被中央人民政府聘任为中央文史研究馆馆员。1954 年起历任第一、二届全国人大代表，并提案设立中医学院。后来国家参照他的提案，于 1956 年在全国创办了第一批四所中医学院。1955 年选聘为中国科学院学部委员。代表著作有《现代医案选》《整理中国医药学意见书》《息园医隐记》《天病论》等。

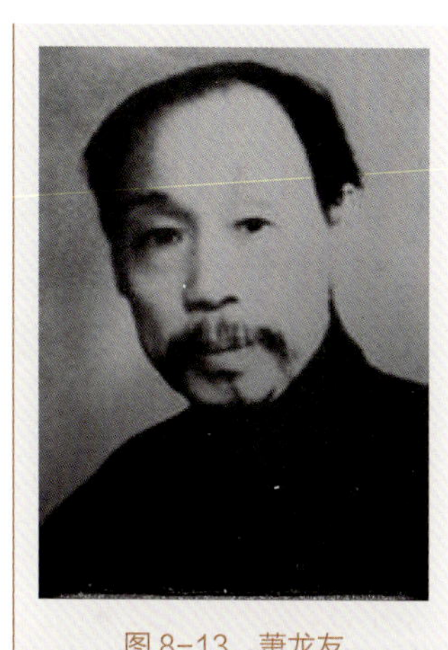
图 8-13　萧龙友

萧氏的学术特点主要为：①博采众长，兼收并蓄。萧龙友虚怀若谷，从不故步自封，每每遇到很陌生的疾病，都建议病家去找别的医生。在学术见解方面，他主张消除门户之见，取彼之长，补我之短。他不仅重视广取古代医家的经验，还与当时的医生交流学术意见。他对西医也很信赖，一生力倡中西结合。②详审四诊，最重问诊。萧龙友非常重视辨证论治，主张四诊合参。在四诊当中，他又认为问诊最为重要，他认为问诊可以全面了解病人，包括主、兼症，局部变化及全身情况，患者禀赋强弱、习惯性情、籍贯嗜好等，这样才能判断病情之新旧、浅深、隐显变化，再参照望、闻、切诊做出正确诊断。萧氏内、妇、儿科均擅长，尤其擅治老年慢性疾病，他认为，治疗老年人的疾病时应避免使用汗、吐、下等攻伐之法，而以调理清养立法处方，且往往使用一二鲜品，盖取其有生发之气耳。③治疗虚证，见解独到。如育阴培本法，他认为欲投育阴培本之剂，必先观其条件如何。设病宜投而有一二征象不便投，又必须先除其障碍，或为其创造条件，常于育阴培本之中，酌加香化运中之药，使其阴中有阳，静中有动，泥而不着，行而不滞。④重视疏理气机，调理患者的七情五志，于补虚之剂中加用合欢花、橘络等，以调其情志，舒其郁结。萧龙友还擅长应用鲜中药，根据不同季节、不同气候及不同证候选用。

唐阳春

唐阳春（1884—1974），四川省乐至县人。1910～1911年就读于日本北海军学校。1911～1919年，在家乡随田明光学习中医。1921年任教于广东军医传习所。1928～1931年，在四川省乐至县和上海等地开业行医。1931年到重庆，在“民国”路开设唐阳春诊所。1938年任重庆卫生局中医审查委员会委员。1953年在西南卫生部重庆中医进修学校学习一年后，继续开业行医，兼任重庆市医务工作者协会副主任。1956年，任重庆第三人民医院中医科主任、重庆市卫生局中医顾问。同年，加入中国农工民主党。1957年任重庆市第一中医院中医科主任。曾任重庆市第三、四、五届政协副主席，四川省人大代表，农工党重庆市委第一、二、三届副主任委员。擅长内科及妇科杂症，以善治疑难重症著名。主要著作有《伤寒温病简要医诀》《伤寒辨证揭要》《眼科诊治类方》《草药实用方剂》《草药药性》等。

唐阳春学识渊博，在治疗疑难杂症方面有自己独特的见解，自创处方，配伍简练，轻灵活泼。例如，唐阳春治疗瘀积呕血，主张攻补兼施，活血止血。自创“七乌松仙散”，其中三七、仙鹤草、乌贼骨均为沿用已久、行之有效的止血药，配以松针活血安神，共奏养血、活血、止血之功；自创“二参二仁丸”，即党参、丹参、桃仁、胡桃仁，补气养血活血。

王文鼎（图8-14）

王文鼎（1894—1979），四川省江津县（今重庆市江津区）人，师从颜闻修。长期以医为职业，从事中国共产党地下工作。“民国”初年就读于江津旧制中学，因组织学生会被校方开除。后开始学习中医，1926年参加革命，1936年加入中国共产党，为发展党的抗日统一战线，准备四川的解放，做出了积极的贡献。四川解放后，他积极参加社会主义革命和建设。1956年调中国中医研究院，从事中医科研和临床工作，不仅为发展中医事业提出过许多意见和建议，而且积极从事中医理论研究，同时积累了丰富的临床经验，为丰富中医宝库奉献了自己的一生。历任川西行署及四川省人民监察委员会委员、成都卫生工作者协会副主任、四川省人民代表、全国人民代表大会代表、政协第五届全国委员会常务委员、卫生部顾问、中华医学会理事、中华全国中医学会筹委会副主任等职。著有“对于开展中医研究工作的商讨”“对研究整理祖国医学的一点意见”等文章。

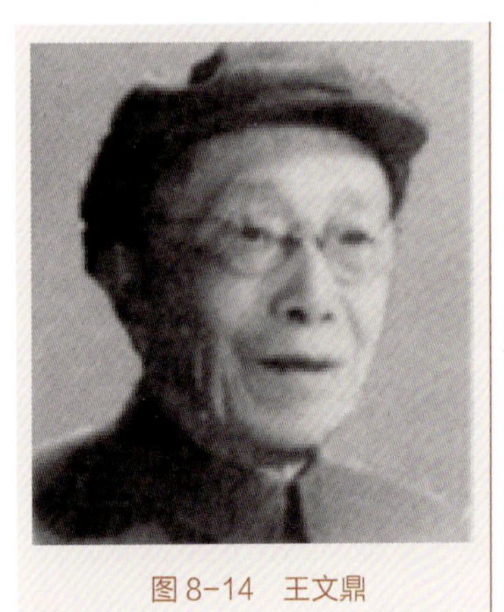
图8-14　王文鼎

王文鼎在辨证上强调先别三因（内因、外因、不内外因），再分阴阳（偏盛或偏衰），后定经络脏腑，再以八纲（阴阳、表里、虚实、寒热）归纳，因人、因地、因时立法、选方、遣药，制定出治疗计划，并在治疗中不断修改、补充。在四诊方面，他尤重脉诊，指出诊脉必须“静以观其象，动以察其体”，在明确六部脉与脏腑相应、各有所属的基础上，以医生的“动”来候病人的“静”（脉体），以医生的“静”来候病人的“动”（脉象）。选方用药层次分明，用药考究，常于平淡中而获奇效，对经方研究精深。

陈源生

陈源生（1897—1992），重庆市铜梁县（今重庆市铜梁区）人，中医研究员。出生于中医世家，9岁启蒙习文不久，即在祖父、父亲指导下，背诵医学基础知识，由于其聪颖好学，十年私塾的同时医学已基本学成，后跟随祖父临证行医，名声渐起。1937年起在重庆行医。1938～1939年任省立高工校校医，同时兼任高等法院一分院医生。1940年后又自行开业，1955年调入重庆市第一中医院工作，任中医师，1981年任重庆市中医研究所研究员。曾任重庆市政协委员、重庆市及四川省中医学会理事，系中国农工民主党党员。著有《临床常用中草药选编》《简便验方歌括》等。

陈氏从医60余年，对经典医著的临床意义多有阐发，善于集各家学说之长，尊古法而不泥古方，主张灵活运用，对中草药亦有一定研究；在内、妇、儿科医疗上，经验丰富。其学术思想及学术特点有：遣方不以罕见邀功，用药不以量重取胜，关键在于辨证准确。立法吻合病机，方药切中病情，虽四两之力，可拨千斤之重，神奇往往寓于平淡之中。治疗尿毒症时，根据中医“肺主一身之气”“肺朝百脉”的传统理论，结合现代研究，下病上取，用“百合病”诸方，从治肺着手，兼施以外熨腹部的方法，取得较好疗效。陈氏历来主张中草药合用，力图按传统中医理论从“四气”“五味”来归纳草药的主治范围，以便循理遵法地组方，充分发挥其药效。

熊寥笙

熊寥笙（1905—2010），名寂，字以行，重庆巴县（今重庆市巴南区）人，原重庆市中医研究所副所长，研究员。熊氏与已故的任应秋、吴棹仙二位老先生志趣相投，交往甚密，自比松梅竹“岁寒三友”，传为中医界的佳话。1927年，熊氏就学于同乡马氏国医学院，师从马祖培先生。1930年起在渝行医，次年入上海丹溪学社，私淑陈无咎，深研丹溪之学。1933年，任巴县国医传习所药物学教授。1937年任重庆《新蜀报》国医周刊编辑。1951年调入西南卫生部工作。1954年调重庆市卫生局，任中医科长，后调职重庆市第二中医院、重庆市第一人民医院及重庆市中医研究所，从事临床医疗工作，并于1979～1983年任重庆市中医研究所副所长。熊氏系中国农工民主党党员，曾任中国农工民主党中央候补委员、中央咨监委员、重庆市委副主委；并任重庆市政协第五、六、七届委员（1976～1985年）、重庆市第十、十一、十二届人大代表（1985～1997年）、重庆市中医学会第四届理事会理事。曾在1979年、1980年先后被重庆市人民政府、四川省人民政府评为“重庆市卫生先进工作者”，授予“四川省劳动模范”称号。1985年还被重庆市人民政府评定为“重庆市名老中医”。1992年入选《中国现代名人志》第一卷，1993年，入选英国剑桥大学国际名人传记。1996年入选《中国名医列传》。其主要成果及疑难病案，分别编入《中国现代名医精华》《中国当代名医验方大全》《名医名方》等，熊氏的经验方——疏肝理脾汤现已流传到海外。

熊寥笙代表著作有《七百味常用中草药歌括》《伤寒名案选新注》《杂病名案选新注》《中医难症论治》《温病卫气营血辨证机要》《温病质难》《痉厥闭脱辨》《外感高热与内伤发热要点》《伤寒点睛》《金匮启蒙》《黄疸症治津要》等。

熊寥笙精通中医典籍，对《金匮要略》《伤寒论》中的“气化”理论有独到见解和深入研究，在国内首创人参针、参附针用于临床。钻研《伤寒论》，独具新知，提出了“以阴阳平调为生理，以阴阳偏颇为病理，治病求本，随其阴阳偏颇所在而调之，以平为期”的学术见解。重视《内经》中关于天人相应的理论，以天人相应观及整体恒动观为核心，倡导“八纲辨证，八法论治”的古训，并能将八纲、八法操纵于规矩之中，神明于规矩之外。他曾说：中医辨证“乃变之医学也，中医而不明变，不可以为中医”。熊氏临证善用经方，结合个人临床经验，在实践中又不拘泥于经方，能独具新知，融会贯通，故敢以“汇通伤寒温病，融会寒温治法”十二字，昭示中医同仁。

刘耀三

刘耀三（1912—1989），字翟光，号恬斋，四川温江（今成都市温江区）人。擅岐黄之术，济世育才五十余载，大弘医道。1956 年起就职于成都中医学院，从事中医内科教学、科研工作，担任函授部和学院顾问。为全国首批名老中医。

1988 年将其毕生心血著成《脏腑证治新编》。主要学术贡献包括：以脏腑学说为基础，以临证实效为依据，创立“脏腑病机图”，执简驭繁，条理清楚。首论脏腑病机明其理，次以脏腑为纲辨其证，详细地阐述五脏、六腑、经络的病机联系。刘氏将肝肾与精、脾肾与津液、肺肾与气、心肝与血的关系加以梳理，阐释脏腑与精、津、气、血的生理病理关系，包括精的生成、气化、运行过程，人体津液生成、储藏、输布排泄和肺、脾、肾的关系。并强调应重视脾、肾的作用。提出胆、胃、大肠、小肠、膀胱均兼有气热、气虚、气滞三种基本病理表现。

刘氏认为，伤寒乃风、寒、湿三气杂感，在外使皮毛闭塞，阻遏卫阳，留滞经脉关节，损害皮肉筋骨，阻滞肌肤，营卫不利；内传导致肺气失宣，损伤脾气，阻困脾阳。内外定位法，强调三气同病，在外、在内的定位施治。外感病中，将热病分为温热、湿热两大类。其中温热病的传变，犯肺即叶天士所言的入卫分、气分，传心即叶天士所言的入营分、血分。湿热病病位在肺卫兼及脾胃，在外阻遏肌表，在内困阻脾胃，导致升降失和，三焦同病。基于以上定位，施予治则，随手取效。

刘氏提出内伤病多以“内虚”为主因，病机乃“阳虚外寒损肺经，阴虚内热从肾损，饮食劳倦自脾成”，故内伤病以阴阳两类而概之。提出了阳虚传变规律是自上而下，即上焦肺、心气虚神弱，传至中焦脾胃运化失常，再至下焦肝肾形体衰惫。阴虚传变规律是自下而上的，即从下焦肝肾阴虚形体衰惫而上传至中焦脾胃阴虚阳盛，再上传至上焦心肺，阴虚神弱。

刘氏在深研五脏病机后，继承家学，结合五十年临床心悟，独创实用处方一百六十多个，如治郁证的瓜蕹郁积汤，攻积聚护胃气的保胃散，治疗肝脾病的消痞散，通治心脏疾患的参七通脉散，止崩漏的三黄益母汤等。在疾病病机认识和方剂组合上，多有见解。

彭宪彰

彭宪彰（1917—1989），又名德锡，四川省仁寿县人，知名中医内科学家。出生于中医世家，后拜师当地名老中医黄文邦，刻苦学习，一年之内，竟将黄氏指定的《伤寒论》《金匮要略》《神农本草经》、陈修园《长沙方歌括》、唐宗海《中西汇通医经精义》等书熟读成诵，深得黄氏器重，为后来在学术上专于伤寒杂病打下了良好基础，对清代温病学家叶天士学术思想的研究也造诣颇深。1947 年考入四川国医学院，学习至 1949 年底。1956 年调成都中医学院内科教研组，从事教学和医疗工作。1981 年晋升为中医内科副主任医师。从事中医专业本科《中医基础理论》等课程教学和临床带教工作多年，治学严谨，学识渊博，诲人不倦。代表著作有《叶氏医案存真疏注》《伤寒六十八论》；撰写论文多篇，分别发表在《四川中医》《新医学》等刊物上。

彭宪彰擅长治疗内科杂病，辨证灵活，善用经方，并能结合具体情况加减化裁，每于平凡之中见奇效。如其运用麻杏石甘汤加减治疗遗尿的经验，一经发表，立刻引起了广泛的关注，被誉为活用经方的典范。参与著名老中医戴云波治疗痹证经验的整理研究，与有关各方合作，开发出了中医痹证计算机专家诊疗系统。后又将其治疗脱发、胃脘痛、胁痛、遗尿、咳嗽等病证的临床经验陆续开发出计算机诊疗系统，以推广应用，均取得满意效果。擅长治疗脱发，用生侧柏叶、当归、旱莲草水煎外洗，用滋阴养心、补益心脾、补肾益气养血、通窍活血祛瘀等方内服，疗效明显。

傅灿冰

傅灿冰（1917—1993），男，四川江津（今重庆市江津区）人。著名中医内科专家。1935 年毕业于江津私立培英国学专修学校，自幼随父临证，尽得家传。1937 年底挂牌行医，新中国成立前已成为当地名医。1979 年受命筹建四川省中医研究所（现四川省第二中医医院），任首任所长、顾问。曾任中华全国中医学会（今中华中医药学会）理事、内科分会顾问、四川省分会副会长，《四川中医》创刊编委会主任委员，四川省人民代表，四川省劳动模范，被国务院评为有突出贡献专家，享受国务院特殊津贴。业医五十余载，精于内科诸症的治疗，在治疗脾肾疾病方面造诣颇深，尤在治疗慢性肾炎、尿毒症方面颇有建树且疗效卓著。傅灿冰的主要学术思想及学术特点已经收录在《川派中医药名家系列丛书——傅灿冰》中。

汪新象

汪新象（1922—2010），四川省古蔺县人，原泸州医学院教授。七岁亡父，生活艰难。八岁发蒙，读了七年私塾。自幼习读诗文，曾背诵过《四书》《五经》《幼学琼林》《五字纲鉴》《声律启蒙》和《古文观止》等古书。1939 年师从古蔺名医杨德生学习中医 6 年，1946 年春在古蔺龙山镇开德仁堂悬壶济世；1952 年起担任区、县联合诊所主任，县卫生工作者协会主任，县人民代表，县人民委员会委员、县卫生科（局）副科长（副局长）等职；1959 年任四川泸州医学专科学校中医教研组组长，1978 年任泸州医学院中医系副主任、主任，1983 年晋升副教授，1987 年晋升中医内科教授。1957—1959 年在四川省卫生干部学院学习，1960 年在南京中医药大学进修学习温病专业。1991 年被确定为全国老中医药专家学术经验继承工作指导老师。2007 年被评为泸州市十大名中医。曾任泸州市首届中医学会理事长，市科协委员和四川省中医学会理事，《四川中医》《泸州医学院学报》编委等职务。

汪新象行医从教 70 余年，擅长中医诊断治疗温病、肝病等，尤其擅长运用中医药提高肿瘤患者放、化疗效果，延长生存时间，提高生存质量。曾主持研究和参与临床观察“碎米柴片治疗慢性支气管炎”“‘赶黄草’和‘鸡姑片’治疗肝炎”“骨苓通痹丸治疗地氟病”“脾胃苏口服液治疗厌食症”等省市级科研课题，其中“骨苓通痹丸治疗地氟病”荣获国家中医药管理局科技进步二等奖。汪氏精通中医理论及四大经典，从事《中医基础知识》《中医诊断学》《中医方剂学》《中医妇科学》《内经辑要》《温病条辨》《中医各家学说》等课程的教学、临床及科研工作。编写专著《中医防病与养生》（主编）《中医学导论》（副主编）。汪新象重视补益脾肾，临床处方用药轻灵纯正，擅从“三焦”辨治疑难杂病，善于运用扶正舒肝法治疗肿瘤手术及放、化疗后遗症。公开发表学术论文 50 余篇，其经验先后被收录在《名医名方录》《中国当代名医名方精选》《中国历代名医名方全书》《中国当代中医名人志》《中国当代科技名人成就大典》中。

陆干甫

陆干甫（1923—1993），四川省成都市人，祖籍江苏吴县，四川省名老中医。祖父陆景庭，曾中光绪甲辰乡试，指省山西，握篆浑源，后归故里，素谙岐黄，即以医为业，以善治温病名重锦城。父继祖志，亦以医名。陆公少时就读于四川国医学院，年十九，以优异成绩毕业。既承家技，又精《灵》《素》，服务桑梓，乡人称其能，悬壶渝市，百姓怀其德。陆公才艺卓绝，思想进步，历任成都市第一人民医院、市中医研究所中医师，四川省中医研究院顾问，临床医学研究所研究员、内科主任、文献研究室主任，恪尽职守，建树颇丰。从事临床医疗、科研、教学工作五十年，内妇儿科无所不精。被国务院授予有突出贡献专家称号。任全国政协委员，四川省振兴中医领导小组成员，省科技顾问团顾问，省中医学会理事，出谋献策，竭尽心力。三渡扶桑，讲授医学，日本友人奉为师表，执礼甚恭。著有《内儿科学》《温热病辨证纲领》《温阳活血法临床运用》《中医学辨证法原理》等著作。陆干甫主要学术思想及学术特点体现在：善治温病，善用益气温阳活血法治疗慢性病，擅长疏调，审因论治，谨守病机，治病求本。详见《川派中医药名家系列丛书——陆干甫》。

雷德明

雷德明（1928—2009），别名羲田，四川省自贡市人。成都中医药大学教授。1937 年因家境欠佳，小学肄业后辍学习医，拜当地名医王仲全、雷雨生为师，学习中医内科和外科，7 年之后即悬壶于自贡善后桥、大安街等地。1957 年调成都中医学院任教，在中医药教育战线上辛勤耕耘。先后任教员、讲师、副教授、教授，1983—1987 年，任中医内科硕士研究生导师、博士生指导组成员，院学位评定委员会委员，曾兼任成都市中医学会第二届理事会理事。1988 年告老还乡，受聘于自贡市中医院、自井区中医院。

著有中医自学教材《中医内科学》及《内科讲义》3 种。参加编写了《内儿科学》《中医内科手册》《中医内科学》。主持审定了《中医内科讲义》；参与校勘《景岳全书》，承担诊断、外科部分的校勘整理工作，该项目获 1987 年四川省中医管理局科技进步二等奖和 1993 年四川省科技进步三等奖。

雷德明效法东垣、景岳，长于治脾肾疾病，认为老年疾病以脾肾虚为本，夹瘀兼痰为标。对有毒中药的应用有较深研究，著有“马钱子的炮制与临床应用”“漫谈乌头、附子、一枝蒿”等论文，对有毒中药的临床应用有一定指导作用。雷氏曾撰写“冲任虚损病案五则”，患者临床表现不尽相同，但均以冲任虚损为病机，经调治都取得了良好疗效。故雷氏指出：“辨证之要，在于谨守‘冲任虚损，肝肾不足，精血亏虚，脏腑阴阳平衡失调’这一病机。掌握与月经紊乱或停经相伴而来之诸种证候，审其病属阴虚或阳虚，病及何脏何腑。治之以调补冲任为主，兼治他脏为辅。”

冯志荣

冯志荣（1935— ），四川岳池县人。主任医师，四川省第二届十大名中医。冯志荣出生于四川岳池县一个偏僻的小村庄，父母都是农民，家境贫寒。从小就非常懂事的冯志荣特别好学，并且善于思考。他初中、高中都是以优异的成绩完成了学业。1957 年他以优异的成绩考入成都中医学院医疗系。在大学期间，除完成本专业必修课程外，还阅读了大量相关业务书籍。1963 年毕业于成都中医学院，毕业进入临床工作后，始终秉承大医精诚宗旨，把弘扬中医药事业作为自己永恒的追求。1984 年以来，先后进行了多个临床专题的研究，分别获省、市级科研成果奖，为其中 5 个课题的第一主研人员。1992 年被评为享受国务院特殊津贴专家。先后研制了肺心Ⅰ号、肺心Ⅱ号、维君康蜜丸、健脑软脉片等制剂。2011 年，冯志荣被国家中医药管理局确定为全国名老中医传承工作室建设项目专家。曾经被自贡市政府授予“自贡市科学技术拔尖人才”，曾担任中华全国中医学会喘症专业委员会秘书，省中医药学会常务理事，省中医学会内科专业委员会委员，省中医学会医院管理专业委员会副主任，自贡市中医学会常务副理事长、理事长，自贡市科协常委。先后担任自贡市中医医院副院长、院长十五年，先后主持开展了“维君康蜜丸治疗肾虚证的临床研究”“脑脉康治疗脑动脉硬化症临床及实验研究”“慢性肺源性心脏病急性发作期的临床及实验研究”等课题，其科研成果获省、市级科技进步奖。发表论文“耳鸣消口服液治疗耳鸣临床观察（附：60 例病例报告）”“耳鸣消口服液药效学研究”“中西医结合治疗感音神经性耳聋临床观察”等 10 余篇。冯志荣主任医师的学术思想及技术特色详见《川派中医药名家系列丛书——冯志荣》。

张发荣

张发荣（1935—　），男，重庆市人。成都中医药大学教授、博士研究生导师。享受国务院特殊津贴专家，四川省首届名中医。1963 年 7 月毕业于成都中医学院中医专业本科，一直留校担任教学、科研和临床工作。四川省优秀教师、劳动模范。担任中华中医药学会糖尿病分会副主任委员，四川省中医药学会糖尿病专业委员会主任委员等职。长期从事中医内科教学、医疗、科研工作，招收指导硕士研究生、博士研究生 30 多名，教书育人取得丰硕成果。作为课题负责人或主研人员，先后承担了科研课题 20 余项，其中 9 项获省级科技进步奖，成果达到国内同类研究的先进水平。编著学术专著 10 余部，发表学术论文 30 多篇。曾应邀前往日本、加拿大、美国、马来西亚讲学，其学术水平受到高度评价，在中外学术交流中产生积极的影响。擅长治疗糖尿病及其慢性并发症、脑血管病、健忘、痴呆、偏瘫、咳喘、郁证、慢性疲劳综合征、性功能障碍等病证。代表著作有《中西医结合糖尿病治疗学》《实用中医内科学》《糖尿病大观》《中医内科津梁》等。

张发荣长期从事中医内科临床工作，研制了治疗糖尿病及其心、脑、肾、神经并发症的系列药物；擅长以脾肾学说为理论指导，采用补肾活血方法治疗多种老年病。在前人论治“消渴”的基础上治疗糖尿病尤其多有创新发挥。如在糖尿病治法上，古今良医多以阴虚燥热立论，视益气养阴为其正法。张发荣认为，本病的治疗恪守基本治则固然重要，但若固守一隅，食古不化，难免胶柱鼓瑟。临证中，唯视具体病情，与清泄燥热、健脾化湿、补益气血、培源固本、固摄涩精、利尿消肿、活血化瘀、通络止痛等法配合，或一方独进，或数法并施，辄收良效。

马有度

马有度（1937—　），回族，祖籍湖南省邵阳市。1962 年毕业于成都中医药大学，为其首届毕业生。重庆医科大学教授、主任医师。享受国务院特殊津贴专家，全国新药评审专家，科普作家，全国科普先进工作者，“中医中药中国行”活动先进工作者，全国首席中医健康科普专家，全国优秀中医健康信使，重庆市优秀科技工作者，重庆市促进中医发展先进个人，重庆市首届十佳写书人。历任中华中医药学会常务理事、科普分会主任委员，重庆市中医药学会会长，重庆市教育工会副主席，重庆市科学技术协会常委，重庆市政协委员。现任中华中医药学会顾问，重庆市中医药学会名誉会长，《世界中医药》和《中医杂志》编委，《实用中医药杂志》顾问。

撰写或主编《医方新解》《感悟中医》《中国心理卫生学》《方药妙用》《医中百误歌浅说》《重

庆名医证治心悟》《中医精华浅说》等著作。从事医疗工作50余年，擅长中医内科、妇科、皮肤科，对咳嗽、失眠、胃病及瘙痒性皮肤病有着深入研究。其临床经验主要概括为：①治病必求于本。②强调治养结合。要取得临床良效，除辨证准确、用药精当外，还要注意调养。调养的主要内容包括饮食调养，合理养息，起居有常，精神调养。③重视中医养生，提出了“心胸有量，动静有度，饮食有节，起居有常”的养生要诀，在健康与养生科普方面成就颇丰，先后出版《家庭中医顾问》《健康奥秘》《大众养生妙法》《健康人生快乐百年》《奇妙中医药——家庭保健顾问》等8部科普著作，在养生方面提出了“养生四善”：一颗善心，多做善事，必结善果，共享善乐；“养生四有”：心胸有量，动静有度，饮食有节，起居有常；“养生四贵”：怡情养生贵恬静，饮食养生贵平衡，动静养生贵适度，起居养生贵节律；“养生四童”：童心、童趣、童乐、童颜，童心生童趣，童趣享童乐，童乐养童颜。

杨明均

杨明均（1938— ），男，四川省郫县人。成都中医药大学教授、博士生导师，享受国务院特殊津贴专家，四川省名中医。1962年毕业于成都中医学院医学系，留校从事医疗、教学和科研工作。1980～1985年任成都中医学院附属医院副院长，1987年任成都中医学院附属医院血证研究室主任，被聘为主任医师。1993年任中医内科博士研究生导师，兼任国家卫生部新药审评委员会委员，国家中医药管理局全国血证急症协作组组长、中医药科技评审委员，四川省中医药高级技术职务评审委员，中华中医药学会内科分会副主任委员、中医血证专业委员会主任委员，四川省中医药学会副会长、内科专业委员会主任委员，《中药新药与临床药理》和《中国中医急症》编委，《四川中医》副主编。作为全国协作组组长，组织拟定了中医血证急症诊疗规范，开展了协作攻关，研制出治疗咯血、吐血、肌肤出血等急症的中药新药制剂7个。自1984年以来，先后两次被评为国家中医药管理局急症工作先进个人。作为课题负责人，先后承担了国家攻关项目及省（部）、厅（局）等各级科研课题17项，研究方向以血证临床及基础研究为主。代表性的基础研究课题有：“脾不统血证候特异性的临床及试验研究”（国家“七五”攻关项目），“紫癜脾不统血证试验研究”（国家中医药管理局课题），“瘀血出血证候特异性的临床及实验研究”（四川省科委课题）等。分别获省部级科技成果一等奖3项，二等奖3项，三等奖7项。参与了成都中医药大学临床药理基地建设工作，参加了卫生部组织的中药新药临床研究指导原则、中药新药有关法规、技术要求的制定，率先进行了中药新药的开发研究。主研的风热清口服液、一清胶囊、糖脉康颗粒、喘泰胶囊、心元胶囊等9个项目获得国家新药证书和生产批准文号。还为多家知名药厂研制的20余种新药进行临床实验的组织和实施，如地奥黄芪注射液、银黄含片、太极通天液、康弘松龄血脉康等。主要的专著有《血证要览》《临床中医内科学》等。先后在《中医杂志》等刊物上发表学术论文20余篇。从1980年起，协助董建华等倡导并积极开展中医学术建设。先后参与组织多次全国性学术会议，参加拟定中医病历书写格式、中医内科疾病证候诊疗标准、中医病证名规范等。

杨明均长期从事中医临床工作，积累了丰富的临床经验，在治疗上善于针对疾病的基本病机，以古方为基础，根据证候不同的发展演化特点，加减化裁，用药简练而效宏。尤其擅长对血证的治疗，认为咯血证虽有肺热壅盛、肝火犯肺及阴虚肺热之不同，但总以气逆火升、热瘀伤络为基本病机，治疗以泻火降逆化痰为主。故以《金匮要略》三黄泻心汤为基础，研制成血宁冲剂，集泻火、降逆、化痰三法于一方，以黄连、黄芩清泻肺胃之火，大黄清胃泻火、平冲降逆，釜底抽薪，引热下行，通腑去瘀，使火泻血止，热清络宁，从根本上消除了咯血之因，故能取得肯定的效果。

李明富

李明富（1939— ），云南省玉溪市人。成都中医药大学中医内科学教授、博士生导师，享受国务院政府特殊津贴专家。其祖父、父亲均为当地颇有声誉的中医。因家学渊源，幼承庭训，对中医学具有浓厚的兴趣及深厚的感情。从 7 岁起，放学回家之时，即可按照处方后拣药，并借以初识多味中药的药性。于 1953 年 10 月至 1956 年 7 月在昆明医士学校读书，毕业后保送至成都中医学院学习，为首届六年制本科生，学习期间曾聆听著名中医学家李斯炽、吴棹仙、邓绍先、卓雨农、蒲湘澄等名师教诲，于 1962 年 9 月毕业后留校从事中医内科学的教学、医疗、科研工作及学校的行政管理工作。1983 ～ 2000 年任成都中医学院院长 17 年。2010 年 4 月退休后，仍一直坚持临床工作。曾任中国药典委员会委员，国家中医药管理局中医药工作专家咨询委员会委员，中华中医药学会理事，《中华大典》编纂委员会委员，《医药卫生典》主编，全国高等中医院校教材编审委员会委员，中国老年学学会中医研究委员会副主任委员，四川省学术和技术带头人，四川省中医药学会副会长，四川省老年科学技术工作者协会常务理事。

李明富极力倡导活血化瘀学说，重视气血津液病机，临床习用活血化瘀方法为基础治疗冠心病、心律失常、脑动脉硬化等内科常见疾病，常获良效。主编及参编论著有《瘀血论》《瘀血学说及活血化瘀治则》《中医文献活血化瘀专辑》《实用中医内科学》（获 1988 年国家科技图书出版一等奖）、全国统编教材《中医内科学》（第五、第六、第七、第八版）、《中医内科学》（高等中医院校教学参考丛书，获 1992 年教育部普通高等学校优秀教材特等奖）、《长江医话》、（校注）《景岳全书》（获 1993 年四川省科技进步奖）、《中国名老中医学术经验集》《中医内科学》（全国高等教育自学考试指定教材）、《中医内科学自学辅导》、卫生部全科医师培训规划教材《社区常见病症的中医药照顾》《中国药膳食疗研究丛书》《中华人民共和国药典临床用药须知・中药卷》《中医内科学》（第二版）（高等中医药院校教学参考丛书）、《实用中医内科学》（第二版）、《中华大典・医药卫生典・医学分典》之《内科总部》等 20 余部。完成省部级科研课题 10 余项，获奖 8 项；申请专利 1 项。

陈绍宏

陈绍宏（1942— ），山东省潍县（今山东省潍坊市）人。1966 年毕业于成都中医学院医学系。主任中医师、教授、博士生导师。成都中医药大学附属医院急诊科主任，国家中医药管理局“全国中医急症医疗中心”主任，中华中医药学会急诊分会副主任委员，中华中医药学会内科分会常委，国家有突出贡献专家、享受国务院特殊津贴专家，全国卫生系统先进工作者，四川省学术和技术带头人，四川省第八届、第九届政协委员，四川省首届十大名中医之一。长期致力于中医药治疗急危重症和疑难杂病的研究，应用中医药治疗急性脑出血，血肿吸收快，降低了病死率和病残率。用“甘草人参汤”治疗上消化道大出血，一般都在三天内止血。应用经方治疗感染性发热疾病，其总有效率为 70%，肯定了仲景学术思想在今天的实用价值和科学价值。对喘证（肺心病）、厥脱（休克）、血证（急性出血）、痛证（急腹症）、胸痹（急性心肌梗死、心绞痛）等有较深造诣。承担了本科生、研究生课程的教学工作，他所主讲的内容均从临床实际出发，注意理论联系临床实际，使学生印象深刻。还组织急诊科医生对学生的急诊急救技能进行义务培训，使多数学生的急诊急救水平在短时间内得到了提高。临床教学查房、讲习病案，深入浅出，收到事半功倍的效果。他还培养出了第一代中医急症学研究生。1996 年以来，共培养了 10 余名博士，1 名博士后。主持国际合作科研项目 2 项，承担国家级科研项目 3 项、省部级科研项目 5 项，获省部级科技进步二等奖 4 项。编写规划教材 2 部。

陈绍宏强调，"证"的内容可能是某一疾病的临床表现，也可能是包括了疾病合并症和并发症的表现，这种证候的归纳可见于多种不同的疾病。中医只言"证"，不言"病"，中医的"辨证"不同于西医的"辨病"，不是疾病的诊断，不反映疾病的本质，只是疾病的状态。因此在疾病的发生、发展过程中可出现不同的证型，也可在不同的疾病中出现相同的证型。用证型去套疾病是不恰当的。而西医的"辨病"是疾病病因、病理生理、发生发展、预后规律的综合，能够反映疾病的本质。如脑出血患者出现吸入性肺炎，表现为呼吸道分泌物多、痰声辘辘，如果同时伴发中枢性高热，肌肤灼热，中医"辨证"应为痰热蒙蔽心窍，而在西医看来，肺部感染和中枢性高热仅是脑出血的并发症，不是疾病的本质。因此，如果认识不到疾病的本质，仅把疾病的某一症状或者疾病的并发症作为"辨证"的依据，有舍本逐末之弊。在临床应用过程中，"辨证"和"辨病"均有各自的优势和不足。中医辨证主要凭借感官，通过望、闻、问、切四诊对临床证候进行归纳，由于方法局限，对疾病认识的深度和广度均受到限制。有些疾病，早期已有器质性病变，但由于机体的代偿功能，没有"证"的表现，往往无"证"可辨。在疗效评判上，单靠中医"辨证"也易出现偏差。此外，在某些情况下，虽然有"证"可辨，但不能抓住疾病的本质，会导致贻误治疗时机。因此，陈绍宏主张诊断时按照西医的病名，治疗时采用中医的辨证。"辨病"时不应言"证"，"辨证"时不考虑"病"。陈绍宏在继承和借鉴历代医家治疗中风病经验的基础上，从"辨病"的角度审因论治，提出中风病的基本病机是：元气虚为本，气虚生瘀，血瘀生痰，痰郁化火，火极生风。其中，元气虚为发病之根本，痰、瘀是主要的病理产物，风、火为最终致病因素。并据此制成具有"复元醒脑、泄热息风"多法并举的中风醒脑口服液，大幅度降低了急性中风患者的病死率和致残率，在国内外产生了较大影响。

张玉龙

张玉龙（1943— ），四川省巴中市人，主任中医师。四川省巴中市十大名中医，曾获巴中市学术技术带头人、巴中市科技拔尖人才称号及奖励。四川省名中医，全国第三批老中医药专家学术经验继承工作指导老师，享受国务院政府特殊津贴。原四川省巴中市中医院院长，2004 年退休。现任四川省中医药学会仲景学说专业委员会副主任，四川省巴中市中医药学会副会长，四川省巴中市中医院名誉院长，建立了"全国名老中医传承工作室"，承担国家培养高层次临床中医的带教任务。

出身于中医世家，1959 年高中学业未竟即继承祖业，逆境中学习中医，矢志不渝，师从巴中市名老中医王好生及祖父张永清。刻苦学习，自修完成中医学院的全部课程、西医大专院校的基础及主要临床课程的学习。从医五十余年，学验俱丰。在中医学及中西医结合的理论和实践方面均有所建树，对仲景学说、《内经》及其玄府理论有较深入的研究。他提出，中医学应是一种生态医学，融生命现象与自然现象于一体，是研究人的生存状态、影响因素，以及人们对自然、社会适应性的科学。认为正邪共生是生命活动的基本特征。擅长用经方治大病。对一些疑难病、慢性病，如扩张型心肌病、冠心病、肾病、精神神经系统疾病、病毒性疾病、儿童抽动症等的治疗，积累了较丰富的临床经验。在眼科方面，继承了其祖父张永清的眼科六经辨治方法，成为四川省别具特色的眼科流派。其论文曾被王小平、翟慕东等学者收入《巴蜀中医特色医学史话》。发表学术论文 80 余篇，出版中医专著两本。其中《急难重症中医临证思辨录》一书精选验案 100 例，涉内、外、妇、儿、男、五官各科计 76 个病种，其中不少为现代难治性疾病，具有较高的学术及实用价值。其论文及科研成果多次在国内外获奖。

王辉武

王辉武（1943— ），别号橘井老人，四川省资阳人。中医主任医师。自幼酷好书画，学张芝，临二王及颜、柳，擅行草，谓“书画与中医理论颇多相通之处，如法自然、重德行、尚文化、倡体悟等，互为借鉴，良有益也”。1961 年始随外祖父自学中医，1964 年考入成都中医学院。师从川中名医冉品珍，得其真传，并得到上海中医药大学匡调元等悉心指导。先后任重庆医科大学附属第二医院中医科教授、主任医师，重庆市中医药学会副会长，《实用中医药杂志》《肝博士》杂志副主编等，为全国老中医药专家学术经验继承工作指导教师。先后获省级科技进步奖 3 项，首届高士其科普基金奖，重庆市名中医、重庆市优秀教师称号，中华中医药学会首届中医药传承特别贡献奖等。

作为第一作者，主编《实用中医禁忌学》《伤寒论手册》和医学科普专著 6 本；作为第二作者编著 7 本，参编专著 9 本，发表科技论文 40 余篇，发表科普文章 700 余篇。

临证 40 余年，主攻内科杂病，经验丰富，长于脾胃肝胆病证的治疗。对湿证、瘙痒、郁证、失眠和男性性功能障碍有专题研究。临床提倡“宁可再剂勿重剂”，重视“甘温之药食，可以除大热、治大病”，“安身之本，必资于食”。在学术上主张“读书重在悟，临证贵乎诚”，“研读留心书外意，临证谨合天地人”，对中药效用有深入研究。

王明杰

王明杰（1943— ），西南医科大学教授，硕士生导师，全国第三、四批老中医药专家学术经验继承工作指导老师。1961 年进入成都中医学院中医学专业六年制本科学习，1967 年毕业后分配甘孜藏族自治州工作。1978 年考取成都中医学院首届硕士研究生，师从陈达夫学习眼科六经辨证理论与临床经验，受陈达夫从玄府论治疑难眼病的学术思想启迪，潜心研究刘完素有关玄府的论述及后世医家的临床应用经验，经过多年的深入研讨与实践探索，先后撰写了“玄府论”“刘完素玄府说浅识”“眼科开通玄府明目八法”等文，从生理、病理及临床治疗诸方面对玄府理论进行了系统的整理与发挥。其成就主要体现在以下几个方面：潜心研读《河间六书》及河间学派医家的相关著述，认真体会刘氏玄府学说意蕴，结合历代医家特别是陈达夫应用玄府学说的成功经验，从生理、病理到临床治疗诸方面对玄府理论进行了系统的整理与发挥，经三十余年努力，初步构建起一个玄府学说理论体系的雏形，界定了玄府概念，为深入学习和应用这一理论奠定了基础；指出玄府作为升降出入的结构基础，在人体各组织器官生命活动中居于重要的枢纽位置，不仅是气的道路门户，还是精血津液与神机运行通达的共同结构基础，从而提出玄府“分布广泛、结构微细、贵开忌阖”三个特性；指出玄府的病变主要是失于开通而闭密，将玄府病变归纳为气失宣通、津液不布、血行瘀阻、神无所用四类；首次提出直接通玄药与间接通玄药两大类药物，整理出玄府治法，提出“开通玄府为治病之纲”，是临床治疗的主要目标和基本原则，总结出“开通玄府明目八法”，即发散宣郁明目法、清热开郁明目法、疏肝解郁明目法、活血化瘀明目法、利水通窍明目法、化痰利窍明目法、补虚开窍明目法、搐鼻透窍明目法，进而提出通玄泻火、通玄润燥、通玄补虚及通玄达神等多种开通玄府的治法，发展了中医治疗学独具特色的治则理论。王明杰在陈达夫有关论述的基础上，首先从玄府论治外眼病，进而学习导师的移植方法，率先将开通玄府之法用于多种内科病证的治疗，收到良好效果。

曾任泸州医学院中医经典教研室主任、中医系主任，泸州医学院附属中医医院院长，中华中医药学会理事，四川省中医药学会常务理事，四川省中医药学会仲景学说专业委员会副主任委员，泸州市中医药学会会长等职。承担国家、省部级、厅局级及院级科研基金课题 22 项，成果获奖 12 项；主编及参编专著、教材 16 部；发表学术论文 89 篇；建立了全国名老中医药专家传承工作室。其有关眼科的学术思想与临床经验还收载于《中国中医眼科全书》《长江医话》《当代名医证治汇粹》《四川名家经方实验录》《全国中医眼科名家学术经验集》《王明杰黄淑芬学术经验传承集》等书中。

何绍奇

何绍奇（1944—2005），四川梓潼县人。1961 年在梓潼县医院拜师学医，毕业后先后在乡、区、县医院工作十余年。1974 ～ 1978 年任梓潼卫校教师、绵阳卫校西学中班教师。1978 年考入中国中医研究院首届中医研究生班，1980 年毕业，获医学硕士学位，留院任教。1982 年晋升为讲师，1990 年晋升副教授，主讲《金匮要略》《中医各家学说》等课程。1994 ～ 1996 年应欧洲中医进修培训中心邀请，赴荷兰工作，被聘为该中心终身教授、阿姆斯特丹门诊部主任、荷兰中医学会学术部专家。1997 ～ 1998 年应聘为北京医科大学（今北京大学医学部）药物依赖研究所研究员，从事中医戒毒药的研究。同时兼任中国中医研究院基础所治则治法研究室客座研究员。2003 年被聘为中国中医药报第二届编辑委员会常务委员。2003 年到香港浸会大学中医药学院任教。

何绍奇在中医药学术及临床方面具有高深的造诣。2000 年出任《中国大百科全书・中医卷》副主编、病证分册主编。主要著作有《实用中医内科学》（编委）、《现代中医内科学》（主编）、《读书析疑与临证得失》《绍奇谈医》等。他一生为人正派，性格爽直，学风严谨，精通医理，书读万卷，医德高尚，医术精湛，用药果敢，屡起疑难大症。中国中医药报从 2002 年起为其开设《绍奇谈医》专栏，系统介绍了他的治学心得和临床经验，深受广大读者欢迎。他文笔犀利，文风朴实，先后撰写了 80 余篇稿件，内容涉及医理、临床、医史、医话、中药等，见解独到，吸引了大批读者。他在香港任教期间，忘我工作，贡献良多，深受学生和同事的爱戴。

王晓东

王晓东（1946— ），四川成都人，四川省首届名中医，全国老中医药专家学术经验继承工作指导老师。1975 年考入成都中医学院中医专业，1977 年毕业后进入成都市第一人民医院工作。后师从中国中医研究院王文雄，1985 年结业后将自己的研究方向定为肿瘤术后治疗，1998 年被评为“首届四川省名中医”，2007 年被成都市人民政府授予“成都市名中医”称号；2008 年被四川省中医药管理局确定为“四川省名中医工作室”；2011 年国家中医药管理局确定为“全国名中医工作室”。现任成都市中西医结合医院中医内科主任。担任成都市中医药学会常务理事，四川省第八、九届人大代表，成都市第十届人大代表，中国抗癌协会临床肿瘤中心会员。从事中医临床工作 40 余年，擅治呼吸、消化、泌尿系统疑难杂症及妇科疾病、恶性肿瘤等。发表了“参芪左金汤治疗肺癌化疗毒副反应50例”“自拟参芪左金汤用于肿瘤化疗后调理50例观察”“中药治疗头颈部肿瘤放疗后口干症的疗效观察”等10余篇学术论文。

王晓东在治疗恶性肿瘤及化疗毒副反应方面积累了丰富的经验，认为化疗后的毒副反应为气血两虚、肝肾不足、脾胃不和所致。治应以滋补肝肾、和胃降逆为主，自拟参芪左金汤，方中生晒参、黄芪、当归、白术益气生血，补肾益肝；炙柴胡、吴萸、黄连、陈皮和胃降逆；吴萸之辛热配黄连之苦寒以达苦辛通降的效果，可明显缓解消化道反应；配砂仁、白豆蔻、法半夏、代赭石，降逆化湿开胃功效更好。

杨仁旭

杨仁旭（1946— ），女，四川成都人，主任中医师，中医内科教授，博士研究生导师。1970年毕业于成都中医学院。曾任成都中医药大学附属医院老年病、呼吸病科主任。四川省名中医，四川省中医药学术和技术带头人，四川省干部保健委员会专家组成员，四川省医学会骨质疏松专业委员会副主任委员，国家突发公共卫生事件应急专家库系统专家。承担部、省级课题多项，其中省级重点课题“舒解乐颗粒治疗抑郁症临床前研究”获2004年成都市科技进步三等奖，2006年7月获新药临床试验批文。发表论文30余篇，参加编写了《现代中医呼吸病学》《中西医临床内科学》《老年疾病手法治疗学》等7部书籍。从事中医内科工作40余年，擅长诊治慢性支气管炎、肺心病、慢性阻塞性肺疾病（COPD）、咳嗽变异型哮喘、老年人哮喘、肺结缔组织病、肺间质纤维化、胃食管反流性咳嗽等呼吸系统疾病以及老年人常见的骨质疏松、抑郁症及心脑血管疾病。

杨仁旭的主要学术思想为：①临床重视中医辨证与西医辨病相结合，治疗与调养相结合，治法不拘一格。②根据老年咳嗽多正虚邪实夹瘀，且容易复发的特点，提出用药需加扶正，酌添活血。③提出以通胸中阳气为胸痹治则，采用宣痹通阳止咳化痰法、宣痹通阳散结除满法和宣痹通阳清热化痰法三法使肺气宣通，助心阳宣通胸中之阳气，使阴阳调和。④认为哮病的基本病机是痰瘀互结、肺失宣降，痰、瘀是其关键病理产物，治法为宣肺逐瘀化痰。哮病之所以难于根治，是因为有“痰瘀互结”宿根的存在，此病机贯穿哮病全过程。依据“法随证立”的原则，宣肃气机、蠲饮涤痰、活血化瘀贯穿哮病治疗始终。哮病发作期，痰、气、瘀互结阻滞肺络，宿根留伏，外有非时之感，肺失宣肃，气机不畅，痰气搏结，气道挛急，治法为宣肺肃肺、祛痰化瘀通络，佐以解痉平喘，祛邪。哮病缓解期，痰、气、瘀互结，宿根留伏，内有壅塞之气，或伴有肺、脾、肾偏虚之不同，故其治法为宣肺肃肺、祛痰化瘀，佐以调补肺、脾、肾。

陈天然

陈天然（1950— ），男，四川省剑阁县人，中医内科主任医师，四川省名中医，第二届四川省十大名中医。第三批全国老中医药专家学术经验继承工作指导老师，成都中医药大学兼职教授。1965年起随叔父学医3年，后执医乡里和镇卫生院，1976年调剑阁县中医院，又拜师并侍医川北名中医王柄如，在县中医院一直从事临床和管理工作，曾先后担任副院长、院长、书记等。从医40余年，对四时疾病、脾胃病、肝胆病、老年病、小儿厌食以及多种疑难病证有丰富的临床经验，擅治咳喘、早期肝硬化、慢性盆腔炎、月经不调、更年期综合征等病证。发表学术论文50余篇，介绍其治疗鼓胀、乙型肝炎、慢性肺源性心脏病等的临床经验。

陈天然将鼓胀分为肝郁脾虚、脾肾阳虚、肝肾阴虚、肝脾血瘀4型，分别选用柴胡疏肝散合五苓散、实脾饮、自拟阴虚鼓胀方（太子参、女贞子、旱莲草、石斛、山药、薏苡仁、北沙参、枸杞、白茅根、生白术、猪苓、泽泻、丹参、鳖甲、甘草）、大黄䗪虫丸为主方加减化裁。用药特点：①根据仲景“见肝之病，知肝传脾，当先实脾”的理论，提出实脾是治疗本病的基本原则，实脾即健脾补气，喜用参、芪。②结合辨病，参用解毒。辨证加用虎杖、板蓝根、半枝莲、白花蛇舌草、土茯苓清热解毒以抗肝炎病毒。若转氨酶升高，可以辨证加用有降酶作用的五味子、枸杞、垂盆草、蒲公英、夏枯草等。③对于体质较实，腹水量大，绷胀难忍，小便极少者，可用邓铁涛腹水方（用等量之甘草，煎浓汁浸泡已打碎之甘遂，共泡72小时，去甘草汁，将甘遂晒干，研为细末，每服1～2克，用肠溶胶囊盛装，清晨用米粥送服）或配合西药利尿。

李培

李培（1950— ），四川省剑阁县人，1975年9月毕业于成都中医学院医疗系。主任中医师，中医内科教授，博士生导师，第三批全国老中医药专家学术经验继承工作指导老师，全国名老中医工作室专家，享受国务院特殊津贴专家，四川省学术和技术带头人，四川省名中医，第二届四川省十大名中医，首届绵阳市十大名中医。任四川省专家评议（审）委员会委员，四川省中医药学会副会长，四川省卫生系列中医专业高级职称评审委员会委员，四川省医学会医疗事故技术鉴定专家库专家。主研及参研课题8项，先后在国内外杂志上发表论文数十篇。代表著作有《临床实用方剂手册》《走近中医数字时代》《四川名医经方实验录》等。

李培对呼吸、消化等多系统的疾病均有深入的研究和丰富的临床经验，特别是对脾胃疑难病证有独特的诊治经验，收效甚佳。他的主要学术思想为：①治学严谨，重视客观。在四诊中，坚持重视问诊，对每一位患者主诉认真听取，如病程新旧、病位的深浅、病势的进退以及其他的治疗过程、反应情况等。临床重视现代医疗设备的检查结果，结合中医四诊进行全面分析，力求诊断明确，治疗方案最优。②选方用药灵活。因人、因时、因地、因社会背景以及环境不同而有所创新。③根据脾胃之生理特点，临床用药常升降并用，使人体气机调和，脏腑功能恢复正常。脾体阴而用阳，以升为健，胃体阳而用阴，宜降则和，所谓“太阴湿土，得阳始运，阳明燥土，得阴自安”。④治病必求于本。脾胃为气血生化之源，气机升降之枢纽，脾与胃维系升与降、化与纳、燥与湿的平衡，人即安和。他不仅在治疗吐泻、腹痛等疾病时从脾胃论治，在治疗咳喘、便秘疾患时亦经常从脾胃论治。因脾为生痰之源，肺为贮痰之器。脾主运化功能失常，水谷不能生化精微而反生痰浊，上贮于肺，一旦遇外邪侵袭，则外邪引动内生痰饮，阻塞气道，肺失宣降，发为咳喘。故咳喘的治疗应一半治肺，一半治脾。便秘的病位在大肠，系大肠的传导失常所致，但常与脾胃有关。胃与肠相连，胃热炽盛，下传肠道，燔灼津液，大肠热盛，燥屎内结，脾主运化，若脾虚失运，糟粕内停，则大肠失传导之功，故治疗便秘时应重视脾胃。他认为脾胃运化功能薄弱，遣方用药应时时顾护脾胃，勿用大温大热之品损及胃阴，大苦大寒之品伤及脾阳。在疾病的诊治过程中要时时顾护脾胃之气，并结合胃喜润恶燥、脾喜燥恶湿的特点遣方用药。胃阴虚者常选用麦冬、石斛、北沙参等，脾阳虚者常选用炮姜、肉桂等。⑤治脾宜温阳健脾兼理气化湿。李培认为，脾为阴，喜燥恶湿。脾健则运，脾和则升，其健运升清依赖脾阳的温煦。脾阳不足，脾失健运，则寒湿内生，壅滞中焦，使气血化生无源。只有湿邪得化，脾不为湿所困才能健运。但湿为阴邪，得温则化；脾属土，得阳则运。故治脾必须温健中阳，理气祛湿，醒脾健运。他常用白术、茯苓、陈皮、半夏、厚朴、桂枝、吴茱萸、苍术、藿香、佩兰、薏苡仁、党参、黄芪、葛根、白芷、蒲公英、防风、荆芥、木香、黄连等。

亓鲁光

亓鲁光（1951— ），女，山东济南人，1975年毕业于成都中医药大学。主任中医师，中医内科教授，博士生导师。四川省名中医，美国医师学会荣誉教授，世界中医药学会联合会内科、糖尿病专业委员会常务理事，中国中西医结合学会内分泌专业委员会委员，四川省中医药学会糖尿病专业委员会委员，四川省慢性非传染性疾病专家组成员。承担省科技厅课题、省中医药管理局课题、国家“十五”攻关课题多项，1985年获卫生部甲级成果奖，1991年获四川省中医药管理局中医科学进步奖三等奖、四川省科学技术进步奖三等奖，2004年、2005年分别获四川省政府科技进步三等奖、成都市科技进步三等奖。

从事内科工作30余年，擅长用中西两套方法处理疑难病，尤其对糖尿病及其并发症有较深入的研究。主要学术思想：①治病求本：认为糖尿病最基本的病机是“气虚－阴虚－阳虚”的过程；瘀血贯穿糖尿病的始终，是糖尿病各种并发症的最主要原因。糖尿病早期为气虚，治以益气为主，兼以活血化瘀，方予玉屏风散加减；继则气损及阴，导致气阴两虚，治以益气养阴、活血通络，方予生脉散加减；后期阴损及阳，导致阴阳两虚，变症百出，治以补阴温阳、活血通络，方予生脉散加附子、肉桂、淫羊藿等温阳之品，以达到阴中求阳、阴阳双补。②既病防变：未发生糖尿病慢性并发症的患者，加用活血化瘀药物，防止或延缓糖尿病慢性并发症的发生；已经出现糖尿病慢性并发症的患者，通过药物干预，延缓各种并发症的进展，减少致死致残率。糖尿病慢性并发症的发生与瘀血、痰湿、气滞密切相关，治疗上辨证选用相应的药物治疗。③整体观念，因时因人治宜：治疗糖尿病的同时要兼顾患者整体状况、原有生活习惯，结合四季及一天的时辰变化定制具体的治疗方案，合理选择药物以达到最佳效果。

刘福友

刘福友（1952— ），主任中医师、博士生导师。1976年12月毕业于成都中医学院医学系，进入附属医院工作。曾任大内科副主任，内三科主任，中国中西医结合学会神经内科专业委员会委员，中华医学会四川省神经内科专业委员会委员。发表论文20余篇，完成和在研省、局、院级科研课题多项，获局级奖1项。

从事内科临床医疗、教学、科研工作，擅长神经内科和精神科疾病的中西医结合诊疗，尤其对重症肌无力、偏头痛、失眠等有深入的研究。善于从脾肾论治，运用补脾益肾法治疗眼肌型重症肌无力，配合痈痿胶囊取得了满意的临床疗效。

刘福友治疗多发性肌炎的特点：①病证结合：起病以四肢酸软无力、肌肉萎缩为主症者，可按痿证辨治；以四肢关节疼痛、肌肉酸楚为主症者，可按痹证辨治；以皮疹、发热、身痛为主症者，可按阴阳毒辨治。②治疗六法：本病病机归为风、寒、湿、热、瘀、虚，故针对其病机有六法：疏散风热，养阴清肺，适用于风热犯肺证起病较急者，代表方银翘散合清燥救肺汤；健脾益气，清热除湿，适用于脾气亏虚、湿热内盛者，代表方为升阳益胃汤；清热凉血，适用于急性期证属邪热内盛者，代表方如清瘟败毒饮合清营汤加减；滋补肝肾，适用于肝肾阴虚者，代表方如六味地黄汤；

活血化瘀，适用于瘀血阻络者，代表方如身痛逐瘀汤；益气养阴，适用于缓解期证属气阴亏虚者，代表方如补中益气汤、参苓白术散。

刘福友认为，偏头痛属内风为患，兼夹痰、火、瘀，临床分为风火、风痰、风瘀三种证型，擅用川芎茶调散加减治疗。风火证多因剧烈的情志刺激、情绪波动诱发，治宜疏肝理气，息风降火，方用川芎茶调散合丹栀逍遥散加减；风痰证多见于偏头痛久发不愈者，治宜祛风化痰，方用川芎茶调散合半夏白术天麻汤加减；风瘀证者多有头部外伤史，或见于久病入络、瘀血阻滞清窍者，治宜活血化瘀，方用川芎茶调散合桃红四物汤加减。

张晓云

张晓云（1953— ），女，四川省乐山市人，主任中医师，中医内科教授。1976 年毕业于成都中医学院医学系，现任主任中医师、教授、博士生导师。国家中医药管理局“全国中医急症医疗中心”副主任，中华中医药学会内科分会委员，中华中医药学会热病专业委员，四川省学术和技术带头人，四川省有突出贡献的中青年专家，四川省卫生系统学术和技术带头人，四川省名中医。长期从事中医急诊医疗，师承四川省名中医陈绍宏，对心脑血管、呼吸等系统的疾病有深入的研究和丰富临床经验。特别对脑出血、脑梗死急性期及肺源性心脏病急性加重期的治疗有着丰富的临床经验。先后承担国家级课题 6 项、省部级课题 7 项、厅局级课题 5 项，国际合作项目 2 项，获部省级科技进步二等奖 4 项，新药证书 1 个。代表论文“论出血性中风急性期的中医药治疗”“中西医结合综合治疗方案治疗肺源性心脏病急性发作期临床研究”等。

张晓云的主要学术思想有：①对于急症、重症患者，不轻易使用经验用方，而强调应严格按照传统中医诊疗思路望、闻、问、切进行诊疗。②认为阳亢化火、迫血妄行是出血性中风急性期的关键病因；络破血溢、瘀血内停、瘀血化水是出血性中风的核心病机。③认为止血、消瘀、息风、滋阴是出血性中风急性期的基本治疗原则。在选药方面，喜用活血化瘀药物如丹参、赤芍、川芎、红花、当归等。在使用活血逐瘀药时，如果时间窗不对，可能导致再出血。④认为肺源性心脏病急性加重期的主要证型为痰湿蕴肺，导致肺气不宣，治疗上常用中药麻黄、杏仁、法半夏、桔梗、甘草等宣肺平喘，疗效甚好；对于肺脾两虚者，在上方基础上加用木香、陈皮、党参、炒白术。

蒋建云

蒋建云（1954— ），女，四川人。主任中医师，中医内科学教授。1977 年 7 月毕业于成都中医学院。现任成都中医药大学附属医院呼吸内科主任中医师、硕士生导师。四川省名中医，四川省康复医学会中医养生康复专业委员会委员。长期从事中医内科临床工作，对呼吸系统疾病有深入研究，擅长治疗急慢性支气管炎、肺气肿、肺心病、支气管哮喘、支气管扩张、急性扁桃体炎、肺炎、喉源性咳嗽、呼吸道真菌感染等呼吸系统疾病。

蒋建云的主要学术思想：①利用风药升、散、行、透、窜、动、通等特点，在喉源性咳嗽的治疗中发挥疏风利咽、祛风豁痰、疏散郁火、搜风通络、上通鼻喉二窍及引经报使等作用，临床上使用合理、配伍得当，有较好的疗效。②发现肺胀的病机除了肺脾肾气虚（或阳虚）、感受外邪、痰滞水停之外，瘀血阻络贯穿始终，故无论在肺胀的发作期、缓解期，还是危重期，均可在运用他法之同时，配合活血化瘀法，加入活血化瘀药以提高疗效。③认为外感风寒与痰热郁肺最终导致肺气闭郁，肺失宣降，气逆而咳，而咽喉为肺之门户，是邪气与肺气出入的必经之道，故在宣散外邪、清化痰热的同时，还应重视通利咽喉，畅通肺之门户，对调畅肺之气机是必要的。

周建国

周建国（1954— ），主任中医师，眉山市名中医，博士生导师。第五批全国老中医药专家学术经验继承工作指导老师，四川省中医药学会中医儿科专业委员会第五届副主任委员，四川省专家评议（审）委员会委员，眉山市首届名中医，眉山市医学会副会长，眉山市第二批杰出人才贡献奖获得者，眉山市劳动模范。

1973 年，周建国作为赤脚医生开始了行医生涯。1975 年，在乐山卫校中医专业学习，毕业后分配至眉山太和中心卫生院。此后，曾经两次在成都中医学院学习，并随当时眉山颇有名望的祝学之老中医临床。1992 ～ 2014 年，担任眉山市中医院院长。2007 年 1 月，周建国再次北上成都拜师学艺，师从国医大师、一代宗师王静安。他从事中医工作 40 余年，勤奋好学，熟悉本专业各家特长，对儿科常见病、多发病及某些疑难病证有较深入的研究；对内科难危重症的病机、论治、选方、用药等方面有自己独到的见解，并取得了显著疗效和较多的治验。发表“浅论益气补肾法治疗胸痹”“浅论郁证发热证治”“退烧宁治疗小儿外感发热”“麻杏黛鱼汤治疗小儿外感咳嗽”“会厌逐瘀汤治验举隅”等学术论文。

周建国认为，胸痹的发生多为本虚标实、虚实夹杂，实为痰浊瘀血阻滞，虚为气血阴阳亏虚，故益气补肾法在胸痹的治疗中有着十分重要的作用。提出重要的治疗原则，一是气虚血瘀，益气为要，治疗当不拘成方成法，七分益气，三分活血，再视痰浊之有无、阴阳之偏颇而调之。二是肾气不足，补肾为先。临床所见，许多胸痹患者均有不同程度的肾虚症状，遵先贤“五脏之阴非此不能滋”“五脏之阳非此不能发”之旨，其治法注重培元固肾。俾肾之阴阳充沛，水火既济，心阳振奋，鼓动有力，气血宣达，则痹痛可除。

黄九龄

黄九龄（1954— ），四川南充人，主任中医师，四川省名中医，四川省中医药学术和技术带头人。1976 年 12 月毕业于成都中医学院临床专业，1985 年进入辽宁中医学院（今辽宁中医药大学）伤寒助教进修班学习该专业研究生课程。任川北医学院中西医临床医学系副主任、中西医临床教研室主任，川北医学院附属医院中医科主任。现担任中华中医药学会四川分会理事、内科分会委员，中华中医药学会仲景学说专业委员会委员，南充市中医药学会常务理事，《中华医药卫生》《川北医学院学报》编委。主研省教委、省中医药管理局科研项目各 1 项，先后在《中医杂志》《四川中医》发表论文 20 余篇，出版专著 1 部。

黄九龄对中西医结合防治肝胆疾病有其独到的见解，认为肝硬化病机多是虚实夹杂。实者湿热、气滞、血瘀、水停，虚者脾胃虚弱、肝脾肾亏，而湿热毒邪是最大要害。盖湿热毒邪壅滞，一则肝胆疏泄不利，气血运行受阻，瘀结成块；二则困遏中焦，脾胃失健；还可劫灼阴精，使肝肾亏虚。日久戕伤阳气，脾肾衰败，生化乏源，浊阴内停。湿热壅滞者，治以茵陈蒿汤合四苓散加败酱草、板蓝根、半枝莲、郁金、赤芍、牡丹皮、山楂之类；气滞血瘀者，方用膈下逐瘀汤去台乌药加栀子、茵陈、败酱草、黄芪（所加之品用量不宜过重）；脾虚水停者，方用山西省中医药研究院韩经寰的强肝软坚汤 5 号方（当归、芍药、丹参、郁金、车前子、茯苓皮、半边莲、白茅根、枳壳、砂仁、鳖甲、白术、黄芪、茵陈）；精血亏虚者，方用一贯煎加黄芪、知母、鳖甲、赤芍；脾肾阳虚者，方用右归丸合理中汤去肉桂、附子，加黄芪、淫羊藿。避免使用损肝之药，注意顾护胃气、调畅情志等，以提高疗效。

汪世强

汪世强（1954— ），男，四川省古蔺县人。汪新象之子。泸州医学院附属中医医院主任中医师，教授，第五批全国师承指导老师。毕业于成都中医药大学，1979 年 1 月始临床，跟随父亲进行临床诊治，整理医案。于 1983 年始发表学术论文，已公开发表学术论文 30 余篇，专著《中医防病与养生》。

从事临床工作 30 余年，擅长运用中医中药治疗各种疑难杂病，对内科、妇科、儿科各种常见疾病有着独特的治疗方法，常以疏肝理气法、健脾除湿法、扶阳益气法等治疗而取得满意疗效，在川南及省内有较高声誉。在继承总结汪新象的学术思想、临床经验基础上有所发扬。继承、总结、整理汪新象学术思想及临床经验的文章有“汪新象学术思想及临床经验简介”“汪新象学术思想及临床经验探述”“试谈汪新象教授中医治学方法”“汪新象教授运用姜辛味治疗咳喘痰经验”“汪新象教授解郁宣肺止咳方介绍”“汪新象教授治疗咳喘痰系列方三首”“从三焦辨治疑难杂病”“汪新象教授从三焦辨治老年便秘”“汪新象教授用四合汤治疗胃病经验介绍”“汪新象教授对于癌症术后的中医调理经验”“汪新象教授治疗尿路结石经验介绍”等，发表于《中医杂志》《新中医》《山西中医》《江苏中医》《四川中医》《泸州医学院学报》等杂志。汪世强在多年的临床实践中，注重理论结合实践，善用经方、时方，特别擅用扶阳理念扶助人体阳气，收到良好效果。论文“论黄疸病证治思路”“汪新象学术思想及临床经验探述”“汪新象学术思想及临床经验总结”“升阳除湿汤临床运用经验”等获国家、省、市级优秀论文奖。

彭暾

彭暾（1954— ），四川省德阳市人。中医内科主任医师，四川省首届名中医，四川省中医药学会内科专业委员会委员，德阳市中医学会常务理事，德阳市医疗质量专家管理委员会理事，四川省医学自然辩证法专业委员会委员。1981 年进入成都中医学院函授学习四年。此后，多次被评为德阳市十大杰出青年科技人才，德阳市十大杰出青年，德阳市有突出贡献的科技拔尖人才，首届四川省名中医。擅长治疗慢性支气管炎、支气管哮喘、各类肾炎、免疫性不孕等内、妇、儿科疾病。获市级科技进步奖 1 项。先后在《中医杂志》《中国中西医结合杂志》《新中医》发表 40 余篇论文。

彭暾认为，慢性阻塞性肺疾病缓解期的基本病机是本虚标实、正虚邪实，故其治疗宜扶正祛邪。在西医常规治疗基础上，采用具有滋养肺肾、祛湿化痰功效的金水六君煎加味（党参、丹参、淫羊藿各 30 克，麦冬、石菖蒲各 20 克，五味子、当归、熟地黄、白术、茯苓、陈皮、法半夏、葶苈各 12 克，甘草 6 克）治疗，对慢性阻塞性肺疾病缓解期有良好的治疗效果。

彭暾认为，咳嗽变异型哮喘为特殊类型的哮喘，哮之为病，当有宿痰伏肺，然本病多为干咳无痰，可见此“宿痰”为无形之痰，胶着肺系，肺气不清，失于肃降，加之燥邪侵袭，气道挛急以致咳嗽。以自拟抗变止嗽汤（麻绒、杏仁、前胡、桔梗、款冬花、浙贝母、沙参、远志、马兜铃、菖蒲、甘草）治疗该病，取得良好疗效。

刘永家

刘永家（1955— ），重庆市潼南县人，主任中医师、硕士生导师。1977 年毕业于成都中医学院医学系，进入附属医院工作。曾任成都中医药大学附属医院心内科主任。2003 年被授予四川省名中医称号。兼任四川省中西医结合学会心血管专业委员会副主任委员，四川省心脏康复医学会副主任委员，四川省中医药学会理事。1998 年被评为四川省有突出贡献的优秀专家，四川省中医药科技学术带头人后备人选，全国中西医结合学会优秀中青年科技工作者。作为主研人员，曾获省部级科技进步二等奖 2 项，局级科技进步一、二、三等奖各 1 项，公开发表论文 10 余篇。作为编委参加了《诊断学基础》《诊断学基础自学辅导》教材及《中西医临床内科学》的编写。

从事临床工作 30 余年，擅长应用中医或中西医结合方法治疗心血管疾病，尤其对冠心病、高血压病、高脂血症及心律失常等疾病有深入的研究。以“治心十法”为其主要学术思想：①宁心法：适用于邪扰心神或心虚胆怯者，代表方如安神定志丸（偏气虚）、黄连温胆汤（偏痰热）。②理气法：适用于气机阻滞心胸者，代表方如四逆散、柴胡疏肝散。③活血法：适用于瘀血阻滞心之脉络者，代表方如血府逐瘀汤。④益心气法：适用于心气亏虚所致心悸者，代表方如补中益气汤、炙甘草汤。⑤滋心阴法：适用于心阴亏虚者，代表方如天王补心丹。⑥温心阳法：适用于心阳亏虚者，代表方如枳实薤白桂枝汤、保元汤。⑦补心血法：适用于心血亏虚不养者，代表方如归脾汤、四物汤。⑧清心火法：适用于心火偏盛者，代表方如黄连温胆汤、导赤散。⑨化痰胜湿法：适用于痰湿内盛者，代表方如瓜蒌薤白半夏汤。⑩利水法：适用于水气凌心者，代表方如葶苈大枣泻肺汤（胸胀满、咳喘为主）、五苓散（双下肢水肿为主）、春泽汤（气虚水停）。临证时根据患者具体病情，辨证论治，灵活运用。

虢周科

虢周科（1959— ），陕西人。广州中医药大学教授、主任医师、硕士研究生导师。1988 ～ 1990 年，师从李明富，获成都中医学院医学博士学位。现为深圳市名中医，深圳市中医院脑病心理专科主任，曾荣获“深圳市青年科技带头人”“深圳市优秀中医药工作者”等称号。现担任国家中医药管理局“十二五”神志病重点专科建设单位学科带头人，世界中医药学会联合会中医心理学专业委员会副会长，中华中医药学会脑病专业委员会常委，广东省中医药学会脑病专业委员会副主任委员、心理专业委员会常务副主任委员，广东省中西医结合学会神经科专业委员会常委，深圳市医学会精神科专业委员会副主任委员。主持完成省市和国家中医药管理局科研课题近 10 项，获国家中医药科技进步二等奖，中华中医药学会科学进步奖学术著作奖，广东省科技进步二等奖，省中医药科技进步一等奖，省中医药管理局科技进步二等奖，深圳市科技进步三等奖，深圳市科技创新奖。主编《中西医临床脑髓病》《中医临床心理学》《内科疑难杂病中医治疗学》《中医心理进社区》等专著，在《中医杂志》《中国中西医结合杂志》等专业杂志发表论文 30 余篇。

蓝肇熙

蓝肇熙（1959— ），四川省自贡市人。1988 ～ 1992 年师从李明富，获成都中医学院医学博士学位。现为成都体育学院运动医学系教授，成都中医药大学兼职博士生导师，四川大学客座教授。国家自然科学基金委项目评议专家，中国体育科学学会会员，四川省有突出贡献的优秀专家，四川省教育系统优秀教师，四川省名中医，四川省中医药学术和技术带头人，四川省中医药学会理事，四川省生物技术协会中医药分会常务理事。成都体育学院国家级特色专业建设点——中医学专业项目负责人，四川省精品课程——“郑氏伤科推拿学”负责人。发表学术论文 50 余篇，编写《伤科中药与方剂》《运动性疾病的中医辨证论治》等专著多部。作为项目主持人，承担了国家自然科学基金项目“损伤血瘀证细胞凋亡、免疫状态变化规律及黄芪对其干预作用研究”等国家级及部省级课题6项。

杨国汉

杨国汉（1962— ），湖北省天门市人。1994～1997年师从李明富，获成都中医学院医学博士学位。重庆市名中医。现任第三军医大学第三附属医院中医科主任，主任医师；第三军医大学第三临床医学院中医教研室主任，教授，研究生导师。主要从事中医学教学、科研及临床医疗工作，同时负责中医科和中医学教研室日常行政工作。兼任中华中医药学会理事，重庆市中医药学会副会长兼秘书长，重庆市中西医结合学会内科专业委员会副主任委员、肝病专业委员会副主任委员，《第三军医大学学报》编委，《实用中医药杂志》编委，《中华现代中西医杂志》编委等职。发表学术论文60余篇，主编和参编《肝病的自我调治》《最新汉英中医辞典》《中药临床新用》《肝病快易通》《内科辨病专方治疗学》《家庭医疗百科》《实用中西医结合消化病学》等专著9部，主持和参与国家自然科学基金等科研项目10余项。

谢春光

谢春光（1964— ），四川省绵阳市人。医学博士，博士生导师，博士后合作导师，中医内分泌专家，享受国务院特殊津贴专家。现任成都中医药大学内科二级教授、附属医院副院长，国家中医临床研究（糖尿病）基地主任，国家卫生和计划生育委员会及国家中医药管理局中医内分泌重点专科带头人，四川省高校糖尿病创新团队负责人，四川省名中医，四川省学术和技术带头人，四川省卫生计生首席专家，四川省重点学科中医内科学学术带头人，四川省中医药学术技术带头人，中央与地方财政共建脏腑病证实验室负责人，首批四川省杰出青年基金获得者。兼任中华中医药学会理事、糖尿病分会副主任委员、博士研究会常务理事，世界中医药学会联合会糖尿病专业委员会副会长，四川省中医药学会副会长、糖尿病专业委员会主任委员，成都市中医药学会副会长、内科专业委员会主任委员，中华中医药学会科技进步奖评审委员会委员，国家科学技术奖奖励专家库中医药评审专家，国家食品和药品监督管理总局新药评审委员会委员等职务。

从事临床工作28年，主要从事中医药防治内分泌代谢疾病的临床与实验研究。长于中医药治疗糖尿病及其并发症、甲状腺疾病、代谢综合征、高脂血症、高尿酸血症、骨质疏松等。主持中医药治疗糖尿病及其并发症的国家级及部省级课题40余项。近5年作为课题负责人承担科技部“十二五”支撑计划、财政部行业专项、国家中医药临床研究基地专项、国家自然科学基金、教育部博士点基金课题及部省级科研项目15项，获部省级科技进步二等奖2项，获四川省科技进步特等奖、中国中西医结合学会科技进步一等奖、成都市科技进步特等奖各1项。曾20余次出席国内外学术交流会，担任大会主席并作大会发言，多次赴国外讲学，所从事的研究居国内同类研究领先水平。为本科生、研究生讲授《中医内科学》《中医内科学专论》《临床糖尿病学》等课程，指导的研究生获得2006年“四川省优秀博士论文奖”。指导博士后2人，已培养硕士生80余名、博士生20余名。在国内外学术期刊发表中医药治疗糖尿病及其并发症、甲状腺疾病、代谢综合征的临床及研究学术论文150余篇，主编和参编全国本科、七年制和研究生规划教材《中医内科学》等8部，出版《中西医结合糖尿病治疗学》《糖尿病及并发症中西医结合辨治学》《老年内分泌疾病》等20

余部学术专著及教材。作为主要专家，负责中药新药治疗糖尿病的临床研究指导原则及中医药治疗糖尿病、脑血管疾病、糖尿病周围神经病变国家标准的制定工作。

参考文献

[1] 赵立勋．四川中医药史话［M］．成都：电子科技大学出版社，1993.

[2] 李丛．《史载之方》学术思想初探［J］．中医文献杂志，2002，(2)：15–18.

[3] 辛夫．历代蜀医考（四）——韩懋与《韩氏医通》[J]．成都中医学院学报，1980：(4)．

[4] 陈宇瑾．唐宗海《血证论》学术思想研究［A］.2008 年中医各家学说理论与应用学术研讨会论文集［C］.115–119.

[5] 张文平，刘亮，谢克庆．郑钦安学术思想探析［J］．四川中医，2004，22（1）：3–4.

[6] 杨莹洁．读《韩氏医通》记［J］．四川中医，1983（3）：57.

[7] 张立平．《东坡养生集》养生学术思想探析［J］．中华中医药杂志，2012，27（4）：1073–1075.

[8] 金丽．唐宗海一脉相承“阳化气，阴成形”重视气化意义辨析［J］．光明中医，2011，16（4）：681–682.

[9] 高辉远．一代宗师，热病国手［J］．中国中医药报，1989 年创刊号．

[10] 任光荣．必先岁气，毋伐天和——蒲辅周治疗时病学术思想探讨［J］．中国中医药报，2005，6（30）．

[11] 吴登山．蒲辅周学术思想及医疗风格的探讨［J］．陕西中医学院学报，1996，19（2）：6–8.

[12] 辨证求本——《蒲辅周医疗经验》选登（二）[J]．中医杂志，1977，(5)：40–41.

[13] 陆康福．蒲辅周论治脾胃的经验［J］．江苏中医杂志，1990，(11)：6–7.

[14] 陈鼎祺．缅怀当代著名中医学家蒲辅周老师［J］．实用中医内科杂志，1989，(1)：1–4.

[15] 傅芳．蒲辅周——为发展中医临床医学做出宝贵贡献［A］．中国科学技术专家传略中医卷［C］．北京：中国科学技术出版社，2005.

[16] 赵苍．蒲辅周先生的学术思想及其成就［J］．河西学院学报，2002，(2)：122–125.

[17] 徐江雁．勤学苦研，古今相合，融会贯通——记一代名医冉雪峰．北京中医，2006，25（5）：267–269.

[18] 俞慎初．冉雪峰的学术经验［J］．福建中医药，1989，20（6）：17–18.

[19] 肖长国，刘志梅．冉雪峰辨证中风学术经验述要［J］．中医药通报，2007，6（2）：14–15，8.

[20] 邹亮，李勇华．冉雪峰学术传承浅探［J］．中医药导报，2013，19（1）：25–28.

[21] 沈其霖，李正荣，谭亚萍，等．李孔定成才之路及经验［J］．山西中医，2010，26（6）：6–9.

[22] 景洪贵，张耀．李孔定学术经验举要［J］．四川中医，1994（2）：1–3.

[23] 江长康，江文瑜．陈鼎三学术经验述略［J］．四川中医杂志，1994（1）：2–4.

[24] 刘方柏．江尔逊临证特点述要［J］．光明中医，1994，(2)：5–7.

[25] 江长康．江尔逊学术特点与临证思维初探［J］．光明中医，1994，(1)：12–14.

[26] 赵典联．江尔逊学术思想述略［J］．四川中医，1993，(9)：1–2.

[27] 刘方柏．运用经方治疗疑难病证的临证思维［J］．河南中医，1992，12（4）：162–164.

[28] 刘方柏．论冷僻经方的临床唤醒［J］．上海中医药杂志，2011，45（1）：29–32.

[29] 郑士杰，李明富．杏林名师李斯炽［A］．成都中医药大学优秀教师成果荟萃［C］．成都：四川科学技术出版社，1996，10（1）．

[30] 李克淦. 李斯炽教授学术思想探要 [J]. 中医药学刊，2002，20（5）：564-567.

[31] 邱德文，沙凤桐，熊兴平. 中国名老中医药专家学术经验集第五集 [M]. 贵阳：贵州科技出版社，1999.

[32] 郑士杰，李明富. 杏林名师李明富——成都中医药大学优秀老师成果荟萃 [M]. 成都：四川科学技术出版社，1996.

[33] 李胜涛，韩震，李明富. 李明富教授治疗冠心病经验纂要 [J]. 四川中医，2004，22（8）：2-3.

[34] 郑士杰，李明富. 杏林名师冉品珍 [A]. 成都中医药大学优秀老师成果荟萃 [C]. 成都：四川科学技术出版社，1996，10（1）.

[35] 李继明. 杏林名师冉品珍——成都中医药大学 50 周年校庆版 [Z]. 成都中医药大学编印，2006.

[36] 严石林. 冉品珍调理脾胃治疗疑难杂病的经验 [J]. 四川中医，1993（1）：1-3.

[37] 郑士杰，李明富. 杏林名师王再谟 [A]. 成都中医药大学优秀老师成果荟萃 [C]. 四川科学技术出版社，1996，10（1）.

[38] 李继明. 杏林名师王再谟——成都中医药大学 50 周年校庆版 [Z]. 成都中医药大学编印，2006.

[39] 李艳，刘浩. 王再谟教授治疗脾胃疾病的经验 [J]. 四川中医，2008，26（2）：1-2.

[40] 刘盛斯. 太阳误下"其气上冲"与否利弊观 [J]. 陕西中医学院学报，1995，18（4）：9.

[41] 刘盛斯. 女性不孕症辨证施治刍议 [J]. 成都中医药大学学报，2003，26（3）：44-45.

[42] 刘盛斯. 小儿外感风寒诊治新识 [J]. 陕西中医，1992，12（8）：383.

[43] 刘盛斯. 滋阴降火益精助育汤治疗不育症 [J]. 实用中医内科杂志，1993，7（1）：36-37.

[44] 李继明. 杏林名师王志坦——成都中医药大学 50 周年校庆版 [Z]. 成都中医药大学编印，2006.

[45] 汪世强，钟红卫，徐厚平. 汪新象教授学术思想及临床经验简介 [J]. 新中医，2011，43（2）：162-164.

[46] 高海燕，汪世强，钟红卫. 汪新象教授对癌症术后的中医调理 [J]. 四川中医，2009，27（10）：8-9.

[47] 汪付. 汪新象教授学术思想及临床经验探述 [J]. 泸州医学院学报，1994，17（1）：54-56.

[48] 汪新象. 试谈中医临床思维方法的特点 [J]. 泸州医学院学报，1986，9（2）：107.

[49] 沈仲圭. 读《沈绍九医话》评述 [J]. 江西中医，1983，（6）：51-52.

[50] 张泽生.《沈绍九医话》的处方用药特色 [J]. 中医杂志，2007，48（10）：955-956.

[51] 萧承宗. 忆萧龙友先生 [A]. 周凤梧，张奇文，丛林主编. 名老中医之路·第三辑 [C]. 济南：山东科学技术出版社，1985：1-33.

[52] 王康久. 北京卫生志 [M]. 北京：北京科学技术出版社，2001：586.

[53] 陈敏章，贺建国. 中国当代医学家荟萃·第二卷 [M]. 长春：吉林科学技术出版社，1988.

[54] 徐江雁. 息翁不息，济世育人——记"北京四大名医"之一萧龙友 [J]. 北京中医，2005，24（4）：203-206.

[55] 傅文录. 郑氏火神派源流 [J]. 中医药文化，2008（2）：23-24.

[56] 卢崇汉. 著名蜀医卢铸之生平及学术思想 [J]. 成都中医学院学报，1995，18（1）：20-22.

[57] 张右孚. 唐阳春治验偶拾 [J]. 实用中医杂志，1994，（4）：29.

[58] 郑士杰，李明富. 杏林名师戴云波——成都中医药大学优秀老师成果荟萃 [M]. 成都：四川科学技术出版社，1996.

［59］沈中林．戴云波老中医治疗痹证经验［J］．四川中医，1983，6（2）：11-12.

［60］周家明．王文鼎学术思想撷英［J］．实用中医药杂志，2008，24（8）：486.

［61］杨天海．陈源生学术思想简介［J］．实用中医药杂志，2007，23（8）：496.

［62］中医泰斗我市著名专家熊廖笙百岁华诞［N］．重庆晨报，2004-3-21.

［63］刘菊香．熊寥笙名老中医学术思想介绍［J］．新中医，2004，36（11）：12-13.

［64］熊开淮．成就卓著的杏林大师 后人尊仰的治学楷模——家父熊寥笙百岁华诞感言［J］．实用中医药杂志，2004，20（8）：421.

［65］郭铭信．名老中医龚志贤临床经验荟萃（2）几种慢性炎症性疾患的证治要点［J］．中国乡村医药，2003，10（2）：64-66.

［66］名老中医龚志贤临床经验荟萃（1）［J］．中国乡村医药，2003，10（1）：55-57.

［67］方传明，李怡．北京医院国医名宿的学术见解及治疗老年病的临证经验浅述［J］．北京中医药，2012，31（2）：90-93.

［68］段光周．彭履祥教授学术思想探微［J］．四川中医，1993（2）：1-3.

［69］刘卫东．刘耀三教授中医学术思想探讨［J］．四川中医，2011，29（10）：19-20.

［70］王大淳．刘耀三临床经验述略［J］．四川中医，1992，11：11-15.

［71］余朋千，张大国．张锡君临床经验拾萃［J］．实用中医药杂志，2007，23（12）：754-755.

［72］张朝和，孙淑英，谢文英，等．任应秋重阳学说探析［J］．河南中医，1994，14（6）：341-343.

［73］谢友良，王勇，任延革．任应秋早期学术思想探析［J］．中医学报，2010，25（6）：1078-1080.

［74］张吉，聂惠民．任应秋教授的医学贡献［J］．甘肃中医学院学报，1992，11（4）：54.

［75］任应秋．中医病理学概论［M］．上海：上海卫生出版社，1957.

［76］郭湉．研究继承任应秋学术思想［J］．甘肃中医，1994，4（4）：9-10.

［77］曹锡本．彭宪彰用麻杏石甘汤治疗小儿尿频经验介绍［J］．四川中医，1995，（6）6-7.

［78］李世年．彭宪彰治疗脱发经验［J］．四川中医，1994，（12）：1-2.

［79］傅健．川派名医傅灿冰学术经验采撷［J］．四川中医，2013，31（9）：1-2.

［80］傅健．傅灿冰治疗慢性肾炎学术经验［J］．四川中医，2014，32（1）：1-3.

［81］傅健．傅灿冰从湿热辨治胆道疾病的经验［J］．四川中医，2013，31（10）1-2.

［82］杨俐，傅培宗，傅灿冰．治疗复发性口疮经验［J］．四川中医，1995（6）：7-8.

［83］廖孔禹．谈谈治疗病毒性肝炎的临床体会［J］．成都中医学院学报，1979，5（2）：41-43.

［84］廖孔禹．胆道蛔虫病症论治［J］．四川中医，1983，2（2）：21-22.

［85］郑红刚．方药中辨证论治七步法与临床运用［J］．中医药学报，2004，32（1）：12-13.

［86］许家松．试论方药中先生教育思想［J］．中国教育杂志，2002，21（2）：46-48.

［87］王庆其．寄情方中药［J］．中医药文化，2008，3（6）.

［88］许家松．试论方药中学术精华［J］．中国医药学报，1997，12（6）：43-46.

［89］陈佳宽．陆干甫临证治验简介［J］．四川中医，1983，3（2）：146-147.

［90］谢克庆．独具慧识的医家陆干甫［J］．四川中医，1994，（7）：11-15.

［91］侯文婕，陆希，杨俐，等．陆干甫温阳活血法治疗慢性病经验［J］．四川中医，2013，31（11）：3-5.

[92] 郑士杰，李明富．杏林名师——雷德明［M］．成都：四川科学技术出版社，1996.

[93] 雷德明．冲任虚损病案五例［J］．成都中医学院学报，1982（1）：43-44.

[94] 成都中医药大学“郭子光学术思想及临证经验研究”课题组撰写，江西中医学院“当代名老中医成才之路总结研究”课题组摘选．郭子光的中医临证要诀［J］．世界中医药，2007，2（1）：51-54.

[95] 江望，张少波．郭子光教授“杂合以治”冠心病心绞痛［J］．河南中医，2006，（26）：27-28.

[96] 刘杨．郭子光教授对窦性心动过缓的三步辨治经验［J］．四川中医，2005，29（3）：3-4.

[97] 刘渊．郭子光教授治咳经验［J］．河南中医，1998，18（1）：39-40.

[98] 李翔，郭子光．郭子光教授对“病证结合”的认识［J］．辽宁中医杂志，2012，39（4）：587-589.

[99] 刘杨．中国现代百名中医临床家丛书——郭子光［J］．北京：中国中医药出版社，2009：347-351.

[100] 谢席胜，魏雪飞．冯志荣治疗肿瘤学术思想辨析［J］．中医药研究，2002，18（2）：315.

[101] 谢席胜，王宝福．冯志荣主任医师治疗难治性肾病综合征经验［J］．中国中西医结合肾病杂志，2012，13（10）：855-856.

[102] 谢席胜．冯志荣主任医师治疗疑难杂症经验简析［J］．中医药学刊，2006，24（2）：211.

[103] 李继明．杏林名师张发荣——成都中医药大学 50 周年校庆版［Z］．成都中医药大学编印，2006.

[104] 王毅．张发荣教授治疗糖尿病证 9 法［J］．成都中医学院学报，1994，17（4）：1-3，10.

[105] 马有度．治养须结合［J］．山东中医杂志，1984，（5）：11-12.

[106] 刘正辉．养生四有健康长寿——中华中医药学会首席健康科普专家马有度畅谈养生经［J］．家庭科技，2012，（1）：29.

[107] 李继明．杏林名师杨明均——成都中医药大学 50 周年校庆版［Z］．成都中医药大学编印，2006.

[108] 杨明均，亓鲁光，李茂春，等．血宁冲剂治疗咯血 104 例临床总结［J］．中国医药学报，1991，6（1）：52-53.

[109] 罗燕．陈绍宏中医学术思想总结［J］．中医杂志，2011，52（增刊）：22-23.

[110] 廖洪韬，曾玲，廖勇，等．抗骨退变灵外敷治疗腰椎骨关节炎 140 例临床［J］．成都中医药大学学报，2002，25（1）：8-9.

[111] 王辉武．读书重在悟 临证贵乎诚［J］．实用中医药杂志，2009，1（1）：9-12.

[112] 张春霞．儒医王辉武［J］．家庭医生，2009，（8）：10-11.

[113] 王辉武．甘温除大热与五谷治大病［J］．实用中医药杂志，2009，27（3）：207.

[114] 刘克林．王明杰教授开通玄府学术思想与用药经验［J］．四川中医，2007，11：6-8.

[115] 王晓东，王雨．参芪左金汤治疗肺癌化疗毒副反应 50 例［J］．实用中医药杂志，2004，20（2）：73.

[116] 邓瑞镇，许嗣立，杨仁旭，等．老年人咳嗽的临床特点分析［J］．中国民族民间医药，2010，10：115-116.

[117] 胡勇刚，杨仁旭．通阳宣痹法治疗咳嗽（慢性支气管炎急性发作）的临床研究［J］．中医临床研究，2010，2（1）：20-24.

[118] 代平，杨仁旭．杨仁旭治疗支气管哮喘的临床经验［J］．江西中医药，2009，40（322）：21.

[119] 李云安．陈天然治疗鼓胀的经验［J］．江苏中医，2001，22（5）：11.

[120] 孔文霞，勾涛燕．李培主任医师的学术思想及特长［J］．中医药学刊，2006，24（1）：27-28.

［121］李继明 . 杏林名师亓鲁光——成都中医药大学 50 周年校庆版［Z］. 成都中医药大学编印，2006.

［122］李小华，薛玉坤，贾华楠，等 . 亓鲁光教授治疗糖尿病经验体会［J］. 云南中医中药杂志，2013，（3）：5–6.

［123］龚光明，张彦忠，段玉红 . 亓鲁光教授因时制宜治疗糖尿病经验［J］. 实用糖尿病杂志，2005，2（2）：59–60.

［124］李继明 . 杏林名师刘福友——成都中医药大学 50 周年校庆版［Z］. 成都中医药大学编印，2006.

［125］翁柠，朱观祥，张岩，等 . 刘福友教授治疗多发性肌炎经验介绍［J］. 新中医，2007（12）：6–8.

［126］李晓丽，张志全，刘福友 . 刘福友教授治疗偏头痛经验介绍［J］. 新中医，2008，（10）：7–8.

［127］朱观祥，翁柠，刘福友 . 刘福友教授治疗失眠症的经验［J］. 四川中医，2007，（3）：3–5.

［128］王强 . 刘福友教授治疗眼肌型重症肌无力经验［J］. 成都中医药大学学报，2013，（1）.

［129］李继明 . 杏林名师张晓云——成都中医药大学 50 周年校庆版［Z］. 成都中医药大学编印，2006.

［130］张晓云，黄斌 . 论出血性中风急性期的中医药治疗［J］. 中国中医急症，2012，21（7）：1059.

［131］张晓云，肖玮，张怡，等 . 中西医结合综合治疗方案治疗肺源性心脏病急性发作期临床研究［J］. 中国中医药信息杂志，2007，14（3）：50–51.

［132］王东梅，蒋建云 . 风药在喉源性咳嗽中的应用探析［J］. 陕西中医，2012，33（9）：1220–1222.

［133］蒋建云，杜兴民，曾红兵 . 治疗肺胀当重视活血化瘀［J］. 四川中医，1995（6）：14–15.

［134］李广志，郭静，王世强，等 . 疏风清肺化痰汤治疗慢性支气管炎急性发作期经验［J］. 河南中医，2008，28（3）：72–73.

［135］周建国 . 浅论益气补肾法治疗胸痹［J］. 实用中医内科杂志，1991，5（3）：18.

［136］张立，张彬，谷建俐，等 . 郭志雄临证用药经验初探［J］. 四川中医，2012，30（2）：11–12.

［137］黄九龄，邓正万，温国伟 . 活动性肝硬化的辨证论治体会［J］. 光明中医，2010，25（12）：2296–2298.

［138］彭暾，周荣 . 金水六君煎配合西药治疗慢性阻塞性肺疾病缓解期 62 例［J］. 陕西中医，2010，31（8）：945–946.

［139］彭暾，周荣 . 抗变止嗽汤治疗咳嗽变异型哮喘 57 例［J］. 四川中医，2007，25（7）：67–68.

［140］李继明 . 杏林名师刘永家——成都中医药大学 50 周年校庆版［Z］. 成都中医药大学编印，2006.

［141］刘果果 . 刘永家治疗心血管病 10 法简介［J］. 山西中医，2012，（10）：5–7.

［142］李经纬 . 中医人物词典［M］. 上海：上海辞书出版社，1988：40.

［143］中国医籍大辞典编撰委员会 . 中国医籍大辞典［M］. 上海：上海科学技术出版社，2002.

［144］刘时觉 . 四库及续修四库全书总目提要［M］. 北京：中国中医药出版社，2005.

（谢春光　何成诗　李胜涛　和中浚　沈其霖　汪世强）

第九章　外科学派

中医外科源远流长，从《周礼·天官》记载“疡医掌肿疡、溃疡、金疡、折疡之祝药劀杀之齐。凡疗疡以五毒攻之，以五气养之，以五药疗之，以五味节之”开始，我国就有了外科医生和外治药物。巴蜀之地，汉朝就有外科炼丹活动的记载，历唐、宋、明、清诸代，四川中医外科发展名医辈出、代有传人。在丹药的炼制及应用、毒性药物的使用、治疗方法的创新、外科疾病治疗等方面，具有独特之处。近现代以来，在外科方面，四川发展较快的是皮肤、肛肠、男科。虽然，严格按照学术流派的定义和内涵，或许男科并没有形成学派和流派，但已形成一定的学术基础。

肛肠病古代泛指“痔漏”，而现代肛肠科已发展为治疗从回盲部向下包括结、直肠及肛门的所有疾病。我国肛肠病学历史悠久，但其长期蕴含于其他学科之中，例如孙思邈《备急千金要方》一书中记载了大量的肛肠专科内容，但是至宋代才具备一个学科的雏形，其后出现了大量肛肠病专科医生，但最终形成系统的学术思想，并名扬海内外的当属“民国”年间成都黄济川。

第一节　医道溯源

一、历史医家

赤斧

赤斧，汉时巴人（今重庆、涪陵、黔江等川东地区）。旧题刘向撰著的《列仙传》中谓其“能炼丹砂与硝石，服之身轻，毛发尽赤”。赤斧服食成仙的故事，在古代有着广泛的流传，并每见于文学著述。著名的左思《蜀都赋》中就有“山图采而得道，赤斧服而不朽”的词句。不朽，也就是不死成仙之意。刘良注云：“赤斧，巴人也。能炼丹砂与硝石，服之身体毛发尽赤，皆古仙者也。”其说反映汉代及汉以前巴蜀地区尤其是巴地盛产丹砂与硝石，并且普遍有所开采，当时已掌握了炼制丹药的方法和技术，服食饵丹以求长生不老的风气已广为流行。

韩懋

韩懋在外科上的贡献，是著《杨梅疮论治方》1 卷，因为韩懋生活在 1441 ～ 1522 年，故《杨梅疮论治方》较陈司成 1632 年著成的《霉疮秘录》早问世多年，是我国成书最早的治梅毒的专著，可惜已佚。

闵刀刀

清末外科医生，因擅长刀圭奇术，故人习称闵刀刀，其真名反不为人所知。叙永县人。大约生活在清咸丰至光绪年间。据《叙永县志》记载：闵氏手术技艺已达“秦镜照胆，毫发毕见”的境地。这种在今天看来属难度较大的外科手术，在当时极其简陋的条件下能够施行，不能不说是一种奇迹，而且其所用的神水可使病者麻醉而不知觉，至今仍是一个谜，其神技被时人誉为“华佗再现”，实非溢美之词。可惜闵氏的技艺及所用的“神水”在当时被视为草泽医小技，未能流传下来。

龚心裕

龚心裕（1831—1890），川南痔瘘名医，四川自贡市富顺县人，为黄济川恩师。善治痔漏顽疾，因其在江湖游走行医，未留下著作。在黄济川17岁时患有严重肛漏，龚氏为其治疗并收黄济川为徒，龚氏将一生绝学全部传授于黄济川，龚氏可谓西南痔漏鼻祖。

天映和尚

天映和尚，清代晚期人，长于内外科、杂病及炼丹术，医术精妙且医德高尚，对贫病者多施救济，闻名海内。文琢之为其再传弟子。

二、代表著作

《杨梅疮论治方》

我国已知的第一本治疗梅毒的专著，明代中期医家韩懋编撰，一卷，已佚。韩氏所处年代正值梅毒广为流传之时，当时虽然有医家对之进行了探索和治疗，但是韩氏对此病进行了专门研究，在《韩氏医通》（1522）中有“近时霉疮亦以霞天膏入防风通圣散治愈”的记载，并最后撰成《杨梅疮论治方》。其主要内容及学术思想已不可考，但韩氏作为我国专门研究梅毒并形成专著的学术地位因此而确立。

《外科切要》（图9-1）

《外科切要》，二卷。万州王文选（锡鑫）编著，中医外科学入门书。系以《外科正宗》《外科全生集》《医宗金鉴外科心法要诀》相关内容为基础采用简明歌诀编辑而成。上卷列十二经络、痈疽总论、痈疽辨别阴阳、顺逆、肿痛、脓痒、内消内托、虚实治法、针砭灸烙、外科便读歌诀等歌诀21首，绘有痈疽各部图像。下卷为“外科金口诀”，简述外科病证之五善七恶、寒热表里、内消内托、脓溃治法，以及病证治则；末列外科药方歌，载方182首。王氏重视痈疽病变部位的经络归属以及八纲辨证。

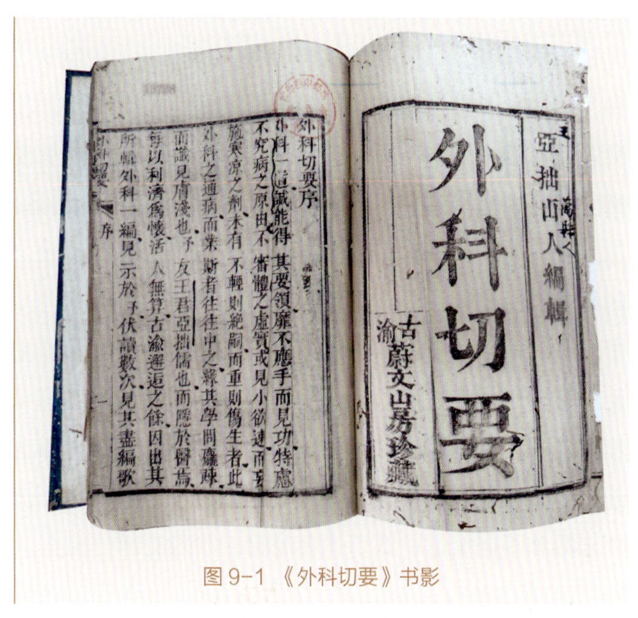

图9-1 《外科切要》书影

《外科三字经》

《外科三字经》是晚清医家周松仙《简易医诀》内容之一。成书于光绪十八年，宣统元年成都学道街“志古堂”刊刻。周氏仿《三字经》体例，以三言歌诀介绍外科理论辨证要点，再加白话阐述说明其认识体会，推崇《外科证治全生集》和醒消丸。

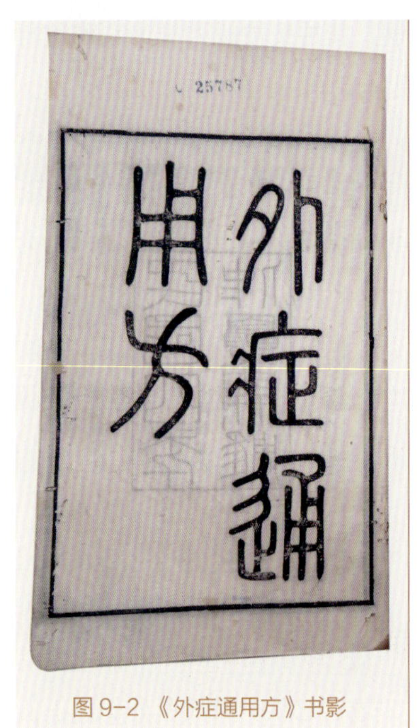

图 9-2 《外症通用方》书影

《外科纂要》

《外科纂要》，一卷，清·曾懿撰。成书于光绪三十二年。系《古欢氏丛书》医学编之一。书中简要介绍了外科阴疽、石疽、恶核、瘰疬、痈毒、疔疮的治法，收载方剂 18 首。

《外症通用方》（图 9-2）

清·陆汝衔撰，约成书于清同治光绪年间。全书收载外证通用方，各种膏药方、去腐方，外科疔疮、发背、诸痈、癣疮、耳科通用方，头面、口鼻、颈项、手臂、胸腹、腰背、前后阴、腿足杂症方，诸般风症方、眼科方、牙齿方、诸物哽喉方，包括外伤科、痔瘘、眼耳鼻喉科等 32 种病证治疗方剂 400 余首。内容包括主治、药物组成及服法。

《外科十三方考》（图 9-3）

张觉人著。成书于 1946 年。同年先在《华西医药杂志》上连载。1949 年由《华西医药杂志》社印行专册。“外科十三方”是中医外科的十三种秘方（中九丸、金蚣丸、三香丸、化肉膏、药线、紫霞膏、千槌纸、太岁墨、代针散、熏洗汤、天然散、麻凉膏、解毒膏）的制法、用法和主治，但长期散落在民间，被民间医生视为枕中鸿宝。社会上仅有抄本流传，但内容互有出入，真假难辨。张觉人集 30 余年心血，多方搜集到 12 种抄本，结合自己临床经验，加以勘正整理而成。全书分为总论、方剂、常见病证、补编四部分。总论为十三方源流及痈疽病证诸歌；方剂主要讨论十三方的药物组成、药性、丹药配制方法、功能和主治病证、用药禁忌等；常见病证有十八问答，多种外科病证及治疗方药；附录十三方临床治验，多种外科方等；补编为丁氏外科十三方及红寥山馆经效方补遗等。书中记有十三方的多种来源和不同配伍、认识体会经验，并附有部分验案。

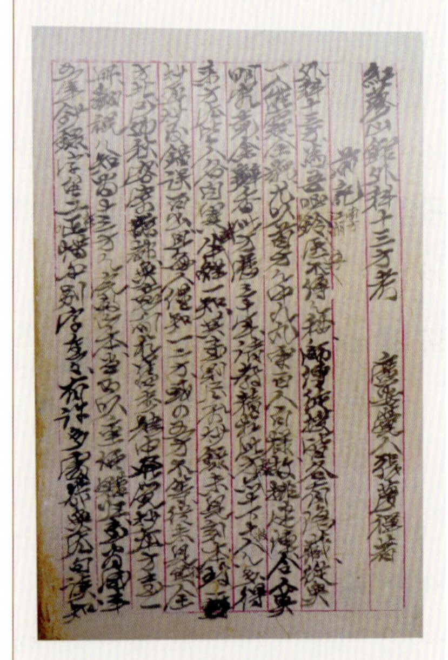

图 9-3 张觉人《外科十三方考》手稿，王家奎提供

三、学术特点

（一）传承刀圭神技，主张手术救急

在四川中医外科特色中，首先是由于外科疾病有形可征，看得见，摸得着，需要尽快解决，所以川派外科强调使用手术方法。如闵刀刀，其真实姓名失传，但是别号却世人皆知。书籍记载他先向病人喷一种“神水”，再“剖肠、断腕”，“洗毛伐髓”，纵然“血淋漓注襟，旁观者股栗，而病者凭几无甚患苦”的麻醉、手术方法，和华佗内服药物麻醉不一致。脓成决以刀针，切开排脓、挑刺

等方法，也广泛流传于四川民间外科医生中。近代四川中医外科名医文琢之，也强调外科医生必须“刀圭以救急”。

（二）长于炼制丹药，治疗沉疴痼疾

由于四川大邑的鹤鸣山是道教发源地之一，青城山又是道教圣地。中国最早的炼丹术，起源于道家，炼制和服食丹药是道家秘密，其目的主要是长生不老，延年益寿。汉代巴国一带的赤斧，就有服食丹药的记载。既然能够食用，显然技术已经成熟。所以，地理的优势、技术的可能、药物的可及，为四川外科医生提供了便利。四川外科重视使用丹药，且使用时间较早。传说葛洪、孙思邈均在青城山炼丹。现代的丹药名著《中国丹药与炼丹术》《丹药本草》均出自四川名医张觉人及其传人且均把炼丹技术作为家传秘诀，代代相传。甚至时至今日，民间医生（如自贡的侯氏外科）和四川的外科医生（如天泉县中医院的陈氏家族），均以能够炼出丹药作为一种荣誉。至今，成都中医药大学中医外科一直保持教学炼丹的传统方法。梅毒等性传播疾病，是由外科医生治疗的，而四川的外科医生，最早认识到毒邪引起的疾病，需要使用毒药治疗，故使用土茯苓、汞制剂治疗梅毒；中国最早治疗梅毒的专著《杨梅疮论治方》，也出自四川。

（三）内外并举，合而治之

内外合治，涵义之一是外科疾病在外用药物治疗时，根据需要同时配合内服药物治疗；其二，外科医生同时也治疗内科或其他科疾病；其三，明确分别内外科，是后来历史和医疗发展的需要。古代多数医生，特别是民间的医生是不分科的。如韩懋、王文选、周松仙等皆兼通各科，王文选虽然兼通外科，但是他在万县行医时，“求治者老妪、少妇、白叟、黄童不绝于门”（陈先赋《四川名医传》）。孙思邈在四川行医，内、外、妇、儿各科兼治，这在他的《千金要方》《千金翼方》中均有记载。无论现代的四川还是重庆，均属于西部偏远、贫苦之地，缺医少药的现实不可改变，所以，在这些地方，能有医生治病就已经很不容易了，根本谈不上分科，现实要求医生一专多能。所以，一个医生到了一个地方，必须把所有的疾病尽量解决；而病人也不会因为医生是专科医生而不求治其他疾病，这种地方特色要求医生的诊疗范围必须尽可能大。《韩氏医通》说“近时霉疮亦以霞天膏入防风通圣散治愈”，现代著名外科学派代表文琢之也强调“内外皆通，合而治之”，都反映了古今外科医生是内外合治的。

第二节 医派医家

一、著名学派

（一）文氏中医外科学派

［学派概述］

文琢之中医外科学派，系指以成都中医药大学外科教研室文琢之为代表的中医外科学的人才、学术、研究团队。该派全面继承了文氏的学术经验和技术特色，目前已经扩大到四川多个中医医院，为四川的中医外科发展做出了贡献。

本学派继承了中医外科理论、诊断、治疗、护理等系统的外科特色，保留并发扬了外科绝技。特色著作有《文琢之中医外科经验论集》《中医外科药物学》《中医外科特色制剂》等，其学术特点已得到同行的认可，在学术界产生了较大影响，形成了独具特色的学术流派。四川省地方志记载，清代四川佛家名医天映和尚善中医外科，后传释灵溪上人，特别是外科的膏、丹、丸、散。释灵溪上人传授技术于文琢之，经琢之系统继承和发扬，再传授于艾儒棣。本学派薪火相传至今四代，历经一百余年，已经形成理论、著作、传人（门人）、产品、学术梯队及学生的架构。

全国主要中医院均有本派学生，美、德、法、澳、加拿大等国，以及中国香港、台湾、澳门等地区均有学生执业，产生了良好的学术影响和社会影响。

学派传承图如下：

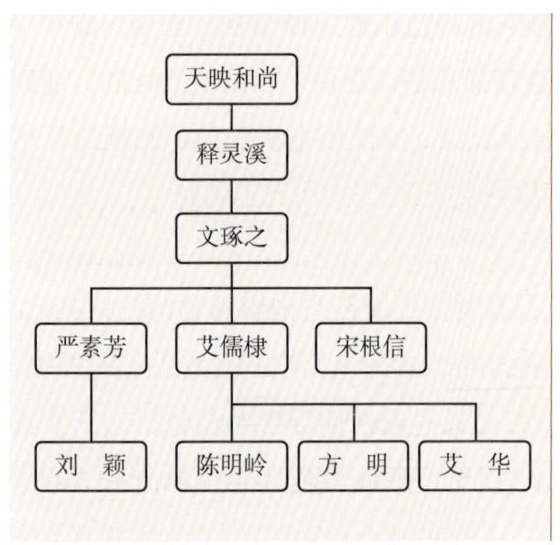

［学派名师］

释灵溪大师

释灵溪大师，生卒年不详，清朝末年著名外科医生，年轻时师从名医天映和尚。灵溪出师后，于成都市普贤庵业医，医术精湛而不染世俗，救人无数，享誉甚广。成都中医学院原外科教授文琢之年幼患重病，诸医效微，灵溪大师诊断为外邪入里化热，用急下存阴法使文的病情转危为安。后文琢之 10 岁时（1915）跟随灵溪大师学医，8 年后出师。说明大师 1923 年还在世，当在“中华民国”建立以后离世。

文琢之（图 9–4）

文琢之（1905—1991），本学派创始人，四川省射洪县人。以善治肿块、皮肤病及各种疑难杂病闻名遐迩。文氏年幼聪颖异常，十岁时师从四川方外名医释灵溪大师，入室八年，受大师悉心教诲，口传心授，尽得其传。文氏将释氏治疗内科、外科、杂证经验及各种效灵之膏丹丸散制作技术继承下来，出师后悬壶成都，颇有效验。后随蜀中名医冯尚忠（荫棠）习脉学三年，其医技更精，蜚名于川。在七十年的行医生涯中，一直以振兴中医药事业为己任，曾于 1983 年撰文“回忆中医的存亡斗争与发展”，回顾了从北洋政府提出“消灭中医”到新中国成立后 80 年代之间中医发展，讲述了中医发展的艰辛道路，也看出文氏对四川中医，乃至全国中医的发展做出的贡献。

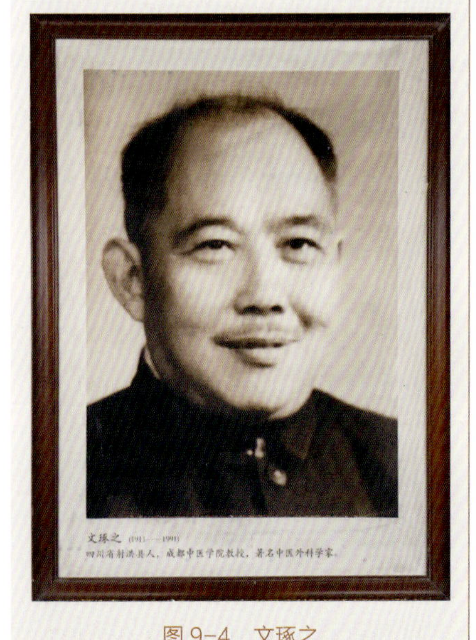

图 9–4 文琢之

文派学生时刻怀念文氏的大医品德。他仙逝时灵堂前的一副对联：“命系素问灵枢终生奋斗不息，生为病家患者勤勉一生无休”，正是文氏的最好写照。

［学术特色］

（1）刀圭以应急，丸散多扶正

本学派认为，习外科者，必须以《内经》《伤寒》《金匮》《温病》等经典著作理论来指导临床，结合外科疾病的特点，审其因、究其根、治其本则效果大彰。反之，不习《内》《难》之经，不探疾病之源，仅以刀圭之术治病，或只司外治，或仅操数方以治疾，皆非外科医师。文氏特别推崇医家汪机《外科理例》的“人体表现于外的痈疽疔疖，犹江之浊流，树之枯叶，只有澄其源而流自清，润其根而叶乃茂”。要求“学好刀圭之术以应急，亲制膏丹丸散以增效。内外皆通，合而治之，效若桴鼓”。所以，文氏治外科病，均严守理法方药、辨证施治的原则，内服、外治皆以八纲辨证入手，深究病源，阐明病机，内外合治，故其效增而速。中华人民共和国成立前成都地区的两次霍乱大流行，文氏采用中药内服治愈病人不计其数，并与任应秋等著《霍乱集萃》一书。

（2）怪病治痰，其效彰显

文派治怪病，多从痰入手。朱丹溪指出：人身上、中、下有块者，多是痰。而痰要形成肿块，起因为气血运行的失常，导致气滞、血瘀、痰凝相互交结，则可发生有形之肿块。肿块可发于人身各处，外至皮肤、肌肉、骨骼，内及五脏六腑，无处不到，多数可称其名，亦有不可名者，故以怪病论之。其认为痰是形成肿块的基础，气血失常是痰形成的关键。治当见痰休治痰，当以顺气为先；理气为治病之本，治痰为治病之标。故治疗重点当疏肝理气、化痰散结、活血化瘀兼软坚消散。文氏据此创制了消核散，并用于临床数十年效果显著。随后将消核散研制成消核片，用于治疗良性乳腺增生病、瘰疬、甲状腺瘤、脂肪瘤等多种肿块疾病，该方将气、血、痰三者合而治之，达到使其气血顺、痰涎散、肿块消的目的。所以，怪病从痰治，治法不在专攻其痰，妙在气、血、痰同治，其效大显。

（3）脾肾两虚为狼疮发病之本

文派临证，师古而不泥古，方药灵活多变，对中医理论多有独到见解。尤其是文氏晚年结合新学发皇古义，运用中医学理论辨证求因，探索其源，发现了肾虚邪实是系统性红斑狼疮的病机特点，因肾虚则五脏六腑皆虚。而红斑狼疮尤以肾阴虚为主，阴虚则阳亢，虚热迫血妄行则出现红斑、发热、鼻衄、口糜等症状，邪热炽盛甚至引发高热而邪犯心、肝、脾、肺、肾及六腑，因而肾虚是其本，邪实为标。结合西医的客观检查进行综合分析，文氏制订出治疗本病三个步骤：第一步，急性发作期，治以祛邪为主，佐以扶正，常用清瘟败毒饮加减；第二步，急性发作缓解期，治以扶正与祛邪相结合，自拟首乌地黄汤加减；第三步，慢性阶段，治疗以扶正为主，佐以祛邪，用桂附地黄丸加减，用这一方案治疗红斑性狼疮取得了很好的疗效。

（4）善用活血化瘀药

文氏跟随释灵溪大师学医时，由于聪敏好学，悉数继承了释灵溪大师毕生治疗杂症的经验。文氏身怀绝技，治疗杂症多获奇效，其方药之多，治法之妙，被同道誉为“多宝道人”，足见文氏方多效显。如治疗皮肤黏膜溃疡，在辨证治疗时加用山药糯米粥。治肺痨用冬虫夏草炖老鸭肉服食，再加全蝎散 3 克蒸鸡蛋空腹食。对虚证之阳痿，或者女性性欲减退者，用含鹿茸、熟地黄、淫羊藿、鸽蛋等的阴阳双补之方。文氏在治疗某些慢性病时，推崇药与食同用，如肾虚用乌苓参（又名雷震子）炖肉或鸡服；脾虚以山药糯米粥长服。治骨髓炎、骨结核破溃日久，死骨已脱离未出者，用地牯牛粉配九一丹捻条插入疮口内，可迅速退出死骨，使伤口愈合时间缩短。巴豆性烈且毒，又能使人峻泻，文师取以毒攻毒，用治顽固性痤疮、多发性疖疮、穿掘性毛囊炎等皮肤顽疾，每次用布包 60 克巴豆炖瘦猪肉，食汤及肉，弃巴豆，其效果异常显著。曾用此法和枇杷清肺饮合仙方活命饮加减内服，治愈本院家属顽固结节性痤疮，传为佳话。

（5）*发掘古秘方，以薪火传承*

文师随释灵溪大师入室求学，在探索白降丹的用法时，认为降丹腐蚀力强，且疼痛剧烈，为去除这一缺点，进行了艰苦的探索。如文师曾得清末川西著名降丹大乘丹的俚歌，其歌云："一人圭，千人降，非也。大丹古，八七五。"其歌意之禅机颇费思考，经多方破译不得其要旨，后文师与外科名家张觉人反复推敲，始悟其理：一人合并为大字，千人圭相合而为乘字，合起来为大乘丹之意。降是指本丹为降丹的性质。非也，是指古人对此方多秘不外传，往往用暗语传于后人。这里指该处方为八味药，非字八画即暗指药味的数量。八七五又是什么意思呢？大乘丹有多个处方，数方之中，仅一方的全剂重量是八两七钱五分，这八七五即暗指该方药剂总重量。自此大乘丹的神秘面纱才算解开，将濒临失传的大乘丹发掘出来，验之临床，其效彰彰。但其弊病是疼痛不可忍。为减轻大乘丹疼痛的副作用，文师思之再三：可否用先降后升的方法来制取，降法取其本，升法取其性。照此法制出的大乘丹果然其疼痛之弊顿减，后来又将方中白砒改为寒水石，这样的大乘丹既保持了化腐蚀管的作用，又减轻了病人的痛苦，在临床上很受病家欢迎，一直沿用至今。大乘丹原方：水银 45 克，火硝 45 克，白矾 45 克，食盐 60 克，硼砂 15 克，寒水石（原方白砒）15 克，皂矾 45 克，硇砂 7.5 克。文师还亲自制取各种升丹、降丹，又将古代的青杠木烧炭炼丹，改用焦炭，操作更容易且火候更好掌握，药物的质量更稳定可靠。

[传承发展]

严素芳

严素芳（1934— ），女，主任中医师。1971 年参加成都中医学院（现成都中医药大学）西医学中医班学习，1972 年起师从名医文琢之长达八年。曾任四川省中医药研究院中医研究所外科主任，四川省中医学会外科专委会委员，四川省医疗事故鉴定委员会委员，多次担任成都中医药大学硕士论文答辩委员会委员。

严素芳从事中医外科诊疗工作 40 余年，擅治乳腺病，用中西医结合治疗各种皮肤疑难病证、疮疡、脉管炎等，具有丰富的临床经验。1976 年总结名医文琢之的经验，在《新中医》增刊发表论文"文琢之老中医治疗皮肤病临床经验"。严素芳作为课题第三主研对靛玉红治疗银屑病进行临床研究，1982 年在《云南中医杂志》上发表论文"靛玉红治疗银屑病 43 例临床疗效观察"，该研究成果通过省级鉴定，获得市政府科学技术进步三等奖，省卫生厅优秀科学技术研究成果四等奖。1985 年《首乌健肤香露临床观察与抗菌效果》的研究通过市科委鉴定，获得成都市新产品奖。1987 年作为第一主研对乳块灵合剂治疗乳腺增生病进行研究，其研究成果于 1991 年经省级专家鉴定，认为达到国内同类研究的先进水平，并于同年出席全国第四届乳腺癌学术交流会议，在大会上进行学术交流并获得论文证书。该项研究成果于 1991 年荣获四川省中医药管理局科技进步三等奖，1993 年荣获四川省政府科技进步三等奖，1996 年入选《中国"八五"科学技术成果选》，1999 年入选《世界华人重大科学技术成果》公报，并获得荣誉证书。1997 年在中国临床医药医疗卫生与防疫杂志发表论文“止痒冲剂治疗瘙痒性皮肤病300例临床观察”。1999年严素芳出席在中国人民大会堂举行的“名医一万家”学术交流会，荣获“中国名医一万家”荣誉证书。其研制制剂多达20余种，代表有乳块灵口服液、玉容袋泡剂、首乌健肤香露、地休洗剂、氯硫霜、复方止痒霜等，创造了良好的社会效益和经济效益，其部分内容曾在《健康报》《家庭医生》《中国中医药报》《中国医药报》《中药事业报》《中药科技报》《人民卫生报》等多家报刊上发表。

艾儒棣

艾儒棣（1944— ），重庆市人，当前文氏外科学派的学术带头人，全国著名中医外科、皮肤科专家，成都中医药大学教授，博士生导师，四川省人民政府表彰的第二届十大名中医、四川省学术技术带头人、四川省教学名师。艾儒棣40余年来，坚持医、教、研一线，主编或参编著作30余本，发表论文100余篇，负责3项部级科学研究子课题，4项四川省课题，获四川省政府科技进步三等奖、四等奖；四川省厅局级二等奖，市科技进步二等奖。培养了近百名硕博士。艾氏发扬了文氏对肾的认识、外科药物、杀虫药物和多个处方的应用；又得到李斯炽、凌一揆，内科名医陈源生，骨外科名家罗禹田，道家名师张觉人诸多名医指教，形成了自己的学术及技术特色。

艾氏“重脾胃、强肾本”认为皮肤病急性者多因湿邪困阻脾胃而致气机升降失调，或湿邪蕴结成毒，治疗采取健脾除湿、利水醒脾或除湿解毒，如治疗急性湿疹、天疱疮等；慢性者日久损伤正气，导致脾气不足，不能运化水湿，治疗用健脾除湿，如慢性湿疹、脂溢性皮炎、女阴溃疡、结节性痒疹等。艾儒棣强调疮疡的溃疡期补脾益胃是重点，“有胃气则生，无胃气则死”，因溃后每日流脓而耗伤气血，而脱腐后生新必赖气血之充养，艾氏创制慢性溃疡之经验方补血解毒汤（黄芪、山药和甘草为主）。

艾氏认为，系统性红斑狼疮病根在肾精亏损，病机特点是先天禀赋不足。肾亏引起水不涵木、阴不潜阳、子盗母气、水火失济、阴损及阳、浊水内泛、脾阳亏虚、肾阳不足，肾精亏损为本，累及五脏六腑，出现复杂症状。加上长期运用激素，致水、糖、盐、电解质、脂肪代谢紊乱，病机相互影响，气阴两虚或阴虚火旺贯穿始终，只是不同阶段兼夹热毒、水湿等。治疗的关键要把握病机，中医药能帮助激素较快撤减，减轻副作用，防止激素撤减所致的病情反复；保护脏腑，防止病邪内传，重建阴阳平衡，减少复发。治疗上倡导中西医结合，单用西药、单用中药均有不足；爆发或急性发作阶段采用激素迅速缓解、控制病情；缓解期予维持量激素和加强中医药治疗。形成了急性期以犀角地黄汤合化斑汤加减辅助西药；缓解期用首乌地黄汤（制首乌、生地黄、山药、山萸肉、丹皮、泽泻、茯苓、丹参、刺蒺藜、紫草、地骨皮、炒枣仁、夏枯草、女贞子、旱莲草）为主，西药为辅的养阴解毒、补肾健脾、保肺宁心方案，取得显著疗效。

狼疮性肾炎是系统性红斑狼疮最常见的并发症，是最常见和最严重的内脏损害，严重者可发展为肾病综合征。其病多因先天禀赋不足，或后天肝肾亏虚，或七情过极，劳累过度，病后治疗失误，导致阴阳失调，气血失和，邪毒化火，毒邪妄行，外出肌表；若毒邪内攻脏腑，轻则产生五脏病变，发展则肾脏损害；轻则可治，重则成狼疮肾，日久肾阳虚，气化失常，摄纳无权，精微物质下泄而漏下为尿蛋白。肾司二便之功能失常，秽浊之物泄下受阻，废浊毒邪上升，形成正虚邪实的病理变化。狼疮性肾炎实际是本虚标实，虚实夹杂的复杂性难治性病变，其表现可为热毒炽盛证、肾阴亏损证、气阴两虚证、阴损及阳证等。临证中尤以阴损及阳，脾肾阳虚多见。治疗的关键是保护内脏，消除尿蛋白。狼疮性肾炎的慢性期多表现为阴损及阳，脾肾阳虚，治以温补肾阳，健脾利水，用桂附地黄丸合真武汤加减（上桂粉 2g 冲服，制附片 15g 先煎半小时，茯苓 30g，泽泻 15g，山药 30g，山茱萸 10g，牡丹皮 12g，白晒参 15g，干姜 10g，白术 15g，仙灵脾 20g，仙茅 15g）。

顽症巧治虫 治疗顽疾，艾氏一是巧用虫药，二是杀虫驱疾。根据顽毒深入筋骨脏腑，难散难除，“久病入络”的病机特点，重点运用虫类药物，以虫药毒性之偏以攻其毒，取虫药散行走窜之性入络搜邪直捣病所。且虫药走窜之力甚著，内而脏腑，外而经络，凡气血凝滞者皆能开之散之。如治疗顽固性神经性皮炎、慢性湿疹、银屑病，在辨证基础上佐以乌梢蛇、僵蚕、蝉蜕、地龙、全蝎等；治疗带状疱疹后遗神经痛，佐以虫药破血逐瘀定痛；治慢性骨髓炎、骨结核用补益肝肾，温养筋髓，旺肾气，强筋骨，充气血，常以虎潜丸合金宫散（蜈蚣、全蝎、土鳖虫各等分）加减，其效甚佳。同时指出，使用峻烈虫药如水蛭、虻虫、全蝎、蜈蚣时，需重用补益气血之品如黄芪、当归等，以免耗伤正气。艾氏认为“虫”为中医外科疾病重要的致病因素，在治疗顽固性皮肤黏膜溃疡疾患（如白塞综合征、顽固性口腔及角膜溃疡、口腔扁平苔藓等）时，在辨证基础上佐燥湿杀虫之榧子、鹤虱确能收到显著疗效。

妙用四逆散 大凡人身之疾，莫外乎升降开阖失调，先祖师认为四逆散是疏肝、解郁、行气的主方，为和解之剂，功能和解表里内外，调和肝脾，疏解郁滞，可用于治疗肝胃、肝脾、肝胆疾病及胸腹诸疾。如肝胃不和，用四逆散加黄荆子、青皮、陈皮、香附、郁金、羌活；肝脾不和，用四逆散合香砂六君子汤加黄荆子、羌活；肝郁气滞，血瘀胃络，用四逆散合失笑散加羌活、黄荆子。胆囊炎，用四逆散加黄荆子、郁金、茵陈、金钱草、黄芩、羌活、大黄；胆囊结石、胆道泥沙结石，用四逆散加黄荆子、金钱草、栀子、玉米须、鸡内金、羌活，亦可用于胆道术后综合征；慢性胰腺炎，用四逆散加黄荆子、金铃子、铁线草、羌活、大黄，马蹄草结节 10 个，洗干净，捣碎，加麝香 0.1 克，加热包肚脐，利小便排毒。

凉血消风治多种皮肤病 艾氏临床常用之验方凉血消风散（水牛角、生地黄、丹皮、僵蚕、龙骨、紫荆皮、甘草），专为血热证皮肤病而设。该方治疗多种血热证皮肤疾病，如银屑病、荨麻疹、过敏性紫癜、激素依赖性皮炎、湿疹、皮肤瘙痒症等。热甚加黄连解毒汤；便秘加瓜蒌仁、草决明、牛蒡子；阴虚加女贞子、旱莲草；眠差加灵磁石、石决明；纳差加四君子汤；痒甚加刺猬皮、白鲜皮、刺蒺藜、蝉蜕等。

弘扬特色制剂 艾氏开创性地编写了《中医外科特色制剂》，专论外用中药药性功用、传统外科制剂和中西医皮肤科常用制剂。汇集了外科的膏、丹、丸、散；皮肤科的膏、霜、散、溶液、酊、油剂、凝胶、湿敷等。该书收录了大量四川省名老中医的外科特色方、有效方，如“渴龙奔江丹”“消核膏”“万应黑膏药”“白鲫鱼膏”“皮黏散”“蛇黄散”等，并详细介绍了药物的制作方法，使用注意。又列专门章节，介绍“烧丹”的概念及具体制作方法，将一些濒临失传的外科治疗方法公之于众，启迪后学。对弘扬川派优势具有开创性意义。

刘颖

刘颖（1962— ），女，四川省第二中医医院外科主任中医师，四川省拔尖中医师，曾获四川省政府、中医药管理局科技进步奖，四川省“巾帼建功”活动标兵。1984 年毕业于成都中医学院，师从文琢之的徒弟严素芳从事中医外科工作二十余年，继承发展文氏治疗乳腺病的经验。现任中华医学会中医外科乳腺病专委会委员，四川预防医学会乳房专业专委会委员，四川省中医药管理局“乳腺增生病”重点专病建设单位学术负责人。参与省科技厅及省中医局科研课题 8 项，发表论文 20 余篇。擅长中医乳腺外科，善于应用中医适宜技术——穴位埋线，治疗乳腺增生、乳汁不足、减肥、皮肤疾病、月经不调及身体的调理等；应用“火针洞式引流”，“火针”技术，治疗哺乳期乳腺炎、非哺乳期乳腺炎，伤口小，愈合快，还能够让母乳妈妈继续母乳喂养，在四川乃至全国都有一定的影响力。所在单位是国家中医药管理局手法排乳、砭石技术合作单位。

陈明岭

陈明岭（1967— ）男，文氏外科第五代主要传承人，医学博士，教授，博士生导师。成都中医药大学临床医学院 / 附属医院皮肤科支部书记、中医外科教研室主任、皮肤科主任。四川省卫生厅第二届有突出贡献中青年专家，《中国皮肤性病学杂志》编委，《现代临床医学》审稿专家，四川省优秀中医临床人才指导老师。四川省中医药学会外科、皮肤科专委会主任委员，中华中医药学会皮肤性病分会常委，世界中医药联合会外科分会常务理事，四川省性病艾滋病防治协会常务理事，中华中医药学会民间传统诊疗技术与验方整理研究专委会常务委员，四川省学术和技术带头人后备人选。陈明岭随艾儒棣学习外科理论和临床，随师硕士、博士和临床十八寒暑，耳提面命，不敢言尽得其传，但能将随师所学应用于临床，认真整理心得，近 10 年公开发表学术论文 40 余篇，出版教材、专著 11 部，提出对进行期寻常型银屑病要慎用活血药物，病—证—期三者有机结合进行辨治；对雄激素源性脱发，提出先天禀赋异常为其本，嗜食肥厚辛辣为其因，毛发失于濡养而致脱落为其果，湿热熏蒸及阴虚血瘀为发病关键，在治疗上重用化脂降脂及清热除湿解毒中药；对老年性皮肤瘙痒症，在传统养血润燥、祛风止痒的基础上，提出益气固表亦是改善皮肤透性屏障的关键环节，进一步丰富和完善了中医的气、血、津、液理论；对玫瑰糠疹，创新性地提出从温病卫、气、营、血进行辨治，对该病提出了未病先防、固护阴液、不可过用寒凉等学术观点。近 10 年承担国家级课题 3 项，部（省）级课题 5 项，厅局级课题 7 项，著有《中医临床处方手册 · 外科分册》、《中医外科学》（卫生部“十二五”规划教材）、《中医临床丛书 · 今日中医外科》、《中西医临床外科学》、《中医外科特色制剂》、《中西医结合皮肤性病手册》等。

陈明岭为“四川文氏琢之外科学流派工作室建设项目”负责人，项目建设目标是梳理本流派发展渊源与传承脉络，重点挖掘整理文琢之、艾儒棣等流派代表人物的学术经验。研究“川派中医”学术思想，挖掘流派文化特色，进一步完善和发展“重视脾胃”“重视固肾养阴”“扶正祛邪、重建平衡”“怪病从痰治”“内外合治”等学术思想。以川派中医外科流派示范门诊为依托，以流派工作室网站为主要载体，以学术交流、中医药继续医学教育项目、媒体宣传为主要手段，扩大流派影响，提高流派在中医药界及社会的知名度。将目前流派的优势病种特色技术系统化、规范化，制定常见皮肤病的诊疗规范；将专业门诊建设成一流的流派示范门诊；开发流派院内制剂 1 种。将该项目打造成国内具有一定影响力的中医学术流派传承工作室。实施传承人培养计划，探索中医人才培养模式，培养更多社会知名度高、深受患者爱戴的流派传承人。

（二）济川肛肠学派

[学派概述]

济川肛肠学派是由黄济川及其弟子吸纳其学术思想和医治理念所创立的以肛肠学科为主的流

派。在长期医疗实践中，黄济川充分认识到中医发展缓慢的一个主要原因是传承问题。由于受“传儿不传女，传内不传外”等保守观念的影响，导致不少名医的学术思想和经验湮灭了。同时他还意识到虽然中医痔瘘科在中医学各学科中范围狭小，但专科特色非常突出，要保持学术的活力，传承非常重要。他摒弃陋习，广纳弟子，开课授教，以开放的姿态广泛传承技艺，培养人才，逐渐形成了肛肠学科济川学派，黄济川多年的肛肠学术思想在后世学者的传播中逐渐发展壮大，先后形成了四川、北京、沈阳、贵阳、西安、湖北等肛肠治疗中心，并辐射全国。中国香港、澳门及新加坡等地都有黄济川的学生，传播他的技艺，其时，四川、北京、东北、重庆都有黄氏的弟子，唯在四川，其学术影响力最大。

四川的济川肛肠学派，以全国中医药高等教育学会肛肠学会创始人、原四川省肛肠学会会长曹吉勋为代表。1958 年曹吉勋受政府委派到黄济川痔瘘医院，一方面帮助指导传统中医技术的现代技术，同时也跟师学习传承中医特色技艺。在和黄济川接触的过程中发现老中医们不注重无菌观念，他把现代医学先进的消毒、手术方法等带给了痔瘘医院，同时也从黄济川那里学到了很多宝贵的中医痔瘘疗法，得到了黄济川真传。后来曹吉勋成为西学中、中西医结合的先行者，并在肛肠医学界硕果累累，成为济川学派蜀系的代表人物。

从 20 世纪 60 年代起，曹吉勋平均每年为全国各地学校及医院培养进修学习人员不少于 15 人，是全国高等中医药院校规划教材前五版《中医外科学》“肛肠疾病”章节的编撰者，他是继中国中医科学院广安门医院周济民后的第二批肛肠专业研究生导师，共培养研究生 6 人。分别是：全国中医药高等教育学会临床教育研究会肛肠分会副会长、中华中医药学会肛肠分会副会长、中国便秘联谊会副会长兼秘书长、四川省中医药学会肛肠专委会主委、成都肛肠专科医院副院长贺平，为全国肛肠学科第二批研究生；中华中医药学会肛肠分会和中医药高等教育学会临床教育研究会肛肠分会及世界中医药联合学会肛肠学会副会长、四川省中医药学会副秘书长、成都市中医药学会副会长、中国便秘联谊会会长、四川省医师协会肛肠科分会会长、成都肛肠专科医院院长杨向东；中华中医药学会肛肠分会副会长、全国中医药高等教育学会临床教育研究会肛肠分会副会长、中国便秘联谊会副会长、成都中医药大学附属医院肛肠科主任黄德铨；中华中医药学会肛肠分会副会长、全国中医药高等教育学会临床教育研究会肛肠分会副会长、中国便秘联谊会副会长、南京中医药大学附属医院肛肠科副主任史仁杰等。曹吉勋在肛肠教育事业上倾注心血，主要从肛肠专业高等教育这一平台使济川医学得到传播，在济川学派在新时期的传承方面劳苦功高，揭开了四川肛肠病学发展的新篇章。

学派传承图如右：

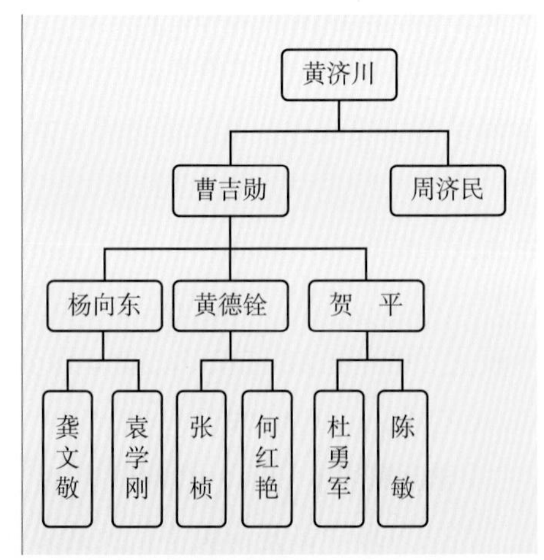

［学派名师］

黄济川

黄济川（1862—1960），四川内江人，我国著名中医肛肠病学专家、教育家、痔瘘泰斗、成都肛肠专科医院创始人、首任院长、中华医学会外科学会副主任委员、四川省第一、二届人大代表、四川省政协常务委员、中国农工民主党四川省第一届省委委员、四川省四大名中医之一（黄济川、张文修、李斯炽、卓雨农）。1862 年（清咸丰十一年），黄济川出生在四川省内江县一个普通家庭，年少时在当地私塾学习数年，后从 13 岁起学习木工，学成后在家乡附近帮工。黄济川 17 岁时患了严重的肛瘘，穿孔 7 处，起居不便，十分痛苦，四处求医不愈，严重影响日常生活。为此他到处求医，费钱费时，却无功而返。后听乡间传闻说富顺县有龚氏痔瘘专科，黄济川前去求治，川南痔瘘名医龚心裕将其诊断为复杂性肛瘘，并运用秘传的"药线挂线法"给予医治，历时半年，终得治愈。在治疗过程中，他为龚氏担运行李，跟随其在四川资中、隆昌、富顺、自流井、泸州、重庆等地行医。龚氏用自己的绝技使众多患者脱离了痔瘘疾病的困扰，也让身边的黄济川大为佩服。龚氏医术精湛，济贫扶困，黄济川决心拜龚氏为师学习痔瘘之术。龚氏在几个月的接触中，也深感黄济川性格忠厚朴实，为人热情正直，对医学怀有浓厚的兴趣，遂决定传授其治疗肛瘘的技艺，而治疗痔疮的方药并未一并教授。几年后，黄济川听闻恩师途经内江，便闻讯前去拜谒，并将龚氏接回家中，一如既往地侍奉恩师。龚氏在黄济川家中待了半月，遂与弟子辞别。饯行席间，龚氏亲眼目睹弟子将路人所遗失的三百两银票还于路人，遂被其磊落襟怀所感动，决意继续授其治痔之法及所用方药。再到告别时，龚氏对黄济川教育说："医乃仁术，救人危急，不以名利为务，吾亲生四子，亦未传授，尔其慎之，勿违我意。"从此以后，黄济川谨记恩师的教诲，开始其数十年的行医生涯。

虽然师传"枯痔散"（亦云枯痔散是黄用挂线疗法与别的中医师交换所得）及"药线挂线法"有良好的治疗效果，但黄济川在逐年的行医过程中也深知其尚不完美。如配制枯痔散的白砒剂量未有明确标示，若不慎用之过多即易造成患者的砷中毒，若量少则治疗效果不佳；另外，肛瘘所发的瘘道曲折，不易挂线，如不能寻找到准确的内口，病人治疗后恢复不佳极易复发。济川勤求古训，博采众方，开陈创新，四处拜师访友，虚心向长于己者探讨学习，终于探寻到解决之法。随着实践经验的不断增加，痔瘘专科的特色优势愈发激起黄济川的兴趣，他逐渐摸索出专科药物制作、手术操作和临床用药方法，使专科药物的使用种类及治疗范围大大扩展。在精于痔瘘之术的同时，黄济川更是与众医家时常展开医学技术的交流和探讨，如著名中医学家蒲辅周、骨伤国医大师杜自明、痔瘘名医刘崇恩、中医名家高敬舆等，使其对中医伤科的骨髓炎、败血症及中医皮肤科的痈、疽、疔疮等疾病的认识和治疗都有独到之处。

"教会徒弟，饿死师傅！"受这种思想约束，几千年来，各种古方、术式、技巧因此而秘不外传。中华人民共和国成立后，黄济川深为党和国家的新政所感动，遂将"枯痔散""药线挂线法"等痔瘘专科绝技于 1954 年举行的四川省中医代表会上无偿捐献给国家，为其他名中医的献方做了表率作用，在继承和发扬中医学遗产方面做出了突出贡献。1955 年，四川人民出版社出版发行了中国治疗痔瘘疾病的第一部专著《痔瘘治疗法》，此书中凝聚了黄济川近 60 余年来治疗痔瘘疾病的精华，并对其使用的痔瘘方药、技艺及临床经验进一步公之于众，为广大的医疗工作者提供了学习的便利。1956 年，周恩来总理亲自接见黄济川，并嘱咐："老中医经验丰富，要多带徒弟……"（图 9–5）。黄济川不顾年事已高，遵照总理指示，

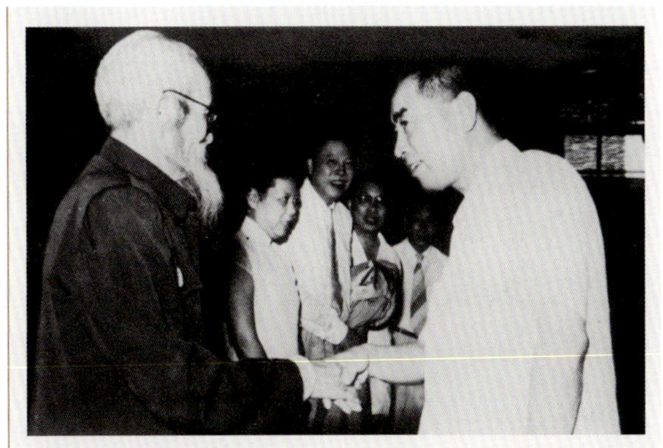

图 9–5 黄济川先生受到周恩来总理的亲切接见和慰问

应邀到各地讲学，热心培养学生，传授医术，不辞辛劳，当时还应聘担任了成都中医进修学校的兼职教师，培养了众多的肛肠学科后备力量，形成了济川痔瘘医学流派。是年，黄济川到北京参加第十届中华医学会全国代表大会，被选举为中华医学会第十届外科学会副主任委员。1956 年，在周恩来等党和国家第一代领导集体的亲切关怀下，经国务院批准，成都中医学院成立，黄济川亲自参加建院仪式，并积极向学院的发展建言献策。1960 年，黄济川辞世，国务院、省、市政府及海内外各界人士为其敬送挽联，寄托哀思。

［学术特色］

黄济川集 60 余年治疗痔瘘的丰富经验撰成《痔瘘治疗法》，1955 年由四川人民出版社出版，成为中国现代治疗痔瘘疾病的第一部专著，将“枯痔散”“药线挂线法”等绝技药物的制作方法，详细记录在该书中，使“枯痔疗法”和“药线挂线法”在全国展开，甚至当时的苏联、蒙古、缅甸、比利时等国也派人员前来学习。黄济川学派的学术特色体现在：

（1）强调整体观念，重视辨证论治

肛门直肠疾病虽以局部症状为主，但济川学派注重中医特色，始终坚持“整体观念，辨证论治”为基本原则。不仅对局部要辨病，还要辨证；不仅要分清痔、瘘、痈等，还要辨别阴阳、虚实、寒热。辨证从总的方面明确病因病机，辨病则准确反映了疾病的特征，两者互参，才能从本质上把握疾病，提高治疗效果。如成都处于盆地，周围湿气较重，故肛肠疾病多以湿热为主，湿热是痔瘘发病的主要机理。因此在选方用药上着重使用清热利湿、凉血止血之药物。肛裂多由火燥肠热，肛痈多系火毒蕴结缘故等，故在选方用药上注重清热消毒、凉血止血之药的运用，以清热、渗湿、润燥、疏风、和血、扶正为大法。

如黄济川弟子周济民认为，肛门直肠疾病虽然以局部外症尤为突出，但他诊病始终遵循“四诊”查病，八纲辨证。他常说：“阴阳是辨证之首，对诊断和治疗都有重要意义，否则将会发生原则性错误。”他还常教诲弟子，把握阴阳的同时，要根据病人体质、症状、邪正盛衰及内因、外因等情况，结合表里、虚实、寒热辨证，联系局部肿痛脓疡，进行分析归纳，从根本上把握疾病的性质。黄氏诊治肛门直肠病不仅对局部要辨病，还要辨证；不仅要分清痔、瘘、裂、痈，还要辨别阴阳、虚实、寒热。他认为证与病是同一性质的两个方面，不可截然分开。周济民指出：“辨证是决定治疗的前提和依据，论治是治疗疾病的手段和方法，也是对辨证是否准确的检验。”

（2）继承与创新结合

中医学千百年来使用枯痔疗法，既受到各朝痔瘘医家的重视，又经后世实验，疗效相当高。枯痔疗法始于宋朝，宋以前的文献，截至目前尚未发现记载。黄济川改进和完善了枯痔散制法，减轻砒毒，其制法重点在于药物炮制过程中火候的掌握，可惜几近失传。使用枯痔散治疗痔病时，重视技巧及临床观察。

黄济川细心观察蚯蚓弯曲钻地，领悟到肛瘘瘘道穿行的原理，以此指导临床的挂线之术，改进了挂线方法，使药线能准确的探入瘘道：若瘘道弯曲成钝角，直针不易通过时，则可将探针按瘘道走向弯曲或牵动臀部肌肉和皮肤，使瘘道变直，易利于探针通过；若瘘道弯曲成锐角时，可用探针从肛瘘内口挂出，用挂子从针口探入，在管道弯曲处探头与挂子相遇时用挂子将探针钩出，从而完成挂线手术，其探寻瘘道方法仍在指导现代临床。黄济川深谙其疗法的精髓是慢性切割，使窦道的切断与组织修复同步，故发明了“黄氏药线”，“黄氏药线”的制作工艺较为复杂，需用19味中药材“七煮七晒”，达到化腐生肌之功效，可历数十年不朽不断。治疗过程不影响正常生活工作，愈合后伤口瘢痕小。在临床实践中，黄氏发现传统探针不能很好地沿窦道探行，特别是窦道弯曲的时候，应用很难。经过长期的摸索，黄氏发明了银制探针，采用纯银制成球头圆柱形的针，长四至八寸，大、小，粗、细不一，在肛瘘的治疗中，特别是对复杂性肛瘘的治疗，取得了满意疗效。

传统治疗肛瘘使用的线是“药制丝线”，本派周济民发现，这种方法由于需要多次紧线，给病人带来许多痛苦。于是大胆创新，使用橡皮筋代替药线，并从理论上阐明了挂线疗法治疗肛瘘不易引起肛门失禁的原理，大大减轻了病人的痛苦，并在实践中不断完善，因此获得卫生部科研成果奖，此种治疗肛瘘的方法临床一直沿用至今。

20世纪50年代，周济民改进枯痔散，去掉白砒，称之为“无砒枯痔散”，避免了砒中毒，使病人痛苦大大减轻，且治愈后不易复发。卫生部将其治疗经验总结成文，向全国推广。1959年他首先采用4%的明矾注射液治疗一、二期内痔，收效满意，为以后研究注射疗法奠定基础，也为改进传统的手术方法开辟了一条新途径。他根据中医学“酸可收敛，涩可固脱”的理论和完全性直肠脱垂的发病机理，通过临床反复试验，总结出了一套治疗直肠脱垂的新方法——6%明矾液注射治疗成人完全性直肠脱垂，经临床验证痊愈率高，且无直肠狭窄、性功能障碍等后遗症。于1981年1月通过部级鉴定，为成人完全性直肠脱垂的非手术治疗开创了一条新路。

本派曹吉勋总结前人经验，在挂线治肛瘘的启发下，结合西医学肛门直肠的生理解剖知识，创造性地提出了肛周脓肿“一次切开挂线”的治疗方法。为了解决手术疼痛，曹吉勋在20世纪50年代发明了腰俞穴麻醉法，该法操作简单、临床麻醉效果好、麻醉风险低，可满足各种肛门直肠疾病手术，麻醉成功率可达到98%以上，已成为现代肛肠科的主要麻醉方法，填补了中医肛肠病学麻醉史上的空白。

（3）探寻本质，明确机理

黄济川博采古书，对痔、瘘疾病的概念、病因、诊断及治疗进行了详实论述，认为痔、瘘等虽为外科疾病，但它们是有区别的，各自有不同的病因及症状特征，明确痔、瘘概念，对其发病后的诊治也能做到胸有成竹。对于瘘，黄济川认为瘘的病因是由于风、湿、燥、热会合，乘虚下注而成瘘；或者是由于肺痨、梅毒、湿、痰、伤寒汗后余毒、房事过后受了感冒、外力而引起内伤、长骑马痈等形成的，这些都与现代研究肛肠科疾病的病因十分相似。

（4）内外结合，整体防治，预防为主

在肛肠疾病的治疗中，黄济川提倡内治与外治相结合。他认为肛肠疾病的治疗，有的可以内治法为主，有的可以外治法为主，有的则必须内外同治。如治疗便秘，主要靠内治为主。黄济川遵循“有诸内，必形诸外”的原则，所以他对痔瘘患者，总是因人因病辨证立法、处方用药、内外兼治，他认为弃内治外或弃外治内都是错误的。

黄济川认为人体是一个有机的整体，人体各脏腑组织器官之间通过经络相互联系而成为一个既分工又合作且与外界环境相通的整体。肛门与大肠作为身体的一个组成部分，也必然与全身其他的脏腑组织器官互相依存，互相制约。因而对肛门与大肠疾病的认识不应该仅从肛肠局部来认识，而应把它看作全身脏腑器官功能失调的表现之一，从整体上来认识肛肠疾病的发生、发展、治疗和预防等。黄济川强调“治未病”，“防病于未然”，认为：事先预防，是减少疾病的有效办法。痔疮和瘘也不能例外，平时就应该处处预防，避免痔、瘘的发生，并在其《痔瘘治疗法》一书中总结出预防痔瘘疾病的九条建议。

痔的临床表现是“肺经遗热”“中气下陷”“肾经阴虚”“肝经血热”等不同的机体反应形式。本派周济民指出：“痔的治疗离不开辨证施治，但痔的局部特点是湿、热、风、燥四气郁滞，治疗上大都需要荡涤郁热之药。”他又指出：“痔之临证所见，实证者多，虚证者少，所谓虚证亦是虚中有实，只不过虚多实少而已。”针对其特点，常用清热、渗湿、润燥、疏风、和血等法。扶正之法则有益气升提，滋阴养血。对于痔之实证，自当以祛邪为治，而对于虚证，却不宜一味投补，除补其虚外，当参照局部特点相应地佐以清热，或佐以和血药物。周济民在临床工作中，强调“治未病”“防病于未然”。临证常告诫病人注意饮食起居，讲明辛辣厚味、饮食不节、排便不规律与肛门疾病的关系，以防止痔疾的发生及加重，使不少患者未经手术及药物治疗而病情得以减轻。

连栀矾溶液原名“黄连霉液”，是成都肛肠医院黄济川横跨三个世纪的秘方，现为医院制剂。由黄连、栀子、明矾等中药制作而成。将配好的中药材熬制好后将其在阴暗潮湿处放置三七二十一天，待其表面出现豹纹式的青灰色真菌、药色呈红棕色时入瓶使用。这与常见的药品制作工艺大相径庭，特殊的制药方式可“化腐朽为神奇”，具有清热解毒、收敛止血的奇效，广泛运用于预防痔疮、治疗肛门肛周疾病、痔疮术后肛周脓肿、肛瘘术后换药中，对皮肤瘙痒、蚊虫叮咬、宠物抓咬伤等，均具有消炎、止痛、止痒等治疗效果，更能够有效防治伤口感染。

（5）专科与综合并进

黄济川因其绝学“枯痔散疗法”和“药线挂线法”而受到瞩目。痔瘘专科是中医外科的重要组成部分，有着悠久的历史和丰富的经验，并在发展中形成了完善的理论体系和医疗技术，较之西医，无论是治疗技术和治疗药物都有着许多独到之处。中医对痔瘘治疗的认识是较为全面的，在治法上大体分为内治、外治、针灸、引导诸法，强调全面的辨证的整体治疗方法。黄济川着眼于此，逐渐摸索出专科药物制作、手术操作和临床用药方法。不仅局限于对中医外科痔瘘疾病的研究，对于中医外科疾病的研究亦较为深入。巴蜀近现代名医众多，黄济川与他们交情甚深，常与他们进行深入探讨和交流。如著名中医学家蒲辅周、中医名家高敬舆、骨伤国医大师杜自明、痔瘘名医刘崇恩等，黄济川不仅擅长痔瘘之术，完善专科治疗，同时广泛学习，涉猎中医外科杂病。

[传承发展]

周济民

周济民（1919—1994），重庆市人。曾先后担任中国中医研究院（现中国中医科学院）广安门医院肛肠科主任、主任医师，全国肛肠学会常务理事，中国中医研究院专家委员会委员，北京市中医药研究促进会理事等职。1934 年，周济民从师于著名老中医刘崇恩，并受黄济川亲自传授痔瘘之术，1939 年通过考试取得中医师合格证，1952 年进入西南卫生部直属新渝医院工作。1954 年，周济民参加重庆痔瘘小组，被卫生部调入中国中医研究院工作。1955 年他将枯痔散改进，去掉白砒，称之为无砒枯痔散，避免了砒中毒，使病人痛苦大大减轻，且治愈后不易复发，1959 年他首先采用

4% 明矾注射液治疗一、二期内痔，为以后研究注射疗法奠定了基础。

周济民著《痔疮痔瘘患者须知》，该书于 1958 年由科学普及出版社出版，全书共七节，介绍中医治疗痔疮痔瘘的简史、肛门部生理解剖，以及痔疮、肛瘘、直肠息肉、肛裂等病的诊治和预防痔疮与痔瘘的注意事项。另著《痔瘘中医疗法手册》，于 1959 年由上海科学出版社出版，全书共五章，分别介绍用枯痔散，枯痔锭、明矾压缩、结扎、注射、针灸治疗痔疮，以及用挂线、切开、脱管及中药内服治疗痔漏的方法，对各种疗法的适应证，各种药料的配制、术前准备、手术操作及注意事项等均有详细的叙述。书末附熏洗药及外用药方九首。此外他还发表《中医鉴别诊断学·痔瘘》《枯痔散治疗内痔的初步经验》《明矾枯痔锭治疗内痔的观察》《内痔与内痔的中医疗法》《结扎疗法治各种痔核的疗效报告》《治疗复杂性肛瘘 150 例经验介绍》等多篇论文。

周济民为济川学派在北方的代表人物，也是黄济川最著名的弟子之一，自 1954 年进京，在党和政府的大力支持下，“痔瘘小组”开办培训班，传授中医枯痔散治疗痔疮及挂线疗法治疗肛瘘之法。周济民为国家中医药管理局第一批师带徒指导老师（北京地区），其学术传承体系庞大，主要有：贵阳中医学院肛肠科创始人，国家级名老中医彭显光；发明了“消痔灵注射液”及“消痔灵注射法”的创始人，中华中医药学会肛肠分会创始人史兆歧；中国医师协会肛肠专业委员会主任委员、北京中日友好医院肛肠科主任安阿玥；湖北痔瘘名医陈济民；北京广安门医院肛肠科副主任寇玉明等，其中史兆歧总结前辈经验，锐意创新，发明了“消痔灵注射液”及“消痔灵四步注射法”，克服了传统治痔方法的不足，造福了数以千万计患者。

曹吉勋

曹吉勋（1929— ），山东乳山人，1945 年参加八路军，1949 年毕业于中国医科大学外科系，1956 年成都中医学院成立时调至附属医院任外科负责人，遂创立成都中医学院附属医院肛肠科，曹吉勋担任科主任。1963 年至 1965 年毕业于成都中医学院西学中高级研究班，20 世纪 50 年代在党和国家倡导下大力发展中医的历史背景下被派到黄济川痔漏医院，一方面帮助指导传统中医技术的现代技术，同时也跟师学习传承中医特色技艺。因他勤奋好学，随即得到黄济川全部绝活真传。现为教授、主任医师，研究生导师，国务院政府特殊津贴享受者。任全国中医药高等教育学会临床教育研究会肛肠分会名誉会长，成都肛肠专科医院名誉院长，中华中医药学会肛肠分会顾问，四川省中医药学会肛肠专委会名誉主任委员，成都市中医药学会肛肠专委会名誉主任委员等职，是四川省第二批十大名中医之一。

曹吉勋主编《中国痔瘘学》，于 1985 年 10 月由四川科技出版社出版。该书出版后广受国内专家好评，中国中医药学会肛肠学会长丁泽民称“该书中西合参，全面系统地反映了我国肛肠外科的重要内容和最新成就，是一本水平很高的专著”。全书共有三十一个章节，系统整理了古代医家关于痔瘘学的论述，介绍了中医治疗痔瘘疾病的方法和经验，并结合现代医学对痔瘘病因、病理、生理、解剖的认识，荟萃了中西医关于痔瘘学的精华于一书，不仅从病因、病理、证候等方面运用中医学理论做详尽的阐述，各章节中都贯穿了理、法、方、药，突出辨证论治这一特点，同时还引入现代医学技术和方法，结合作者自身的临床经验与心得，体现理论与实践相结合的原则，显示了我国当时的痔瘘治疗水平和中医治疗痔瘘的特色，是曹吉勋毕生之大作。此外，曹吉勋还参与《中国医学百科全书·中医外科学》《中医大辞典·外骨五官科》《外科学》《外科教学参考资料》《中医外科学》《中国肛肠病学》等书的编写。

曹吉勋为全国肛肠界继周济民之后第二批肛肠专业研究生导师，是济川学派在南方传承的代表人物，从20世纪60年代起，曹氏平均每年为全国各地培养进修人员不少于15人。他培养了成都肛肠专科医院院长杨向东、副院长贺平，成都中医药大学附属医院肛肠科主任黄德铨，南京中医药大学附属医院肛肠科副主任史仁杰等硕士，还带出不少全国著名肛肠科专家，如：中医药高等教育学会临床教育研究会肛肠分会会长、北京长青肛肠医院副院长张燕生，成都中医药大学教授、硕士生导师赵自星等。

20世纪50年代，曹氏在肛肠科发明了腰俞穴麻醉法，该法操作简单、临床麻醉效果好、麻醉风险低等优势，可用于各种肛门直肠疾病手术，麻醉成功率可达到98%以上。他开创了中医肛肠科无痛手术的先河，很快在全国推广流行，已成为现代肛肠科的主要麻醉方法，被列入高等院校教科书。曹氏治病不拘一方一法，随症施治，灵活取法，他认为：中医学治疗痔疮有着极为悠久的历史，较之西医，无论方法或药物都有许多独到之处。其大体可分为内治、外治、针灸、导引诸法，曹吉勋不仅继承了黄济川枯痔疗法、挂线疗法以及后人的明矾注射疗法，并分别总结了三种方法的适应证、禁忌证，在实践中勇于创新，改进了“明矾压缩”和“枯痔散”疗法，克服了原疗法在脱疮期易出血的缺陷。对于肛瘘治疗，国内外传统的治法是首先切开排脓，经一段时间形成肛瘘后再行治疗，其顾虑之一是一次切开恐肛直环断端收缩，造成肛门失禁；二是怕患者因手术操作而引起感染扩散而导致败血症。1958年，曹吉勋根据“脓成决以刀针”及“切开时循经直开，切勿横断经络”的理论，在中医挂线治肛瘘的启发下，结合西医学肛门直肠的生理解剖知识，创造性地提出了“一次切开挂线”的治疗方法，这一疗法的问世，使肛周脓肿的治疗获得了突破性的进展。切开挂线、切开缝合挂线、管道切开缝合内口挂线药捻引流等肛瘘系列治疗方法的研究，步步领先全国。1979年曾获四川省人民政府重大科技成果奖。对于直肠脱垂的治疗，曹氏认为本病多因气血不足，中气下陷不能固涩或兼湿热下注所致。其主要病理表现为直肠黏膜与肌层粘连不牢，分离下脱，同时又牵拉直肠，使直肠周围的上提肌群松弛无力，失去上提固定的功能，致直肠全层脱垂，长期脱垂的结果，必致肛门扩张而松弛。故治宜收敛固脱，解毒利湿。曹吉勋于20世纪60年代末用黄连脱肛液（明矾、黄连等）创用“双层注射肛门紧缩术”的方法，该法获得1982年卫生部三等成果奖。

贺平

贺平（1960— ），贵州习水人，中国民主同盟盟员，硕士学历、教授、主任医师，师从曹吉勋，成都市锦江区政协委员，成都中医药大学肛肠学科硕士研究生导师，中华中医药学会肛肠分会副会长，中国中医研究促进会肛肠分会副会长，中医药高等教育学会临床教育研究会肛肠分会副会长，世界中医药学会联合会肛肠病专业委员会副秘书长兼常务理事，中国便秘联谊会副会长兼秘书长，四川省中医药学会肛肠专业委员会副会长。贺平的诊疗特色：贺平提出慢性功能性便秘的“病由心生”学说，“提壶揭盖”治疗理念等，贺平综合运用心理疗法、中药汤丸剂、电温针治疗顽固性功能便秘效果显著。对混合痔、嵌顿痔、顽固性便秘、高位多间隙肛周脓肿、复杂性肛瘘、直肠脱垂与内脱垂、慢性非特异性结直肠炎、结直肠肛门良、恶性肿瘤等各类结直肠肛门疾病的诊疗有独到见解。擅治病种：各种类型大肠癌、复杂重症痔、肛裂、顽固性便秘、小儿先天性肛门畸形、会阴及肛门缺损、高位多间隙肛周脓肿、复杂性肛瘘、直肠脱垂与内脱垂、慢性非特异性结直肠炎、结直肠肛门良、恶性肿瘤等各类结直肠肛门疾病等。贺平从事中西医结合大肠肛门病 30 多年，在各级专业性期刊中发表论文 40 多篇，主要参编著作有《中西医结合外科学》《大肠肛门修复与重建》《远离便秘一身轻》《直肠癌保肛手术》《结肠炎名医解答》《2012 医学前沿》《黄济川肛肠病学》7 部。

杨向东

杨向东（1961— ），四川中江人，师从曹吉勋，博士、教授，主任医师，成都肛肠专科医院院长、锦江区人大代表，成都中医药大学肛肠学科硕士、博士研究生导师，泸州医学院硕士研究生导师，四川省名中医，成都市名中医，首届全国中医肛肠学科名专家，四川省有突出贡献的优秀专家，四川省中医药学会副秘书长，成都市中医药学会副会长，中国便秘联谊会会长，中华中医药学会肛肠分会、世界中医药联合会和中医药高等教育学会临床教育研究会肛肠分会副会长，四川省医师协会肛肠科分会会长，中国 PPH 技术（规范）资格认证委员会主任委员。杨向东诊疗特色及擅治病种：独创直肠癌腹会阴联合切除左下腹排便可控制便可控制人工肛门技术；提出了“结肠瘫痪症（结肠慢传输性便秘）的概念”，并首创选择性结肠切除术治疗结肠功能障碍导致的（结肠瘫痪、结肠冗长等）慢性顽固性便秘。对会阴及肛门缺损、先天性无肛、重度直肠脱垂、结直肠炎、结直肠功能性疾患、直肠肿瘤等肛肠科疑难杂症的治疗有独到见解。杨向东从事中西医结合大肠肛门病近 30 年，各级专业性期刊中发表论文 140 多篇，主要参编著作有全国高等中医药院校中西医结合临床医学专业系列教材《中西医临床外科学》、普通高等教育“十一五”国家级规划教材、新世纪全国高等医药院校规划教材《中西医结合肛肠病学》《大肠癌根治术》《现代肛肠外科学》《中西医结合肛肠病学》《大肠肛门病学》《大肠肛门修复与重建》《直肠癌保肛手术》《中医基础理论与实践》《肛肠疾病研究进展》《大肠癌名医解答》17 部。

黄德铨

黄德铨（1963— ），四川成都人，博士研究生学历、教授、主任医师，曹吉勋硕士研究生，艾儒棣博士研究生，国务院政府特殊津贴享受者，为成都中医药大学肛肠学科硕士研究生导师，中华中医药学会肛肠分会副会长，全国中医药高等教育学会临床教育研究会肛肠分会副会长，四川省中医药学会肛肠分会主任委员，成都市中医药学会肛肠分会副主任委员，中国便秘联谊会副会长，世界中医药学会联合会肛肠病专业委员会常务理事。2013 年，黄德铨获得中国中医药高等学会临床研究会肛肠分会“尊师重教楷模、学术传承典范”的荣誉，同年获得“第十一届四川省有突出贡献的优秀专家”称号。黄德铨擅治病种：环状混合痔、高位复杂性肛瘘、直肠阴道瘘、骶前囊肿、婴幼儿先天无肛等肛肠科常见病及疑难病。黄德铨从事中西医结合大肠肛门病 20 多年，发表论文 80 多篇，主要参编著作有《中医临床处方手册・外科分册》《中西医临床外科学》《中医肛肠三十年》《肛肠疾病研究进展》《中西医临床皮肤性病学》《肛肠疾病诊疗讲座》7 部。

二、著名医家

（一）皮肤科

吴介诚

吴介诚（1882—1969），四川垫江人。四川大学华西医院中西医结合科教授（原四川医学院附属医院）。曾任成都市中医学会外科专业委员会副主任委员、四川科学技术协会委员、中华医学会理事。吴氏在中医学上有着高深造诣，活人无数，医泽广被，在人民群众中享有较高声望。

吴介诚出生于四川省垫江县的一个中医世家，祖父吴香廷，父亲吴成英均为垫江名医。但因幼失怙恃，生活艰辛，年十八即随表叔杨公幕游至四川太平县（即今之万源县），遵从家族遗愿拜川东名医——石玉山为师，开始系统学习中医，此后又先后入名医何仲皋开办的中医专门学校学习 2 年，并拜名中医沈绍九、高馨甫等学习 3 年，1910 年独立行医。1929 年吴氏参加了当时成都社会局组织的中医职业技术考试，获“民国”甲等医士行医许可证，在成都北门鼓楼北四街开设“生生堂诊所”悬壶济世。因感当时社会对中医摧残废除，1932 年加入了由当时四川名医沈绍九任所长、陆豪廷任副所长的“国医讲习所”，并担任教员，讲授中医外科学等学科。吴氏常讲：“从来外科必须传授，成名家者必有奇方秘法或有传长之处。”故 1936 年主动承担了经营危机、濒临倒闭的“国医讲习所”运营的所有费用，并担任所长，在时局艰难中勉力维持讲习所运行，继续着成都地区中医药的人才培养，直至抗战胜利。吴氏年届七十时，欣逢新中国成立，因目睹国家日渐繁荣昌盛，党的中医政策对中医药的发展促进，于 1956 年在李斯炽的邀请下到四川医学院附属医院中医科工作，一手创办了四川医学院附属医院中医外科，并在 1957 年毅然将其五十余年的临床经验，师传及自用秘方 25 个全部公开，其中有治阳证疮疡之“六合丹”“拔毒膏”等；有治阴证阴疽、核瘤之“立生丹”“七虎散”“万应黑膏药”等；有治疗慢性瘘管或慢性溃疡之“八宝丹”“极高丹”等；有治慢性疮疡溃烂，浸淫皮肤痉痒癣疥之“蛇黄丹”“青黛黄龙油膏”等；有治疮疡溃烂、慢性瘘管之“化腐丹”“生肌散”“琥珀膏”等，对推动巴蜀地区中医外科学的发展，尤其是巴蜀地区中医外科学的教育事业做出了巨大的贡献。

吴氏在 50 余年的行医生涯中，临床尤擅长中医外科与儿科疾病的诊治。当时，成都民间因吴氏在医治天花方面的成就称他为“痘麻圣手”，送匾致敬。因采用创制秘方——“六合丹”医治好当时四川大军阀——田颂尧而名噪一时，此后因用此方救人无数，奠定了其在成都地区中医外科学的地位。在 50 余年的医学生涯中，吴氏先后撰写了十余篇中医外科学论著与论文，如新中国成立前编撰有《成都国医讲习所儿科痘疹学麻疹学讲义》《成都国医讲习所战地救护任务讲义》等讲义；为反对国民党中央卫生委员会取缔中医而亲任社长，创办了《医药特刊》（当时四川地区主要医药卫生报刊之一，在当时印刷纸张油墨价格高昂，每印一期花费均在银元十块以上，均免费送给会员学习交流）；新中国成立后，先后撰写并在中医杂志上发表论文“中医治疗各类瘘管 87 例观察报告”“51 例痈症病案分析”“六合丹围药治疗疖肿初步观察”“六合丹围药治疗急性乳腺炎（乳痈）的观察报告”“中医对红丝疔的认识与治疗”等数篇；同时在学生周国雄、吴光前等人的协助下编著了《疮疡经验集》《外科讲义》等书籍，其中《疮疡经验集》是吴氏最重要的著作，是吴氏一生的临床实践与研究总结，书中对中医外科多种疾病的外用药物使用技巧与方法进行了详细描述，并对自己创制的多个秘方制药进行了公开发表，该书于1964年秋完成初稿，后因多种原因直至1980年才由吴氏的学生周国雄再次系统整理交付人民卫生出版社出版发行。成都中医学院前院长李斯炽曾这样评价："老友吴介诚，为成都著名老中医"，"精通医理，尤擅外科，对治外必本于内之理，深有心得，临证五十余年，所治痈疽疔毒，应效者甚多，在人民群众中享有较高的声誉。"

牟玉书

牟玉书（1930—2010），幼承牟氏皮肤外科的系统疗法。成都市名医，国家人事部、卫生部、国家中医药管理局确定的第二批名老中医药师带徒专家。牟氏根据四川人的体质特征认为六淫"湿"为先，擅长祛湿法，湿去则病除。临床处方只用8味药物，号称"牟八味"，君臣佐使搭配奇妙，少而精，药到病除，声誉远扬。擅用蝉蜕，治疗瘙痒性、过敏性皮肤病几乎每方必用。牟玉书有非常多的皮肤外科自制药，对于痄腮、水痘、缠腰火丹、隐疹、疮痈疔疖（各种皮肤感染性疾病）、乳痈、淋巴结炎、痛风等急性疾病疗效显著。对粉刺、牛皮癣、酒齄鼻、硬皮病、斑秃、脱发、疣、溃疡、脚湿气、鹅掌风、白癜风等慢性疾病也有独特疗法，深受广大患者好评。

钟以泽

钟以泽（1938— ），四川内江市人，1963年毕业于成都中医学院医学系后，分配到成都中医学院附属医院工作至今。现任教授，主任中医师，硕士生导师，四川省名中医，四川省政府评选的第二届十大名中医，国家名老中医药师带徒指导专家，享受国务院政府特殊津贴。钟以泽被聘为四川省科学技术委员会科技评审委员会委员、四川省中医药管理局科技评审委员会委员、中华中医药学会科学技术奖评审专家，中华中医药学会外科学会委员，中华中医药学会外科学会外治法专委会副主任委员，四川省中医药学会常务理事，成都市中医药学会常务理事。

钟以泽曾主研"外伤灵治疗创伤研究"课题，获省中管局及省科委三等奖。参与"化腐生肌丹工艺改革"课题获市科委三等奖。任《现代中医治疗学》副主编，该书曾获省中医药管理局和省科委二等奖。参与《中医外科学》编写，撰写《今日中医临床》中医外科学部分内容。在各种国内杂志发表文章近20篇，3篇论文获省优秀论文奖。任全国统编教材及大型参考书《中医外科学》编委。在科研方面，钟以泽参加了靛玉红治疗银屑病、黄芪霜治疗春季皮炎（获省、市级三等奖）、外伤灵治疗创伤研究（获省中管局三等奖）。

钟氏治学严谨，医道精深，笃重临床，积累了丰富经验，在常见内妇科、皮肤科、外科病方面学验俱丰，且辨证准确，用药精当，疗效显著，求治者络绎不绝。钟氏擅长治疗内科肝胆疾病、消化系统疾病、泌尿系统疾病及皮肤疮疡等各种疾病，尤其对系统性红斑狼疮、硬皮病、皮肌炎、周围血管疾病、银屑病、皮炎湿疹、带状疱疹、黄褐斑、白癜风等疾病的治疗有独到之处。在临床实践中，研制的消核口服液治疗乳腺增生、活化二号口服液治疗黄褐斑、白疕软膏治疗银屑病均有较好疗效。钟氏注重内外合治，强调以中医整体观为核心，灵活运用中医辨证施治，擅长运用益气养阴，扶正祛邪法治疗皮肤顽疾；四诊辨证时，尤其重视脉象，根据脉象变化，直视病机之要；选方用药时，擅长使用益气养阴之品，为养阴派代表。钟氏提出变态反应性皮肤病与肺脾关系密切，此类疾病中外邪侵犯人体引起的肺脾失调，初期主要表现为营卫失调，邪气外袭；后期表现为营卫两虚，气虚卫外不固。临床以肺脾论治，治宜调和营卫、益气固表、补肺益脾，自拟经验方三皮止痒汤加减。钟氏认为气阴不足是结缔组织疾病的病机之要，瘀血作祟是病理关键，提出以培补肝肾为本，益气养阴法贯穿治疗的始终，自拟三黄固本汤治疗。钟氏认为寻常痤疮病因主要是热、湿、瘀，病位涉及肺、脾、胃、大肠等脏腑，用药多以清泻肺热，凉血消风；清热解毒，泻肺通腑；健脾化痰，解毒散结和化痰散结，活血化瘀等为首选。三皮消痤汤是钟氏治疗寻常痤疮的经验方，而对久病正虚邪实者，勿忘扶正祛邪，益气养阴托毒。

张毅

张毅（1956— ），幼蒙庭训，口诵岐黄。十六岁用针灸治疗同学疾病，十八岁跟随著名外科专家黄济川在新中国成立前最后一个徒弟——安县个体医生金远洲学徒，随后行医。1982 年毕业于成都中医学院，以第一作者发表文章 40 篇，在海内外出版《皮肤病证候与治疗》《实用中医证候学》《历代名家外科验案类编》《健康自然的美容法》等著作 9 本，承担了国家、省部、厅局大量科学研究课题，获省科技进步二等、三等奖励，已取得中国发明专利 5 项。现任四川省中医药科学院（中药研究所）副院（所）长，主任中医师，博士生导师，四川省学术技术带头人，国家奖励评审专家。国家中医药管理局第五批师带徒指导教师，名老中医传承工作室导师，享受国务院政府特殊津贴。四川省首批中医药学术技术带头人，四川省中医药防治艾滋病专家组组长，成都中医药学会副会长，世界中医药学会联合会皮肤病专委会副主任委员，中华中医药学会皮肤科分会常务委员，四川省政府咨询专家。

张毅 1989 年即在《中医美容方法荟萃》中提出了系统的中医美容理论。在台湾出版的《君臣佐使话方剂》中提出中医方剂不外分为扶正、驱邪、调理 3 类；对病毒性皮肤病、过敏性皮肤病、损害容颜的皮肤疾病等进行了理论探讨和深入研究，擅长中药外治和外用毒药治疗疑难疾病，研制和参加研制了皮肤病系列中药新药。据“诸痛痒疮，皆属于心”理论，提出过敏性皮肤病引起的瘙痒从心治，使用重镇安神、宁心安神、养血安神、清心安神、养心（养气阴）安神等方法。病毒性皮肤病的疼痛，照样使用上述治心五法。据“痒为痛之渐”理论，提出病毒性皮肤病、过敏性皮肤病止痛即止痒，止痒是轻病用重药，外用止痛药止痒理论上是可行的，并研究成制剂。据玉屏风散配伍原理，发现病毒性皮肤病反复发作的预防应该从健脾扶正、除湿驱邪入手，研制成院内制剂。根据病毒性皮肤病急性期的临床特点，提出治疗可参“消、托、补”外科大法，使用五味消毒饮，为中医外科治疗原则拓宽了使用范围。他依据红升丹的药物组成及主药汞的物理特性，改进了红升丹炼制，不需要预先研磨，仅仅把药物按照分量配齐即可。张毅对皮肤科常用药白鲜皮的功效充分发挥，认识到其有止血、止痛、通便功效，研究成功新药痔血胶囊。精确理解了外用围箍药，提出围箍即使皮损局限，从而可以使用酸涩、收敛、解毒类药物，并成功用于聚合性痤疮、银屑病外用药配伍。探索用“补肾泻肺”“温阳化湿”“健脾除湿”治疗白癜风、黄褐斑的方法。将肥大瘢痕是外邪未尽理论发挥，突破了治疗瘢痕仅仅活血化瘀的治法，而采用清热、解毒、敛疮方法，中西医结合，收到临床效果。研究用收敛解毒方法治疗银屑病；调理气血升降方法治疗过敏性皮肤病等。率先提出美容倒模术有副作用，提出该中则中，该西则西，当外则外，当内则内的治疗观点。张毅在临床上坚持以辨证为首，他提出“无论派别，民族医药，各有所长，取长补短，吸纳众家；理论指导临床，科研促进临床，医德带动临床”的观点。

（二）肛肠科

李雨农

李雨农（1920— ），四川省乐山市人，1946 年 6 月毕业于成都华西协和大学医科（七年制）。毕业后留校任华西大学医院外科住院医师。1947 年 6 月，受聘于重庆高滩岩中央医院，任该院外科住院医师。1949 年，被中央医院外科派至重庆大学附属医院沙磁医院（现重庆市肿瘤医院）主持外科工作并帮助提高该院业务水平。1949 年 10 月，从沙磁医院调回中央医院城区部，负责外科工作。1950 年秋季，被调至中央医院接管的仁爱堂医院组建外科。1952 年，在北京中直六院开展临床工作。

李雨农曾向黄济川的徒弟周济民学习痔漏之术。1952 年，李雨农、陈之寒等西医被选派进入“重庆中西医合作治疗痔瘘小组”，和中医痔瘘科医生周济民、张荣辉、蒋厚甫等整理、研究“枯痔散疗法”和“药线挂线法”并逐步开展中西医结合治疗的研究。起初这批西医专家对中医持怀疑抵触情绪，研究工作一度受困。1954 年，黄济川受政府安排（委派）到重庆指导并示范手术，进行广泛交流，大大推动了中西医合作治疗痔瘘项目的进展，成绩可人。是年，周济民、李雨农等被派到北京，向卫生部汇报“枯痔散疗法”和“药线挂线法”。在京期间，痔瘘小组在中直六医院开展临床工作，并举办学习班 4 期，为全国培养了大批肛肠专业骨干。北京的媒体以大量篇幅向国外报道，促进了中西医结合工作的进一步开展。之后李雨农回到重庆，继续坚持开展痔瘘治疗工作，成为四川省和重庆市中西医结合治疗肛肠病的中坚力量。1955 年 12 月 24 日，《重庆日报》曾专题报道重庆市第一中医院李雨农等用枯痔散治疗内痔，用挂线疗法治疗直肠瘘管获得显著成效，受到卫生部奖励。

1971 ～ 1972 年，李雨农受四川省卫生厅委托，在都江堰市举办肛肠学习班 3 个月，为四川省培训了一批肛肠病专业骨干。1977 年，科研课题“枯痔注射及外痔切除”即“枯切疗法”通过鉴定。是年 6 月 6 日，《重庆日报》报道重庆市中医研究所肛肠科研究成功“枯切疗法”。同年，他采用小剂量石碳酸甘油（0.5mL）注射于痔手术后继发性大出血处稍上黏膜下可立即止血，从而替代了用油纱布或气囊填塞直肠止血法，1978 年获全国科学大会奖状，1979 年 5 月获四川省科技成果二等奖。同年，他运用直肠黏膜下四方柱状注射，结合直肠后间隙高位注射治疗直肠三度脱垂的方法，获重庆市科技成果三等奖。

1980 ～ 1989 年，李雨农被邀请到西安、福建、广东、湖南、武汉、南京等地肛肠学习班讲课，在重庆举办肛肠学习班 10 多次，培训的学员遍及全国。

1983 年，李雨农在全国肛肠学会昆明会议上首次提出“瘘管内口及主管以肛门为中心，放射状切开，其余管道药线引流”来治疗复杂性肛瘘，既保护臀部外形，又保护括约肌功能，成为 1984 年四川省卫生厅向国庆 35 周年献礼的重点项目。《四川省医药卫生科学发展史规划纲要》指出，“枯切疗法”为四川居全国领先的医药科研项目。

李雨农直接培养的学生有湖南省的荣新奇，重庆的杨廷芳等。

赵自星

赵自星（1942— ），中西医结合主任医师，成都中医药大学教授，硕士研究生导师。肛肠科学术带头人，四川省中医学会理事，四川省肛肠学会副主任委员，中国西南西北肛肠协会副会长，

1966 年毕业于第三学医大学，1983 年留职学习中医 2 年，赵自星从事肛肠专业工作 30 年，对肛肠疑难重症进行深入研究，擅长治疗各种肛门直肠周围疾病，特别是肛肠科常见病及多发病的手术治疗。获省科技成果三等奖 2 项，撰写论文 40 余篇。擅长领域：痔疮、肛瘘、肛裂、肛周脓肿、出口梗阻性便秘、肛门直肠畸形、结直肠炎、肛门畸形、肛门缺损的手术治疗。

徐廷翰

徐廷翰（1944—2010），四川广元人，民盟盟员，1964 年考入四川医学院医学系，1970 年毕业后到部队工作锻炼，1971 年至成都中医学院附院从事肛肠工作，后在成都中医学院学习中医 3 年。中西医结合主任医师，曾任四川省中医药科学院中医研究所（四川省第二中医医院）肛肠科主任、研究员，四川省名中医，四川省学术和技术带头人，四川省卫生厅及四川省中医药管理局学术和技术带头人，四川省第二届专家评议（审）委员会委员，中国中西医结合大肠肛门病专业委员会副主任委员，第四批全国老中医药专家学术经验继承工作指导老师，四川省中西医结合学会大肠肛门病专委会主任委员。

徐廷翰从事中西医结合肛肠学科医教研近 40 年，在治疗痔疮、肛周脓肿、肛瘘、肛裂和麻醉止痛方面有独到见解。擅长用中西两法诊治肛肠疾病，研制了化痔易粉针剂等 10 余种系列专科药物，创制了腰奇穴（又称骶俞）麻醉，基本无痛手术法，改进了内口封闭压垫多切口引流术治疗复杂性肛瘘、翼形切缝结扎注射术治疗环状混合痔等术式等多种手术方法。他以“学古习今，博采广收，中西结合，治病救人”为座右铭，不断学习和引进西医先进理论与方法，创新治痔方法和药物，研制了医院制剂化痔液，并创制了扇形双层内注外剥内扎术治疗混合痔，既达到了治痔的目的，又保护了正常的肛垫，取得了较好的临床疗效。徐廷翰在化痔液的基础上研制了“痔康泰植入剂”治疗各期内痔，填补了国际中药植入剂研究的空白，开创了首先用中药植入剂治痔的先河。同时，还将外剥内扎术与整形术相结合创制了治疗环状混合痔翼形切缝结扎内注术。他结合中医挂线疗法的理论率先提出了“肛周脓肿挂线一次根治术”，对高位多间隙肛周脓肿治疗提出了挂线多切口引流术进行治疗，对复杂性肛瘘首先在国内倡导和改进了挂线多切口引流术，同时创制了选择性地用于治疗复杂性肛瘘的新术式，黏膜肌瓣下移封闭内口小切口药条引流术。他创制了皮瓣上覆扩肛矫形术，从根本上解决了肛管狭窄而使肛裂得到了根治。为了解决术后疼痛和延长止痛时间，他结合中医经络止痛理论，经过实验研究和大量的临床观察，研制成功了长效止痛药并首创了腰奇穴麻醉法和局部注射法，使止痛时间达到了 2 周左右，为肛肠科手术麻醉开创了一种新的安全的较理想的麻醉方法。他根据中医“阴平阳秘、精神乃治”的平衡观点，针对中老年人“阴气自半”的生理特点，研制了以益气养阴、滋补肝肾为主的扶正润肠丸，还研制了专科制剂如消痔合剂、消炎洗散、六乙生肌散、消炎止痛膏、湿疹止痒膏等药剂，充分体现了以中医为主、中西结合的专科特色，在四川自成一体，独树一帜。科研方面他作为课题负责人或主研参加了国家局级课题 1 项、省级课题 6 项和院所级课题 3 项的研究，协作课题 2 项，取得省级成果 3 项，获奖 2 项。四川省科委重点课题“化痔液治疗痔疮的临床实验研究”，1996 年获四川省中医管理局科技成果三等奖；1998 年获四川省人民政府科技进步三等奖。四川省中医药管理局课题“扶正润肠丸治疗中老年习惯性便秘的临床研究”通过了省级成果鉴定，“腰奇穴麻醉在肛肠科手术中的应用研究”2010 年获四川省人民政府科技进步三等奖，发明专利 1 项。专利名称：治疗痔疮的中药植入剂及其生产方法（专利号：ZL 2010 1 0113970.4）。徐廷翰被四川省中医药管理局评为科教先进工作者。先后撰写学术论文60余篇，分别在全国及省级杂志发表并在学术会上作专题讲座。代表著作《中国痔瘘诊疗学》，作为主要编著者的著作有《中西医结合大肠肛门病研究新进展》《中国痔瘘学》《中华肛肠病学》《痔病》和《中西医结合肛肠病治疗学》等。

徐廷翰主编的《中国痔瘘诊疗学》，于2008年由四川科学技术出版社出版。全书共分为两篇35个章节，以常见病为主，按病因病机、分类、症状和体征、诊断与鉴别和治疗等方面用中医理论贯穿理、法、方、药进行辨证施治，再将新理论、新方法和先进的检查手段融入其中，突出通俗易懂实用的特色，体现既有继承又有发扬和创新的理念，力求将传统医学理论与现代新理论相融合。该书不仅是中医肛肠临床、科研、教学工作者的良好参考书，还是肛肠医学生、初学者入门值得一阅的首选读本。

唐学贵

唐学贵（1966— ），四川武胜人，二级教授，主任医师，医学博士，博士生导师，硕士生导师，为赵自星弟子，国家中医药管理局“十一五”重点专科、国家卫生部临床重点专科、国家中医药重点学科项目负责人和学术带头人，部省共建重点实验室“中西医结合肛肠动力及神经电生理实验中心”建设项目负责人和学术带头人，川北医学院肛肠疾病研究所所长。第十批四川省学术和技术带头人，四川省中医药学术技术带头人，全国中医肛肠学科名专家，四川省名中医，南充市“首届十大名中医”，四川省中医药高级职称评审专家，国家药品食品监督管理局新药评审专家。中华中医药学会肛肠专业委员会副秘书长兼常务理事，中医药高等教育学会临床教育研究会肛肠分会副秘书长、常务理事，中国中西医结合大肠肛门病专业委员会常务委员，中国中医药研究促进会肛肠分会副主任委员，四川省中医药学会理事，四川省中西医结合学会大肠肛门病专业委员会主任委员，四川省中医药学会肛肠专业委员会副主任委员。四川省杰出青年科技基金及后续资助基金获得者，入选2008年教育部“新世纪优秀人才支持计划”项目。诊疗特色及擅治病种：熟练运用中医理、法、方、药对肛肠疾病进行辨证论治，以高位复杂性肛瘘、环状混合痔、肛周高位复杂性脓肿、骶前和坐骨直肠窝囊肿、重度直肠脱垂、直肠阴道瘘、先天性肛门畸形等疾病的手术以及炎症性肠病、肠动力疾病（便秘）的中西医结合治疗见长。近年主持的科研成果获四川省科技进步奖5项，市级科技进步奖2项，公开发表学术论文50余篇，作为主编、副主编、编委出版专著6部。

毛红

毛红（1967— ），女，中共党员，主任中医师，硕士。自1989年6月毕业于成都中医学院医学系，分配到四川省第二中医医院工作以来，就一直跟随在徐廷翰身边学习，2007年成为“四川省名中医工作室”的弟子正式跟师，2008年9月，被国家中医药管理局批准成为第四批全国老中医药专家徐廷翰的学术经验继承人，现任四川省第二中医医院肛肠科主任，为中国中西医结合学会大肠肛门病专业委员会常务委员，中华中医药学会肛肠专业委员会常务理事，全国中医药高等教育学会临床教育研究会肛肠分会常务理事兼副秘书长，四川省中西医结合学会大肠肛门病专业委员会副主任委员，四川省医师协会肛肠科专委会副主任委员，四川省中医药学会青年中医药研究会副主任委员，第三批全国优秀中医临床人才研修项目学员，第十批四川省学术和技术带头人后备人选，四川省中医药管理局学术和技术带头人，成都市医学会医疗事故技术鉴定专家库成员，局、市师承合作项目指导老师。

毛红从事中西医结合肛肠专业医疗、教学、科研工作 26 年，具有深厚的基础理论知识和丰富的临床经验，全面掌握了肛肠常见病、多发病及疑难病的诊治，对肛肠科专业的复杂重症的处理得心应手，如高位复杂性肛瘘、环状混合痔、肛周高位复杂性脓肿等的诊断和手术。在国家级核心期刊上发表论文 30 多篇。参与编写了《中国痔瘘诊疗学》《中西医结合医学学科发展报告》等 6 部著作；多次参加国际、国内及四川省学术交流会并做大会专题报告交流。作为主研参加省级课题 14 项，其中 5 项作为课题负责人，省级课题“腰奇穴麻醉在肛肠科手术中应用的临床研究”作为第二主研获得 2010 年四川省科技进步三等奖，通过成果鉴定 1 项。带教培训进修生累计 300 余人。2011 年，荣获中国中西医结合学会颁发的首届中西医结合优秀青年贡献奖，同时获得“全国中医肛肠学科名专家”称号。2013 年，分获“第四批全国老中医药专家学术经验继承工作优秀继承人”“四川省卫生厅厅直机关医德模范”等称号。

（三）男科

王久源

王久源（1944— ），四川省阆中市人，教授，硕士生导师。1968 年，毕业于成都中医学院医疗学系，被分配到甘孜州人民医院。1971 年，参加卫生部在京举办的中西医结合班学习。1978 年，考入成都中医学院攻读中医内科学首届硕士研究生，师承傅灿冰、彭宪章、蒋慧钧。1980 年，毕业留校从事教学、临床、科研及管理工作。1996 年，晋升教授，2003 年应邀赴德国讲学和临床指导。先后担任各层次学生课堂教学和临床指导，曾任成都中医学院医学系主任、科研处处长、中华中医药学会男科分会副主任委员、四川省中医男科专委会主任委员。先后承担科研课题 10 余项，其研究成果获省科技进步二等奖、三等奖，省中医药科技进步一等奖，成都市科技进步三等奖，省社会科学研究优秀成果三等奖，省教委社会科学研究优秀成果一等奖，四川省优秀新产品二等奖，发表学术论文 20 余篇。

王氏认为，男科病机总以“肾虚”为本，湿、热、毒、瘀邪侵袭为标，以气血阴阳气机失调发病。倡导男科治疗以“肾精”为中心，重视“先后天之本”的调理。强调用药应固护脾胃，中病即止，慎用过寒过燥之药。应用清热解毒药时，常选鱼腥草、蒲公英、败酱草等甘寒不伤胃之药；如伴有胃纳差，加生谷芽、生麦芽、六神曲、莱菔子助脾胃运化；脾胃湿气，则用藿香、佩兰、白蔻仁、苍术、厚朴、陈皮、生甘草理气化湿；温阳则用鹿角胶（霜，片）代替附片等。

针对现代男性面临各种压力，衍生出多种心理障碍性疾病，王氏临床重视“社会－心理－生物医学模式”，总结出多层次、多角度、多视野的临床辨治方法，如心病从心医，在施治上多用养心、清心、镇心诸法，选用酸枣仁、柏子仁、五味子、百合、生龙骨、生牡蛎、姜黄、刺蒺藜、白芍、制首乌、黄精、生麦芽、腊梅花、生甘草等药。临床辨证上，擅抓主证，重用君药，以气虚证为主者，黄芪有时达 120 克；湿邪为患，热不重，兼纳差，腹胀，舌苔腻者，用苍术可达 30 克。针对男科疾病病因多的特点，谨守病机选择多功效药物，如既有活血祛瘀作用，又有利尿通淋之功的生蒲黄；既能活血祛瘀，又能利尿消肿的益母草；既能通行气血，祛瘀止痛，又行而不烈、破而不峻、不伤气血的丹参。男人也多郁证，刺蒺藜既能入肝经解肝郁，又能治疗阳痿，肝气抑郁不疏而致阳痿者，每用刺蒺藜达 30 克。

王久源深谙“治上焦如羽，非轻不举；治中焦如衡，非平不安；下焦如权，非重不沉”之说，选桔梗、杏仁、麻黄、连翘，生甘草轻宣上焦；用潞党参、茯苓、白术、淮山药、炙甘草等补气健脾，平衡中焦；用生龙骨、生牡蛎，重镇固涩，芡实、金樱子滋阴涩脱，理下焦，其目的都是疏理三焦气机。善于使用药对、药组，如姜黄配刺蒺藜，治疗肝郁气滞或湿热之邪阻滞下焦的前列腺炎、前列腺增生、阳痿、早泄、不育症等；苍术配黄柏，治疗湿热下注引起的阳痿、前列腺炎、前列腺增生；知母配黄柏，用于阴虚火旺的遗精、早泄或湿热所致的阴汗；生蒲黄配蒲公英，采用“治湿必用血药”法，活血化瘀，解毒疗淋，消肿止痛；萆薢配石菖蒲，利尿化浊；柴胡配白芍，用于肝郁脾虚所致阳痿、早泄；生麦芽、腊梅花、九香虫合用，治疗肝郁型阳痿；丹参配葛根，用于情志不调，气滞血瘀所致或有多饮、多食、尿多、口干且舌质暗红无苔、气阴两伤的消渴而致阳痿。鱼腥草配车前草，使清利下焦湿热之力倍增，用于湿热瘀阻下焦而致尿路感染、前列腺炎等；败酱草、红藤、黄精，治疗不育，补诸虚，填精益髓；酸枣仁、五味子、白芍，用于肝肾不足的遗精、阳痿、早泄、前列腺疾病等伴失眠，惊悸，烦躁者；黄连配肉桂，用于心神浮摇，相火妄动，君相移位，火不归元的早泄、遗精；佩兰配泽兰，用于湿邪困脾，水停气阻血瘀而致前列腺炎、前列腺增生症；黄芪、党参、当归、熟地黄、枸杞子组药，合用治疗气虚血弱精亏的男科诸证。柴胡、桂枝、党参、炙甘草、生龙骨、生牡蛎，治疗肝郁阳亢，心肾两虚的早泄、遗精。

王氏善用经方，多赋新意。如应用麻黄附子细辛汤、四逆散加味等加减治疗阳痿；桂枝龙骨牡蛎汤、酸枣仁汤等加味治疗早泄；小柴胡汤、四妙散加味等治疗慢性前列腺炎、精囊炎；金匮肾气丸加味等治疗前列腺增生症。提出慢性前列腺炎的病机为“湿热血瘀、脾肾虚”，前列腺增生症为“肾虚血瘀兼湿热”的观点，并据此理论研制出治疗慢性前列腺炎的新药“前列消炎止痛片”、前列腺增生症新药“克癃胶囊”等。

张蜀武

张蜀武（1946— ），成都人，主任医师、博士生导师。1968 年毕业于第三军医大学，1974 年转业到成都中医学院附属医院，1976 年在成都中医学院附属医院成立泌尿外科专业组，“西学中”后，于 1994 年建立了成都中医学院附属医院男科，2000 年，组建成都中医药大学附属医院泌尿外科。现任马来西亚马六甲中医学院特聘客座教授，中国医师协会中西医结合泌尿外科专家委员会主任委员、泌尿外科专委会副主任委员、男科学专委会顾问；中国医师协会中西医结合男科专家委员会常委，四川省中西医结合学会男科学专委会主任委员，成都军区总医院博士后流动站特聘导师，《中西医结合外科杂志》编委等。张蜀武已培养硕士研究生 30 余名，博士研究生 8 名。编写院内教材并开设《男科学》《泌尿外科学》课程。他承担科研课题 13 项，出版《中国中西医结合男科学》《中国中西医结合泌尿外科学》《实用男科学》等著作，发表论文 50 余篇。获得省级、市级科技进步三等奖 3 项；科技成果转让 1 项；2011 年获全国第二届中西医结合贡献奖。

张氏在阳痿的研究中，在遵循中医“肾学说”理论的同时，提出了“阳事以筋为本，以气血为用，从肝论治”的学术思想，认为肝气郁结为阳痿的主要发病基础，实多虚少为其主要病机，瘀血为其终极病机。主张将舒肝活血通络贯穿于阳痿治疗的全过程，并配以虫类药。研究的益坎胶囊在临床和科研中均取得较好疗效，现已成为院内制剂。

张蜀武认为前列腺增生的基本病机为“瘀血败精阻滞水道”，以化瘀散结为基本大法，佐以补肾、通窍以开其水道，研究了克癃胶囊，获四川省和成都市科学技术进步三等奖，并于2005年获国家食品药品监督管理局临床批文。

在前列腺炎的研究中，张蜀武提出“肾虚瘀血湿热”辨证论治理论，倡导宏观辨证与微观辨证结合。主张以疼痛为主症者从血瘀立论，以尿道滴白为主症者或前列腺液常规白细胞增多者从湿热立论，久病、精液常规异常、性功能低下或前列腺常规卵磷脂小体减少者从肾虚立论，不但提高了临床疗效，还使临床的可操作性大大增加。主持开展了“小金丸”治疗前列腺炎的临床和实验研究，发现该药对前列腺组织中疼痛因子和炎症因子均有明显抑制作用。

近几年做了大量关于前列腺癌的临床和实验研究。认为该病全身属虚，局部属实，基本病机是“正虚邪实”，因虚而得，因实致瘤，治以益气扶正、消癥散结为基本大法，以人参胡核汤为基本方，同时给予得力生注射液静滴，可显著改善患者临床症状，提高生活质量，延长生存期，PSA水平有所下降。并选择雄激素非依赖性前列腺癌PC–3、DU–145细胞株，采用细胞培养技术，分别研究了前述方案的作用机理，发现该药可抑制PC–3、DU–145细胞增殖，诱导细胞凋亡，该研究成果已在《中国中西医结合杂志（英文版）》发表。

常德贵

常德贵（1964— ），博士，主任中医师，博士生导师，享受国务院政府特殊津贴，四川省中医药管理局学术和技术带头人，全国优秀中医临床人才。2006年，获针灸推拿学博士学位。现兼任中国中西医药结合学会男科学专委会副主任委员、四川省性学会男性学专委会主任委员、四川省中医药学会男科学专委会副主任委员、四川省中西医结合学会男科学专委会副主任委员、西部精神医学协会男性心身健康专委会副主任委员等职。编写论著16部，发表论文85篇。承担科研29项，获四川省人民政府科技进步三等奖1项、成都市人民政府科技进步三等奖2项、中华中医药学会科技进步三等奖1项。

常德贵先后在新加坡、日本、马来西亚开展学术交流及讲座。培养硕、博士研究生49人。常德贵重视中西医合参，对历代中医各家学说及流派做过深入细致的研究和探讨，尤推崇张仲景、李东垣等医家的学术思想，以勃起功能障碍、男性不育、前列腺增生症、前列腺癌、前列腺炎为研究方向。

常德贵形成了“精生、情生在肾，勃起在肝”的学术思想，重视“肝”和“肾”的功能分工；认识到少弱精症主要病机为肾虚、血瘀、湿热，与肝肾精血不足、脾虚湿胜、湿瘀阻络有关，肾虚、血瘀、湿热为其主要病机，确立了补肾填精、益气养血、化瘀利湿的治疗方法。形成了精液迟缓液化症“血瘀精凝”的病机理论，该病古人未有记载。发现精液不液化症表现为精液液化时间延长，黏稠度增高，甚或凝集成块，有如血之凝固；然精血同源、精血可互化，故精之凝集与血之瘀滞多互为因果，相互转化，形成了“血瘀精凝”的病机理论，“从瘀论治精液不液化症”进一步详尽论述了本病的治疗规律。以“活血化瘀、清热化痰”为基本治法，形成院内制剂“溶精胶囊”，并对该制剂从精浆纤溶酶系统及蛋白水解酶系统的角度进行了生化酶学研究。完成了《中国男性不育证中西医结合诊疗指南》的编写，总结出前列腺增生症“肾虚夹湿夹瘀”的病机特点，以补肾活血利湿立法，治疗前列腺增生取得了较好的疗效。研究成果获国家食品药品监督管理局新药临床研究批件并转让。形成了“湿热、瘀血、败精阻塞精道”的基本病机学术理论，提倡辨证与辨病相结合，内治与外治相结合的综合治疗方案，同时积极探索中医古代经典方在慢性前列腺炎治疗中的运用，并完成了《中国慢性前列腺炎中西医结合诊疗指南》编写等。形成了“肾虚、血瘀、浊毒”的基本病机理论，临床中以补肾活血祛毒为基本治法，研制出了芪蓝胶囊，该制剂联合西药治疗前列腺癌效果满意，目前正进行“芪蓝胶囊对气虚血瘀型前列腺癌临床增效作用研究”的研究。

参考文献

[1] 罗禹田，艾儒棣，宋根信．中医外科临证集要［M］．成都：四川科学技术出版社，1987.

[2] 艾儒棣．中医外科特色制剂［M］．北京：中国中医药出版社，2008.

[3] 艾儒棣．中医外科药物学［M］．成都：四川科学技术出版社，1976.

[4] 艾儒棣．文琢之中医外科经验论集［M］．重庆：科技文献出版社重庆分社，1992.

[5] 张觉人．中国炼丹术与丹药［M］．北京：学苑出版社，2009.

[6] 陈先赋．四川名医传［M］．成都：四川科学技术出版社，1991.

[7] 张赞臣．中医外科医籍存佚考［M］．北京：人民卫生出版社，1987.

[8] 赵立勋．四川中医药史话［M］．成都：电子科技大学出版社，1993.

[9] 吴介诚编述，周国雄整理．疮疡经验录［M］．北京：人民卫生出版社，1980.

[10] 周国雄．吴介诚老中医医事一二［J］．重庆中医药杂志，1987，(1)：38-39.

[11] 吴光前，李宁，柳茜．名医吴介诚先生外科学术经验［J］．四川中医，2001，(5)：1-3.

[12] 赵致镛．四川中医外科学术发展简史［J］．四川中医，1992，(4)：12-13.

[13] 文琢之，艾儒棣．近百年来成都的中医学校［J］．成都中医学院学报，1981，(2)：77-79.

[14] 王友平．近代四川医药卫生报刊述论［J］．天府新论，2009，(4)：133-137.

[15] 黄济川．痔瘘治疗法［M］．四川：四川人民出版社，1955.

[16] 曹吉勋．中国痔瘘学［M］．四川：四川科技出版社，1985.

[17] 谢海洲．谢海洲医学文集［M］．北京：中医古籍出版社，2004.

[18] 黄乃建．中国肛肠病学［M］．山东：山东科学技术出版社，1996.

[19] 政协内江县委员会．内江县文史资料［Z］．第 9 辑，1984.

[20] 政协成都市青羊区委员会文史资料研究委员会．少城文史资料［Z］．第 6 辑，1994.

[21] 中华外科杂志编辑部．新中国外科发展史料（六）：1956［J］．中华外科杂志，2007，5(9)：634.

[22] 张文康，俞中元．中国百年百名中医临床家丛书——承淡安［M］．北京：中国中医药出版社，2003.

[23] 史仁杰．南京中医药大学中医学家专集——朱秉宜教授的学术思想和临床经验［M］．北京：人民卫生出版社，1999.

[24] 柏生．柏生新闻作品选——中医治疗痔瘘经验的传播［M］．北京：新华出版社，1984.

[25] 寇玉明，罗逢启．周济民老中医的学术思想与临床经验［J］．北京中医，1999(6)：8-10.

[26] 徐廷翰．便血证治初探［J］．中国肛肠病杂志，1985，5(2)：15-16.

[27] 徐廷翰．挂线多切口引流法治疗肛周脓肿 41 例［J］．四川中医，1987，5(8)：38-39.

[28] 徐廷翰．中西医结合肛肠病研究新进展［M］．沈阳：辽宁科技出版社，2000.

[29] 徐廷翰．改良骶管麻醉用于肛肠科手术的体会（附 3583 例病例分析）．中西医结合肛肠病研究新进

展［M］. 沈阳：辽宁科技出版社，2000.

［30］徐廷翰 . 中西医结合大肠肛门病研究新进展［M］. 成都：四川科学技术出版社，2004.

［31］李雨农，徐廷翰 . 中华肛肠病学［M］. 重庆：科技文献出版社重庆分社，1990.

［32］张东铭，徐廷翰 . 痔病［M］. 北京：人民卫生出版社，2004.

［33］徐廷翰，刘金龙，毛红，等 . 中国痔瘘诊疗学［M］. 成都：四川科学技术出版社，2008.

［34］黄明达 . 图说彭祖养生经［M］. 北京：九州出版社，2010.

［35］唐容川 . 血证论［M］. 北京：中国中医药出版社，2005.

［36］唐容川 . 中西汇通医经精义［M］. 太原：山西科学技术出版社，2013.

［37］邹慎 . 沈绍九医话［M］. 北京：人民卫生出版社，2008.

［38］中国中医研究院 . 蒲辅周医案［M］. 北京：人民卫生出版社，2005.

（张毅　常德贵　方明　陈明岭　杨向东　赵希忠　宋会勇　毕明帅）

第十章　妇科学派

川蜀中医妇科在隋唐之前尚处于萌芽阶段，此前妇科寓于内科之中，尚未独立分科，仅有关于妇科治疗方法及药物使用的零散记载。《山海经》中记载有“食之令人有子”及“食之使人无子”的药物，这是古籍中最早关于女性生殖方面药物的记载。唐至晚清时期是川蜀中医妇科的发展期，此期不仅出现了本草类专著，还出现了妇产科专书。宋代之前，妇科虽未独立成科，但孙思邈《备急千金要方》中妇（产）科的内容单独列为专题论述，且特地排列在各科之前，说明妇（产）科在此期受到了重视。至宋朝出现了医事分科，妇产科成为专科，并逐渐建立并健全了妇（产）科学术理论体系。这一时期的主要成就表现在妇产科专书及药物学专著的出现。在妇产科专书方面，现存最早的是唐代四川成都人昝殷所著《经效产宝》及四川青神人杨子建所撰《十产论》。《经效产宝》一书言简意赅，颇具学术价值，其中很多观点至今仍为临床所沿袭并奉为纲领，其对四川中医妇科乃至整个中医妇科的发展意义非常，影响深远，实可称为中医妇科的奠基之作。《十产论》针对异常胎位提出了行之有效的转胎治疗手法，领先西欧近五百年。在药物学专著方面，首推蜀州晋阳人唐慎微所著的《经史证类备急本草》，此书集宋以前的本草学之大成，取材广泛，其中有不少治疗妇科病的验方，对妇科疾病的治疗用药具有重要的指导作用。至清朝乾隆年间，四川什邡县人朱音恬，习儒通医，以医济人，所著《医理元枢》十四卷，其中《妇科辑要》据病证对历代女科名家的论述加以分类整理，并对经、带、胎、产等常见疾病予以阐述。其后，四川新都程从美专长妇产科四十余年，著《胎产大法》；清咸丰七年，四川江津名医陈洪春撰《新刊经效妇科》；神泉（今四川安县塔水镇）人刘文华著《保产金丹》。

中西医汇通的早期代表人物之一唐宗海，四川彭县人，其代表作《血证论》虽非妇科专著，但书中对女子经、带、崩、胎、产诸疾亦有较为翔实的阐述。他认为，女子经病须调气、血、水，用药当不离脾、肾、肝；崩带同源，治法总以治脾为主；胎病当究血与水，临产催生宜治气与血，产后多重虚和瘀等。此期还出现了著名女医家曾懿，四川华阳人。曾氏学识渊博，善工书法，通晓医籍，精于医道，一生行医无数，著有《医学篇》一书，后经重辑。该书被分为六辑，其中《妇科良方》一辑中详载妇科的有效方剂，对后世影响很大。“民国”年间，四川双流县著名医家张骥对孙思邈《备急千金要方·妇人方上》进行了详细注释，撰写了《千金妇人方注》一书，颇具见解。这些著作的出现对完善川派中医妇科理论体系和指导临床治疗产生了深远的影响。

第一节　医道溯源

一、历史医家

昝殷

昝殷，唐大中年间（797—859），成都人，官医博士，精于妇、幼科。据嘉庆《四川通志》、同治《重修成都县志》等记载，唐宣宗大中六年（852），昝殷在成都已颇有医名。其时白敏中任剑南西川节度使，驻守成都，因家族中有患难产而死于非命者，引起白敏中的焦虑，遂晓喻所属，遍访名医，寻求良方。时人举荐昝殷后，白敏中亲自召迎，询以救治妇产急难病证的良策。昝殷一一为之剖析，皆令人信服。白氏家族中复有产妇经其救治而转危为安，使白敏中对昝殷的精湛医技有了更深刻的了解，于是白敏中建议昝殷将其经验总结编成专书，以便推广。昝殷在公元 847 ～ 852 年间完成了书稿，白敏中阅后甚为赞赏，谓“重其简要，命曰《产宝》”。公元 857 年，复经周颋为之补益作序后，此书便逐渐流传开来。原书早佚，清人张金城在日本得此书抄本，携归重刻，遂为《经效产宝》三卷。昝殷还著有《食医心鉴》《导养方》各三卷，于食医及体育疗法的发展亦有助益。

杨子建

杨子建，名康侯，号退修，生卒年不详，北宋眉州青神（今四川青神县）人。因感蜀地偏远，缺医少药，自幼刻苦钻研医术，以济世活人为志。在医学上精熟《内经》《难经》，并旁及百科，著有《难经续演》《护命方》五卷和《通神论》十五卷等。北宋文学家黄庭坚游历青神中岩寺时，曾结识杨子建，相交甚密，并悉读杨氏医学著作，对其刻苦钻研，自学通医甚为赞赏。他在为杨氏所著的《难经续演》（又称《注解难经》）撰写的序文中说：“天下之学，要之有宗师，然后可臻微入妙，虽不尽明先王之意，惟其有本源，故去经不远也……今年以事至青神，有杨康侯子建者，以其所论著医，惠然见投，其悉读之，而其说汪洋。蜀地僻远，无从问所不知，子建闭户读书，贯穿黄帝岐伯。无师之学，至能如此，岂易得哉……是亦仁人之用心云尔。”其嘉许之情，跃然纸上。杨氏认为，《黄帝内经》之五运六气理论，为治百病的根本，然时医不读原书，后世通此理论者唯王冰一人而已，然王冰次注《内经》，于迁变行度莫知其始终、次序。故杨氏发编摩之志，著之成篇。杨子建尤精妇产科，在其临床实践中，因感其世收生者少精良妙手，而致痛伤难产，产妇无辜殒命，胎儿横遭夭折，乃于其临床经验基础上，参阅前人有关妇产科学说，编著了《十产论》。

程从美

程从美（1789—？），别号志阳子，清代医家，四川新都人。作者自述“十六岁时，身弱失血，历二十一载，百医不效，因潜心习医”。程从美 22 岁时以医为业，道光元年（1821）33 岁时“瘟疫大行，按运而调治，活人甚众”。程从美苦心研习妇产科四十余年，参考前代胎产诸法及亲身临床经历，著《胎产大法》两卷，初梓时已 58 岁。

唐宗海

唐宗海甲申年（1884）著成《血证论》，集血证诊治之大成，弥补了此前血证理论和临床证治的空白，尤其是《血证论·吐血》中提出的治疗血证的“止血、消瘀、宁血、补血”四法，成为通治血证之大法，对于妇科出血性疾病的治疗产生了重大影响，至今仍然指导临床。

曾懿

曾懿是晚清著名女医家。她汇集前人验方，结合自身经验，著有《妇科良方》《外科纂要》等医书六种，辑为《曾女士医学全书》，内容包括中医诊法、热病杂证治法，妇、儿、外科辨治要领，临证多可借鉴。现存 1933 年苏州国医社铅印本。

二、代表著作

《经效产宝》（图 10-1）

昝殷著，又名《产宝》，该书成于 847—852 年间。该书集唐代以前诸家关于胎产的论述，兼收民间验方，结合个人临床经验著成此书。《产宝》3 卷，分 52 篇，共收集了有关经闭、带下、妊娠、坐月难产、产后诸证等备验药方 378 首。上卷论述了养胎、保胎、安胎、食忌、恶阻、胎动不安、漏胞下血、身肿腹胀及难产诸疾，特别对横产、倒产做了重点介绍。中下卷论述产科各种疾病的治疗与方剂共 25 篇。该书围绕妊娠、分娩、产后等病证详论证治，每类证型先列医论，后述方药。如对胎动不安（即先兆流产），指出原因有二：一是孕妇有病，因而胎动流产；二是胎儿先天发育不良，引起流产。书中对胞衣不出的分析，以及难产的治法等，至今仍具有指导意义；其中对横产（肩产式）、倒产（足产式）等助产方式的介绍，也有颇多值得取法之处；治疗上重视调理气血，补益脾肾，对血晕的急救措施符合实际，且简便易行。该书保留了唐以前产科方面的经验方药，对中国产科的发展有一定贡献。

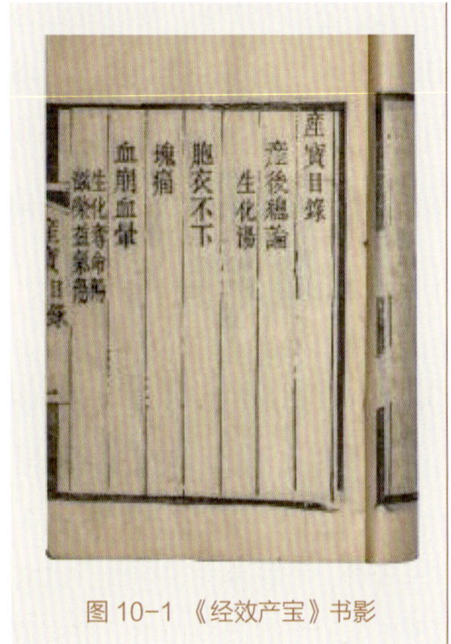

图 10-1 《经效产宝》书影

《十产论》

杨子建著，成书于北宋元符年间（1098 ～ 1100），是中国古代妇产科医学上的重要文献，也是我国现存最早的专论难产的著作。杨子建在其临证中，因感其世收生者少精良妙手，而致痛伤难产，产妇无辜殒命，胎儿横遭夭折，乃于其临床经验基础上，参阅前人有关妇产科的学说，编著《十产论》。其著述一曰正产，二曰催产，三曰伤产，四曰冻产，五曰热产，六曰横产，七曰倒产，八曰偏产，九曰碍产，十曰盘肠产。书中详细记述了妇女临产中的横产（手或臂先露）、倒产（足先露）、偏产（额先露）、碍产（脐带缠肩）等各种不同类型的生产状况，并具体说明了纠正各种不同胎位的方法技巧，以及各种难产的急救处理办法。清代名医程钟龄曾赞叹曰："《十产论》可谓精且密矣。"后《十产论》流传日本，震动了日本医界。可以说，《十产论》记载的"转胎手法"是异常胎位转位术的最早记载，我国在这方面的成就领先西欧近五百年。虽然与现代产科相比，杨子建对难产的认识和处理方法还显得很不全面，但在当时的历史条件下，能够提出较为完整的理论和一套行之有效的治疗难产的操作手法，已是十分难能可贵。

《妇科辑要》

朱音恬著，成书于清乾隆十八年（1753），系《医理元枢》丛书十四卷之一。本书辑选历代女科名家论述，并据病证加以分类整理。作者撷取《医宗金鉴·妇科心法要诀》部分方论，参入己意，对女科之月经、崩带、胎前、产后等常见疾病予以进一步阐发、笺注，并择选《达生编》验方，以供临证选用。然本书在编例刻印上，与《幼科辑要》前后错杂，略嫌冗赘。现有清刻《医理元枢》丛书本。

《胎产大法》（图 10-2，图 10-3）

清代程从美著，二卷，刊于道光二十六年（1846）。程从美以其妇产科四十余年经验，参考前代胎产诸法，撰成《胎产大法》。上卷论述经带崩漏、妊娠禁忌；下卷论临产、催生、逆产处置大法，产后调理，处方用药等。全书以经典理论为本，旁及后世医家及佛道之学，论述妇女月经、胎孕、种子、生产诸法和禁忌、养护及处方用药心得，富有临床实际操作经验。全书载方 163 首，制方论述细致周详，具有紧要细微处言之再三、论述细致周详透彻、方多简便实用的特点。

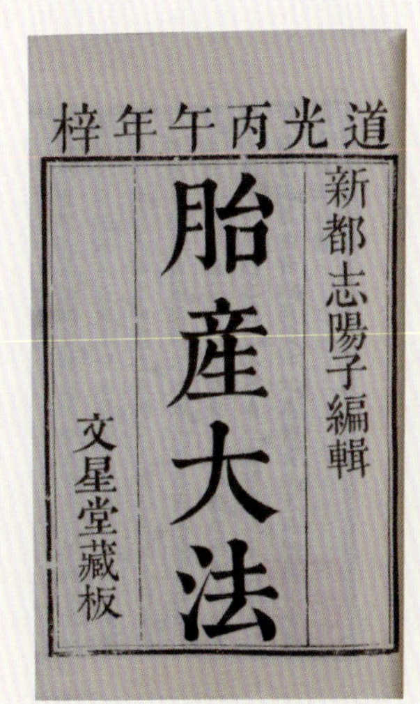
道光丙午年梓
新都志陽子編輯
胎產大法
文星堂藏板

图 10-2 《胎产大法》书影 1

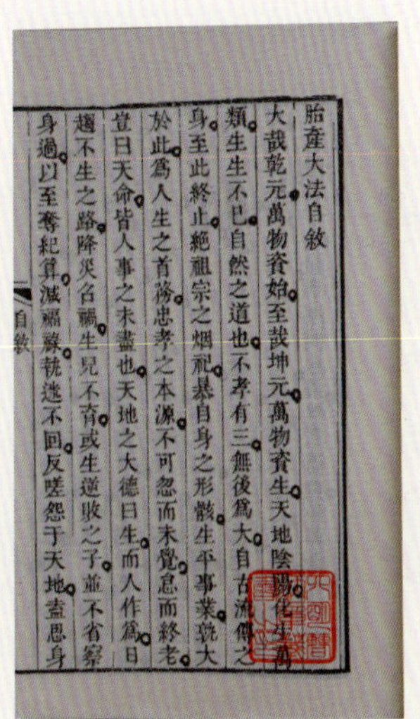
胎產大法自敘
大哉乾元萬物資始至哉坤元萬物資生天地陰陽化生萬
類生生不已自然之道也不孝有三無後爲大自古流傳之
身至此終止絕祖宗之烟祀棄自身之形骸生平事業就大
於此爲人生之首務忠孝之本源不可忽而未覺悉而終老
豈曰天命皆人事之未盡也天地之大德曰生而人作爲日
趨不生之路降災召禍生兒不育或生逆敗之子並不省察
身過以至奪紀算滅福壽執迷不回反嗟怨于天地盡愚身
自敘

图 10-3 《胎产大法》书影 2

《女科枢要》

清代杨凤庭辑，不分卷，成书于清道光二十七年（1847）。书中辑录前代妇科经闭、崩中、癥瘕、带下等病证的论治，以及妊娠十月调理、妊娠并发症、临产十一症及产后杂病的证治，收录医方近百首。

《保产金丹》

清代刘文华、刘文焕（字云樵）编，四卷，成书于 1849 年，刊于清光绪十二年（1886）。卷一为怀孕部七门，阐述孕期保养、饮食宜忌及十二种妊娠病的病因证治；卷二为临产部十门，首述临产注意事项、待产法、饮食宜忌，次述正产、难产的机理和处理方法，并附验案；卷三为产后部，首论产后事宜、饮食宜忌、用药治则，次论 20 种产后病的病因病机、治法方药；卷四为半产部，引用前人论述，介绍半产的病因机理证治；末附“妇人不孕十因”等。全书共载方 45 首，载胎前产后调护之法，文字通俗易懂。

《血证论》

唐宗海著，成书于 1884 年，全书以“血病”证治为纲，共八卷。卷一为血证总论，综论阴阳、气血、水火、脏腑等生理因素及男女异同；卷二至卷六论及内科、外科、伤科、妇产科等相关出血性疾病的证治，再论瘀血、蓄血及失血兼见诸证的 170 余种血证的辨证治疗；卷七至卷八为方论，共收 200 余方。现存清刻本、石印本、《中西汇通医书五种》版本，1949 年后有单行排印本。《血证论》为唐宗海呕心沥血之作，书中对血证的治疗有不少新的见解，论证用药亦颇有独到之处，特别是治疗血证的四大法则：止血、消瘀、宁血、补血，被后世奉为准则，广泛运用于内、外、妇、骨伤各科疾病的治疗。此书虽非妇科专著，但其较为翔实的病证描述和极强的临床指导性，对川蜀中医妇科血证理论体系和治疗方法的完善具有重要的意义。

《妇科良方》

曾懿著，四卷，成书于清光绪三十二年（1906），与《诊病要诀》《杂病秘笈》《幼科指迷》《寒温指迷》《外科纂要》合为《曾女士医学全书》六种。书中详载妇科有效方。曾懿运用成方并不拘于原书所规定的主治条文，常扩大其应用范围。曾氏对民间经验亦甚重视，常用的安胎奇效方就是一个民间验方。方中墨鱼四两，老母鸡一只，杀鸡洗净，纳墨鱼于鸡腹中，加盐少许，炖烂食之，永无小产之患。

《千金妇人方注》

张骥著，系《汲古医学丛书》之一，是张氏对孙思邈《备急千金要方·妇人方上》的注释。本书由张骥集前贤张璐、黄恩荣二位医家对《备急千金要方》的注释，并广征博引，加注而成。其体例是按“妇人方上”的篇次分节、分句注释，颇有见地。其目录包括求子、妊娠恶阻、养胎、妊娠诸病、产难、子死腹中、逆生、胞胎不出、下乳。

《一壶天和集》（图 10-4）

杨体仁著，成书于1929年。该书包括妇科和儿科两部分，妇科载种子、经、胎、产、乳、带、阴诸证。书中所用方药，多系民间验方，简便易行。

《妇科约编》（图 10-5）

周禹锡编，成书于1938年，系《中国医学约编》之一。全书分生理、病理、诊断、治疗、方按五章，主要论述女性生殖器、胎孕、乳部、月经的生理功能，介绍月经不调、月经变色、崩漏、闭经、带下、白淫、白浊、癥瘕、脏躁等15种妇科常见病的病理、诊断方法，以及月经不调、闭塞、崩漏、带下、胎孕、产乳的治疗及76首妇产科常用方，并加方解。全书以传统中医理论为纲，结合少量西医解剖生理知识而成。

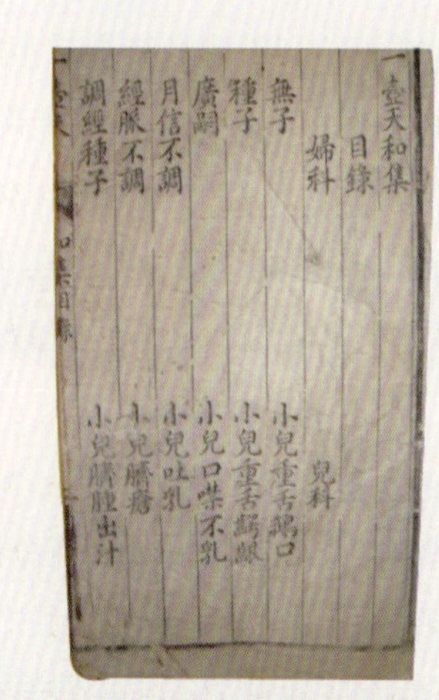

一壺天和集

目錄

婦科

無子

種子

廣嗣

月信不調

經脈不調

調經種子

兒科

小兒重舌鵝口

小兒口噤不乳

小兒吐乳

小兒臍瘡

小兒臍腫出汁

一壺天和集目錄

图 10-4 《一壶天和集》书影

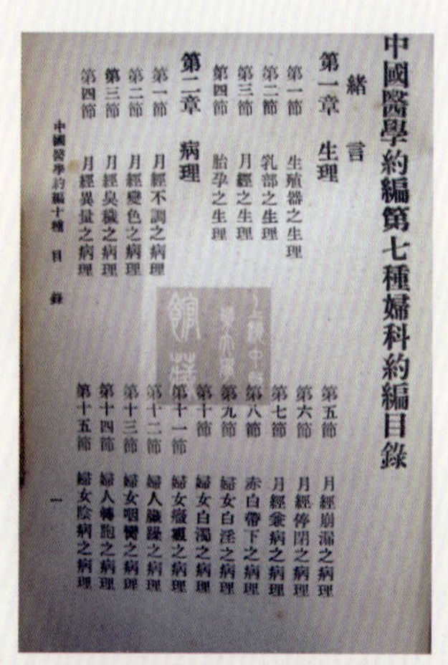

中國醫學約編第七種婦科約編目錄

緒言

第一章 生理

第一節 生殖器之生理

第二節 乳部之生理

第三節 月經之生理

第四節 胎孕之生理

第二章 病理

第一節 月經不調之病理

第二節 月經變色之病理

第三節 月經臭穢之病理

第四節 月經異量之病理

第五節 月經崩漏之病理

第六節 月經停閉之病理

第七節 月經兼病之病理

第八節 赤白帶下之病理

第九節 婦女白淫之病理

第十節 婦女白濁之病理

第十一節 婦女癥瘕之病理

第十二節 婦人臟躁之病理

第十三節 婦女[illegible]之病理

第十四節 婦人轉胞之病理

第十五節 婦女陰病之病理

中國醫學約編十種 目錄 一

图 10-5 《妇科约编》书影

此外，“民国”年间还有成都李景虞编、李斯炽校阅的《实用女科学》，书中载有作者的多例验案。

三、学术特点

（一）调理气血，补益脾肾以养胎安胎

昝殷著《产宝》论“妊娠恶阻”云：“夫阻病之候，心中愦愦，头旋眼眩，四肢沉重，懈怠，恶闻食气，好吃酸咸果实，多卧少起。三月四月多呕逆，肢体不得自举者。”此描述可谓详尽具体，切合临证。处方以人参、白术、茯苓益气健脾利水，橘皮、生姜、竹茹和胃降逆止呕，对妊娠恶阻之疗效，甚为可靠。又如，对胎动不安的论述中提出，“安胎有二：因母病以动胎，但疗母疾，其胎自安；又缘胎有不坚，故胎动以病母，但疗胎则母瘥”。此与现代科学的认识是完全吻合的。其所拟之安胎方，用续断、艾叶、当归、干地黄、阿胶等药，有补肾、养血、止血安胎的功效，至今仍为临床习用。清代程从美《胎产大法》专列“服药补肾”一节，强调“肾是人一生之根本，滋生之大源”。

（二）内外合用以治疗产时、产后诸疾

昝殷对于临产及产后诸多病证，主张“内宜用药，外宜用法”。如首创“擀心下”（按摩子宫）与内服药相结合，预防产后出血。对于产后热结，大便不通者，除运用内服药之外，主张结合蜜煎导坐药通大便。产后血晕，为产后危急重症之一，由昝殷首次提出，治疗除主张“速投方药”外，还可用烧红的秤砣淬醋熏蒸。此法不仅简便易行，也确能收到一定的效果。对于产后乳汁自出，昝殷认为当根据虚实不同运用不同的方法，若是气虚者宜补而止之，如因乳汁蓄积，当以外敷之法。产后乳痈，宜服连翘汤，外以赤小豆末调敷。在救治难产上，用滋阴强壮药物内服，以增强产妇的体力；再加上外用手法助产，使胎儿娩出，这在当今仍具指导意义。

（三）重视食疗，创产后多首食疗方

昝殷对食疗颇有研究，著有《食医心鉴》，今亦存。书中记述中风、脚气、消渴、淋病及部分妇科、儿科等16类疾病的食治方药，计211方，其中也包括了以药物煮粥、制茶、作酒饮用的药方。此书在每一类食疗方之前，都有一篇简论，论述该类病的成因、症状及食疗的原理，简明实用，论述精辟。如书中关于产后的论述曰：“（产妇生育）百日之内，犹尚虚羸……饮食失节，冷热乖衷，血气虚损，因此成疾，药饵不知，更增诸疾。且以饮食调理，庶为良工耳。”因此，书中收了十多首治疗妇人产后疾病的食疗方，如治“气血不调，虚损无力”的白羊肉红米粥方，治“产后虚损，乳汁不下”的猪蹄粥方，治“产后痢，腰腹肚痛”的野鸡肉馄饨方等。其食治医方多具取材方便、容易制作、价廉效验之特点，多为粥、面条、馄饨、汤、羹、酒等，食疗方均注明原料、用量、制法、食法。

（四）首论十种难产的病因及助产方法

杨子建在《十产论》中，专论分娩时的各种产式，最早描述了因胎位异常引起的各种难产，并创矫正胎位转正的各种手法，是一部接生法专著。书中对十种难产（异常分娩）的病因、症状、助产方法的论述，在当时不仅切合实际，而且具有较高的科学水平。如书中在论伤产时指出，“伤产者……盖欲产之妇，脐腹疼痛，儿身未顺，收生之妇却教产母虚乱用力。儿身方才转动，却被产母

用力一逼，使儿错路，忽横忽倒，不能正生，皆缘产母用力未当之所致也……若未有正产之候，而用力早，并妄服药饵，令儿下生，譬如拔苗助长，无益而有害矣”。可见杨氏对分娩过程及伤产的原因分析之中肯，对难产的处理方法皆源于实践，决非纸上空谈。再如，在论盘肠产（临产时直肠脱出）时云：“盘肠生者，临产母肠先出，然后儿生……偶在建昌得坐婆一法而收之。其法以醋半盏，以新汲水七分，调停，噀产母面，每噀一缩。三噀尽收，此良法也。”这是利用醋和冷水的刺激引起肌肉收缩，使脱出的直肠自行回缩。其后清代程从美的《胎产大法》详论临产、催生、逆产处置大法。

（五）创转胎的各种手法以助产

杨子建在《十产论》中对转胎的手法已有具体论述。如在论横产（手或臂先露）转正手法中云：“儿先露手，或先露臂，此由产母未当用力而用之过也。儿身未顺，用力一逼，遂致身横不能生下。当令产母安然仰卧，后令看生之人，先推儿手令入直上，渐渐逼身，以中指摩其肩推上而正之，或以指攀其耳而正之。须是产母仰卧，然后推儿直上，徐徐正之，候其身正，煎催药一盏吃了，方可用力令儿生下。”此外，书中论倒产（足先露）、偏产（额先露）、碍产（脐带缠肩）等胎位或胎式异常所致之难产，以及其助产的技术操作手法，在当时的历史条件下，已达到了相当的水平。

（六）从寒热虚实辨治妇科血证

唐宗海在《血证论》中对于妇科血证多从寒热虚实论述其病因病机，且以此作为辨证的准则。如在《血证论·经血》中指出，“女子主血，故血从水化而为经”，从病理上则体现为“气亢则水竭，而血不濡，热证于是乎生矣；气寒则水冷，而血不运，寒证于是乎生矣”。《血证论·经闭》中也有记述，“妇人经闭有四：一寒证，一热证，一实证，一虚证”。唐宗海认为，血热者，水之不足也，火热迫血妄行，多见月经先期、发热口渴等症，有在肝、在肾之别；血寒者，水不温也，多见月经后期、经血色黯量少、少腹疼痛等症，有在脾、在肾之分；血虚者，经血过少，或干枯淡薄，多见肝脾肾之虚象，甚或见阴虚之征象；血实者，多系气火或血结，多见烦躁多怒，发热面红，便秘尿黄，或见少腹如鼓而有瘀象。

（七）常法与异法结合治疗妇科血证

唐宗海提出了最为著名的治血四法：止血、消瘀、宁血、补虚。此乃治疗血证之常法，为血证通治之则，对临床各科均有重要的指导作用。异法则是在使用常法的基础上，针对病人的具体情况辨证加减，灵活应用。如其对妇人“崩漏”的治疗，治法总以治脾为主，选方归脾汤加艾叶、阿胶、灶心土。但若因肝火妄动，火动血出者，则需归脾汤加丹皮、栀子、柴胡、白芍、五味子等以补脾清肝；若见汗出气喘者属于血脱气散之危象，又当急取大剂参附汤加阿胶、熟地黄、茯苓、甘草以救之。止血之法不尽是用凉药、寒药治疗，亦有因瘀血阻滞引发的月经不调，多主张“祛瘀为要”，用四物汤加行气化瘀之品疗之，还明确指出“有寒加姜片、附片”。

（八）审证重气血水，用药从肾肝脾

唐宗海认为，月经之行与气、血、水密切相关，故治疗经病总以调治气、血、水为大法，即“或调气中之水以滋血，或调血中之气而利水，是女子调经之法”。在具体用药上，唐氏十分重视对肾、肝、脾的治疗。例如，对于血热证的治疗，唐氏认为其病机为“水之不足”，在治疗上除了使

用四物汤加味以滋水濡血之外，还使用六味地黄汤以滋肾、启水之源。又如，对于血虚经病，唐氏除了指出因肾中天癸之水不足者以左归饮加味以滋天癸之水外，还提出了补中养荣的治疗方法，如“审系胃虚，阳明冲任之血不足者……宜炙甘草汤、养荣汤酌而用之，以补生血之源”。根据《内经》“冲为血海”之论和唐氏“血海为肝之部分”之说可以看出，唐氏治疗经病亦不忘治肝。

对于带证，唐氏认为其病机为脾失冲和，带脉之血伤损，并认为带浊系因脾失冲和，带脉伤损，而由胞中之水变化而成。对此，他提出了“治带即是治水也”，“总以和脾利水为主，胃苓汤主之。夹热者去桂枝，加黄芩、黄连、黄柏；夹寒者加细辛、吴萸”的治法。对于脾土郁蒸，湿气腐化，变生五带，赤白污浊者，用理脾解郁法，用逍遥散加防己、木通，热者更加丹皮、栀子，寒者加艾叶、台乌、砂仁。唐氏指出，“以上所论，虽未尽带浊之治，然已得法门。学者推而广之，遇热证则硝、黄、甘遂未必非宜，遇寒证则参、术、芪、附尤所必用，以及寒热错杂，皆可随证制方”。

对于胎病，唐氏认为，“皆水与血不和之故”，“胎气不和者，皆是水分之病，调水则气自和。胎火太旺者，皆是血分之病，调血则火自熄”，并提出了“胎病多端……但就水、血二者立法，可以通一毕万矣”的见解。例如，对于子呛病，唐氏认为系“胎中之水火上干于肺之故”。虽言“水火上干”，但唐氏却指出了火由水不足之所生。《血证论》云：“养胎全赖水血二者，若水不足以濡血则血燥，血不足以济水则气热，燥热相合，是为胎火。”在具体治疗上，唐氏按照胎火上干、胎水上泛、水火兼动以治之。又如恶阻证，唐氏亦认为系“胎中之水火上逆入胃”，或治以调胃利痰，或治以清胃降火。对于孕妇少腹痛，唐氏则以水、血为纲分成两大类。对于水分病者，可分热结不行、寒结而阳气不化两种；对于血分病者，可分肝寒血凝和肾阳不足两种。对于妊娠其他疾病，如胎漏、子淋、子悬、子气、子烦、子痫等，唐氏亦均有论述。

对于临产催生，唐氏十分重视调气，认为“催生者必行气”，但在具体用药上，则更重视活血，“血活则气通，胎顺而自生矣”。例如，对临产腰腹大痛之证，其极痛而胎不下者，用药时选佛手散或加龟板及妇人油发烧灰。

（九）产后注重“瘀”和“虚”

对于产后诸疾，唐宗海总是从疾病特点考虑，或重“虚”，或重“瘀”，或二者并重。例如，对产后身痛、腰痛，唐氏十分强调去瘀。他认为，“既产之后，身痛腰痛。恶血不尽，阻滞气机，故作痛也”，采用生化汤、归芎失笑散之类治之，并强调“虽产后大虚，仍以去瘀为急”。对于产后血晕，则根据其下血之多少而分为虚、实两类。唐氏认为，下血过多而晕者属虚，法当补血，治以炙甘草汤或八珍汤加枣仁、龙骨、朱砂、丹皮；下血少而晕者为恶露上抢于心，法当破血，治以当归、延胡索、血竭、没药、荆芥穗、京墨、煅红醋淬童便。对于产后血崩，唐氏认为其乃荣血空虚，不能摄血归经，治以大剂归脾汤，甚则参附汤加阿胶、熟地黄、茯苓、甘草。虽然唐氏书中也列举了“怒气伤肝，肝气横决，血因不藏”之证，但对该证的用药，仍不忘补虚，或用归脾汤加炒栀子、阿胶、艾叶、柴胡，或用逍遥散加阿胶、牡蛎、棕炭、炒莲叶、香附。前者属虚中夹实，以虚为主之证；后者虽以治实为主，但仍辅以阿胶之养血止血。此外，对于产后败血上冲于肺、产后败血上冲于脾、产后喘促、产后汗出、产后发热等，唐氏亦有论述，亦多从虚与瘀立论，所处方药，亦颇具实用价值。

（十）重视民间经验，吸纳西医思想

从唐代昝殷开始，川派妇科医家都非常重视民间经验，其中以杨体仁和曾懿等较为突出，在其著作中介绍了不少有效单方。如《妇科良方》中的安胎奇效方：墨鱼四两，略洗盐味，老母鸡一只，杀净，将墨鱼装鸡腹内，炖烂食之，永无小产之患。有流产史者，可预服此方。曾氏认为，食治胜于药治，因为孕期多用药，往往对胎儿不利。曾氏所誉为“奇方”者，可供临床参考。清代咸丰至光绪年间，西方医学知识初进我国，尚未普及，曾氏已留意关心，故书中提到“节劳以保脑力”“时吸新鲜空气以保肺气”“运动使血络（脉）流通”等，尤其开卷即云：“昔者女子幽囚于深闺之中，不能散闷于外，非但中怀郁结不舒，即空气亦不流通，多病之由，职是故也。主治之法，审其无外感别症，惟有养血疏肝为主。幸近年来渐趋文明，讲求运动、卫生，妇科之病当因之而减矣。”

第二节 医派医家

一、著名学派

［学派概述］

晚清至现代是川蜀中医妇科的成熟及鼎盛时期。这一时期的妇科成就主要体现为中医院校的建立，传统传承模式的改变及中医妇科名家辈出。最早出现在当时四川的中医学校为“巴县医学堂”，此后多地均出现了不同规模和类型的院校，其中以成都四川国医学院最为正规，办学持续时间也最长，中华人民共和国成立后为成都中医进修学校，在此基础上 1956 年建立了成都中医学院，成为全国最早的四所中医药高等院校之一。1957 年建立附属医院，至此，妇科专科及妇科教研室正式成立。

成都中医学院建院初期，出现了以卓雨农、王渭川、唐伯渊、王祚久、曾敬光等为代表的第一代四川中医妇科名家，不仅闻名全四川，而且享誉全国。他们所编著的中医妇科专著和教材对全国中医妇科的创立和发展影响深远。卓雨农 1958 年主编了新中国成立后的第一部中医妇科学专著《中医妇科临床手册》，1961 年主编《中医妇科治疗学》，1960 年和 1964 年主编第 1 版、第 2 版全国高等医药院校试用教材《中医妇科学讲义》，奠定了《中医妇科学》教材编写和建设的基石。卓雨农创制的“通脉大生片”作为院内制剂，临床应用五十余年，用于治疗月经不调、不孕症等疗效确切。王渭川著有《王渭川临床经验选》《王渭川妇科治疗经验》《金匮心释》《王渭川疑难病症治验选》《红斑狼疮的中医治疗》，并创制“银甲合剂、银甲丸、银甲片”系列制剂，1962 年获国家卫生部通报嘉奖并推广使用。“银甲片”作为院内制剂用于治疗带下病、盆腔炎等下焦湿热证，临床应用五十余年，疗效颇佳。唐伯渊与同门杨莹洁整理了《沈绍九医话》，王祚久著有《中医妇科临床精华》，曾敬光主编中医参考丛书《中医妇科学》，还是高等中医药院校教学参考丛书《中医妇科学》的副主编。这一时期，川派中医妇科第一代名家，秉承四川古代医家昝殷补益脾肾、调理气血治疗妊娠病，内外合治，结合食疗调治临产及产后诸疾，杨子建对难产的病因总结、助产方法和转胎手法的应用，唐宗海从寒热虚实结合常法与异法治疗妇科血证，从调理脾肾肝、辨治气血水以调经、治带、保胎、催产，从“瘀”和“虚”论治产后疾病的学术思想和临证经验等，结合临床和

教学实践，同时根据四川地区特有的地域气候特点和疾病特征，形成了川派中医妇科的学术思想体系、临床治法特点和经验名方，并不断传承发展，且通过学术专著和教材的编写影响深远。

川派第二代中医妇科名家刘敏如、杨家林、卓启墀、唐永淑、陈中宁、王华秀等通过继承发展，科研创新，培养学术继承人，促进了川派中医妇科的全面发展，并取得了丰硕的研究成果，进一步完善了川派中医妇科学术理论体系，学派特色更加明显，使川派中医妇科进入昌盛时期。成都中医学院妇科 1978 年获全国首批硕士学位授位权，1986 年成为首批博士学位授位点，1996 年列为四川省中医重点学科建设单位，2002 年列为国家中医药管理局西部重点学科建设单位，2004 年列入四川省重点建设学科建设单位。刘敏如是第二届国医大师，“刘敏如传承工作室”指导学术继承人 30 名。杨家林为全国第二、第四批老中医药专家学术经验传承指导老师，“杨家林传承工作室”指导学术继承人 5 名。刘敏如、谭万信主编的《中医妇产科学》，杨家林主编的《妇科专病临床诊治》在中医妇科学术界产生了重大的学术影响和指导作用。在这一时期，卓启墀、唐永淑、陈中宁、王华秀、程世达、张蜀英、冯显逊、谭万信、陈清秀、夏泽芳等亦对学科和专科的建设和人才培养做出了成绩和贡献。卓雨农之子卓启墀早年毕业于华西医学院，后承袭父业，精研中医，深得其父真传。1963 年，卓启墀响应国家“西学中”的号召，参加由卫生部主办、成都中医学院承办的“西学中医师班”，在继承其父学术思想的基础上，衷中参西，在治疗妇科疑难疾病方面有自己独到的经验。唐永淑与卓启墀同年毕业于华西医学院，一直在附属医院从事中西医结合医疗、教学和科研工作，曾与谭万信合作进行了化瘀止痛片治疗子宫内膜异位症的临床和实验研究，研制了医院制剂化瘀止痛片，同时在中医药治疗功能失调性子宫出血方面亦做了系统的研究工作，形成了协定止血方宫崩止血口服液。陈中宁、程世达、张蜀英主任医师早年毕业于华西医学院，在中西医结合治疗妇科疾病方面均有所建树和影响。陈中宁曾跟师王祚久名老中医，对其学术思想和临证经验有所继承。王华秀当年主要承担教研室工作，在教学工作和教材编写及初期的研究生培养中做了大量的奠基工作。冯显逊、谭万信、夏泽芳主任医师，中医功底深厚，临床经验丰富。谭万信多年来从事妇科教学任务，培养博硕士研究生。夏泽芳曾指导两届硕士研究生，提出了以活血化瘀法治疗功能失调性子宫出血的研究思路且形成了协定处方，并研制了医院制剂妇安宁栓治疗盆腔炎、子宫内膜异位症。陈清秀为中西医结合主任医师，参加了杨家林主持的银甲口服液治疗盆腔炎的临床与实验研究和新药研究，取得中药新药证书，并获得科研奖励。

川派中医妇科第三代学术传人陆华、魏绍斌、张庆文、吴克明、曾倩、谢萍等在继承和发扬前辈学术思想精髓，运用其创新研究成果的基础上，通过不断深入的临床和实验研究，进一步深化了学科的建设内涵，形成明确的研究方向，使川派中医妇科学术队伍不断壮大，服务功能更加全面，理论体系更加完善，治疗手段更加多样。在这一时期，学科建设和专科建设更上台阶，教材编写工作成效显著。2007 年成都中医药大学附属医院被列为国家教育部重点学科建设单位，国家中医药管理局“十一五”重点专科建设单位，2009 年被列为国家中医药管理局“十一五”重点学科建设单位。2012 年中医妇科学被列为国家中医药管理局“十二五”重点专科，同时成都中医药大学附属医院被评为全国中医妇科协作组组长单位，重点优势病种盆腔炎、月经不调协作组组长单位、子宫内膜异位症协作组副组长单位。2013 年中医妇科学被增列为国家临床重点专科。此期，中医妇科的学术传人们作为主编、副主编和编委共承担了《中医妇科学》《中西医结合妇产科学》《中西医临床妇产科学》《中医妇产科学》等 20 余部教材和专著的编写工作。

川派中医妇科对我国中医妇科学科体系的形成和建立，做出了重大贡献。

学派传承图如下：

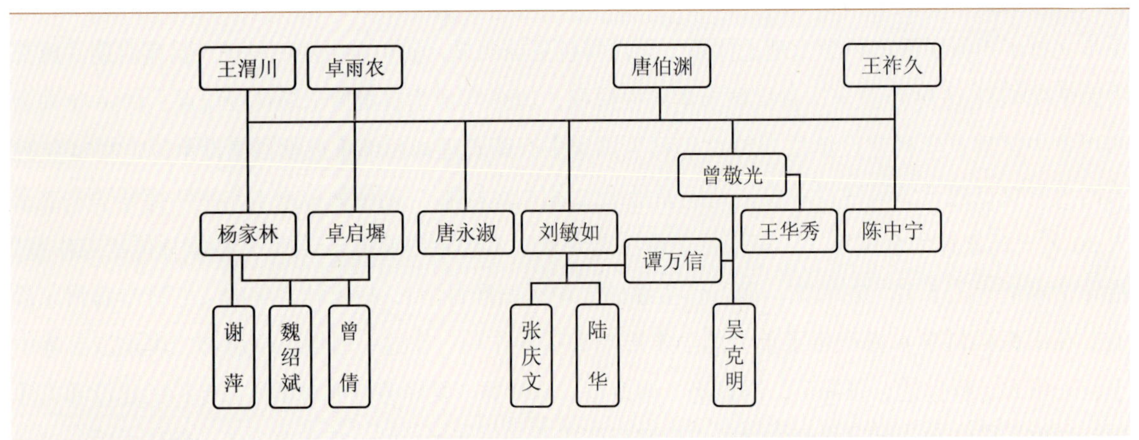

[学派名师]

王渭川（图 10–6）

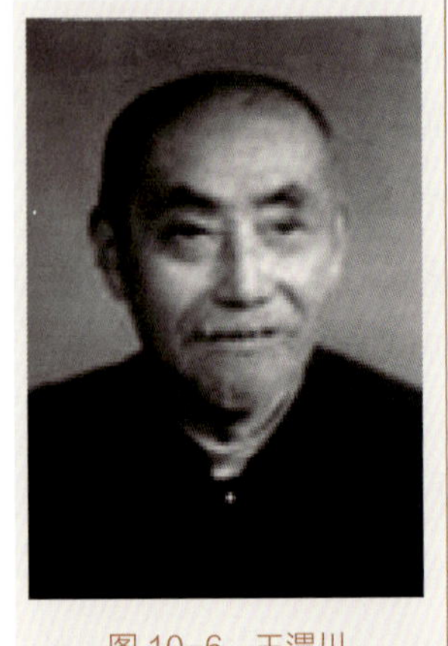

图 10–6　王渭川

王渭川（1898—1988），号鲁同，江苏丹徒县人。父早逝，由母周氏与祖父鲁直公抚育成人。鲁直公乃清末举人，通晓经史，对岐黄之术颇有研究，临证治病，名闻乡里。王氏幼承祖训，兼学中医常识。1916 年，拜祖父门生袁桂生和何叶香为师，寒暑五易，始悬壶乡里。1924 年，参加恽铁樵等主办的“中医函授”和“诗词函授”修习深造，学识日臻，先后在湖北麻城、汉口等地行医。1938 年日寇入侵，避乱入川，客居万县，自办诊所 10 余年，治病多有良效，声誉鹊起。1956 年调入成都中医学院任教（图 10–7），1962 年任成都中医学院附属医院妇科主任。王氏业医七十年，留下《王渭川临床经验选》、《王渭川妇科治疗经验》（图 10–8）、《金匮心释》、《王渭川疑难病症治验选》、《红斑狼疮的中医治疗》

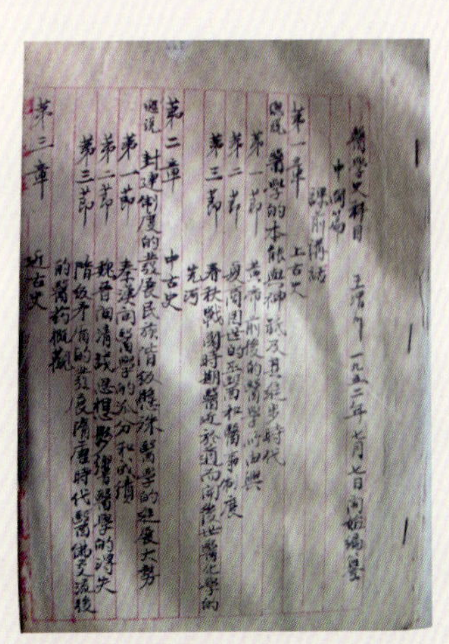

图10–7　王渭川教案手稿

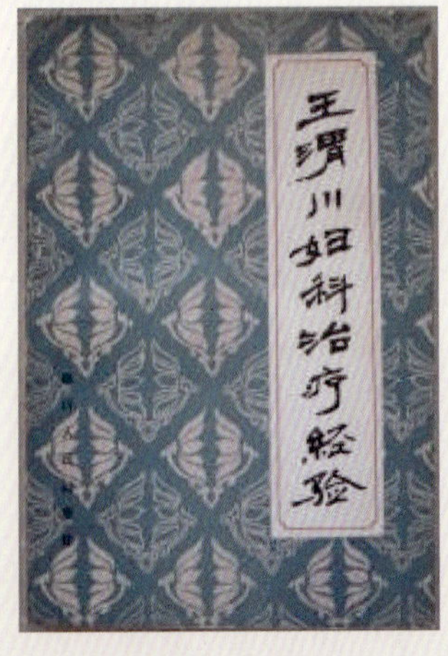

图10–8　《王渭川妇科治疗经验》书影

5本医著传世，广为传播，已流传日本、东南亚各国。王氏的主要科研成果有“银甲合剂”“银甲丸”“银甲片”系列制剂，并因发明银甲丸于1962年获国家卫生部通报嘉奖，被卫生部推广应用。

衷中参西，汇通诊治　受张锡纯、张山雷、丁甘仁、恽铁樵等“中西汇通派”学者的影响，王氏深刻了解到中西医结合是中医学向现代化发展的必然趋势。他认为，中国医学者必须以祖国医学体系辨证详明，发扬遗产，结合新知为主旨。在疾病的诊治中王氏充分运用了中西医结合的优势，在子宫肌瘤、盆腔炎、输卵管阻塞性不孕、慢性肝炎、高血压、风湿性心脏病等疾病的诊治中，基本参照西医诊断，结合中医辨证论治和随证施治规律，以提高临床疗效。王氏认为，西方现代解剖学、药物分析学和检测水平优于我国传统医学，但中医的阴阳五行、经络气血，辨证施治、随证论治等精髓为西医所不及。因此，对疑难病人、急症病人的诊治尤其注重发挥中医四诊八纲的长处，同时参考西医学的检测结果，为病人取得更精细、更科学的确诊依据，然后对证治疗以求速效。如对红斑狼疮的治疗，王氏采用西医检查确诊，然后根据外感内伤、阴阳表里和脏腑阴阳转化，审证求因，进行辨证论治。他认为，本病主要是因肝肾受损或脾肾不足，治疗首先祛除和杀灭狼疮细胞、清营解毒，重用紫草60克配蜈蚣、白花蛇舌草作为治疗本病的必用药物；其次根据阴阳偏颇或补益脾肾，选用附片、肉苁蓉、巴戟天或桑寄生、菟丝子等。若本病伴关节肿痛或腹部痞块者则佐以活血化瘀之土鳖虫（䗪虫）、蒲黄、红花、桃仁、补骨脂、鸡血藤等，在草木药的基础上常选加蛤蚧、海狗肾、海参、鹿茸等血肉有情之品；肝肾阴虚者则用柔肝养阴之一贯煎加知母、地骨皮、玄参、山茱萸等，必用药物不变，补益脾肾或滋补肝肾乃固本以求其外，同时病人还需配服8种草药（白花蛇舌草、蛇头一棵草、半枝莲、石大年、无花果、苦荞头、隔山撬、瞿麦根）煎汤代茶常服以消灭狼疮细胞，清除体内邪毒以提高疗效；对兼证则按中西汇通观点随证用药。在临床症状消失后，根据血中的红斑狼疮细胞是否消失来判定是否基本治愈。王氏还通过辨证论治结合西医学检查及现代中药药理研究的结果选方用药，常得显效。如山楂能消除尿中蛋白，降低血脂；仙鹤草、阿胶养血敛血，消除尿中红细胞；败酱草、秦皮能降低白血病者血中的白细胞；毛冬青有洋地黄样作用，能调节心脏功能；红藤、蒲公英、升麻能抵抗病毒侵袭心脏瓣膜，诸药合用，可收到满意疗效。另外，对危重症病人的处方中有时还加大剂量甘草30克，因为甘草具有肾上腺皮质激素样作用，能起到缓解病情的作用。

四纲、六法、四大方剂系列作为辨治纲要　妇科疾病病种繁多，表现各异。鉴于人体脏腑互相制约、互相配合，其病理的形成常是互相关联，并有共同特点的，掌握疾病病理的发生及转归规律，往往可以推本究源。王渭川因此创造性地提出了“四纲”“六法”“四大方剂系列”作为辨治纲要，通治妇科各种疾病。

王氏认为，辨证要点有四纲，即寒、热、虚、实。寒证的特征为喜热饮、热熨，喜按，手足厥冷，经行后期、色黯，唾液多；热证的特征为喜冷恶热，手足温，腹痛拒按，经色多紫，经行先期；虚证的特征为形寒厥冷，腹痛喜按，经色淡，经行后期；实证的特征为腹痛拒按，经色紫，有血块及腐臭气。

王氏妇科治疗六法　包括：温、清、攻、补、消、和。温法常用于寒性病，有兴奋作用，总则为通阳散寒，多用于温脾、温肾、温宫。清法常用于温热病，包括镇痉和解毒，总则是清血热、息风润燥。攻法常用于攻坚、消积、化瘀，总则是通瘀、破结。补法是滋补机体，消除衰弱证候的方法，总则是补气血、益肾水、安神、生津液。补法又分为温补、清补和平补，温补即补火，用于补气血、补脾肾、补肝肾；清补又称补水，为滋养肝肾；平补用于一般的虚弱证。补法还可配固涩法，如治疗妇女血崩、白带过多。消法主要为软坚，比攻法缓，缓而图攻，又有消痰、涤痰、豁痰的作用，故痰湿气阻型的停经可用。消法不宜用于体质极虚者和急性病者。和法寓和解之意，在妇科多用于调和肝脾，总则为调气血、柔肝养肾、健脾。

王氏四大方剂系列在妇科疾病的脏腑辨证方面，以注重“肝、脾、肾”三脏为主。四物汤系，具有调经补血镇痛的功效，为妇科调经的总方。四君子系，益气健脾，适用于脾气虚弱证，为健脾益气的基础方，临床应用时常去甘草，改用藿香。王氏认为，甘草虽有缓急调和的功效，但有类似泼尼松的作用，应用后满中，不利于祛湿，而藿香能活百药，芳香化湿健脾。逍遥散系，能疏肝解郁、理气健脾、养血调经，为妇科调经的常用方，用于肝郁脾虚、疏泄失常所致的月经失调、闭经、痛经等病证，但需要注意柴胡、薄荷性能疏泄，必须依据患者禀赋适当选用。一贯煎系，滋阴疏肝，乃是滋补肝肾、滋肾柔肝的良方，凡肝肾阴虚，水不涵木出现的月经失调、崩漏、经行诸证、绝经前后诸证均可用。

注重个体差异，因人随证施药 王氏治病的一大特色是十分注重病人的个体差异和病情的发展变化，认为患同样疾病的病人，因年龄长幼不一、身体强弱不一，药物用量也应不同。如治疗肝炎、肾炎一类的病人，在急性发作期，常用清热除湿法迅速祛除病邪，但倘若病人体虚，则在清热除湿的同时兼以补虚。王氏常说治病就像打仗，攻药如前线作战部队，补药如后勤部队，前线奋力作战，后方能源源不断给前方补充给养，才能打胜仗。如有个咳喘病人，经西医、中医久治均无效，来王氏处求治。王氏详审病人病体、病史后认为，久治不愈并非前医用药全错，关键在于病人体质太弱，前医注意了治标，而未能注意固本，因此咳喘总是去而复来。于是，王氏一反止咳平喘的常规医路，从培补病人肾气入手，让病人服用少量鹿茸，一举奏效。

异病同治，同病异治 王氏将其对妇科、内科疾病病因病机的多方探讨实践于临床，体现了“同病异治”“异病同治”的思想。他认为，人体脏腑的病理形成互相关联，并有共同的特点，掌握疾病的发生及转归规律，往往可以“推本求源，异病同治”。有些疾病病名虽异，但究其发病病因、病机是相同的，就可用同一治疗方法。比如，肝经湿热之带下病与湿热瘀结之癥瘕，常用自制方“王氏银甲丸”。此方具有清热解毒、活血化癥散结之功效，主治湿热蕴结下焦诸证，有较好的疗效，现代用于治疗湿热瘀结型盆腔炎疗效较好。再如，对无脉症、静脉曲张、侧索硬化症、血栓性静脉炎等病，常用活血通络化瘀法，以加减血府逐瘀汤长服，疗效甚为显著。王氏运用审证求因法，将系统性红斑狼疮划分为热盛型和脾肾阳虚型、肝肾阴虚型三型论治，疗效突出。

博采众家，不拘一格 王氏临床处方，善于吸收前人的宝贵经验，但从来不墨守成规。如王氏善用王清任的“逐瘀汤类”，特别对通窍活血汤情有独钟，运用自如，临床具体应用绝不照搬原方，认为对古人的成方，师其意即可，不能全搬照用，否则会贻误病情。王氏还对刘河间的地黄饮子、甘露饮，魏之琇的一贯煎，仲景的鳖甲煎丸、大黄䗪虫丸、桂枝茯苓丸，李东垣的补中益气汤，吴鞠通的化癥回生丹，叶桂的甘露消毒丹等都能够灵活应用，取其特长，结合自己经验，加减化裁，无不收效显著。如王氏用通窍活血汤治下肢静脉曲张，处方中的桂枝、土鳖虫、水蛭、蒲黄、琥珀、浮萍参、鸡血藤、山茱萸、柴胡、茯苓、蜈蚣、乌梢蛇、鱼腥草等药物并非通窍活血汤所有，而是大黄䗪虫丸、桂枝茯苓丸、化癥回生丹等方化裁而来，结合通窍活血汤，通窍活血收到疗效。王氏吸取张锡纯的用药经验，固脱强心敛汗喜用山茱萸；滋阴清热治五心烦热用枸杞子配地骨皮；活血化瘀、攻坚消积习用水蛭；治男子痃癖，女子癥瘕，室女月信未至用鸡内金。王氏认为，法宜活用，不宜死守前人定例，医学是前进的，今日以为是，明日或成非，但师古人之意，做到古为今用，才是不可更易的定则。这种师古而不泥古的思想值得后学借鉴。

王氏临床善于广采民间草药、偏方、验方，通过辨证论治合理配合使用，简便廉效。比如治疗红斑狼疮、白血病等病，不论何种证型，都必须使用 8 种草药（前已述及）同煎，代茶长期服用，以求更好地清除血中邪毒。治疗口腔溃疡，习惯加用草药红姑娘。治疗高血压，选用草药日鸡头 30 克，臭牡丹 60 克，辅以杜仲 9 克，选用鲜地龙利尿降压。预防前列腺肥大，常用蜈蚣 2 条焙干研末，冲服或馒头皮包吞，50 岁以上男子常服有效。

寓医于文，从文学作品中汲灵感　王氏业余喜爱文学，对历史上医而兼文或文而长医，身通数艺的人物，如葛洪、陶弘景、皇甫谧、苏东坡、傅青主、曹雪芹等深表钦佩。王氏在医余也常吟咏诗词，或以达情，或仿濒湖老人和陈修园等人，借诗词精练易诵的形式总结自己的临床经验，如曾作词二首《鹧鸪天慢・咏缓脉》《增字南歌子・咏浮脉词》，便是将自己对于脉诊的感悟以古词的形式表达出来。王氏从很多文学作品中汲取精神营养，并从中得到许多医学上的启示，转而成为触发临床创新的灵感。例如，王氏的一些妇科调经验方即是从《红楼梦》中的有些医方化裁而来的。《镜花缘》中描写林之洋在女儿国被迫做王妃，用凤仙花根煎水洗脚销蚀脚上肌肉，以便缠足的故事，王氏看后触发了灵感，经过化裁用凤仙花根熬水泡腿治疗象皮腿，取得意想不到的疗效。

勇于创新，大胆突破　接受新知，注重创新，对于老一辈中医来说难能可贵。王氏认为，“医者，意也”的“意”不能当“随心所欲”解，而应解为“新创造”“新发展”。王氏认为，《金匮要略》中的不少方剂用之可立奇效，但有些尚不完善，有些方剂亦欠妥，当补其不足，取其精华，古为今用，事半功倍。例如血痹，仲景用黄芪桂枝五物汤温阳除痹，其理可通，其效不显。王氏认为，血痹的成因不在卫气营血，而在卫气营血之间的“脉”，脉非空洞无形，而是在人体内无所不到，运用王清任的通窍活血汤佐以虫类药物活血舒筋通络，治疗多获良效，用以治疗冠心病、静脉曲张、无脉症、血栓性静脉炎等也屡屡获效。再如，王氏弃仲景治疗阳毒之升麻鳖甲汤，改用犀角地黄汤加升麻、大青叶、板蓝根治疗“阳毒”“烂喉痧（猩红热）”获效。又如，大黄䗪虫丸原方治疗虚劳兼血瘀的证候，王氏用其治疗输卵管囊肿、子宫肌瘤、肝硬化、脑出血、丝虫病引起的象皮腿均获满意疗效。

王氏尤其强调望诊在中医诊断中的重要地位。根据《内经》所说“得神者昌，失神者亡”，“阴平阳秘，精神乃治”，“阴阳离决，精气乃绝”的道理，王氏在望诊时，特别重视观察病人的色、神、形等几方面的变化，逐步摸索出一些规律，独创“色素沉着”望诊，以补虚化瘀法治疗“黑疸”。王氏这一望诊经验源自于对中医内科疾病（如女劳疸）治疗的经验积累，但也可应用于诊治妇科疾病，主要集中在月经紊乱伴色素沉着的诊治方面。《金匮要略》记载：“额上黑，微汗出，手足中热，薄暮即发，膀胱急，小便自利，名曰女劳疸。”女劳疸是黑疸病的一种类型，不但额上黑，面容萎黄，牙龈、口唇、乳头、手掌纹都可能出现明显的黑色素沉着，与西医肾上腺皮质功能减退的症状相似。中医古籍认为，“凡皮肤着色之部皆称为疸”。《内经》认为，“肾病者，颧与颜黑”“肾热者，色黑而齿槁”“肾主骨，肾主黑”。王氏断定本病属肾虚血瘀，其病机或因脾肾阳虚，命门火衰，或肝肾阴虚夹血瘀两大类。治疗此类疾病，《金匮要略》用硝石矾石散清湿散结化瘀，王氏用补肾化瘀为主，佐以健脾疏肝。

能打破传统禁锢，提出新观点，是王氏的又一特点。比如，对于“阴证不用阳药”之说，王氏认为不可拘泥，因为阳极似阴，阴极似阳，阴阳互根，因而在阴极时用阳药，就可以达到“阴平阳秘，其疾乃治”的效果。对于“十九畏”中人参与五灵脂不能同用的观点，王氏认为如果患者气虚，又兼胸痛、肝脾痛，党参与五灵脂可同用，而且可收相辅相成之效，临证运用较多，并无不适。对于阳虚性浮肿、心源性腹水、肝硬化腹水等症，附子为温肾通阳、强心利尿之要药，王氏认为往常小量运用效果不佳，因而临床使用时最小用量为 24 克，最大量可达 60 克，从未发现副作用，但必须先煎 2 小时。再如，王氏认为厚朴小量应用通阳，大量则破气，诚乃经验之谈。参照古人“热入血室”之说，结合临床经验，对于月经正来，突下冷水，造成的临时停经之证，王氏称其为“寒入血室”。对“血室”的认识，王氏认为血室包括了胞宫（子宫）、冲任二脉及肝脏，以胞宫为主体。

创制银甲丸等多首著名方剂，是王氏对中医的贡献。著名的“银甲丸（银甲合剂）”，是王氏遵《温病条辨》之银翘散合《金匮要略》之升麻鳖甲汤之义，增化湿解毒活血诸药而成，处方为金银花 15 克，连翘 15 克，升麻 15 克，红藤 24 克，蒲公英 24 克，生鳖甲 24 克，紫花地丁 30 克，生蒲黄 12 克，椿根皮 12 克，大青叶 12 克，茵陈 12 克，琥珀末 12 克，桔梗 12 克。此方功能清热解毒、利湿通淋、化瘀散结，广泛用治下焦湿热证，如盆腔炎、子宫内膜炎、子宫颈炎、黄白带下、赤白带下、肾盂肾炎、膀胱炎等下焦湿热所致的炎症，临床应用五十余年，被多版《中医妇科学》教材收载。1995 年经杨家林研制开发为中药新药“银甲口服液”，2003 年更名为“妇康口服液”上市。另外，王氏还自拟 1 号调经合剂（益黄八珍散）、2 号调经合剂（益鹤四君子汤）、3 号调经合剂（桑蘆四物汤）、1 号调经丸、2 号调经丸以治疗月经紊乱，加味四君子合剂治疗气虚脾弱之带下病。再有治疗男子不育症的“聚精丸”，处方为黄鱼鳔胶 500 克，沙蒺藜 240 克，共研细末，炼蜜为丸，如梧桐子大，每次服 6 ～ 9 克，每日 2 ～ 3 次，效果显著。此外，王氏参清代名方赞化丹，合五子衍宗丸、千金种子方等而成的有通有塞之“鹿茸丸”，为治疗男子不育的有效方剂，处方为鹿角胶 30 克，鹿筋 60 克，驴肾 60 克，党参 60 克，桑寄生 30 克，菟丝子 30 克，锁阳 60 克，阳起石 60 克，巴戟天 30 克，韭菜子 24 克，黄狗鞭 60 克，胎盘粉 30 克，覆盆子 60 克，淫羊藿 60 克，杜仲 30 克，补骨脂 30 克，广木香 24 克。以上方剂均具有创新性和实用性。

用药独到，自成一家 王氏用药特点之一是善用虫类药以出奇制胜。王氏对虫类药的应用有独到的经验，喜用并善用虫类药是其治病的一大特色。王氏早在跟随袁桂生、何叶香两师学习时，就对王清任的通窍活血汤比较欣赏，并大胆应用虫类药于临床，收到了意外之效。因麝香价高，王氏便逐步用虫类药代替麝香，通过长期的临床实践、总结摸索，对虫类药的使用积累了丰富的经验，逐渐形成了自己的治疗特色。虫类药物有攻坚破积、活血化瘀、息风镇痉、消痛散肿、疏风搜经通络的作用，无论内科疾病还是妇科领域均广泛使用，王氏以活血化瘀加虫类药用于临床治疗，往往能出奇制胜。如全蝎有软坚活络，消除淋巴肿大的作用，配合大量柴胡对丝虫病形成的象皮腿有卓效。蜈蚣具有舒筋软坚活络，除湿，软化血管的作用，并能抑制结核杆菌，与蛇类药配伍，可治风湿痛、风湿性关节炎、腰痛、瘫痪、冻结肩等。全蝎配蜈蚣可治癫痫、子痫、精神分裂症。僵蚕疏肝和胃气，合旋覆花可治胃气上逆。王氏认为，蛇类药是祛风湿的要药，如白花蛇、乌梢蛇可祛风湿、舒筋通络、搜风定惊，常与蜈蚣配用，治疗一切风湿痛证。䗪虫又名土鳖虫，王氏认为此药是化瘀活络、破癥下血积的要药，常用于经闭、乳脉不通、产后血瘀、输卵管不通、肝炎、肝脾肿大等疾患。水蛭是破血泻结的要药，可逐恶血、破癥结、通经、堕胎，与土鳖虫配伍，主要用于治疗风湿性心脏病。地龙清热止痉、通络降压，用于惊风抽搐、中风后遗症的半身不遂、风湿痹痛，地龙与全蝎合用搜经通络，输卵管不通之不孕亦用此。还有一味九香虫，入肝、脾、肾三经，壮元阳、通气滞，主要用于腹痛、胃炎、肠炎等。

用药特点之二是随证加减，常用对药。王氏在加减用药中常用对药，如桃仁、红花配伍行血通络去瘀；续断配羌活，补肾治腰痛，羌活启督肾之阳气；杜仲、续断合用治腰膝酸痛；山药、扁豆相伍补脾止泻；金樱子、芡实配伍涩精止带；桂枝配白芍，调和营卫，补督脉，白芍制桂枝之热燥；鳖甲配青蒿以增强滋阴退蒸之效；泽兰配益母草以活血利湿调经；延胡索配艾叶增温经止痛之效；川楝子配炙穿山甲有调达输卵管气机使之畅通的作用，治不孕症必用；侧柏叶配白芍，养血柔肝止血，治月经过多；仙鹤草配贯众炭止血，治疗崩漏必用，出血量多势猛者仙鹤草可用至 60 克效佳。

用药特点之三是善于配制丸剂、膏剂取效。在许多疾病后期，王氏喜用丸药、膏药善后。有些是疾病已经痊愈，为防止复发，或者患者因各种原因服用汤药不便或困难者，王氏经常改汤药为膏剂、丸剂，嘱患者长期服用，以巩固疗效。同时，王氏认为，蜜丸容易发霉，故有时用水丸代替，因为水丸晒干后不易变质。此外，在一些疑难重症的治疗中，除服用汤药外，王氏常配合使用膏剂、丸剂，以提高疗效。如治疗肝硬化、慢性肝炎等，王氏常以自制“肝积丸”“肝硬化膏方”配合汤药使用，以加强疗效。

用药特点之四是根据病情轻重，确定用药剂量。王氏对疑难重症，药多量重，势大力沉，直达病所，药味可达 20 多味，党参、黄芪、紫草、仙鹤草、金樱子等药物剂量可用至 60 克，同时视患者病情程度和胃纳之强弱，确定服药时间、剂量和次数。而对于妊娠恶阻则药少量轻，每方八九味药，每味 3 ～ 9 克，以不伤胃气为原则。

重视食物疗法，药食同治　中医学自古以来，都非常重视食物疗法，王氏在临床上很善于运用这一方法，药食同治，疗效显著。如其在红斑狼疮肝肾虚证的治疗过程中，常配合食物疗法，即银耳 12 克，莲米 10 克炖服。王氏认为，银耳内含植物蛋白质及多黏质胶液，能促使脾胃醒洁，配合莲米可养胃阴，增进食欲。胃气一开，水谷之精源源而入，体内平添一支抵抗病邪的生力军。在再生障碍性贫血的治疗中，或购活鳖数只，取鳖血 100 毫升，趁热喝下，每周 2 ～ 3 次，疗程不限；或以黑木耳 30 克，红枣 30 粒，红糖适量，将黑木耳加水浸 30 分钟左右取出，加红枣一起炖熟，加红糖调味食用，每日 1 次，疗程不限；或者羊胫骨 2 根，红枣 20 个，糯米适量，将羊胫骨敲碎，加红枣，糯米同煮成粥，每日 3 次，15 日为 1 个疗程。王氏认为，黑木耳味甘性平，具有滋养益胃、活血润燥之功；大枣味甘性平，能养胃健脾、益血壮神，入心脾二经，为安中益气补血之良药；红糖含钙质、铁质，铁质为造血的重要原料，其性温味甘，入脾，具有益气缓中化食、行血养血、缓解疼痛的功用。三味共用，辅助药物治疗，收效较快。在糖尿病的治疗中，除服药外，同时采用食物疗法，王氏名之为“兽肉代米麦法”，即每日食用兽肉250克（最好是兔肉，因兔肉脂肪含量少，蛋白质含量高），食用米或面条125克。

常配外治增疗效 王氏临床上对不少疾病的治疗都采用内治和外治相结合的方法，甚至借用民间方法以提高疗效。如治疗象皮腿（丝虫病）外用凤仙花根250克，煎汤泡患腿2小时，疗效确切，对于病情不太严重的，也常用野菊花捣烂外敷。治疗乳痈喜用如意金黄散，加蜂蜜外敷患处；或用蒲公英、芙蓉花、野菊花捣烂外敷患处，内外夹攻，消肿消炎，疗效显著。治疗子宫脱垂常用“蛇床子洗方”煎水外洗患处，同时配合“王孟英坐药”坐入阴道内；或者用大青叶、黄柏、冰片、琥珀等研末加菜油涂搽患处。治疗鼻息肉常用青砖墙上的青苔3克，鲜辛夷花3克，取蟑螂1只（取腹内白浆），和上药捣烂，用纱布包塞鼻孔，每日塞一鼻孔，留一鼻孔呼吸，隔日一换。治疗硬皮病用蟑螂20只（焙干），水蛭9克，地龙15克，生蒲黄15克，自然铜3克（醋淬），蠊虫15克共研细末，合活血散15克，金黄散24克，蜂糖适量，调匀，外敷患处。参合上述外治法，临床疗效显著提高。

巧施急救获奇效 一癫痫临产妇，因肝经火郁而致癫狂病发，王氏先用好醋一盆，用铁锤等铁器在炭火上烧红，投入醋中，让患者嗅腾起来的气味（醋炭法），促进昏迷患者苏醒。子痫患者昏迷不醒，王氏亦用此法。一转胞患者，预产期前10天突然小便不行2天，少腹胀急，强迫排尿却无点滴可排，西医主张手术剖腹取胎，患者不愿手术，急请王氏诊治。在服药前，王氏采用朱丹溪的“灯心刺鼻法”，即用灯心刺鼻孔，令孕妇打喷嚏，嚏使肺气开，则上窍通而胞压可减，小便淋漓自流。再如，产后血虚发痉时，王氏急以红参30克浓煎，和童便，撬开牙关，灌服，患者服此方后2小时，面色好转，神志清醒，可进食稀饭。中医治疗急症，观王氏之治可见一斑。

论治妇科病经验及常用验方 王氏虽善治内科多种疑难杂症，同时对妇科病有着独到的经验。他认为，妇科是内科的一部分，与中医整个学术是不可分割的。某些内科病，如红斑狼疮、阿狄森氏病、干血痨的病型中也常出现崩漏和闭经的证候，诊断时必须审证求因，标本论治，既要辨病，更要辨证，病证结合方能奏效。中医妇科的特点浓厚，主要是冲任督带的生理病理，研究的病证主要是经带胎产。妇科临床中，不典型者尤多，临证全在灵活运用，而不可拘泥，在具体疾病方面，王氏有以下独特经验：

月经不调：辨证不外寒热虚实气血六个方面，关键是根据月经不调的期量色质结合病人个体情况综合分析，确定证型，据证遣方。属热者滋阴降火或清热凉血，不用或少用川芎，因川芎辛燥走窜，对血虚有热者不宜，可加牡丹皮、生地黄、白茅根、墨旱莲凉血止血；血虚脾弱者用归脾汤，加鸡血藤、胎盘粉、菟丝子以专补血海之空虚；气血两虚者用人参养荣汤，常加菟丝子、枸杞子调节冲任气血；寒者用温经汤温经散寒，桂枝性温，牡丹皮性寒，二药合用既可增加活血之功，又可防止过温燥血，如此寒温共用有相反相成之妙。治疗时常加台乌药、艾叶、鹿角片等温冲暖宫之品。

闭经：血枯宜补，血滞宜通，精神因素所致者可用逍遥散系。血枯经闭常用十全大补汤加鹿角胶、龟甲胶、鱼鳔胶、阿胶、胎盘粉等血肉有情之品，盖大虚之证非草木可补。气滞血瘀者主张用张锡纯《医学衷中参西录》之“理冲丸”，方为水蛭30克，生黄芪15克，三棱15克，当归6克，知母6克，桃仁6克，研细末蜜丸开水送服6克，早晚各1次。方中水蛭为主药，仲景抵当汤、大黄䗪虫丸皆用水蛭。而后世畏其性猛，少有用者，盖不明水蛭性能耳。

崩漏：王氏认为崩漏两证临床表现虽一重一轻，一缓一急，却能互相转化，久漏必虚，久漏成崩。病机有虚有实，虚实夹杂。气虚者，选用补中益气汤、归脾汤，参芪剂量加大，黄芪可用至60克，并加阿胶、棕榈炭、贯众、三七、仙鹤草、夏枯草等止血，用之以益气升阳、摄血统血最为适当。仙鹤草合夏枯草起止血作用，特别是夏枯草有降压和抗菌的作用。阴虚者，选用一贯煎加女贞子、墨旱莲、白及、仙鹤草、炒槐花、炒地榆。血瘀者，失笑散、琥珀散同用。血热者，治以柔肝解郁、凉血安冲。对于青年血崩更要清解肝经郁火，喜用栀子、黄芩之类。老年崩漏补肾益气，固冲任止血，治以温肾固冲止血，用《证治准绳》鹿茸丸，方中包含的赤石脂禹余粮丸塞崩堵漏，鹿茸、附子温肾固冲，加炮姜炭、补骨脂以增强温肾固冲之效，但应警惕有无子宫肌瘤。

恶阻：治法以调和脾胃为要，用王氏经验方竹茹麦门冬汤：竹茹5克，麦冬6克，砂仁2克，怀山药9克，藿香5克，茯苓9克，白芍5克，扁豆9克，公丁香1克，冬瓜仁9克，丝瓜络3克，甘草3克，灶心土60克（开水泡化），用澄清水煎药。方中竹茹、公丁香、灶心土、砂仁和胃降逆，藿香、丝瓜络、白芍疏肝平肝，怀山药、麦冬、扁豆、甘草和胃健脾防香燥，且麦冬、白芍有柔肝之功。如此调和肝胃，肝得柔则疏，胃得养则降，故用于肝胃不和之恶阻有显著疗效。

胎漏、胎动不安：胎动的特征是阴道流血、小腹痛而又感觉下坠，其痛点连及腰部。其原因有母体衰弱，冲任损伤，潜伏的其他严重疾病，跌仆损伤等外界刺激，或服药不当，房事不节，都可能导致胎动和流产。流产之前，一般都有先期征兆，如腰酸痛，连及小腹痛，阴道流血。治法以补肾安胎为主，气血两虚者用泰山磐石散去当归、川芎，加桑寄生、杜仲、菟丝子。王氏还创制保胎方：党参15克，云苓9克，焦白术9克，桑寄生15克，菟丝子10克，杜仲6克，续断9克，竹茹6克，藿香6克。腹胀加厚朴6克；胃气上逆加旋覆花9克；吐酸过剧，用灶心土60克泡开水搅匀，待澄清后用此水熬药。本方健脾和胃，补肾安胎，用于胎动不安、恶阻。

不孕症：王氏认为，不孕症的女方原因有子宫发育不良、输卵管不通、子宫输卵管炎症、肿瘤或月经不调等。治疗女性不孕，应着重调经，经调则有子嗣，并注意适时交合，增加受孕机会。对于气虚血弱、肾虚血瘀所致的不孕症，王氏习用经验方参芪菟鹿饮：潞党参24克，生黄芪10克，桑寄生15克，菟丝子15克，鹿角胶15克，白术9克，上桂9克，巴戟天12克，益母草24克，桑螵蛸9克，鸡内金9克，生龟甲30克，土鳖虫10克，蒲黄9克，仙鹤草60克，阿胶9克，槟榔6克，广木香9克。功效为补气血、滋肝肾、调经化瘀。方中党参、黄芪、白术健脾益气，桑寄生、菟丝子、巴戟天补肾，上桂温阳，鹿角胶、阿胶养血益精，桑螵蛸、龟甲敛肾摄精，土鳖虫、蒲黄活血化瘀，仙鹤草、益母草调冲任、理血，鸡内金、槟榔、木香理气行滞消积。如有输卵管阻塞，加山甲珠10克，炒川楝子10克，鸡血藤18克，以活血通络、理气止痛，调畅输卵管气机，使之通畅，若堵塞甚可加土鳖虫、蒲黄、五灵脂。若肝肾阴虚，常用一贯煎合血府逐瘀汤加减以滋养肝肾、活血调经、清湿通络。方中沙参9克，生地黄12克，当归9克，枸杞子9克，女贞子24克，墨旱莲24克滋养肝肾；桃仁9克，红花9克，鸡血藤18克，益母草24克，红泽兰12克活血调经；红藤24克，蒲公英24克，夏枯草10克，琥珀6克清湿通络。若少腹痛兼见癥瘕，酌加炒川楝子9克，山甲珠9克，艾叶9克，延胡索9克，红藤24克。脾肾阳虚者，王氏常用河间地黄饮子合理冲汤加减以温肾运脾、调冲化湿、祛瘀通络。方中熟附片24～60克，肉苁蓉12克，桑寄生15克，补骨脂12克，菟丝子15克，白术9克，熟地黄9克，杜仲9克，炮姜9克，鸡内金9克温肾健脾；土鳖虫10克，炒蒲黄9克，山甲珠9克祛瘀通络。若子宫虚冷者王氏选用艾附暖宫丸加减，身体肥盛、痰脂塞胞者用启宫丸（苍术、陈皮、茯苓、半夏、神曲、川芎）加菖蒲、远志、槟榔，以运脾行气、祛痰化浊。

不孕症的男方原因约占三分之一，王氏有保真丸、聚精丸，主治男子精薄、无精。

盆腔炎：病机主要为湿热蕴结下焦，症见小腹腰骶疼痛，经期劳累或性生活后加重，带下量多色黄气臭，月经或前或后，量时多时少，有块，心烦口渴，尿黄便结，或伴疲乏或不孕，舌红苔黄腻，脉弦滑数。治以清热利湿、行气止痛。王氏常用银甲丸：金银花15克，连翘15克，红藤24克，蒲公英24克，紫花地丁30克，大青叶12克，升麻15克，鳖甲24克，蒲黄12克，椿根皮12克，茵陈12克，桔梗12克，琥珀12克。腹痛甚可酌加炒川楝10克，白芍15克，广木香10克，柴胡9克，丹参9克；腰痛加杜仲9克，川续断24～60克；月经不调加益母草24克，菟丝子9克，茜草根12克；失眠多梦选用钩藤9克，刺蒺藜18克，夜交藤60克，朱茯神12克。益气补肾可加党参24克，黄芪24克，鸡血藤18克，桑寄生15克，菟丝子15克。本方被广泛用于湿热蕴结下焦证，如妇科的盆腔炎、子宫内膜炎、附件炎、阴道炎、湿热带下，以及内科的肾盂肾炎、膀胱炎等。王氏银甲系列方从20世纪60年代使用至今，疗效确切，影响深远。

“壶公去却留名锦里，遗著开来更饮誉杏林”。王氏一生勤学不殆，献身岐黄，通过几十年的不断实践摸索，在妇科方面成就非凡，其理论核心、学术思想及临床经验是一笔宝贵的财富，值得继承和发展。

唐伯渊（图10-9）

唐伯渊（1900—1981），原名祖渊，四川华阳人，祖籍湖北，祖上经商为生。父宜萱，曾任四川省长公署政务厅内科科委员。1907～1915年，唐伯渊随父母转徙湖北汉口、宜昌、长阳等地，并受启蒙之课。16岁时回成都，21岁中学毕业，后拜投成都名医沈绍九门下，深受恩师提携点拨，对于医理方药领悟颇深。1930年，唐伯渊在成都正式开业行医。1935年开办两仪医馆。1940～1949年，先后任四川邮政管理局局医、成都中国银行特约医师、成都聚兴诚银行特约医师。1950年，出任成都小学教育工作者协会筹委会和成都市人力车工筹会义诊医师。1951年，任成都市立医院中医门诊部内科医生。1952～1964年，先后就职于川西行署卫生厅医政科、四川省卫生厅医疗预防科，任四川省卫生厅中医科科员、副科长、科长。1964年5月调至成都中医学院，任妇科教研室主任。唐氏晚年体弱多病，闭门疗养多时。1975年会同同门杨莹洁整理和出版了其师的医学理论和临床总结——《沈绍九医话》，平时则少有著述，病案亦多散佚。唐伯渊虽名重一时，却淡泊名利，平易近人，诲人至诚。

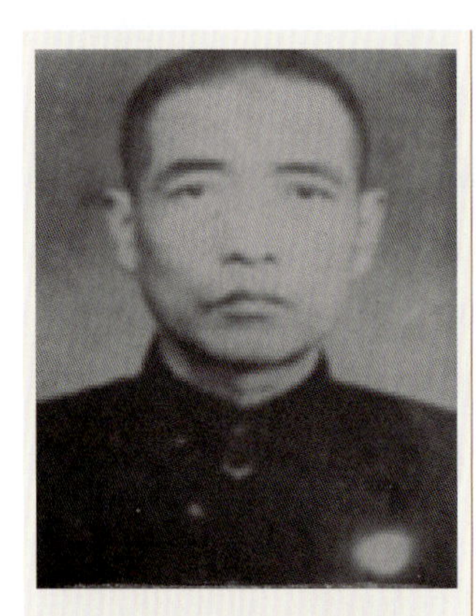
图10-9　唐伯渊

唐氏将各家理论结合临床实践指出，脾胃乃水谷之海，后天气血生化之源，故当在诊疗过程中尤为重视。他认为，辛燥苦寒损伤胃气、劫灼津液，视为禁忌；又认为，肝主调畅气机，若有乖逆，则气不舒展，聚而发热，肝木之火郁而不舒，阴血自然受其遏制，木土相伤，气血痹阻，故杂病多生于肝，治疗中又当以调肝为要。

在重视调治脾胃的同时，唐氏认为脾病多为寒湿所困，应当以刚燥温运之法化解，用药多避开术、参、芪等甘壅补益之品，而选用益智、厚朴、陈皮、砂仁等辛通之味，以振奋脾阳；胃病多属燥热上逆，当用甘凉柔润通降之品。脏宜藏而腑宜通，胃腑当以通为用，通法非辛开苦降，也非苦寒下夺，而应通阴通阳，调气以和血，调血以和气，上逆而使之下行，中结而让其旁通，虚者助之使通，寒者温之使通。

唐氏在临床上善于通补胃气。对于热病之后，胃气不舒、不饥少食、口渴而淡等症，唐氏常用甘平芳香微辛之剂，药如橘络、麦门冬、北沙参、荷叶、建曲、生谷芽等。另外，唐氏还擅长胃病治肺之法，用桔梗、杏仁宣肺，枇杷叶、通草、紫菀肃肺，一升一降，调畅肺气，橘络芬芳快脾悦胃，薏苡仁补益中焦，其法灵妙，临床上多获良效。

卓雨农（图 10-10）

卓雨农（1906—1963），四川省地方志记载，卓家先辈于康乾时期入川，在成都创办了著名的“广益号”酱园铺。先祖卓秉恬，清代咸丰年间人也，官至武英殿大学士，建相府于成都棉花街。卓雨农之父卓翰屏援儒入医，以仁术为业，悬壶川蜀。卓雨农不及弱冠便由其父授以岐黄之术，熟读《内经》《难经》《伤寒论》《金匮要略》等经典古籍。其聪慧机智，刻苦用功，加之对中医悟性极高，触类旁通，精研内、妇、儿各科，对妇科尤有造诣。17 岁便开始行医济世，18 岁即参加四川省中医资格考试，名列前茅，颇具名气。其后更是以少年英才悬壶济世于蜀中，声名远扬。载誉蓉城，举城上下无人不知，有“卓半城”之雅誉。时人有诗赞曰：“锦官丝城棉花街，三代荣封卓秉恬。更喜家风传久远，名医名宦名酱园。”

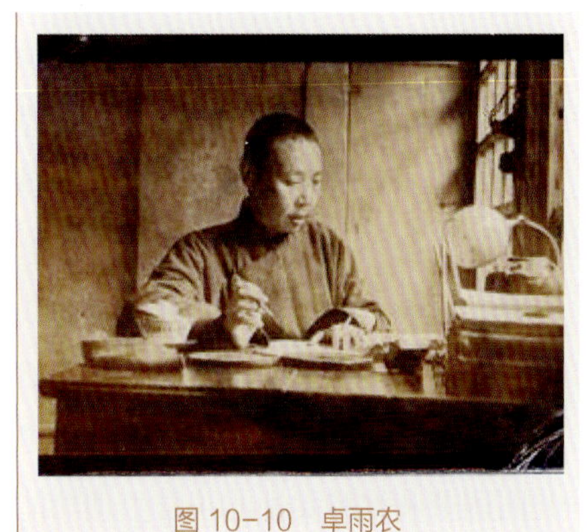

图 10-10　卓雨农

卓氏是中医妇科界著名的老前辈，家学渊源，根基深厚，经验丰富。卓氏重视“妇女以血为主，并以血为用”的生理状况；对妇科疾病的论治，重在调气血、养肝肾、和脾胃；具体施治时要补而不滞、滋而不腻、温而不燥、清而不凝、行而不破、涩不留瘀，极注意照顾妇女经孕产乳的生理特点而辨证用药；临床用方精而不杂，通过世代家传和个人长期实践的磨砺，形成组方药味少、用量轻、价低廉的特点。晚年，卓氏根据世代治疗妇女疾病的秘传和自己几十年的临床经验，参以各家妇科文献资料，以月经、带下、妊娠、产后、杂病等各种疾病为主要内容，选方用药力求简便有效，并依中医理论加以综合整理，将其从医经验写为书稿，以期对后之学者有所启迪，为中医之传承发扬有所贡献。

强调整体论治，注重阴阳平衡　卓氏认为，应秉“整体观”论治妇科疾病。即从整体出发，根据辨证论治的精神，着重调整和恢复全身功能而达到治愈疾病之目的。临床须运用四诊、八纲辨证，详察形、气、色、脉，结合气候、季节、地域、饮食、起居、性情、旧病等，追寻起病原因，分清寒热虚实，气血脏腑，而后确定治疗方法。需要着重指出的是，女性体阴，有余于气，不足于血，以其经孕产乳数伤于血也，且素多抑郁，喜恚怒，易引起气血不调、脾胃失和、肝肾亏虚、冲任损伤等现象，进而导致经、带、胎、产、乳等疾病，故对妇女疾病的治疗，须从整体观出发，恢复机体正常的调节机理。

肾乃生殖之根，培元首重在肾 卓氏强调，肾气盛衰是女性生长发育和生殖盛衰的根本。肾为先天之本，为人体生长、发育、生殖的根本，又为冲任之本，胞脉系于肾，肾与胞宫关系密切。肾精、肾气及肾中阴阳的盛衰对胞宫的生理和病理改变都有重要的影响。女子生殖功能的成熟和衰退，皆取决于肾气的盛衰。肾在女性月经、孕育中起着主导作用。肾藏精，肾气旺盛，则精充血足，天癸渐至成熟而泌至，任通冲盛，月事以时下；反之肾气衰弱，则精虚血少，冲任枯竭，经断形坏而无子。女性月经、胎孕的生理活动与肾有着密切的关系，所以在辨治妇科疾病时应把握肾这一重要脏腑，勿忘培补先天。

冲、任、督、带四经，与经、带、胎、产相应 卓氏认为，冲任督带与女性生理密切相关，其中尤以冲任二脉最为重要。冲脉为总领诸经气血之要冲，十二经的气血皆归于冲脉，女性发育成熟后，脏腑气血充盛，血海满盈，下注胞宫而为月经。任脉，即妊养之义，精血津液皆属任脉总司，主一身之阴，又与胞宫相联属。故冲任二脉之气通，方能促成月经和胎孕。又督脉为阳脉之海，与冲任二脉皆出于会阴。带脉起于季肋，环腰一周，复止于季肋，约束全身上下行之经脉，冲、任、督三脉，均有经脉与之相通，受其约束。冲任二脉皆起于胞中，而胞宫为气血交汇之所。在脐下胞室之中，男为丹田，女为血室，皆由肝肾所司。其上居阳明，于中焦受气取汁，应冲任二脉以下合癸水（戊土与癸水相合），男女皆然。男子重气，血从水化而为精；女子重血，气从水化而为经。任督二脉循环往复，调节并维持阴阳平衡，气血通畅，保持月经的潮止有度。冲任督带各司其职，共同调节和维持女性的正常生理功能；经、带、胎、产诸疾，必伤及冲任督带诸脉方可致病。

女子以血为本，气血相互为用 卓氏指出，月经的主要成分是血，血是产生月经的物质基础，而血的生化、运行、统摄依赖于气。血是水谷精微通过气的作用变化而成。《灵枢·决气》云："中焦受气取汁，变化而赤是谓血。"可见血要赖气化生。血在脉中，又需气的推动，才能运行不息，营养全身。从妇女的生理特点来说，血要气的推动才能到达血海，注于胞宫，产生月经，同时赖气的统摄，月经才能按时来潮，不致过多过少；而气又需要血的营养，才能发挥温煦脏腑的正常功能。由此可见，血是物质基础，气是动力，气血相互为用，不可分割。

贵在矫枉，切勿过正 在治疗妇科疾病的药物选用上，卓氏认为应注重药性及明辨疾病之寒热虚实。女子以血为本，血属阴，性黏滞，寒热湿邪易与其结，感受湿邪可使血气壅滞，感受寒邪可致血气凝涩而成瘀，感受热邪可致血海不宁，迫血妄行，而见经水量多、经期延长，或热灼血分，炼血为瘀，热瘀互结，致反复出血。故血分用药不可过于温热，以免助热动血；亦不可过于寒凉，以防寒凝留瘀。要而言之，用药贵在矫枉，治疗切勿过正。

血肉有情之药，善用则灵 用药方面，卓氏对不孕、闭经、崩漏等病辨证属肾虚血亏、八脉亏损者，喜加用龟板胶、鹿角胶、紫河车等血肉有情之品。其补益作用非金石草木药可比，与人同气相求，能大补元阳、聚补真阴、阴阳并重。鹿性阳入督脉，龟体阴走任脉，紫河车乃精血结孕之余液，为血肉有情之品，能峻补营血，填精补髓。三药均为血肉有情之品，大补任督二脉，补益肾精，养血益气，调补阴阳，故功效颇著。

妙用一味，点石成金 卓氏继承并学习了其父和其他中医大家的临床经验，从经方及其自身的临床用药经验中得到启示，对部分药物的应用颇具心得。例如：地黄宜九蒸九晒，在炮制过程中再加入砂仁，一则可化湿行气，醒脾和胃，能疏地黄之滞，降其滋腻之性；二则可纳气归肾，引五脏六腑之精归藏于肾。生白芍酸收，为避免其酸敛之性碍恶露排出，故产后不用生品，宜将白芍片用黄酒淋洒拌匀，然后炒干入药，其寒性、酸收之性均减，而活血功效增强，且不留瘀。枇杷叶在治疗妊娠恶阻中对于辨证有热者，卓氏喜用刷毛之鲜枇杷叶，以免刺激消化道引发呕吐；又因“呕家不喜甘”，故不用蜜制枇杷叶；而且其清热降逆止呕之效更为显著。在治疗月经病以气虚为主时，佐蜜炙升麻且用量不宜多，2～3钱即可。蜜制可加强升麻补中益气之力，可宣发肌肉腠理之阳明而升举脾胃之郁结。升麻经蜜制后，用量宜轻，可防虚阳上越之弊，以免适得其反。在治疗月经量少而无明显寒热虚实偏颇的证型时，可于所开药中加三七粉3克冲服。三七补血第一，加入补气补血药中则更助其力，且三七补而无沸腾之患，补红得此而有安静之休也；而且三七化瘀血而不伤新血，实为理血妙品。治疗赤白带下或黄带夹血丝时多喜加荆芥炭，因风能胜湿，故巧用风药为止带之要药；而且药物炒炭后性主收敛，以止血见长，但由于荆芥性本疏散，故无收敛太过之虑。

用药精审，以调见能　女性的特殊生理易致气血不足，不耐攻伐，用药不当易耗伤正气，所以在治疗过程中，对药物的选择要精当，剂量轻重要适度，才能收到好的效果，不可多服、乱服，应中病即止。故卓氏在临床治疗疾病时一般用十一二味药，剂量多仅数钱，且不喜用猛药如桃仁、红花等，坚持以调为主，屡获良效，即所谓“四两拨千斤”。此外，卓氏习惯在补阳药中适当佐以补阴药，补阴药中适当佐以补阳药，即阴中求阳，阳中求阴；同时注重气血两调，即调气、补血，补血药中加行气药以助其效，行气药中加补血药以防耗气。

化裁经方，简便廉效　卓雨农从事中医临床工作三十余年，医疗经验丰富，临证尤娴于运用经方，但很少原方照搬，极尽化裁之妙，这与主张运用经方不可轻易增损者相比，可谓别具一格。卓氏这种不泥于古、处方灵活的思维，是熟读经典、师从前辈医家，并经过长期临床实践而形成的。关于治病遣方的用药规律，卓氏认为必须明确辨证论治，重在辨证。所谓论治，是指在辨证的前提下，据证立法，依法制方，随方遣药。法、方、药组成了论治三环节，其中又以确立治疗原则及治疗大法最为关键，故古人有“方以法立”之说。理法不可易，而方药可不拘不过。在古人理法思想的指导下，卓氏根据其长期的临床实践，逐渐探索出自己别具一格的遣方用药规律，并研制出如通脉大生片、盆腔炎1号、盆腔炎2号等疗效肯定的自制方，从而在面对临床千变万化的病情时，得以应对自如。

治崩六法，明辨虚实　卓氏认为，崩漏乃冲任不能制约经血，升降失度，阴阳失调。崩证来势急、出血多，是比较严重的妇科疾病。辨证应重在观察血量之多少，血色之浓淡，病程之新久，见症之短长，来势之缓急，并注意有无腹部胀痛及杂色带下。对病情的鉴别，卓氏继承并发展古人“漏轻崩重”的看法，认为证候的虚实和病程的新久是辨证论治的重要环节。属实属热的新病，正气未伤，虽来势汹涌，但易于治疗，应列为轻证。属虚而病久者，元气亏损，虽病情缓和，但治疗比较困难，预后多不佳，应列为重证。临证时又当具体分析，不可轻重倒置。卓氏认为，急则治标，缓则治本，治血先治急，故止血首当其冲。据此，卓氏提出临床行之有效的“治崩六法”，即“补气、理气、降火、升提、涵敛、行滞”之法，使冲有所安，任有所负，带有所束，皆有所统。卓氏认为，上述诸法是治疗崩漏的基本原则，其中尚有偏热、偏寒、偏虚、偏实等兼证，仍须根据病情的变化，详细审查体质之虚实和病势之缓急，以证的寒热虚实来决定。虚证宜补而止之，实证宜泻而止之，热证宜清而止之，寒证宜温而止之，并非专事止涩所能收效。血热，应清热凉血；虚寒，应温经补血；劳损，宜固气摄血；气虚，宜补中益气；气郁，宜行气舒郁；血瘀，宜活血通瘀。切忌不问原因，概投寒凉或温补之剂，致犯虚虚实实之戒，引起不良后果。卓氏还强调元气的恢复主要依靠饮食营养，而食物又靠脾胃的受纳和运化，如受纳运化的力量减弱，饮食药物都不能发挥作用，故本病后期治疗应注重调理脾胃，调和气血。

痛经七方，审证施治　卓氏认为，痛经多系气血受阻，经行不畅，辨证时应注意月经的期、量、色、质，注意局部与整体，注意痛点的大小与痛状的缓急。本病的特征在于痛，一般在经前或经期疼痛，痛而拒按者为实，痛而喜按者多虚；经后腹中冷痛，喜热熨者多为寒，经前腹中热痛而拒按者多为热。亦有胀而不痛、痛而不胀、胀痛俱现、胀过于痛、痛过于胀，这是辨别气先病或血先病，孰重孰轻，孰主孰次的依据。缓痛为寒，刺痛为热，隐痛为虚，时痛时止为气滞，持续作痛为血积，得热痛减为虚寒，得热反增为实热。临证还应以疼痛时间、性质为辨证依据，并根据以上论述鉴别气、血、寒、热、虚、实等不同的证型，具有极强的临床指导意义。同时，还应重视患者的精神、体质、生活等情况，综合研究，方可审证明确，治疗得当。卓氏根据痛经发生的主要病因病机，确立了治疗本病的原则：若系实证，着重通经，若虚而夹实，则通补并施，温、清、补、调等诸法可随证施治。临床辨证分为七型，拟定痛经七法，即补气益血，佐以温经；滋肾调肝，兼固冲任；行气疏肝，佐以活血；活血逐瘀，佐以行气；散寒行滞，佐以活血；活血散寒止痛；清热凉血，通经止痛。对应方剂分别为自制方胶艾八珍汤、益肾调经汤、疏肝解郁汤、加味失笑散、温经止痛汤、温经活血汤和涤热逐瘀汤，均见其所著之《中医妇科治疗学》。

闭经八证，测机定法　卓氏认为，闭经的发生系因气血不足，冲任不调，胞脉闭塞，营阴暗耗所致。闭经虽发病因素较多，但不外乎血枯与血滞两类。卓氏认为，血枯是血亏的重症，是虚证，由渐而来，先过少、推后乃至停闭，分为血虚、脾虚、劳损、胃热四证；血滞为实证，血瘀是血滞之重症，多系骤然停闭，分为风寒、气郁、痰阻、血瘀四证。经闭的重点在于虚证，凡属无胀、无痛、无阻、无隔而月经久不至者属血枯经闭之候。血枯以补血养液为主，血滞以调气和血为主。卓氏强调，滞者可通，枯者不可通，血枯而复通之，为竭泽而渔，要使血液不枯，应养血才能使血液通畅，所谓一点生机必须注意。血枯者亦不可大剂峻行补血，恐本身吸收生机不旺。

卓氏认为，经闭之治，无论血枯或血滞，都应详审有热无热，夹虚夹实，随证变通，不可偏补或峻攻，宜细审病机，分清虚实，于寒热、温凉、补泻、攻散诸法中灵活施治，方可收到良好效果，万勿不分虚实而乱施通利之法。具体治疗当根据不同的情况，采取“虚者补之，实者泻之，劳者温之，损者益之，结者散之，留者攻之，客者除之”等法，辨证施治。若为失血引起，宜补血养血、补血益气，圣愈汤或自制加味补血汤主之；脾虚者，宜补脾和胃、益气养血、充填血海，加减补中益气汤主之；劳损者，大多阴亏火旺，灼肺伤肝，宜养肝滋肾润肺，六味地黄汤去泽泻，加制首乌、枸杞子、桑寄生主之；胃热者，应泄热存阴，四物合调胃承气汤主之；风冷凝滞者，宜温寒引滞行血，温经汤主之；气郁者，宜调气解郁，开郁二陈汤主之；痰阻者，宜化痰行滞，苍附导痰丸主之。经闭实证，或行血攻瘀，或温经行血，或行气益血，或温化痰湿、行气通经。经闭虚证，卓氏喜用温补，强调以“养”为主，自拟通脉大生片补肾养血调经，作为成都中医药大学附属医院的中药制剂沿用至今，临床疗效确切。方由杜仲、续断、菟丝子、肉苁蓉、鹿角霜温补肾气，调养冲任；艾叶温经暖宫；紫河车、何首乌温肾气补精血；枸杞子、当归养血益肝；山药、茯苓调补脾胃；乌药温经理气；薏苡仁引诸药下行；砂仁辛温，纳气归肾，协薏苡仁引药下行，并防呆滞碍脾。卓氏临床喜加泽兰、香附，防其补益太过滋碍脾胃。诸药合用，共奏补益通经之功。综观卓氏调经诸药，重在补肾益气养血，用药兼顾肝脾，使肾气得充，脾胃得顾，精血得养，冲任得充，气帅血行，经水自调。卓氏还指出经闭的治疗周期较长，非短期即能奏效，所以服药要持之以恒，不可半途而废。

王祚久（图 10-11）

王祚久（1914—1998），四川省丰都县人，于 1942 年毕业于四川国医学院，到丰都中学任校医，后自设诊所，主治内、妇、儿等科疾病。王祚久曾参与发起成立丰都中医师公会，并任主任学术委员。新中国成立后，历任丰都县各界人民代表会议常务委员、丰都城关镇联合诊所主任、丰都县卫生科副科长等职。1956 年调入成都中医进修学校任教，1957 年调入成都中医学院附属医院妇科，从事临床、教学工作。1975 ～ 1982 年，曾任成都市政协常委。1987 年晋升主任医师。王氏从事临床工作五十多年，擅长中医内科、妇科疾病的诊治，特别是对妇科经、带、胎、产诸病的诊治，善于将辨病与辨证相结合以指导遣方用药，并取得较好的临床疗效。经过长期的实践，王氏临床诊病形成了独特的治疗经验，著有《中医妇科临床精华》。

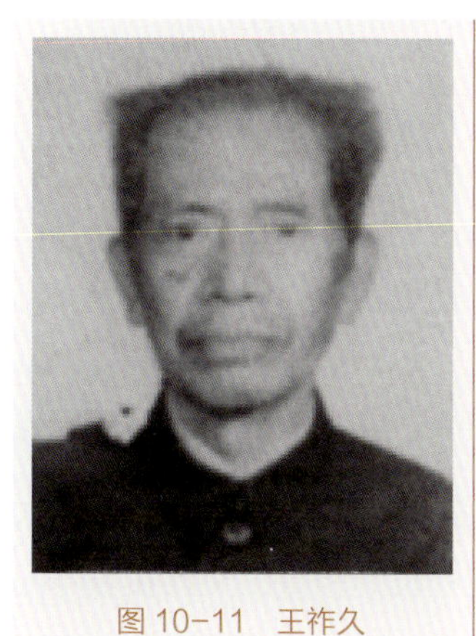
图 10-11　王祚久

三脏同治，气血并调　王祚久认为，“肾肝脾功能失调”在妇产科疾病发生和发展机制上具有重要地位。脏腑功能失调时，常常有肝肾同病，或脾肾同病，或肝脾同病，因而又有肝肾同治、脾肾同治、肝脾同治。王氏认为，肾的主要功能表现是真阴真阳，真阴真阳之间保持着平衡，所谓“水火既济”，才能使机体保持正常的功能。因此，肾水命火对人体的脏腑功能和生长、发育、衰老及生殖关系极为重大。气血作为人体重要的物质基础，妇女经、带、胎、产、乳无不以精血为本，因而妇女以血为主。肝为血脏，与血海相关，若肝经气血不能舒畅，可最终影响冲任，引起经、带、胎、产诸病。正如叶天士所云：“女子以肝为先天，阴性凝结，易于怫郁，郁则气滞血亦滞。”因此，气病及血，血病及气，气血相依相存，所以又常气血同治。脾为后天之本，气血生化之源，脾藏意与志，并主统摄，脾与五脏六腑的相互关系及病变的相互影响，以及与生殖系统的生理和病理均有密切的关系。

临证尤重湿、热、瘀　由于川蜀地区特有的气候特点及饮食因素，王祚久妇科临证尤重湿、热、瘀三个病因，认为三者之间常交错缠绵，形成兼夹证。王氏对于妇科疾病瘀血、湿热形成的病因病机有较深入的认识，且提出了相应的治则治法，临床行之有效。

王氏认为，瘀血为妇产科的常见病因之一。瘀血的成因，一为外界因素，如寒邪内侵，血得寒则凝；湿热下注，影响气血的运行，血受湿热，久必凝浊。所以，寒与热太过均可致气血运行障碍，出现气滞血瘀证。另一个则为内在因素，与心、肝、脾关系密切。血生化于脾胃，藏于肝，统于心。所以，心阳不足，血运即滞；脾虚气弱，统摄无权；特别是情志因素所致肝失条达，疏泄失职，则可直接滞气伤血，从而导致瘀血发生。所以，气滞血瘀为不少妇产科疾病所共有的证候，但亦因体质、病程、病位等个体差异而治疗各殊。治疗瘀血，在审证求因的基础上，应分清寒、热、虚、实。病程较长者，多寒多虚，或虚中夹实及寒中夹热；病程较短者，多热多实，或实中夹虚及热中夹寒。非炎性（寒性）肿块，如卵巢囊肿、子宫肌瘤、乳房囊性增生症等，多寒多郁；炎性（热性）肿块，如炎性包块、子宫颈癌及子宫肌瘤合并感染等，多热多实。急性炎症期为热为实，慢性炎症期为寒为虚。气滞是因，血瘀是果，所以治疗瘀血，要注意行气理气治法的配合应用。另外，治疗瘀血还必须从整体观念出发，在辨证的基础上，既要掌握整体与局部、主证与兼证的情况，又要掌握邪正力量的对比和消长的变化，疾病的属性及发病的久暂，根据其病证适当配合理气、散寒、清热、解毒、养阴等法。只有这样，才能更有效地发挥活血化瘀法的作用。

湿热的病因病机及治则　妇科湿热的产生，一方面是直接感染外界湿热、湿毒之邪。由于阴道、胞宫与外界相通，温暖湿润，是感染病邪和助邪生长的适宜环境，易于细菌繁殖生长；胞宫、阴道易受邻近器官尿道、肛门排泄物的污染，若不注意经期、产后卫生及妇科检查消毒不严，均易致胞宫损伤，使湿热毒邪入侵。另一方面，“邪之所凑，其气必虚”，由于脏腑功能失调，湿自内生。如脾气虚弱，运化失常，聚而为湿，流注下焦；或房室过度，多产忧思，以致肝肾暗伤，亦可导致湿热毒邪乘虚而入。对妇产科湿热证的治疗，王氏认为当首分虚实，再应分辨是湿重于热还是热重于湿。大抵初病多实，久病多虚中夹实；病来之骤多实，病来之缓多虚或虚中夹实。初病宜清宜泄，久病宜补宜涩。用药要有主次，才能收到良好效果。清利湿热法是治疗妇产科炎症的一大法，但临床上还必须注意，湿热是这类疾病的共性，由于个体差异及病程长短轻重，又存在着不同的个性。如体质因素、病程长、房室不节等常耗损肾阴，以致虚火妄动，至虚之处，便是容病之所，所以必须注意除湿与养阴并举。又如脾气本虚，湿已郁滞，再感邪毒，也非单一清利湿热法所能收功，必须健脾除湿、清热解毒，才能有相辅相成之效。

闭经有虚实，辨证分五型　王氏认为，闭经分虚实两类，虚者当责之于肝肾气血，实者当责之于气滞血瘀及痰阻。虚者不足宜滋补，实者有余宜疏泄。王氏将闭经分为五种证型，包括气血不足型、肝肾虚亏型、痰湿阻滞型、肝郁气滞型、气滞血瘀型。气血不足型治以益气扶脾、养血调经，方用阿胶四物汤加减或加味八珍汤。肝肾虚亏型治以补益肝肾、填补奇经，方用加味内补丸或加味归肾丸。痰湿阻滞型治以除湿化痰、健脾益肾，方用加味苍附导痰丸。肝郁气滞型治以疏肝健脾、活血行气，方用加味逍遥散或疏肝散。气滞血瘀型治以行气活血、通经逐瘀，方用血府逐瘀汤或温经汤加减。

崩漏明缓急，治疗分两步　王氏认为，崩漏的常见原因有七情太过，肝不藏血；冲任虚损，固摄失权；脾不统血，致血妄行；瘀血内阻，血不归经。治疗崩漏出血，一般分为两个步骤，首先控制出血以治标，其次血止后调整月经周期及阴阳平衡，恢复卵巢功能以治本。补肾是调整肾阴肾阳平衡的关键，补肾以补肾阳为主，使阳气温煦，真阴充实，冲任通盛，以达到调经排卵的目的。至于控制出血的方法则有清热固经、补气摄血、活血化瘀、滋肾调肝等。治疗当本疏肝、补脾、固肾之法，以调理恢复肝、脾、肾的正常功能，则崩漏之证即可痊愈。

论治先兆流产，多从脾肾着手　王氏论治先兆流产，多以补脾肾为主要的治疗方法。因脾能载胎，肾主蛰藏能举胎，脾肾不足，故病先兆流产。经长期实践，自拟方（黄芪、党参、阿胶、白术、续断、杜仲、菟丝子、熟地黄、桑寄生），连服一月，效果甚佳。血热者，加地榆、黄芩；胞寒者，加吴茱萸、焦艾。如果保胎无效，胎死腹中，则当行气活血引胎自坠，以保母体安全，用《景岳全书》脱花煎下胎益母。

不孕四法，审证求因　对于不孕症，王氏认为应先查清病因，再辨证施治。其病因可分为全身（五劳七伤、虚羸百病、闭经、气血不足等）及局部（癥瘕、带下、宫寒等）两大类。不少医家思肾为生殖之本，故治疗多从补肾入手，但不孕亦有属实者，如患附件炎导致输卵管不通，属于肝郁气滞血瘀者，则应予疏肝化瘀治之。不孕症临床常分四种证型：肝肾不足型、痰湿阻滞型、肝郁气滞型、气滞血瘀型。肝肾不足型治以温肾养肝、调补冲任，方用加减左归丸或加减温肾丸；痰湿阻滞型治以燥湿化痰、理气益肾，方用加味苍附导痰丸或加味启宫丸；肝郁气滞型治以调肝理气、活血调经，方用加味逍遥散或加减柴胡疏肝散；气滞血瘀型治以活血化瘀、理气通络，方用加减少腹逐瘀汤。

内外合治妇科炎症　对于妇科常见的阴道炎、前庭大腺炎、子宫颈炎，王氏也有自己的认识。王氏认为，青年妇女患阴道炎者，多由脾虚肝郁，湿邪内生，郁久化热，湿热蕴结，流注下焦而发病；老年妇女患此，则常由冲任虚衰，湿热湿毒内侵所致。本病以外治为主，如感染严重，侵及泌尿系统者，酌情配合内服药以清热除湿、解毒消炎为主，方用加减龙胆泻肝汤。老年性阴道炎适用滋肾固涩或配合雌激素，常能缩短疗程，收效较速。外治法则根据阴道分泌物病原菌的不同选用不同的治疗方药，如滴虫性阴道炎常选用苦参蛇床合剂（蛇床子 15 克，土荆芥 12 克，苦参 30 克，明矾 9 克），用 3000 毫升水，煎沸浓缩后，先熏后坐浴；霉菌性阴道炎常选用马鞭草 30 克，煎煮后去渣，温液坐浴；老年性阴道炎常用野菊花、紫花地丁、半枝莲、蛇床子、苦参各 15 克，煎液，先熏后洗。

王氏认为，前庭大腺炎多由房室不节，不注意卫生，育产损伤而为风冷所乘或湿热下注所致。其病机主要为肝经湿热和风邪客于阴中化火所致，急性期治宜清热解毒、活血消肿、促其消散，慢性期治宜活血化瘀、解毒透络。前庭大腺炎临床分为火毒炽盛证和瘀滞火毒证，火毒炽盛证治以清热解毒、活血消肿，方用加味消痈饮（炙山甲 6 克，天花粉 12 克，甘草 3 克，乳香 6 克，白芷 9 克，赤芍 12 克，象贝母 9 克，防风 6 克，没药 6 克，皂角刺 6 克，当归 9 克，陈皮 9 克，金银花 30 克），同时用鲜蒲公英 60 克洗净捣烂，加少许蜜糖调匀，敷于患处，每日换药 1 次；瘀滞火毒型治以活血化瘀、透络排脓，方用加味活血透脓汤（当归 9 克，薏苡仁 24 克，桃仁 9 克，炙山甲 9 克，白芷 9 克，败酱草 30 克，王不留行 12 克，白蔹 9 克，桔梗 9 克），同时可用蛇六谷、生大黄、天葵子、芙蓉花、一见喜、黄芩、樟脑各 50 克，野菊花、蒲公英各 100 克，共为细末，凡士林调匀，摊于纱布上，敷于患处，每日换药 1 次。

子宫颈炎内因湿热下注，黏膜抵抗力减弱；外因房室不节、不注意卫生及分娩、流产、手术等因素，而致胞门损伤，外邪入侵而发病。王氏认为，本病内治以清下焦湿热为主，外治以解毒、去腐、燥湿、敛疮、生肌为主。本病临床常分为湿热型和脾虚型。湿热型治以清热除湿、解毒消炎，方用加味苍柏二陈汤（苍术 24 克，黄柏 24 克，半夏 15 克，泽泻 30 克，陈皮 9 克，甘草 9 克，败酱草 15 克，白花蛇舌草 15 克，薏苡仁 30 克，千里光 15 克）；脾虚型治以健脾益气、升阳除湿，方用参苓白术散（党参 15 克，茯苓 24 克，白术 15 克，山药 30 克，薏苡仁 24 克，桔梗 6 克，砂仁3克，扁豆9克，陈皮6克，甘草3克，莲米9克）。

王氏诊治急性盆腔炎性疾病时分为三期，包括发热期、蕴毒期及癥瘕期。发热期治以清热解毒、活血化瘀，方用银翘红酱解毒汤（金银花24克，连翘15克，红藤24克，败酱草24克，薏苡仁24克，丹皮12克，山栀9克，赤芍12克，桃仁9克，延胡索9克，制乳香6克，制没药6克，川楝子3克）。蕴毒期治以清热解毒、活血排脓，方用加味五味消毒饮（金银花30克，野菊花15克，蒲公英15克，紫花地丁15克，天葵子9克，丹皮12克，赤芍12克，薏苡仁30克，败酱草24克，千里光24克，益母草15克）。癥瘕期治以破瘀散结、解毒排脓，方用加味棱莪消积汤（三棱6克，莪术6克，丹参12克，赤芍15克，延胡索9克，丹皮12克，桃仁9克，薏苡仁24克，红藤30克，败酱草30克，皂角刺6克，炙山甲6克）。外治法包括中药保留灌肠法及中药外敷疗法。中药保留灌肠法常选用赤芍9克，红藤30克，蒲公英30克，桃仁9克，败酱草30克；中药外敷疗法常选用芙蓉叶、生大黄各300克，冰片9克，黄芩、黄连、黄柏、虎杖各240克共研细末，用黄酒或葱泡酒调敷。

王氏认为，盆腔炎症性疾病后遗症（慢性盆腔炎）由急性盆腔炎治疗不彻底而渐成，缠绵日久，由于湿热、瘀血、正虚等因素，而致肝气失调，气郁而血滞，气血滞郁日久，则癥结生；又由于下腹疼痛、白带淋沥、月经量多及痛经等因素，给患者机体带来反复不良刺激，形成恶性循环，终成慢性迁延性疾病。治以活血化瘀为主，其作用在于促进组织血液循环，促进炎症及增生组织的吸收和软化消散；为消除余邪，当佐以清热利湿药物为辅。对本病的治疗，王氏临证常分为湿热瘀阻型、寒湿瘀结型及癥瘕瘀结型。湿热瘀阻型治以清利湿热、活血化瘀，方用加味四逆散（柴胡20克，赤芍15克，枳实9克，甘草6克，红藤15克，半枝莲15克，白花蛇舌草15克，蒲公英30克，当归9克，桃仁9克，丹皮9克）。寒湿瘀结型治以温经散寒、活血化瘀，方用加味桂枝茯苓丸（桂枝9克，茯苓9克，赤芍9克，丹皮9克，桃仁9克，当归9克，红花9克，莪术6克，三棱6克）。癥瘕瘀结型治以理气活血、软坚散结，方用膈下逐瘀汤（当归9克，川芎9克，赤芍12克，延胡索9克，五灵脂9克，桃仁9克，红花9克，丹皮9克，乌药9克，香附9克，枳壳9克，甘草18克）。除此之外，还常用中药外敷下腹部，药用千年健、追地风、川椒、白芷、羌活、独活、红花、没药、乳香各30克，血竭9克，续断、桑寄生、当归、防风各120克，艾叶、透骨草各250克，五加皮120克，共为粗末，放入布袋，每袋重300～500克。用时将药袋蒸透为度，然后热敷于下腹部，每日1～2次，每次30分钟。每包药用15～20次。

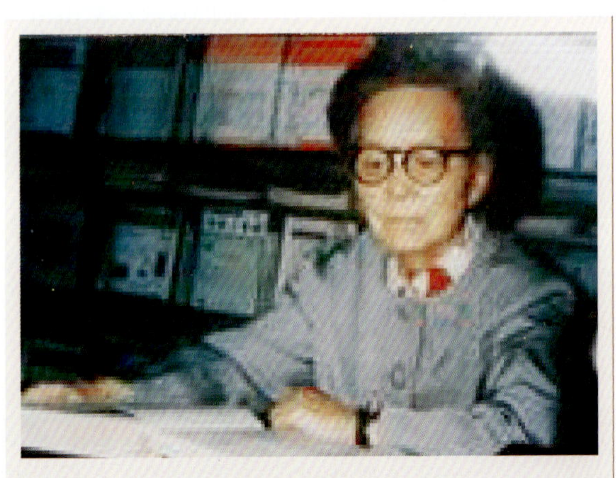
图10-12　曾敬光

曾敬光（图10-12）

曾敬光（1918—2010），女，1939年毕业于四川国医学院。曾任“中华民国”中央赈济委员会中医救济医院、成都新中医救济疗养院医师。1941年以后在双流县中兴镇开业行医，同时拜本乡名中医李虞封为师。1957年调入成都中医学院妇科教研组任教，曾担任卫生部高等医药院校中医专业教材编审委员会委员，四川省高等学校职称评审委员会中医中药评审组成员，四川省中医学会理事及中医妇科委员会主任委员。1986 年退休后仍继续指导研究生。

曾氏作为新中国成立后中医妇科学科的创建者之一，花费了大量精力对历代综合性中医古籍和妇科古医籍进行发掘与整理。她对女性解剖、生理、病理等妇（产）科学基础理论的建立和科学化、系统化倾注了大量的心血和智慧，对月经病、妊娠病、产后病、妇科杂病及带下病的临床论治具有重大指导意义，尤其是她潜心钻研《内经》等古典医籍后经过不懈探索而创立的“冲任学说”至为宝贵。

首倡冲任损伤是妇科病的最终病位 曾氏首先明确提出“冲任损伤是妇科病的主要病位”，“病因只有在直接（不当的手术、暴力外伤、异物等损伤胞宫）或间接（肾肝脾病变的影响）损伤冲任二脉的情况下，才有可能发生经、带、胎、产等妇女特有的疾病”等观点，进而指出，妇女病，位在冲任二脉，源于肾肝脾三脏，治宜补肾、调肝、健脾和胃、调理冲任，四法之中又以补肾调冲任为主，以此指导临床，善用归肾丸、左归丸、右归丸、一贯煎、四物汤、逍遥散、龙胆泻肝汤、四君子汤、归脾汤、举元煎等古方，并随证配以调冲任之品。临床常用的补冲任的药物如巴戟天、菟丝子、仙茅、仙灵脾、覆盆子、肉苁蓉、鹿角胶、紫河车等，养冲任的药物如枸杞子、山茱萸、制首乌、熟地黄、阿胶、龟板胶、鳖甲、女贞子、桑椹等，理冲任的药物如香附、乌药、木香、橘核、荔枝核、王不留行、槟榔、枳壳、三棱、莪术等，通冲任的药物如红花、桃仁、丹参、川芎、红泽兰、凌霄花、五灵脂、水蛭、虻虫、土鳖虫等，温冲任的药物如吴茱萸、桂枝、肉桂、艾叶、小茴香等，清冲任的药物如丹皮、地骨皮、生地黄、赤芍、黄芩、黄柏、黄连、栀子、知母、芦荟、龙胆草等。

冲任与女性月经、胎孕的关系，历代皆有记载，入奇经八脉之药亦有文字可查，但深化、丰富冲任的内涵，则首推曾氏。她创立的“冲任学说”明确提出，冲任实指与女性生殖生理有关的组织、器官，冲任损伤实指女性生殖生理功能的失常或器质性病变，调理冲任的目的是为了恢复女性正常的生殖生理活动，选方用药应根据冲任病变的虚、实、寒、热，或补益冲任，或滋养冲任，或调理冲任，或疏通冲任，或温冲任散凝寒，或凉冲任清血热。因此，“冲任”实为女性特殊生殖解剖与生理的代名词，“冲任损伤”实为妇科疾病的基本病机和最终病位，这正是妇科病有别于其他临床各科的最大不同之处。

以冲任功能失调概括月经不调的病机 曾氏认为，月经失调是妇科疾病的重要组成部分，其期、量、色、质的异常往往与脏腑、气血之虚、实、寒、热交错出现。对月经不调的证型，曾氏以病位为主，通过归纳病因病理及临床特征，概括为冲任不固、冲任不盛、冲任失调、冲任阻滞四证，以此统领月经不调诸证，从而对临床见证繁多的月经不调及教材上月经不调 6 个病证的 19 个病因病机分型起到了执简驭繁的作用。曾氏认为，冲任不固证为月经提前、经量过多的主要病机，治宜固冲调经。冲任不盛证为月经后期、月经量少的主要病机，其伴随症状常为虚证，治宜补养冲任。冲任失调证为月经先后无定期的主要病机，治宜调理冲任。冲任阻滞证亦为月经后期、月经量少的主要病机，其伴随症状常为实证，治宜通调冲任。

曾氏对月经不调诸证的治疗，首先依据月经期、量、色、质的变化来确定属冲任不固，或不盛，或不调，或阻滞的哪一证型；再引入脏腑辨证、气血辨证和八纲辨证推究血气之寒、热、虚、实（瘀）；最后依据全身兼证和舌脉细辨肾肝脾之虚实，以确立治法，选定方药，并随证化裁。这种提纲絜领的研究思路和方法，使月经不调纷繁复杂的传统分型论治上升到突出病机、病位和病性的类证论治，实为研究月经不调病证的宝贵经验，为后来治学者所推崇和效法。

妊娠病既治病又要安胎 妊娠疾病的发病机理，主要源于母体血虚气盛的生理特点，而胎儿生长发育，新陈代谢排出的废浊物，又可能影响气机的升降，导致气逆、气滞、聚湿、停痰而引发疾病。故曾氏认为，妊娠病的治疗不可一味补母体之虚，也不可一味攻邪气之余，而应既要治病，又要安胎。治病当分寒热虚实，病去则胎自安；安胎当以补肾培脾为要，因补肾乃安胎之本，而培脾为益血之源，本固血足，则胎自安。至于“胎前宜凉”的一般性安胎原则，用于气盛有热者相宜，对于气虚偏寒者则不当。故不可固执“清其热则血不致妄行而能养胎”，盲目推崇“黄芩、白术为安胎圣药”。

在妊娠用药方面，曾氏主张凡属峻下、滑利、行血、破气、耗气、破血、大辛大热及有毒之品，都要慎重使用或禁止使用。特别是一些常用药物如当归、川芎、滑石、车前子、通草等，如病情必须使用，胎尚无动殒之象，则在用药时严格掌握剂量，务当中病即止，以免过而伤胎。

在妊娠疾病中，曾氏首重恶阻，并强调恶阻的三步治法与预测转归。曾氏认为，恶阻虽与孕期机体状态有关，并以妊娠特殊的生理状态为发病的内因，但这种由生理而引发的病理，可因人因治而预后不良，严重影响孕妇健康，甚或变生他病，危及孕妇的生命。曾氏认为，必须从三个方面认识恶阻的发展过程及其转归：①轻证门诊用药。此时恶阻病情较轻，属胃虚者可用六君子汤加生姜、藿香、旋覆花，虚寒者可用理中汤加桂心、丁香，虚热者可用增液汤加竹茹、乌梅，肝热者可用温胆汤合苏连汤。②中重度积极救治。若未经治疗或治疗不当，则恶阻病情由轻转重，由此病转生他病。此时救治恶阻，其一是救急：恶阻患者因频频呕恶，药食难进，已有亡阳亡阴之危，虽有独参、参地、生脉之剂，若呕不能进，则须立即静脉给药补液，亦可配合灸涌泉、足三里、内关等穴位。其二是滋肾柔肝、益气健脾：当危象得以纠正或未至发生危象时，应不失时机地遣用五阴煎（熟地黄、白芍、五味、党参、白术、茯苓、甘草、怀山药、扁豆）。以方中熟地黄滋水益阴，白芍、五味柔肝化阴，四君补气健脾，怀山药与扁豆实脾阴。用于恶阻之重症，再加生姜降逆止呕。③重症救治之外，还应注意疾病间的病机转化。如胃虚恶阻因呕恶重创脾气，脾虚水湿泛溢可出现“子肿”；肝热恶阻因阴伤阳亢，肝阳内动可发生“子痫”；而一旦胃液肝阴耗损至极，进一步伤竭肾阴，又可导致“堕胎小产”，从而使恶阻之病情更为复杂，变生他疾。故虽呕吐轻证，治不得法或延误治疗亦可导致阴阳双亡而毙命。

对于妇（产）科临床常见的胎漏、胎动不安之证，曾氏强调肾气、冲任、气血的作用。因胎在母腹，赖母体之气血滋养，气血通过冲任方能达到胞中。胞系于肾，冲任亦系于肾。故胎儿在母体中生长发育之机理，概言之即：气以载之，血以养之，肾以煦濡之，冲任以固之。如气血不足，冲任不固，不能载胎、养胎、系胎、固胎，则可见孕后漏血淋沥，胎动下坠。保胎需依据病情，采用益气、养血、补肾、固冲任。用药当慎用活血、行血、辛燥动血之品；未见瘀血征象者不宜用理血药，如丹参、川芎、赤芍、丹皮等。当流血较多，小腹胀痛及下坠加重，或胎儿已死腹中者，又当促其尽早排出，曾氏认为，本病多由内热所逼，迫使经血妄行，故治疗应以清热摄血，养阴补气为主，如流血已停而身体衰弱者，又宜培养固本以善其后。

以五证为纲论治不孕症 曾氏认为，不孕症首当明确诊断男女何方有病，不能病在丈夫而误责其妻，将治疗对象搞错而徒耗药材，并延误丈夫的治病时机。如确系女方原因造成的不孕，又当辨其因先天性缺陷，或后天性病理或损伤，或是他病所致。先天性缺陷多为器质性不孕，又属绝对性不孕；后天性病理或损伤既可是功能性不孕或相对性不孕，也可是器质性不孕或绝对性不孕。若属药物治疗难于奏效的器质性病变所致者，则不能夸大药物的作用，耽误病人手术治疗的时机。若系后天性病因或他病所致的不孕，则应认真辨其虚实寒热，积极施治。曾氏提出，不孕的常见证型有血虚、血热、肾虚、寒湿、肝郁等五种。血虚证治宜养血补血，用养血资生汤（秦当归、熟地黄、丹参、香附、桑寄生、续断、阿胶珠）或叶天士坤厚资生丸（熟地黄、当归、白芍、川芎、丹参、茺蔚子、香附、白术）。血热证治宜清热养阴，用清热养阴汤（生地黄、丹皮、杭芍、黄柏、玄参、女贞子、旱莲草）。肾虚证治宜温肾养血，用加减苁蓉菟丝子丸（淡苁蓉、覆盆子、菟丝子、淫羊藿、枸杞子、蕲艾、桑寄生、秦当归、熟地黄）。寒湿证治宜温寒燥湿，用温寒暖宫汤（厚附片、明沙参、白术、苍术、砂仁、云茯苓、香附、蕲艾、秦当归、川芎）。肝郁证治宜疏肝解郁，用疏肝化育汤（秦当归、酒芍、茯苓、白术、软柴胡、香附、丹皮、红泽兰、蕲艾）。

曾氏提出了“妇女病位在冲任二脉，源于肾肝脾三脏，以补肾、调冲任为主”的观点，且提出以虚实为纲、肝肾脾为目，并以此阐述月经失调的病理。曾氏还编写了全国高等医药院校第一版、第二版《中医妇科学》的规划教材。这些都为中医妇科学的发展做出了重要的贡献，也为本学科在国内外构建学术领先地位做出了突出的贡献。

[学术特色]

（1）结合地区特点，以“湿、热、虚、瘀”论治

四川地区气候潮湿，多雨多雾，缺乏日照。因此，川派中医妇科临床各病证中，湿邪多居病因之首，加上其特殊的致病方式和妇科疾病的特点，易致脏腑功能失常，并可由外湿引动内湿，致病常缠绵难愈。由于湿邪内郁，川人又嗜食辛辣，常使湿邪热化而致湿热困阻中焦，或流注下焦，亦有因素体脾肾阳虚而使湿邪寒化者。从川派中医妇科各医家诊治的临床病证观察，湿热证在月经失调、带下病、妇人腹痛、癥瘕等各种病证中均占有较大比例。治湿诸法充分体现了川派中医妇科的治法特点。如唐伯渊认为，脾病多寒湿，用药喜刚燥温运，多避参芪术草之甘壅守补，而善用朴陈砂蔻之辛通。王渭川认为，带下病、癥瘕主要为肝经湿热和湿热瘀结所致，常用“银甲丸”治疗，并用此方主治湿热蕴结下焦诸证。王祚久亦认为湿热是妇科疾病常见而重要的一个致病因素，由于湿性重浊向下，以下焦湿热病多见。杨家林则根据湿邪在体内的转化，或清或利，或补或泻，或调或祛，具体应用时结合妇女不同的生理时期及不同的病证制订健脾益气升阳除湿法、清热利湿法、调气止痛清湿法、滋阴清湿法、补肾除湿法等治湿五法。

因虚和因瘀，或虚瘀并见致病也得到了川派中医妇科名家的共识。虚常有脾肾气虚、气血两虚，多见于月经失调、不孕症等相关疾病。如卓雨农尤重肾气在女性生长发育和生殖中的作用，若肾气衰弱，则精虚血少，冲任枯竭，经断形坏而无子。卓氏认为，闭经多因气血不足，冲任不调，胞脉闭塞，营阴暗耗所致，针对经闭虚证，喜用温补，强调以“养”为主，自拟通脉大生片补肾养血调经。杨家林认为，闭经除以虚证为主外，虚而夹实者较多，在肾精亏虚的基础上常兼见肝郁或痰湿，治疗当在补肾益精的基础上酌加疏肝理气或祛痰除湿之品。瘀常与肝经郁滞、湿热之邪交结

为病，或以虚实夹杂之证出现，临床多见于与妇科癥瘕和痛证等相关的疾病。如王渭川认为，腹部癥瘕、痞块均为瘀血所致，常使用虫类药物搜风通络、逐瘀消癥，但气血可相互为病，故在治疗血瘀所致的诸多疾病中常加入行气、益气之品以助瘀血消散。

对上述致病特点，后世名家进行了传承发展，刘敏如、谭万信针对产后“多虚多瘀”的病理生理特点，提出了“产后正气易虚，易感病邪，易生瘀滞”的观点，并成功研发了“产泰”，推动了产后补虚化瘀的调理从个性到共性、从理论到临床的跨越。杨家林从瘀论治子宫肌瘤，明确了瘀血内停为病机之本，瘀久化热伤阴为疾病之标，成功研制了国内第一个针对子宫肌瘤的中成药“宫瘤清胶囊”。谭万信论治子宫内膜异位症，认为血瘀是其病因病机基础，“瘀血阻滞，不通则痛”，故疼痛是其主要症状，瘀甚积而成癥是其病理进程的重要环节，治宜活血化瘀、软坚散结、消癥止痛。

（2）强调冲任失调是发生妇科疾病的重要环节

冲任督带与女性生理密切相关，其中尤以冲任二脉最为重要。冲脉为总领诸经气血之要冲，十二经的气血皆归于冲脉。任脉，即妊养之义，精血津液皆属任脉总司，主一身之阴。冲任二脉通盛，方能促成月经和胎孕。卓雨农认为，冲任督带各司其职，共同调节和维持女性的正常生理功能，伤及冲任督带诸脉方可导致经、带、胎、产诸疾的发生。曾敬光明确提出“冲任损伤是妇科疾病的最终病位”，“致病因素只有在直接或间接损伤冲任二脉的情况下，才有可能发生经、带、胎、产等妇女特有的疾病”的观点，进而指出妇女病病位在冲任二脉，源于肾肝脾三脏，治宜补肾、调肝、健脾和胃、调理冲任，四法之中又以补肾调冲任为主。曾敬光还以病位为主归纳月经不调的病因病理及临床特征，将其概括为冲任不固、冲任不盛、冲任失调、冲任阻滞四证，以此统领月经不调诸证的证治。曾敬光强调冲任在妇科疾病发病和治疗中的重要作用的观点，一直影响着后世各医家。杨家林提出冲任九病和治冲任六法，她认为，冲任受病常见于冲任未充、冲任损伤、冲任不固、冲任血虚、热扰冲任、冲气上逆、冲任不调、冲任阻滞和任脉湿热等九种表现。历代医籍对妇科的治疗大法虽重视调理冲任，但治法上多重肾、肝、脾、胃。而杨家林认为，补肾、肝、脾、胃的药是治疗冲任的用药基础，养肝肾、健脾胃是益冲任之源，入冲任药能直达冲任，故治肝肾不等于治冲任。对此，在曾氏的基础上提出“补冲任（温补、滋补和养血补冲）、固冲任、调冲任、理冲任、安冲任、温冲任”六法。谭万信认为，月经的产生、调节与冲脉和气血密切相关，冲任二脉对月经的来潮和闭绝有着重要的作用。陆华秉承卓雨农“调气血、养肝肾、和脾胃”，以及刘敏如“辨基本病机”的学术思想，在中医、中西医治疗功能失调性子宫出血、闭经、多囊卵巢综合征、不孕症等方面进行了系统的实验及临床研究，同时结合临床开展了中医药对女性生殖轴调控的研究，建立了“神经－内分泌－免疫－循环”生殖调控综合评价体系及中西医调治方案。

（3）肝脾肾同治，气血并调

肝脾肾脏腑功能失常，气血失调是导致妇科疾病的主要病机，二者关系十分密切。妇女经、孕、产、乳无不以肝脾肾功能正常、精血充盛、气血通调为本，故川派中医妇科各名家均重视调补肝脾肾，通调气机，调补气血。唐伯渊对通法的应用极为广泛。其所用通法，非指辛开苦降，而是指通之之法，即通阴与通阳也，乃调气以和血、调血以和气之法。该观点在治疗妇科疑难重症中尤为增色。卓雨农认为，女子以血为本，气血相互为用；肾乃生殖之根，培元首重在肾。其子卓启墀深得其父真传，重视“妇女以血为主，气血相互为用”，在妇科疾病的论治中，以调气血、养肝肾、和脾胃为重。王祚久认为，脏腑功能失调时，常常为肝肾同病或脾肾同病或肝脾同病，因而又有肝肾同治、脾肾同治、肝脾同治；并认为气病及血，血病及气，气血相依相存，故常气血同治。肝、脾、肾同治，气血并调已成为中医妇科的常用治疗大法。后世张庆文、吴克明在调经治疗中传承其师曾敬光的学术思想，根据补肾调冲任的理论，强调肾中精气及其蕴含的元阴元阳在女性生理中的主导作用，在治疗月经不调、闭经时注重肾肝脾三脏同调，尤重补肾，同时强调养血与活血结合。若经血久不下行，则应以通经为先，故而先以活血化瘀以通引先行，继用补肾益精、养血活血、调达气机、调补冲任，以使气血和畅，肾气充沛。曾倩继承卓启墀的学术思想，治疗月经不调、不孕症时常肝肾并重、乙癸同调，培扶脾胃、以资化源，益气养血、气血并调。

（4）重视共性病机，异病同治

在中医辨证论治的过程中，不同的疾病在其自身发展的过程中可出现病位相同、病性相近、病因同源、病势吻合的状态，为认识疾病提供了共同的规律，为临床治疗疾病提供了方便，也是异病同治的根本所在。王渭川认为，妇科多种疾病可有共同的病机，可异病同治，如带下病、癥瘕、慢性盆腔炎，其中湿热下注，蕴结下焦是共同的病机，可选用具有清热解毒除湿、活血化癥散结功效的“银甲丸”异病同治。这一病机治法学说一直影响后世，杨家林秉承王渭川异病同治的用药原则，常用四逆散加减治疗多种妇科痛证，如痛经、盆腔炎性疼痛、经行乳房胀痛等。刘敏如认为，无论内、外、妇、儿科各疾，凡气阴不足者，多用生脉散为主加减；凡各病主证表现为湿热者，常用三仁汤加五味消毒饮，亦体现了异病同治的原则。魏绍斌提出了女性慢性盆腔疼痛的共性病因病机理论，认为盆腔炎性疾病后遗症、子宫内膜异位症、子宫腺肌病、痛经等妇科痛证，瘀血阻滞是其基本病机，而气滞、寒凝、湿热、气虚、肾虚等是导致瘀血形成的共同病因。这种思路为妇科痛证的辨证治疗提出了执简驭繁的证治思路和治疗方法。

（5）善用综合疗法，内外合治，辅以食疗

针对妇产科疾病，常用综合疗法，内治与外治相结合，重视食物疗法在相关疾病中的应用，亦是川派中医妇科的治疗特色。外治法在妇科中的应用历史悠久，但无论内治与外治都应以中医基本理论为指导，辨证和辨病相结合，方能达到治病之目的。王渭川常用内外治结合的方法治疗多种妇科疾病，如子宫脱垂患者，常用“蛇床子洗方”煎水外洗患处，同时配合“王孟英坐药”坐入阴道内；或者用大青叶、黄柏、冰片、琥珀等研末加菜油涂搽患处。川派中医妇科名家们临证还善于药食同治，如治疗产后乳汁不行属于气血俱虚型者，常以通乳散加花生米、猪蹄同煎炖服，以补气血、通乳汁。王祚久治疗急、慢性盆腔炎，在辨证内服的基础上常配合中药保留灌肠法、中药外敷等外治法。这一治法用药特点一直被沿袭使用。刘敏如曾跟师王渭川老先生，亦认为中医学“食药同源”甚具特色，故力推产褥复旧和催乳的食疗保健方，每获良效。魏绍斌针对女性慢性盆腔疼痛的治疗，除中药内服外，配合直肠给药、中药封包外敷或中药熏蒸或穴位敷贴。她还研制了直肠给药的系列制剂，并将多种中医外治疗法用于妇科临床。同时，她还重视食疗在月经不调、不孕症、胎动不安、滑胎等疾病中的应用，常选用甘平清淡、亦药亦食的药物，配以血肉有情之品煎汤以达“食借药威，药助食性，药食同用，相得益彰”之效。曾倩临证时，在给予患者口服中药的同时，常配合使用耳穴、灌肠、封包、针灸等中医传统特色疗法以增强疗效。谢萍开展了通过内服、针灸、运动多联疗法对妇科恶性肿瘤放化疗后生存质量的影响研究。

川派中医妇科是由全国知名老中医、中医妇科名家和一批具有学术影响力的学术继承人形成的中医妇科学术流派，具有悠久的历史和坚实的根基，经过不断的传承发展和创新，形成了具有四川地域特色的学术理论特点和辨证治疗体系，丰富和发展了中医妇科独特的脏腑气血经络的辨证理论，强调冲任失调是妇科疾病的最终病位，以湿、热、虚、瘀论治多种妇科疾病，重视共性病机、异病同治、综合治疗等，为女性的健康做出了重大贡献。

［传承发展］

刘敏如

刘敏如（1933— ），女，四川成都人，第二届国医大师，主任中医师，教授，博士生导师。1962 年毕业于成都中医学院，1973 年任成都中医学院妇科教研室及成都中医学院附属医院妇科主任，1983 年受聘为副教授、中医妇科学硕士生导师。1986 年受聘为教授、中医妇科学博士生导师，为国家教育部及国家中医药管理局重点学科成都中医药大学中医妇科学术带头人。1991 年受聘为国务院学位委员会评议组成员，1991 年至 1999 年兼任四川省中医药管理局副局长。1992 年以来分别在马来西亚、新加坡驻诊，在意大利都灵大学医学院、巴黎针灸学年会、泰国传统医学学术研讨会、美国西雅图等地进行学术交流。2002 年至今，被香港人才输入计划作为中医高级人才受聘于东华三院东华医院——香港大学中医药临床教研中心任顾问中医师。曾任世界传统医学联盟学术委员、四川省科协常务理事、四川省海外联谊会常务理事、北京中医药大学及广州中医药大学客座教授、香港大学中医药学院顾问委员会委员。2014 年被评为第二届国医大师。

刘敏如耕耘医学五十余年至今，以其充沛的精力、敏锐的洞察力、精湛的医术坚持在中医教学、科研、临床第一线，取得了突出的成绩，获得了多项奖励，曾被评为四川省先进科技工作者、优秀教师、四川省首批名中医、四川省学术和技术带头人。2007 年被推选为中华中医药学会首批中医妇科名医。刘敏如在继承川派中医妇科前辈的学术及临床经验的基础上，十分注重本学科的学术建设和医、教、研的现代化，深入开展中医妇科理论与临床研究，运用现代科学技术方法开展肾主生殖的系列研究，同时注重扩大川派中医妇科在国内外的学术影响及确立学术地位，为本学科成为中医妇科硕、博士点及国内最早的研究生培养点，扩大川派妇科的知名度做出了很大贡献。刘敏如培养博士、硕士研究生众多，且多为单位或部门学术骨干。刘敏如的基本学术观点，体现在以下几方面：

基本问题的观点鲜明 根据中医学的基本理论，中医学生命观是机体在内外环境多种因素的相互作用下，所维持的相对平衡的动态过程，即“天人合一”的整体观和“亢则害、承乃制”的平衡观。在这一生命观下产生的健康观，刘敏如概括为“神与形俱而为”，从而达到“阴平阳秘，精神乃治”。

刘敏如强调中医药现代化是用现代科技手段，按照中医药自身的特点研究与发展中医药的优势和特色，特别强调现代化了的中医药仍然是中医药。中医现代化不等于中西医结合，中药现代化是要发展符合中医理论的新中药，而非西化中药，也不等于植物药，更不可废医存药，须以医带药。中医中药相辅相成，共同发展，这在很长的历史时期内，都不可能被取代。

前瞻发展正视不足 长期以来，中医药学术发展的导向上存在两种倾向：一是将中医药固守在经验阶段，保守原始型或中古型的理论。二是中医药现代化虽基本得到共识，但如何现代化的导向未能解决，客观化的研究忽略了中医临床特色，高、新、尖的应用缺乏针对性指标。长期以来，中医药学术界对中医药的研究（定向、定位、定标、定性、定量，具体到选题、论证和实施方案）未形成学术的主流导向，主管部门研究中医药发展的具体措施多借鉴西医学的模式；由于研究中医药特色、按中医药自身规律发展的措施不力，所以应加强学术导向的研究力度进行中医学症及证的流行病学调查；预测发展，放眼未来。在临床方面，对一些疗效确切的常见病应该总结出中医辨证论治规律，并研制系列中药。对某些疑难病证，应以中医为主、中西医结合以提高诊断与治疗水平。

发展中医妇科理论　刘敏如在其著作中对妇科某些理论的阙如进行了初步的整理。她认为首先需要整理中医名词术语，力求标准化，同时系统地进行理论整理，有阙如的，运用中医基本理论的观点给予拓展、提炼、升华，形成论点、假说、推理，再回到临床验证或借鉴实验验证，提出了一系列妇科相关的理论。如月经周期调节的中医观模式：率先提出了“脏腑、经络、气血作用于胞宫是产生月经的生理基础”，“脑、肾、天癸、胞宫是月经产生与调节的主要环节”，并对此做了理论、实验、临床的初步论证，基本说明了中医月经周期存在气血规律性变化。刘敏如根据中医基础理论提出，生理性带下来源于肾中精气及脾胃化生的水谷精微，禀肾之收藏、施泄，脾之转输、统摄，由任脉主司，受带脉约束，填补了中医妇科生理性带下机理的空白，为带下的病理提供了生理依据。刘敏如和她的研究生通过研究发现，正常分娩的初产妇比之未孕前及孕后的健康妇女“虚”的指征明显低下，“瘀”的指标明显增高，基本说明正常分娩后的产妇存在生理性的虚瘀状态，为研究产后复旧的保健药提供了依据，为继续深入研究打下了基础。刘敏如认为，中医学理论的精华和特点之一是“肾”的理论。“肾是发动元阳，滋生元阴，蒸腾肾气的重要脏器”，“肾是阴阳之本，元气之根，五脏六腑之本”“肾主生殖”。肾气即精气，寓元阴元阳。肾气滋生的“天癸”，含有多种精微，其中有主司生长、发育、生殖之精微，所以肾主生殖的作用主要由天癸的生理消长来体现。“肾脑相通”“心肾相济”“肝肾同源”“脾肾相资”，以肾为根本，共同维持着机体动态的阴阳平衡，主司着人体的各种生理功能。刘敏如认为，补肾在男子以阳为纲，阳主动、主泄，其形在外，以阳刚之气为表，故男子重在不伤阳气，时当扶阳，但“扶阳必配阴”；在女子以阴为本，阴主藏，主守，其形在外，以阴柔之质为态，故女子重在不伤阴血，时当育阴，但“育阴当涵阳”。“五脏之伤，穷必及肾”，故她在调节女性生殖功能时重视补肾气、填肾精，并提出了“补肾气法”为男女更年期相关疾病的治疗大法。刘敏如认为，崩漏虽可概括为热、虚、瘀，但因果相干，气血同病，多脏受累，势必气阴两虚而崩漏日益加重，反复难愈；她还强调崩漏虽有在气、在血、在脏、在经的不同，但其根本在肾，病位在冲任，变化在气血，表现为子宫非时下血，或为崩，或为漏，或崩漏并见。在崩漏的论治上，应本着“急则治其标，缓则治其本”的原则，谨守病机，参合临床见症，采取“塞流、澄源、复旧”大法论治，并主张以气阴双补、固肾贯彻治疗始终，组成生脉二至止血汤，后成为崩漏止血的新药。塞流固本、理血固本法，刘敏如习用生脉散合寿胎丸为基础方，临证喜加女贞子、旱莲草等加大补肾阴之力以固本；澄源固本，刘敏如习用上下相资汤为基础，在气阴双补的基础上，取相生为补之法，以补肾为君，佐以补肺之药，子母相资，上下兼润，资血之源，安血之室；复旧调经则根据素体情况及不同年龄阶段选用通脉大生丸或大造丸或滋水清肝饮、归脾丸等。

痛经的“致痛因素”学说 在痛经的病机方面，刘敏如做了论点明确的论述，提出“不通则痛、不荣而痛”的致痛机理是不能完全解释痛经为何随月经周期而发。她指出，妇女经期的特殊生理及个体的易受性，是发生妇女特有的痛经病的内在因素。痛经之因虽各有不同，但只有“致痛因素”通过易受体质及经期生理环境导致冲任、胞宫的血气失调，经血失于流畅才能发生痛经。相同的经期生理环境，不同的素体因素，虽与痛经发病有着密切的关系，但发为痛证，则主要是致痛因素在起作用。这些致痛因素并非痛经的特异性病因，但正是这些致痛因素作用于经期，加上经期前后的特殊生理阶段及个体的易受性导致了痛经的发生。这便是痛经在发病机理上与他病之痛证的不同之处。患者未行经时，冲任气血尚平和，致病因素尚不及引致冲任气血瘀滞或不足，故可不发生疼痛；而在经期或经期前后，由于血海由满溢而泻溢至暂虚，气血变化较平时急骤，此时病因与气血相干，易致冲任、胞宫瘀滞或失养，便可发生痛经；经净后冲任气血渐至调复，故平时不发生疼痛。痛经发病究其本源，实者多责之肝，虚者多责之肾，病位在冲任、胞宫，变化在气血，表现为疼痛。“夹虚者多，全实者少”，痛经的病机特点即在于此。

最先提出盆腔疼痛症 早在20世纪80年代初，刘敏如就首次提出“盆腔疼痛症”这一中医病名，并将其列入了《中医妇科学》。书中根据中医“审证求因”“异病同治”对本病做了中医学的系统介绍。盆腔疼痛症实际上是多个妇科疾病引起的慢性病变，中医的“异病同治”具有治疗优势，因而本病立为中医病名具有临床意义。90年代后，在《现代妇产科疾病诊断与治疗》这一西医妇科书中才出现“慢性盆腔疼痛症”的病名，可知中医学较之先行一步，且病名的不谋而合也说明中西医都注意到了妇科临床这一常见的疼痛表现。

十大证、三大法和经验药 在妇科疾病的治疗方面，刘敏如首先整理归纳出了“血证、痛证、带证、癥证、呕吐证、厥证、抽搐证、发热证、汗证、急证”等妇科十大证和“内治法、外治法、急治法”等妇科三大法，并首次组织编写《中医妇科急治法》。对于月经疾病，刘敏如提出了“经水出诸肾”的理论，将补肾法贯穿于调经始终，并采用“顺应月经周期，分期择时治疗”的择期论治法。对于不孕症，刘敏如提出了“治孕先治病，治病先调经”，注重借鉴西医检查，寻求病因，分清属于内分泌因素、输卵管因素、子宫因素、免疫因素，有针对性地测知预后，确定治法。经过长期的临床总结，刘敏如形成了有自己特色的清热止血、凉血止血、温经止血、固气止血、化瘀止血、固涩止血、收敛止血、养血止血的血证用药系列和温经止痛、行气止痛、活血止痛、清热止痛的痛证用药系列，以及除湿止带、收敛止带的带证用药系列。

杨家林

杨家林（1937— ），女，四川乐山人，为主任中医师，教授，博士生导师，第二批、第四批全国老中医药专家，首届四川省名中医，享受国务院政府特殊津贴。为教育部及国家中医药管理局重点学科、国家中医临床重点专科成都中医药大学附属医院妇科学术带头人之一。1962年毕业于成都中医学院，留校从事中医妇科临床、教学、科研工作五十余年。曾师从王渭川、卓雨农、唐伯渊等中医妇科名家，在长期的医疗实践中，勤求古训，博览医经，潜心钻研，不断探索，积累了丰富的临床经验。其学术思想远源先贤，近师名家，治疗用药重视辨证，善用名方。在前辈中医名家的影响下，在临证早期即具备了扎实的中医功底，逐渐形成了自己独特的学术风格和用药特色，尤其对月经疾病、子宫肌瘤、盆腔炎、绝经后骨质疏松、外阴营养不良等疾病的治疗进行了深入研究，取得重要成果，总结出临床用之效验的方药并研制成中药新药，为广大妇科患者解除了痛苦。杨家林在国内中医妇科界具有颇深的学术造诣和影响力，其医术和学识在省内外，乃至国内外病人和同行中均享有较高声誉，远道慕名求医、求学者络绎不绝。

杨家林在继承川派中医妇科前辈的学术思想及临床经验的基础上，十分注重本学科的学术建设、专科建设、学术传承和后继人才的培养，深入开展了中医妇科理论与临床研究、中药新药研究，开展了经验方治疗月经不调、子宫肌瘤、盆腔炎的中药新药研究，并取得了3个中药新药证书，1个中药新药临床试验批文。杨家林培养了国家级和省级学术继承人5名，包括第二批全国老中医药专家学术经验继承人魏绍斌，四川省第二批名老中医药专家学术经验继承人曾倩、谢萍，第四批全国老中医药专家学术经验继承人彭卫东、刘艺，同时还培养了博士、硕士研究生10名。杨家林十分注重扩大川派中医妇科在国际上的学术影响，曾赴美国、加拿大、法国、以色列等国家讲学6次，并在美国俄勒冈东方中医学院为美国第一届中医博士班授课并指导临床，帮助培养妇科博士5人，为川派中医妇科的后继人才培养，扩大川派中医妇科在国内国际的学术影响做出了突出贡献。其学术特点表现在：

完善、充实妇科基本理论和治法 杨家林秉承前辈王渭川、卓雨农的辨证思路，在妇科疾病的辨证方面以肾肝脾三脏气血变化为要，治疗重在调理脏腑、气血、冲任。通过理论探索、发展创新，在女性生殖轴中医理论基础上，杨家林提出了冲任九病和治冲任六法，特别是在临床治疗月经不调、崩漏和闭经中具有重要的指导意义。

杨家林在1981年第一、第二次全国中医妇科学术大会上率先提出了月经产生的重要环节为“肾–天癸–冲任–胞宫轴心论”，开启了中医女性生殖轴理论研究的先河，学术影响深远。在对中医妇科生殖轴理论的阐述中，杨家林强调肾、天癸、冲任、胞宫是月经产生的重要环节，月经产生的始动机制是“肾–天癸–冲任–胞宫轴”，脏腑、气血、经络的协调活动是月经产生的基础。这一论点使中医妇科生殖轴调控理论在20世纪80年代即具雏形，三十余年来，经过不断地充实与丰富，在论治月经不调、崩漏、闭经、绝经前后诸证、不孕症等方面发挥了重要的指导作用。

提出冲任受病的九种表现和治冲六法 杨家林提出冲任受病常见于冲任未充、冲任损伤、冲任不固、冲任血虚、热扰冲任、冲气上逆、冲任不调、冲任阻滞和任脉湿热等九种表现。妇科疾病的主要病机是冲任损伤，病变主要在冲任二脉，而历代医籍对妇科的治疗大法虽重视调理冲任，但治法上多重肾、肝、脾、胃。杨家林认为，补肾、肝、脾、胃的药是治疗冲任的用药基础，养肝肾、健脾胃是益冲任之源，源盛则流自畅，而入冲任药能直达冲任，故治肝肾不等于治冲任。对此，在曾氏的基础上杨家林提出了“补冲任（温补、滋补和养血补冲）、固冲任、调冲任、理冲任、安冲任、温冲任”的冲任治疗六法。其中补冲任、固冲任为虚证而设；安冲任用于热证、实证；温冲任则可用于实证或者虚证，实者治以温散，虚者治以温补；调冲任用于证在虚实之间；而理冲任则用于气滞血瘀、冲任阻滞之重证、实证。

秉承四纲六法，辨治各种妇科疾病 杨家林秉承王渭川四纲（寒、热、虚、实）六法（温、清、攻、补、消、和）的辨治纲要，结合多年经验，对不同妇科疾病的病机、病性特点进行总结，形成了自己独特的治疗经验。

治疗月经不调，以“月经太过”“月经不及”辨治，施予清补二法。临床上，杨家林将月经不调概括为月经频多太过和稀少不及两大类。前者包括月经先期、月经过多、经期延长和崩漏，其发病多由血热所致，或因虚火，或因实火，扰动冲任，导致血海不宁或迫血妄行。后者主要包括月经后期、月经过少和闭经，其发病虽有虚实之分，但以虚证为主，肾虚血亏、冲任不调是其主要病机。前者治以清热凉血、滋肾养阴、调经止血调其频、多和太过，以《傅青主女科》之清经散合《医方集解》之二至丸为基础加减组方，形成清经二至乌茜汤（生地黄 10 克，丹皮 10 克，黄柏 10 克，地骨皮 15 克，白芍 15 克，女贞子 15 克，旱莲草 15 克，枸杞子 15 克，茜草 12 克，乌贼骨 24 克，炒地榆 15 克）。后者治以补肾益精、养血益气之法补其稀、少和不及，以《丹溪心法》之五子衍宗丸合《兰室秘藏》之圣愈汤加减组方，形成圣愈五子合剂（菟丝子 15 克，枸杞子 10 克，覆盆子 10 克，黄芪 15 克，党参 30 克，当归 10 克，熟地黄 15 克，白芍 15 克，川芎 10 克，肉苁蓉 15 克，补骨脂 15 克，鸡血藤 20 克，紫河车 10 克）。由此形成了治疗月经不调的清、补两大调经方药，在对月经不调的治疗中起到了异病同治、提纲挈领、执繁驭简的作用。

治疗崩漏，注重因果转化，掌握标本缓急，适时治因治果。崩漏属妇科急危重症，临床常见病因主要为虚、热、瘀，导致冲任不固或损伤而致崩中漏下。杨家林认为，在发病初期这些原发病因起着主导作用，是崩漏发病的根本所在，但由于病程日久，频繁过多的出血，导致阴血丢失，气随血耗，阴随血失，常致气阴两虚或气血两亏的证候，为疾病的标象。此时，气阴（血）两虚则上升为主要矛盾，由于气虚不能摄血，阴虚内热灼血又可成为崩漏新的病因，加重崩漏出血，即反果为因，形成了崩漏病程中因果交织、循环往复、证型错杂的病变过程。因为本，果为标，治标仅在崩漏的出血期；崩漏日久或暴崩不止，气阴（血）两虚见证突出，此时宜“急则治标”，治以益气止血或养阴止血为主；但有时始发病因已无从寻觅，病机已发生根本变化，或临床表现的征象与原发病因已无关联时，亦应以治标为主。根据《内经》“有形之血不能自生，生于无形之气”的理论，杨家林在治标止血方中加入益气之品，能明显增强止血之效。崩漏日久因热、因虚均可致瘀，瘀血阻滞新血不得归经又成为新的病因，加剧崩漏出血，这是崩漏病程中因果转化的又一种表现。血瘀既是导致崩漏的病因，也是崩漏其他病因引起的结果，治宜化瘀止血，常选用蒲黄、血余炭、益母草、三七等，若气虚明显当加入益气之品。

治疗闭经，辨证以肾精血亏虚为主，虚实夹杂者当重肝郁和痰湿。杨家林认为，闭经为血病，以虚证为主，多由月经后期伴月经过少发展而致，亦可为原发性闭经。其常见原因为先天禀赋不足，或后天多产、流产或手术金刃损伤冲任及肾中精气所致。若肾气不盛，冲任不通，则经血不能应时而行；若肾精不足，则肾水本虚，何能盈满而化经水外泄。故辨证应立足于肾精亏虚，治以补肾益精、养血调冲。因经血同源，气血是月经产生的物质基础和动力，血亏则无以化经，气虚则无以行血，对此，杨家林在补肾益精的基础上，加养血益气之品，常用五子衍宗丸合圣愈汤或五子八珍汤加减。

杨家林认为，闭经除以虚证为主外，虚而夹实者较多。临床上在肾精亏虚的基础上常兼见肝郁或痰湿之证，其中痰湿阻滞由脂膜壅塞而致，治疗当在补肾益精的基础上酌加疏肝理气或祛痰除湿之品。在肾虚的基础上，若伴有明显的情志因素，当治以补肾疏肝、养血调经。方用五子衍宗丸合逍遥四物汤加减（菟丝子 15 克，枸杞子 10 克，覆盆子 10 克，柴胡 10 克，赤白芍 15 克，当归 10 克，白术 15 克，茯苓 10 克，川芎 10 克，熟地黄 10 克，鸡血藤 20 克，川牛膝 15 克，香附 15 克，桃仁 10 克）。肾虚痰湿阻滞者多见月经稀发，形体肥胖，治以补肾活血、祛痰除湿。常用五子苍附归芎二陈汤加减（菟丝子 15 克，枸杞子 10 克，覆盆子 10 克，苍术 10 克，香附 10 克，当归 10 克，川芎 10 克，陈皮 10 克，半夏 15 克，茯苓 15 克，甘草 6 克）。杨家林认为，闭经是妇科临床疑难病证，治疗不可急于求成，虚证不可过用滋腻，实证不可过于攻破，治疗重在补肾益精、养血活血、调冲治本，并随其所兼肝郁、痰湿之证，酌情疏肝理气或祛痰除湿，适时养血、活血，达到先补后攻，催经下行之目的。

治疗子宫肌瘤，法以活血化瘀、消癥破积、养阴清热，攻清补三法并用。子宫肌瘤是女性生殖器最常见的良性肿瘤，属中医"癥积"的范畴。杨家林认为，瘀血内停是本病的病机关键。瘀血留滞，结而成癥，故见下腹包块；瘀阻气机，不通则痛，故见下腹作胀作痛；新血不得归经，或瘀久化热，或阴血不足，虚火内生，迫血妄行则子宫异常出血，多表现为月经量多期长，甚或崩漏下血。长期异常子宫大量出血，易致失血伤阴耗气，又可伴见气阴两虚或阴虚内热之虚实夹杂之征象，因此，杨家林认为瘀血内停是本病的病机之本，瘀久化热伤阴为病证之标。治疗当以活血逐瘀、消癥破积、养阴清热为法，以大黄䗪虫丸为主方加减（大黄 10 克，土鳖虫 12 克，水蛭 10 克，桃仁 10 克，黄芩 10 克，地黄 10 克，白芍 15 克，蒲黄 10 克，牡蛎 18 克，枳实 10 克）。全方活血祛瘀兼顾滋阴清热、凉血止血，攻、清、补三法并用，标本兼治，1995 年获国家新药研究基金资助，开发为"宫瘤清胶囊"新药，为部分肌瘤患者，特别是近绝经期的患者提供了一种新的治疗选择，使其免除手术之苦。"宫瘤清胶囊"成为我国第一个治疗子宫肌瘤的中药新药。

提出妇科湿邪致病特点及治湿五法 杨家林认为，四川盆地由于"春多夜雨，夏多洪涝，秋多绵绵细雨，冬多漫天大雾"的气候特点，平均相对湿度在 82% 左右，故湿邪是致病的主要病因之一。即便是罹患一般的妇科疾病，也常常出现夹湿的证候，使疾病错杂纷繁，病程缠绵反复。湿邪所致的妇科疾病以内湿酿生、外湿入侵，或内外两因相感发病，常随体质出现不同转化，导致系列妇科疾病的发生。临床所见以湿热为病较多，湿热蕴结，扰于冲任，血海不宁致月经先期、经期延长、经间期出血、崩漏、产后恶露不绝、人流术后出血等；湿热下注，伤及任带可致带下量多、色黄或赤黄相间，阴痒，阴疮，阴蚀；湿热下注，移热于膀胱可致小便频数疼痛、滞涩不畅；湿热蕴结，阻滞气机可致经行腹痛或平时少腹疼痛、绵绵不止；湿热内侵，蕴结胞脉，湿瘀互结可致产后发热、产后腹痛、癥瘕、不孕症等。若湿郁成痰，痰湿阻滞冲任可致闭经、不孕、癥瘕。若寒湿入侵，胞宫失煦可致痛经、宫寒不孕、闭经。杨家林根据湿邪在体内的转化，采用清、利、补、泻、调或祛之法，并结合妇女不同的生理时期及不同的病证拟定了治湿五法：①健脾益气升阳除湿法。常用药为党参、苍术、白术、茯苓、山药、薏苡仁、桔梗、柴胡、白芷，代表方为完带汤加减方。②清热利湿法。常用药为苍术、黄柏、薏苡仁、土茯苓、车前子、茵陈、萆薢、椿根皮、贯众，代表方为四妙散加减方。清热利湿法又分为清热利湿止带，用于湿热带下病；清热利湿止痒，用于湿热阴痒，常用药为苍术、黄柏、萆薢、荆芥、地肤子、苦参、蛇床子、千里光、白芷、百部，代表方为萆薢胜湿汤加减方；清热利湿止血，用于湿热蕴结胞宫所致的阴道出血，如经期延长、漏下、人流术后出血等，常用药为苍术、黄柏、薏苡仁、茵陈、车前子、炒贯众、炒地榆、茜草、益母草、败酱、炒荆芥、椿根皮等，代表方为银翘四妙散合坤茜汤加减；清热利湿通淋，用于湿热蕴结膀胱所致的淋证，常用药为茵陈、木通、车前子、萹蓄、瞿麦、黄柏、茯苓、连翘、生地黄、琥珀、白茅根、甘草梢等，代表方为八正散加减方。③调气止痛清湿法，用于既有湿热内蕴又见气机阻滞之痛经、少腹痛及盆腔炎症性腹痛。常用药为柴胡、赤芍、白芍、枳壳、苍术、黄柏、薏苡仁、贯众、广木香、炒金铃、元胡、丹皮、丹参、香附、青藤香、甘草等，代表方为四逆四妙散合金铃子散。④滋阴清湿法，用于素体阴虚复感湿热之证，常表现为月经提前、量多，经间期出血，或带下量多、赤黄相间之老年性阴道炎。常用药为生地黄、丹皮、山药、茯苓、枸杞子、女贞子、旱莲草、黄柏、薏苡仁、炒贯众、茜草、乌贼骨、茵陈、车前子、琥珀、知母等，代表方为知柏地黄丸合二至丸。⑤补肾除湿法，用于肾气不足、痰湿内停所致的月经后期、量少，闭经，不孕症。常用药为菟丝子、肉苁蓉、巴戟天、覆盆子、补骨脂、枸杞子、当归、川芎、鸡血藤、晚蚕沙、苍术、薏苡仁、茜草、益母草、川牛膝等。

善用经方成方，灵活化裁获良效　秉承王渭川治疗妇科疾病的四大方剂系列，对经方、成方的运用给予发展，在临床运用时抓住疾病的核心病机，灵活加减化裁，是杨氏的另一个学术特点。

杨家林认为，胎动不安多因孕妇脏腑功能失常，脾肾两虚导致冲任不固，胎失所系、胎失所载、胎失所养而致。因肾为冲任之本，任主胞胎，肾主系胞，若肾气肾精亏损，胎失所系则致胎动不安；或因素体虚弱，久病失养，或脾虚化源不足以致气血俱虚，不能滋养冲任，气虚不能载胎，血虚不能养胎，则可致胎漏、胎动不安。根据不同的证型分别采用补肾安胎、健脾益气安胎、清热止血安胎之法，总以补肾健脾清热为主，常用寿胎四君芍甘汤（菟丝子 15 克，桑寄生 15 克，续断 15 克，阿胶 10 克，党参 30 克，白术 15 克，茯苓 15 克，甘草 6 克，白芍 15 克）治疗取得良效，并已成为妇科保胎治疗的协定处方。

四逆散源自《伤寒论》，杨家林以本方化裁用于治疗肝脾不和，肝郁气滞，肝郁血虚，肝郁血瘀，肝郁湿热等所致的痛经、少腹痛，炎症性腹痛、经行乳房胀痛等多种妇科痛证。上述病种虽多，表现各异，却病机则一，均有肝气郁滞见证，或郁而化火，或气滞血瘀，或夹湿热，或兼血虚，或木横侮土，杨家林均以四逆散化裁治之获得良效。对肝郁气滞腹痛者用四逆散加广木香、香附、郁金、姜黄疏肝行气止痛，气滞甚者加炒川楝、延胡索组成金铃四逆散加减方，疏肝理气、活血止痛之力更强；疼痛偏热者以金铃四逆散加丹皮、山栀或黄柏组成金铃丹栀（或丹柏）四逆散以疏肝清热、行气止痛；疼痛偏寒者用四逆散加台乌、艾叶组成乌艾四逆散以疏肝行气、温经止痛，寒甚加吴茱萸、桂枝。腹痛伴乳房胀痛者加香附、川芎、陈皮化裁成柴胡疏肝散，酌加郁金、全瓜蒌、丝瓜络以疏肝理气通络，痛甚者加炒川楝、鸡血藤以活血通络止痛。对肝郁血瘀者，则用四逆散合失笑散组成失笑四逆散，意在疏肝理气、活血化瘀止痛；若瘀血重者，可用四逆散合桃红四物汤加牛膝、桔梗化裁成血府逐瘀汤，则疏肝理气止痛、活血化瘀之力更强。对肝郁气滞兼湿热蕴结的肝郁湿热证，治以疏肝行气止痛、清利湿热，方用金铃四逆散合四妙散加减；若湿热蕴结成毒，导致湿毒瘀结，治宜清热解毒、利湿化瘀、行气止痛，方用红蒲贯酱四逆四妙散加减。对肝郁气滞兼血虚者，治宜疏肝行气、养血调经止痛，以四逆散合四物汤加减。对肝郁气滞兼阴血不足之痛经，则用四逆散合一贯煎加减奏疏肝理气、滋水涵木之效。若肝郁气滞兼脾虚者以四逆散加健脾之白术、茯苓、当归化裁成逍遥散肝脾同治，具有疏肝健脾、养血调经之效。

外阴营养不良以阴痒、外阴色素减退伴阴部不适或干涩疼痛为主症，属中医“阴痒”“阴蚀”的范畴。杨家林认为，其病机多由肝肾阴虚，精血不足，血虚生风化燥所致。故阴痒大多干涩无带，昼轻夜重，以滋补肝肾、养血润燥、祛风止痒为治疗大法，用经验方归芍首乌左归饮加减（当归 10 克，赤芍 15 克，白芍 15 克，制何首乌 25 克，生地黄 10 克，熟地黄 10 克，怀山药 15 克，茯苓 10 克，山茱萸 15 克，枸杞子 10 克，白鲜皮 15 克，荆芥 10 克，紫荆皮 15 克，白芷 10 克）。左归饮为张景岳所创制，由六味地黄丸去丹皮、泽泻，加枸杞子、甘草组成。本方为纯甘壮水之剂，适用于肝肾真阴不足之证，选用此方恰合中医“治风先治血，血行风自灭”之义。本方加白芷、刺蒺藜、苦参以祛风止痒。杨家林用此方治疗外阴营养不良之阴痒 64 例，服药 3 月显愈率 60.9%，总有效率 95.3%。服药 2 周阴痒可明显缓解，服药 2 个月病变部位及皮肤色泽开始变化，由白—粉红—淡黄，逐渐向正常皮肤过渡，半年后逐渐恢复正常。杨家林认为，中医治疗本病的优势在于从整体出发调整脏腑气血，从而改善外阴肌肤营养达到治疗效果，因而疗程较长，其伴见症如月经失调、口干便结、五心烦热等亦可同时得到改善。治疗的同时应嘱咐患者注意饮食宜忌，生活规律，减少局部刺激，防止伤阴耗血。治疗本病时，巩固疗效，减少复发至关重要。

创新转化，验方研制新药　杨家林十分重视对妇科前辈学术思想和临床经验的总结，通过继承整理名老中医王渭川的临床治疗经验，将王氏验方银甲片研究开发形成中药新药妇康口服液（原名银甲口服液：忍冬藤、鳖甲、连翘、草红藤、蒲公英、紫花地丁、大青叶等），用于湿热蕴结所致的带下异常、腰腹疼痛的辅助治疗。1995 年取得中药新药证书（国药准字 B20020016），已成为全省及全国各医院治疗盆腔炎、带下病的常用中成药。

清经、补经两大调经中成药为杨家林针对“频多太过之月经先期（量多）”和“稀少不及之月经后期（量少）”所创制的治法。月经先期、量多，治以清热凉血、滋肾养阴之清经颗粒。该方以傅青主之“清经散”合《医方集解》之“二至丸”及《内经》之四乌贼骨一藘茹丸加减组成。自 1992 年四川省中医药管理局、四川省科技厅资助以来，进行了多年的系列研究，荣获四川省政府科技进步三等奖及四川省中医药管理局科技进步三等奖，并获中药 6 类新药证书（国药证字 Z20090059）。月经后期、量少则以肾虚血亏为多，杨家林拟补肾益精、养血益气之法，研制院内制剂补益调经合剂。该方由圣愈汤合五子衍宗丸化裁组成，现更名为“补经胶囊”，已取得国家 6 类中药新药临床试验批文（批件号 00822），正准备进行临床试验。

绝经后骨质疏松症是一种与绝经有关的代谢性骨病。其特征是在绝经后的短时间内，出现全身性的骨量减少及骨组织结构的改变，骨单位变得稀疏而脆性增加，引起腰背疼痛，躯体变形变矮，肢软乏力，不能持重，不耐久立，轻微外伤或跌倒即可致骨折。中医将本病归属“骨痿”“骨枯”等范畴。本病病因为肾虚精亏，髓生乏源，骨髓空虚，骨骼失养，髓枯骨脆，导致骨骼疏松而脆性增加，终成绝经后骨质疏松症。杨家林对本病的治疗以补肾益精，强腰坚骨为主，拟坚骨胶囊。坚骨胶囊由《景岳全书》之“左归丸”和《丹溪心法》之“五子衍宗丸”加减而成，药物由熟地 10 克，枸杞子 10 克，菟丝子 15 克，覆盆子 10 克，补骨脂 10 克等组成。本方用治绝经后骨质疏松症有防治并举之效，目前正在进行中药新药的相关研究。

谭万信

谭万信（1946—　），教授，博士生导师，国家中医药管理局西部地区重点学科、四川省省级重点学科学术带头人。谭万信师从刘敏如，参加了其产后体质的系列研究，认为“多虚多瘀”既是影响产褥生理复旧的内环境，又是产后病证的诱因，治以“补虚化瘀”不仅能改善产后体质，促进产褥生理复旧，更能防治产后病证。谭万信认为，女子衰老始于阳明，肾精的逐渐枯竭是不可避免的过程，天癸的至与竭在衰老的过程中具有重要的影响，若仅补肾而忽略阳明胃，实非万全之策。因此，应补益阳明津气，补而不腻，以后天养先天，延缓肾精、天癸的自然衰老进程。谭万信认为“益阳明津气”既然为延缓女子衰老之本，故欲复其阴，应选择甘凉之品益胃汤治疗，不仅宏观上可以益胃养阴、甘润生津，改善女性“五七，阳明脉衰”的病理生理状态，微观上还可以作用于下丘脑、卵巢、胸腺等不同器官，通过调节紊乱的植物神经功能和失调的生殖内分泌系统，多层次、多途径、多环节地作用于围绝经期衰退的神经内分泌免疫网络，改善中枢单胺类神经递质功能的紊乱，从而起到稳定机体内环境，延缓生殖轴功能衰老的作用。谭万信还认为，子宫内膜异位症的基本病机是冲任瘀阻积而成癥。在其病理过程中，血瘀是其病因基础，“不通则痛”，故疼痛是其主要见症，瘀甚成癥是子宫内膜异位症病理进程的重要环节，治宜活血化瘀、软坚散结、消癥止痛。谭万信还对化瘀止痛片进行了深入的研究。

吴克明

吴克明（1955— ），教授、博士生导师、四川省名中医、四川省有突出贡献的优秀专家。吴克明继承了其导师“调经重在补肾、调冲任”的理论，强调肾中精气及其蕴含的元阴元阳在女性生理中的主导作用，认为排卵障碍性疾病如多囊卵巢综合征、月经后期发展为稀发甚至闭经不孕者多责之于肾虚为本，精亏血瘀，冲任受损。在前辈卓雨农名方的基础上，吴克明自拟新加苁蓉菟丝丸以补肾填精，温肾暖宫，调理冲任，并结合辅助检查动态监测患者的卵泡发育和内分泌变化，及时对症用药，在临床上收到很好的疗效。在诊治卵巢早衰中遵循“未病先防宜调养，已病早治防发展”的中医“治未病”思想，提出“卵巢乃娇脏，早衰需早防，防衰需保养”的学术观点，强调早期预防和分期诊治。卵巢早衰发生前往往有一个卵巢储备下降的过程，本着“上工不治已病治未病”的预防思想，吴克明认为凡有月经不调、未避孕而未生育者，应尽早检查生殖激素以发现卵巢储备下降，对有早发绝经家族史者，应加强生殖健康检查。吴克明还发现雷公藤多苷长期服用可产生一些不良反应，尤其是抑制男、女生殖系统功能，且已经多项动物实验证明。由此，他提醒在治疗患者全身性疾病用药中，一定要慎用生殖毒性药物；若非用不可，应权衡利弊，尽量降低毒性药用量和缩短疗程，同时配伍补肾养血活血中药复方制剂以保护卵巢功能。在临床实践中，吴克明深刻理解中医妇科与西医妇科各自的理论基础、诊断方法、治疗优势和不足之处，坚持“能中不西，衷中参西，中西整合，治病为先”的原则，主张中医妇科的专科医生临床诊治要善于有机整合中西医两法，做到“先议病，后议证，再议法，后议药”，辨病诊断与辨证论治巧妙结合，分清疾病和病证的核心病机、基本病位、发展阶段、轻重程度和标本缓急，才能扬长避短，优势互补，提高临床疗效。

张庆文

张庆文（1956— ），女，刘敏如的首位博士研究生，亦为曾敬光的硕士研究生。为博士生导师、教授、四川省有突出贡献的优秀专家。张庆文在继承刘敏如学术思想的基础上积累并发展，擅长调经助孕，认为治疗精气血亏虚型月经后期应重视肝脾肾同调，尤重补肾，但若经血久不下行，则应以通经为先。故而其治疗月经后期习以血府逐瘀汤通引先行，继用自拟参归精血汤补益续后，同时兼顾阴阳消长的规律，灵活选药。参归精血汤应用于非行经期，立意是通过补肾填精、益气养血，达到血旺经调的目的。张庆文临床调经常采用周期疗法，结合妇科 B 超提示的子宫内膜厚度、卵泡大小情况等判断目前患者所处的月经阶段，进行处方用药。张庆文认为，临床上根据患者妇科主症的特征，结合形气舌脉，参考辅助检查等，进行辨证论治、异病同治。但有不少排卵障碍者，既无明显虚证也无明显实证，这类患者基于排卵是性成熟女性自然的、周期性的生理过程，当属不足范围，所谓“至而不至”。张庆文认为，经后期是血气复生、生殖之精生长的关键时期，也是辨证排卵障碍的关键时期，故提出“经后期重肾阳对纠正排卵障碍的重要性”这一创新观点，因此临证尤重“问经期”。张庆文认为，此项问诊不仅仅在妇科经、带、胎、产方面具有较大的指导意义，在其他女性疾病的辨证论治方面也有很大的帮助。

魏绍斌

魏绍斌（1957— ），女，第二批全国名老中医药专家杨家林学术经验继承人，主任医师，二级教授，博士生导师，四川省名中医，四川省第二批名中医传承工作室指导老师，四川省学术和技术带头人，享受国务院政府特殊津贴专家，四川省有突出贡献的优秀专家，中华中医药学会妇科分会常委兼副秘书长，世界中联妇科专业委员会副会长，四川省中医药学会妇科专业委员会主任委员，成都中医药大学附属医院国家中医药管理局“十一五”“十二五”重点专科、国家临床重点专科学科项目负责人和学科带头人。从事中医妇科医、教、研工作三十余年，深受王渭川、杨家林的学术思想影响，秉承王渭川先生四纲六法、异病同治、内外合治的辨治要点，杨家林治疗月经不调的辨证思路，以及妇科湿邪致病特点及治湿五法，四逆散加减治疗妇科痛证的临床经验，魏绍斌提出了女性慢性盆腔疼痛的共性病因病机理论。她认为，对于盆腔炎性疾病后遗症、子宫内膜异位症、子宫腺肌病、痛经等妇科痛证来说，瘀血阻滞是其基本病机，而气滞、寒凝、湿热、气虚、肾虚等是导致瘀血形成的共同病因。这为妇科痛证的辨证治疗提出了执简驭繁的证治思路和治疗方法。结合四川地域的饮食特点，魏绍斌以湿热瘀结立论治疗女性慢性盆腔疼痛症，提出了“清湿化瘀、行气止痛”的基本治法，应用中药内服配合直肠给药、中药封包外敷或中药熏蒸、穴位敷贴等综合治疗，并研制了治疗慢性盆腔疼痛症的系列院内制剂。魏绍斌从异病同治的辨治思路治疗月经疾病、不孕症、经断前后诸证等疾病时，根据此类疾病的共性病机，对月经稀少、闭经、不孕症，经断前后诸证常以补肾疏肝、益气养血论治，对月经太过频多、期长及崩漏多以清热凉血、清湿化瘀论治。同时，她还重视食疗在月经不调、不孕症等疾病中的应用，常选用甘平清淡、亦药亦食的药物，配以血肉有情之品，以达“食借药威，药助食性，药食同用，相得益彰”之效。

陆华

陆华（1964— ），女，博士、研究员、二级教授、主任中医师、博士生导师。攻读硕士、博士学位期间，师从刘敏如教授。为国家教育部重点学科及国家中医药管理局重点学科成都中医药大学中医妇科的学科带头人、全国首届杰出女中医师、全国第二届百名杰出青年中医、四川省学术和技术带头人、四川省有突出贡献的优秀专家、四川省名中医，成都中医药大学附属医院院长，享受国务院政府特殊津贴。任中华中医药学会妇科分会专业委员会副主任委员、中华中医药学会生殖医学分会专业委员会副主任委员、中国中西医结合学会生殖医学专业委员会副主任委员、中国中医药研究促进会生殖医学专业委员会副主任委员、中国民族医药学会副会长、中国中西医结合学会理事、中国中西医结合学会妇产科专业委员会常委、四川省中西医结合学会妇产科分会主任委员、成都中医药学会副会长，成都中医药学会妇科专业委员会主任委员。

陆华继承了川派中医妇科名家卓雨农“调气血、养肝肾、和脾胃”，王渭川“善用虫类药治疗各种疑难重症”，刘敏如“辨基本病机”的学术思想，在中医、中西医治疗功能失调性子宫出血、闭经、多囊卵巢综合征、子宫肌瘤、子宫内膜异位症、围绝经期综合征等疾病及不孕症的临床、研究方面独具一格。临证 28 年，陆华结合临床开展了中医药对女性生殖轴调控的研究，建立了“神经－内分泌－免疫－循环”生殖调控综合评价体系，形成了具有自主知识产权的“接绪疗法”并成功转让。陆华还围绕“生殖结构－生殖激素－生殖循环－生殖温度”四个生殖关键条件，开展了中医药对性腺外性激素的调控、对生殖血管闭锁的调控、对未成熟卵母细胞及卵巢组织细胞冷冻复苏的干预、对全能干细胞及胚胎干细胞诱导分化为生殖细胞的干预等方面的研究，为中医妇科学的现代化研究及应用奠定了良好基础。

曾倩

曾倩（1965— ），女，杨家林学术继承人。主任医师、博士生导师、四川省名中医、四川省学术和技术带头人。任中华中医药学会妇科分会专业委员会委员、世界中联妇科专业委员会常务理事、四川省中医药学会妇科专业委员会副主任委员，四川省中西医结合学会妇科专业委员会副主任委员。

曾倩跟随妇科名家杨家林系统学习了 3 年，深受杨氏学术思想及临证经验的影响，擅长调经种子。如针对月经先期、量多用清经散、二至丸合坤茜或乌茜汤加减，月经后期、量少予五子衍宗丸合圣愈汤加减。同时，曾倩有幸得卓雨农之子卓启墀的真传，作为第三批全国优秀中医临床人才班学员，又师承中医前辈尤昭玲、唐永淑、吴康衡、钟以泽、陈绍宏、胡天成等，博采众长，继承并发扬了名老专家们的学术思想及临证经验。如提出“肝肾同为女子之先天”的观点，重视耳穴、灌肠、封包等中医传统特色疗法，巧用具有蠕动、飞升走窜之性的虫类药治疗妇科顽疾。曾倩还针对不孕症、复发性流产、围试管期调治等探索出系列行之有效的治疗方案。如治疗不孕首重调经，针对不同原因的不孕，采用系列配套的治疗方案；对围试管期患者调治，主张补肾疏肝、活血化瘀为核心。曾倩极重视天人相应的整体观，认为胎元在胞宫中受五脏气血的滋养而生长发育，如同种子埋于地下受天地和谐之气的滋养而生根发芽、开花结果。心肺为阳，在天，施以阳光雨露，肝脾肾为阴，在地为有形，供万物生长之水土。然总以脾肾为主，他脏为辅，盖水曰润下，土爰稼穑，万物载生，病去胎安，足月生产。

谢萍

谢萍（1965— ），女，杨家林学术经验继承人，主任中医师，硕士研究生导师。任中华中医药学会妇科分会专业委员委员，四川省中西医结合学会妇科专业委员会副主任委员。

谢萍十分重视《内经》《伤寒》《金匮》《温病》《妇人规》《血证论》《傅青主女科》等经典著作的学习，博览现代名家著述，对调经、治带、助孕、安胎、消瘤、产后调理等积累了丰富经验，逐渐形成了自己的学术思想和临证经验。即以清热育阴论治月经先期、量多；以补益精气血治疗虚性月经后期量少、闭经；审因果转化，分期论治崩漏；调经治带，论治不孕症；以滋阴养血、息风止痒治疗外阴营养不良；从肝论治，调气和血治疗痛经；破积消癥，养阴清热治疗子宫肌瘤；补虚化瘀调理产后诸证。谢萍从理论及临床进一步探索调经治疗的难点及对策，提出从“毒”论治多囊卵巢综合征之胰岛素抵抗，从“邪之所凑，其气必虚”论子宫肌瘤的因症治疗，并对杨氏特色服药方法、特殊用药时机、特效用药方剂进行归纳总结及进一步深入研究，开展间歇服药法调治妇科慢性病的特色服药法、先期服药治疗原发性痛经、养血息风治疗外阴营养不良、断经缩瘤治疗围绝经期子宫肌瘤的系统研究，以及多联疗法对妇科恶性肿瘤放化疗后生存质量的影响研究等，进一步发扬了杨氏学术思想。

二、著名医家

赖玉琴

赖玉琴（1957— ），女，祖籍遂宁，出生于成都，主任中医师。1982 年毕业于成都中医学院医学系中医专业，一直在成都市中医医院（2002 年和成都市第一人民医院合并，改称成都市中西医结合医院）从事中医妇科临床、教学，2003 年被评为成都市名中医，2007 年被评为成都市首届十大名中医，2009 年被评为四川省名中医，2012 年被评为四川省三八红旗手，曾任成都市第十、第十一、第十二届政协委员。现任四川省中医药学会妇科专业委员会副主任委员，四川省中西医结合学会妇科专业委员会副主任委员，成都中医药学会常务理事。作为省、市名中医，赖玉琴所带学生众多，签约跟师并完成考核者有本院和成都大学附属医院中医科陈鸿、张莉、赵煜和林佳敏。

赖玉琴好思考，每遇棘手病人，遍查中西医书籍，弄清其源，借鉴他人成功经验，多有感悟。不惑之年后，修为渐丰，治疗中医妇科常见病、疑难病收效渐显。如治疗多囊卵巢综合征，应首辨是他脏之疾影响胞宫，还是胞宫之疾为主，并根据不同年龄、不同体质全方位干涉，使病人体质改善，病情缓解。治疗慢性盆腔炎病人，攻补兼施，药针并用，内服外治均上。其中内服药以健脾除湿、清热解毒、活血化瘀为主或交替应用；针灸则以温针灸，取穴以中极为主，配关元、气海、脾俞、肾俞、足三里、阳陵泉、三阴交、子宫等穴；外用药有直肠给药及中药外敷等。临床上多种治法配合使用，取得较好疗效。当下接受人工辅助受孕者日渐增多，人工辅助受孕在给病人带来福利的同时，也显示出与病人期望值的差距，赖玉琴采用中医药疗法，从准备期、保胎期、产后，甚至绝经前，使用补肾调冲暖胞之法，对优卵率、子宫内膜容受性、盆腔微环境皆有益。

赖玉琴认为，当今之世，既生为女子，又为妇科女中医，当为天下女子谋福利而努力！

参考文献

[1] 张卫，张瑞贤 .《证类本草》的学术思想及来源分析 [J]. 国际中医中药杂志，2010，32（3）：213-214.

[2] 许伏新，张黎英 .《证类本草》用于妇科的矿物药初探 [J]. 河南中医，1997，17（3）：179-180.

[3] 邱庞同 . 食说新语：中国饮食烹饪探源 [M]. 济南：山东画报出版社，2008.

[4] 陈先赋，林森荣 . 四川医林人物 [M]. 成都：四川人民出版社，1981.

[5] 王瑞祥 . 中国古医籍书目提要 [M]. 北京：中医古籍出版社，2009.

[6] 张红，盖国忠 . 唐宗海对中医妇科血症的贡献 [J]. 环球中医药，2013，6（5）：345-346.

[7] 钱会南 .《血证论》妇科病论治特色 [J]. 成都中医药大学学报，1993，16（2）：5-8.

[8] 王咪咪 . 论唐宗海的血证治疗思想在妇科的应用 [J]. 四川中医，1998，16（10）：3–4.
[9] 王渭川，李友梅，林从禄，等 . 王渭川妇科治疗经验 [M]. 成都：四川人民出版社，1981.
[10] 何焕霞 . 王渭川学术思想浅述 [J]. 四川中医，1998，7：2–3.
[11] 肖承悰，吴熙 . 中医妇科名家经验心悟 [M]. 北京：人民卫生出版社，2009.
[12] 卓雨农 . 中医妇科学 [M]. 成都：四川科学技术出版社，1980.
[13] 王祚久 . 中医妇科临床精华 [M]. 成都：四川科学技术出版社，1989.
[14] 刘敏如，谭万信 . 中医妇产科学 [M]. 第 2 版 . 北京：人民卫生出版社，2011.
[15] 刘敏如，谭万信 . 产后“多虚多瘀”的实验与临床验证 [J]. 中国医药学报，1995，10（4）：15–17.
[16] 杨家林 . 中国现代百名中医临床家丛书—杨家林 [M]. 北京：中国中医药出版社，2009.
[17] 杨家林 . 月经产生的重要环节 – 肾 – 天癸 – 冲任 – 胞宫轴心 [J]. 四川中医，1983（2）：4.
[18] 杨家林 . 四逆散在妇科临床的应用 [J]. 四川中医，1984（1）：58.
[19] 杨家林 . 带下病病机及证治 [J]. 四川中医，1986（3）：7.
[20] 杨家林 . 试论崩漏病程中的因果转化 [J]. 四川中医，1988（4）：6–7.
[21] 杨家林 . 湿邪与妇科疾病 [J]. 四川中医，1991（8）：38.
[22] 杨家林，魏绍斌 . 清经颗粒治疗月经先期 100 例临床观察 [J]. 成都中医学院学报，1996，19（3）：18.
[23] 魏绍斌，杨家林 . 绝经后骨质疏松症与肾虚的关系 [J]. 中国老年医学杂志，1996.16（6）：337.
[24] 杨家林 . 子宫肌瘤的中医治疗 [J]. 实用妇产科杂志，1999.15（2）：66–67.
[25] 杨家林 . 中医药治疗子宫肌瘤的难点对策及经验体会 [J]. 中华中医妇科杂志，2002：11–14.
[26] 杨家林 . 归芍首乌左归饮治疗外阴营养不良 64 例 [J]. 辽宁中医杂志，2008，4（35）：507–508.
[27] 杨家林 . 补肾养血治疗卵巢早衰 54 例 [J]. 辽宁中医杂志，2013，1（40）：1–2.
[28] 杨家林 . 菟戟归芎薏苡汤促排卵成功 36 例介绍 [J]. 辽宁中医杂志，2013，3（40）：388–389.
[29] 赵立勋 . 四川中医院史话 [M]. 成都：电子科技大学出版社，1993：63.
[30] 中医古籍孤本大全选编工作委员会 . 胎产大法 [M]. 北京：中医古籍出版社，2011.
[31] 中国医籍大辞典编撰委员会 . 中国医籍大辞典 [M]. 上海：上海科学技术出版社，2002.

（魏绍斌　陆华　和中浚　曾倩　朱鸿秋）

第十一章　儿科学派

川派中医儿科是川派中医药中一颗璀璨夺目的奇葩，是中华灿烂文明的一个重要枝叶，是四川各民族长盛不衰和中华子孙繁荣昌盛的保障。千余年来她将中医经典理论和中医儿科的特色学术融为一体，以天地人合一的哲学思维和系统论整体观的科学内涵，与儿科疾病展开了生死存亡的斗争，为四川儿童的身心健康做出了重要贡献，同时也积累了十分丰富的川派中医药学经验，形成了自己的川派儿科特色。四川地属盆地，历来与外界交流不多，这使得川派儿科逐渐形成了自己的学术特色和用药风格。如四川湿热偏盛，故温病盛行，药多清凉；湿邪壅遏气机，常使脾胃受困，于小儿尤为明显，故蜀医多重脾胃，慎用苦寒；四川中草药资源丰富，业医者多喜用之；又有善内外合治，多管齐下者；又有善针药并用，小儿推拿者……可见，川派儿科是在其特殊的环境下，承前启后，薪火相传，融数代人临床经验而成。这是华夏大地西蜀之国的医学精粹和中医学的宝贵遗产，赢得了炎黄子孙以及世界人民的广泛赞誉和热情推崇。

第一节　医道溯源

一、历史医家

周挺

蜀中有史可载的儿科医家可追溯到五代时期。据《四川通史》记载，后蜀有医曰周挺，精于幼科，著有《保童方》一卷，为已知的四川地区最早的儿科专著，比现存最早的儿科经典——《小儿药证直诀》尚早 200 年左右，惜后来亡佚。

峨眉山人

麻、痘、惊、疳为古时儿科四大症，对小儿生长发育影响很大。中国是世界上最早发明人痘接种术的国家。在民间，一直流传着峨眉山人发明种痘方法的美好传说。峨眉山人，其姓名已不可考。《医宗金鉴》谓其为北宋真宗时人。《痘疹定论》记载：当时丞相王旦之子王素，聪敏异常，王旦甚是喜爱，但恐其害天花病，心常担忧。时有蜀人谓之曰：峨眉山有神医知种痘之术，可免幼童天花之苦。丞相闻之大喜，乃派人赴峨眉请神医。神医次日种痘，至七日发热，后二十日痘便结痂而愈。王丞相十分感谢，酬以厚礼。神医归去，其种痘之术，秘传于民间。直到 16 世纪以后，种痘之法才开始载于《医宗金鉴》等书中，并且传到日本、朝鲜及欧洲国家。

李启和

清·李启和，字雍廷，三台县人。初习儒业，工诗词，屡试科举而不中，遂改习医学，拜于当地名医肖岐盛门下。由于生性聪慧，领悟性强，不数年，尽得师传，于内外各科皆为擅长，尤精于儿科。晚年著有《验方萃编》二卷、《幼科心法》一卷，在周边县流传甚广。

胡济全

胡济全，清代简阳人。小儿脐风在古时病死率较高，胡氏遍访名师，终得一外治之法，用地黄连、马蹄草各一勺，凡小儿初生，不论有无风邪，均宜用此药捣烂，再以乳汁调和，温贴肚脐二三次，可有防治脐风之功。胡氏以此法活儿甚众。

熊应雄

熊应雄，字运英，约为清初、中期人，川东人氏。熊氏以“推拿之法，诚治小儿金丹”，乃历时数年，遍查古籍，后又得浙东陈世凯补充、修订，乃辑成一推拿专书，名为《小儿推拿广意》，对儿科学特别是小儿推拿学的继承与发展，有较大影响。

曾志斋

曾志斋，内江隆昌县人，约为清中、末期人，生卒年不详。曾家世代行医，专于儿科，已历三世，家传秘方，疗效非常，其推摩之法，尤为神奇。凡小儿病危者，一经推治，沉疴立起，所活小儿无数。编著有《福幼奇书》等书流传于世。

况庚星

况庚星，涪陵人，生于清光绪年间，曾为秀才，曾主讲于彭水摩云书院，因丧子之痛而弃儒习医，师从丰都名医余星垣，并留心儿科。1920 年前后，况庚星于重庆市中区开设诊所，以善治儿科、妇科而著称。他通过学习，认为宋元以来伪书较多，以致庸医误人，故决心纠正前人之缪，力矫旧说，著《小儿保险书》，专论吐、泻、惊、疳四大证及小儿外感、四时常见病。随后，又著《小儿慢惊论》，论述小儿慢惊的种类、原因、治法、方药等。况庚星还关心医药卫生知识的普及，于 1934 年在重庆创办《国医与社会》，该刊被认为是“重庆医药刊物之发轫”，颇受读者欢迎。

程天灵

程天灵（1903—1983），泸县曹市乡人。早年受过现代教育，后在中小学任教，同时兼修中西医各科，于 1933 年正式行医。1937 年，泸州痘麻盛行，程天灵参前人经验，因人因病而异，将痘麻分为前驱期、发疹期、恢复期，分期论治，并辅以西药临床救急，活者甚众，遂著《痘麻症治》一书，详论痘疹之寒热虚实、顺逆吉凶。此外，程天灵还著有《惊风论》《麻疹新话》《伤寒漫谈》等书。

二、代表著作

《小儿推拿广意》（图 11-1）

《小儿推拿广意》是熊应雄编辑的儿科专著，约刊于 1676 年。全书共有三卷，上卷为总论、指南赋、入门察色、五视法、正面诸穴图等，论述小儿生理。再列虎口三关图、四十八脉图解、辨色歌、闻小儿声音等诊断学内容，论述十分详细。最后是全书重点，介绍小儿常用经脉、穴位图以及小儿常

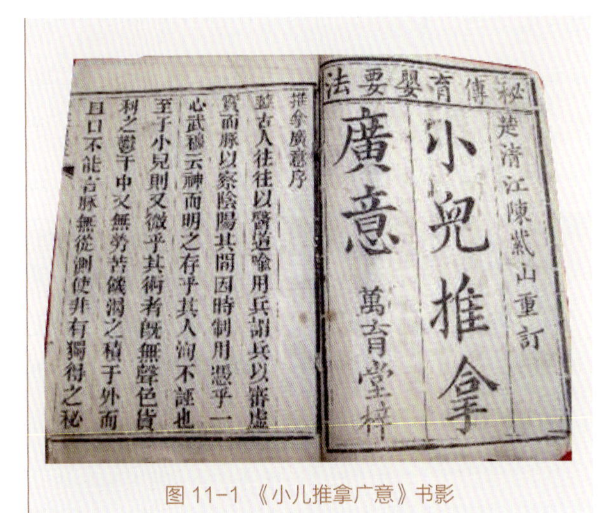
秘傳育嬰要法
楚清江陳紫山重訂
小兒推拿
廣意
萬育堂梓

推拿廣意序
蓋古人往往以醫道喻用兵謂兵以審虛實而脉以察陰陽其間因時制用懸乎一心武穆云神而明之存乎其人洵不誣也至于小兒則又微乎其微者既無聲色貨利之擾于中又無勞苦饑渴之積于外而且口不能言脉無從測使非有獨得之祕

图 11-1 《小儿推拿广意》书影

用推拿手法近二十余种，如运八卦、推坎宫、二龙戏珠、凤凰展翅等，用文字介绍具体操作，并配以详图。中卷论述儿科常见病如胎毒、惊风、呕吐、疳积等病证的推拿处方，每病先叙述疾病之病因病机，接着开列处方，是补是泻，往上往下，次数多少，都记述十分详细。下卷附其收集到的验方近200首，如陈孟昭白杏汤治喘咳，食疗方消食饼治脾虚肌瘦等，分列于初生、胎毒门、惊风门、诸热门、伤寒门等病证之下。可见，《小儿推拿广意》一书，是熊应雄在继承前人的基础上，广泛收集资料，精心挑选出来的行之有效的推拿方法和经验方剂，十分切于实用，故多次刊行，流传甚广。

《幼科辑要》

《幼科辑要》一卷，清代朱音恬辑，成书于清乾隆十八年（1753），系《医理元枢》之一，首录《医宗金鉴》小儿四诊口诀，虎口三关部位脉纹形色及幼科诊法，再列小儿诸方口诀，简述胎病、惊痫、疟痢、疳积、腹痛、吐泻、发烧诸病证及杂治。以幼科九忌为证治大法，主张从虎口三关筋纹与形色候病证，以透关定生死，反对随意推拿、滥用苦寒香燥之药。

《痘麻医案》（图 11-2）

《痘麻医案》成书于1834年，共二卷，为清代名医齐秉慧所著，为齐氏专论小儿痘麻之专著。上卷论述痘疹的病因病机（如受病之始论、痘疮证验、气血消长之理说）、临床症状（如观形察色说、辨寒热虚实不同说、发热说）、各种转归（如热盛发搐说、火壅经络说、起胀说），下卷论述痘疹治法（如痘宜谨始尤当慎终、肾经吉凶辨），汇集痘疹有效方70首（如参术散、参芪实表汤、清地退火汤）。本书的特点是“按证立方，指示精详，因人投剂，辨晰妥当”，该书为齐氏临床经验之总结，对后世有一定影响。

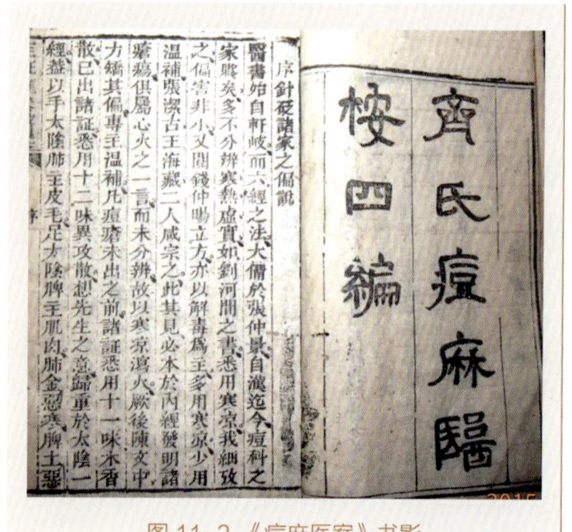
齊氏痘麻醫按四編

图 11-2 《痘麻医案》书影

《幼科》

一卷，清代王世钟辑，成书于清道光十六年（1836），系其《家藏蒙筌》卷十二内容。篇前列面部图、五脏部位图，首论四诊，再论虎口三关部位脉纹形色，幼科诊法，述初生儿拭口、断脐等处理方法，列小儿夜啼、眼不开、胎黄、脐风、乳滞食积、麻疹等常见病证治，反对妄立小儿诸惊病名。分小儿阳证、阴证列方，将疳证按五脏分类治疗。尤其详论小儿痘疮，主张看痘当先察脉，强调辨痘之虚实寒热，列部位、痘形、痘色吉凶论及逆证、日期论、痒痛论、治法、种痘法，出痘调养禁忌。

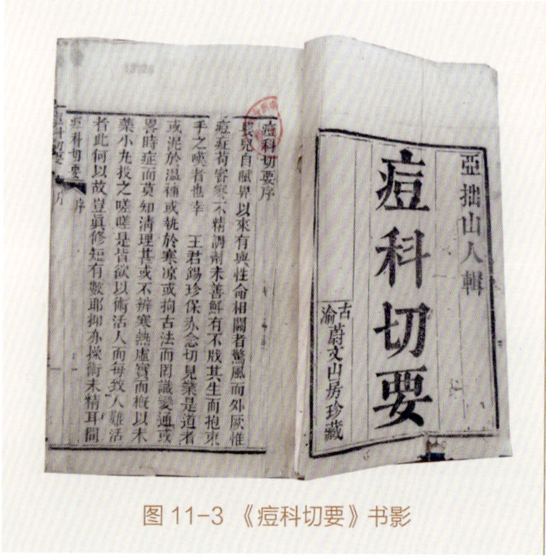
亞拙山人輯

痘科切要

古渝 蔚文山房珍藏

痘科切要序

图 11-3 《痘科切要》书影

《痘科切要》（图 11-3）

全书一册，王锡鑫辑，成书于道光二十年（1840），其师彭宗贤三世业医，万州痘科独步。系王氏“汇览古今群书，择其方之最平易最精良者，增以素所应验诸方，穷原竟委”而成。首列48字“察方字号”，次述钱乙、张洁古、王海藏等诸前贤治痘大法，列囟会、神庭、风府等70经穴主诸痘所生部位。100余种痘证辨治及100余首治痘方剂。续附杂方25首，再列麻痘西江月20首。

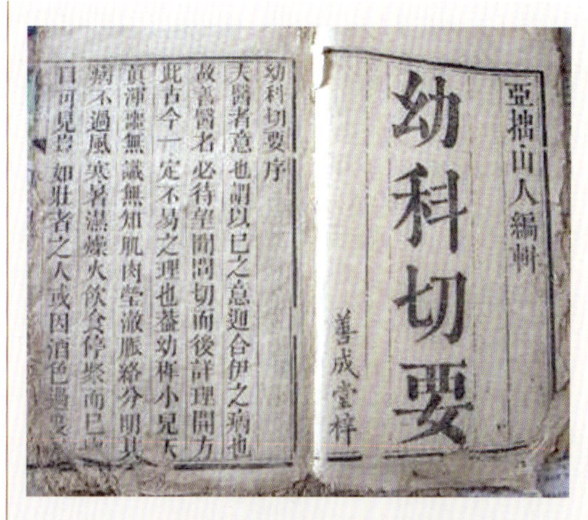
亞拙山人編輯
幼科切要
善成堂梓

幼科切要序
夫醫者意也謂以已之意迎合伊之病也
故善醫者必待望聞問切而後詳理開方
此古今一定不易之理也蓋幼稚小兒
真渾噩無識無知肌肉瑩澈脈絡分明其
病不過風寒暑濕燥火飲食停聚而已

图11-4 《幼科切要》书影

《幼科切要》（图11-4）

《幼科切要》为王锡鑫医著之一，全书共一卷，初刊于道光二十七年（1847）。前六篇略论儿科疾病及其诊法，分别为：小儿要略论、看小儿病状歌、虎口三关图、古人辨色、看危症法等。多为歌诀形式，朗朗上口。次列初生门、脐风门等，论述初生保育、防病用药知识。最后列发热门、感冒门、伤寒门、咳嗽门、吐泻门、头部门、小便门等23门儿科常见疾病的辨证论治，每病先述病证，后列方药，共列方173首。所论简要，重在诊断及阴阳辨证，别其虚实，选方实用。如所论：“凡看小儿，先观元气厚薄，手探口息寒热，次察唇舌润燥，再看关纹色气，问其饮食二便，方才酌方调治，庶不有误。”实为其经验所谈，是一部较好的儿科临床参考书。

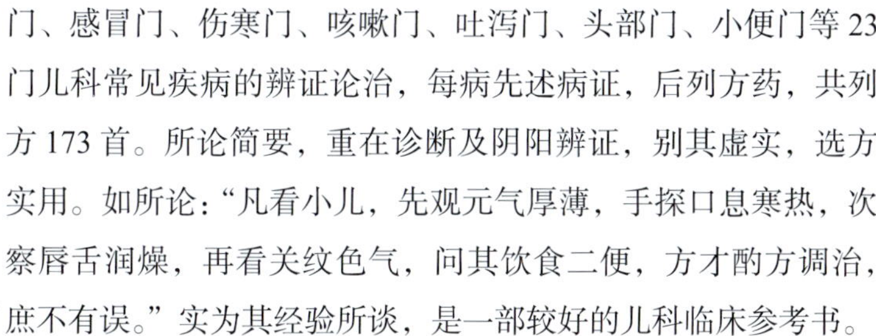

《幼科指迷》（图11-5）

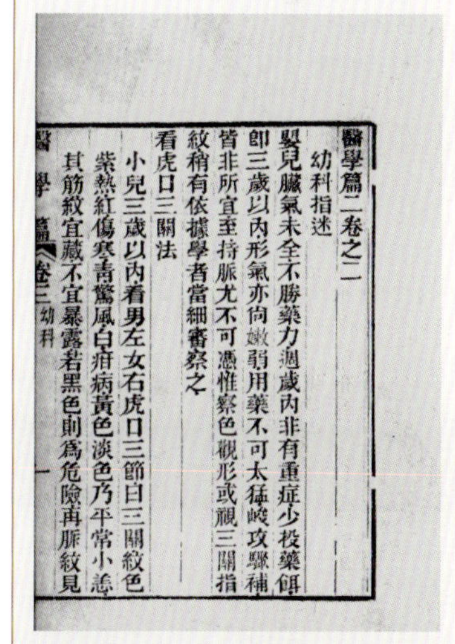
醫學篇二卷之三
幼科指迷
嬰兒臟氣未全不勝藥力週歲內非有重症少投藥餌
即三歲以內形氣亦尚嫩弱用藥不可太猛峻攻驟補
皆非所宜至持脈尤不可憑惟察色觀形或觀三關指
紋稍有依據學者當細審察之
看虎口三關法
小兒三歲以內看男左女右虎口三節曰三關紋色
紫熱紅傷寒青驚風白疳病黃色淡色乃平常小恙
其筋紋宜藏不宜暴露若黑色則為危險再脈紋見
醫學篇《卷三　幼科　一

图11-5 《幼科指迷》书影

《幼科指迷》成书于光绪三十二年（1906），为四川著名女医家曾懿所著。《幼科指迷》为《医学篇》八卷之三，是曾懿在博采众家之长后经自己试验，确有临床效验之经验汇编，主要是治病验方的收集。书中首论小儿生理及用药特点，认为峻攻骤补皆非所宜，次论“看虎口三关法”，看部位、辨颜色、判轻重，力主接种牛痘，集35种儿科疾病的治疗验方，所涉疾病广泛，如胎毒、胎惊、脐风、脐湿等胎疾，马牙、鹅口疮、口疮等口腔疾病，头疮、天疱疮、奶癣、热疖、痱子等皮肤病，痰喘、伤风咳嗽、吐泻、惊风、疳积、痞疾、遗尿等内科常见病。所列之方简单易学，除了内服之外，尚有洗浴、食疗、外擦、贴敷等外治方法。如吴茱萸贴足心治口疮，滑石、绿豆粉外扑治痱子，山药、益智仁等炖猪小肚治遗尿，反映了作者善于收集、整理他人成功经验的好学精神。此外，慢惊系脾虚生风，暴吐泻不可作虚寒论等观点也反映了曾懿的学术主张。

《儿科三字经》（图11-6）

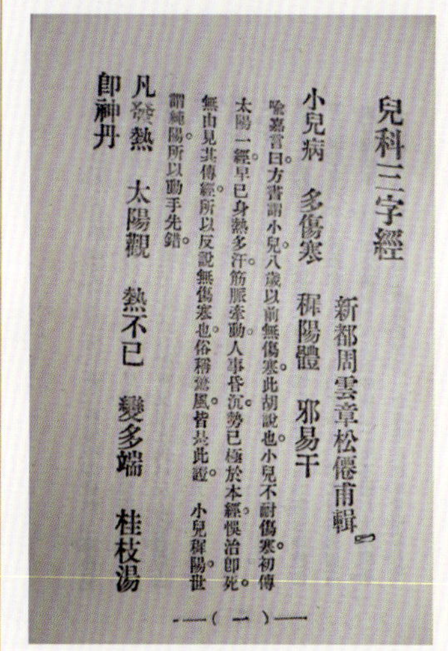
兒科三字經　新都周雲章松僊甫輯
小兒病　多傷寒　稚陽體　邪易干
喻嘉言曰。方書謂小兒八歲以前無傷寒。此胡說也。小兒不耐傷寒。初傳
太陽一經。早已身熱多汗。筋脈牽動。人事昏沉。勢已極於本經。誤治即死。
無由見其傳經。所以反說無傷寒也。俗稱驚風。皆是此證。　小兒稚陽世
謂純陽。所以動手先錯。
凡發熱　太陽觀　熱不已　變多端　桂枝湯
即神丹
—（一）—

图11-6 《儿科三字经》书影

《儿科三字经》为清代名医周松仙（1829—1879）所著，出自《简易医诀》，该书主要是周松仙对小儿热病、吐泻、痘疹的

总结，篇幅较短，但基本反映了周氏治疗儿科病的基本思想，即用伤寒六经体系统治儿科病，具有非常鲜明的学术特点。周氏指出："小儿为穉（音义同'稚'）阳，表治太阳，里治太阴，为治病治源，擒贼擒王手眼。""阴阳证，一太擒，千古秘，理蕴深。"即三阳独取太阳，用桂枝汤治外感阳证发热甚至急惊风；三阴独取太阴，用理中、通脉等治内伤阴证吐泻甚至慢脾风。对于痘疹，周氏从发热、发搐、惊、痒、身疼痛、形色、本气、辨疱色、起胀、养浆等方面加以论述，旨在说明用芩、连、犀角、石膏等凉药之危害，提出桂枝汤加紫草、金银花，参芪苓术桂附等治疗方药。总之，此书堪称仲景心法运用于儿科之代表作，具有较大的学术和临床价值。

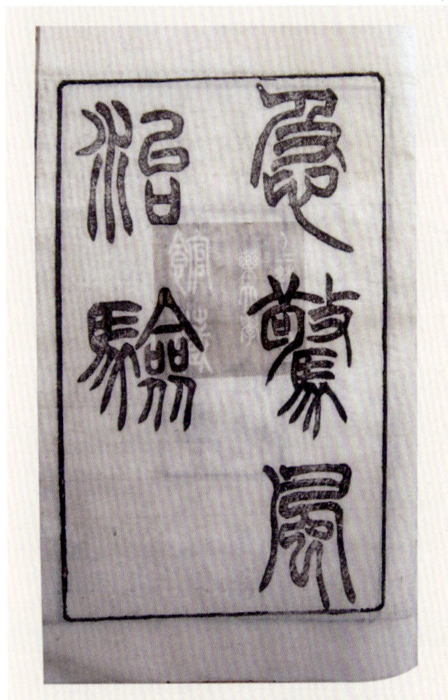

图 11-7 《急惊风治验》书影

《急惊风治验》（图 11-7）

渝州温存厚撰，成书于光绪二年（1876），反对小儿急惊风用祛风清热化痰的常法，对喻嘉言、陈修园的著作较有心得，遵仲景治痉用桂枝汤之意，用桂枝加葛根汤；论述治惊用瓜蒌桂枝汤、葛根汤两方之妙及禁忌；并列急惊兼痰甚、喘急、烦热、大便秘结、外感等治法 6 种，载方 6 首。

《福幼奇书》（图 11-8）

《福幼奇书》为隆昌曾氏儿科之家传小儿推拿专书，具体成书年代不详，是曾志斋在继承推拿文献基础上，经临床反复检验，删减增订而成，该书为抄本，1930 年同乡刘恩九在其亲戚罗礼春处得见，非常欣赏，故在涪陵谢厚宰帮助下得以刊印，该书为小儿推拿专书，先总论察形观色，"面症不治歌""五色不治歌""险症歌诀"；次列手部推拿部位诸图，论小儿推拿常用穴及手法，主治病证，并配图 15 张；再论小儿诊法，如"四季本色脉诀""观形察色五行苗窍""小儿脉法"等；末论小儿惊风、小儿时疫的推拿及灯火焫疗法。需要指出的是，全书内容似有不连贯之处，但这并不影响该书的学术成就，尤其在推拿手法以及小儿四诊方面的诸多创见。该书与《小儿推拿广意》一起，为川派小儿推拿之代表著作。

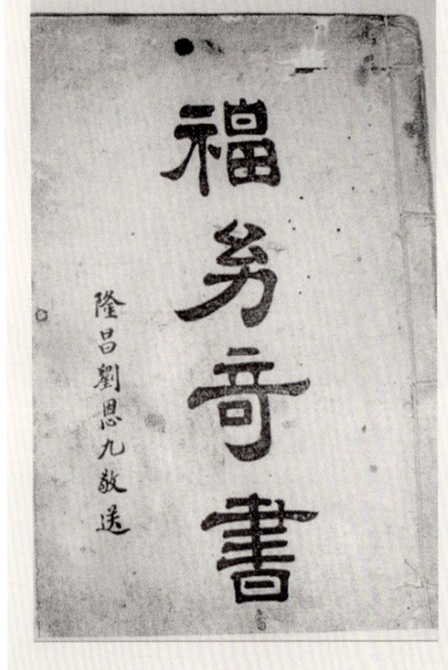

图 11-8 《福幼奇书》书影

《小儿慢惊论》

《小儿慢惊论》为"民国"时重庆名医况庚星所著，约成书于 1930 年。本书是在况氏之前著作《小儿保险书》基础上进一步补充对小儿慢惊风的论述，他认为：大抵先病后惊者，慢惊为多，以慢惊属脾，脾主缓也；先惊后病者，急惊为多，以急惊属肝，肝主速也。是书内容从钱仲阳创立惊病名称之始，博考古今名贤对本病之理论及治法方药，别抒己见，提出"真类搦"之名，作论十二篇。首篇即从惊之名称论起，第二篇论惊之种类，第三篇论惊之所由成，第四篇至第八篇分论成惊之因，第九篇至第十篇分论真搦、类搦之别，第十一篇论慢惊治疗之方，第十二篇论药之宜忌。持论纯正，辨证精详，处方用药平稳而有奇效。对当时渝地医界儿科，有着指导认识急、慢惊风及慢脾风各症之诊断及治疗，特别是对当时儿科习用清医家庄一夔温补回阳以治慢惊之误，起到了纠正的作用。

《惊风论》（图 11–9）

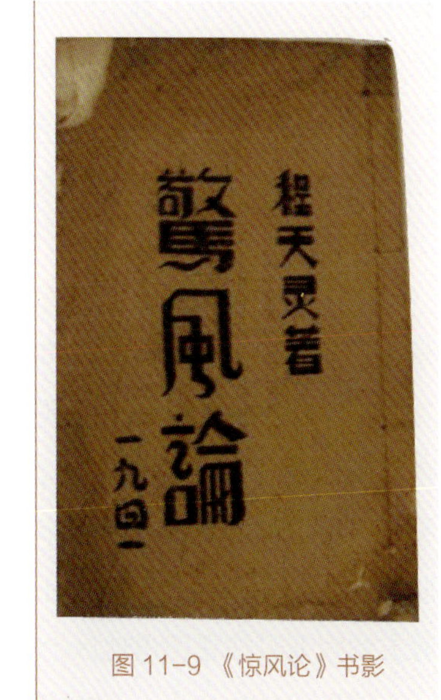

图 11–9 《惊风论》书影

《惊风论》由泸县名医程天灵著于 1941 年。全书分为总论、选论、辨治、病案四个部分并附乌梅丸方辨。小儿惊风，古人仅以寒热辨证，以急性、慢性施治。而程氏所倡之论，乃是因蛔虫而致惊者。这是程天灵在大量的临床病案中总结而成。“惜古人未有论及，致后世无所承据而妄为治疗，数千年来小儿之抱屈以死者多矣。”所以，此书详分小儿初生期、乳食期、杂食期的惊风辨治，尤以治疗蛔虫惊风为特色。正如序言中所说：“《惊风论》辨理论治而一归本于科学，参诸经验而识蛔能致惊，真发前人所未发，故其所论，确有不可易者。”是书还附有“乌梅丸方辨”，力辟后人用张仲景乌梅丸方治吐蛔之缪，指出张仲景的乌梅丸方，本是作为救厥与吐利之剂，并非杀虫之剂，故对厥者，不可屈解张仲景本意，不治厥而治，滥投以杀虫毒药。

《麻疹雏言》

陈子亮，原籍江苏，1937 年抗战避难重庆，1938 年迁四川泸县，1945 年著成《麻疹雏言》一书，其认为麻疹只需辛凉解表、甘苦清里治疗足矣，反对《麻科活幼》所用麻黄、荆芥、柴胡、升麻、葛根等温热升散之药及服热药。

其他如郫县姜国伊《婴儿》（1887）、四川国医学院教导主任杨白鹿《儿科概要》、潘国贤《儿科讲义》、刘恕三《幼科法戒录》、吴介诚《种痘学讲义》、何龙举《痘科讲义》、周禹锡《儿科约编》和胡光慈《实用中国小儿科学》等皆川派中医儿科之代表著作。

三、学术特点

（一）育婴之旨，预防为先

预防者，未病先防，已病防变。小儿脾肺不足，故外感、伤食颇多，加之纯阳之体，稚阴之躯，则发病急、传变快。故小儿之病，尤当重视未病先防。如清代大竹县阳喜望，将儿科应急之药随身携带，遇有危急，先予服用，故以善治小儿急重症而著称。此外，儿科医家还将护儿要领编成歌诀，教于病家，如“小儿喂养歌”：小儿脏腑气血弱，乳食营养要细作。喂量只宜七分饱，过量粗糙胃病多。小儿肌肤娇嫩多，衬衣细软旧棉作，着衣常带二分凉，背暖手温最适合。这都是非常实用的育婴要诀。另外在预防传染病方面，相传峨眉山的神医种痘术，可免幼童天花之灾，就是当时未病先防，预防接种的最好例证。

（二）治病之法，按摩为向

推拿、按摩治疗儿科病的治疗和预防上具有疗效好、易接受等诸多优点，故小儿推拿术自发明以来一直备受重视，深受川派医家的推崇。如明代名医韩飞霞在其著作《韩氏医通》一书，谈到儿科疾病时，认为小儿宜少服药，多用推拿、熨敷之法；后清代熊应雄在继承前人基础上，广泛收集大量资料，编著成《小儿推拿广意》一书，是为小儿推拿之里程碑式著作，影响深远；其后还有隆昌曾志斋亦善推拿之术，所活小儿甚众，著《福幼奇书》，详论小儿推拿的穴位、手法，及其主治病证，特别在手法治病、症状治疗上较《小儿推拿广意》更为详尽。由此可见，川派小儿推拿的继承发展脉络。

（三）法取简便，善用验方

四川儿科医家多注重民间单方、验方的收集，并验之临床，有效者加以理论总结，并以推广，这有助于提高医家的临床疗效。如《幼科指迷》载用桑树浆汁和蜜涂之治“小儿胎毒、马牙、鹅口疮，不能吮乳”。蜀地草药丰富，故儿科医生也善于就地取材，积累了很多草药验方。如用芙蓉叶、秋菊花叶捣烂外敷治小儿热疖；水红花子加麝香少许外敷治小儿痞积；地黄连、马蹄草外敷治小儿脐风。这些验方都是反复临证所得，具有一定效验，在民间颇受欢迎，这使得以简、便、廉、验的验方治疗儿科病在四川地区十分盛行。

（四）内外合治，务求疗效

小儿之病，最难在于喂药，古今亦然。故四川儿科的先辈们一直十分重视外治方法的运用，务求提高疗效，少服汤药。除了之前所述小儿推拿之外，还有针刺、温灸、刺络等方法，如《儿科三字经》记载用灯草蘸香油点燃焠囟门、人中、承浆、少商等十三处，可有息风、退黄、安神之效。而《福幼奇书》也有用“灯火煅”治小儿惊风的记载。药物的外治更为丰富，如新生儿脐湿发肿，可用枯矾、龙骨、麝香涂之；二生散（生香附、生半夏），鸡蛋清调敷足心，可引热下行，治“口疳、马牙、吐舌，脾热不啼，心热不食乳等证”。可见，外治之法丰富了儿科的治疗手段，深深地影响了近现代儿科医家的治疗思想。

以上只是部分历史医家的简单介绍，尚有很多儿科医家及儿科著作，因为历史久远，其生平事迹、著作原貌已不可得见，故不能做单独介绍，实为憾事。但是，这些先贤的历史贡献不能被埋没，他们为四川中医儿科的发展奠定了一定的基础，对现代中医儿科的奠基、发展、立足和繁荣具有深远的历史影响和重要的现实意义。

第二节　医派医家

一、著名学派

（一）王氏儿科学派

［学派概述］

“王氏儿科学派”由四川著名儿科医家王朴诚于20世纪20年代在成都创立，创始人王朴诚由药入医，学验俱丰，被病家亲切的呼为“王小儿”，为“成都四大名医”之一。王朴诚有子伯岳，生性敦敏，亦好岐黄，幼承庭训，尽得家传，被病家称为“小王小儿”。1955年，王氏父子一同被调往北京，在中国中医研究院（现中国中医科学院）从事儿科临床、科研和教学。王朴诚1961年病逝后，“王氏儿科”继承发展的重任由王伯岳担任，王伯岳在全面继承父亲经验的基础上，不断创新，使“王氏儿科”思想更加丰富，在理论和临床上都有了较大提高。作为中国现代中医儿科学的主要创始人，王伯岳不仅招收了中医儿科学的首届研究生，还主编了著作——《中医儿科学》，使“王氏儿科”的思想得以在全国传播、发展。王伯岳作为中医儿科学一代宗师，其弟子遍布全国各地，如兰州张士卿、浙江俞景茂、北京安效先、深圳朱锦善等，均已是全国闻名的儿科大家，他们自己也培养了许多弟子甚至再传弟子，“王氏儿科”的发展，代有传人，不断发展。

学派传承图如下：

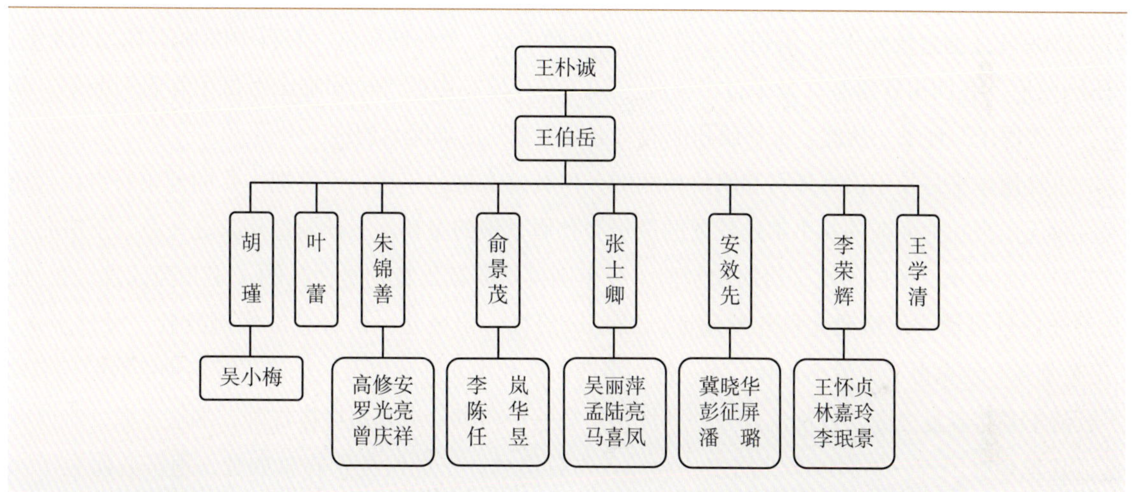

［学派名师］

王朴诚（图11-10）

王朴诚（1879—1961），又名王联福，1879年7月13日出生于四川省中江县。父亲王焜山，是一位勤劳朴实的药农，以种植芍药营生。清末光绪年间，家乡连年大旱，王焜山举家逃荒到成都，继续以种药、贩药为业。因念百姓贫病无医，遂立医药济世之心。他除自己苦读医书外，又遍求名医，故进步较快，不久便悬壶乡里。王焜山治病，很少收诊费，对贫苦者还施药送物，数十年如一日，老老实实做人，认认真真看病，是一位德高望重的医者。

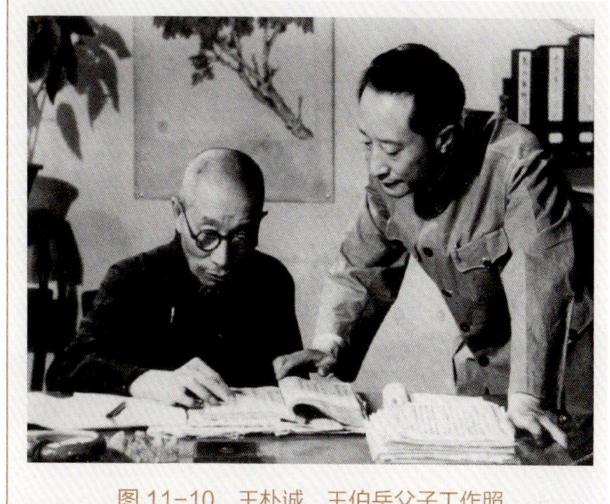

图11-10　王朴诚、王伯岳父子工作照

王朴诚自幼随父亲种药认药，并受父亲关心民疾品行的影响，自幼便有学医救人的愿望。当时，四川丰都县有位名医叫余养泉，行医之余在家设帐课徒，是当地颇有名望的医生兼塾师。王焜山慕名将王朴诚送至余师处学习。余养泉治学严谨，教书行医都很认真。他不但让弟子们背诵启蒙读物《千字文》《三字经》和儒家经典《论语》《孟子》等，还教他们阅读《黄帝内经》《难经》《伤寒论》《金匮要略》《珍珠囊》《本草备要》等中医药典籍。这样的私塾教育，使王朴诚增长了知识，打下了古文基础，为以后从事中医事业铺好了道路。

从私塾毕业后，王朴诚经余师介绍，到丰都一家较大的中药饮片批发庄——“福源长”中药店当学徒。期间，他一方面认真学习药材加工炮制，膏丹丸散制造，参茸胶桂鉴别等药物学知识；一方面又跟随当地名医、药店掌柜陈焕卿侍诊临床，研修医学。虽然辛苦异常，但他却乐在其中。三年学徒期满，王朴诚带着厚厚的几箱心得笔记回到成都。时值光绪二十九年（1903），王朴诚在市中心上西顺城街创办了“王荣丰堂”药店，正式坐堂行医，开始了他半个多世纪的医学生涯。“王荣丰堂”是一家前店后厂，诊病与制药、售药合一的诊所加药店，所以王朴诚白天忙于看病，晚上则与工人们一起加工中药饮片，制作丸散膏丹等各类成药，其目的就是为病家提供质优价廉、安全可靠、疗效确切的药物，因此，前来看病和买药的人越来越多。

1909 年（清宣统元年），清朝巡警道举行中医师考试。王朴诚应试，获得中医师证书。1918 年，“民国政府”在四川省警察厅又举行中医师考试。王朴诚在中医理论和临床考试中均名列前茅，获得“甲等医士”证书。从此，王朴诚和他的“王荣丰堂”更加闻名遐迩。

王朴诚本来是长于治疗外科和眼科疾病的，但贫穷多难的年代，百姓把小儿的健康看得比天还大，每天出现在他面前的几乎都是啼哭的孩子和愁眉紧锁的家长。王朴诚急病家之所急，下决心再攻儿科。那些年，他白天忙于诊病和制药，夜里则挑灯研读，特别是钱乙的《小儿药证直诀》，他几乎能熟读成诵。他精研儿科各种病证，细心诊治每一个患儿，认真总结病例经验，没过多久，“王荣丰堂”便赢得了善治小儿麻、痘、惊、疳四大证和小儿外感以及内伤脾胃等各种疾病的美名。

清末某年春夏之际，成都流行一种烈性传染病——白喉。患者扁桃体红肿、咽喉疼痛，难以吞食，甚至呼吸困难。患病以小儿居多，病死者与日俱增，王朴诚见状心急如焚，他苦心研究了一种药方，取名“凤衣散”，是一种吹喉祛病之药。王朴诚冒着被传染的危险，亲自用吹喉法将“凤衣散”吹入患者咽喉，片刻之后，患者喉中可出痰涎，病痛随即缓解。用此法后，再配以养阴清肺汤内服，数日即愈，疗效之奇，享誉蓉城。为了抢救更多白喉病人，他将“凤衣散”和吹喉枪的配方、制作及使用方法毫无保留地介绍给了医界同仁，还将治白喉忌表、忌妄加疏散性药品，以及宜用养阴清肺汤的治疗经验予以宣传。王朴诚无私的济世精神为当时白喉病的诊治做出了很大贡献，受到医界同仁和广大群众的广泛赞誉。

1918 年前后，四川省警察厅曾办了“南厂”，专门收留流浪儿童和无家可归的穷人。由于环境恶劣，许多人身上长满了恶疮，且愈演愈烈。厂长慕名请王朴诚前往诊治，王朴诚毫不推辞，并对厂长说：中医说凡病既见于外，必因于内。他们显系平日饮食难饱，肠腑不洁，又要在湿地上辛苦劳作，致使内外邪毒郁而成疾。若要治愈，必须满足他们日常饮食所需，改善环境条件，减轻劳动强度，增强体内抵抗力，否则难以康复。厂长接受了建议，王朴诚对病人分别给予防风通圣散、荆防败毒散、银翘败毒散等汤药，并将药渣再煮水洗浴。溃脓者，则用自制红升丹、白降丹等药调油外敷。工人病情很快康复。此后，省警察厅为王朴诚送来“医官委任书”，负责工人们的疾病调治。王朴诚面见厅长，婉言拒绝，称为工人治病乃医者之本分，绝非为“官”，以后若有需要还可再来。其“人民医生”之心由此可见。

王朴诚不但医术高明，而且医德高尚。他认为：“文人相轻”“同行相嫉”，都是不道德的世俗观念。他谆谆告诫子徒，“为医者以德为先，医生与病人本是一家人。医生对病人，首先要将其当成自己的亲人。只有这样，才会把病人的疾苦当成自身的疾苦，才能尽心竭力地为病人解除疾苦。”王朴诚出身贫寒，在学徒时，他曾打过三年赤脚，连草鞋都没有穿过一双，所以他能深切理解劳动人民的疾苦，能够处处为贫苦的群众着想。他认为，一个医生应当替病家分忧解愁，为群众治病既要认真负责，又要给他们创造一切方便。为此，在行医之初，他便给自己约法三条：不定诊费，给不给诊费一样看；不定时间，黎明昏暮，随到随看；不定限额，重病先看，不看完不休息。王朴诚常讲，人与人之间应当休戚与共，缓急相通。特别是在别人困难的时候，更要将心比己。他主张医生不能唯名利是务，医生的职责是一不图报，二不沽名。对于病重而又无钱买药的患者，总是免费施药诊治。新中国成立前，天花病广泛流行，他在长期的医疗实践中，不仅专心研究运用中医中药治疗天花的有效疗法，而且让自己的夫人肖约素学会种牛痘的方法，广泛地为孩子们接种牛痘疫苗以预防天花。当时，成都尹仲锡曾设“慈惠堂”，收养被人遗弃、无家可归的病残孤儿，并教以技艺。他则义务为那些小孩治疗疾病，所需药品均免费提供。“王荣丰堂”门前常挂的两副对联是“医非营业，药选精良”“开门问疾苦，闭户阅沧桑”。王朴诚高尚的医德以及崇高的社会责任感由此可见。此外，他还编写了许多既符合中医学理论，又能突出小儿生理病理特点、浅显易懂、易于掌握的儿科辨证论治口诀，对于指导学生正确掌握对患儿的调治护理方法，都起到过很好的效果，长期在他的学生和患儿家长中流传和推广。

由于王朴诚高超的医术和高尚的医德，使他在成都医界享有较高的声望，从 20 世纪 30 年代开始，他便与当时名医沈绍九、陆景庭、顾燮卿一起，被蓉城人民尊称为“成都四大名医”。新中国成立后，王朴诚参加了成都市卫生工作者协会并任学术委员，先后任成都市西城区人大代表、人民委员会委员、成都市人大代表。1953 年，王朴诚被四川省行署授予“中医专家”的光荣称号。

1955 年北京成立中国中医研究院，王朴诚以 76 岁高龄，受邀与蒲辅周、王文鼎、杜自明、叶心清、李重人、任应秋等四川名医应聘到中国中医研究院，他则担任儿科的临床研究工作。不久，在怀仁堂受到毛主席的亲切接见，更是感慨万分。在党和国家的中医政策和积极的措施下，他不辞辛劳的为病人服务，努力整理和总结临床经验，并培养中医新秀，为中医事业的发展做出了巨大贡献。因此，他在北京的中医界声望很高，被病家誉为“小儿王”。1961 年，王朴诚在北京逝世，享年 83 岁。北京人民为他举行了隆重的追悼会，由卫生部部长李德全主祭。

王朴诚一生忙于诊务，晚年仍诲人不倦地培养学生，将“王氏儿科”的思想毫无保留的传授给下一代，主要学术继承人是其长子王伯岳，王朴诚嘱咐他完成自己的心愿，写出一部理论与临床相结合的儿科著作。王伯岳不负父望，编著有《中医儿科学》，并将“王氏儿科”一派发展壮大，成为全国闻名的儿科大家，享誉全国。

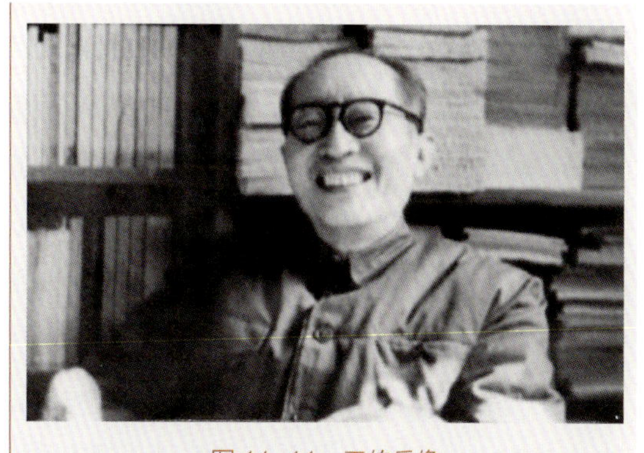
图 11-11　王伯岳像

王伯岳（图 11-11）

王伯岳（1912—1987），生于成都，原籍四川中江县，祖辈迁居成都，三代世医，以儿科著称。1955 年随父王朴诚由成都调中国中医研究院工作，1987

年6月28日病逝于北京，享年75岁。王伯岳6岁时开始学习文史，启蒙教师是王朴诚的好友中江刘洙源。他在四川高等学堂（四川大学的前身）教经学，同时在家里设一个私塾，王伯岳就在其家中与六七个孩童一起读书授业。刘洙源善于因材施教，教学方法与当时一般私塾截然不同，重在启发、诱导，不主张死读书。刘氏选讲了从先秦至唐末不下百篇传世的文章。同时，以圈点《资治通鉴》及“四史”为自学常课，这为王伯岳后来学中医，读中医古典著作，闯过文字关奠定了坚实的基础。

王伯岳读十年书以后，已经是16岁的青年了。父亲王朴诚希望儿子做一个中医，王伯岳也有这个志愿。但是，父亲认为儿子不能单凭上辈的声望去行医，主张一切从头开始，学医应先学药，这不光对立方遣药极有好处，就是学医不成，卖药也可以养家糊口。根据这个思想，王伯岳17岁时到了成都东城的“两益合”中药店，开始了2年的学药经历。“两益合”历史悠久，在成都颇有名气，经营的咀片、参、茸、胶、桂、膏、丹、丸、散都很讲究，富有信誉。店主刘社庭老先生，是一位精于业务的老药师。在当学徒的第1年，王伯岳只是做些药材的搬运、加工等粗活。后来，逐渐学习丸、散、膏、丹的配制，并到柜台上进行配方。在配方的时候，接触到不少名医的处方，为其遣方用药留下了深刻的印象。一个姓刘的药物采购经常来店里，还常让王伯岳跟他到药栈采购药材，教授识别各种药材的真伪、优劣以及药物的标准、规格等，经他的指点教诲，逐渐懂得一些有关生药的知识。在学徒生涯中，王伯岳白天劳动，夜晚读书。除温习学过的文史旧课外，店里也有些中医书目，如《本草纲目》《汤头歌诀》《药性赋》等，是药配人员必须学习和掌握的。过去不少老药师虽是做药但多也知医。一方面是接触得多，一方面是好学。有的时候，医生也来店里配方配药，在闲谈中，一问一答，无意之中医学知识就积累起来。如遇自己家里的人及亲戚朋友生病，主动给开个药方，这就是在实践。所以真正引王伯岳入门，使其懂得一些浅显的中医知识的，无疑起源于药店里当学徒。

从“两益合”学徒满师后，王伯岳一心想做一个子承父业的家传医生。但是，父亲却不这样想。因为父亲觉得自己虽积累了一些实践经验，但对系统的理论知识还不够，本着“易子而教”的原则，要为他另择良师。成都有一个颇有名气的医师叫廖蓂阶，廖氏是王伯岳父亲一直都很钦佩的朋友，是一位精通中医理论和富有临床经验的老中医，并长于教学。父亲决定把儿子送到他的名下学医。这是一个使王伯岳非常受益和终生难忘的好老师。廖氏每带徒先行讲课，首讲《伤寒论》。他认为仲景学说上承《素问》《灵枢》，下启各代，理法方药俱备，历代尊为方书之祖。从《伤寒论》入手，进一步勤求古训，然后旁及各家，确有事半功倍之效。于是伯岳遵循这种思维与传教之法循序渐进，开始了漫长的岐黄之路。廖氏不但精伤寒亦擅长温病，对吴又可、叶天士、薛生白、陈平伯、余师愚、吴鞠通、王孟英、雷少逸各家学说研究颇深，取各家之长而发挥创新，撰成《时病纲要》一书，分为上下集共十卷。上集以运气学说为纲，分四时六淫病各一类；下集为时行传染病类，分为时行泻痢、瘟疫、痉病、鼓胀等十二类。廖氏以此书精义为蓝本，传授生徒，嘉惠后进。

从开始习文学医起，无论是父亲还是带过他的所有老师都要求记日记、笔记。一方面便于老师督促检查，二是便于自己复习。这就是常说的“日知其所无，月无忘其所能”，这样就不断地积累了学习资料。坚持写日记，对恒心毅力都是一个很好的考验。勤于动笔虽辛苦些，但加深了理解，加强了记忆，收获的是一生的财富，这对王伯岳以后的学识与成名都起到了重要的作用。当时读的书大多数是木刻本，没有标点符号，还有不少错落；读的时候要圈点断句，要借原本来校订改错；

有些不好买的书，只能借抄，那时学习写字都是用毛笔，抄书都是用楷书。父亲从来在这方面要求是最严格，一定要一笔不苟，不是要做一个书法家才须把字写好，做一个有责任感的中医也必须把字写好。医生开处方字写得清楚与否，关系到发药的正确性，也关系到病人的安全。老师和父亲在这方面的要求都特别严格，每次抄的处方都要亲自过目，有一点不合格，就要重新抄过。

“驽马十驾，功在不舍”，跟随廖氏学习一段时间以后，因父亲的医疗业务太忙而改变了学习方式。王伯岳上午随父门诊，帮助抄方，下午听廖氏讲课，这就是边学习边实习。在漫长的学医过程中，给老一辈抄方是最好的学习方法，也是最好的成功路径。中医当中，有的人处方治病，疗效很好，但说不出道理；有的人长于理论，但实践经验不足，这是客观事实。王伯岳的父亲自认为他属于前者，所以特别注意在医疗实践中理论的充实和中医理论的理解。当时家庭生活并不富裕，父亲却绝不吝惜花钱买书。凡是他以前未读过的书，必先细读，并加朱圈。王伯岳不但保存了父亲众多的“手泽存焉”的 15 箱书籍，也养成了读书注释的习惯。

“业惠不能精，行惠不能成”，王伯岳从学药、学医、给父亲助诊，一直到后来独立应诊，中间经过三个阶段：第一阶段是自是则不彰；第二阶段是从失败中吸取教训；第三阶段是活到老学到老。学习初期，曾产生过“差不多”的思想，也就是人们说的“好读书不求甚解”。在独立应诊的初期，又是“初生之犊”，什么病都敢治，都能治，正如荀子所说：“不登高山，不知天之高也；不临深溪，不知地之厚也。”就是年轻人存在的不知天高地厚的共性。经过一段时间，遇到不少困难，一些常见病，照书本上学过的处理，但疗效不像书本上说的或所想象的那样满意。还有些没有学过的，或一些不常见的疾病，那就更感棘手了。在这种情况下，真是“别具一番滋味在心头”，心理上出了纠结：这样下去行吗？心实在不安，放下不干，另谋出路？却不敢冒这样的大不韪。于是自惭复自卑，一时连有把握的常见病也感到没有把握了。白天诊治过的效果如何？总是悬想不已。到了晚上，经常是辗转反侧，夜不成寐。“学然后知不足”，这就是第二阶段最痛苦的经历。在独立应诊以后，仍然从廖氏学习，不定期地带着问题去向廖氏请教解惑。当时一些知名的医生，如卓雨农、唐伯渊、张澄庵、廖宾甫、陆仲鹤、曾彦适等也经常来往。有时还在一起会诊，向他们学习，向他们请教，算是中医传承中的“博采众方”之法，丰富了诊疗知识与经验。廖氏主张，除儿科专著而外，应多看历代各家学说，开阔视野，以增强识见，提高医疗水平。廖氏讲历代各家大都兼长各科，尤其都重视儿科，散在各书中有关小儿的论述应收集起来，就是内科方面的诸多治法，以及很多学术见解，在儿科同样适用，逐渐懂得了秦越人“人之所病病疾多，医之所病病道少”这句话的真实意义，从而理解到要治人之病，先要治己之病，治“道少”“方少”之病。在这个认识的基础上，更坚定了终生学习中医、研究中医的信心和决心。经过学习与临床多次起伏转折，终于在 1932 年取得了中医师资格，开业行医，独立应诊。

经父亲和老师的传教，特别是伯岳自己的不断学习与实践，医学知识与临床技能不断提升和完善，很快成为了成都乃至四川很有名气的儿科医生。新中国成立后更是名声大振，其影响扩大到全国范围。1955 年中国中医研究院成立，王伯岳与父亲王朴诚一起奉调北京，任中国中医研究院西苑医院儿科医师，对儿科临床进行了大量的实践和探索，积累了十分丰富的临床经验，尤其对治疗流行性乙型脑炎、麻疹合并肺炎、肝炎、痢疾、哮喘、腹泻、癫痫等有独特之处，疗效显著，被称为“小儿王”。后来又陆续担任了西苑医院儿科副主任、主任、研究员、中国中医研究院学部委员、儿科研究室主任、中华全国中医学会儿科专业委员会首届主任委员、中华医学儿科学会委员、《中华医学杂志》编委、中华全国中医学会中医理论整理研究委员会常委、北京中医学会副理事长、卫生部药典委员会委员、农工党中央委员、第六届全国政协委员等职。“文革”后国家改革招生制度，王伯岳作为首批研究生导师招收硕士，为国家培养了大量的中医儿科栋梁之材。“王氏儿科”一派在王伯岳手中得到了飞速发展，其学术思想日益成熟，临床经验日渐丰富，成为中医儿科学上最为重要的流派之一。

20 世纪 80 年代初，王伯岳已是古稀之年，为了完成父亲遗愿，他带领江育仁、张奇文、肖正安、刘弼臣等 40 多位全国知名儿科专家，团结合作，坚持高标准，严要求，几经寒暑，三易其稿，精益求精，终于完成了一本 130 余万字的巨著——《中医儿科学》，于 1984 年由人民卫生出版社正式出版。

《中医儿科学》以中医理论为指导，以小儿生理、病理为基础，以辨证论治为核心，突出中医儿科理、法、方、药的特点。总论系统论述了儿童保育、护理、儿科诊断、辨证及其治疗要点；各论系统论述了初生儿疾病、传染病、时令病及内、外、五官各科病证共 160 多种，具体分析了每种病证的历史源流、病因病机、辨证要点、治疗原则、分证施治、单方验方以及预防护理，并摘编了大量文献参考资料。是一部形式与内容统一，理论与临床实践紧密结合，内容丰富，实用价值极高的临床参考书籍。本书是一部反映当今中医儿科学水平的代表著作。该书的出版，被认为是“中医儿科学发展史上的大事”，大大推动了中医儿科学之发展。

王伯岳还有一本专著是《中医儿科临床浅解》，书中内容本是王伯岳发表在《赤脚医生杂志》上的讲座资料，因为较为实用，在全国产生重大影响，应读者要求，人民卫生出版社在 1976 年底将这些资料汇编成册，出版成书。书中共收录小儿感冒、咳嗽、哮喘、肺炎、顿咳、痄腮、麻疹、喉痧、腹泻、肝炎、暑热、流行性乙型脑炎、急性肾炎、痹证、癫痫、虫证，共 16 种儿科常见病、多发病，具体论述了王氏对于该病的认识、辨证要点、治法、常用方药，还附有简易方药介绍和中成药选择等内容。该书虽不足 6 万字，但字字精辟，充分反映了王氏儿科的学术思想和医疗经验。因为是写给基层中医阅读的，所以书中所论之理通俗易懂，便于掌握，所列之方大部分为王朴诚、王伯岳父子经验方、常用方，如银菊解毒汤、育阴定喘汤、清解汤等，故具有较高的实用价值，可作为中医儿科的临床指导手册，反复研读。

[学术特色]

（1）小儿生理，阳常有余，阴常不足

小儿生理特点，历代多主张“纯阳”。“纯阳”之说，是指阳气旺盛，而阴阳是互根互用的，阳的旺盛是阴生长的前提，旺盛的阳气才能使阴有所生长。小儿“阴”所代表的脏腑、气血、精津、形体，由弱转强，由不充实到充实，都是阳气推动的结果。所以，“纯阴”“纯阳”之体是不可能存在的，而吴鞠通“稚阴稚阳”一说，虽有较大发展，但仍未尽其意。

王伯岳在否定“纯阳”之说的基础上，认为朱丹溪之“阳常有余，阴常不足”论，更符合小儿生理特点。他指出：呱呱小儿，虽有五脏六腑，但与成人相比，则是“成而未全，全而未壮”，处于快速生长发育的阶段。从整体上看，生机蓬勃，发育迅速，表现为阳气旺盛，蒸蒸日上之状，故属“阳常有余”。但一方面，小儿机体形质，稚嫩幼小，脆薄柔弱，加之发育迅速，对于水谷精微、营养物质的需求则尤为迫切，故其体内的精、血、津、液等常处于供不应求的相对不足状态，需要随时给予足够的补充，这些又构成了“阴常不足”的一面。但是这种阳的有余与阴的不足都是相对而不是绝对的。

具体到脏腑，王氏指出，古人的“肝常有余”“脾常不足”“肺为娇脏”等学说，以及现在所提的心肝有余，肺脾肾不足的观点，实质上都是对阳常有余、阴常不足学说的深化，也是该学说在小儿脏腑生理以及病理上的具体体现，是有临床指导意义，符合实际的。

（2）儿科临床，钱乙指向，法取温病

王氏儿科学术思想主要来源于儿科鼻祖钱仲阳之代表著作《小儿药证直诀》。该书总结了宋以前诸家之说，并结合钱氏本人经验，汇集而成，历代均被奉为儿科圭臬。王朴诚在专攻儿科时学习最多的就是此书，家中藏有各种版本的《小儿药证直诀》，几乎书不离手，以至熟读成诵的境界。王伯岳受父亲影响，也对此书情有独钟。王氏父子集两代人研习之经验，从中汲取丰富内容，成为王氏儿科之理论基础。他们认为，钱氏以五脏为基础，以“风、惊、困、喘、虚”来归纳肝、心、脾、肺、肾五脏的主要证候特点，证候为依据，辨其寒热虚实，以作为治疗准则，并创造了流芳百世的五脏代表方，这实为小儿五脏辨证之先河，其论“五脏六腑，成而未全，全而未壮”“易虚易实，易寒易热”，准确概括了小儿生理、病理特点；而所论“妄攻”“误下”为小儿禁忌，实是儿科疾病首要遵守的治疗原则，以及脾胃功能在儿科疾病中的重要性。《小儿药证直诀》中的经典理念和学术思想在王氏父子一生的临证治病和及其所撰的《中医儿科临床浅解》《中医儿科学》等著作中都有进一步的阐释和发挥。王伯岳特别对《钱乙传》中“乙始以《颅囟方》著山东”一句有自己的不同看法，很多人认为钱乙学说来源于《颅囟方》，而王伯岳在研究二者学术思想之后，认为二者观点大不相同，而“颅囟方”只是儿科之代称，并不指古籍《颅囟方》，由此可见王氏学说之大胆创新。

王氏父子除了精研《小儿药证直诀》外，对后来很多儿科著作都很重视，比如万密斋之《幼科发挥》、叶天士之《幼科要略》等。王氏父子对于明清温病学说在儿科中的运用造诣更深。王朴诚在成都行医时，有嫉贤者讥其万病一银翘，反映了王朴诚对于银翘散的娴熟运用。王氏运用银翘是建立在小儿生理、病理基础之上的，这从王朴诚许多医案中可以体现出来。王伯岳之业师廖蓂阶是蜀中著名温病大家，他曾自编《时病纲要》以授生徒，这为王伯岳的温病学造诣奠定了基础。后来，他运用温病理论治疗麻疹、乙脑、猩红热、小儿肺炎等许多危急重症，都取得了较好疗效，还撰写了“试论小儿湿热病证”“运用温病学说治疗小儿肺炎”等多篇论文。在给研究生讲课时曾说道：小儿外感之病十之八九属温病，历史上很多著名儿科医家都有精深的温病学术造诣，而很多温病学家又同时是儿科高手，如叶天士、吴鞠通等。叶天士的名篇《三时外感伏气篇》就是王孟英根据叶氏原著《幼科要略》删节而成。可见，王氏父子对温病学说有十分深刻的认识和研究，并将温病学说运用到腹泻、黄疸、惊风、闭脱等小儿常见病之中。

（3）后天之本，儿科尤重，用药宜慎

脾胃为后天之本，气血生化之源，这对于小儿尤为重要。王氏儿科在全面继承万全脾胃理论的基础上，结合历代诸贤之说，参以临证心得，提出了许多调理小儿脾胃的原则与方法。

脾与胃。一脏一腑，一阴一阳，一湿一燥，一升一降，是对立统一的，而在生理、病理上起着相辅相成的作用。所以，调理之法，简言之，即从升降、纳化、燥湿三个方面入手，举凡能使脾胃升降协调、纳化健运、燥湿相济的方法都属于调理之范畴。故“调理”的含义是广泛的，并非仅指“补益”而言。如脾胃寒湿者，治以温燥升运；脾胃燥热者，治以甘寒滋润；脾胃壅滞者，行滞以助运；脾胃虚弱者，甘温以补虚。行气多用陈皮、香附、枳壳之类，而无耗气之弊；化湿多用藿香、苍术、佩兰之属，而无伤阴之弊。总之，调理之法，贵在健运，方须平正，药宜中和。

脾胃相依，和脾必须养胃。王伯岳临证，强调治脾应当顾胃，即和脾必须养胃。如此胃气强盛才能纳食，能纳食才能有所补充。否则，光消耗而无补充，虚证由是而生。用药主张以甘温之品补益脾气，如太子参、黄芪、白术等；甘淡之品益脾阴，如山药、扁豆、莲子、薏苡仁等；甘凉之品生津开胃，如沙参、麦冬、石斛、天花粉等；酸甘之品养阴开胃，如乌梅、白芍、甘草等；芳香之品化湿和胃，如藿香、佩兰、厚朴、苍术等，这种注重胃气，留人治病的思想很值得效法。

用药宜慎，处处顾护脾胃，这是王氏用药很重要的方面。药物具有寒热温凉之偏性，临证治病就是以偏纠偏，使之恢复阴阳平衡而达到“阴平阳秘”的状态。但若用之不当，则也容易伤人正气。小儿胃肠娇嫩，最易为药物所伤。王氏认为，大苦大寒、辛香燥烈、攻消克伐、金石重坠及有毒之品皆能损伤脾胃。临证用药宜十分慎重，应根据病情严格掌握剂量，中病即止，不可过剂，防止“一伤于病，再伤于药”。同时，适当的配伍也很重要，如石膏配伍生稻芽、补脾胃时用枳壳，这种治病首重胃气的思想对小儿来说有着十分重要的意义。

（4）外感热病，温凉并用，表里双解

外感热病，小儿最多。王伯岳认为，小儿肌肤薄，脏腑嫩，易于感触。外邪初犯，出现表证，法当解表，主用汗法，或辛温解表，或辛凉解表，主要是通过发汗，使表邪由汗而解。王伯岳指出，小儿“易虚易实”，发汗不能太过，以免伤及津液，转生他变。另外，小儿一般多里热，一经感冒，容易寒从热化，或热为寒闭，形成寒热夹杂之证。单独用辛凉，往往汗出不透；单独用辛温，又往往汗出热不解。在这种情况下，采用辛温、辛凉并用，自能风寒、风热两解。根据情况，偏风寒者，辛温重于辛凉，方用荆防葱豉汤（荆芥、防风、苏叶、羌活、白芷、淡豆豉、薄荷、黄芩、淡竹叶、葱白、甘草）；偏风热者，方用银翘散加减（金银花、连翘、荆芥、防风、薄荷、牛蒡子、淡豆豉、黄芩、大青叶、淡竹叶）。夏月感触暑湿者，用加减二香汤（香薷、藿香、金银花、连翘、黄芩、竹叶、枳壳、滑石、甘草）。

小儿体质薄弱，受邪后极易发生传变，往往表证尚在，里证也很明显，如烦躁、口渴、腹胀拒按、便秘溲黄等里热症状，这时就需要表里双解。王伯岳认为：小儿外感发热总以热证、实证为多，并往往兼夹里热，或兼夹食滞，形成表里同病的局面，这时单独使用解表药往往汗出而退，但汗后复热，容易反复，所以在解表的同时，必须佐以清里热药，如石膏、寒水石、知母、黄芩等。里热甚者，除寒凉直折外，还应注意逐邪外出，适加利尿导赤（如导赤散）、攻下泻火（如承气汤）方药，同时加强透散之力，用竹叶、薄荷之类。若热郁成毒，则重用紫花地丁、板蓝根之属，或以三黄石膏汤主治之。兼有饮食积滞者，治以消导清热，轻者加保和丸，重者加承气汤或枳实导滞丸。所以，小儿发热，应注意表里双解，将汗法、清法、消法融合起来用，这样才能收效迅速。

（5）未病先防，三分医药，七分调理

万全在《育婴家秘》中说：“医道至博，幼科最难。如草木之芽兮，贵于调养；似蚕之苗兮，慎于保全。”王氏儿科十分重视小儿的预防保健事宜。王朴诚常说古人所说的调养主要就是“慎风寒、节饮食”。慎风寒，就是顺乎四时气候变化，虚邪贼风，避之有时。节饮食，就是注意饮食调节，特别强调蔬菜对小儿营养和脾胃的重要作用。

脾胃为后天之本，提供小儿生长发育的营养物质，脾胃好则发育良好，身体健康，少有疾病。所以，王伯岳十分重视脾胃调护在小儿保健中的重要作用。他主张小儿多吃热的，少吃冷的；多吃软的，少吃硬的；多吃熟的，少吃生的；多吃蔬菜，少吃零食等。所以，乳婴的喂养，幼儿的饭食，都必须认真调理，才能不伤脾胃，保证消化吸收功能的正常化，才能增强体质，促进儿童健康成长。反之恣意膏粱厚味，则易伤脾胃，导致积滞内热，病根内生。

慎医慎药，是王氏父子很注重的一方面。王朴诚十分反对常吃药，尤其反对乱吃药。张景岳在《景岳全书·小儿则》中明确提出“药饵尤当慎”“小儿之元气无多，病已伤之，而医复伐之，其有不萎败者鲜矣。”所以，他们对于小儿用药十分谨慎，尽量不用药，少用药。即使患病之后，必须用药，也主张“三分医药，七分调理”，在用药时也注意药物的调理性应用。小儿生机旺盛，再生康复力强，只要把致病因素消除了，机体就会很快恢复，在这个过程中，调养（包括医药调理）就显得十分重要了。

[传承发展]

俞景茂

俞景茂（1942— ），教授，研究生导师，王伯岳 1978 年在中国中医研究院招收的首批研究生之一，继承王氏的衣钵，将王氏的临床经验和学术思想发扬光大，现已成为中医儿科领域的知名教授，浙江省名中医，担任中华中医药学会儿科专业委员会常委、副主任委员，浙江省中医药学会常务理事，浙江中医学院（现浙江中医药大学）中医系副主任。主研儿童肺系疾病，对小儿反复呼吸道感染、哮喘、遗尿、多动症及儿科各家学说有深入研究。负责多项科研课题，获省级、局级奖项数项；发表学术论文 40 余篇，出版专著 10 余部。代表作有《小儿药证直诀类证释义》《儿科宗师钱仲阳》《幼科折衷点校》《实用中医儿科学》《中医儿科学》等。系统完整地阐发了钱乙的学术贡献，阐明了儿科各家学说，提出儿科领域内寒凉补泻学派争鸣的源流及对儿科学术的影响，为发扬和传承王伯岳的学术思想做出了重大的贡献。

安效先

安效先（1942— ），主任医师，亦是首届中医研究院硕士研究生，王氏 80 年代初的传承弟子。现任中国中医研究院西苑医院儿科主任医师、临床博士生导师，第三、四批全国老中医药专家学术经验继承指导老师，中国中医研究院学术委员会委员，中国中医研究院儿科学术带头人，中华中医药学会儿科专业委员会常务委员、儿科专业委员会主任委员、北京中西医结合学会儿科专业委员会副主任委员等职。继承王伯岳衣钵一直从事中医临床、科研、教学工作。擅长呼吸系统及肾脏病的防治。发表论文 40 余篇，编写专著 10 余部，主持多项科研课题和新药评审，获科研奖数项。为王氏的学术传承也做出了重大的贡献。

张士卿

张士卿（1945— ），教授，主任医师，中医儿科学博士生导师。是王伯岳于 1978 年在中国中医研究院招收的首届中医研究生之一，后调甘肃中医学院工作，曾任甘肃中医学院院长。现任中华中医药学会儿科专业委员会副主任委员、甘肃中医药学会儿科专业委员会主任委员，享受国务院政府特殊津贴。继承王氏儿科思想，对小儿热病和精神神经疾病颇有深入的研究，主持《平痫冲剂抗惊厥作用的研究》《热立清冲剂治疗小儿外感发热的临床及实验研究》等多项科研课题。张士卿深受王氏儿科脾胃观的影响，临证注重调理肝脾、养阴护胃，发表了“调肝理脾法在儿科临床中的运用”“和脾利水法在儿科临床中的运用”等相关论文 60 多篇，并主持编写了《婴童脾胃论》《王伯岳儿科临床经验集》等论著 6 部，为王氏儿科学传承、发展做出了贡献。

朱锦善

朱锦善（1947— ），主任医师，王伯岳入室弟子，全国中医儿科高等教育学会常务副理事长、国家食品药品监督管理局药品评价中心评审专家、中华中医药学会科技评审委员、广东省卫生技术高级职称评审委员，在国内外发表学术论文 100 多篇，出版有《中医育儿》《儿科临证 50 讲》《实用中医儿科学》《现代中医儿科学》等专著及大学教材 30 部，主持省级课题多项。从事中医儿科医疗、教学、科研工作 35 年，长期任职于高校，且为首批中青年中医学科带头人，1997 年调入深圳市儿童医院创建中医科，被称为深圳中医儿科第一人，群众呼为“深圳小儿王”。2012 年出版的《王伯岳医学全集》，即由他牵头整理完成。

（二）胡氏儿科学派

［学派概述］

胡氏儿科学派的代表人物是成都中医学院附属医院儿科原主任胡伯安。胡伯安出身于中医世家，12 岁随父学医，20 岁悬壶济世，新中国成立前即为眉山一方名医，后奉调至成都中医学院，任附属医院内儿科副主任、儿科主任，为附属医院儿科首任主任、胡氏儿科的开拓者。胡氏儿科认为“阳常有余热病多，存阴退热和为贵”，临证“宗脏腑病机议病，法钱乙五脏辨证，四诊合参重望诊，尤重望舌察咽喉，妙用成方善化裁，药味精炼效力宏”；提倡“精诚治病救人命，身体力行当真医”，为现代四川著名儿科学派之一。胡伯安去世后，胡氏儿科又由其子胡天成等继承和发扬。胡天成总结胡伯安学术经验，并且毫无保留地把这些传授给胡氏儿科的第五代传人。

学派传承图如下：

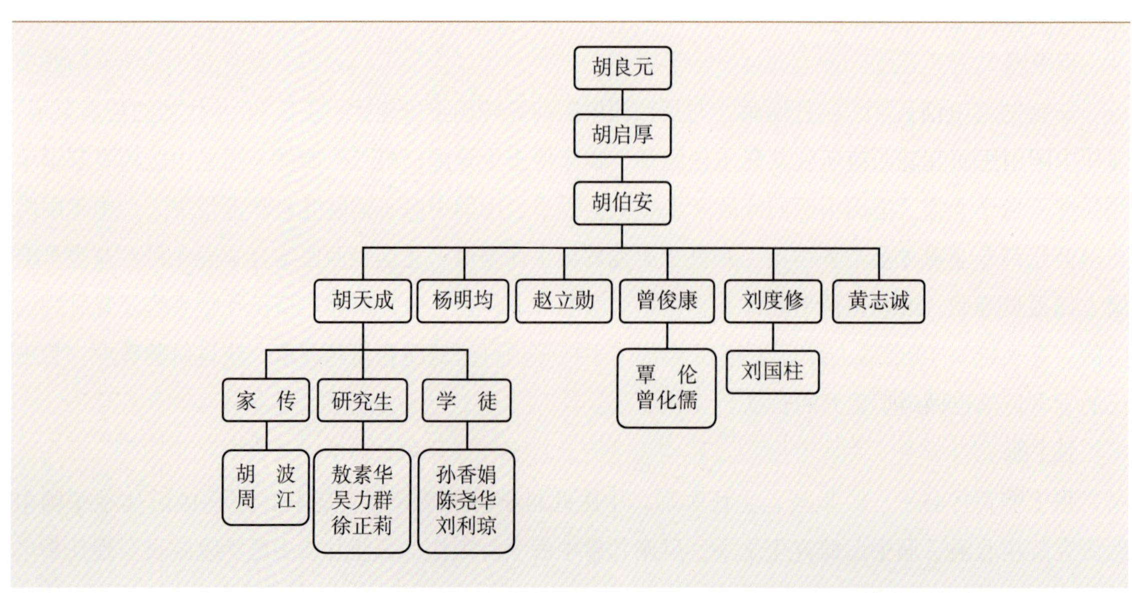

[学派名师]

胡伯安（图 11–12）

胡伯安（1901—1973），字光普，出生于四川眉山。祖父胡良元、父亲胡启厚均业医，精内儿科。他秉性聪慧，幼承庭训，12 岁即在其父开设于眉山县城内大北街的“中和堂”学医。初学徒，先识药，读本草，记药性，继则背汤头。在有了一定方药基础后，昼侍诊，夜读书。先背诵陈修园《医学三字经》，继则背诵家藏秘籍《医诗必读》(一部以诗歌体裁浓缩张景岳、程国彭等医家的学术思想和临床经验，涵盖内、外、妇、儿各科，病、证、方、药、案俱全的著作)。每晚灯下苦读，夜半方休，长年累月，坚持不懈。胡氏聪颖好学，精勤不倦，读书内容，领悟在心，铭记不忘，及至老年，大部分章节仍能脱口而出。除自学外，胡氏父亲还结合临床讲解《内经》《伤寒论》《金匮要略》《温病条辨》和《景岳全书》《医宗金鉴》等经典医著，由于刻苦好学，尽得其传，医技日进。这段学徒经历为他 20 岁悬壶济世打下了坚实的基础。

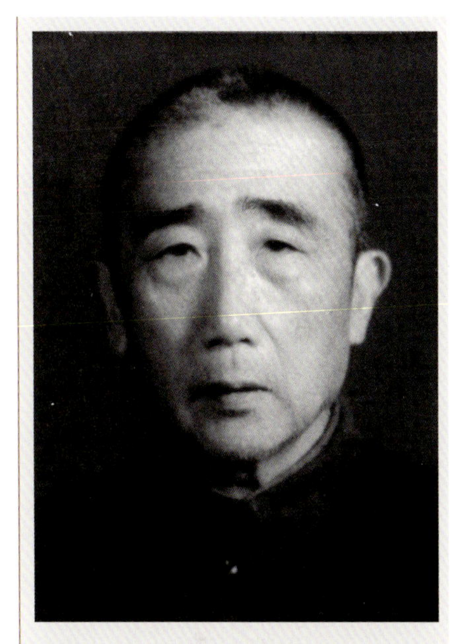
图 11–12　胡伯安像

1921 年 7 月胡氏自行开业后，将“中和堂”更名为“义元堂”。初出茅庐，技艺如何？街坊老辈为考查其水平，让胡老给一卧床 3 天不起的更夫看病。患者发热夜甚，神识昏蒙，时有谵语，舌尖边红，舌苔白黄腻，脉浮细而数。前医诊为“热入心包”，予清心开窍法不应。胡氏据其舌象，舌红不绛，苔白黄腻，指出邪在气分，未入营血，乃“湿热酿痰，蒙蔽心包”，治当清热化湿，豁痰开闭，予三仁汤加青蒿、黄芩、石菖蒲、郁金。一剂热退，二剂神清，稍事调理，病即痊愈。八年学成，一鸣惊人。

不久，眉山监督沈子才部属陈伯寅患病误治后头汗出，恶寒，四肢冷，大便干，脉伏。前医诊为“少阴亡阳”，断为不治，遂延胡氏诊治。胡氏曰：“此阳微结证。便虽未硬，然其恶寒脉伏症俱，唯恶寒较之‘微恶寒’为重，脉伏较之‘脉沉’为甚。乃邪郁少阳，枢机不利，气血运行不畅，正气不能宣通之故。当服小柴胡汤，脉现即生，不现则危。”服汤已，果脉现病除。知县吴辛诚惊为神奇，赠“济世活人”一匾，以示嘉勉。此后，胡氏声名鹊起，求诊者络绎不绝。1922 年 10 月曾应邀远赴犍为县出诊。他医德高尚，以济世活人为己任，对病员深怀同情之心，不分贫富贵贱，一视同仁；服务大众，不计报酬，遇贫穷患者，送医送药，不收分文。德艺双馨，名闻遐迩。胡氏经营“义元堂”直到 1950 年新中国成立后转让给王克安，长达 29 年。其间，先后收徒 3 人，分别是曾俊康、刘度修、黄自诚。大徒弟曾俊康于新中国成立后曾任眉山县城关联合诊所所长，后成为新一代眉山县名医。

1951 年胡氏筹建了“眉山县中心卫生院国药部”，承担门诊工作。他精心为群众治病，医技精湛，屡起沉疴，深得好评。曾任眉山县人民代表、政协委员、县人民委员会委员等职。1956 年奉调成都中医学院，先后任附属医院内儿科副主任和儿科主任等职。有感于共产党的中医政策，他老骥伏枥，更加勤勉，实践与理论并重，团结科室中西医医护人员一道搞好工作，并在工作中逐渐学习了一些西医知识，对疾病的诊断和疗效判断有了新的认识。他长期从事临床教学工作，教书育人，言传身教，传授经验，毫无保留，方证效应显著，广受学员称道。

［学术特色］

胡氏业医 50 余年，治学严谨，穷究岐黄，博极医源，钻研经典，旁及各家。在继承家学的基础上，潜心研究张景岳、钱仲阳、万密斋、程国彭、叶天士、吴鞠通诸家学术思想。强调理论联系实际，尊古不泥，活法圆通，医德高尚，医技精湛，令病家所仰慕，医家所折服。在 50 多年的医学实践中，他继承发扬家学，在诊治内儿科疾病方面形成了独特的学术思想，积累了丰富的临床经验。

（1）审病诊疾，强调望舌，重视咽喉

儿科古称“哑科”，因小儿患病，多不能言，言不足信，啼哭叫扰，脉既难凭，闻亦不准。故诊断小儿疾病，他十分赞赏夏禹铸所说的“凡小儿病有百端，逃不去五脏六腑气血；症虽多怪，怪不去虚实寒热风痰；病纵难知，瞒不过颜色苗窍；症即难辨，莫忽略青白红黄。面上之颜色苗窍，乃脏腑气血发出来的，颜色之红黄青白，乃寒热虚实现出来的……惟以望为主”的诊断方法。因此，审视儿科疾病，胡氏首重望诊。除望神色形态外，他特别强调望舌。他认为“病是苔之根，苔为病之征”，有诸内必形诸外。观察舌质舌苔，可知病情之寒热虚实，病邪之轻重浅深，津液之存亡，预后之吉凶等，诊治小儿疾病，脉易变而苔难化，故临证宁舍切脉亦不忘望舌。在舌诊方面他强调舌体、舌质、舌苔三者既要分看，又要合看，并应结合唇色综合判断。胡氏还谆谆告诫后学，小儿饮食杂进，要注意区别染苔，以免误诊。证之临床，确是经验之谈。

由于小儿肺系疾病特多，或因风热，或因湿热，或因虚火，常见乳蛾、喉痹等病。小儿即使喉核肿大，甚至化脓，往往不能自述其苦，因而易被医者忽视。故胡氏诊病，在望舌之后，必定察看咽喉。鉴于小儿不能与医生合作，坐在诊断椅上难以看清，胡氏常离座站立，仔细查看，从不敷衍，即使暮年亦是如此。胡氏丰富的临床经验与他诊病时认真负责的态度，一丝不苟的精神是分不开的。

（2）遵古不泥，辨证求准，治病求本

胡氏潜心医药，熟谙经典，勤求古训而不拘泥，博采众方而不固执。如前所述，他治疗陈伯寅“阳微结证”，若胡氏读书死于句下，拘泥于恶寒、肢冷、脉伏，肯定不会用小柴胡汤。胡氏精研《伤寒论》，深得其精髓，灵活运用经方于此可见一斑。

胡氏临床强调辨证求准，治病求本。他常言：辨证准确无误是论治之先决条件。倘辨证不准即处方药，犹如盲人骑瞎马。又谓：病有标本缓急，症有千差万别，人有老少强弱，临证之际，尤应详察。孰标孰本，何缓何急，务必分清，不可一概而论，总宜求本而治。例如胡氏曾同时治 2 例“癃闭”，一为白发老翁，小便点滴不通，阴茎与龟头皆热痛，解小便时尤甚，溺色淡黄，大便自调，面色黯滞，神疲倦怠，心悸气短，食欲不振，口和不渴，夜不能寐，舌略紫，苔白厚，上罩薄黄苔微腻，六脉弦大；一为中年男子，小便欲解而不出，昼夜百余次，坠胀难忍，解小便时两侧睾丸大如鸡卵，亦难排出，仅能浸出少量米泔样尿液，自觉尿冷，面部浮肿，神疲倦息，不思饮食，大便已三日未解，口渴思冷饮，但反得热饮为快，舌淡红，苔白厚，舌中根部黄腻，脉沉细微数，两尺沉弱。此两例“癃闭”病机虽同属湿热蕴结，气化不行为患，但胡氏考虑两人体质不同，兼症有别。前者溺时茎中热痛，兼见淋证；后者小便不时浸出，色白浑浊，兼见浊证。故治疗前者以八正散加减为主，重在清热利湿以化气；后者以滋肾通关丸合萆薢分清饮治疗为主，重在滋肾清热以化气。果然服药后均在短期内治愈，所用方药虽不同，却有异曲同工之妙。

（3）熟谙阴阳，谨守病机，补泻有度

胡氏熟谙阴阳，常言："心无热不惊，肝无风不动。"小儿体属纯阳，神气怯弱，阴液不足，心肝热甚则易见壮热、惊惕、昏迷、抽搐等肝风心火交相扇动之证，故心肝病变多热多实，治宜清热定惊，平肝祛风。胡氏常以钱仲阳导赤散、泻青丸为基础方，酌情加入黄连、丹皮、白芍、蝉蜕、钩藤、牡蛎等品，大便不通者加生大黄通腑泻热。谨守病机，泄阳之有余，补阴之不足，以达"阴平阳秘、精神乃治"之目的。

胡氏认为小儿之疾，固多实证，然虚证亦常有之。盖小儿脏腑娇嫩，脾常不足，肝常有余，肾常虚。肝之有余实肾之不足，故补肾阴，平肝阳，滋水涵木是胡氏常用的治则。他喜用六味地黄丸加减以治疗肝肾不足、阴虚阳亢之病，疗效卓著。此外他亦重视培补脾肾。如治疗小儿久泻、暴泻，泻下无度，滑脱不禁，脾虚及肾，火不生土者，每以桂附理中汤温补脾肾而收功。治疗小儿五迟、五软、小儿麻痹后遗症等，均以培补脾肾为主，或佐益气补血，或佐涤痰开窍，或佐活血化瘀，或佐疏经活络，或佐强筋壮骨而取效。

胡氏治疗惊风后余症，常用扶正祛邪，攻补兼施之法，补以滋养肝肾、益气补血、调理脾胃为主，攻以逐痰化瘀为主。其中值得一提的是，他治疗惊风后风痰胶结，阻闭机窍之舌强失语者，善用"南星丸"（生南星用米泔水浸泡7天，3天换水1次，取出切片，焙干研末，调适量猪胆汁为丸，每丸重3克）竣剂祛风逐痰，每收奇效。

（4）成方化裁，古为今用，曲尽其妙

胡氏临床，既遵从传统理论，又主张推陈致新。师古而不泥古，辨证简明，用药不繁。他常用的方剂虽然大多是成方，但是无论经方时方，药随证转，灵活化裁，或创制新方，古为今用，曲尽其妙。1964年5月一胆道蛔虫病儿在眉山就医，服乌梅丸（改煎剂）无效，主治医师遂带病儿到成都找胡氏诊治。胡氏了解病情，审视处方后指出：方证吻合，何以无效？原因是寒温药物比例失调，随即在原方基础上调整了姜、桂、附与黄连、黄柏的剂量，服后立奏奇效。

鉴于小儿藩篱不固，肺脏尤娇，仓廪狭小，脾常不足。故外易为邪气所侵，内易为乳食所伤，每多肺系疾病和脾胃疾病。因此疏解表邪，宣降肺气和消食导滞，调理脾胃为儿科常用之法。胡氏喜用疏解，亦善调脾胃。前者银翘散、桑菊饮、止嗽散、麻杏石甘汤为常用之方，后者平胃散、保和丸、五味异功散、参苓白术散为习用之剂。方药虽寻常，但一经他化裁，疗效倍增。如治咳嗽，胡氏喜用止嗽散随症加减：偏于风寒者，常选加苏叶、防风、麻黄、细辛；偏于风热者，常去陈皮，选加黄芩、桑白皮、瓜蒌皮、射干、枇杷叶；偏于痰湿者，常去荆芥，选加法半夏、茯苓、杏仁、厚朴；偏于燥热者，常去荆芥、陈皮，选加天冬、麦冬、知母、川贝母。胡氏将后者取名为"润肺饮"，用治燥热咳嗽，效果甚佳。

小儿厌食一症，临床颇为常见。胡氏认为厌食之为病，似积非积，似疳非疳。故其治疗非"攻积""消疳"所宜，而应调理脾胃，否则反损中和之气。胡氏遵循中医"脾为阴土，喜燥而恶湿，得阳则运；胃为阳土，喜润而恶燥，得阴则和"之理，博采众方，精心化裁自制了"香砂健脾汤"

和“连梅益胃饮”，治疗脾胃虚弱，脾阳不运和胃阴不足，阴虚胃热之厌食症，疗效满意。

小儿皮肤病甚为普遍，不分年龄和性别，一年四季常见，尤以夏秋二季为多。鉴于本病虽发自皮肤，但常与脏腑气血失调有关，若全赖外治，则往往见效甚微，尚须内服汤药，始可全功。胡氏认为小儿皮肤病多因风、热、湿、毒相搏，郁结于腠理，发于肤表而成。遂自制了具有祛风、清热、除湿、解毒功效的“消风解毒汤”（金银花、连翘、牛蒡子、蝉蜕、白芷、黄柏、土茯苓、地肤子、白鲜皮）以通治皮肤病。奇痒者，风偏甚，酌加荆芥、防风、僵蚕、刺蒺藜、钩藤；丘疹色红且多者，热偏甚，酌加黄连、生地黄、丹皮、赤芍、紫草；发疱疹或搔破流水者，湿偏甚，酌加苍术、苦参、木通、车前子、滑石；化脓者，毒偏甚，酌加蒲公英、野菊花、紫花地丁、千里光，漏芦根。但对治疗湿疹，胡氏又常辅以外治。即将“消风解毒汤”煎熬后之药渣，加入适量艾叶、茶叶煎水外洗，内外兼治，收效甚捷。胡氏创制的治疗痰热咳嗽的新制六安煎、治疗燥热咳嗽的润肺饮、治疗小儿皮肤病的消风解毒汤等方，至今仍为成都中医药大学附属医院儿科临床所常用。

胡氏治学态度严谨、实事求是、一丝不苟、孜孜以求，年轻时刻苦攻读、焚膏继晷、持之以恒。调到成都中医学院后，专攻内儿科，既重理论，又重实践，常与刘安衢、陈达夫、文琢之、宋鹭冰等高明之士切磋医理，取长补短。胡氏一生爱买书，爱看书，古稀之年亦手不释卷，对自己他学而不厌，对学生诲而不倦。他常引用《医诗必读》中“书为我师勤多阅，方即我友贵择交，脉诀须知求四诊，药名不厌读千遭”，鼓励学生勤奋学习。他强调经典著作和名医著述的学习，提倡认真读书，反对浅尝辄止，见异思迁；提倡循序渐进，反对好高骛远，不求甚解；提倡临床实践，反对闭门造车，纸上谈兵；指出读各家之书，取各家之长，只有反复通过临床实践，消化吸收，融会贯通，方能知常达变，左右逢源。

胡氏一生诊务繁忙，无暇著作，多篇手稿，惜未成卷。当他正着手整理其临床经验和典型医案时，又遇“十年浩劫”，遭受迫害，良好愿望未能实现，其丰富家学由其子胡天成很好地继承下来。

[传承发展]

胡天成

胡天成（1942— ），系胡伯安长子，受家庭熏陶，耳濡目染，立志学医。1967 年毕业于成都中医学院医疗系，被分配到西昌地区（现凉山州）宁南县骑骡沟区医院工作。1973 年调入成都中医学院附属医院，从事内儿科临床医疗、教学、科研和管理工作，先后任儿科副主任、儿科党支部书记、附属医院业务副院长等职。1992 年任中医儿科硕士生导师，1995 年晋升主任中医师，1998 年任博士生导师，同年被授予“四川省首届名中医”称号，享受国务院政府特殊津贴。曾任国家食品药品监督管理局新药审评专家、四川省卫生厅离退休高级专家顾问团中医组组长、中华中医药学会科学技术奖评审专家、中华中医药学会儿科分会常务委员、四川省中医药学会常务理事及儿科专业委员会主任委员。2012 年被国家中医药管理局批准为“全国第五批老中医药专家学术经验继承工作指导老师”，2013 年被四川省人民政府授予第二届“四川省十大名中医”称号，2014 年国家中医药管理局批准建立“胡天成全国名老中医专家传承工作室”。

1974 年起先后担任学院医学系本科生、全国中医儿科高师班、儿科研究生、进修生以及外籍学生《中医儿科学》《中医儿科古籍选读》和《伤寒论》的课堂教学、专题讲座以及临床带习工作。他善于理论联系实际，融会贯通，深入浅出，传授知识，毫无保留，坚持培养热爱中医药学、具有良好医德和较高水平的临床人才，指导和培养硕士、博士研究生 50 多名，参加了多种《中医儿科学》专著和教材的编写、审定工作，是新世纪全国高等中医药院校七年制规范教材《中医儿科学》的副主编。

他积极从事科研工作，主研国家“七五”攻关项目“小儿高热及其伴发的惊风厥脱之系列研究”，提供了清热利肺和清热化湿口服液处方，负责临床试验，其成果获部省级科技进步三等奖 2 项、厅局级科技进步二等奖 2 项，参与开发三类新药 2 个，其中清热化湿口服液被国家中医药管理局列为 1999 年度中医药科技成果推广项目之一。撰写学术论文 30 多篇，在省级以上刊物发表或在学术会议上交流。合作完成的《苏沈内翰良方校释》获 1994 年四川省中医管理局（现四川省中医药管理局）科技进步二等奖。2011 年人民军医出版社出版了专著《胡天成儿科临证心悟》，受到读者好评。

家学渊源，一脉相传，在临床医疗中，他秉承“大医精诚”宗旨，竭诚为病员服务。在继承发扬胡伯安的学术思想和宝贵经验的基础上，博采诸家之长，师古而不泥古，擅长化裁古方，创立新方，执简驭繁治疗小儿肺系和脾胃系等常见病、多发病，以及多动症、抽动症、过敏性紫癜等现代儿科疑难疾病。在治疗脾胃疾病方面，根据其父经验，精炼古方，进行剂改，研制了治疗脾气虚弱、脾阳不运之健脾增食片；治疗胃阴不足、阴虚胃热之益胃冲剂等系列制剂。用于治疗小儿厌食、老人消化不良及一切脾胃虚弱之症疗效确切。他用补中益气、健脾升清法治疗“重症肌无力”；用益气化痰、泻肺逐水法治疗“肺炎合并心衰”；用通里攻下、行气化瘀法治疗“中毒性肠麻痹”；用涌吐导痰法治疗“哮喘持续状态”；用温补脾肾法治疗“肠菌群失调腹泻”；用清热化湿、止血化瘀法治疗“肺含铁血黄素沉着症”等疑难危急重症，均有独到见解和显著疗效。凡此种种，进一步凸显了胡氏儿科学派的特色。

胡天成作为胡氏家学第四代传人，承前启后，弘扬家学，一是通过家系传承，二是通过指导培养的博士研究生进行传承。在指导培养过程中，他针对学生“先后天不足”——中医基础理论薄弱、临床经验欠缺之实际，强调“四大经典”著作的学习，强化理论基础；强调跟师临床实习，记录整理医案，总结导师经验。他常以“书山有路勤为径，学海无涯苦作舟”勉励学生勤奋学习，刻苦钻研。学生们通过研习经典，跟师实习，撰写心得体会，参加学术会议等基本掌握了导师学术思想、临床经验和习用方药。这些学生现在均是所在单位的学科带头人或业务骨干，在各自岗位上继续传承胡氏儿科。

吴力群

吴力群（1965—　），女，中医博士，主任医师、教授、硕士研究生导师，是胡天成培养的博士研究生。现任北京中医药大学东方医院儿科主任，儿科教研室主任。兼任全国中医药高等教育学会儿科研究会常务理事、中华中医药学会儿科分会委员会委员、国家中医药管理局中医师认证中心命审题专家。主编、参编全国高等中医药院校《中西医结合儿科学》和《中医儿科学》教材。在《四川中医》等刊物发表了胡天成治疗小儿外感咳嗽、厌食症以及“从血论治”小儿多发性抽动症经验。通过“养血祛风法对慢性抽动障碍鼠多巴胺系统相关基因表达影响的研究”“养血祛风法对慢性抽动障碍突触可塑性及递质影响的研究”等科研课题，探讨养血息风汤治疗多发性抽动症的作用机理，使胡天成“从血论治”多发性抽动症的学术观点和经验得以传承发扬。

徐正莉

徐正莉（1970— ），女，博士，主任医师，是胡天成培养的博士研究生。现任南方医科大学中西医结合医院儿科主任、广州南方医科大学中医药学院儿科教研室教学组长、全国中医药高等教育学会儿科教育研究会理事；参编《中西医结合儿科学》等多部教材；承担了多项科研课题，总结发表了胡天成治疗小儿咳嗽、厌食症及运用黄连导赤散、黄芩滑石汤和“从血论治”小儿多发性抽动症经验；推广导师用苇茎宣痹汤治疗湿热咳嗽、润肺饮治疗燥热咳嗽经验，且用治 COPD 取得成效，发表了“苇茎宣痹汤治疗 COPD 急性期 40 例”和“润燥清热祛瘀法在 COPD 的运用”等论文，拓展了导师经验，传承弘扬了胡氏家学。

（三）王静安儿科流派

［学派概述］

“王静安儿科流派”由著名中医儿科专家王静安所开创。该派初步形成于 20 世纪 70 ～ 80 年代，在最近二十年间得以成熟并快速发展。该学派以温病学说为指导，重视顾护患儿脾胃，善于运用草药、鲜药、熏洗、推拿、敷贴等多种内外合治疗法，并形成一种“湿热炎毒”的病因病机学说。创始人王静安的学术思想及临床经验由其十余位弟子得以全面继承并很好地发展，产生了“刁小儿”（刁本恕）、“小王小儿”（王泽涵）、“朱小儿”（朱道政）等新一代儿科名家，使“王氏儿科流派”薪火相传、后继有人。

流派传承图如下：

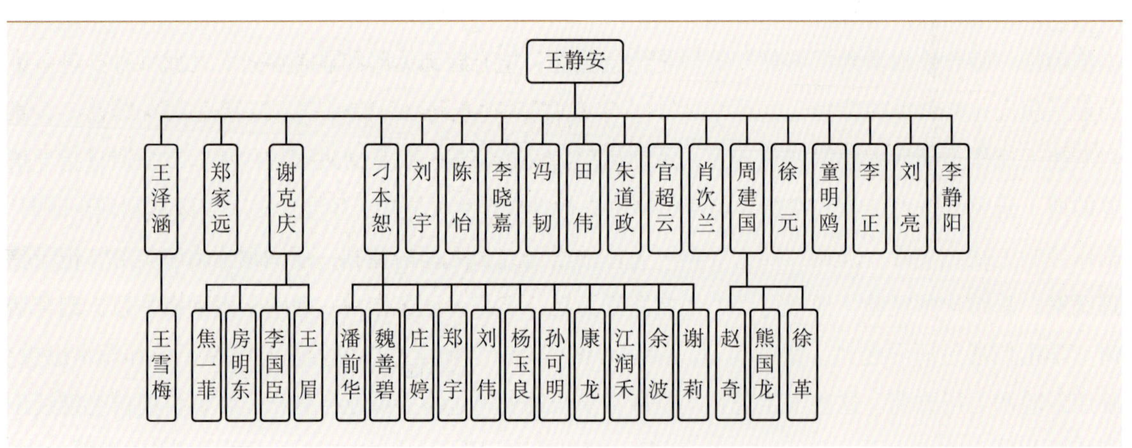

［学派名师］

王静安（图 11-13）

王静安（1922—2007），生于四川成都一个平民家庭，为谋生计，9 岁时家中尊长送他投师学艺，希望他学成一技，以服务于社会，并得以生存。王氏先后师事蜀中杏林名师廖有庚、李辉儒、白子熔、周秉良、何伯勋，学习《内经》《难经》《伤寒》《温病》等著作，同时兼修书画。各位老师高尚的医德与精湛的医术给王氏印象极深，后又受业于王文志、邓治平、邓冲阳诸公，广求真知，博采众长，使他医术提高不少。师满之后，先在成都水津街开设“济群诊所”，后于 1951 年和张潜修等在成都东城区合开“友联诊所”，因心系民生，同情百姓，疗效肯定，收费合理而受到广大病患的欢迎。为更好地继承和发扬祖国遗产，精研岐黄之术，进一步提高中医理论与诊疗技术水平，

1955年王静安考入四川省成都中医进修学校，系统学习中医药经典著作和临证内儿诸科，得到著名医家李斯炽，伤寒专家邓绍先、曾彦适，针灸圣手蒲湘澄，儿科名家谢铨镕等精心教导与提携，受益良多。毕业后，分配到成都市卫协中医门诊部担任内儿科医生。20世纪50年代，王静安在从事临证医疗工作的同时，为响应党的号召，贯彻落实党的中医政策，又直接参与了成都市中医医院的筹备与组建，并长期担任儿科主任。

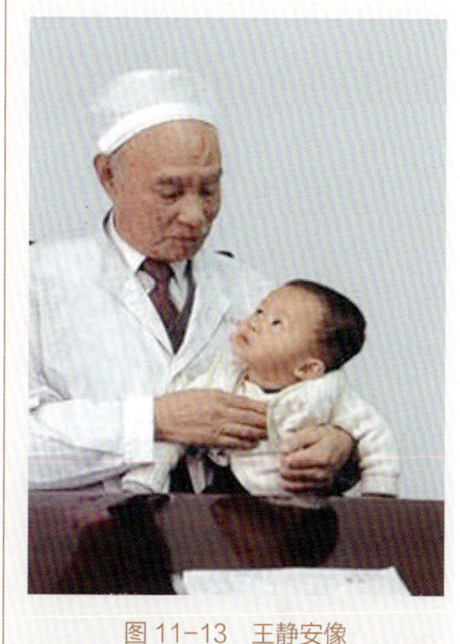
图11-13　王静安像

20世纪80年代开始，神州革故鼎新，国家改革开放，杏苑春风化雨，政府颁行法令，尊崇名老中医，实行专家津贴褒奖贤达，配备高徒传承学术。王静安一次又一次地获得社会和政府的嘉奖。1998年获成都市政府授予的“成都市名中医”称号，1999年获“四川省名中医”，1990年获国务院特殊津贴，1991年被国家人事部、卫生部、国家中医药管理局确定为首批500名老中医药学家学术经验继承工作导师。1995年定为第二批学术继承导师，2002年获中华中医学会成就奖、终身理事，2005年被国家中医药管理局遴选为全国百名急需进行学术思想临证经验传承研究的名老中医之一，同年又获中华中医药学会“国医大师”称号，2006年四川省人民政府授予其“首届四川省十大名中医”称号，中华中医药学会授予其“首届全国中医药传承突出贡献奖”称号。

无数的荣誉让这位老人感动不已，使他在85周岁的老迈之年，仍然坚持临证工作，特别是对被称为祖国花朵的患儿更不敢有丝毫懈怠。医院安排的门诊任务，他即使生病也要按时到达，在他去世前几天依然坚持出门诊。2007年9月7日王静安因积劳成疾病逝于成都，享年85岁。王静安的学术思想，集中体现在他的三本专著中。

《静安慈幼心书》，1986年出版。该书由王静安主任医师牵头，联合中医研究院余定国，中医学院肖正安、郁文俊，合力撰写而成。该书一反“文人相轻”之先河，成为学术界之佳话。全书分上下两篇。上篇五章，总论儿科诊疗要点。下篇八章，分论各脏腑病证及治疗。全书从理论到实践，从古代到最新研究，系统阐释一病之诊治，并重点阐释王静安经验心得，全面丰富，实用性强，对学习者有很大的指导意义。著名老中医张锡君如此评价此书：“理论联系实际，学古而不泥古，忠于临床实效，学理剖释入微，治学严谨中肯，为本书一大特色。”

《王静安临证精要》，1990年面世，后经多次再版，仍然供不应求。2004年增订之后，全书共12万字左右，列述临床常见病33种，辅以病案54则，所述以儿科为主，兼及内妇，并经长期反复验证，确有实效者，方才选入。书中还记载了王氏外治经验、小儿推拿经验及经验方47个。书名“临证”，因书中全是王氏几十年临床经验所得。“精要”者，在于简单明了，一看便会用。所以本书虽非鸿篇巨著，但字字皆其毕生心血之总结，对指导临床大有好处。四川省中医药管理局原局长邓明仲如此评价此书：“王氏除儿科之外，尚精内科杂症，今集六七十年之经验，选其精，择其要，撰成《王静安临证精要》。该书既有理论，又有实践。其论，皆有所本并具作者潜心钻研之灼见；其治，全为自身临床验证实践所出之真知。”

《王静安医学新书》，出版于2007年，是为王氏遗著。书中一方面收入了已经出版的《静安慈幼新书》和《王静安临证精要》，又补充了《医案近选》《医学论丛》两个部分。涉及病证几十种，涉及方剂几百首，悉心收录了王氏亲写论文25篇，几十种病证，包含儿科绝大多数常见病、部分疑难病，同时也兼含内科、妇科等多科病证，是王静安遗留给世人不可多得的宝贵遗产。

［学术特色］

（1）医乃仁术，治病救人，医德为先

王氏不仅医术高超，医德医风亦堪称楷模。他常言道：现在独生子女多，儿科医生责任重大，要急病家之所急，痛患儿之所痛。他人子女，犹如亲生娇儿，故济世救人，当首重医德。他还指出：然虽有活人之术，而无慈人之心，亦不能得到病家尊重；即使有一点名气，万不可盛气凌人，让人敬而远之。小儿古称"哑科"，尤需耐心，当不厌其烦，躬听病儿家属述病。对患者当不分贵贱，应一视同仁。尤其对贫者，当慈之、扶之、助之；遇远道而来者，若经济拮据，无处吃住，应慷慨解囊，或给钱粮或请同餐，如是病家信赖之感方能油然而生。万万不可拒人于千里之外。敲诈病人，向病家索取钱物乃为医之大忌。大夫者，使病者愈，危者安也，治人济世此系天职，切不可以此为本，坑人吃人。数十年以前一肾病综合征患儿，多方求治不效，经他妙手而愈。病家千恩万谢，甚下跪请收厚礼重金，他领其意而拒其钱。病者一家，因病求医，走南闯北，耗尽精力财力，况且收入菲薄，岂能良心泯灭落井下石哉！

（2）学宗温病，兼融各家，创"湿热炎毒"

王氏虽曾师从多位伤寒名师，有深厚的伤寒学基础，但他并不以伤寒学派自居。后来他就职于市中医院儿科，鉴于小儿"阳常有余，阴常不足"的体质因素，并受到儿科名医谢铨镕用药辛凉的影响，使他在儿科用药上以温病学说为宗，多用辛凉。如治外感高热，多治"气分"为多，常选用柴胡、荆芥透邪出卫，白虎汤大清气分，赤芍药凉营泄热，"先安未受邪之地"，此即王氏自制代表方"清宣导滞汤"之组方原则。高热不退者，加服紫雪丹。治热病前后，皆不忘护其阴液，常选天花粉、石斛、沙参之类，生津而不碍湿，这些思想皆来源于温病理论。

王氏在继承温热、湿热学说的基础上，特别结合四川地域特点以及当今小儿饮食习惯，创造性地提出"小儿多湿热炎毒"的病因病机学说。他认为：四川盆地阴雨多，阳光少，湿气偏重，此为外因。现今多独生子女，过食肥甘厚味或恣食生冷，且多好逸恶劳、多坐少动，都会致使脾胃受损，湿邪内生，此为外因。清代医家尤在泾曾说："毒者，邪气蕴结不散之谓也。"若内外合邪，湿郁化热，互相胶结，病势缠绵，病难速已，则成邪毒，于是，"湿—热—毒"的因果关系链形成。

王氏将"湿热炎毒"学说运用于儿科临床，明确提出以除湿清热与抗炎解毒的治疗方法为其应用体系。在其代表著作《王静安临证精要》一书中，除湿清热解毒药物种类所占比例与使用频率，超出全书中药总数的三分之一，例如除湿利尿药川木通出现频率为38次、清热解毒药连翘为29次、金银花14次、黄芩13次，其中黄连使用率为全书之首；在临床自制常用的50余个处方中，常用清热解毒除湿的中药，如黄连入22方、黄芩入15方、黄柏入9方、连翘入16方、木通入15方。其所创制效验新方，如清凉丹、吹口丹、咽炎宁等，皆为清热解毒之剂。由此可见他特别重视清热除湿解毒药物在临床的使用，"湿郁化火，火重成炎，火烁成毒"这一学术观点，具有广泛的适应性。

（3）用药求稳，力主轻灵，勿伤胃气

王氏用药一个显著特点就是崇尚叶天士之说，药多平淡轻灵。他常常告诫弟子：遣方用药不可弄险逞怪，不可偏激壅塞，不可霸道强攻；药量也不可过重，过重则药过病所，亦克伐正气，损伤胃气，不唯无益反而有害；用药要以“和”为贵，以“稳”为要，多用轻灵之品，既不损伤正气，又能灵动气机，煎成汤剂后，药味清淡，苦味不甚，更无怪味异味，患儿乐于接受，因此常于平淡之中见神奇。特别在一些疑难怪病上，很多医者出奇用险，一味蛮补或者猛攻，殊不知久病多虚，病儿脾胃原已不足，怎能承受如此之重剂。王静安曾治疗一例夜游症患儿，诸医皆以镇静、安神、导滞之剂，始终无效，王氏诊毕，处以香砂六君子加味，调治半月而愈。

王氏治疗儿科病，特别注意保护患儿胃气，食物、药物皆由胃受纳，胃气一伤，则药效减矣。如治疗咳嗽，王氏多用炙麻绒而不用麻黄，因麻黄性温力强，经炙为麻绒后，去其辛燥猛烈之性，取其宣肺之用，药性趋于平和。养阴药如生地黄、首乌等多味厚滋腻，碍脾生湿，故极少用，而常选苇根、石斛、百合、北沙参等滋阴而不碍湿。脾胃在运不在补，六腑以通为用。健脾之药如黄芪、党参、白术等常壅塞中焦，而生痞闷，而代之以性味平和之白豆蔻、神曲、麦芽、鸡内金、藿香等芳香醒脾、行气和胃之药。其临证少用虫类药、矿物药，认为其弊多利少，重浊碍脾，不利运化。再如甘草、杏仁两味，众人皆喜用之。但王氏认为：甘草虽可以矫味，但有碍湿满中之弊。脾喜燥恶湿，儿科用甘草极易产生湿邪中阻而碍脾运化，故极少用之；而杏仁苦降，易损小儿元气，故咳嗽不用杏仁。总之，时刻以平淡轻灵为要，无损胃气，遣方用药一派平淡冲和之象。

（4）精研药性，辨证求准，用药精当

对于用药，王氏强调：一草一木如一兵一卒，必须熟悉其产地、性味、归经、升降沉浮、开阖补泻、大毒小毒无毒以及炮制后的药效等，只有对药了如指掌，才能用兵如神。因此，王氏从选药到剂量上都十分考究。如白前、百部、款冬花等皆用蜜制，可增强润肺止咳之力；竹茹、半夏用姜汁制后，可增强其降逆止呕之功。在用量上，同一味药根据剂量有不同的用途。治疗急重型新生儿黄疸时，用茵陈、金钱草、满天星、车前草常达 30 克，量大力宏，力挽狂澜。用黄连：若清热解毒直折火势，用大剂量 10 ～ 15 克；若清营分炽热而止泻，用中剂量 3 ～ 6 克；若消积食之热而健胃止呕，用小剂量 0.5 ～ 1.5 克。用代赭石：若泻热通便，用大剂量 30 克；若平肝降逆止呕，用中剂量 15 克；若和胃气，用小剂量 6 ～ 9 克。用龙胆草：若清肝泄胆治鼻渊，用大剂量 30 克；若解毒消肿治脓耳，用中剂量 15 克；若顺气降逆治呕血，用小剂量 3 ～ 6 克。

王氏用药，还常加药引。他认为：药引单用时虽有一定治疗效果，对整个处方并不起主要作用，但对处方中其他药物药效的发挥具有引导或激发作用，对处方整体疗效具有增效的作用。如治疗久咳的“滋阴润肺饮”，加蜂蜜、鸭梨以增强养阴润肺之功；治疗呕吐的“和胃止呕饮”，在熬好药液中加入生姜汁一滴为引，以增强和胃止呕之功；治鼻渊，用葱头为药引，以增强疏风通窍之力；治解颅在自制外敷方上，用白酒、童便、面粉为引，以祛风通络、行气活血；治锁肚在自制通锁汤中，用蜂蜜为引，以增强润肠通便之力。王氏善用对药以增强药物配伍后的疗效。如郁金合姜黄，破血祛瘀、行气止痛、利湿退黄以治胁痛痹证；连翘配木通，清心泻火除烦、利尿泄热，治小儿烦热卧不安；沉香并檀香，温中散寒、行气治诸痛症；黄连伍白豆蔻，一寒一热，互相监制，温中化湿，疗肠胃诸疾；紫苏叶与荆芥穗，一方面解表止咳，一方面醒脾和胃，尤宜小儿。

（5）解苦去疾，草药鲜药，不失地宜

运用草药、鲜药治疗儿科疾病，也是王静安临证特色之一。四川盆地湿润多雨，植被茂盛，药源丰富，有“中药之库”之称。除川芎、续断、黄柏、黄连等传统道地药材外，四川还盛产草药。由于草药产量丰富、采集方便、使用简验、配伍灵活、价格低廉，故特别适用于医药缺乏之偏远农村地区。王氏在少年学医时即开始接触草药，又在后来的“中草药运动”中进一步了解并使用草药，使他在草药的运用上积累较多的临床经验。如用大剂满天星、金钱草以利胆退黄；用千里光、苦丁茶外洗以治湿疹；用青蛙草、肺经草、五匹草、六月寒、兔耳风、枇杷叶（滋阴润肺饮）以治肺热不去、肺阴不足之久咳不止者。仙人掌调青黛粉，有清热解毒、凉血消肿之功，外敷可治痄腮之急性期。伸筋草配舒筋草可袪风除湿、舒经活络，常用于小儿痉病。这些都是民间草药医们在实践中逐渐积累起来的，王氏将其学来以供自己临床所用。

草药医生的另一个特点就是多用鲜药，少用炮制。临证时，王氏也善于因人、因时、因地制宜，灵活地运用鲜药，收效快捷而价廉。如马齿苋、马蹄草鲜草捣汁，加红糖兑服，有清热解毒、凉血消肿、消食和胃之功，对夏秋季腹泻、痢疾、腹胀均有较好效果。鲜桑叶熬汁，兑入米汤，并加饴糖、蜂蜜，对久治不愈、脾肺气虚之汗证有一定疗效。鲜泥鳅串、车前草合用可和胃消积，运脾化湿，对饮食积滞导致的脘腹胀满，腹泻便溏等有较好疗效。又如鲜荷叶、鲜茅根，熬水代茶，其凉血止血之功大甚于干品，对儿科各类出血症均有疗效。如一女童，每年暑天常因气温升高，活动过多，饮食不慎而诱发鼻衄。王氏以鲜荷叶半斤、鲜茅根一斤，同煎半小时后取汁作茶频服，患儿仅服 1 剂鼻衄即止，再服二剂巩固疗效，后再未复发，多年痼疾竟然痊愈。由此可见王氏对鲜药的认识和运用十分娴熟。

（6）传承创新，化裁成方，自立新方

王氏认为：经方、古方系前人经验的积累，固然可贵，今人学之，当师古而不拘于古。应思当今社会环境，气候变化，生活习俗，饮食结构，体质禀赋，均不尽同于古。故临床治病不可套用经方古方，应取其精华，补其不足，创新发展，以求实效，意在早起病者于沉疴。故结合相关理论和临床经验，对历代古方加以改进提高，创制了大量临床上行之有效的著名方剂。《王静安临证精要》中选载方剂 80 余首，而他自拟处方多达 47 个。如“宣肺化痰汤”治疗小儿顽固性咳嗽（被卫生局列为重点科研课题，完成并获奖）；“退黄汤”治婴幼儿黄疸；“温经消液汤”治疝气；“五花饮”治天行赤眼；“清热涤痰定喘汤”治喘；“白薇散”治淋；“二马白头翁汤”治泄等，经临床验证均有较好的疗效。

例如治疗小儿高热，考虑小儿稚阴稚阳，最易感受病邪，纯阳之体，邪气最易嚣张，邪正交争急剧，则现高热。“清宣导滞汤”中以石膏 30 ～ 60 克，青蒿 30 克为主，白薇 30 克，大青叶 30 克助之；柴胡、荆芥发散郁热，透热出表；再合赤芍、黄连凉血清热，槟榔、楂曲通腑泄热，花粉生津，诸药合用，共奏清热解毒、透邪导滞之功。又如荷叶茅仙汤，临证加减可治一切血证。血证以火为主，以气为次，故用“荷叶苦能泄热，辛走气分，有一叶一菩提之说。白茅根清热利尿，凉血止血，有一花一世界之誉。仙鹤草泄热凉血，收敛止血，有一草一灵芝之谓。而三药经均需炒炙，取血见黑则止之意”。可见王氏立方，既有继承，又有创新，所以其所创之方在临床十分常用。

（7）小方脉科，内外合治，提高疗效

小儿患病，往往是举家焦急，多方求医。但病儿年幼无知，不知良方苦口利病，服汤药时，每每拒不张口，更难下咽。小儿服药难，是儿科临床最为棘手的问题。鉴于此，为了提高疗效，王氏在继承前辈医技基础上，结合多年临床经验，创制形成了一套适合小儿的特色外治方法，如小儿推拿、熏洗法、泡洗法、敷法、吹鼻法、贴脐法、浸洗法、涂擦法、糊状紧束法等，治疗小儿常见病、疑难病，收效甚捷。他在《王静安临证精要》中讲道："外治法不仅用途广泛，疗效确切，而且还有独特之处。"并指出：小儿脏腑娇嫩，腠理疏松，气血反应灵敏，运用外治法取效更易。所以，外治法对小儿尤为适宜，内外合治解决了小儿服药困难和服药量不足而影响疗效等难题，同时提高了临床疗效。

这些外治法在王氏著作中都毫无保留地贡献了出来。如对于外感风邪，发热无汗者，用温经消液汤煎水外洗，可有温经散寒、发汗解表之功；对于湿疹瘙痒者，可用解毒退疹汤洗浴，有清热解毒、除湿止痒之效果；对于小儿疝气，则用小茴香、吴茱萸两味炒热外熨患处，可治寒邪凝滞之小儿寒疝。腹泻日久，脾肾两虚，可用麝香少许加肉桂粉外敷肚脐，可起温中止泻之功；急性口疮，疼痛难忍，食饮不下，可用吹口丹吹撒患处，立能止痛；鼻渊鼻塞者，可用荆芥花、薄荷、白芷、苏叶等熬水熏鼻；小儿厌食者，可佩戴用白蔻、香附等做成的醒脾健胃药袋；小儿遗尿者，以肉桂、小茴香研成细粉，外贴肚脐。王氏还独创一种"王氏小儿推拿法"，以推拿胸腹背部为主，注重寒热、补泻，手法简洁、轻揉，尤为患儿接受，操作要点可参阅《王静安临证精要》。

［传承发展］

"王静安儿科流派"有一处传承基地，那就是成都市中医名医馆，是"王氏儿科流派"形成和发展的土壤，为"王氏儿科流派"培养了众多学术传人。其中佼佼者如李晓嘉主任医师、刘宇主任医师、刘宁副主任医师、朱道政副主任医师、田伟副主任医师等。王静安逝世后，"王静安名医工作室"由他的弟子陆续接管过来，轮流接诊病人，让"王氏儿科流派"继续为广大患儿服务，深受群众欢迎。此外，眉山市中医院院长周建国主任医师，德阳市中西医结合医院官超云主任医师，宜宾市卫生局冯韧主任医师，四川省第二中医院童明鸥主任医师，皆是王静安得意弟子，在各自的单位和领域践行着"静安儿科流派"丰富而深邃的学术经验。

刁本恕

刁本恕（1941—　），主任中医师，全国名老中医，王静安嫡传弟子、学术继承人。自1991年作为王氏的首批"高徒"，开始跟师学习，直至王氏逝世。他尊师重道，刻苦学习，在全面继承王氏经验的同时，又融合自己已有的知识，加以整合提高，逐渐形成了一整套具有"王氏儿科学派"特色的刁氏学术思想。在传承王氏衣钵工作中，他总是不遗余力，肩挑大梁，系统整理、总结、分析老师的学术思想和临床经验，编印了《王静安学术思想临证经验传承研究论文集》，两次召开王静安学术经验研讨会。受王氏儿科思想影响，刁本恕临证，尤其重视保护患儿脾胃，少用壅补、蛮补药，多用醒脾芳化药助脾运化，治疗儿科常见病、疑难病，或从脾胃入手，或以脾胃善后，总不忘和胃醒脾，提出了咳喘厌食同源同治等新观点，为儿科临证提供了新思路。刁本恕出于蓝而青于蓝，临证喜用草药，从儿科到内科、妇科，以及肿瘤病的防治，常根据需要选加数味草药，很多时候都能增强疗效。在接受王静安内外合治思想基础上，刁本恕提倡中医"多元疗法"，融推拿、针刺、刺络、钟罩灸、灯火灸、敷贴、耳穴压丸、熏洗、熏蒸、食疗、药枕、香囊、熨拭、外搽等多种治疗方法于一体，临证合理选用，常常提高疗效。现为四川省名中医、成都市十大名中医、全国第三、四批老中医药专家学术经验继承工作指导老师、师承博士生导师、全国中医传承博士后导师、四川省成都市老中医药专家学术经验继承导师，同时担任中华中医内病外治学会顾问（曾任副主任、理事）、全国中医药高等教育学会儿科分会顾问（曾任名誉理事、理事）、中国中医儿科学会常务理事，四川省中医儿科专委会副主任委员、四川省成都市干部保健专家，已完成国家“十一五”攻关课题 1 项，省、市课题 3 项，公开发表论文 92 篇，获国家专利 3 项，出版专著《名医门诊百问百答》。

在继承的同时，刁本恕十分注重“王静安儿科流派”的薪火相传。近年来，他通过严格考核，挑选传人，以成都市第七人民医院为师承教学基地，已先后培养学术传人 20 余人，成为静安学派第三代传人。如黄映君、刁灿阳、谢利、李国臣、乔华、杨玉良、孙可明等，其中有的弟子已晋为主任医师，成为中医骨干，有的取得博士学位，出版学术专著，获国家专利，有的弟子已能日诊百余人，成为当地小有名气的医生。他们都活跃在临床一线工作，成为能为患者解除痛苦受群众喜爱的医生，成为王静安学术思想的传播者和践行者。

郑家远

郑家远（1947— ），主任中医师，四川省名中医，王静安嫡传弟子、学术继承人。20 世纪 80 ～ 90 年代，原本搞内科的他随王静安系统学习中医儿科临床，深得王氏喜爱。他常感叹：老师影响他的，不仅是中医的诊治理念，还有老师虚怀若谷、活到老学到老的从医作风。郑氏全面继承了“王静安儿科流派”的学术经验，长期坚持临床工作，对儿科常见病和疑难病都有较好疗效，深受患儿家长的欢迎。现任中华中医药学会委员、中华中医药学会儿科学会常务委员、全国中医药高等教育学会儿科学理事、《中华临床医学杂志》理事、全国《中医儿科杂志》编委。1998 年 12 月被成都市人事局、成都市卫生局、成都市中医管理局授予“成都市名中医”称号；2003 年被四川省人事厅、四川省卫生厅、四川省中医管理局授予“四川省名中医”称号。

王泽涵

王泽涵（1954— ），主任中医师，王静安之子，成都市中医医院儿科专家。继承了家父的宝贵经验，从事儿科临床工作 20 多年，在儿科领域的常见病、多发病的诊治方面，积累了较丰富的临床经验。特别擅长遗尿、消化道疾病、高热、小儿推拿和小儿疾病预防的研究。对骨科的常见病及疑难病有一定的独特见解。1994 年被《中国当代中西名医大辞典》收录并获纪念证书。1998 年经中国医疗保健国际交流促进会专家审评委员会审评，被授予“中国特技名医”荣誉称号，1998 年被录美国世界名人书局出版的《世界名中医》，同年被录入国家人事部专家服务中心出版的《中国专家大辞典》。王泽涵有一女雪梅，毕业于成都中医药大学。由于在传统医学的家庭中耳濡目染，故从小热爱中医事业，立志学好中医学，继承家学，让中医学和祖辈的中医技术发扬光大，现就职于成都市妇女儿童中心医院。

李晓嘉

李晓嘉（1958— ），女，主任中医师，毕业于成都中医药大学，师从“国医大师”王静安多年，国家“十五”科技攻关课题《王静安学术思想学术经验研究》主研人员，公开发表论文 10 余篇。从事中医儿科临床工作近30年，擅长治疗小儿发热、咳嗽、厌食、腹泻、腹痛、抽动多动症等。

刘宇

刘宇（1961—　），主任中医师，四川省名中医，1983年毕业于成都中医药大学，1994年被国家卫生部、人事部、中医药管理局授予"王静安学术经验继承人"称号，省市儿科专委会委员。主研省级课题3项，发表科研文章16篇。擅长治疗哮喘、支气管炎、毛细支气管炎、化脓性扁桃体炎、儿童胃炎、厌食、腹泻、心肌炎、抽动症、鼻炎、儿科皮肤疾病以及出血性疾病。

（四）熊氏儿科流派

［学派概述］

"熊氏儿科流派"由著名中医儿科专家熊梦周所开创。该学派以安岳熊氏家学为渊源，重视小儿纯阳之体，处方简约，善于运用当地草药，形成一种简便效廉、灵动活泼的学术风格。创始人熊梦周于1991年逝世，其学术思想及临床经验由其众弟子全面继承并很好地发展，现在已培养出一大批传人。

流派传承图如下：

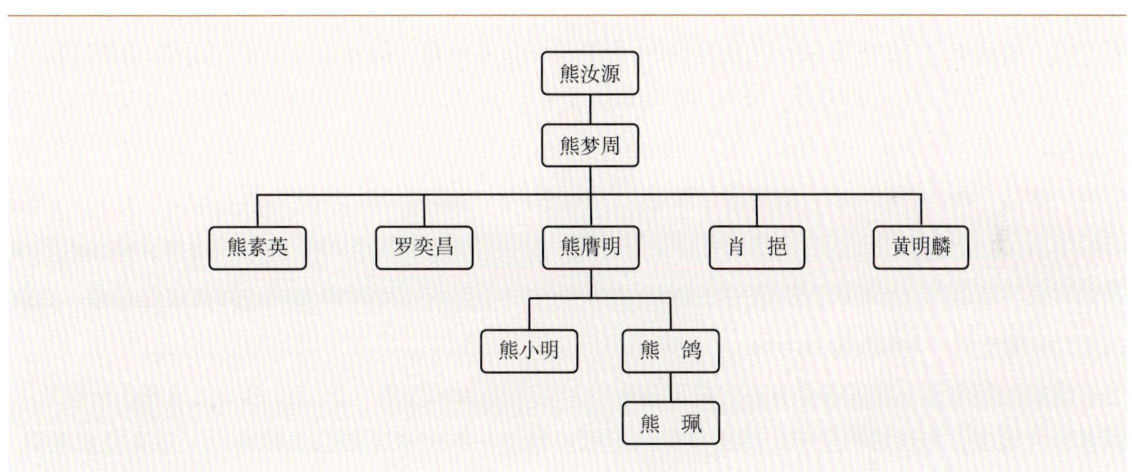

［学派名师］

熊梦周（图11-14）

熊梦周（1912—1991），原名熊永福，又名熊文，字梦周。出生于四川安岳一个中医世家，为熊氏医学第三代传人，祖辈均以医为业。熊梦周的父亲熊汝源（1893—1961），新中国成立后为成都市中医医院名老专家，早年随当时名噪乡里的熊梦周的爷爷习医，1913年，熊汝源只身一人由安岳往省府成都开业应诊。危艰的时局，贫寒的家境，全家饱尝艰辛可谓难免。曲折的经历，使熊汝源迫切希望幼子梦周能多读诗书经

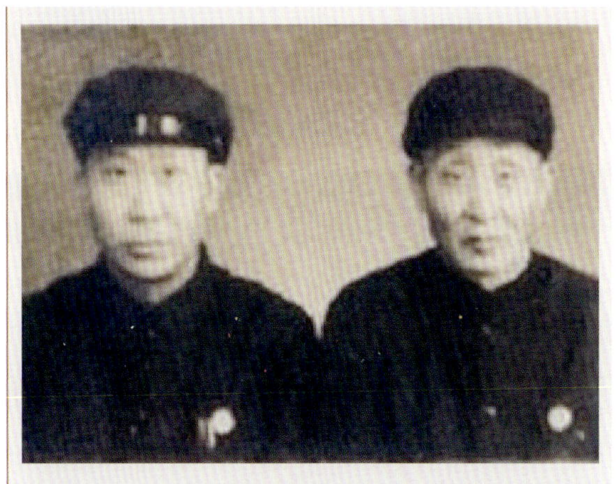

图11-14　50年代的熊梦周（左）和其父熊汝源（右）

典，日后成为一名儒医，以怜百姓沧桑，疗众生疾苦，故熊梦周自幼即被父亲送往私塾习字诵文。熊梦周属相丑牛，勤勉吃苦，寒窗七八载，赤足奋力，阅《诗》《书》《礼》《易》《春秋》，览《大学》《论语》《孟子》。读书第一境：昨夜西风凋碧树，独上高楼，望尽天涯路。熊梦周少年便已逾越。此后，熊父倾其囊中所有，全力支持熊梦周的学习用度，送熊梦周进入号称“孔圣学堂”的成功中学读书。

待文化积淀稍渐浓厚，熊父有意让熊梦周课余攻读医书，同时教其辨识百草。闲暇时光，熊父或听梦周背诵医书，或向其讲授医学精要。孟子曰：天降大任于斯人也，必先苦其心志，劳其筋骨，饿其体肤，空乏其身……熊梦周在这段名言的激励中步入人生。熊梦周常说人非圣贤，孰能生而知之，别人一遍能学会的，我可以十遍，十遍学不会就百遍，他常在书籍扉页上题上“勤能补拙”，并以之作为座右铭来激励自己。“书读百遍，其义自见”，限于当时条件，只有下死功夫，反复读诵，直至成诵，然后再慢慢推敲。譬如从启蒙开始的《医学三字经》《医学五则》的“药性三百首”，《汤头歌诀》，李时珍的《濒湖脉学》等医学书籍，就像孩童时的启蒙读物《百家姓》一样，皆能朗朗上口，倒背如流。熊梦周喜读郑钦安的《医法圆通》、张景岳的《传忠录》和王肯堂《六科准绳》的相关章节。儿科以宋代钱乙《小儿药证直诀》为宗，明代万密斋的《幼科发挥》和清代吴谦的《医宗金鉴·幼科心法要诀》都是通背，又熟谙清代谢玉琼的《麻科活人全书》及清代雷丰的《时病论》，能对《内经》《伤寒论》《金匮要略》等经典的部分原文摘要背诵并不时引用。

先天的聪颖，后天的努力，使得熊梦周学力大进，得到父亲的肯定。未及弱冠，熊父便让梦周同席临证，学习凭脉处方。如此三年，熊梦周临证已无惧色，只要认准了病，便遣药祛之，已屡见疗效。学高为师，身正为范。熊梦周聪颖过人，勤奋好学，熊父自知已不能为师，却又不忍儿子的学习始于斯又止于斯，便积极为熊梦周另择良师，而一位曾姓夫子正是这样一位饱读诗书且精通医学理论的时贤“隐医”。熊父多方努力，更兼曾氏慧眼识才，于是收了熊梦周为徒，为其授业解惑，点拨医理。在熊梦周“千淘万漉虽辛苦，吹净狂沙始到金”的历程中，曾氏可谓执颜彩画龙而点睛。

熊家治学严谨，熊父教子有方，熊梦周医术大进，熊氏医馆名气也与日俱增，到熊氏医馆的求医者日益增多，初设馆内的三十多个座位已不敷应付，一些病家还得伫立候诊，于是又扩大规模，扩建医馆。为彰褚医道，20 世纪 30 年代中期，熊家父子还连续举办了 5 年“药王会”，以庆祀隋唐伟大的医药学家孙思邈。孙思邈医术精湛，三次拒绝皇帝封官之诏，一生游医民间，造福百姓，其著名的“大医精诚”对医德的阐述，至今被奉为“圭臬”。古时四川医药界一般从农历四月二十七日起举办为期三天的“药王会”，分别进行请药王、供药王、送药王的隆重活动。期间熊家门前搭棚结彩，或请戏班坐唱，乐声不绝，或包席数桌，宴请常来求治的病家。病家则到熊家药王像前上香祭祀，并有礼品附赠；殷实之家则送髹花匾额，还要燃放鞭炮，使医馆门前阵阵作响，引来路人围观，五年中熊家收匾额二三十道，其中有“华佗再世”“扁鹊复生”“父子良医”“妙手回春”等悉数悬挂于医馆。“药王会”让熊家医名蜚声遐迩。至 20 世纪 40 年代，熊梦周迈入而立之年，熊氏医馆已相当红火，门庭若市。

1956 年，熊梦周受聘于四川省人民医院，任中医科儿科医师、主任医师、中医科主任，主要从事儿科临床，特别对小儿麻疹、泄泻、热病、肺炎的诊治有较好疗效。其工作勤恳，数十年如一日，上班从不迟到，看病不限号，不看完最后一个病人不下班。日所接诊，少则数十，多则百余，带习教学十数人，救命活人则无数。于是，“熊小儿”之名逐渐在成都及周边传开。但熊梦周常谦称自己就是一名普普通通的医生，只是朴实的为广大患儿服务，却赢得了群众的爱戴，老百姓的“口碑”胜过之前所得的“金碑”“银碑”。熊梦周属牛，生活简朴，不善交际，吃的是草，挤出来的是奶。由于对中医事业的热爱，虽终身忙于诊务而乐此不疲。他热爱自己的专业，能体察民间疾苦，能感知患者对医家的期望和崇敬，并以之激励自己，敬业终身，俯首甘为孺子牛。1991 年熊梦周因积劳成疾，病逝于成都，享年 80 岁。

熊梦周的勤勉和执着，在赢得了广大群众爱戴的同时，也获得了本系统、本单位、学术界和各级领导、政府部门的认可。他生前还担任四川省人民医院业务副院长、四川省中医学会儿科专委会主任委员、成都市中医学会儿科专委会主任委员、成都市中医学会会长、四川省中医学会副会长等职，1990 年被卫生部任命为“首批全国名老中医药专家。”

熊梦周一生于中医儿科医道积极探索，不计名利，让百姓领略了传统中医的神奇魅力，同时给后人留下了医学方面和精神方面的巨大财富。因其一生忙于诊务，无暇著述，惟平日心得体会，奇法妙诀散见多篇手稿之中。2000 年，为抢救老中医诊疗特色和医疗经验，王永炎院士主持编撰《中国现代名中医医案精粹》第一、二集，收录全国有广泛影响、极具权威性的名老中医 146 位，医案 1850 例，熊梦周医案亦在其中。每一医案均由熊梦周生前亲自记录，真实而可靠，为其自身临床验证实践所出之真知与潜心钻研之灼见，对指导临床大有好处，虽片金碎玉，却弥足珍贵。

[学术特色]

（1）重视元气，深谙补泻，谨守“纯阳”

熊梦周临证注重固护小儿元气，常说小儿禀父母元气而生，元气盛则肌肤充实，惊疮积热无由而生，六淫外感略病即愈。元气虚则体质怯弱，诸症易生，患轻则药能调治，患重则可治者鲜。对此等禀赋不足患儿，好似风中弄烛，重在后天调养。治之大法，其标在脾，其本在肾。肺主皮毛，肺气不足者，卫外不固，毛发不营；心主血脉，心气不足者，血不华色，面无光彩；脾主肌肉，脾气不足者肌肉痿软，瘦削无力；肝主筋，肝气不足者，筋不束骨，机关不利；肾主骨，肾气不足者，头大骨软，长而不行。此皆胎疾之患，其后天调养以参苓白术散为主，固本治肾宜常服六味地黄丸。但当随其脏气而兼治。此外，解颅、痴呆、项软、羸弱、齿生不齐、头毛不黑等，皆胎禀不足，六味地黄丸主之。

对于小儿补泻的认识，熊梦周秉承《内经》“毋实实，毋虚虚，补不足，损有余”之旨，虚则补之，实则泻之。熊梦周言临床多见之面白多汗“呼吸道反复感染”患儿，之所以邪气留恋往返，不在邪气多而在正气虚，对于这类肺气不足，卫外不固，感冒不断的患儿，在处方用药上既要补肺气，还要补脾气，以“脾肺气虚”为治。此虚需补其母，是按中医五行之生克制化原理，补土以生金的意思。实则泻之，实则泻其子者，损有余之又一治法也。又如治疗小儿风热夜啼用龙胆泻肝汤以镇肝息风，此其一也，熊梦周每于方中再加用川黄连、麦冬之类以泻其子（肝实泻心火）取得满意效果。

熊梦周认为所谓“纯阳”表现于生理方面，是指迅速增长发育的体格和智慧，而在病理上则表现为对外邪入侵的反应强烈，在这个“正邪相争”的过程中，常常表现出比成人更兴奋、亢进的易实和易热。这是小儿以更大的努力动员其“稚阴稚阳”（稚阴指器质不足，稚阳指功能不足）的脏器来抵御外邪的一种保护性反应。若小儿体愈壮实，对外邪之反应就更强，热象就更重，书中所指的“邪实脉实”即是。在以上情况下，若机体尚不能成功御邪于外，随着邪气深入，正气衰退，邪实脉虚，抵抗力低下，小儿将比成人更快转入易虚和易寒。熊梦周基于以上认识，以自拟方“青板银翘合剂”治疗小儿高热 230 例取得了很好的疗效。因为小儿“纯阳”之体，易实易热，易动风，在外邪入侵，邪实脉实，正气未衰之前，以较大剂量的苦辛寒药物直捣病邪，内外双解，或先安未受邪之地，截断恶性循环，帮助患儿及早康复。

小儿“纯阳”之体热证居多，易于传变。儿科第一部专著《颅囟经》里载有“小孩三岁以下，呼为纯阳”“颅囟未合，证治各别”。指出“纯阳”之体在治疗上和成人不同。王肯堂《幼科准绳》中载有“夫热有潮热、惊热、夜热、余热、食热、疳热、壮热、烦热、积热、风热、虚热、客热、癖热、寒热、血热、疮疥热……”可知小儿纯阳虽一，热有不同，临证最多夹杂，需抽丝剥茧，辨析分明。一小儿发烧 68 天，体温 39℃左右，最高达 40.5℃，经中西治疗，烧仍未退。诊之：烦躁多哭，面苍兼晦，微咳，大便二日未解，夜寐不安，舌红苔黄腻，指纹紫而沉。熊氏诊断为夏暑当令，邪犯肺卫，腠理闭塞，肺气不宣，郁久化热，兼之湿热内蕴，表里俱病。治宜清热祛暑解毒，淡渗利湿。药以大青叶、板蓝根、生栀、黄芩泻火解毒，杏仁、丝瓜叶、豆卷、西瓜皮清解暑热并淡渗利湿，槟榔理气导滞，芦根清胃热兼增液养阴，上清下渗，热随湿去。服二剂后，大便日行两次，热臭难闻，呈酱瓣色，腹微胀，体温下降至 38.5℃，仍纳差，夜卧不宁，舌苔厚腻，仍谨守前法加健脾除湿的隔山撬、芳化之南藿香、苦寒清热之胆草。服前方 2 剂后，午后体温降在 38℃以下，胃纳已增，大便仍酱色，日行二次，腹软，舌苔黄腻，指纹红活。熊梦周曰：胃气已生，脾始健运，但湿热病毒郁滞未尽、仍宜清热解毒利湿为治，得以痊愈。患儿发病时值夏暑，湿热当令，患儿阴气未充、阳气未盛，初感暑热失治，由表及里，湿与热结，若油入面，难分难解，病势缠绵。暑为阳邪，易伤阴劫液，胃为津液之海，胃津伤则胃亦病，胃既病则脾无所享受而运化失权，脾化源不足则不能上归于肺，肺主皮毛，肌理闭塞，汗不得泄，则热不散，肺既失宣，发生咳嗽。大肠传导失常，湿热积滞则热更甚，或化火，或成毒，或生风，变化多端。熊梦周常说：“外不解由内不通是矣。”温病描述的暑温夹湿，便溏为湿邪未解，而不可分利，熊梦周宗其说，以清热解毒除湿，辅佐芳化为先，后以清热健脾除湿并用，层次分明，法度森严，复杂缠绵之证尽得解散。

（2）心细胆大，智圆行方，补泻同施

清代夏禹铸《幼科铁镜》云：“小儿方术，名曰哑科，口不能言，脉无所视，唯形色以为凭，竭心思而施治。”熊梦周认为“竭心思而施治”，就是在儿科的辨证施治中要按照孙思邈的“胆欲大而心欲小，智欲圆而行欲方”的要求去做。

如熊氏治一腹泻四月余患儿，大便干稀相杂，涎液甚多。熊氏云：“有涎液者湿热之象也，泻四月而诸方无效者脾虚及肾也。此症本在脾肾，标为湿热。”以补脾肾兼清湿热治之，三剂泻止。此湿热而敢用补，补而能清湿热，标本同治，可谓智圆而行方，此种灵机活泼处，正见熊氏学养之深厚，临证之心细。

然治病不仅要心细，该胆大之时还需胆大。熊氏认为，虽小儿骨肉未坚，形声未正，易虚易实，临证高热不退，抽风不止的急惊风患儿，需竭其心思，细审脉证，四诊合参，结合大便秘结的特点，确系积热之深，以通腑泻热，釜底抽薪，佐以润补，投大承气合增液承气汤治之，是病用药，一蹴而就，此即胆大心细，攻补有度之法，急性病要有胆有识之谓。曾治岁半幼女，出生半月后黄疸进行性加重，就诊时全身皮肤及巩膜深度黄疸，色泽晦暗，腹满尿赤，粪若陶土，系黄疸重症。经西医各项检查，诊断为“先天性胆道闭锁”，无治疗希望，谓手术成活率只有千分之几，家属痛苦不已，求治于熊氏。熊氏以自拟“龙胆柴胡汤”，清利肝胆湿热，并伍以泻下通腑。二诊后患儿竟日下二十余次，泻利无度，看似奄奄一息，然而经益气固摄法人参乌梅汤缓缓调治、慢慢用药，患儿竟恢复了过来，并逐渐向好的方面转化，如此两三个月后，诸症消失。又重到西医复查，一切正常，患儿痊愈。熊氏说：“古人云‘药弗眩冥，厥疾勿瘳’即是。”该例患儿，也许正是她服药后不可收拾的腹泻，使其闭锁的胆道得以开通，从而还给她了一条生命的通道。

治疗疑难、慢性病，诸如目前临床常见之哮喘、过敏性鼻炎、过敏性咳嗽、呼吸道反复感染等免疫功能低下患儿以及遗尿、婴儿湿疹、秽语抽动综合征、癫痫之类，熊梦周强调欲速则不达，需要缓图、守方。如治一患儿夜间遗尿2年余，面色无华、形瘦、纳差、舌淡、两脉沉。熊氏断为先天肾阳不足，兼之后天脾胃失养，致使脾肾两亏，法当温肾固脾。服药四剂，效却不显，熊氏详细询问，患儿家长方告知患儿未曾忌口，过食生冷。宗原方加上温运消导药，再进六剂，半月来仅尿床二次。又四剂，尿床消失，胃纳渐增，嘱其服原方巩固。尔后随访，患孩未再尿床。此等病证，初诊疗效不明显，若胸无成竹，贸然转方，则前功尽弃。熊氏独具慧眼，于模糊仿佛之证中判定病情，守方再进，得以全功。先贤薛己云医之王道者，诚梦周先生是也。

对于禀赋不足导致五迟五软、解颅之类，或后天失养，积久成疳之疳疾，或兼先天不足与后天失养之疾，在遣方选药上，虽“血肉有灵之品”可选，但不要异想天开，用一些奇妙怪诞，甚至毒性药物，拿患儿生命开玩笑，更要竭其心思，在守方辨证上狠下工夫。如治一五岁幼女，自幼“哮喘”，患儿体弱多病，感冒不停，哮喘时发，输液打针不止，喷药激素不断，满月脸、水牛背。家属担心，一年四季每个星期都在给医院打交道，届时还能否读书上学。熊氏云：《内经》有载：女子七岁，肾气盛，齿更发长。患儿虽禀赋不足，先天有生数，后天还有成数，补后天还可以养先天，人为动物，唯物之灵，只要坚持调补并顺其自然，以期在一七女子肾气始盛之时能有可改观、变化是理所当然的。在他的精心辨治下，时而急则治标，时而缓则治本，时而标本兼治，泻补同施，时而补先天以生后天，时而补后天以养先天。如此调治一两年后，患儿竟然发生了意想不到的变化，什么药都不用了，激素也停了，满月脸也消了，人都变漂亮了，届时如期上学。

（3）十味成方，善择本草，简便效廉

熊梦周常引张景岳语，云：“小儿脏器清灵，随拨即应。”认为小儿用药，需灵动活泼，不可死板，“方不宜大，药不贵珍”，其处方以简、便、效、廉为其特点。简即简约，便即方便，熊氏一般很少用生僻药，便于病家购取；效则立求效验，疗效确切；廉则药价低廉，适用大众。

熊氏处方工整，药只十味，每味三字以示区别，如川藿香、南藿香、广藿香、川贝母、浙贝母、藏红花以别产地；白茯苓、赤茯苓、茯苓皮、茯神木、瓜蒌子、瓜蒌壳、全瓜蒌以别入药部分；生地黄、熟地黄、炒茅根、血余炭、焦荆芥、阿胶珠以别炮制诸法。以前传统立式处方，从右至左，他的处方立排四行，一二行各书写三味药，三四行各写二味，排于处方左下方，左上草书“照分称足”四字，药房一看便知是熊氏医馆处方，不可马虎。

熊氏喜用并善用民间中草药，在其只十味的处方中常有一二味甚至更多的中草药，使熊氏处方更具特色。如治疗小儿夜咳用六月寒、青蛙草、矮茶风；消食导滞用隔山撬、鸡屎藤等。中草药疗效明显，价格低廉，在四川民间随处可取，既不会减低药效，又缩减了药价，更适合广大老百姓使用，成都老一辈人都还记得：“那个熊小儿开的药好，当地就有，方便得很，又便宜。”20世纪70年代熊梦周以四川当地中草药为主研制出加味“六耳清肺汤”，治疗感冒咳嗽，疗效很好，至今仍为儿科喜用。

（4）摄生至要，保精养气，未病先防

诊病时，熊氏强调溯洄求源，探病求因，认为宋朝陈无择的《三因极一病证方论》所言为正，把病因归纳为内因、外因、不内外因三种极为精妙，常谓成人与小儿患病病因的不同主要在于内伤七情为患。他在谈及儿、内、妇之病因病机时，认为：小儿“纯阳”之体，易虚、易实、易寒、易热为其特点；妇人“以血为本”，其脏在肝，多七情为患；丈夫“以精为本”，其脏在肾，以保精为要，各有其择重而已。

“不可讳疾忌医”“上工治未病”，熊梦周常如是说，当医生已经察觉出患者确有疾患时，患者不可讳疾忌医，不要像《左传》中所载，晋景公的疾病已发展到了“在肓之上，膏之下，攻之不可，达之不及，药不至焉”的地步才去求医，却为时已晚而疾不可为也，如果刚发现端倪就开始治疗，就是上工治未病。熊氏熟谙《内经》，常引用《素问・上古天真论》《灵枢・天年篇》中关于生长发育阶段的论述向病家阐释生、长、壮、老、已是人生自然规律，难能逾越，不要因病而自暴自弃，要既来之则安之，以正常、乐观心态与医生配合以利病情向愈，理想的期望值和自然规律画不了等号，要乐观对待，知足常乐，身心愉快以尽享其天年，“度百岁乃去”。

熊氏还据《素问・至真要大论》关于养生的论述及欧阳修在《秋声赋》中云“人为动物，唯物之灵，百感忧其心，万事劳其形，有动于中，必摇其精……”而提出摄生养性要保精，养气以全神，就是说人之气血精液，犹如磨刀之石，虽不见其伤而日有所损，告诫大家保养，持满的重要性。要从《内经》“半百而衰”的道理中吸取教训，按照“形劳而不倦”“高下不相慕”“嗜欲不能劳其目”“淫邪不能惑其心”来养生。长此以往，逐渐做到持满以保精，不妄劳作以养气，洗心以全神，使精旺，神聚，形态不衰而精神内守，方能“正气存内，邪不可干”。

（5）医话精释，证候溯源，立法求本

熊梦周有关辨证施治的医话，读来直觉散之余意无穷，合则一以贯之，纲举目张，富有层次感。以“急性病要有胆大心细，慢性病要耐性守方”“虚则补其母，实则泻其子”“小儿‘纯阳’之体，易虚、易实、易寒、易热”为纲领，具体到实际问题上再条分缕析。

譬如有关生理问题方面，熊氏注重先天后天关系的探讨，“先天在肾，后天在脾”，“补先天以生后天，补后天以养先天”。有关病理问题方面，熊氏注重通过医话联系临床，引导读者思考。如痰饮与脾肺的关系，熊氏指出痰、饮有别，遇寒则为饮，遇热则为痰。故痰虽属肺，而其本在脾，脾为生痰之源，肺为贮痰之器。痰由湿气而生，湿由脾弱而起。提醒我们对于痰多的病人，要知其脾为本，知其湿为因。又湿之所生，脾虚之故；“斑属足阳明胃病，疹属手太阴肺病”，故斑宜清解胃热，疹宜清散肺热。有关治疗方面，则分别辨析，如麻疹与痘疹，熊氏认为麻之与痘其内因，皆因胎毒外发。其胎毒之蕴藏部位有深浅，“麻肠痘骨”，麻疹者出自心脾，发于肺胃而透于肌肤，麻喜清凉，痘喜温暖。麻疹宜用辛凉透表，痘疹需用补中益气；有关急慢惊方面，“急惊由于积热之深凉泻最宜，慢惊得于大病之后温补为贵”；有关疳积方面，相生指出“大人为痨，小儿为疳”，“积为疳之母”，“无积不成疳”，盖小儿饮食失调，渐成积滞，其源在脾，脾为后天之本，调治以补脾为主，治当随其兼证，但大法为消疳清腑补脾，化虫去积；治内风宜“镇肝息风与养血驱风”；治疗水肿对“开鬼门，洁净腑和温阳行水”的理解和运用；治疗腹泻方面的“利湿、健脾、收敛和温阳”，诸如此类，不胜枚举，但要之，不出三条总纲之范畴。

“医话”既是熊氏六十年诊疗中所得学识见闻的概括，又是他医疗实践的指导思想，对后学而言，可谓临床择要之津梁。

“开门问疾苦，闭户阅沧桑”，是蓉城名医熊梦周近乎终生的真实生活。医德仁厚，医技精良，悬壶济世一甲子，熊梦周不但将中医作为他的毕生事业，并将一身的技艺都传授了下来。他桃李满天下，弟子在各自的岗位上认真践行并发扬着“熊氏儿科学派”的学术思想，多已为单位的顶梁柱、学科带头人，其中以弟子熊膺明、肖掜在继承和发扬上做的最为成功。

有人赋诗一首，以告慰熊氏：悬壶济世六十年，百年芬芳代代传；如今桃李满天下，老翁何须睡无眠。

［传承发展］

熊膺明（图 11–15）

熊膺明（1942— ），熊梦周次子，15 岁即至省人民医院继承父业，随父习医，半个多世纪来，协助父亲参加编写了由卫生部组织编撰的新中国成立以来第一部大型儿科参考书，人民卫生出版社 1984 年版的《中医儿科学》中的相关内容，并撰写了其中六个章节；整理撰写了北京出版社 1990 年版的《现代名中医医案精华》中的“熊梦周医案”部分，并已总结整理出《熊梦周儿科临床经验选编》一书。

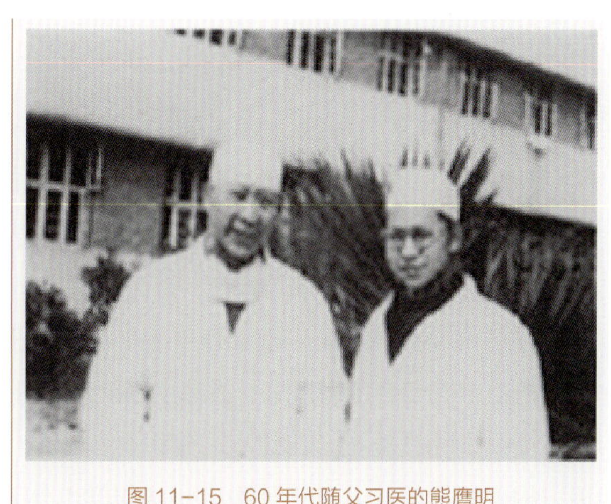

图 11–15 60 年代随父习医的熊膺明

科研方面，熊膺明以第一作者研究完成了省、厅级攻关及重点课题“儿咳宁研制”“儿复康对易感儿的临床治疗研究”“电子计算机模拟熊梦周老中医治疗小儿腹泻”3 项，获奖 2 项，把熊氏家传验方中提高小儿免疫功能的复康宁、治疗小儿咳嗽的儿咳宁及治疗小儿发热的儿热宁研制成了中成药，面向市场并造福广大儿童。1986 年公派赴日本研修 1 年，撰写“中国传统中医与日本汉方的比较研究”等论文和译文 11 篇，国内发表 5 篇，公开发表论文及综述、译文 23 篇（包括在日本完成的论文）。带教日本研修生船水康宏和印具诚各半年和一年。

1990 年熊膺明被四川省中医管理局批准认定为全国首批名老中医药专家熊梦周的学术经验继承人。1996 年获省中医管理局颁发的“八五”期间为科教兴中医做出了重大贡献的“科教先进工作者”称号。1997 年晋升为四川省人民医院中医科主任医师、1998 年被省政府及省中医管理局评定为四川省首届名老中医药专家，历任四川省中医学会儿科专委会副主任委员、成都市中医学会内妇儿专委会副主任委员。

熊膺明作为熊梦周的主要学术经验传承人，一方面努力用其父经验为广大患儿服务，另一方面也积极培养下一代接班人。长女熊鸽、次女熊小明，均毕业于成都中医药大学成教学院，工作之余即随父临证习医，现均已学成出师，应诊于“熊小儿”中医馆，从事中医儿科临床工作，践行着熊氏儿科的医德传统和医术经验，对儿科常见病均有显著疗效。熊鸽有女熊珮，从小受家学影响，立志继承并发扬熊氏儿科，现就读于成都中医药大学。

肖掜

肖掜（1949— ），主任医师，著名中医儿科专家，熊梦周嫡传弟子，四川省人民医院原中医科主任，在继承熊梦周学术经验的基础上，通过自己的不懈努力和刻苦钻研，通过数十年的临床历练，在中医儿科领域形成了独特的肖挹儿科医学体系——注重效率和实用性；注重儿童体质特点和用药的精准，对儿科疾病的治疗药简、效高、立竿见影，对儿科疾病的诊断形成了一套自己独特的系统望诊方法，丰富了“哑科”的中医诊断，提高了临床疗效，30年的从业生涯，使他在中医儿科界享有较高的威望，在省内同行中有极高声誉，并被患家誉为“肖小儿”，特别是对“婴肝综合征”“小儿抽动秽语综合征”等病证采取独特思路进行诊治，疗效较满意。2003年被四川省中医药管理局评为四川省名中医，2005年被四川省中医药管理局评为四川省中医药学术和技术带头人。现为四川省中医药学会理事、四川省中西医结合学会常务理事、成都市中西医结合学会儿科专委会主任委员。

（五）肖氏儿科学派

［学派概述］

肖氏儿科学派由金堂人肖正安所创立。他勤求经典，博采百家，遵《神农》《内经》《难经》，法《伤寒》《温病》，刻苦勉励，融会以求，精研哑幼，兼修各科，创学院派传承、家庭氏传承、跟师弟子传承、研究生传承等体系。肖氏曾先后担任了成都中医药大学儿科教研室暨附属医院儿科主任、校学术委员会委员、学位评审委员会、函授通讯编委会委员、成都中医药大学硕士研究生导师、成都中医学会历届理事、成都中医学会内科及儿科专委会副主任委员、四川省中医药学会儿科专业委员会主任委员、四川省老年协会医药卫生分会理事等职。肖氏儿科历经几代人的传承和发展，构建了以治疗儿科多种临床疾病与学术体系，如发热证治体系、咳嗽辨证思路、消化特色治疗、哮喘防治体系等为一体的全病种、双层次临床诊疗模式，形成了学术特色鲜明的肖氏儿科学派，发挥了传统中医关于儿科疾病的辨治优势。

肖正安有研究生苏树蓉、肖世武、马炳祥等，继承了肖氏的学术思想，其子肖劲松、肖量，自幼随父临证，现在蓉城开设有“肖氏儿科”诊所。

学派传承图如下：

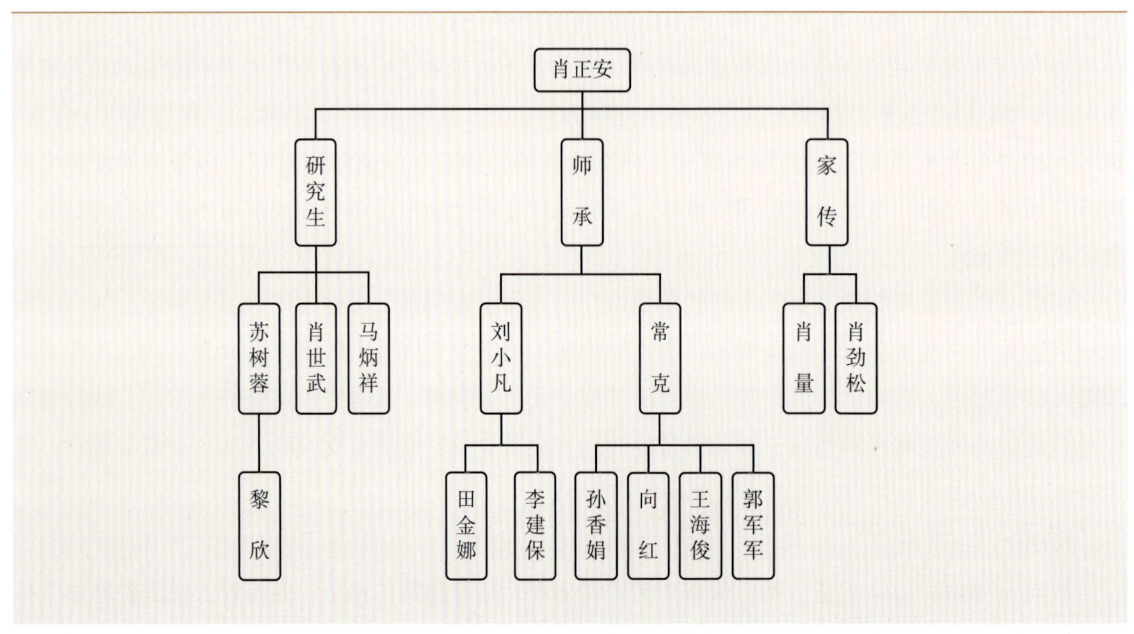

[学派名师]

肖正安（图 11-16）

肖正安（1928—2011），字体明，生于四川省金堂县，祖辈世代耕读传家。18 岁悬壶乡里，以儿科著称。1957 年应聘至成都中医学院儿科工作，2011 年 9 月 24 日上午病逝于四川金堂，享年 84 岁。肖氏自幼好学，父辈亦寄予厚望。五岁入私塾启蒙，塾师授以《幼学故事琼林》《鉴略妥注》《声律启蒙》，继而习《四书》《五经》。由于骈体文读起来朗朗上口，为肖氏所喜好。农忙时肖氏帮衬家里，劳作之余，对老师所授亦常咏诵，以此为乐。由于骈体歌诀可以将烦琐的道理简明化，又有易记忆、记得牢的优点，直到肖氏晚年的医学著作中，仍重视使用骈体歌诀的形式。

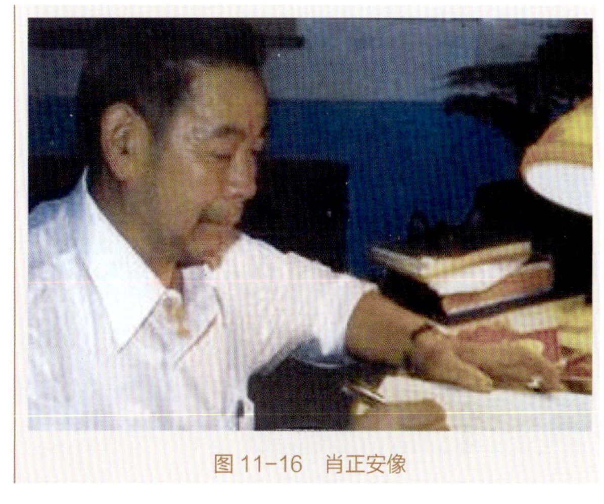
图 11-16　肖正安像

时光荏苒，十年寒窗后，肖氏已是十五岁的翩翩少年，然而前途茫茫，欲向何方？父亲希望儿子能够惠人惠己，有用于世，而从医正是安身立命之途。在父亲朋友的引荐下，肖氏得以师从当地名医胡纬堂。初胡氏问及姓名，答曰肖氏体明，师云：徐大椿言“邪去正安”，能“正安”而后得“体明”，遂改名正安，表字体明。胡氏常以范文正公“不为良相则为良医”训导教育：言为相者，无才德不足以辅国家、社稷；为医者，无才德非不足以掌权衡、司性命；为相者，所学不精则误国；为医者，所学不精则误人，良相、良医岂易哉？书云：道心惟微，人心惟危，惟精惟一，允持厥中。持精一之学，达中和之道，儒、医殊途而同归。胡氏在传道授业中，既重视入门时的简易，又注重入门后对于经典的学习，在尊师的严格要求下，肖氏从《医学三字经》《医学五则》《濒湖脉学》入手，通过诵读、记忆，打下牢固的基础，然后由浅入深，进而完成《内经知要》《伤寒论》《金匮要略》等经典的学习。胡氏常言仲景学说从实实在在中来，与宋以后儒医多附会之言不同，束之归于六经，散之应于百病，非为伤寒一科而设，习诸科者能通《伤寒》《金匮》之理，则学有本源，遇疑难病书中未载者，探其理而精思之，可获意外之功，但不可拘于《伤寒》《金匮》，应博览众书，采诸家之长，并参看《医宗金鉴》《景岳全书》等书籍以广其学。白天侍诊，遇到病人，胡氏望诊则在身边同看，胡氏诊脉后肖氏必探手再诊一遍，胡氏问诊时则揣摩病情，探析病机，心中开出方药，再与胡氏所处方药对比，探求师意，有疑惑不决处事后请教胡氏。在实践中反复锤炼自己的思维来探寻临证的规律。熟练以后自己动手诊脉、处方，由胡氏复核，指点适合和不适当之处以利于改进。休闲时胡氏就诊病所见或医书提问，肖氏在旁作答，有不知者则由胡氏再做推演，阐发精义。夜里读书，将胡氏讲授与临证所得与中医典籍相印证，进行整理、记录，积累了临床经验，并通过锤炼使之系统化，以利于临床运用。伺诊之余则跟随胡氏上山挖草药。四川药物资源丰富，出产多种道地药材，胡氏亲尝草药，品味药性，将书本上药物的性味文字转化为直接的个人体验，从而深化认识，一提到某味药、某个方，不再是书本上死板的文字，而是活脱脱的直观感受。人言“多诊识脉，屡用达药”，肖氏由是学力日进。1948 年，在从师三年后，胡氏年迈病故，肖氏含泪殓葬恩师，此后遂独当一面，在家乡开始了他悬壶济世的生涯。

在独立应诊的初期，肖氏正如“初生之犊”，什么病都敢治，经过一段时间，发现一些常见病，照书本上学过的处理，疗效却不像书本上说的或所想象的那样满意。还有些没有学过的，或一些不常见的疾病，就更感棘手。于是逐渐懂得了秦越人“人之所病病疾多，医之所病病道少”这句话的真义，从而理解到要治人之病，先要治己之病，治“道少”“方少”之病。在这个认识的基础上，更坚定了终生学习中医、研究中医的信心和决心，遂一边行医一边学习，博览众书，采诸家之长，上宗仲景、钱乙，中本万全、楚瞻、叶天士之说，下承师训，师古而不泥古，通过行医的实践来验证书本的知识，摸索诊疗中的规律。在这个过程中，肖氏逐渐意识到方证的重要性，书上某方主治多泛泛而谈，临证时似乎这方能用，那方似乎也能用，令人茫然，只有通过实践反复多次认识，才能抓住方证之关键点，于临证似是而非中一见某症某脉，即可断为某方所主，做到胸有成竹。二是临证病态何止万千，病无定式，则临证方药当有权衡，当损则损，当益则益，不可拘泥，则能随机应变。三是大方脉、小方脉虽有不同，但亦有相通之处，熟悉两方脉，能够互相增益，拓展思路。正是通过自己的灵活思考，融汇知识，贯通诸家。数年之间，肖氏医道大行于乡里。

1952 年肖氏参加了金堂县的“预防医学训练班”，1953 年又参加了温江专区“中医进修班”学习了西医学知识，为以后在教学和临床诊治中，合理运用中西医结合理论打下了基础。对于中西医学关系的认识肖氏是经历了一个过程的。起初肖氏认为西医学与中医学体系不同，学习西医有伤中医学的纯粹性，对于中医学西医是持排斥态度的，临证之时断断不看西医检验报告，时有患者持西医检验报告示之，肖氏即挥手拒之曰“拿去，拿去”。后来领悟医学实为格物致知之学，中西不同，自形而上者言之，则中国《内》《难》诸经阐发已无余蕴；自形而下者言之，则西医新理日出不穷。中国重道而轻艺，故其格致专以义理为重，西国重艺而轻道，故其格致偏于物理为多。此中西医学之所由分也。昔日扁鹊从长桑君饮上池水，得能洞见脏腑，为后世医者神往，今西医学借先进科技之故，得能获悉脏腑形态，西医学能假借之而为所用，我中医学岂不能用？但务必在中医学理论指导之下，以中医学之思维驾驭之，方能为我所用，将此思路验之临床，时有获益。此后肖氏于西医检验报告不再排斥，时有借鉴，但必以中医理论为指导，坚决抵制僵硬死板的中医西化。

1956 年，肖氏以优异的成绩被四川省成都中医进修学校录取，在学习期间，勤奋努力孜孜不倦，无论是中医课还是西医课均刻苦学习，慎思审问，不畏困难，打下了坚实的基础知识和临床理论，并以考试第二名的优异成绩结业，结业后即应聘到成都中医学院任教，在成都中医学院的生活中和工作中，肖氏都十分尊敬老中医，虚心向老中医学习，直接或间接地学到了这些老中医的许多学术理论和临床经验。又通过李斯炽院长的介绍，拜门于成都儿科名医徐梓柏，深得徐氏的口授心传，尽得其传，又与儿科名家曾应台、胡伯安共事，有时还在一起会诊，向他们学习、请教，博采众家之长，丰富了诊疗知识与经验。经徐氏的传教，同道的帮助，特别是肖氏自己的不断学习与实践，医学知识与临床技能不断提升和完善，对儿科进行了大量的实践和探索，积累了十分丰富的临床经验，尤其对治疗小儿热、咳、喘、泻等证及紫癜等病有独特之处，疗效显著，被称为“肖小儿”。

1956 年，成都中医学院建制，成为全国最早建立的四所中医院校之一。肖氏在建院的第二年即 1957 年到学院承担中医儿科学的教学及临床工作，对组建中医高等医药院校，按高等医药院校的要求，对教材的编写、教学大纲的制订、教学日历的编写及如何写教案等，都是一次全新的尝试，均须从头做起。为此，肖氏满腔热情，起早贪黑、刻苦钻研，致力于建院初期儿科的各项教学工作，假期也不休息，边学边做、逐步完善教学工作，甚至还为图书馆的图书编目工作出了不少力。在担任中医儿科教学的30余年中，肖氏除参加全国统编教材的工作外，还先后为学生编写了数期辅导教材，以补充完善统编教材的不足，以期符合临床，更好地指导临床实践，此外还编写了3部医学本科教材，凡80余万言。同时，针对西学中的特点，肖氏还编写了一本符合高级西医学习中医的“西学中”的儿科教材。1976年，由肖氏编纂，四川人民出版社作为丛书出版的《中医儿科学》，深受海内外读者的欢迎，香港三联书店对此书的订购数居四川人民出版社出版的所有图书之冠。此外，肖氏还十分热心于中医学的普及和提高。他为中医自学考试的学生编写了一本《中医儿科学》自学教材和一本自学指导丛书，其内容详实、通俗易懂，对学员的学习起到画龙点睛的作用，深受学生欢迎。肖氏晚年看到后学多有不喜背诵，贪功求进之弊，故倡导通过骈文歌诀的形式编写中医学书籍，先后出版了《四言医学》《五言药性歌括》等书，这些书内容丰富，既有理论，又有临床，能读能用，且以韵律的形式编写，便于记忆，深受读者喜爱。

虽是四川乃至全国知名的儿科专家，肖氏的生活却一直非常简朴，而对于吃穿方面，肖氏就更不讲究，可是一旦医院或者学校需要，有什么捐款或者活动时，却非常慷慨。肖氏一生热爱中医学事业，要求自己的子女都从医。“从几岁开始，父亲就要求我们背中医汤头，10多岁时，就要跟着他抄方子。”肖正安的二儿子肖量说，“父亲爱抽长杆的烟袋锅，我们背汤头一旦没认真，父亲就用长烟杆，敲一下头，警醒我们。”除了严厉外，肖氏还会用其他方法引导子女学医。“他鼓励我们认真抄方子，方子抄得好，他就会从自己所得的诊费里面抽出五毛钱，作为对我们的奖励。那些年代的五毛钱都是很大的钱了”，肖量说。肖氏率性坦然，对患者不论老幼愚智、贫富贵贱皆一视同仁，常言医者不仅医病，还要医心，和病人及家属交流时常推心置腹，坦诚相见，安慰引导，化解心结，对病人认识上的错误本着高度负责的态度，决不粉饰，敢于力陈其弊，促其改之，俨然患者一诤友，日久与众多患者结下了深厚的友谊。肖氏从学校休假回到乡里老家，每天门庭若市，求诊者日盈百人，有时自己胃痛，也决不推辞，一手按着胃痛部位，一手诊病处方，而且均为义务诊治。在学院，为不影响教学，亦不使众多求治者失望，往往是上完课，马上赶去附院临床诊病，称勿负友人，且坚持数十年直到退休。肖氏78岁的时候，因为一场意外，骨折卧病在床，离开了深深眷恋的医疗一线，此后健康状况逐渐恶化，即使这样，肖氏还是在病床上坚持写作，总结自己行医一生的经验和心得，直到肖氏逝世，这本尚未命名的、关于儿科诊治的医学书籍也未完成。

［学术特色］

（1）胸中有“素”　辨证成“象”，创“四着眼”

中医学以象为素，以素为候，以候为证的辨证方法形成临证时的治疗体系，象素越多，着眼点越富。无论阴阳失颇，气血失和，脏腑失调，正邪失衡，皆可显现各种病证象素。喻嘉言在《医门法律》中云：“气得其和则为正气，气失其和则为邪气。”而其辨则由心生，围绕气失其和之前因和气失其和之后果以及反映于人体表里多变特异的证候表现，形成了传统中医学的核心理念——辨证施治。肖氏尝谓：“中医学不是治病的医学，而是治人的医学，中医治人，精究斯证，其病自治。”肖氏不是将认病抛弃不闻，而是将辨证中的象、素、理理念摆在了更加突出的位置，而形成症—

候—证—病的各种象素辨识。即形成《内经》所谓“恍惚之术，生于毫厘，毫厘之术，起于度量”的临床积累。在肖氏的行医生涯中，精准的辨证施治一直贯穿始终，在其所著的《四言医学》中，肖氏总结了“诸病不离”的八纲辨证，融合了“以简驭繁”的五脏辨证，剖析了“议理精深”的六经辨证，精赏了“表里浅深”的卫气营血辨证，言辞精炼，条缕透彻，给后学以启迪。也正因此，在错综复杂的证候面前，肖氏总能剥丝抽茧、求得其要。

肖氏行医甲子有余，在长期临证的静思细究中，逐渐形成了自己富有特色的辨证施治思维模式，术业专攻，肖氏是儿科妙手，在儿科辨证时，更突出了与成人的不同，在其所著的《中医儿科学》中提出了儿科辨证“四着眼”：着眼于望诊的资料，着眼于寒热的识别，着眼于肺脾两脏，着眼于传变规律。肖氏强调辨证之首，首先应抓其主症，因为主症是辨证的要点、治疗的重心。辨证，既要辨病位，又要辨病性，还要主兼分明，真伪分明，辨证之中，多见证中有证，要注意证与证之间的联系。在辨证外之证时，更要注意夹杂，也就是要注意其错杂、繁杂的特点。这就是肖氏能通过对一大堆症候群有条理的分析，找出主证、变证、挟证、兼证等，从而给出正确的治疗方向，开出主次有序的处方进行针对性治疗的秘诀。肖氏常言，中医之所以能够治愈疾病，永远立于不败之地，辨证施治即是它的精髓所在，中医如果离开了辨证，即失去了航海之指南针。然而辨证施治，必须理、法、方、药俱备，丝丝入扣，才能算得上真正的中医治疗。

（2）求证审因，因发知受，祛因掘本

治疗疾病，肖氏十分强调穷本溯源，审因求治。认为凡疾病之发作必有因，疾病表现千变万化，为医者不能被疾病外在表象所迷惑，否则临床遇到复杂证候，容易茫然无定见，陷入头痛医头脚痛医脚，或者全面撒网，头脚一起医的被动境地。对于病因的探究，肖氏一方面重视询问发病详情；一方面重视通过脉、证推导病因，所谓“受本无知，因发知受”，根据疾病外在表象探究其内在本质，找出发病因素进行祛除。例如对于哮喘，肖氏认为其发作，莫不有痰，然哮喘之痰，不是原因，而是结果，亦即张景岳所谓哮喘之宿根，宿根结成之因不出内外两端，外因或由邪失表散，风痰不化日久结成；或由表邪未罢，过食酸咸结成；或由失足落水或沐浴洗澡不慎，饭乳呛肺，水蓄于肺结成顽痰。内因肺、脾、肾三脏不足，则顽痰得以盘踞而成夙根，一遇诱因，哮喘即发。故治疗哮喘，不仅针对顽痰宿根，更针对结成宿根之内外因及发作诱因选方遣药，则标本得宜，进退有度。如肖氏治疗咳嗽时常谓“见咳不止咳，而祛咳之因”，在治疗咳嗽因食积而作时，常用曲麦二陈汤，方中鲜有止咳之药，却取得了药进咳止的佳效。小儿高热临床中最常见，肖氏从三因论治入手，认为夏秋之交，七八月间（农历）为小儿高热发病率最高季节，常见于 3 岁以内的小儿，小儿是“纯阳”之体，阴津相对不足，尤其是 3 岁以下的小儿，体质偏热者多，外感六淫之邪易从火化，传变迅速，加之小儿脾常不足，易为乳食所伤郁蒸为热。故治疗上以解表散邪和表里双解者多，从风寒发热、风热发热、伤暑发热、表寒里热、三阳合病、湿热发热、表寒血热、气分发热、营血郁热、心脾积热、伤食发热各个角度审因求治，大大提高了临床疗效。

（3）专攻哑幼，旁及各科，融会兼修

肖氏医术精湛，不但擅长儿科，还兼涉内妇杂病，临床疗效显著，这与他在医术上博学多思，精益求精是分不开的。肖氏上宗钱乙、万全之论，下承师训而能独立思考，除专攻儿科专著外，对其他名医典籍无不博览，且无门户之见，于仲景学说、温病经典莫不探究，著《仲景经方在儿科临床的应用》，对世人认为“仲景之方偏于辛热，不适宜小儿”的错误观点进行辩驳，认为仲景之法，辨证严谨，仲景之方，非止一端，其有温热者，有寒凉者，有寒温并用者，全在随证立法制方。以《伤寒论》为例，112 方中，除去平剂和外用四方，其内服 108 方中，属温热者 33 方，属寒凉者 18 方，而寒温并用者即有 57 方，占 108 方中的一半以上。小儿的生理特点是“稚阴稚阳”，病理特点是“易寒易热”，因而在遣方用药上，偏温燥者易于伤阴化热，偏寒凉者易于积寒伤阳。故在儿科用方中，温热之剂多佐苦寒，寒凉之剂多佐辛温，而仲景“经方”，寒温并用者多，最利于幼科。难能可贵的是肖氏并不拘于经方，对于温病学派的经典方亦有精深的研究，善于通过临证总结体会，抓住方证关键，更善于在临证中灵活应用，故不论经方、时方，都能活泼自如、恰如其分地应用。

对于大方脉和小方脉的关系，肖氏反复强调有同或不同，医者唯在善于取舍，融会贯通。成人有四肢百骸、五脏六腑，小儿亦然，故大方脉理法方药之理论对于小方脉常可启迪智慧，开拓思路。肖氏正是受大方脉《仁斋直指方》“江水滔滔，日夜无声，狂澜击石，不平则鸣”的启发，提出“无痰不作咳，咳嗽皆以痰作祟”及“医咳不止咳”的论点，不用止咳药，而见独特疗效。但肖氏同时指出小儿“稚阴稚阳”“易寒易热”“两有余三不足”又是与大方脉不同之处，故临证之时需时时顾护，大汗、大下、大温、大补之剂不可滥施，对于成方要根据辨证增损使用，譬如大人衣服小儿穿，必要裁剪妥当方可。对于中医学和西医学的关系，肖氏主张在中医理论指导下的“拿来主义”，中医在理论和临床上都有尚待探讨的课题，合理的借鉴西医学知识是必要的。如他在教学中发现：中医学在诸多方面，均以红色属热，唯有小儿指纹红色属寒。带着这一问题对指纹进行了深入研究，最后得出的结论：指纹红色属寒、紫色属热，是直接观察的静脉血所反映的颜色，而此紫与红是相对而言，而嘴唇、舌是直接观察黏膜的颜色，这就是同是红色，有的属热、有的属寒的原因。正是因为专攻儿科，旁及百家，又能发皇古义，融会新知，成就了肖氏医道的圆融。

（4）中医得效，环环相扣，立“十三步”

肖氏谙于理论，精于临床，善于总结，长于著述，首创中医得效十三步，独树一帜，面面俱到，读来醍醐灌顶。肖氏认为在辨证施治过程中，从认病到服药，必须把握十三步方法，否则要想取得很好的效果是很难的；反之，如果遵照了十三步方法去做，又是可以取得桴鼓之效。肖氏认为临证时，第一步就是要认病，即是首先认识疾病，究竟属于什么病。识病主要依靠四诊所获取的资料，加以分析推理，由此及彼，由表及里，去粗取精，去伪存真，知其究属何病。第二步便是审证，审证就是以八纲为宗，辨其阴阳、表里、虚实、寒热。第三步求因，在审证的基础上进一步觅求发生本证的原因。第四步确立治法治则即施治，根据其辨证不同的性质，分别施以不同的治法和方药。第五步遣方，治疗原则和方法已定，肖氏认为选方也是很重要的一环，如果选方不当，则很难收到满意效果，同时也很难加减化裁，更说不上理法方药丝丝入扣了。因为每一个方剂都有它的适应证和应用范围，如果遣方得当，则疗效上佳。处方选定，疗效的高低全在第六步药味的加减，这一步是处理疾病过程中最重要的一步，同一个证型，用相同的方剂，彼用之有效，尔用之无效，其奥妙就在于加减是否恰当。第七步选药，则是对加减的补充和完善，最好选择一举多得、疗效好、副作用少的药物。第八步定剂量，又是取效关键的另一半功夫，当视病家之强弱、病情之轻重、病程之新久、病势之缓急，合理的确定药味的剂量。第九步至十一步的炮制、配方、煎药则是药房的职责，第十二、十三步的服药、护理与饮食宜忌为病家须知，肖氏亦较为重视，更不费言辞，谆谆嘱托。如此十三步，面面俱到，法之确效，肖氏笃信，治病如行军攻城，只有步步为营，方能步步为赢。

（5）肺脏尤娇，顺其宣降，勿过酸猛

肖氏重视中医儿科理论对疾病诊治的指导，尤其是对小儿肺系生理病理的认识及其对治疗的指导均有独特见解。结合历代医家对小儿体质特点的认识深刻领会“天地之寒热伤人也，感则肺先受之”“娇肺遭伤不易愈”及肺“难调而易伤”（《育婴家秘》）的理论，结合长期的临床实践，提出了小儿“肺脏尤娇”的论点，认为在治疗中攻击之剂不可太过；如不解表，则表邪不散；如发散太过，又有损肺虚之变，表邪未解不得妄补，妄补则有邪气留恋之虞。同时，不得妄施酸涩收敛，否则缠绵难愈，留痰变哮。

肖氏指出肺位最高，为五脏之华盖，羽翼诸脏；肺主治节，五脏气机皆随肺之呼吸而升降出入有节，故肺脏受损，常及他脏，故他脏之病亦常治肺。如小儿泄泻之发生，虽责之脾胃运化失职，但由于脾胃的升降与肺气之宣发肃降息息相关，若娇肺受邪，宣降失司，则脾胃运化更受其损，使由脾胃化生的精气不能按常道“上归于肺”而反下行大肠即为泄泻；且泄泻外因与湿邪关系最切，有“湿多成五泄”“无湿不成泄”之说，而肺为水之上源，邪犯于肺则上源之水不能正常下行膀胱，终致水湿内阻，内困脾胃而为泄泻，可见这类泄泻的发生虽有脾不升清之机，实因娇肺宣肃失司，累及脾胃所致。正如《石室秘录》所说：“盖肺元清肃下行，始上吐而下泻。”外邪犯肺则更易导致小儿泄泻的发生，治疗时，除消食化积、和中渗湿及健脾渗湿、温补肾阳之常法外，重视疏风宣肺、化湿和中法的应用。对于小儿脱肛，传统理论普遍责之中气下陷，肖氏通过临床观察认为与肺有关，由于小儿感受外邪易于化热伤津，导致肺热阴虚，肺为水之上源，且与大肠相表里，可导致大肠津伤失润，大便难下，临厕努挣以致肛脱不收；且大肠为魄门，糟粕所出，与气机升降戚戚相关，如肺脏受邪，宣降失司，则大肠传化之功受到影响，亦可致脱肛。治以清肺养阴，譬如高处注水则水流低处，肺阴得养，则大肠得润；且肺阴得养，能复宣降之职，大肠气机得以顺畅，可免临厕努挣，肛脱不收。用于临床往往收到满意疗效。

（6）顽疾康复，参照天时，合以身形

在中医学各种辨证体系中，时间辨证独具特色，然而“医道之难也，而其最难者尤莫甚于知时辨证，辨体识法”（《时病论》），儿科宗师钱乙在《小儿药证直诀》中言“八九月间，肺气大旺，病嗽者，其病必实，非久病也……十一月十二月嗽者，乃伤风嗽也……若五七日间，其证身热痰盛唾黏者，以褊银圆下之。有肺盛者，咳而后喘，面肿欲饮水，有不饮水者，其身即热，以泻白散泻之”，指其大略。纵观历代医籍关于时间辨证，大多虽著于书，但零星散乱，虽载以法，却又不明之以理，今人更缺少明确的临床调查统计加以验证，使其至今未得到应有的重视和发展，肖氏痛感于此，乃潜心研究古籍，搜寻整理，孜孜汲汲，深入临床，通过审岁气，察太过不及；辨季节，论时气变化；问时辰，分虚实寒热；外感辨运气，内伤审时辰。肖氏在辨治咳嗽时，常于问诊时多问一下咳嗽发生和加剧的时间，如晨起黄昏咳嗽属肺热痰火，夜半属阴虚，五更则多属食积等。临床运用时间辨证结合八纲辨证、脏腑辨证等其他辩证方法，取得了 1+1 ＞ 2 的临床效果。

（7）重视受众，药取稳妥，效求神速

肖氏在医疗实践中结合历代医家对小儿体质特点的认识，深刻领会“孩子气脉未调，脏腑脆薄，腠理开疏”“易虚易实，易寒易热”，处方用药不可偏颇。在临床诊治中逐渐形成“药取稳妥，效求神速”的个人风格，常以看似平淡方药取得独特疗效。肖氏认为平淡常用之方，欲得奇效，途径有二：一在药量轻重搭配，二在辨证准确无误。例如，小儿哮喘发作期以风热证为多见，用麻杏石甘汤加减。而运用本方效与不效，全在麻黄、石膏两味药的轻重配伍，药量进退之间，疗效定矣。其他证型亦当辨证准确，如大便秘结、舌苔黄，是属痰火，改用仲阳葶苈丸；湿热哮喘当清热渗湿，化痰降逆，用《千金》苇茎汤加黄芩、滑石、杏仁、陈皮、法夏；痰湿哮喘，当化痰祛湿，用六安煎合三子养亲汤；肺燥阴虚，当润肺清燥化痰，用清燥救肺汤。若唇红舌红、舌苔薄白，而无流涕喷嚏等症则是肺热夹痰，用定喘汤，此证得见，方可用之。凡此种种，必辨证准确，立方遣药方能无误，平常之方才能获得奇效。

[传承发展]

苏树蓉

苏树蓉（1944— ），女，教授，为肖正安首届硕士研究生，曾任儿科教研室主任、全国中医儿科分会理事、全国中医高等教育学会儿科临床分会常务副理事长、十一届成都市政协常委、校侨联主席，重视带习临床工作的特点，突出中医基础理论对临床的指导，以有中医特色明显的临床疗效、简练实用的方药强化各类学生的中医临床理念，主持省科委课题“小儿体质分型与免疫变化关系的研究”获1996年四川省科技进步二等奖；主编多部高等院校中医儿科教材，并获奖，在小儿体质理论和小儿哮喘方面为发扬和传承肖氏的学术思想做出了重大的贡献。

刘小凡

刘小凡（1949— ），教授，博士生导师，曾任儿科教研室主任、中国中医药高等教育学会儿科分会副理事长、中华中医药学会儿科分会常务理事、四川省中医学会儿科专业委员会副主任委员、四川省中医药管理局学术和技术带头人、成都医学会第七届儿科专业委员会委员、中国哮喘联盟成员、四川省医学会呼吸专委会哮喘学组委员，主要进行肺系疾病和支气管哮喘的防治研究，先后承担各级课题6项，发表论文10余篇，主编、参编专著5部，擅长呼吸系统疾病的诊治及科研，在哮喘专病防治方面成绩尤为突出。

常克

常克（1959— ），教授，主任中医师，博士生导师。四川省名中医、四川省中医药学会儿科专委会主委、四川省中医药学术技术带头人、国家中医药管理局首批全国优秀中医临床人才、四川省人事厅专家评审（评议）委员会委员、国家食品药品监督管理局新药评审委员、世中联儿科分会常务理事、全国中医及中西医儿科专委会委员及中医高教常务理事、《中华中西医杂志》《中华现代儿科杂志社》常务编委、“十二五”规划教材《中西医临床儿科学》主编、《中医儿科学》人卫规划统编教材副主编、大型工具书《实用中医儿科学》副主编、“十三五”规划研究生教材《中西医儿科学临床研究》主编、独著四大经典与临床应用特色性著作《中医病证治验条辨》，获省市科技奖2项，发表论文60余篇，培养硕博士生70余人，国家级、省级师带徒导师招收弟子10余人。现任成都中医药大学儿科教研室及附属医院儿科主任，从纯阳学说及湿、热、瘀、虚的角度传承发展了肖正安临床辨治儿科四大症“热、咳、喘、泻”的理论见解与实践经验。教研室在其带领下通过了全国中医资格教学认证，中医儿科学学科已先后评上了省级重点学科和省级重点专科，教研室近年已争取到多项全国统编教材主编。

马丙祥

马丙祥（1963— ），教授，为肖正安最后一届硕士研究生，现为硕士研究生导师，河南省优秀青年科技专家，中国残疾人康复协会中医康复专业委员会副主任委员、小儿脑瘫组组长，中国康复医学会儿童康复专业委员会委员，中华中医药学会儿科分会委员，国家中医药管理局优秀中医临床人才，河南省中医药学会儿科专业委员会秘书，河南中医学院第一附属医院儿科医院副院长，小儿脑病诊疗康复中心主任。在国家、省级杂志及学术会议发表学术论文30余篇。主编专业著作多部，主持科研项目多项，多次获奖。专攻小儿神经精神疾病的研究，在小儿脑瘫康复方面取得了显著成绩。

（六）寇氏儿科流派

［学派概述］

寇氏儿科流派由四川著名儿科医家寇煜光于新中国成立后在成都创立。创始人寇煜光积代研医，勤求古训，博采众长，精通各科，最善幼科。他兼取“补土派”和“攻下派”之长，临证善调脾胃，对积食、腹泻等多种小儿肠胃病都有较好疗效，尤其善于针药并用治疗疳积。寇煜光逝世后，其丰富的临床经验由子孙得以较好的继承并发扬，使“寇小儿”之名发展壮大，家喻户晓，誉满蓉城。

流派传承图如下：

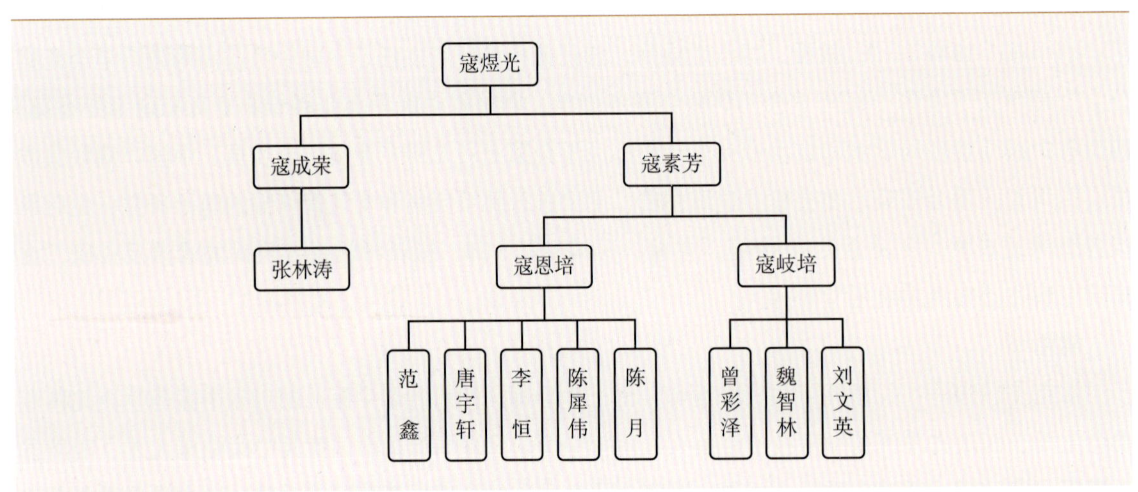

［学派名师］

寇煜光（图11-17）

寇煜光（1911—1999），字心诚，四川省绵竹县人。成都“四小儿”之一。自幼随其曾祖父、祖父学医，对于《药性赋》《汤头歌诀》等入门书籍出口成诵。为继续精进医术遍访名医，曾拜当地名医李忠贤为师，继续学习《黄帝内经》《伤寒论》《金匮要略》《温病条辨》等经典著作。而立之年精通内、妇、儿、针灸各科，尤擅小儿科。20 世纪 40 年代中期，在成都创立“仁和堂”而闻名遐迩，慕名求医者络绎不绝，享誉蓉城，被蓉城市民亲切地誉为“寇小儿”。由于医名卓著，疗效突出，先后为国务院副总理陈毅元帅，著名画家张大千、张采芹、朱佩君等诊治。新中国成立后，偕同道创建了“西华门街联合诊所”，后合并到“祠堂街联合诊所”，为在此基础上形成的“成都少城医院”的创建、发展及人才培养做出了贡献。寇氏历任成都市西城区人民代表、区政协委员、区医学会理事等职，于 1985 年由成都市卫生局评为“成都市名老中医”。在行医七十余载中，先后培养中医人才十余名，在论治处方上博采众家之长，勤于临床实践，擅长脾胃病证的治疗，其中尤以小儿疳积见长。寇氏七十年的行医生涯是悬壶济世的七十年，更是含灵救苦的七十年，以平实而不平凡的一生，为后世树立了光辉的典范。

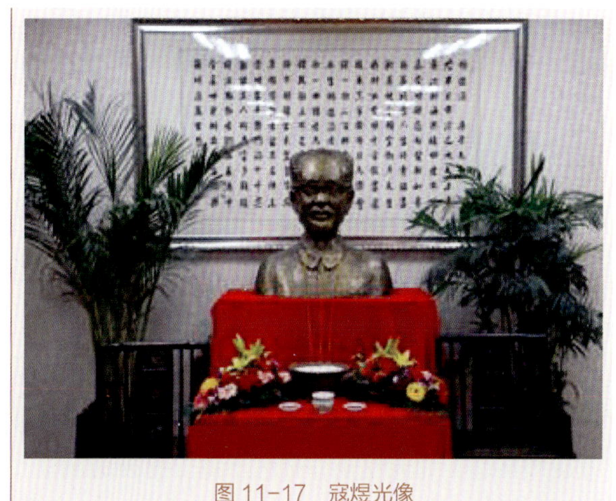

图 11-17 寇煜光像

［学术特色］

寇氏学术成就的取得来源于其扎实的中医理论基础和不懈的临床实践。学医伊始，在其父辈的教导下，他就专注于《内》《难》《伤寒》等经典著作的学习；拜入李忠贤门下后，在良师的指引下，对于历代中医名家著作进行了从源到流的学习领会，做到了“师古不泥古，博采众长而为己所用”，其中寇氏比较推崇的著作有《伤寒论》《小儿药证直诀》《儒门事亲》《脾胃论》《内外伤辨惑论》《幼科发挥》《医宗金鉴》等。寇氏采众长为己用，兼取“补土派”与“攻下派”两派之长，结合丰富的临床经验，凝练出了从脾胃论治的学术思想，将之用于小儿常见各病证，疗效显著，其中对于疳积的治疗尤有独到之处，以至于现在“寇小儿”依然在成都儿科界以治疗消化系统疾病而著称。

（1）辨体养子，强调喂养

体质是在遗传、自然、社会等诸多因素共同作用之下形成的，中医认为小儿体质形成除先天秉受父精母血之外更重要的是后天脾胃功能。体质一旦形成，对日后小儿生长发育以及多发疾病都将产生深远影响。根据长期临床统计分类，对于小儿常见体质特点进行了归纳总结，在古人认为小儿“三有余两不足”的基础上，提出了当代小儿“病多在肺胃，多积、多热、多湿”的观点，以此指导临床，强调未病则科学喂养，以杜万病之源；既病则调和肺胃，消积清热佐以利湿。

脾胃为后天之本，气血生化之源，脾胃和则万化安，气血足则精气充，精气充自然身强体健乐天年。小儿稚阴稚阳之体，脏腑成而未全，全而未壮，脾常不足而水谷精气需求旺盛，若乳食不调、不节，自然克伤脾胃，乃至成积成疳，而成万病疴巢。

中医历来强调“三因制宜”，现当代物质极大丰富，人民生活水平极大提高，“喂养观念和方法”同样应该与时俱进。“寇小儿”向以擅长治疗脾胃病著称，在多年临床实践中逐渐提炼、升华出了一套行之有效的喂养法则，即：定食喂养、过时不补、定时不定量；不喂食、不劝食；不以奶代粮、米粉奶粉不可混合喂养、不得在奶粉中添加牛初乳、蛋白粉等添加物；重视水量摄入。

（2）肺脾相关，表里相应

咳嗽是小儿临床发病率最高的疾病之一，同时也是临床疑难病证，正所谓咳虽小疾，牵涉广泛，诊治非易。经过多年临床总结，寇小儿针对咳嗽诊治提出了八字要诀，即“肺脾相关、表里相应”。这其实是对“脾为生痰之源、肺为贮痰之器”以及“肺与大肠相表里”等学说的提炼、升华。

临床所见以反复咳嗽，经久不愈居多，西医往往诊断为“咳嗽性哮喘”或“过敏性咳嗽”，治疗多用保和丸化裁，其主要寓意为消食导滞、清热化痰并举，标本兼顾。食积胃肠，积久郁而化热，热邪灼津为痰，痰浊郁肺，影响肺气宣降，自然发为咳嗽，其间虽有外感引触，其表证较轻，纵有寒邪亦很快入里化热。正所谓扬汤止沸不如釜底抽薪，此类病证，单独宣肺清热化痰，咳嗽可以得到暂时缓解，然而根源未除，痰热从胃肠源源不断的产生，而肺为贮痰之器，痰热上肺自然咳嗽旋即又起，如此反复，日久不愈。另外通腑泄热为另一治疗关键，食积积热久羁中焦，在消积药物的作用之下必然食积化热更加炽烈，积热下无出路自然火性上炎，咳嗽加重，乃至于热邪弥漫三焦而发热，因此大黄的恰当运用尤为重要。

寇氏认为非独咳嗽如此，对于常见肺系疾病以及与肺相关之皮毛疾病皆可依次治之，如哮喘、鼻炎、反复呼吸道感染、湿疹等。

（3）重视消导，推陈致新

喂养不当，日久必然食积化痰生热，流窜五脏六腑。由于不同的患儿其脏腑先天虚实有异，所以不同的人有不同的表现：或湿热泛溢肌肤而发为疮疹，或痰热蕴肺形成反复咳嗽乃至哮喘，或热扰心肝导致夜卧不安、夜啼乃至抽动秽语综合征，或热结大肠而发为便秘，或热蕴小肠、膀胱而小便有异，或热结胃腑而口臭或消谷善饥或日久损伤胃阴而纳减体消。诚如李东垣《脾胃论》所言“内伤脾胃，百病由生”及“脾胃一伤，五乱互作”。

寇氏积数代临床经验，发现食积与感冒、咳嗽、高热惊厥、癫痫、口疮口臭、夜啼、营养不良、厌食、贫血、疮疖、湿疹、吐泻、腹痛、便秘、抽动秽语综合征、性早熟等密切相关。因此在食积确实存在的情况下，首倡“消食导滞”，主用消法佐以下法，从发病本源而治，食积一去，其化生之痰、热自然易除，以收“邪去正安”之效。

大黄素有将军之誉，因此具有夺关斩将之能，推陈致新之用。但素来流行的“大黄救人无功、人参杀人无过”的俗语，道出了广大患者以及众多医生“畏大黄如虎”的现状。因为大多数人拘泥于小儿“成而未全、全而未壮”的生理特点而喜补恶攻，但是往往忽略了“三因制宜”这一治病原则。忘记了胃肠虚实交替才能够运行有序，然而现在喂养不当，过多进食高脂肪、高蛋白食物，胃肠积食比比皆是。而大黄足量可以斩关夺将，推陈致新；微量使用亦常收柳暗花明之效。如大黄微量（即一岁半至三岁用 0.5 克，三岁以上用 1 克）可清热健胃，因其量微轻降，顺应“胃主通降”之性，常使胃气健旺而不致腹痛下泄，因此对于胃肠积热所致之口气臭秽、牙龈肿痛、夜咳频繁以及上焦积热综合征都可以少量参以大黄。另对于小儿纳多而大便不调，能食而不化，属胃强脾弱者，可微量大黄配合健脾之白术、茯苓、甘草或醒脾之砂仁、苏梗，可达调理脾胃和协之目的。再者，小儿腹泻常食积兼夹湿热，表现为大便稀溏，臭秽，夹黏液风疱，解便不爽，肛门红等症状，临床治疗应当秉“通因通用”之旨，在消积利湿的同时佐少量大黄（1 ～ 3 克）降泄肠滞，从而邪去正安，万不可使用收涩之品，否则积滞外出不畅势必变生他症。

（4）调脾补肺，扶正祛邪

中医历来强调有病早治，未病先防。“寇小儿”历来强调病后调补，重建藩篱，肺为娇脏，又主气司呼吸，外合皮毛，脾为气血生化之源，肺脾健旺则宗气盛，卫气强，腠理致密，耐寒暑冷热而不易致病，即使有病也更易康复。然而当代生活快节奏，中医文化普及不足，大多家长皆有快餐心理，对疗效要求高，往往自行其是，“中病即止”，而缺少病后调理的环节。这样一来外邪虽除而藩篱未密，六气稍有不和，即易受染，再加体内素有积食积热，外内合邪即成燎原之势，如此多次自然肺虚脾困，生长迟缓，最终贻误终身，其事小，其害既广且远。

调补脾肺，“寇小儿”采取汤方开路，膏方善后，而继之以推拿的思路。汤方随证而施，成型膏方主要有健脾膏、益肺膏、润肠膏等，肺脾肠各据其短而有所选择。小儿推拿是“寇小儿”传统特色项目，寇氏小儿推拿以家传经验为主，参究各家之长，在调理肺脾方面疗效突出，推拿门诊总量、质量皆为蓉城翘楚，在非药物疗法探索方面可谓独树一帜。

（5）针药并用，健脾疗疳

对于疳积的治疗，“寇小儿”讲究针药并用。四缝穴治疗疳积具有显效，这一记载古已有之，但并不为当代医家所普遍采用。寇氏遍访名师，结合家传经验，将针刺四缝广泛地应用于小儿疳积。四缝穴为经外奇穴，是治疗小儿疳积的特效穴，经多年实践经验总结，针刺四缝穴具有消食健胃促进吸收的作用，而相对于割疳，则具有创面小、痛苦小、不易感染等优势。同时针刺四缝既是一种治疗同样也是一种检查，可以通过疳液的多少判断疳积的轻重从而明确治疗的效果。临床寇派将疳积分为“三度九等”，便于疗效的把握以及树立家长的治疗信心。

疳积治疗的方药，主张前期消导积滞，兼清疳热，后期健脾益气补肾助长。其中消导积滞兼清疳热选用柴胡清肝散化裁，常用药物有：淡竹叶、杭白菊、连翘壳、炒栀子、野木贼、龙胆草、五香藤、青橘皮、胡黄连、怀生地、银柴胡、南沙参等；后期健脾益气补肾助长选用健脾丸化裁，常用药物有：建神曲、草豆蔻、炒白术、春砂仁 、红紫草、甜黄精、千年健、潞党参、盐杜仲、广藿香、五香藤、隔山撬等；如消瘦、虫斑明显，确属虫积者，则采用消疳理脾汤化裁，常用药物有：炒枳实、川厚朴、白芜荑、胡黄连、使君子、牵牛子、金铃炭、熏乌梅、白雷丸、香榧子、炒内金、隔山撬、橄榄子、佛手柑、生二芽、酒大黄等。治疗要点不拘泥于一脏一腑，统观五脏六腑，恰当应用补泻，顺其生机，复其长势。

（6）精简方药，以应为期

小儿病具有易趋康复的特点，且小儿脏腑娇嫩、形气未充，不耐药物攻伐。因此，“寇小儿”历来强调“精简方药、以应为期”，小儿常见病方药一般多则十二味，少则八味，而剂量多在 6 ～ 9 克之间出入。因为中医论病、谈药，首重其气，次论其味，药证相应，自然可收四两拨千斤之效，而药不投方哪怕用船来装亦无效。寇氏课徒，历来强调辨病识证，诊断无误，而于德行方面则遵孙思邈“大医精诚”所言，不矜己德，不炫功能，志存救济，坚决杜绝大处方、贵重药增加患者负担。

［传承发展］

寇成荣

寇成荣（1941— ），寇煜光之子，寇氏儿科流派主要学术继承人，成都儿童专科医院原业务院长。从小随父临证，尽得世家真传衣钵。兼具民间和学院派特色，既有丰富临床经验，又有深厚专业理论造诣，对各种儿科疑难病均有显著疗效。1980 年被评为中青年医技拔尖人才、中青年医药骨干，2003 年被成都市政府授予“成都市名中医”称号。成都市青羊区二、三届政协委员。从事中医内、妇、儿临床工作 50 余年，享誉巴蜀。擅长治疗小儿疳积、厌食、消化不良、腹泻、感冒、咳嗽、发热、支气管哮喘、慢性鼻炎、咽炎等疾病，尤以三棱针挑小儿疳积治疗脾胃病为一绝。在小儿的护理、喂养、治疗方面有独到的见解和治疗方法，总结撰写了“小儿疳积的临床治疗经验”“白头汤治验”“寇煜光老中医治疗小儿疳积病的临床经验”等文章，将“寇小儿”美誉推承发展到新的高度。

寇恩培

寇恩培（1969— ），寇素芳长子，寇氏儿科流派主要学术传承人，寇小儿中医馆馆长，第十四届成都市政协委员。自幼醉心岐黄，成都中医药大学毕业后，潜心精研家传儿科经验多年，私淑川内外众多儿科名家，医道日精，病患盈门，遍及川中诸县市。在学术上多有创获，提出了察病识证“整体观、历史观、运动观”三观结合；小儿“病多在肺胃，多积、多热、多湿”；处方胆大心细、巧用大黄邪去正安；怪病多由积而发；提壶揭盖、釜底抽薪合法论治上焦积热综合征等学术观点。对咳嗽变异性哮喘、重症肺炎、小儿营养不良综合征、小儿抽动秽语综合征、上焦积热综合征（慢性鼻炎、慢性扁桃体炎、腺样体肥大）、难治性湿疹、癫痫等疾病的诊治尤有心得。诊务之余着力于现代中医发展道路的探索，有鉴于现代中医教育，缺少师承、缺少临床，遂开门授徒，从低年资、本科毕业生抓起，将院校教育与师承有机结合，结合儿科特点，打造特色诊疗团队，范鑫等入室弟子应诊数年，接诊患者数万人，深受好评。在其十余年的努力之下，现寇小儿中医馆门诊总量、质量，在成都中医儿科界均名列前茅。

寇岐培

寇岐培（1973— ），寇素芳次子，寇氏儿科流派主要学术传承人，寇小儿中医馆副馆长。在继承家传学术的前提下，进入成都中医药大学学习多年，熟读古今典籍，兼采众家之长，对呼吸系统疾病尤有心得，擅治小儿哮喘、过敏性咳嗽、化脓性扁桃体炎、反复呼吸道感染等疾病。对于小儿哮喘提出了急性期宣肺达邪、豁痰定喘、参以去敏通络；缓解期培补肺肾、气阴双补，兼以疏导胃肠，自创“定哮散”运用临床多年，疗效显著。临床带教曾彩泽、魏智林等人，亦已出师应诊。

二、著名医家

熊宝珊

熊宝珊（1885—1960），四川成都市人，自幼随父学医，学成后悬壶蓉城，初以外科著称，兼及内、儿各科。1936 年四川国医学院成立，聘熊宝珊为教师，并自编教材《国医外科针度》《国医创伤精要》等以课徒授业。后乃专攻儿科，渐有“熊小儿”之美称。新中国成立后，调成都市第一人民医院，任中医儿科主任，并任四川省政协委员等职。对小儿常见病，特别是乙脑、眼疾、紫癜、湿疹等有较好疗效。

徐梓柏

徐梓柏（1886—1982），四川省成都市人。其父徐寿轩为清末民初成都名医，精于儿科。徐梓柏自幼随父学医学知识，由于学习刻苦，16岁时已完成经典研习和各科学业，经清末都督府考试及格后，发给行医执凭，遂悬壶于成都东门红石柱。徐寿轩逝世，徐梓柏继承父业，精研临床，在中医儿、内、妇科等方面均有独到之处，尤其擅长不能言语之“哑幼”病儿。

“民国”时期，国民党打压甚至妄图消灭中医，徐氏继父遗志，酷爱中医，关心民疾，曾参与创办成都国医公会，任监委会委员，积极组织各界力量反对国民政府的谬论，为中医存亡做斗争。接着，又创办《四川医药特刊》杂志社，并自任社长，团结中医同道，撰文宣传中医，发扬中医。他还曾担任成都抗日军属义诊医师、成都人力车夫公会义诊医师，每日求诊者络绎不绝，不仅不收诊金，对家境贫寒者还赠以药费，因此享有较高声望。新中国成立后，徐梓柏于1956年被安排至成都市第三人民院担任中医科主任。后来还担任了成都中医学会副理事长，四川省第三届人大代表，四川省第四届政协委员，中国农工民主党四川省委委员等职。新旧社会对中医的态度让徐氏感动不已，他除了以更大的热情为患儿服务外，还决心在有生之年编著一本介绍自己临床所得的儿科著作。于是，他不顾年高，几易其稿，终于在1978年著成《哑幼十讲》初稿，向新中国成立三十周年献礼。徐梓柏的学术思想，集中体现在他的《哑幼十讲》（1984年由四川科技出版社出版）中。

《哑幼十讲》，包括诊要，胎寒、胎热与胎毒，胎黄、黄胖与胡豆黄，麻疹，水痘，肺炎喘嗽，肾炎，惊风，泄泻，疳证，共十讲，8万余字。书中论述，皆是徐氏七十年来对儿科临床的真实领悟，是徐氏儿科学术经验的宝贵结晶。他认为，半岁以内新生儿容易出现胎寒、胎热、胎毒、胎黄等疾患，而究其原因，则多与母体在孕期的生活、饮食习惯有直接关系。徐氏将因母体受邪，波及胎儿而发病的一类疾病，统称胎病，在《哑幼十讲》中分两讲加以详细论述。徐梓柏认为：小儿气血未定，脉无定准，加之骨小难以分寸，故诊脉不易。而小儿盲无言语，或不会言语，疾苦难以准确表达，故而他常用望诊。在《哑幼十讲》第一讲“诊要”中即全面而详细地记载了自己之望诊经验，在望形态、望五官、望皮疹、望排泄物等许多方面，徐梓柏都总结了很多经验，为后人留下了许多宝贵的可借鉴经验。

咳喘是小儿多见病，也是徐梓柏特长，他认为小儿咳喘有“易生痰，多热痰，痰多变”的特点，治痰之药，以天竺黄为首选。天竺黄清热化痰、清心定惊，善于清化热痰，兼除风热，为小儿化痰药之上品。其用有三：化痰而兼除风热；清心除烦而定惊，可预防痰热扰心而生惊搐；性味甘寒而不伤脾胃。风热咳嗽加于银翘散中，痰热咳嗽可加于麻杏石甘汤中，一般剂量为3～6克，如此可提高原方疗效。

徐梓柏一生从医近七十余年，在麻疹、肾炎等许多儿科疑难病上都有很多独特经验。如治肾炎，总结了祛风行水、理气健脾、清利湿热、镇肝凉血、扶脾利水共五法，反映出对此病的深刻认识和丰富的诊疗经验。徐氏一生经历丰富，心态平和，善于养生，耄耋之年仍然坚持临床，在医界享有较高声望，为四川中医儿科一代宗师。传其学者，有其子徐广德、及李建明，此后许多著名儿科专家如肖正安、刘小凡等亦从其学艺，获益良多。

谢铨镕

谢铨镕（1887—1964），四川成都人。自学成才，1920年开始行医，对儿科疾病造诣颇深，中年即享有“谢小儿”盛名。曾被聘为成都市中医考试委员，担任过成都市国医讲习所教务主任、四川省中医审查及考试委员、四川国医学院董事兼院务委员等职。新中国成立后，受聘为成都市第二人民医院儿科医师，其经治之病儿，多为他人失治转剧之险证，处方常为麻杏石甘汤、凉膈散、三黄石膏汤，重则安宫牛黄丸、至宝丹、紫雪丹等品。病儿虽昏迷、动风，亦常应手而愈。谢氏经验丰富，且有胆识，故治险证多获奇效，撰有“中医对于流行性脑脊髓膜炎的认识和治疗”、《儿科经验录》等。

王祉珍

王祉珍（1893—1966），北京人，15岁开始学医，先后投师于北京针灸专家朱显堂及名医胡星恒门下，曾在北京、沈阳、成都等地行医。新中国成立后，在成都市公安门诊部任中医师。1956年，调至成都市第一人民医院工作。毕生致力于小儿杂病的临床研究，善于针药并用，对乙脑、麻疹、小儿肺炎等疑难重症的诊治，都有独到之处，时有“小儿王”之誉称，并被聘为中国中医研究院特约研究员。

王希贤

王希贤（1903—1987），成都人，自幼研习经典医籍及诸家学说，自学成才，1934年开始行医，于儿、内科颇有心得。新中国成立后，任四川省水电厅职工医院、西城区儿童医院中医师。善用清灵之品，治法重气化，顾脾胃，在成都儿科界颇有声望。撰有“小儿脾胃要义”“试论小儿生理病理特点及其在临床上指导意义”“试从《幼科要略》一文探讨叶氏幼科学术思想”“小儿泄泻论治”等文。

胡光慈

胡光慈（1910—1975），湖北江陵县人，著名中医儿科专家，中医教育家。1933年，拜当地名医冷再兴为师。三年学满后，继入南京中央国医馆中医特别研究班深造，学成后返回武汉悬壶应诊。1938年因避战祸举家入川，在重庆中营街开设诊所，以治小儿病闻名山城。1943年受聘为陪都中医院小儿科主任医师，1945年受聘为该院副院长。同年，与高德明、沈炎南等创办《新中华医药月刊》，次年，发起成立“新中华医药学会”。1950年，任重庆市医务工作者协会首届审查委员会委员，学术部中医药研究组组长。1956年，任重庆中医进修学校校长，主持创编了四川省第一套《中医进修讲义》和《中医函授讲义》。此外，还担任了四川省政协委员，重庆市中医学会工作委员会副主任委员，重庆市中医学会学术研究委员会主任委员等职，胡氏著作甚丰，如《实用中国小儿科学》《中国医学精华》《实用中医药理学》《内经讲义》《中医内科杂病证治新义》等。

《实用中国小儿科学》是一部实用的现代中西医学综合性儿科著述。全书凡20余万言，分上、下二册。上册专述小儿传染病，如麻疹、痘疮、急惊风（急性化脓性脑膜炎、急性浆液性脑膜炎）、慢惊风（慢性结核性脑膜炎）、痉病（流行性脑脊髓膜炎）、肺风痰喘（支气管肺炎）、马脾风（大叶性肺炎）、百日咳（疫咳）、热痢（赤痢）、时痢（疫痢）等。下册分述初生儿病，哺乳儿营养障碍病，小儿一般疾患，如不啼（先天性假死及其扩张不全）、吐乳（初生儿幽门狭窄症）、脐风（破伤风）、食积（人工营养小儿消化不良）、疳积（消耗症）、慢脾风（食饵性中毒症或假性脑膜炎）、虫积（肠寄生虫病）、风水（急性肾脏炎）、肾水（慢性肾脏炎）等。共百余种小儿专门疾患，每一疾患内分病名、病原、证候、诊断、预后、疗法等项。中西医理论互参，文字简洁、通俗实用。此书由新中华医药学会印行，备受欢迎，经修改后于 1957 年由四川人民出版社出版。

曾应台

曾应台（1910—1984），男，重庆永川人，儿科专家，副教授。自幼聪明勤学，启蒙于诸子经史。1932 年毕业于华西大学（今四川大学华西医学院）文学院，后到永川中学任教。教学之余博览中医药书籍，自学中医，逐步对中医辨证施治有了体会。1954 年应聘于成都中医进修学校任教，并自编讲义《中医儿科学》。1956 年调成都中医学院内儿科学教研组任教，讲授《中医儿科学》，后担任儿科教研组组长。1978 年被评为副教授，同时任中医儿科专业硕士研究生导师。

曾应台学宗刘河间、朱丹溪、万密斋，擅长温病，认为小儿热病居多，伤阴更为突出，提倡临床治法以养阴清热除湿为主。如喜用泻白散治疗发热、感冒、咳嗽、哮喘等肺系疾病。常言：感冒有汗无汗是有无表证的标准。如有汗则说明表证已解，不可再用麻黄、桂枝、荆芥、薄荷一类解表药，而应用桑白皮、石膏、知母、滑石等清气分药。又喜用保和丸治疗小儿积滞、腹胀、腹痛、呕吐、泄泻等脾胃疾病。常言：检查患儿肚子的软硬是辨证有无饮食积滞的标准。如肚子硬即说明有饮食积滞，不可用补药，如党参、白术、大枣一类，而应用消导药，如槟榔、枳实、神曲、山楂、二芽、莱菔子、木香等。他注重小儿稚阴稚阳、易虚易实的生理病理特点，慎用补法，惯于清凉。处方药味少而剂量大，疗效斐然。除儿科常见病外，对肝病也有较好疗效。撰有“明代儿科医家万全论小儿证治”“谈谈中医儿科证治特点”“从肝炎误服五味子谈起”等，多次编写《中医儿科学》教材。

杨莹洁

杨莹洁（1911—2007），成都人。少时从叶质彬学习古文，空余则读《医学三字经》《药性赋》等。后考入四川美专习艺。时名医沈绍九以“成都四大名医”之首誉满蓉城，杨氏遂生仰慕，多次登门求教，愿列门墙，沈翁皆婉辞谢绝。杨氏毫不气馁，固请不已。沈翁感其诚而允之。杨氏毅然辍学，自 1928 年始，专心致志师事沈翁。沈翁授业甚严，诲人不倦；而杨氏精勤努力，学而不厌，是以杨氏入门虽晚，学业却精。1936 年，得沈师允许，杨莹洁挂牌锦里，开业行医，到新中国成立前后，已是深受病家信赖的一方名医了。

从 1956 年起，杨莹洁先后供职于成都市第一人民医院、成都市中医药研究所、成都中医学院附属医院，从事医疗、教学与科研工作，勤恳谦恭，卓有建树。1979 年调四川省中医药研究院临床医学研究所工作，不久晋升为主任医师。1980 年受聘为四川省中医管理局医技顾问委员会委员、《四川中医》编委。1986 年获四川省人民政府“从事科技工作 50 年以上荣誉证书”。1989 年他献出的小儿厌食症秘方，经立项研究荣获卫生部重大科技成果甲等奖。自 1993 年起享受国务院“有突出贡献专家津贴”。

1975 年，杨与同门师兄唐伯渊整理并出版了《沈绍九医话》。他本人则撰写了多篇论文发表在《成都市第一人民医院院刊》及相关期刊之上。1998 年，由杨莹洁著述的《洁庐医学丛谈》由四川科技出版社出版，是书主要收集了杨氏在医学方面的小论文。主要可分为四个部分：第一是理论探讨，如中医学习方法，中医诊断（切脉、小儿指纹等），温病理论等；第二是读书笔记，是杨氏学习古代书籍的体会；第三是医案、方药、经验介绍，包括他本人及其老师沈绍九、同道朋友如徐庶遥等的经验介绍；第四是杂记，包括一些名医生平、医话等。是书语言通俗易懂，内容确凿真实，能真实反映杨莹洁及其老师的学术思想和临床经验。

张锡君

张锡君（1913—1999），中医内科、儿科专家，江苏无锡人。1913年生于三世中医之家，5岁进存古小学，读四书五经及中药药性和汤头，10岁随父侍诊，15岁考入无锡国学专门学院（江苏大学前身），17岁毕业并正式开业行医，为加强对中医基本理论的学习，他白天诊病夜间就读于无锡中医讲习所，拜当时名医曹颖甫、沈葆三、严康甫、欧子静、侯敬舆等为师，经2年学习，奠定了坚实的理论基础。19岁又拜九代儿科名医曹仲容、妇科名医艾步蟾为师，跟随2年，深得其奥旨。21岁考入江苏省国立医政学院卫生特别训练班（江苏医学院前身）学习西医，24岁毕业，开始运用中西医两诊法诊治疾病。20世纪30年代曾与承淡安等创办无锡针灸专业学校，任教务长；与丁仲英、邹云翔、任应秋、董德樊、耿鉴庭等共办《上海光华医学杂志》任总编，与张简斋、杨柏雅、陈逊斋等在中央国医馆医务人员训练班担任副主任，主兼国医馆学术整理委员会委员，与朱庆澜、冉雪峰、饶凤洪等创办南京中医救护医院，任副院长；与胡文澜等创办重庆中医诊所，任副所长。1949年后历任重庆市卫生委员会委员，市中医学会筹备委员会主任、副会长，中华医学会重庆分会内科副主任委员，《中华内科杂志》编辑，重庆市卫生工作者协会门诊部主任，重庆市第二中医院首任院长，重庆市第一中医院院长，1979年以后，任重庆市中医院院长，主任医师，市人大常委，省、市政协委员，第六、七届全国人大代表，农工民主党四川省委常委，中华全国中医儿科学会常务理事，四川省医学科技评审委员，四川省中医学会常务理事兼妇儿科学会主任委员，成都中医学院硕士研究生评议专家，重庆市中医学会副会长兼儿科学会主任委员，重庆市中西医结合研究会副会长，重庆市振兴中医领导小组副组长等职。

张氏认为，小儿厌食症，临床以乳食积滞，损伤脾胃和脾胃虚弱、乳食停滞为多见，根据小儿脾胃的生理病理特点，自拟开胃进食汤为厌食基本方，随症加减，多有疗效。对于小儿急惊风，张氏认为其病因病机主要有风温逆传、邪热直中、痰热壅盛、食积化热生风、气血两燔、邪入血分、暴受惊恐七个方面。治疗上，首用止痉开窍，止抽定惊，强调峻猛药应中病即止，注意热病伤阴，抽搐止后注重清化痰热、调和脾胃。张氏还特别注意观察急惊风先兆症状，善于运用紫雪丹预防惊风，对于小儿湿疹、风疹、疱疹、荨麻疹等皮肤病，张氏运用自拟乌蛇蝉衣汤（乌梢蛇、蝉衣、僵蚕、露蜂房、丹皮、赤芍、苦参、土茯苓、虎耳草、千里光、白鲜皮），具有清热解毒、除湿通络、祛风止痒、化瘀消疹之功效，颇有疗效。

张锡君主任医师从事中医工作60余年，在理论和临床上均有较深造诣，尤其对急重症和疑难病证有独到经验，屡起沉疴，在国内外颇有盛名，曾多次为中央领导会诊，受到表彰和赞扬。张锡君临床经验主要有：①重视初诊，善抓主症，综合治疗；②治癌有方，攻补兼施，以毒攻毒。他认为肿瘤的形成，多由于正气亏损，气血不足，脏腑虚弱，致气滞血瘀，痰浊阻滞，痰瘀互结，日渐成积所致。若邪毒内陷，可闭窍动风，出现神昏谵语，抽搐惊痫，失眠失语，肢体瘫痪等，甚则阴阳离决而亡。治疗不离补益气血，生津滋阴，调补脏腑，理气止痛，清热解毒，活血化瘀，涤痰软坚，息风镇惊，开窍醒脑等法。张锡君根据长期临床实践，总结出治癌的基本原则是：扶正固本，以毒攻毒。扶正固本常选如人参、黄芪、冬虫夏草、三七、大枣、玉竹、枸杞、白芍、生地黄、山药、菌灵芝等；以毒攻毒常选如马钱子、全蝎、蜈蚣、莪术、独角莲、蟾蜍、九香虫、蚤休、三棱、地鳖虫、蛇毒、急性子、守宫、蜂房等。他治疗肿瘤的经验是在各种肿瘤的基本证型上加扶正攻毒的两组药。

冯视祥

冯视祥（1914—1995），四川省南充县人，师从其外祖父著名中医专家庞鉴舟。庞鉴舟本为清末廪生，后隐居乡间，潜心岐黄，成为当地一方名医。行医同时，庞鉴舟还创办了翼元国医学校，积极培养中医接班人。冯视祥十岁时就读于这所学校，由于勤学好问，刻苦努力，深受外祖父庞鉴舟喜爱。1931 年以优异成绩毕业，并留校担任教员，同时也在南充县翼元医学社从业行医。期间，他一方面继续钻研古籍经典，一方面认真向老中医学习，整理民间单方、验方，几年之后，他已在南充中医界崭露头角，并特别擅长儿科疾病的诊疗，被群众呼为当地“四大儿科”之一。

他先后担任南充市中医院门诊部主任、南充专区人民医院小儿科主任，兼任南充市医士学校中医教师，南充市中医进修班副主任。1964 年后，调至成都中医学院附属医院和四川省中医研究所，先后任儿科中医师、副主任中医师、主任中医师，并承担教学和科研任务，兼任四川省中医儿科学会委员等职。

冯视祥视病人为亲人，凡求诊者，无论贵贱，都热情耐心。治学十分严谨，从不诋毁别人，炫耀自己，深受同道尊敬和病家赞许，到成都不久，便以“儿科圣手”之名在群众中广为流传。在这段时间，组织上为他配备了助手，提供了较好的工作和生活条件，使他在教学和科研上都取得了较多成果。直接参与和重点培养（带徒弟）的中医师 200 余人，弟子遍及巴蜀。他主研的“电子计算机模拟冯视祥老中医腹泻经验和诊疗系统”，获得四川省首届微机应用优秀软件鼓励奖。他还发表了“常用中草药方剂及药理”“小儿支气管哮喘的温肾疗法”“小儿不明原因长久低热治验”“当归四逆汤在儿科临床的新用”“婴儿久泻治疗经验”等 20 余篇论文。晚年，冯视祥还担任了民盟成都市文教科技委员会委员、四川省中医药技术职称高级评委等多种社会职务，1993 年经国务院批准为享受政府特殊津贴的高级专家。

“勤求古训，广集诸长”是冯视祥一贯坚持的学习主张。他常言业医者读书务必三要：要勤、要博、要深，冯氏将银翘散理解得十分透彻，常以银翘散加减变化而制方者便有 10 余首。如银翘青板汤治疗风温、风热感冒；银翘散加蝉蜕、胡荽治疗幼儿急疹、麻疹初期；一加减银翘散治疗麻疹出疹期；二加减银翘散治疗脑膜炎、乙脑、败血症等卫气同病，出入营分者；加味银翘麻杏石甘汤治疗痰热壅肺、风温闭肺之咳喘重症；银翘五皮饮治疗各型肾炎而见浮肿者。

2007 年，其女冯淑范整理出《冯视祥中医儿科效方集萃》，收载的单方、验方，均是冯氏从民间收集、整理而成，并经自己临床使用，确实行之有效者，如沙马地煎汤（沙罐草、马齿苋、生地榆、车前草）可清热、利湿、解毒，用于急性细菌性痢疾普通型；六耳青肺汤（六月寒、兔耳风、青蛙草、肺经草）可抗菌而镇咳，用于百日咳痉咳期；荨麻汤（红河麻、紫荆花、地龙干）可治荨麻疹，有凉血、祛风、止痒之功；消疳散（鸡爪参、五香藤、苦荞头、糯米草根、鸡内金）可治小儿疳积，有健脾开胃之功。在“中草药‘三地泥煎剂’治疗小儿中毒性消化不良”一文中，冯氏认为三药合用（三棵针、生地榆、泥鳅串）可清热解毒、燥湿止血，临床对因于湿热而引起腹泻、肠炎、菌痢等均有较好疗效。

冯视祥认为：小儿久泻多为湿热结滞而兼见脾虚，故治久泻不可胶执，久泻为虚而滥施温补，湿为阴邪，重浊缠绵，遇寒则为寒湿，遇热则为湿热。其湿热征象，如黏液多，味腥臭，胀秘感，小便黄少等，皆是也。故冯氏认为久泻颇多寒热虚实错杂之证，临证多选用七味白术散合三地泥煎加减，或四君子汤合三地泥煎，再灵活应用干姜、肉桂、乌梅、黄连、泥鳅串等药。此法是清、补、寒、热、酸、甘、苦、辛并用，使补脾而不滞湿，辛温而不伤津，苦寒而不损阳，既能补脾升阳，又能清热化湿，相辅相成，疗效益彰。

哮喘为儿科常见病，冯视祥认为哮喘每因素体不足，痰湿内蕴，外邪袭肺，触动伏痰，痰阻气道，肺失宣肃，气逆痰鸣，发为哮喘。提出“标本同治，宣、降、纳并举”的治疗原则，发展了前人“发作治肺，缓解治肾”的治疗原则，并根据辨病与辨证相结合，对那些虽无法诊察出肾虚症状的患儿，只要反复持续性哮喘，便认为肾不纳气，选用补肾之剂。治疗上提出“补肾之剂当温而不峻”，旨在增益肾元阳气而发挥其纳气之功，药如胡桃仁、巴戟天、补骨脂、淫羊藿等，而少用附子等大辛大热，动阳损阴之品。

冯氏认为，哮喘治本，主要是温肾纳气，治标主要在肺，可有寒热二端，肺热肾虚者治宜宣肺豁痰、清热平喘、补肾纳气，用自拟一号平喘方（麻黄、杏仁、金银花、连翘、女贞叶、苏子、苦葶苈、地龙、胡桃、淫羊藿、补骨脂、胡芦巴、甘草），热未尽可加石膏，咳重可加款冬花、枇杷叶，胸闷加旋覆花。肺寒肾虚型治宜辛温开肺，降逆祛痰，纳气平喘，用自拟二号平喘方（麻黄、杏仁、法半夏、陈皮、茯苓、苏子、葶苈子、白芥子、胡桃仁、补骨脂、胡芦巴、鹿角片、甘草）。痰不多者去半夏、茯苓，病程长者加淫羊藿、锁阳、山药等。

熊应安

熊应安（1916—1988），成都人，生于中医之家，中学毕业后进入成都国医讲习所学习，后师从沈绍九、陆景庭，学业大进。1941年开始行医。新中国成立后，受聘为成都市搬运工人医疗所、成都市第一人民医院儿科医师及成都市邮电局儿科特约医师。擅长内科杂证，尤精于儿科，善治小儿疑难重症。撰有“治疗乙脑经验”“小儿急性肾炎治验”“小儿泄泻证治浅谈”“血证证治”等。

赵耘农

赵耘农（1919—1968），名国棣，四川省新津县人，从小立志行医，以济世活人为己任，因其喜养蛇、虫等小动物，故常被人称作“蛇太医”。1942年高中毕业后，考入四川国医学院，受业于李斯炽、熊宝珊、何伯勋等医界名流，因天资聪颖，勤勉好学，深受老师们赏睐，学业大进。毕业后，为谋生计，应聘于省立乐山中学生理卫生课教师，兼任校医。开始自学西医，试探中西医结合。1951年参加成都市立医院中医门诊部筹建，与著名儿科老中医熊宝珊共事，共同主持中医儿科的门诊，期间虚心、认真向熊氏请教学习，使他的儿科造诣更上一层楼。每日求诊者日益增多，医名渐盛，并与老师熊宝珊等齐名，被病家呼为“赵小儿”。1959年，赵耘农调成都中医学院，教授方剂、中药、中医诊断、中医儿科等课程，由于具有丰富的临床经验，又大胆地将中西医理论融会贯通于所教授的中医理论之中，所以深受“西学中”学员及青年学生欢迎。

赵耘农认为，小儿为“纯阳”之体，“阳常有余、阴常不足”，在感受六淫、疫疠等邪气后，往往从“火化”，且小儿多有食积，积久亦可化热。所以儿科临床多阳证、热证，治疗多用“清凉”

为主。而小儿“脾常不足”，外邪易犯，加之生长发育迅速，需要补充丰富的营养物质，这与脾胃薄弱形成一对矛盾。而家长不明其理恣其饮食，不知节制，壅滞肠胃，郁而化热，则会手心热、便干、食多、渴饮等为肠胃积热之典型表现。所以，主张小儿脾胃“以清为补”，多从“清热导滞”“养阴”等治法着手。小儿既为“纯阳”，则易汗出，暗耗阴津，而父母均怕小儿受寒，常使其衣被过厚，令其汗出，则伤及阴液，也易于伤风。所以，赵耘农在使用清热导滞、清热解毒等方药的同时，也常常少佐“养阴益气”之品，如沙参、玉竹之类。

赵耘农在50年代初，即主张改革中药剂型，曾与药学专家喻信芳等研制膏、丹、丸、散等多种剂型。对贵重药品进行研末、磨汁以备急用。1966年在传染病医院收治乙脑患儿时，挽救危重病人，使用白虎合剂、安脑丸、人参针、犀角汁、羚羊角汁等，均取得显著疗效。赵耘农认为“痿躄”属于中医学“温疫”范畴，提出初起以“辛凉透解，苦寒泄热”为主；后期以“养液滋阴，活血通络”为主；痿软日久则“养肝肾、潜阳滋阴、强筋骨”为治，并自拟外用热敷处方配合治疗，在临床上收到较好疗效，1960年写出“谈痿躄临床治疗体会”供同道分享。

赵耘农认为麻疹是内因胎毒，外因天行时气相感而成，并总结出一套有效的治疗方案；治疗阳黄，有表者先散邪，无表者通利小便；治疗阴黄，应以助阳健脾、温中除湿为主，大便溏者不得通腑，小便虽黄而不能清热利湿而应温散寒湿。对于白虎汤，赵氏认为不能拘泥于“四大证悉具”，凡症见发热或不发热、口渴、汗出、唇舌红、脉数有力，均可使用；运用麻杏石甘汤，应注意麻黄与石膏的比例，如服药后无汗知麻黄量轻，如汗出热不退，一方面加重石膏剂量，一方面考虑大便是否通畅。这些宝贵经验是临床所得，确有借鉴之处。赵耘农逝世较早，其子赵逸云，学生方子蓉、李蓉庭等在整理、继承其学术经验上做了一定贡献。

吴康衡

吴康衡，历任成都中医学院附属医院儿科主任，从事内、儿科临床50年，儿科方面，主编《内儿科学》《中医儿科学》《中西医结合内儿科学》等专著5部。

吴氏在学术上较多创见，在小儿感染性疾病治法上，提出除因（截断扭转）疗法、调整（顺势）疗法，辨证上推崇寒温结合，在精气神理论的基础上，提出“泛精气神学说”，即“（卫、气、津、营、血、精、神）七纲辨证法”。对儿科“难治性肾病”总结了“三大难点”和“六大证型”，认为脾肾衰败、精竭阳衰为本，水毒交攻、痰瘀互结为标，确立了“消痰软坚散结，破气活血逐瘀，温阳补肾填精”的治疗原则。在此基础上又形成了慢性肾衰竭三期防治方案，总结了“三三治疗法”，即三导（导水、导滞、导毒）；三化（化浊、化瘀、化结）；三养（养气、养血、养脏）。

遣方药，贵精简，是吴氏的处方特色。他处方一向精简，很少超过十二味药者，特别是腹泻之处方更是精中求精，简中益简，所以泄泻处方一般药物三五味最多不超过七味。小儿肺炎是儿科最常见的住院病例，其重症肺炎往往发生心衰而死亡。吴氏认为儿童肺炎心衰非教材所谓的阳气暴脱之参附龙牡救逆汤证，而是气脱血瘀肺闭证，本着“留人治病，无形之气所当急固”的理论，创立参红葶苈汤（仅三味药），治愈了大量肺炎心衰患儿。

吴氏从小儿脾胃薄弱的观点出发，认为治疗小儿腹泻病，药多会加重脾胃运化负担，加重腹泻。续将腹泻分为热泻、寒泻、食泻、惊泻、洞泻、虚泻等。每种泻不是截然分开，可有兼夹合并。治疗时遣方要精，用药要简。寒泻用理中可加附子，也可加黄连；热泻用葛根、芩、连，亦可加肉桂；虚泻用白术散加荷叶；久泻用升陷汤加木瓜；食泻用思食丸加草果；惊泻用逐寒荡惊汤加钩藤；久泻兼痢用连理汤加白芍、马齿苋。如此之多之证之方，然用药则精，每证每方加减后常就三五味药，只求辨证准确，药药对证。

吴氏研究经典，师古而不泥古，重在经典的实际应用与创新运用。如过敏性紫癜是儿科临床发病率和增长率最快的疾病之一。多数教材和医者都从温病角度辨证，以清热凉血为立法，主以犀角地黄汤类方，但效果始终不尽如人意。吴氏则另辟蹊径，宗《灵枢・百病始生篇》："阳络伤则血外溢，血外溢则衄血；阴络伤则血内溢，血内溢则后血；肠胃之络伤，则血溢于肠外。"认为阳络者，在外之血脉也。临床表现皮肤斑疹，中医血证称之的肌衄。阴络者，在内的血脉也，胃肠是也，膀胱是也，其血脉之伤，即为二便血也。即西医所称之的过敏性紫癜胃肠型和肾型。阳络和阴络又以阴阳经脉分类论治。阳络又合阳经，足阳明胃经即属此经。而过敏性紫癜所表现肌衄与阳明经胃相关，合于传统中医胃热发斑之理。由此论之，吴氏阐明了脾胃湿热、络伤血溢、血溢瘀滞、气滞血瘀、血溢瘀滞的过敏性紫癜的病因病机，并开创泻黄散治疗过敏性紫癜之先河，至今仍为成都中医药大学附属医院儿科治疗本病的代表方和基础方，其疗效多次在杂志发表，受到业界的一致称赞。吴氏在创新经典，运用临床以治疗小儿危急重症、疑难病、新病种等方面的研究和探索，具有重大意义。

参考文献

［1］清・熊应熊．小儿推拿广意［M］．北京：中国书店出版社，1987.
［2］陈先赋．四川名医传［M］．成都：四川科学技术出版社，1991.
［3］陈先赋，林森荣．四川医林人物［M］．成都：四川人民出版社，1981.
［4］四川省医药卫生志编纂委员会．四川省医药卫生志［M］．成都：四川科学技术出版社，1991.
［5］朱锦善．王伯岳医学全书［M］．北京：中国中医药出版社，2012.
［6］胡天成．胡天成儿科临证心悟［M］．北京：人民军医出版社，2011.
［7］王静安．王静安医学新书［M］．成都：成都时代出版社，2007.
［8］李明富．成都中医药大学中医学家专集［M］．北京：人民卫生出版社，1999.
［9］肖正安．中医儿科学（中医精华丛书）［M］．成都：四川科学技术出版社，1991.
［10］成都中医学校．老中医经验集（内部刊行）［Z］.1984.
［11］徐梓柏．哑幼十讲［M］．成都：四川科技出版社，1984.
［12］冯淑范．冯视祥中医儿科效方集萃（内部刊行）［Z］，2007.
［13］杨莹洁．洁庐医学丛谈［M］．成都：四川科学技术出版社，1998.
［14］陆拯．近代中医珍本集・儿科分册［M］．杭州：浙江科学技术出版社，1993.
［15］成都市第一人民医院．老中医经验选编（内部刊行）［Z］.1979.
［16］成都市西城区中医药研究所．资料汇编・老中医专辑（内部刊行）［Z］.1983.

（常克　房明东　和中浚　胡天成　熊鹰明　寇恩培　肖量　李忠旭　陈炜　罗晶晶）

第十二章　针灸学派

针灸学作为中医学重要组成部分具有独特的优势。四川针灸，置身于我国针灸医学的发展史中并占有先机，且针灸理论体系及临床诊疗颇具四川特色。

1959 ～ 1975 年间，在今重庆市巫山境内的大溪文化遗址出土的骨针（图 12–1）、骨椎 100 余枚，多由兽类肢骨制成，据考证有可能为早期的针刺工具。其有力地佐证了早在新石器时代，巴蜀先民在与疾病做斗争的过程中，就已经在进行着针刺治病的医疗实践活动。

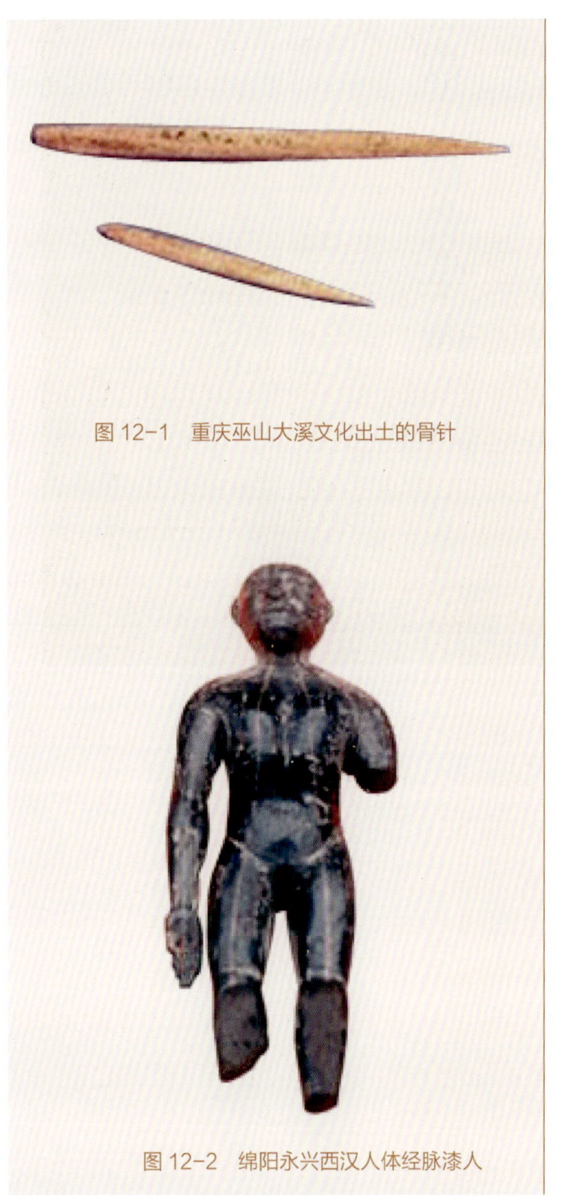

图 12–1　重庆巫山大溪文化出土的骨针

图 12–2　绵阳永兴西汉人体经脉漆人

1993 年，在四川省绵阳市永兴镇一座大型西汉早中期木椁墓中，发掘出一具髹有黑色重漆的小型木人，其上绘有 19 条纵向红色漆线的针灸经脉循行经路，但无文字及经穴位置标记（图 12–2）；2013 年，成都老官山汉墓又出土了一座人体经穴漆人，其上用白色或红色描绘的经络线条和穴点清晰可见，并注有“心”“肺”“肾”“盆”等小字。既往学界普遍认为，世界上最早的人体针灸模型当属宋代医官王惟一于宋仁宗天圣五年（1027）铸制的针灸铜人，然而随着这两座漆人的发现，将人类采用直观模型方法展现人体经穴和针灸技术的历史提早了 1000 多年。成都老官山汉墓经穴髹漆人与绵阳西汉人体经脉漆人风格一脉相承，以立体模型的形式直观地反映四川早期的针灸学成就。

西汉涪县（今绵阳市区）人涪翁治病以针术见长，其时代远在华佗之前，是继扁鹊之后最先见于正式文献的针灸医家，所著《针经》为我国有记载的最早的一部针灸专著；东汉广汉郡（今四川广汉）人程高，拜涪翁为师，虚心好学，尽习其术，后悬壶民间，济世活人；其后广汉新都（今成都新都区）人郭玉，仰慕程高的医德和医术而师从之，衍其真传，擅于针术，尤通脉理，官至太医丞、校尉。从涪翁到程高再至郭玉，皆一门师承，他们医术精湛，名颂千古，其医事轨迹和学术影响清晰：至东汉时期，四川地区的针灸学术已达相当水平，并取得了较高的成就。

东汉后至明朝，川籍针灸医家虽部分被载于史料，然其著作均已亡佚。清朝时期，四川人口增长，时局较京畿及沿海一带相对稳定，川籍医家有多部针灸专著刊行，为推广中医针灸理论、丰富临床实践经验做出贡献。

第一节 医道溯源

一、历史医家

涪翁

涪翁，西汉末、东汉初涪县（今绵阳市区）人。张杲《医说》、周守忠《历代名医蒙求》和《四川通志》等均有记载。《直隶绵州志》和《彰明县志》，咸谓其因“避王莽乱，隐其姓名”，由于“亡其姓氏”，又以渔钓为业，故“人以涪翁称之”。

西汉末年，社会动乱，战争四起，涪翁经历新莽之乱，无意仕途，遂结庐涪江之畔（四川绵阳市郊），以行医济世、隐居垂钓为乐。涪翁德行高洁，卓尔不群，不肯与世浮沉、随波逐流，故姓名不显。因常于涪水附近垂钓，故自号涪翁。涪翁见民有疾者，不分贵贱，乐为诊治，其治病以针术见长。涪水一带百姓，赖其治愈者，为数甚众。史料对涪翁的生平事迹多有记载，如《直隶绵州志》:“涪翁，以渔钓终老，精医术，亡姓氏，人以涪翁称之，祀乡贤。”宋代绵州通判杨叔阑为缅怀这位医界先贤，书有一首题为《问涪翁》的诗曰:“闻汉有涪翁者，独钓江干，不知氏名，其避世之雄呼……呜呼涪翁，独钓江上。天高地厚，水阔山空。寒暑推迁，万物终穷……”同一年代，世人在他渔钓处的山岩上雕刻有“涪翁山”三个大字；他的住处被命名为“涪翁村”；有佚名作者作七律《渔父村》评价涪翁:“白云深处碧溪流，渔父逍遥溪上头。世际周秦嫌逐鹿，身潜江渚伴浮鸥。桃源鸡犬名还在，柳浪纶竿事竞休。风景尽随烟水去，依稀新月旧时钩。”明代万历年间，绵州城南延贤山建有“南山十贤堂”，祀绵州历代名贤十人，首祀者亦为涪翁。明代绵州举人李梓撰写《南山十贤堂记》，今堂废碑存，文见延贤山下，俗称鸡公石，石下为清嘉庆十七年（1812）所建一堰沟，名“涪翁堰”。清光绪年间修建的李杜祠尚保存有汉涪翁像碑一块（原置古春酣亭中），书赞:“西汉中微，名贤放逐，有一父老，不知何出。钓隐涪江，针经著录。弟子程高，再传郭玉。矫矫清风，依依乔本……”清光绪年间绵州宿儒吴朝品作诗、夔门名士张朝墉书写的六条屏诗碑，记述了涪翁的生平、品格、志趣及其对医学的杰出贡献、著作和传承的情况。尤值一提的是，四川省地方志《四川通志》《直隶绵州志》《彰明县志》等对涪翁均有记载，由此可见其影响之巨。

涪翁医术精湛，医德高尚，尤精于脉法及针灸，“见有疾者，时下针石，辄应时而效”。其治病不问贵贱，乐于施治，深得历代民心的敬仰。其有弟子程高等，著《针经》《诊脉法》等书，其中《针经》是我国有史料记载的最早的一部针灸专著。

程高

程高，东汉初医家、针灸家，广汉郡（今四川广汉）人。其一生爱好医学，凡医方之书，无不考求。他谦虚好学，只要别人有一技之长，即使是在千里之外，也要诚心诚意地向其求教。他听说涪县有位老翁（即涪翁）医术精湛，尤其擅长针灸及诊脉法，便执意拜访，虚心求教。涪翁经历不凡，处事谨慎，没有立刻接受程高，而是经过长时间考验，见其动机纯正，质朴聪敏，勤奋好学，才正式收他为弟子。程高得涪翁真传，尽习其术，以医术及针灸名世，他处处以老师为表率，亦隐匿不仕，终生行医于民间，时人以其与涪翁并称为“二隐君子”。

郭玉

郭玉，“明方术，伎妙用针，作《经方颂说》”。针灸技术十分高超，久病痼疾，能一针见效，而为达官贵人治病，却间或不愈。汉和帝对此感到十分奇怪，让一个郭玉曾看过病的贵人换上穷人的衣服去就医，郭玉一针下去，病即痊愈。汉和帝召见郭玉责问其故，郭玉说：“医之为言意也。”为显贵治病有四难：“自用意而不任臣，一难也；将身不谨，二难也；骨节不强，不能使药，三难也；好逸恶劳，四难也。”这些至理名论，深得疗疾与养生之道，至今仍为人们所重视。

王锡鑫

王锡鑫（1808—1889），字文选，号亚拙山人，又称席珍子，清代四川万邑（今重庆市万县）人。原籍湖北石首县，祖父一辈举家迁万县大周里，后移居万县苎溪河畔天德门（原三马路441号）。性沉静平和，工书法。自幼善学，尤好医学，归从父训，弃儒习医，潜心岐黄之术，好游名山大川，广行慈善，独自募款建万州桥。先从同邑觉来习幼科，继从三世业医者彭宗贤、赵吉华习痘科，数年间殚精竭虑，造诣颇高，以医知名，平时存济世之心，治病不计诊酬，深受同邑敬重。王锡鑫有感清廷禁针以来，世人不讲针灸之学，一遇急症，群医束手，而“劫病之速，莫先于针”，遂将《铜人腧穴针灸图经》《针灸大成》诸书，集其便览，另访得铜人图式四张及经络分寸歌诀等，按其次序，分类合编而成《针灸便览》一书，由其子王芗廷协助校订，刊于1849年，以便习针者临证时随时查阅。现该书收在其所著《存存汇集医学易读》内。

王稽典

王稽典，字徽五，清代四川大邑县人。早年习儒，颇得其师赏识，后因其母殁于瘟疫，乃绝意仕进，专习方脉、针灸之术，三年后医名渐肇于大邑城乡，长于针灸术，尤擅治瘟疫，常挽危证于顷刻。晚年重养生，与妻周氏隐居崇庆县西山，年九十余卒。

本圆

本圆（1821—1850），清代僧医。道光年间居成都文殊院。精通医术，尤擅针法，撰有《铜人针灸》（又名《铜人针法》）二卷，是书采辑《针灸大成》之基本内容，参合《类经》诸书，分门别类，又绘人体全身总图及十二经穴图，详加注释，图文并茂，颇为医家及习针者所重。道光二十二年（1842）又辑《汇集金鉴》二卷。

李成举

李成举，字玉林，四川合川县人，清代医家。据《合川县志》载：“成举精于针灸之术，尤长于外、伤科，亦通拳法杂艺。举凡民间恶疮经年，形瘦体羸，闪挫脱臼，骨折金创，多受其刀针之惠。如知州陈典患背痈数日，疼痛难忍，神志恍惚，软弱无力，恶心无法进食，食入即吐，家人遍请当地名医，皆束手无策，始请成举为之治疗。李成举先用针后施以灸法，续服以汤药，十日而痊。”遗有《针灸真诠》二册，未付梓。

苏元箴

苏元箴，字右铭，清末中水（今四川中江）人。其精针灸术，审明其症，针下效见，乃从其友张希纯研习针灸，从针灸之法至便于用，集张氏经验效穴，予以绘图详记，1914 年勒为《针灸便用》一卷，并著《针灸便用图考》以说明之。其为之作序曰："针灸之法，至便于用者也，无庸没方购药，审明其症，一举手顷刻见效。然铜人之图，玉翁之技，理奥论繁，焉得人人而习之，户户而晓知哉！亲友希纯张先生于是道三折肱矣，餐闲茶余，辄言其经验良方，余甚珍之，即绘图详记积成一卷，屡试屡验，因付制册，庶几有症者按图针之，不至束手无策也已。以其便于披阅，适于施用，题谱额曰《针灸便用》云尔。"

吴之英

吴之英（1857—1918），字伯朅，号蒙养渔者，西蒙愚者，清代四川名山县人，清末民初四川著名学者、经学家、书法家、医学家。曾任资州艺风书院及简州通材书院讲席、灌县训导、成都尊经书院都讲、锦江书院襄校、国学院院正。祖父文哲、父亲铭钟都是积学未显之士。5 岁时，吴之英即随祖父课读。由于天资敏慧，学习勤奋，8 岁便会文辞，16 岁夺得雅州府试文魁，17 岁以茂才选进成都尊经书院学习，受到当时的经学大师、书院山长王闿运的培养，学问日进。到 20 多岁，他在经史辞章方面都有了相当高的造诣，精三礼，善骈文，工书法。曾响应"康梁变法"，组织"蜀学会"，创办《蜀学报》，并自任主笔。戊戌维新失败，愤然回乡隐居，研究学问，专心著述，有《寿庐丛书》七十二卷著述传世。当时的文学家、书法家赵熙称赞："其书瑰玮。"王闿运称赞说："诸人欲测古，须交吴伯朅。之英通公羊，群经子集，下逮方书，无不赅贯。""民国"时期，李肇甫在他编修《四川方志简编》中也说："自王闿运来蜀，遂以博学穷经为士林倡，于是乾嘉之学大盛于蜀，一时文人蔚起，鸿硕辈出。廖（平）、宋（育仁）、吴（之英）、张（森楷），尤著令闻焉。"吴之英曾考释针灸经络，与罗绍骥合编《经脉分图》，《续修四库全书总目提要》评为系以说经者说医，而儒者究医，每偏理论，不切实用。吴之英著述较多，有遗著《寿栎庐丛书》刊行于世。

张本元

张本元，清代四川犍为县人，后迁临邛（今四川邛崃）。从同邑梅子元习医，得百岁僧人赠梅氏《针诀》一帙，能医，善针法。邻人张氏妇难产，数日间举家惶怖无措，本元至，命妇人去履及亵衣，一针而子下。疟疾头痛者，刺腓而痛止。又有为人治痨，针其脊，效亦良好。名闻于邑，时有"神针张本元"之誉。本元所用针或尺长，或寸许，七十余枚，用则取诸含口中。其卒后书亦佚，术乃不传。

章汝鼎

章汝鼎，字玉田，清代四川合州（今合川）人。生于世医之家，祖、父皆业医。早年习举业，应童试不就，弃儒攻医。后发家藏医书，穷究医理，时其父已故，遇疑义则求教里中名医朱正立、徐回春等。造诣日深，贯通医理，遂悬壶于乡，善用针灸疗疾，有医德，凡贫苦者延诊必先往，且不受谢仪。撰有《针灸大法医论》一书，阐发"治病之法，以针灸为先"之理。

二、代表著作

《针经》

《针经》，汉·涪翁撰，已佚。涪翁是见诸正史的第一位川籍医家，涪翁及其弟子对我国医学，特别是对四川中医、针灸学的传播和发展，做出了不朽的贡献。其著有《针经》《诊脉法》，传播于门人。《针经》一书，著于公元1世纪的东汉光武时期（25～57）。在此以前，扁鹊采用了针灸疗法，《黄帝内经》中也有关于针灸的内容，但不是针灸的专著。考现存之《灵枢经》与《九卷》《黄帝针经》（《针经》）当是同书异名，而后世诸多医家称《灵枢经》又名《针经》，此《针经》应是指《黄帝针经》，有别于古《针经》和涪翁所著《针经》。因此，涪翁的《针经》显然与《灵枢》无关，而是不属于《黄帝内经》系统的另一著作。然至唐代时，涪翁所著之《针经》已亡佚，其内容、卷数皆无人知晓。

《针灸心法》

载杨体仁《一壶天》中，主要论述针分八法五门、针分十四法，非在呼吸而在手指，续命针、神针补泻总法、八法交会歌、八脉交会八穴等歌，十二经脉、奇经八脉主病歌，百会、上星、神庭等穴位的定位及主治功能。强调补泻之法，妙在操作手法。

《针灸全生》

《针灸全生》，三卷，又名《同人针灸》（图12-3）。清·萧福庵（号学正道人）辑撰，成书于清道光四年（1824）。择录《针灸大成》《类经》等书，并增入所绘全身经穴总图及十二经穴图而成。书中卷首载经络腧穴定位，列全身及任脉、督脉、十二经脉穴位图22幅，并附有经穴分寸歌；卷一、卷二按部位载各科150余种病证的辨证分型、针方灸方、针灸忌宜，以诸风、伤寒、厥逆、虚劳、血证等为主，乃萧氏参合前贤经验再结合其论治经验而成。其内容较为传统，但著者少有解读发挥。锦城文殊院本圆易名《同人针灸》刊行。现存有清道光十一年刻本、道光十二年读书堂刻本、同治八年贵文堂刻本。

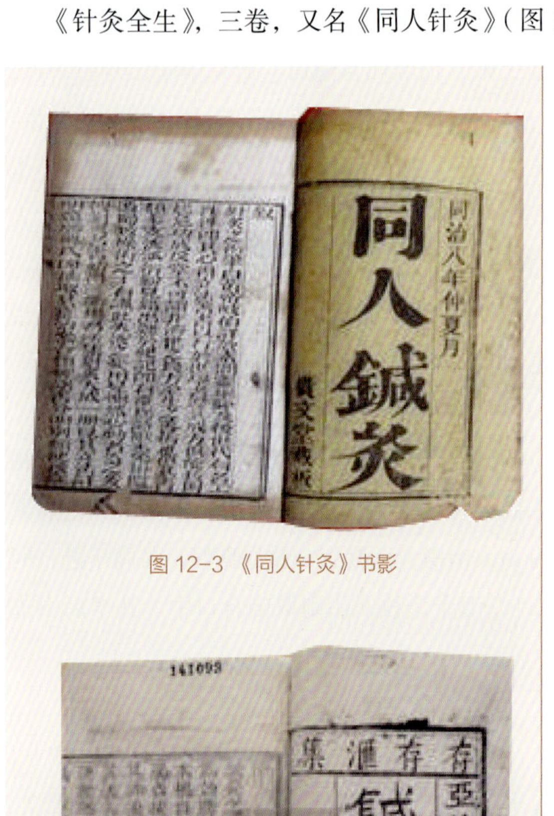

图12-3 《同人针灸》书影

《针灸便览》

《针灸便览》（图12-4），一卷，清·王锡鑫撰，刊于清道光三十年（1849），由其子王芗廷协助校订。系王氏辑《铜人》《针灸大成》诸书针灸精要，加以分类合编而成，目的是利于后学诵读便览。书中主要内容为周身经穴图、十四经经穴图、腧穴定位、针灸歌诀及针诸杂病方。其中，腧穴定位为十二正经及任、督二脉腧穴定位；针灸歌诀包括十四经穴分寸歌，以及从历代著名医书中拣选的其他针灸歌诀26首；针诸杂病方为作者参考《针灸大成》，并总

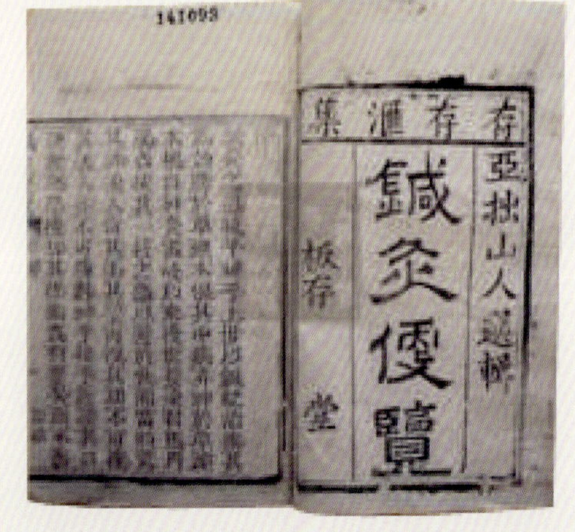

图12-4 《针灸便览》书影

结自身临床经验而作。王锡鑫认为“劫病之速，莫先于针”，对自己的撰写目的和方法进行了透彻说明，这在当时具有很强的代表性。该书收载了针灸学基础、针灸歌赋、临床证治等内容，主要以图解和歌诀形式介绍针法要领，内容通俗易懂，对清末四川针灸学的普及做出了较大的贡献。现存两个版本，以“清道光三十年庚戌魏良久刻本”为较佳版本。

《经脉分图》

《经脉分图》，四卷，清·吴之英撰，刊于1900年。该书收载各经脉（正经、奇经）的图像、腧穴，《内经》有关经脉的原文及考证。在腧穴考证方面，作者以《内经》《难经》《甲乙经》等书为根据，首载十二经脉及奇经八脉图共20幅图，辑会经文，次38论，对历来经络文献中的腧穴名称和排列次序重予调整，以《内经》作为穴位归经的标准。他认为背俞穴和募穴与其脏腑相应的经脉联系密切，因而将十二正经的所有俞、募穴均纳入了各自所属脏腑的对应经脉，其主张多与一般针灸文献有所不同，具有一定的独特见解，也有认为图论皆取简易，便于阅读。现存有《寿栎庐丛书》本。

《针灸便用》

《针灸便用》，清·苏元箴（右铭）撰，刊于光绪三十二年（1906）。此书系苏氏记述其友张希纯针灸临床经验并绘图而成。首载治方，介绍腋臭、耳聋、胞衣不下、簇病、黄水疮等证用方；次述瘫疾、牙痛、噎膈、癖积、肩背、腿足麻木等临床各科病证针灸治疗法，每病以病名为纲，下述取穴及部位，复以图示，颇便后学；再次载述180余种药物之性味、功能、主治。现存有文西堂初刻本。

《隋本黄帝内经明堂》

《隋本黄帝内经明堂》，廖平撰，三卷，刊于1921年，系《六译馆医学丛书》之一。首辑《隋本黄帝内经明堂序》及其卷一，继列廖氏辑录的《黄帝内经太素》篇目及《灵枢隋杨氏太素注本目录》《素问隋杨氏太素注本目录》，再辑清·黄以周《黄帝内经明堂序》《旧抄太素经校本序》《黄帝内经九卷集注序》《黄帝内经素问重校正序》《图书集成医部总目表》及元·丘处机《摄生消息论》。其中《灵枢隋杨氏太素注本目录》《素问隋杨氏太素注本目录》是将现存《灵枢》《素问》与《太素》相关篇目进行参校，在黄以周四篇序后加按，肯定黄氏校补《内经》之力，同时论及古代《内经》校注传本渊源及特点。

《十二经动脉考》

《十二经动脉考》，廖平撰，成书于1914年，系《六译馆医学丛书》之一。其动脉经穴表参考《类经》《医宗金鉴》《人镜经》《经穴纂要》等撰就，与《诊骨篇补证》《中西骨络辨正》《诊筋篇补正》合为一册。

《诊筋篇补证》

《诊筋篇补证》，廖平撰，《六译馆医学丛书》之一，刊于1914年。以杨上善《诊筋篇》为基础，辑录自《图书集成》的《筋门》，兼引《素问识》《灵枢识》注释，再加以补证，列十二筋病表，是有关十二经筋循行、病证、治疗的专论。

《中国针灸医学》

《中国针灸医学》，尧天民撰，刊于1935年。该书著者尧天民（图12-5）于四川针灸医学讲习所学习后，在永川创办中国针灸学校，“上溯灵枢诸书，旁搜人体生理病理，兼取历年研究所得”，结合自身临床治疗经验编纂本书。《中国针灸医学》分经穴、主治、针法、灸法、小儿推拿、外科药物等篇，为永川国医学校教授针灸课程讲义。本书在汇集整理经典的同时，又参合近世生理学和解剖学内容做了一定发挥，从疾病分类、描述，到腧穴的主治、定位、刺灸原理阐述等，都渗透了西医学说。且绘图精细，标穴清晰，并引入西方医学解剖图说明腧穴定位，这应该与当时的中医科学化社会背景，以及其积极探索，不断求新，力求针灸理论有所突破有关（图 12–6）。

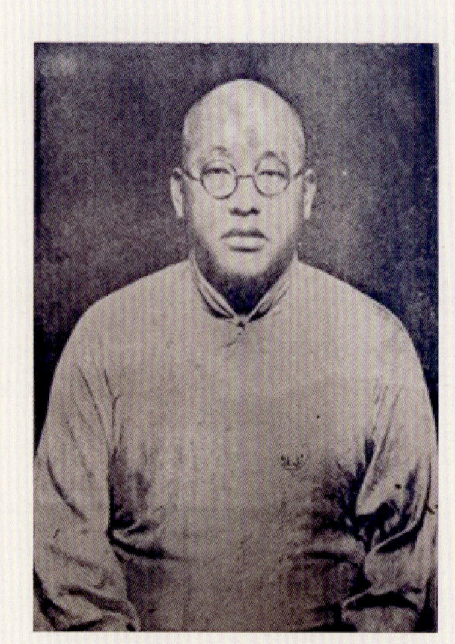

图 12–5　尧天民像

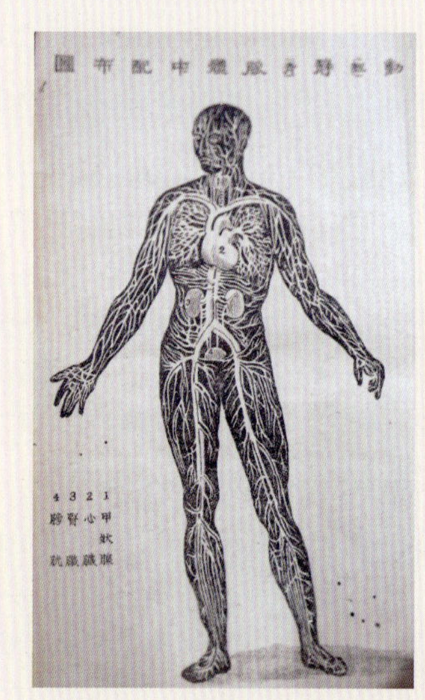

图 12–6 《中国针灸医学》“动（经）静（青）脉体中配布图”

《经脉穷源》

《经脉穷源》，王仁叟著，成书于 1930 年，为《新中医五种》之一，包括经脉穷源、三阴三阳合十二经解、脉诀真伪论三部分内容。“经脉穷源”认为三阴三阳可证脏腑寒热盛衰，六部脉可验人身气血强弱；“三阴三阳合十二经解”就十二经脉分属、特点、循行及其表里、阴阳、层次等，通过问答予以解答；“脉诀真伪论”反对寸口诊法及其脏腑分属，对八纲脉进行了重点讨论。

此外，清・何仲皋著《经穴考证》四卷，刊于清光绪三十年（1904）。

三、学术特点

四川针灸早在西汉时期便取得了可观的医学成就，涌现出以涪翁为代表的一批从民间名医到官拜太医丞的针灸医家，但年代久远，著述均已亡佚，故其学术思想无以归纳委实可惜。但仍可从《后汉书》等文献的只字片语中窥得一二，史载郭玉尝与帝论医，谓：“医之为言意也。腠理至微，随气用巧，针石之间，毫芒即乖，神存于心手之际，可得（意会）而不可言传也。”（《后汉书・卷八十二》）郭玉认为针者当安神定志，凝神于心手之际，方能“随气用巧”于至微之腠理，针石之间不得有毫芒偏差。这一认识恰如《内经》所言：“粗守形，上守神。神乎神，客在门……粗守关，上守机，机之动，不离其空。”直至今日，施针者重视守神之律仍被现代医家所尊崇。然四川针灸虽在针灸发展史上占有先机，但此后数百年并无川籍针灸医家著作传世。直至清朝年间，四川针灸学的发展趋势为“由博返约”，朝向简单、安全的方向发展。

（一）源远流长，独具特色

绵阳西汉人体经脉漆人和成都老官山汉墓经穴漆人的发现，在四川乃至我国针灸发展史上具有标志性意义。分析其描绘的内容，先看绵阳西汉人体经脉漆人所描绘的经脉图，其较之于长沙马王堆《帛书·灸经》及《内经》的有关记载，有其自身的特点：一是有经脉无穴位，动摇了一般认为“先有穴位后有经络”的推断，再结合长沙马王堆出土的《帛书·灸经》也只有经脉而无穴位的记载，表明我国早期的经络与穴位记载或分别发展。二是缺少足三阴经的描绘。《内经》对足三阴经循行路径有详细的记载；《帛书·灸经》虽有记述但内容简略；绵阳漆人则完全没有足三阴经的描绘，据此推测足三阴经理论的形成可能晚于其他经脉。三是循行路径与《内经》存异。绵阳漆人所绘的经络路径，均到头为止，并不与胸部相连；虽直观地表现出经脉的循行路径，然因没有文字说明而难以确定经脉循行的起止点及方向；虽反映出经脉的交会和分支多达 20 余处，但主要集中在头部两侧和手及手臂的外侧，且范围较《内经》局限；经脉循经路径在躯干、四肢主要表现为直线循行，在头部则除直线循行外还有转折。这些对经脉的描绘，与后世依据《内经》记载而绘制的经脉循行图有明显的不同，推测其可能是比《内经》更早的经脉理论的反映，抑或是在四川地区存在的有别于《黄帝内经》系统的另一理论体系，具有明显的巴蜀特色。

汉代四川，地居僻处，与中原联系交流不便，其对针灸医疗经验的总结及针灸理论的形成，必然会带有浓厚的巴蜀地方特色。经脉漆人所描绘的经脉图，既是这种具有地域特色的早期四川针灸理论的客观反映，又是医家对早期经脉学说认识的客观载体。史料记载的汉代四川医家，仅寥寥数人，《后汉书·郭玉传》中记述的涪翁，据考从事医事活动的地域正是经脉漆人出土的绵阳涪水一带，因此将漆人与涪翁的史迹联系起来分析，可知漆人的发现绝不是孤立的偶然事例，它应是汉代四川地区具有代表性的典型医学文物，反映了汉代四川地区针灸学的面貌和成就，涪翁的《针经》和针灸学成就很可能就是承袭以漆人为代表的四川古代针灸学成就发展演变而来的。

成都老官山汉墓人体经穴髹漆人，高约 14 厘米，它比绵阳经脉漆人更为精致、完整，推测其雕刻年代与绵阳经脉漆人相当或稍晚。

老官山西汉经穴髹漆人像是迄今为止我国发现的最早且最完整的经穴人体模型，其上标记的红色粗线共 22 条，位于身体两侧，呈左右对称纵向分布，每侧各 11 根，其中正面 5 条，背面 4 条，侧面 2 条，其循行路线与《灵枢·经脉》所记载的十二经脉中的九条经脉较为相似。

阴刻的白色细线共 29 条，包括横行走向的 3 条，纵行分布的 26 条。其中，横行走向的 3 条白线环线大致位于躯体前面乳根水平、季肋水平和脐下 2 ～ 3 寸水平，皆大致绕身体一周。其中，位于季肋水平的白色环线其循行路线与《难经·二十八难》记载的带脉的分布近似，可以视为带脉。纵行分布的 26 条经脉线的其中 1 根位于身体前面正中，其循行路线与《难经·二十八难》记载的任脉循行途径基本相同，可以视为任脉。

经穴髹漆人像上描绘的纵行分布的其他 25 根白线，有一部分与红色线条重合，也部分具有《灵枢·经脉》中经脉循行分布的特点。

经穴髹漆人像上用黄白色描绘的腧穴点清晰可见的共有 119 个，包括双穴 51 个，单穴 17 个。

老官山汉墓除出土人体经穴漆人外，出土的医简中医书《十二脉·相脉之过》和《别脉灸经》为主要论述经脉学说的文献，其研究成果即将公开发表。

众所周知，《黄帝内经》是非常完善的传世文献，马王堆医书是比较早期的医书，而此次老官山出土的医书时间则介于两者之间，是具有节点性意义的考古发现。将经穴髹漆人与一同出土的医书合参，证明在西汉早期四川的中医针灸学已经形成了较为完备的理论体系，只是从内容上看这些理论体系与以《黄帝内经》为代表的主流针灸理论体系之间的关系还有很多值得研究的地方。

（二）由博返约，惠泽后学

川派针灸医家非常重视医学普及教育，纷纷立说著书，编纂了一批由博返约、通俗易懂的针灸读物，惠泽后学。

吴之英撰《经脉分图》，刊于1920年。他收载各经脉（正经、奇经）的图像、腧穴，《内经》有关经脉的原文及考证。在腧穴考证方面，吴之英以《内经》《难经》《甲乙经》等书为根据，对历来经络文献中的腧穴名称和排列次序重予调整，现有《寿栎庐丛书》本。王锡鑫为晚清四川普及类中医著作的代表医家之一，他在本人学习心得和临床经验的基础上选择辑录和改编一些历代医著，如《针灸大成》《医宗金鉴》，认为“劫病之速，莫先于针”，对自己著作的撰写目的和方法进行了详细透彻说明，在当时具有很强的代表性。另外，《医学切要》《存存汇集医学易读》等医著的刊行，对清末四川普及类医学著作的繁荣做出了较大的贡献。

（三）针药一理，针医汇通

明代著名针灸医家杨继洲力倡：“是针灸药者，医家之不可缺一者也。”四川针灸医家对于疾病的治疗，也多以针刺为主，部分采用刺血疗法，并强调针灸与药物的联合使用。

李成举所著《针灸真诠》，认为针灸药物各有所长，针药并用，能取长补短，相互辅佐，从而发挥更好的临床效果。本圆提倡“针灸药并用”的诊疗手段，不同疾病采用相应的治疗手法，如《同人针灸》“瘰疬篇”中载：“灸毕服煎药一剂。”王锡鑫在临证之时对于不同的疾病善于采用相应的治疗方法，因而能获得较好的疗效。如“疟疾：委中出血、金门、隐白、太溪、太冲”，“中风惊痫：用艾火灸囟会，禁针”，“食不下：灸膻中”，“卒心痛：灸足大趾次趾内横纹中各七壮”，“中风不语：灸第三椎并第五椎上各七壮”，“噎膈：灸天突、石关、三里、胃俞”，“梦遗：灸中极、曲骨、膏肓、肾俞”等。同时，在其著作《针灸便览》自序中也提道：“语云：一针、二灸、三服药，此言岂无谓哉……后缓病仍以方药治之，急症即以针法奏效。”从以上治疗疾病的手法和治病主张可以看出，王锡鑫提倡“针灸药”等多种治疗手段并用。

（四）针推灸焠，丰富临床

《针灸大成·诸家得失》云：“其致病也，既有不同，而其治之，亦不容一律。”川派针灸医家重视临床实践，临证时不拘泥一法，灵活权变，丰富了治疗手段。

章汝鼎重视针灸术，尝谓：“古人治病之法，以针灸为先，灸、熨、洗诸法并用。今诸法失传，而专责之汤液，故有邪气隐伏于经络之间，而发为痈疽也。”因撰《针灸大法医论》一书，以阐其道。本圆亦重视民间经验疗法，如《同人针灸》中记载：“腋下狐臭：先剃去腋毛，以定粉搽之，六七日后，其中有一点异者，必孔如针大，或如簪尖，即气窍。用炷如米大，灸三四壮。永不发。”

（五）善治危症，针起沉疴

川派医家尤其清代针灸医家善用针灸治疗危急重症。如本圆在《同人针灸》“中风篇”中记载了初中风的急救针法：在处理不省人事等急症时，立刻用三棱针刺十二井穴，并采用放血疗法，以起死回生。其书末附《集成全身灯火歌》，歌赋中指出邪气抵达气关、命关时各自的选穴方法，并认为此法"治小儿诸风伤寒一切危急之症"。王锡鑫认为"劫病之速，莫先于针……嗣遇谈及针法，如某病一针，捷如奔马，某经一穴，效奏桴鼓"，肯定了针灸在急症治疗中的重要地位。他在《针灸便览》中收录了不少危急重症的针灸治疗方法，如治疗卒死："一切急魇暴绝，灸足两大趾内，去甲一韭叶。"在治疗诸杂病篇中，记录了卒心痛、咽喉闭塞、伤寒发狂、口噤、横生胎死、风痫倒地等多种危急重症的针灸治疗方法。

第二节　医派医家

一、著名学派

（一）叶氏金针流派

［学派概述］

叶氏金针医术起源于清朝末年，由山东泰山僧人圆觉创立并兴起，后传黄石屏氏，黄师术成后传予汉口名医魏庭兰，魏复授业于已故北京中医研究院著名针灸专家叶心清，其胞弟叶德明把金针医术这枝独秀全面继承了下来。叶心清师承弟子 5 人：陈克颜、徐承秋、张大荣、陈绍武、沈绍功；家传弟子 3 人，分别为叶成亮、叶成鹄、叶成源。

流派传承图如下：

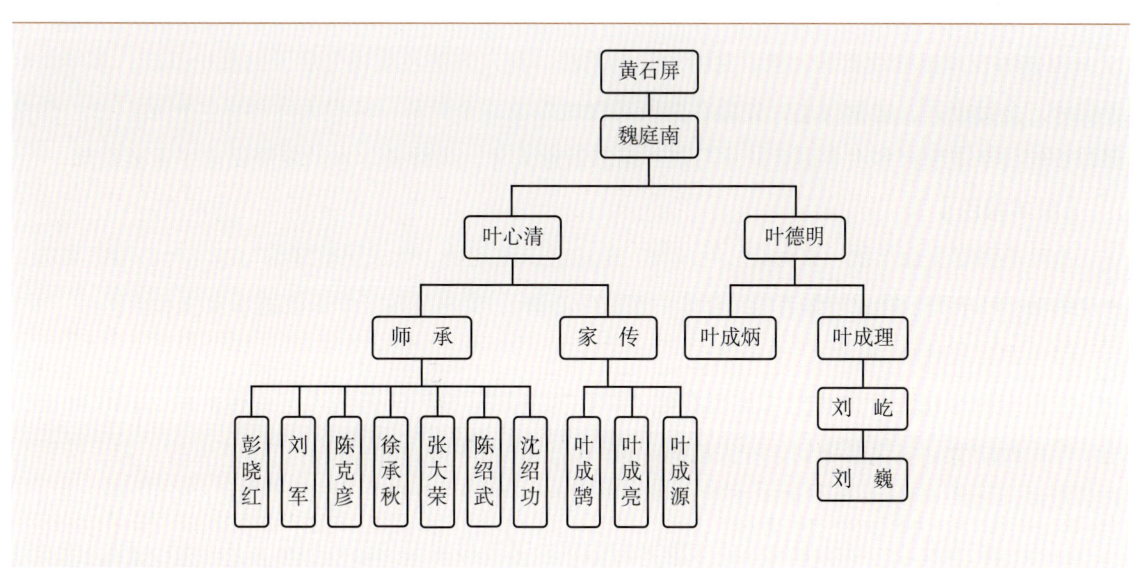

［学派名师］

叶心清（图 12–7）

叶心清（1908—1969），字枝富，四川大邑县人。1921 年在武汉拜名医魏庭兰为师，得其金针绝技真传。1933 年学业结束返回四川行医。在重庆与龚志贤、张乐天、唐阳春等筹组国粹医院。除开业治病外，还招收学员，为中医药培养后继人才。1954 年当选为第一届重庆市人民代表，中医学会委员、中西医学术交流委员会委员。1955 年中医研究院成立时，应邀到京工作。1960 年被选为卫生部先进工作者，1963 年初选为第四届全国政协委员。国家多次派他去国外执行医疗任务，1958 年去阿拉伯也门王国为国王默汗迈德治病，病愈后被誉为“东方神医”；在抗美援越期间多次赴越南为胡志明、黄文欢治病，1964 年获得越南友谊勋章（图 12–8）。叶氏医术独到，对针灸学及中医内科有较深造诣，临床经验丰富，善用金针，享有“叶金针”之美誉。撰有“抢救伪膜性肠炎一例报告”“中医治愈慢性子宫附件肿块一例”等论文。其弟子们根据叶氏的临证经验先后整理成《叶心清医案选》《中国百年百名中医临床家丛书·叶心清》。他十分关心中医事业，积极培养后继人才，先后收徒 8 人。

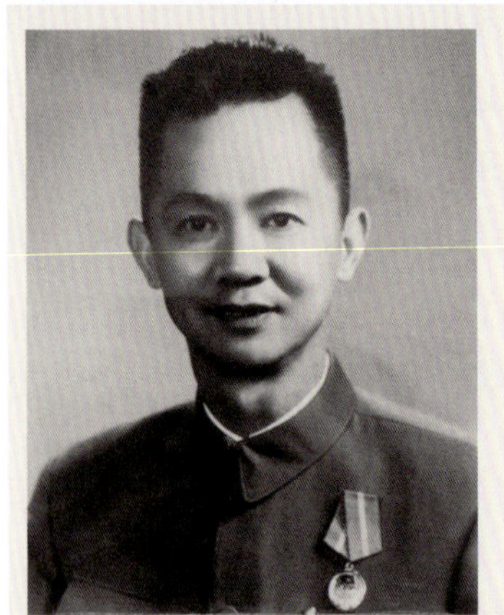

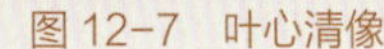

图 12–7　叶心清像

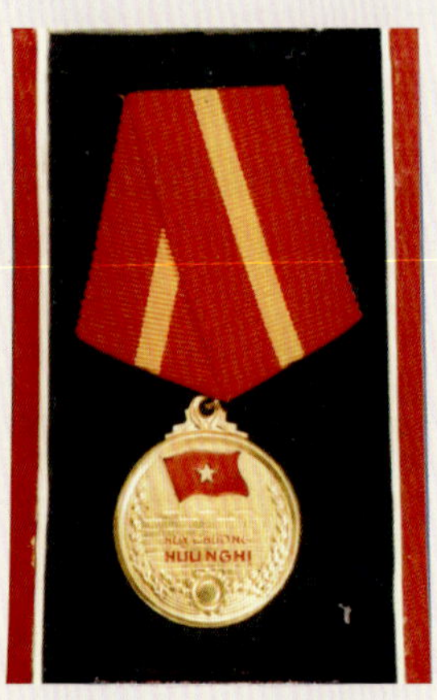

图 12–8　越南政府授予叶心清“友谊勋章”

叶德明

叶德明（1910—2009），系成都市中医医院金针科主任医师，成都市首届名老中医，因善用自制金质毫针而人称“叶金针”，是针灸学特殊门派“叶氏金针”的代表人物。叶德明 12 岁时同哥哥叶心清一道从父亲那儿学到金针真传。20 世纪 40 年代初，兄弟俩离开大邑县董场老家到重庆一家教会医院开诊所。1965 年 4 月被调入成都市公安门诊部工作，1979 年调到成都市中医院。1989 年 11 月退休后在家里继续看病。他以独特的针刺手法、配穴方法及重视先后天的理论基础，多年耕耘于临床，金针度人，造福病患，先后在两所市级医院成立金针科，建设人才梯队，形成门诊、住院部并重的科室规模；多次主讲金针学习班，培养后继人才，为针灸学术的发展做出了重要贡献。

[学术特色]

由叶心清学生徐承秋、张大荣、叶成亮、陈绍武、沈绍功、叶成鹄整理编写的《叶心清医案选》，由沈绍功、叶成亮、叶成鹄编著的《临床中医家叶心清》，突出反映了本流派的学术技术特色。

（1）独特进针法

叶氏金针采用直针法进针（见黄石屏《针灸诠述》），黄氏江西后人已失传此法，现仅叶氏沿用。叶氏所用金针体长而细韧、针尖钝圆，进针时，以刺手拇、食两指持住针体下端，刺手持针与穴位皮肤成 15°～ 30°夹角，押手拇指紧靠并按压针尖及穴位皮肤，同时刺手用力将针尖及针体送入穴位内。此法进针，既适应金针体长细韧的性状，又可尽量避免进针时病员的痛感。押手在进针后，可探知病人的得气感觉，同时又可固定穴位皮肤，压穴以聚经气。

（2）重视透穴，经穴并用

叶氏金针重视透穴，认为以穴为点，以经为线，透穴可点线结合经穴并用，加强疗效。金针透穴，可一针双穴，甚至一针多穴。叶氏金针的透穴可分为本经透穴、异经透穴、多经透穴。本经透穴，即从一个穴位进针，向着同经的穴位或上或下的透刺，如中脘透下脘可健胃运脾，主治中气下陷、脾胃虚弱。异经透穴，即从一经一穴进针，透刺他经他穴，如内关透外关可安神定志兼疏风，主治头痛、耳鸣、心痛惊悸。多经透穴，即从一经一穴进针，透刺多经多穴，如曲池透尺泽、曲泽、少海、小海，主治肘节疼痛、屈伸不利。

（3）针方组穴精专独到，结合快针

叶氏在针灸取穴方面，重视体现中医辨证论治特点，针灸组方亦如中药之立方，有君、臣、佐、使之分，如此，方可取穴少而效力精专。叶氏取穴，一般主穴不超过 4 ～ 5 个，留针候气 30 分钟。出针后，视病情追加辅助穴位，以快针取之。留针与快针相结合，突出了治疗重点，加强了疗效，也最大限度地避免了病人不必要的刺痛，减轻了紧张感。

（4）精于点刺，应用灵活

术者持针，以手腕用力，根据需要施力或轻或重，以皮肤潮红或出血为度，点于穴位或患处，是叶氏对《灵枢・官针》“毛刺者，刺浮痹，皮肤也”的发挥。本刺法适用于小儿不耐受或不配合留针者；或头部、肢体需大面积刺激的部位。轻点刺仅令局部皮肤潮红，使气血聚汇而濡养肌肤；重点刺令血出而邪气散。点刺亦可代替快针刺激辅助穴位，适于不宜强刺激者。较之梅花针，有操作简便、刺激面积可大可小、力度控制灵活的特点。

[传承发展]

叶成亮

叶成亮（1936— ），主任医师，中医专家叶心清之子。1960 年北京医科大学毕业；1960 ～ 1962 年北京中医学院西医离职学习中医班结业；1962 ～ 1978 年在中国中医研究院广安门医院任针灸科医师；1978 年至今，任中国中医科学院西苑医院针灸科主任医师。对神经系统、消化系统及运动系统疾病有较高的造诣，尤其对周围性神经麻痹、三叉神经痛、坐骨神经痛、神经性头痛、偏头痛、中风偏瘫、肩关节周围炎、颈椎病及风湿性关节炎等病有独特的疗效。

叶成鹄

叶成鹄（1936— ），中医专家叶心清之子，曾任广安门医院针灸科主任，中国针灸学会针法灸法研究会副理事长，北京针灸学会理事，联合国卫生组织北京培训中心教授，澳大利亚布里斯本针灸学院理事兼针灸系主任，美国纽约气功、针灸、耳针研究院常务理事兼教授，南美洲中医学会顾问。先后去澳大利亚、泰国进行医疗和讲学。在国内外杂志发表论文 30 余篇。著有《实用灸疗》《神志病的针灸法（西班牙文）》《耳穴诊治法》，参编《中医诊疗常规》。

叶成理

叶成理（1939— ），著名中医专家叶德明之女，协助父亲成立成都市中医医院金针科，任成都市中医医院金针科副主任医师，是成都市卫生局指定的叶氏金针传人。

叶成源

叶成源（1953— ），叶心清之子，从小随父学医，1976 年成都中医学院毕业，长期从事临床工作，曾于四川阿坝州川西林业局职工医院、四川凉山州林业中心医院从医，1989 年调入北京针灸骨伤学院（现中国中医科学院望京医院）任针灸科副主任，2001 年迁往瑞士铁契罗州州立卢伽罗市意大利医院中国传统医学科从医，现任瑞士华人中医药学会会长。

（二）李氏杵针流派

［学派概述］

杵针疗法，为我国道家养生、导引的不传之秘，系道家内丹、导引及河车修炼的有机组成部分。主要为帮助修炼者导引真气、培补元气、纠正偏差、预防并治疗修炼中各类疾病而设。最初由李仲愚的入川始祖李尔绯老太祖公，受此术于湖北武当山如幻真人，后得真人应许，此术始于李氏家族中秘密流传，到李仲愚时为第十四代传人。

流派传承图如下：

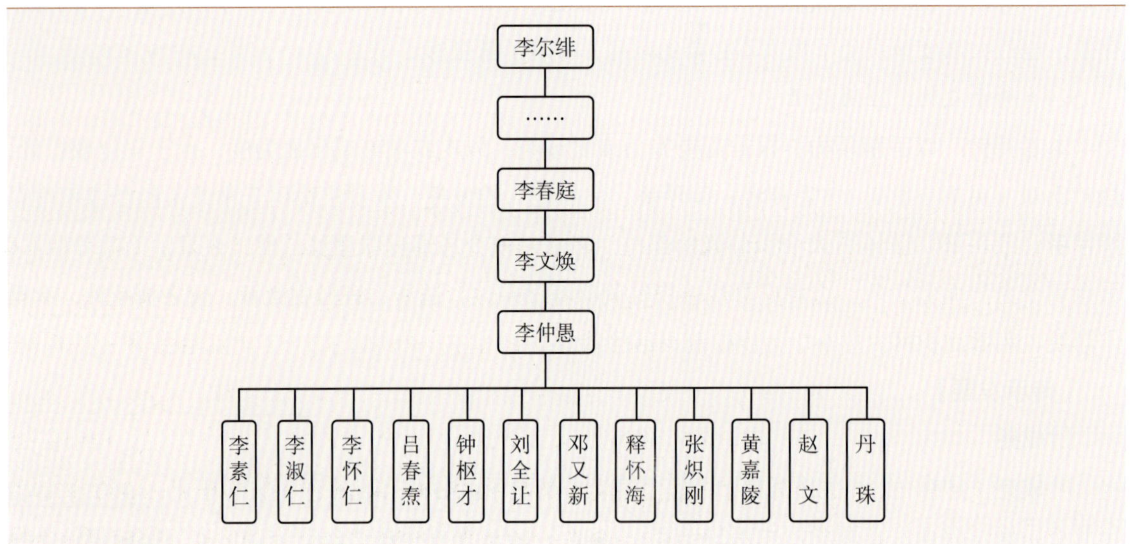

［学派名师］

李春庭

李春庭，生卒年不详，李仲愚祖父，喜儒、佛、老、庄之学，性喜清静，为当地威望很高的居士。在 20 世纪初，鉴于民生多艰，将导引真气的杵针法术，秘密运用于对民众疑难杂症的治疗，并积累了丰富的经验，获得极高的民间声誉，直至百岁后仙逝。

李文焕

李文焕，生卒年不详，李仲愚父亲，自幼亦依家学，学习医学、武功并导引杵针等。20 世纪初，感于民族灾难，慨然从军，先在熊克武部作军医官，以黑膏药、丹药、药酒与杵针为士兵治病，疗效卓著，得士官拥戴，后被授予团长之职。中年后，文焕公退隐家乡行医，进一步研究杵针治疗疑难杂症，并精心培养李仲愚。

李仲愚

李仲愚（1920—2003），四川省彭州市九尺镇人，我国著名的中医学家与针灸学专家（图 12-9）。5 岁入当地私塾攻习儒术，先后从师于当地名儒唐寿山、秦小詹及蜀中盛名的经学家秦育贤。13 岁初入医门，立志传统医道。19 岁考取四川省国民政府注册中医师资格，次年进入成都国医学院学习深造。1950 年，李仲愚任四川省彭县卫生工作者协会主任，彭县人民委员会委员，积极组织个体中医联合起来开办诊所，开展中医诊疗活动。1952 年，于四川省温江地区医生进修班学习西医知识并进行了临床实习，熟练地掌握了现代医学的诊断技术和医疗知识，为其后在中医临床医学的发展创造了良好的条件。1956 年春，正式调入成都中医学院，从事中医、针灸教学和临床工作。1981 年，李仲愚无私将自己祖传治病绝招指针（杵针）疗法公之于众。1984 年卫生部批准成都中医学院附属医院成立针灸指针研究室，以整理李氏的临床经验，开展指针疗法的实验与临床研究，推广李氏的指针疗法。1986 年，该疗法列入国家“七五”重点攻关科研项目，1991 年通过专家鉴定和国家验收，获四川省科学技术进步二等奖、四川省中医药科学进步二等奖。

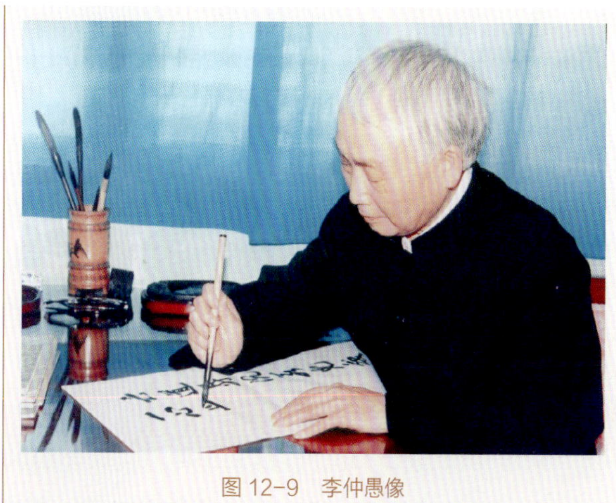

图 12-9　李仲愚像

李仲愚精于脉学，善于针灸、汤药和薄贴，尤善祖传绝技指针、杵针，内外合治，针药互补，治疗疑难杂症，活人无算。著有《气功灵源发微》《杵针治疗学》等专著。因临床、科研工作贡献突出，1991 年被国务院授予“有突出贡献专家”称号。

[学术特色]

（1）针具独特，人文关爱

杵针以铜为基本材料制作，本身有一定的重量，加上治疗时医生施用一定手法，治疗疾病时，针具不刺入皮肤肌肉，无疼痛损伤之苦，无交叉感染之虑；工具制作简单，手法简易，操作简便，兼针刺与按摩之长，老弱妇孺无忌。既避免了畏针人群的恐惧感，又根绝了感染的可能，因此在临床应用中受到广大患者的欢迎。

（2）以布阵代替配穴

杵针常用的几组布阵有泥丸八阵、风府八阵、大椎八阵等，其实，人体全身的相关部位都可以布阵，比如人的耳朵可以布阵，人的眼睛也可以布阵，人的鼻子、口腔、腹部和肢体均可以布阵。因人体的经络是立体的，有如生物电磁波与光色的连接。所以，杵针布阵，绝不怕此阵与彼阵联通，也不怕此阵与彼阵重复。

（3）选穴精简，临床施治方便

杵针不仅具有取穴的方便，又有选一定的河车路与八阵穴统治一类证候的方便。则不论其细微的辨病清不清楚，只要判明阴阳，即可选补、泻、平补平泻之法，将治病和强身统一起来，切实提高临床疗效。且除八阵穴与河车路以外，其他选穴都很精简，还可选配奇经八脉交会穴及十二经的原穴、络穴等，临床应用方便。

[传承发展]

钟枢才

钟枢才（1941— ），李仲愚之婿，主任中医师，全国首批名老中医药专家李仲愚学术经验继承人，临床擅长以针灸（杵针、指针）和汤药治疗内科杂病。曾协助李仲愚完成了《杵针治疗学》《气功灵源发微》《李仲愚临床经验辑要》的整理出版工作，著有《杵针学》等。曾在成都中医附院针灸科及针灸学校任职。

张炽刚

张炽刚（1948— ），高级工程师，李仲愚私淑弟子，因其夫人黄嘉陵女士 20 多年襄助李氏翻译之故，拜师李氏，并得李氏内功、导引、指针、杵针、佛学与道学真传，具拙火成就，传授欧美弟子甚多。

刘全让

刘全让（1950— ），主任中医师，1976 年毕业于成都中医药大学，全国首批名老中医药专家李仲愚学术经验继承人。就职于成都中医药大学附属医院，从事中医医疗、教学、科研工作多年，长于治疗内科疑难杂病，亦擅长运用针灸治疗耳聋、偏头痛、中风瘫痪、痹证等疑难病证。

李素仁

李素仁（1951— ），李仲愚次子，主任中医师，毕业于成都中医学院，跟随父亲李仲愚学习中医。从事中医工作多年，在继承李仲愚临床经验的基础上博采众长，擅长将针、灸、角、砭、膏、丹、丸、散等传统医疗手段灵活的结合运用，善治内科、神经科等疑难杂病，尤长于治疗各类痛症，如痛风、三叉神经痛、坐骨神经痛等。曾在四川省中西医结合医院针灸科任职。

释惟海

释惟海（1960— ），毕业于成都中医药大学，先依止李仲愚学习医学与佛学，毕业后在青海中医院工作。后于普陀山出家，闭关十年修炼，任紫竹林方丈。以中医学与佛学积累，著作《五蕴心理学》，在海内外佛教界具有较大的影响力。

赵文

赵文（1963—2016），主任中医师，成都中医药大学教授，四川省中医药科学院研究员，成都市卫生计生委副主任，李仲愚传人。出生医学世家，1985 年始至 2002 年，侍李仲愚学习传统医道，尽得导引、杵针、薄贴、汤药（经方）传承。其间，还师侍刘立千、李孔定、杨思澍诸明师，学习传统中医、道医、藏医并儒、释、道三家之学，著有《宗教与中医学发微》等。

（三）巴蜀针灸学派

[学派概述]

巴蜀针灸学派是成都中医学院成立之初，巴蜀地区著名针灸医师或长期行医于巴蜀之地的针灸医家在组建的针灸学科中逐步发展壮大的集教学、科研和临床为一体的学术流派，为四川、西南地区乃至全国培养了大批针灸学人才，也是在全国具有影响力的国家级重点学科。

吴棹先
蒲湘澄
杨介宾
蒲英儒
梁繁荣
杨运宽
李瑛
曾芳
吴曦
罗琳

学派传承图如左：

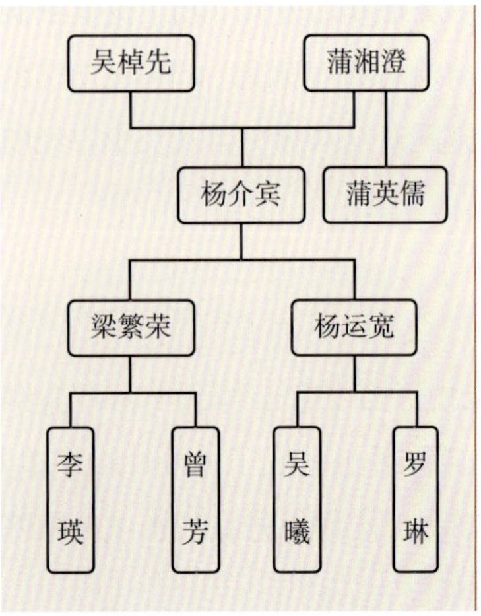

[学派名师]

吴棹仙

吴棹仙（1892—1976），作为四川颇有名气的医经专家、针灸学专家，由于其 1908 年在“重庆官立医学校”师范班深造期间，得针灸专家许直乃针法秘传，多年后成为知名针灸专家。1955 年底作为“特邀代表”参加全国政协会议，向毛泽东主席献《子午流注环周图》。1956 年，成都中医学院建院，聘吴棹仙为针灸教研组主任。1963 年，全国中医教材审编会议在江西庐山召开，吴氏为全国四位特邀中医顾问之一。在针灸方面，吴氏的著作有《子午流注说难》，集中体现了其学术思想。他善于运用子午流注、灵龟八法的理论，按时开穴进针，同时辨证用针，采取不同的针刺深度和手法，其“子午流注环周图”，至今仍在应用。吴氏在《子午流注说难五脏五输六腑译义》中除了讨论五输穴外，又在书末附上五输穴即景诗，更便于记忆。其突出针刺手法的重要性，提出了观察针刺穴位周围红晕，使催气有可操作性。同时还提到呼吸与针刺同步进行，并根据病证的不同、施针时间、男女病患体质差异等来辨别寒热，从而采取不同的针刺手法。

蒲湘澄

蒲湘澄（1900—1961），字有吉，男，四川省射洪县人（图 12–10）。出生于中医世家，16 岁习易医天文地理，攻读《内经》《难经》《伤寒论》等著作。20 岁游川陕甘鄂，拜名师学艺，尤精于针灸。1933 年，红四军所在地四川通、南、巴地区疫病流行，与其父组织了 19 人的“医疗救济大队”，前往救治，为百姓和红军义诊送药，直到疫情缓解。1940 年，协助其父在家乡办慈善医社，先后研制了治霍乱的济世丹，治疮疡的白云丹及复明如意丹。1932 ～ 1939 年，曾 4 次组织戒烟社（官督私办），为烟民解毒脱瘾。1938 ～ 1946 年，在射洪、绵阳、广元、剑阁等地举办针灸传习所、国医讲习所共 15 期。历任川北戒烟社社长、四川省第十四区民众戒烟医院院长、射洪县立戒烟所主任医师、射洪中医师公会理事长、成都华安中医院院长等职。1939 年撰《中医实验谈》（8 卷），在川北三次印行。1954 年受聘于成都中医进修学校，主讲针灸课程和从事针灸门诊。1956 年任成都中医学院针灸教研室主任。先后聘为全国聋哑人协会会员、中华科普协会会员、中科院四川分院特约研究员等。被选为四川省第一、第二届人大代表。1958 年获卫生部颁发的“继承和发扬祖国医学方面成绩卓著”金质奖章及奖状。1959 年出席“全国群英会”。蒲湘澄毕生致力于中国针灸事业，特别是针灸教育和临床事业，为四川针灸事业的传承和发展做出了杰出的贡献。他认为医易并通，所以医生应探索易学奥旨，阐发河图洛书，并以此解释医学中的一些疑难问题。主要著作有《中医实验谈》《青囊句解》《经方述义》《验方集锦》。20 世纪 50 年代，曾主编《针灸学》《针灸学讲义》等教材，供院内本科班、西学中班及各类进修班学习。撰文有“子午流注学说”“五运六经学说”“灵龟八法学说”“针灸对哮喘和失眠的处理”等，惜未出版，皆作为内部交流使用。

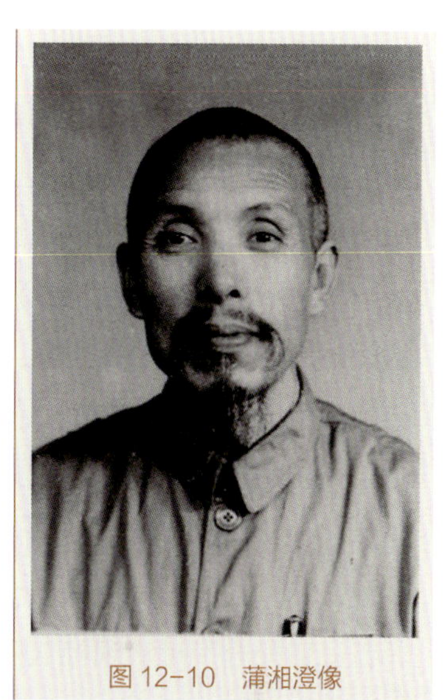
图 12–10　蒲湘澄像

杨介宾

杨介宾（1929—2007），四川省金堂县人，笔名水竹林，教授，博士生导师，首届四川省十大名中医，以临床见长。出身于中医名门世家，幼承庭训，儒而兼医，早年随父杨术全临证习医，精研医典，深得中医要旨。1947 年即悬壶桑梓，临证救危，每获奇效，一时名噪乡里。1950 年参加金堂县卫生工作者协会，并在联合诊所工作，后被聘为金堂县人民医院中医师。1956 年选送到成都中医进修学校学习，1958 年考入成都中医学院师资班学习，1959 年以优异成绩毕业留校执教。在此期间拜蜀中名医吴棹仙、蒲湘澄门下，系统学习了中医经典理论和历代名家著述，并精研针灸、子午流注和灵龟八法等，尽得二位大师的真传，为尔后从事中医针灸专业奠定了坚实的基础。1991年被国家中医药管理局、人事部遴选为继承老中医药专家学术经验指导教师，省级重点学科针灸学学术带头人，享受政府特殊津贴。兼任全国自然科学基金委员会评审委员、全国高等医药院校教材编审委员会委员、全国时间生物医学会理事、四川省时间生物医学会副理事长、省针灸学会理事、四川省教委高级职称评审委员、四川省人体科学研究会理事、成都中医学会常务理事、针灸学会主任委员、《四川中医》杂志编委等职。

[学术特色]

（1）重视经络和脏腑气血关系

巴蜀针灸学派重视气血理论在针灸学中的应用，认为人体生理活动离不开气血，因而用针灸治病的主要机制就是通过经脉穴位来调节人体的气血，使之畅达和平。蒲氏、杨氏均从经络病机入手，从人体脏腑经络相关的生理功能推测和阐释疾病的病因病机与转归创立了经络病机学说。认为不仅要从经络循行分布、气血运行变化来立论，而且要注重经络与经络的联系，横向参合脏腑理论、气血津液理论和病因学说等才能全面准确地认识疾病，抓住疾病的本质，掌握疾病的发生、发展及变化规律。

（2）强调针灸治病特色

杨氏很注重古人提出的“气至而有效”“气至病所”的观点，在古医籍的提示下，着眼于“治神”，认为“治神”有两方面的含义，其一是指医者聚精会神，即医者要郑重其事，慎守针下之气而勿失，其二是指病人静心意守病所，即在施术时令病人专心致志，用意念引导经气到达病所。此二者密切配合，可出现经气随意念循经直达病所，即“神行则气行”，也就是“意守感传”之法。蒲氏认为，临证须掌握针灸各自特长，根据病情或针或灸，或针灸结合，对症施法，避短扬长。对于针刺深浅，蒲认为需灵活掌握，盖因针刺深浅关系到治疗是否中病。对于针刺的补泻，蒲氏认为《灵》《素》之言最为朴实，于下针，常用揣、爪、进、循、摄、搓、捻、弹、刮、摇、扪数法；而补泻，唯取烧山火、透天凉、青龙摆尾、白虎摇头、苍龟探穴、子午捣臼诸种。此外，蒲氏十分推崇呼吸和迎随二法。

（3）临床讲究选穴配方

蒲氏在选穴配方方面积累了丰富的经验，他在《内经》“以手按之，立快者是也”的基础上发展了“按穴病除为真”的取穴方法。注重循经取穴和常用背俞穴，是蒲氏用穴组方的又一大特色，认为这种方法“简切明了，便于施用”。杨氏则素以配方严谨、选穴精专、运巧制宜著称。配穴方面，主张用正统的配穴方法，善用担截配穴法和同名经配穴法。担截法是一种上下单双配穴法，具体是取肢体两侧的同名穴称担刺法，取一侧的称截刺法，取上肢称上担上截，取下肢称下担下截；亦有在经两端取穴为担刺法，中间取穴为截刺法。一般病在脐上者用上担下截法，病在脐下者用下担上截法。对于表实阳热、风毒疫邪所致的病证，杨氏认为只有运用刺血疗法，才可能祛除实邪，达到邪去而正安的目的，在临床上只要辨证准确，尽可大胆运用，确能每获良效。

[传承发展]

蒲英儒

蒲英儒（1929—1993），男，四川省射洪县人。蒲氏家族乃中医世家，蒲松荣、蒲湘澄、蒲英儒祖孙三代皆名医。蒲英儒自幼耳濡目染，立志问道岐黄，继承祖业。10岁便学习中医知识，16岁随其父侍诊，18岁独立行医，以其精湛医术闻名于射洪县。1955年3月被聘为射洪县卫生协会针灸班专任教师，同年11月进入四川省成都中医进修学校学习，1956年于成都中医学院任教，曾任成都中医学院针灸教研室主任、教授、硕士生导师，四川省针灸学会委员。曾在四川省卫生干部进修学院任教并任卫生院院长，天津中医学院针灸函授学院顾问，全国针灸教材工作会议五人组领导成员，《中国针灸荟萃》编委，子午流注研究小组顾问，中国针灸学会临床研究会理事，中国针灸专家讲师团教授等。蒲英儒为中医的传承和发展做出了杰出贡献，特别是在中医院校成立之初为成都中医学院针灸学科建设及全国针灸事业做出了杰出的贡献。撰写了“养身要旨启玄”“略谈得气的体会”“灸论”，参编《针灸学》《中国针灸荟萃·腧穴》等多部著作。撰有《养身要旨启玄》，详细介绍了坐立功，通过呼吸、调气、凝神、炼气、保精等达到以意丹田、气海之功，并附有简便易行的卫身十一则。养身要借形养气，借假炼真，养身的根本问题乃为修真炼气，聚精、气、神三宝归根，最终阴阳合一，性命归宗。治病善于运用毫针刺、艾灸、三棱针放血、中药等综合疗法，针刺手法常常是补中有泻、泻中有补，具体体现在：

（1）强调针刺疗效的关键在得气

蒲英儒总结出影响得气强弱迟缓的因素有人体的敏感性强弱、针刺幅度大小、手法的轻重、疾病的寒热虚实、穴位的所在部位等。对针感与效果之关系也颇多体会，认为可根据针刺后针下感觉调整针刺深度、补泻方法、留针时间、是否选用灸法等。

（2）善于应用三棱针

蒲英儒认为三棱针运用也是针灸重要的组成部分，其功效主要是抗炎消暑、行气止痛、醒脑开窍、潜阳息风、清热解毒、活血化瘀、安神宁心等。他认为三棱针主要用于治疗实热疾患、扭伤、急救等，只要辨证准确，方法恰当，就可以收到比较理想的效果。他还特别强调三棱针在人体各部位操作的方法。

（3）综合运用灸法

对于灸法，他认为以理、法、方、穴为指导，因人、因时、因地不同，灸法补泻、壮数多少及大小、时间长短也不同。总的来说，应遵循“寒则温之，陷下则灸之，宛陈则除之”这一根本原则，将人的机体状态、穴位特性、手法操作等与灸法结合起来。

杨运宽

杨运宽（1948— ），中共党员，教授，博士生导师，第五批全国老中医药专家学术经验继承工作导师。曾师从余仲权、关吉多等针灸名家，并作为第一批全国名老中医药专家学术经验继承人，师从全国名老中医、四川省十大名中医杨介宾。在系统全面继承老中医学术经验的同时，结合自身临床实践，总结出一套行之有效、便于推广的临床经验，其杨氏贴棉灸作为特色疗法，以良好的疗效在各类推广活动中获得广泛认可，先后受邀参加全国第六届针灸特色疗法——西南特色疗法展示大会、四川省针灸年会、第二届环球杯全国针灸特技演示大会等，并在第二届环球杯全国针灸特技演示大会上获二等奖；在杨运宽43年的针灸临床实践中，总结出众多经验穴，在辨病的基础上应用，取得良好效果；2012年，杨运宽成为第五批全国老中医药专家学术经验继承工作导师，指导学术继承人2名，指导并培养博、硕士研究生23人，培训针灸医生100余人。主持国家“十一五”

科技支撑计划重点项目课题“不同针灸方法治疗带状疱疹优势方案筛选的临床研究”、国家自然科学基金课题“艾灸促进 DM 性 ED 大鼠海绵体 RhoA/Rho 信号调控通路机制研究”、国家中医药管理局临床诊疗技术研究和整理课题“杨氏贴棉灸治疗神经性皮炎临床 RCT 研究”等七项课题。其研究治疗带状疱疹的方法已经形成了“针灸治疗带状疱疹操作指南”和不同针灸方法治疗带状疱疹优势筛选方案，出版了《不同针灸方法治疗带状疱疹操作光盘》与卫生部医学视听教材《火针疗法及其应用》光盘，为临床教学提供了宝贵的资料。出版了《常见病中西医最新诊疗丛书·带状疱疹》等 6 部著作，公开发表文章 37 篇。其成就体现在：

（1）扩大铺棉灸

铺棉灸作为外治法的一种，其治疗原理是通过棉片燃烧产生的局部高温，使皮损处的致病菌变性坏死，同时灸热的不断渗入，加快皮肤局部血液循环，提高机体的免疫力，减轻并消散病灶局部的水肿及无菌性炎症，从而达到止痒、止痛的功效。杨运宽在临床实践中，针对神经性皮炎、湿疹、带状疱疹等不同的皮肤疾病，采用铺棉灸结合体针、皮肤针、刺络拔罐、梅花针等方法，取得了满意的临床疗效，因其具有材料简单、操作简便的特点，现在皮肤科、针灸科广泛应用。

（2）系统研究带状疱疹综合治疗方案

杨运宽研究形成了具有特色的带状疱疹治疗方案。在针灸治疗方面，急性期以子午流注针法为主导（包括纳甲法、纳子法、子午对冲及灵龟八法等），结合阿是穴点刺加铺棉灸方法，疗效显著；带状疱疹后遗神经痛期采用体针加叩刺拔罐法，并灵活应用围针刺、梅花针等，形成了临床疗效较佳的复式针灸治疗方法。在中药治疗方面，急性期采用清热解毒、疏风解表除湿的普济消毒饮加减；在后遗神经痛期，辨证使用疏肝理气的柴胡疏肝散和活血化瘀的桃红四物汤。

（3）巧治失眠

“胃不和则卧不安”，杨运宽认为，因胃不和而导致的失眠大多是因为肝气过旺，克制“所胜”之脏太过所致。临床中创立调肝和胃安神法治疗失眠，选取泻太冲，补足三里，头部选取印堂、本神、百会穴平补平泻法，疗效显著。

梁繁荣

梁繁荣（1956— ），湖南省安化县人，教授，博士生导师，国家重点学科针灸推拿学学科带头人，国家中医药管理局经穴效应基础临床重点研究室主任，全国优秀科技工作者，享受国务院特殊津贴，《针灸学》国家级教学团队、国家级精品课程负责人，国家重大基础研究“973”项目首席科学家，四川省有突出贡献优秀专家，四川省学术技术带头人。先后任国家自然科学基金委员会中医中药学科评议组成员、国家中医药科技进步奖评审专家、中国针灸学会副会长、四川省针灸学会会长、成都中医药大学针灸系主任、针灸推拿学院院长、针灸推拿研究所所长、成都中医药大学医药研究院副院长、成都中医药大学学术委员会副主任委员、成都中医药大学副校长、校长等职。1977 年毕业于湖南中医学院医疗系。1984 年考入中国中医研究院攻读针灸学硕士，1987 年毕业获学位后调入成都中医学院工作。1991 年拜杨介宾为师，系统跟师学习名老中医临床经验 3 年，1994 年获出师证书。长期从事针灸基础、临床研究工作，先后主持两项国家“973”计划项目、国家自然科学基金重点项目、面上项目等课题 39 项，在针灸穴位研究、针灸方法学创新、针灸临床水平提升、针灸创新人才培养、针灸国际化发展等方面做出突出成绩，获得国家科学技术进步二等奖 1

项、国家教学成果二等奖 1 项，部省级科技进步一等奖 4 项、二等奖 4 项、三等奖 2 项，部省级教学成果一等奖 4 项、二等奖 2 项；发表学术论文 421 篇，其中 SCI 源刊论文 85 篇、第一或通讯作者 61 篇、最高影响因子 12.03；主编国家级规划教材 8 部、学术专著 7 部，获得授权发明专利 15 项、实用新型专利 17 项、计算机软件著作权 2 项；培养硕博士研究生 134 人，包括全国百篇优秀博士论文奖获得者，被公认为国内外针灸研究领域的领军人物之一，做出了如下成就：

（1）证明经穴效应的特异性

"经穴效应是否存在特异性"是近年国际针灸学术争论的焦点，梁繁荣连续两次牵头国家"973"计划项目，运用多学科研究方法，率先系统证实了经穴效应存在特异性，并发现其具有相对性、循经性、持续性和条件性等规律；发现经穴效应特异性与穴位状态有关，其特异性效应在病理状态时被激活；发现针刺引起胶原纤维形变，进而通过 TRPV2 离子通道引起肥大细胞脱颗粒，是针刺激发经穴效应特异性的关键始动信号；发现穴位局部组胺、腺苷等含量增高，是穴位效应产生的部分物质基础；发现针刺穴位信号的中枢整合及对疾病关键代谢产物的影响具有显著的靶向特征。研究结果发表在 Gastroenterology、CMAJ、AJG、Headache 等杂志上，受到来自全球 20 个国家或地区、358 所科研机构的关注，被 Nature Reviews Neurology、Gastroenterology&Hepatology、The Lancet Neurology、BMJ 等引用转载，被 Elsevier、路透社 Reuters Health、BBC 等专题报道，被 Medscape、Facultyof1000 推荐阅读，6 篇论文进入 ESI 高被引论文前 10%，得到国际学术界的普遍认可，在国际上产生了巨大影响。

（2）用新技术推动针灸发展

梁繁荣率先将循证医学理念和方法与针灸学融合，牵头成立了中国针灸学会循证针灸专业委员会，创建了以针灸证据为核心的循证针灸研究方法体系，出版《循证针灸学》专著，构建了针灸临床研究质量控制体系，规范了针灸临床试验"设计—实施—监查—报道"等多个环节，在 Trials、eCAM、BMJ Open、Chin J Integr Med 等杂志上发表了一批高水平针灸临床研究方法学论文，基于以上方法的临床研究结果发表在 CMAJ、Aliment Pharmacol Ther、Headache、JPain、PLoS ONE 等杂志，研究成果进入偏头痛、贝尔面瘫国际指南，指导全球临床实践。他率先将神经影像学与代谢组学的方法和技术引入针灸研究领域，建立了针灸神经影像学与针灸代谢组学研究方法与规范，运用以上方法开展的高水平针灸影像学和代谢组学研究结果发表在 Gastroenterology、AJG、Hum Brain Mapp、Exp Neurol、JPharm Biomed Anal 等杂志，先后被 Nature Reviews Gastroenterology&Hepatology、Brain、Neurology 等知名医学期刊引用，被 2010 年北美放射年会专题报道，其中针刺经穴效应时空融合分析方法得到了国内外 31 个研究机构 40 余项针刺影像研究的认同与引用。

（3）重视针灸辨证施治，提升临床疗效

梁繁荣从事针灸临床工作 40 余年，在梳理总结针灸经典医籍和专家经验的基础上，率先提出"以经络辨证为主线，部位辨证为重点"的针灸临床辨证施治观点，强调把握针灸自身的特色和规律，在临证时重视腧穴特异性的运用，丰富了针灸临床经络辨治学。创建了导气针法治疗痛证、经筋结刺法治疗瘫痪、奇经配穴治疗老年病和妇科病等，提高了多种疑难病证的临床疗效。参与制定了 WHO 西太区第一批、第二批循证针灸临床实践指南，并牵头制定了 22 种针灸优势病种的优化治疗方案，为提升针灸临床疗效提供了依据和参考，其中分期治疗面瘫方案已被国家中医药管理局作为重大成果在全国推广应用。搭建了针灸穴位保健与诊疗技术产业化创新孵化平台，依据针灸证据分级标准、针灸古籍证据和名老中医经验证据运用新思路，研制了“针灸临床循证诊疗决策支持系统”，主编《针灸数据挖掘与临床决策》专著，研发了梁氏智能电针治疗仪等针灸诊疗设备，获得 32 项国家专利及 2 计算机软件授权，目前其研究成果已被国内外 20 多所高校、科研院所和医院引进应用，取得显著社会、经济效益。

（4）弘扬传统针灸文化

梁繁荣高度重视针灸传统文化的传承与发展，主持研究绵阳双包山人体经脉漆雕、成都老官山医学竹简和人体经穴髹漆人像，对考证针灸经络腧穴理论的起源做出了贡献；主编《中华大典·针灸推拿总部》，是迄今收录古代针灸推拿文献最多、最全的大型工具书之一；主编《针灸推拿学辞典》是迄今收录古今针灸名词术语最多、最全的综合性辞书之一。同时，他大力推动国际针灸学术的交流与合作，牵头同德国柏林医科大学、美国加州大学医学院等签订了合作备忘录，共同培养博士研究生和发表研究论文；作为大会学术委员会主席或秘书长先后主办了首届中德针灸学术研讨会、2009 年世界传统医药大会针灸分会、2011 年多伦多国际传统医学大会、2013 年中医药国际科技大会等，并于 2014 年起担任世界中医药联合会中医国际传播委员会副会长；先后应邀赴美国 NIH、德国柏林医科大学、英国剑桥大学、香港大学等交流访问，并出席欧洲融合医学大会、国际补充医学年会、世界针灸联合会学术年会等做特邀报告 30 余次，国际补充医学研究学会主席 Claudia M.Witt 评价：“梁繁荣教授在推动传统中医针灸的国际化进程中做出了突出的贡献。”

李瑛

李瑛（1964— ），女，四川都江堰市人，博士，博士生导师，第十一批四川省学术和技术带头人，成都中医药大学针灸推拿学院 / 第三附属医院院长。中国针灸学会理事，中国针灸学会循证针灸学专委会 / 针灸教育专委会副主任委员，中国针灸学会脑病专委会常务委员，四川省针灸学会副秘书长，成都市针灸学会副会长。

1981 年 9 月考入成都中医学院医学系中医专业，1986 年 7 月获中医学学士学位后分配至四川省中医药研究院（现四川省中医药科学院）针灸经络研究所。1998 年 9 月考入成都中医药大学针灸推拿学专业在职攻读硕士，2001 年 7 月获医学硕士学位，同年就读梁繁荣博士研究生，2004 年 7 月毕业获医学博士学位后留校，主要方向为针灸临床疗效评价研究。近年牵头承担和参加了国家重点基础研究发展计划“973”计划、国家“十一五”“十二五”科技支撑计划、国家自然科学基金重点项目和面上项目等研究十余项。研究成果获得国家科技进步二等奖、中国针灸学会科学技术一等奖、四川省科技进步一等奖和二等奖、中华中医药学会科技进步二等奖以及全国百篇优秀博士论文提名奖等十余项。公开发表学术论文 120 余篇，其中 SCI 论文 20 余篇，出版教材专著 10 余部。数次受邀出访美国、德国、加拿大、葡萄牙、泰国、韩国等国进行学术交流与访问。招收培养硕士、博士研究生 30 余名。

曾芳

曾芳（1979— ），云南省昭通人。出身于中医世家，1997 年考入成都中医药大学中医专业学习，2002 年保送攻读该校针灸推拿专业硕士学位，后师从梁繁荣攻读针灸推拿学博士，系统学习中医针灸经典理论和各家著述，钻研针灸经穴特异性理论，并参与整理杨介宾学术思想。2005 年留校工作以来，围绕“针刺效应中枢机制”研究方向，开展针刺神经影像研究。担任成都中医药大学针灸推拿学院教授、副院长，兼任中国针灸学会循证针灸专业委员会秘书长、中国针灸学会针灸功能影像专业委员会常务委员、四川省针灸学会经络腧穴专业委员会主任委员。先后入选国家“万人计划”——“中青年科技创新领军人才”，教育部“新世纪优秀人才计划”，四川省杰出青年学科带头人培养计划。出版教材 / 专著 7 部，发表研究论文 83 篇，其中 SCI 论文 25 篇，第一作者文章最高影响因子 12.882，平均影响因子 6.71。先后获得国家科技进步二等奖 1 项，四川省科技进步一等奖 3 项、二等奖 1 项，四川省“青年科技奖”1 项；获得全国百篇优秀博士学位论文奖（针灸领域唯一一篇）、中国针灸学会“优秀青年科技工作者”、全国高等中医院校“优秀中医青年”、霍英东教育基金“高校青年教师奖”等荣誉。

二、著名医家

余仲权

余仲权（1912—1991），四川省万县人。1941 年毕业于四川国医学院，1942 年开始在万县、靖化、金堂、成都等地行医。1954 年进成都中医进修学校针灸班学习，结业后留校任教。后调入成都中医学院，讲授《针灸学》。曾任教授、针灸教研室主任、硕士研究生导师、四川省教委中医中药高级职称评审组成员、全国高等中医院校中医专业教材编审委员会委员、四川省科技顾问团顾问等职。参加编写了全国中医高等学校教材《针灸学》（一版、二版）。长期从事《针灸学》教学，积累了丰富的教学经验。深入研究教材，改进教学方法，制作了大量的教学用具、挂图，其中主持设计制作的十四经循行挂图、子午流注针法开穴转盘等，现仍在教学中使用。著有《针灸学》《针灸学辑要》《经穴辨证应用学》（合著）及《灵枢语释》（手稿）等专著。撰有“针灸疗法原理初步体会”“针灸对气滞血瘀的临床运用”等论文 50 余篇。

在研究子午流注针法中，余氏发现，纳支法的应用范围仅局限于 66 个腧穴，认为十二经脉气血流注按十二时辰而盛衰，每一时辰的经气盛衰应当是指整体经脉而言，不只是旺于五输穴。所以临床运用中，应当不受 66 个腧穴的限制。比如，寅时为肺经经气旺盛的时辰，此时可以选取肺经 11 个穴位中任何一穴作为开穴，其余经脉推而广之。这一学术思想用于临床实际和科研工作中取得了显著的成效。他的简化流注针法，发展了经气盛衰理论在临床上的应用，扩大了取穴范围，且简便易行，有利于提高临床疗效。余氏之于子午流注针法的研究，在秉承前贤之所长的基础上又有所发挥，更注重于按时择经择穴与择时针灸治疗两大方面。

他分别归纳十四经脉腧穴的主治作用，根据经脉循行、生理、病理等情况，参考历代医家对腧穴主治功用的归纳，把腧穴归入病证项目下，作为本经腧穴主治的小结，再将十四经中相同主治腧穴进行归纳，形成了完整的以病证为纲辨证取穴的辨证方式。

余氏注重科学研究，早在 20 世纪 50 年代就开始运用耳针，主张找出敏感点，以小竹签代针针刺，磁丸、药丸贴压耳穴，除了单纯的物理压迫作用外，利用皮肤的吸收作用，可同时发挥药物在耳穴上的治疗作用，无痛、安全、效果良好，病人乐于接受治疗。1954 年与同仁合作研究制作了皮肤滚针，制作了弹簧进针器。其中，皮肤滚针据《内经》毛刺法原理制成，皮肤针所治疾病均适用。

关吉多

关吉多（1916—2011），满族，辽宁省辽阳县人。1932 年考入天津中国医学传习所，受业于陈泽东门下，1933 年就读于名医陈泽东主办的中国医学讲习所，1934 年考入施今墨主办的北京华北国医学院，师从针灸专家吴彩臣及来守一，得治疗抽风之真传。1937 年毕业，辗转至成都，悬壶于市。1951 年调至成都市第一人民医院中医门诊部，先后任中医内科、针灸科医师，并兼管药房工作。1957 年调入成都中医学院针灸教研组，同年派往南京中医学校第一期教学研究班进修一年，返校后从事针灸教学和临床工作。1971 年开始癫痫病的系统治疗研究，研制成“癫痫 1 号”药片。1980 年成功研制了无烟灸条，1982 年通过成都市级专家鉴定，投入生产。1986 年其学术思想被介绍到日本及东南亚一带，被誉为“神针”。1987 年晋升教授。曾任全国高等中医药院校针灸专业教材编委会委员，四川省针灸学会顾问，1989 年获四川省名老中医学术思想与临床诊治经验总结研究课题荣誉奖。1991 年被国家中医药管理局聘为中国国际针灸考试委员会委员，兼任成都市第八届政协委员。参与了《针灸学》《腧穴学》的编写工作。主要著述尚有“中药针灸治疗癫痫 100 例小结”“无烟灸条”“医案选录”“俞穴部位的探讨”等。

关吉多认为，辨证是认识疾病发生、发展的过程，从整体出发，是中医学的精华所在。关氏根据《灵枢》“经脉”“经筋”等篇的有关论述，结合临床反复实践，认为经络辨证应包括经脉辨证和经筋辨证两部分，对脏腑疾患多采用经脉辨证，而对于筋肉组织的疾患则应根据经筋病候进行辨证。关氏还提倡经筋理论，通过对《足臂十一脉灸经》《灵枢·经筋》《千金方》等古籍中提到相关经筋理论的研究，比较具体、系统地总结归纳了经筋的结构特点，以及经筋的生理、病理特点。

关氏认为针灸治病讲究理、法、方、穴、术，针刺操作手法作为针灸治疗的具体体现，应予以足够重视。进针是针刺手法的操作基础，是针刺疼痛与否的关键，关氏在认真研习《内经》等经典著作中所提到的针刺方法理论的基础上，反复总结探索，形成了独特的无痛进针法。同时，擅用指针手三里一穴治疗痛证，起效快，疗效明显。临证时，指针用力点按此穴，以患者有明显酸胀感为得气，同时注意结合经络辨证，方向为指尖指向病所，往往有很好的疗效。

关氏理论联系实际，对中府、悬钟、颊车穴的部位进行了考证，发表有专门论文。对申脉、照海的定位提出了新的观点。认为申脉应位于外踝尖直下赤白肉际处，照海位于内踝尖直下赤白肉际处（成都中医药大学附属医院针灸科李崇新主任医师口述）。

罗永芬

罗永芬（1940— ），女，四川西昌人，教授，博士生导师，四川省名中医。1958 ～ 1964 年就读于成都中医学院医学系（六年制），1964 年 7 月毕业留校工作至 2011 年退休。曾任中国针灸学会理事，国家规划教材编审委员会委员，国家自然科学基金项目评审委员，四川省针灸学会副会长，针灸临床专委会主任委员，四川康复学会理事，享受政府特殊津贴。从事中医针灸临床、教学、科研工作近 50 年，有较高的中医针灸学术造诣和医疗技能。擅长应用针灸及针药结合治疗多种疾病，其中尤长于治疗痛证、心脑血管疾病、慢性疲劳综合征、汗证、失眠、妇科病、皮肤病、肿瘤术后及放化疗后的调养。1989 年 8 月至 1991 年 8 月，参加卫生部组织的医疗队赴莫桑比克，任医疗队队长及针灸专家，在其首都马普托中心医院从事医疗工作，治疗患者3万余人，尤其是为莫国对外联络部部长治疗脑出血后遗症，为安全部部长治疗车祸外伤后遗症，为总统夫人治疗高尿酸血症等，均取得了良好的效果，为中莫友谊做出了贡献，受到我国使馆及莫国政府有关部门的好评。主持国家自然科学基金课题1项，省级课题3项。其中“针灸对男性性功能紊乱调节的临床与实验研究”荣获四川中医药管理局科技进步三等奖；“益气通脉口服液治疗冠心病的新药研究及开发”荣获成都市科技进步二等奖；“循证针灸学理论体系的创建与应用”荣获四川省科学技术奖一等奖。40多年来担任过医学专业、针灸专业、西学中班、进修班、国际班的《针灸学》《腧穴学》等的系统讲授，开展相关专题讲座及实验指导，教学效果良好，受到各级学生的欢迎。为适应不同层次针灸教学的需要，撰写了《试论特定穴》《针灸歌诀选编》及组织编写了《经穴学辑要》等文章及参考书。先后数次赴日本、德国、美国进行学术交流、授课及医疗指导。主编《中华大典·医药卫生典》《经络腧穴学渐进式双语教材·针灸学基础》及国家规划教材《腧穴学》等专著，以第一作者发表文章8篇。在学术上十分重视中医理论的指导及应用，认为保持人体阴阳平衡和气血畅通，是中医针灸治疗思想的出发点及要达到的目的；脏腑经络连属的理论及运用，是针灸临床及教学的重要依据；注重选穴的准确性及手法的针对性，对提高针灸的临床疗效具有决定意义。

李观荣

李观荣（1940— ），1965年毕业于成都中医学院，四川大学华西医院教授，主任中医师。现任中国针灸学会耳针专委会委员，四川省康复学会中医专委会副主任委员，成都针灸学会常务理事，成都中医专家顾问团成员，《河北中医》特约编辑，先后赴朝鲜、美国讲学。出版著作有《汉英对照针灸学》《针灸临床学》《针灸学讲义》《汉英对照临床灸学》。从事临床、教学、科研工作40年，采用中西医结合方法，长于采用独创的针灸术治疗三叉神经痛、面瘫、疱疹性疾病、神经系统疾病、腰椎间盘突出、慢性腰腿痛、不孕不育、抗肿瘤放化疗副作用及预防保健，学术上倡导“多灸少针”“运气施灸”。

黄迪君

黄迪君（1941— ），1964年毕业于成都中医学院，现任成都中医药大学教授，针灸学博士研究生导师，校学术委员会委员，校职称评审委员会委员，四川省首届名中医，省重点学科临床针灸学学术带头人，省卫生计生委学术技术带头人，国家自然科学基金及科技部、教育部、卫计委、中医药管理局同行评审专家。独创“黄氏针灸”疗法，善于使用整体调节与局部治疗相结合，治疗针灸适应病证，如多种痹证、痛风、慢性单纯性苔藓、失眠等。研究有新药“类风搽剂”。曾获四川省科技进步二等奖。

廖方正

廖方正（1941— ），女，四川省成都市人，硕士生导师，博士生导师，四川省名中医。1967年毕业于成都中医学院，师从余仲权、关吉多、李仲愚等针灸名家，从事针灸教研工作40余年。先后任阿坝州理县人民医院中医师、成都中医学院附院针灸科主治医师。1987年始在成都中医学院承担教学、医疗、科研工作，任针灸治疗学教研室主任，副教授；1993年始先后赴马来西亚、美国、新加坡及中国香港地区从事临床医疗工作与讲学。1996年晋升教授，1998年被评为博士生导师，2003年被授予“四川省名中医”。指导培养硕、博士33名，指导留学生数百名。先后承担科研项目

10余项，获省级科技进步奖3项。编著《神经系统疾病定位诊断学》《针灸治疗学》《针灸学》《针灸与免疫》《常见神经系统病症诊疗学》《中西医结合糖尿病治疗学》《中西医临床脑髓病学》等学术专著7部，发表学术论文40余篇。其学术特点体现在：

（1）主张兼收并蓄

在长期的医疗实践中，形成了辨证与辨病相结合，整体调节和局部治疗相结合，治标与治本相结合，疑难病证针灸与药物治疗相结合的指导思想。擅长应用针灸综合疗法，或针药合治，以探索提高临床疗效的方法和途径，并利用现代科技手段进行机理探讨。对各种灸法的临床应用，针灸的阴阳双向调节作用，针灸治疗脑、肾疾病，改善脑功能，提高机体免疫功能等，有较深入的研究，形成了以老年病为主的专业特长。尤其通过对急性脑血管病的临床实验研究，提出应尽早介入针灸治疗，对缩短中风病疗程、降低致残率，均有极大的社会效益和经济效益。

（2）善用灸法

廖方正总结前人灸治急症的经验，将灸法应用于危重急症，其特点在于重视灸量和腧穴的特异性。她认为，以灸救急时必须重灸，主张数穴同灸，常几人同时操作，每穴均用两条直径为20mm的艾卷重灸，灸不计数。急救以五心穴为主，视病情需要加穴（如神阙、关元等）。五心穴是廖师临床中惯用以醒神救逆的特效穴。百会、劳宫、涌泉三穴为人身之要穴，三穴为主配以任脉的关元、神阙同时用灸，醒神开窍、回阳救逆之功更著。

（3）主张热证也可灸

传统理论认为灸法适用于寒证、虚证、阴证，尤以慢性病和阳气虚寒者为宜，热证禁灸。廖氏从1982年开始勤求古训，在总结前人“灸瘿法”的基础上，制定了以“乌龟灸”为主的灸法治疗甲状腺功能亢进症，沿用至今疗效确切，打破了“阴虚之证禁灸”“微数之脉慎不可灸”的禁忌，补充和发展了灸法理论，为甲亢这一疑难病证尤其是对西药不敏感或过敏者，经手术或西药治疗后复发者提供了另一治疗途径。廖氏亦将灸法用于无名肿毒、带状疱疹、顽固性湿疹、痤疮、神经性皮炎、银屑病等皮肤病的治疗，以及强直性脊柱炎等自身免疫性疾病，也取得了较好的效果。

胡玲香

胡玲香（1944— ），女，主任中医师，四川省名中医。曾任四川省针灸学会理事，临床针灸专业委员会委员、秘书，四川省第二批老中医药专家学术经验继承指导老师，成都医学会医疗事故技术鉴定专家库成员，《口唇针疗法技术操作规范》国家标准专家委员论证会委员，《皮内针针疗法技术操作规范》国家标准论证委员会委员。1970年毕业于成都中医学院，毕业后留院工作至今，从事临床工作40余年，熟练运用中医辨证论治及古典针刺手法，对面瘫、肢体瘫痪、痿证、痹证、颈肩腰腿痛、咳嗽、感冒、慢性疲劳综合征、月经不调、经行腹痛、不孕不育等病证有较好的治疗效果。荣获四川省科学技术二等奖两次，四川省科学技术三等奖一次。主研省部级课题3项，厅级课题4项，以第一作者或通讯作者公开发表文章64篇，其中14篇为第一作者。曾先后9次受邀到德国、马来西亚等欧洲、东南亚国家进行学术大会交流。

熟练应用中医整体观念，强调辨病与辨证相结合，采用通任督、调五脏六腑经气的方法治疗痿证，经过多年临床摸索，扩大夹脊穴的主治范围，将夹脊穴应用于一切慢性病、重症、急症和部分男科疾病，善于应用子午流注及灵龟八法治疗难治性、顽固性疾病，疗效确切，自主设计出子午流注与灵龟八法应用盘，扩大了时间医学应用范围。应用针灸情志疗法，补充中医心理学疗法；善用烧山火、透天凉、苍龟探穴、排刺古典针法治疗痿证、肢瘫、颈肩腰腿痛等顽固性、难治性疾病。

李应昆

李应昆（1953— ），男，主任医师，硕士研究生导师，四川省名中医。1972 年参加工作，成都中医药大学中医专业本科毕业，曾任成都中医药大学附属医院针灸科副主任、党支部书记；中国针灸学会仪器专委会委员，四川省针灸学会理事，四川省针灸学会针法灸法专委会副主任委员，成都市针灸学会理事，成都市康复学会委员。长期从事针灸医疗、教学、科研工作。用现代科学技术开展了国际标准化头电针治疗中风偏瘫和头电针治疗老年性失眠等新疗法，取得了较好的社会和经济效益。特别是对脑血管病、运动神经元病、偏头痛有独到的见解和较好的疗效。迄今已指导针灸专业硕士研究生 28 人，已毕业 18 人。参加本科生、进修生和外国留学生的临床带习工作，年均约 20 人次。负责国家、部、省、厅、局级科研 7 项，研究成果获四川省政府科技进步三等奖 1 项，省中医局科技进步三等奖 2 项，获国家发明专利 1 项，实用新型专利 20 项，获新药证书 1 项。作为国家“十一五”支撑计划课题“不同取穴方法治疗偏头痛的优化方案评价研究”课题负责人，该优化治疗方案已经推广了 8 家医院。以第一作者发表论文 11 篇。

胡幼平

胡幼平（1955— ），四川广安人。教授、博士生导师。1983 年 7 月毕业于成都中医学院医学系中医专业，毕业后留校从事临床、教学、科研工作三十多年。先后获得四川省科技进步一等奖、成都市科技进步三等奖；四川省优秀教学成果一、二、三等奖；成都中医药大学“教学名师奖”。先后担任中国针灸学会临床分会理事、专业委员会副主任委员；四川省针灸学会理事、临床专业委员会委员；四川省中医药学会疼痛分会常委、成都中医药学会理事。现任成都中医药大学学术委员会委员、学术道德委员会委员。

经多年临床探索，对慢性前列腺炎的认识和治疗独具匠心，从肾虚、湿热二证入手，以针灸结合中药治疗慢性前列腺炎。针刺疏利膀胱气机，通调水道，同时提高机体免疫力；艾灸温经通络，益肾固本；中药清热利湿，排浊散结，兼补益肝肾。三者相须为用，相得益彰，标本兼治。在针灸治疗时注重针刺得气，强调“刺之要，气至而有效”，尤其是关元、中极穴针刺时应使会阴部出现酸麻重胀感为宜。

长于治疗帕金森病（Parkinson disease，PD），选用神庭透上星、囟会透前顶、百会透后神聪、天柱透玉枕、风池透脑空、曲差透五处、承光透通天、头临泣透目窗、目窗透正营、正营透承灵等，配合体针肩髃、曲池、合谷、足三里、丰隆、阳陵泉、阴陵泉、三阴交、太溪、解溪、太冲等穴，达到调整人体之阴阳平衡，充养脑髓，以荣脑神，而主四肢百骸，以定颤抖僵直的功效。

以经筋理论论治，采用“以痛为输，以知为数”，在治疗疼痛性疾病、神经系统疾病中，灵活运用《黄帝内经》《难经》《金针赋》《针灸大成》中的经典刺法，以疏通经络脏腑气血。各类古典刺法，针对病因病机不同，针对脏腑病变不同，以刺法调理气机，能显著提高临床疗效。

林红

林红（1957— ），女，教授，四川省名中医，四川省中医药学术技术带头人。1982 年毕业于成都中医学院，获得医学学士学位，获香港浸会大学中医学硕士学位。成都中医药大学教授，硕士研究生导师。曾任教研室主任，成都中医药大学侨联主席。近年受聘于香港东华三院作顾问中医师，在黄大仙医院－香港浸会大学王李名珍中医药临床研究中心做临床科研工作，并担任香港浸会大学中医临床指导老师，带教学生。从事中医针灸医疗、教学及科研工作30余年，以经络腧穴理论的临床应用为主要研究方向，重点研究任、督脉经穴的作用机理及其应用，在针灸镇痛机理、穴位敷贴法治疗妇科病证研究方面取得进展，先后完成部省级、厅局级科研课题19项，获四川省科技进步二等奖2项。主编《针灸学考试题解》等7部著作。其主编的《实用中医性病学》曾获西南西北地区优秀科技图书一等奖。发表和学术交流会论文30余篇，出席国际中医药会议2次。在成都中医药大学主要承担本科生、研究生《针灸学》《经络学》《腧穴学》《针灸学基础》等课程的教学工作，多次为美国、德国、新加坡等外籍和港、澳、台学员讲学。参加“十五”国家级规划教材《经络腧穴学》《经络腧穴学习题集》的编著，具代表性的学术专著有《中医民间灸法绝技》《中国民间拔罐疗法》《浴疗与保健推拿》《我们在香港做中医——医案辑》《走进中医数字时代——中医辨证论治规律研究》《实用中医性病学》《梦境新探——中医辨梦测病与治疗》等。

临床上，坚持脏腑结合经络辨证，治疗技术上主张“针刺拔罐结合，体针腹针结合，针刺与药物结合”。坚持中医的整体观，注重脏腑、经络、气血之间的有机联系及人与自然的相关性，熟练运用中医理论指导临床，并结合现代医学知识诊断和治疗疾病，擅长运用针灸内病外治，辨证准确，取穴精当，无痛进针，手法娴熟，疗效显著。

对于临床常见病、多发病和一些疑难杂症，常用针刺结合拔罐法治疗，运用滚、熨、走、闪等拔罐方法，疏通经络，调畅气血，祛风散寒，活血化瘀，拔毒散结等，以增强功效。用体针结合腹针调节脏腑功能，调补气血，疏通经络，行气活血，治疗痛症及内科、妇科常见病和一些疑难病证，取得了很好的疗效。擅长针刺与中药结合治疗，有较深厚的中医辨证论治功底，针对病情及患者需要，对一些常见病、疑难顽疾辨证施针，辨证用药，针刺结合中药治疗，并配合食疗药膳煲汤调理，可以达到事半功倍的效果。近年来，以针刺为主治愈术后失语、中风瘫痪或吞咽障碍，改善地中海贫血化验指标，消减子宫肌瘤，对习惯性流产及人工怀孕失败者成功助孕生育，让境外患者及家属赞叹中医疗效的神奇。

吴节

吴节（1961— ），女，教授，四川省名中医。国家中医药文化科普巡讲团巡讲专家，四川同心专家服务团专家，成都中医药学会中医健康专科分会委员，世界中医药联合会亚健康专业委员会常务理事，成都中医药大学附属医院第四届伦理委员会独立顾问，四川省科学养生促进会专家委员，四川省针灸学会针法灸法专业委员会第四届委员会委员，四川省优秀中医临床人才研修项目（第一期）指导老师。1986年毕业于成都中医药大学医学系，长期从事临床教学及科研工作，善于运用多种古典针法和灸法、熏疗、药熨等中医传统疗法治疗亚健康状态、不孕症、痛症、心身疾病、失眠、肥胖、美容等。在“天人相应”思想的指导下，提倡顺应四时而养生。先后讲授《针灸学》《针灸治疗学》《刺法灸法学》《神经病学》《针灸学选论》等课程及各种专题讲座。临床带习本科生、研究生、留学生上千人。2001～2004年受国家中医药管理局中国传统医药国际交流中心派遣，前往瑞士TCM INTERNATIONAL AG工作，期间多次在苏黎世大学进行中医专题讲座。回国后，多次应邀前往德国、法国、美国进行中医学术讲座。2011年12月于马来西亚、新加坡参加科技部、外交部“中国·东盟公共卫生合作基金中医东盟行·中医药服务于东盟养生保健”项目，并进行学术讲座。承担普通高等教育“十一五”国家级规划教材《针灸甲乙经》编委工作。承担及参与国家级、部省级以上课题10余项。公开发表学术性论文30余篇。其中以第一作者身份发表SCIE文章1篇，中文核心10余篇。

吴节秉承《黄帝内经》“治未病”思想精髓，从未病先防、既病防变、瘥后防复三个层次开展中医预防保健医疗服务。以中医辨证论治及天人相应为根本，传承了烧山火针法、龙虎交战针法，并结合其他古代针灸法创新了导气法及长蛇灸法。特别是在保健和亚健康调理方面，借助《内经》九刺、十二刺，传统灸疗法如烧鬼眼、雷火灸、实按灸、药敏灸以及经络推拿手法、中药敷贴疗法、中药足疗、中药药熨、中药熏浴疗、杵针、中药药膳疗法、茶饮、中医音乐疗法等传统疗法项目，用于节气保健、三伏天三九天保健，防治亚健康状态、孕前调养、脊柱保健、肿瘤康复等领域，取得了成功。

周建伟

周建伟（1963— ），四川仁寿人，研究员、主任中医师，博士生导师，专业技术二级岗位，现任四川省中医药科学院副院长。年少受家乡老中医感化和影响，立志岐黄。自成都中医药大学中医专业毕业后，专事针灸医疗、教学和科研工作31年。曾师从四川省首届十大名中医杨介宾；2003年被评为“四川省名中医”，为当时最年轻的省名中医。2004年进入国家中医药管理局第一批“优秀中医临床人才研修项目”学习，2007年获“国家优秀中医临床人才”称号。2008年被中华中医药学会评为“第二届全国百名杰出青年中医”，2010年被中央保健委员会遴选为中央干部保健专家。医疗业绩曾被《中国中医药报》等媒体报道。

周建伟先后主持和主研国家级课题5项，省部级课题17项，厅局级课题5项；获得省部级科技进步二等奖1项、三等奖3项。主编《腧穴证治学》《全息诊疗学》等专著4部，副主编《彝汉针灸学》《火针防治皮肤病》等专著2部。在国内外核心期刊公开发表独立撰写或第一作者论文92篇。已培养硕士、博士研究生80余名。

作为第九批四川省学术和技术带头人，享受国务院政府特殊津贴专家，周建伟兼任中国针灸学会理事及针灸器材专委会副主任委员、四川省针灸学会副会长、成都针灸学会副理事长，国家科技进步奖评审专家，国家重点基础研究计划（“973”计划）评审专家，国家中医药管理局中医药文化科普巡讲团专家，国家中医药管理局、四川省科技厅、四川省中医药管理局科技和医疗咨询专家，四川省专家评议（审）委员会委员，北京、重庆、福建、湖南、湖北等省（市）自然科学基金委员会评审专家等，形成了自己的学术观点，主要包括：

（1）创立“五输—经别循行系统”

五输穴是临床运用最为广泛的特定穴之一，但其起井、溜荥、注输、行经、入合的脉气流注构成的五输循行，与十二经脉中手三阴、足三阳经在循行上的矛盾，成为经络腧穴学说中的难点。他通过分析研究《内经》及以前相关文献，提出“五输—经别循行系统”，对这一难点问题做了较好的诠释。该系统将四肢与头面五官躯干内脏密切相连，体现了“根”“结”间脉气联系的路径，是“远道取穴”的理论基础，能更好地指导临床。

（2）探索腧穴证治临床辨治体系

他探索建立“腧穴证治”的临床辨治体系，是在中医辨证施治理论指导下，根据辨证分析结果，针对疾病的证候性质，以腧穴的穴性为依据，据证选取具有相应穴性（功效）的腧穴施治，以达治病目的的临床辨治体系。在充分认识和理解腧穴穴性的基础上，提出了腧穴处方的配伍模型，分为针对病位的腧穴配伍 1（由近取、远取腧穴组合）和针对病性的腧穴配伍 2（由辨证所取腧穴组合）。而腧穴处方的组合模型分为病、症相同而证不同（同病异治）时取固定的模型 1 加不同的模型 2；病、症不同而证相同（异病同治）时取不同的模型 1 加固定的模型 2，为临床辨证论治治疗方案的选择提供了新思路。

（3）辨证施术，尤重补泻，善用徐疾补泻手法

针灸操作，辨证施行操作手法乃取效之本。在针灸诊疗中，他重视针刺手法的运用，常用徐疾、迎随、提插、捻转等补泻手法治疗各种疾病，尤擅运用徐疾补泻手法，以“头针徐疾补泻手法”治疗中风病为其代表。亦倡导灸法补泻，认为其补泻效果的产生与疾病性质、施灸操作及施灸方法相关，尤以操作为重。他认为灸法与针刺一样，也是通过作用于经络腧穴，达到扶正祛邪、调整阴阳的作用，这种调整作用的双向性与疾病的性质相关。他还认为，施灸方法不同，其产生的补泻效果各有侧重。

（4）主张依据针下阻力应变防范针刺意外

他以腧穴解剖学为依据，对针刺损伤的原因及预防方法进行了深入研究，著有《针刺损伤与危险穴的安全针刺方法》。在临床实践中，摸索出根据手感的变化来指导针尖应变，以防范针刺损伤的方法。针尖接触到不同的组织，会产生不同的阻力，操作者根据手下的阻力变化，即可判断针尖所处的层次，从而有意识地指导针尖应变而避免针刺损伤。

（5）提高疗效，突显“针”功，创独特针灸疗法

他先后创立了“中风病头皮针徐疾补泻疗法”“痛证阿是穴四花刺法”“神经根型颈椎病五联疗法”“椎动脉型颈椎病针灸推拿综合疗法”“偏头痛电针太阳穴疗法”“尿潴留任脉一针透刺法”“刺期门退热疗法”“脾虚证药饼灸疗法”等独特针灸疗法。如“任脉透刺法治疗尿潴留疗法”，操作方法是取毫针消毒后从脐下 1 寸阴交穴进针，沿皮下顺任脉经透刺至曲骨穴，行捻转泻法，病人下腹、会阴及腰骶部出现明显酸胀感，持续操作 5 分钟，留针 5 分钟，重复 3 次后出针。

王超

王超（1963— ），博士，主任中医师，二级岗，博士生导师，四川省中西医结合医院院长、党委书记。四川省名中医，四川省学术和技术带头人、四川省中医药管理局学术和技术带头人、国家中医药管理局“十二五”中医药临床重点学科“中医预防医学”学科带头人和中医药临床重点专科“预防保健科”学术带头人。兼任中华中医药学会亚健康分会副主任委员、世中联亚健康专业委员会第二届理事会副会长。还兼任中国老年保健医学研究会、四川省中医药学会、中国中西医结合学会、四川省中医药学会等社会职务。承担“863”、行业专项等国家级及省厅级以上各类科研项目 20 项；主要从事亚健康临床、红外诊断、医疗服务危机管理等领域，“基于红外可视化的亚健康中医临床三维评价新模式”获四川省人民政府科技进步奖三等奖，发表国内外重要学术刊物论文共 31 篇，出版专著《未病与亚健康》《医疗服务伤害危机理论与对策》，培养博、硕士研究生 45 名。

王超于2004年开创全国首个亚健康防治中心，并第一个在国内取得执业医疗许可，该中心秉承“未病先防，既病防变，瘥后防复”的中医预防理念，开展亚健康干预的临床及科研工作。以现代健康观为指导，围绕临床常见的亚健康态失眠、亚健康态颈部疲劳、亚健康态胸痹等优势亚健康状态开展科研、临床工作。以生活质量量表及红外检测技术为依托，以现代健康的“生理－心理－社会适应性”三维理论为依据，采用红外热图和功能量表表征亚健康态的“生理”维度，症状量表表征亚健康态的“心理”维度，辅以生活质量量表的“社会适应”维度，开展亚健康态红外热图与功能、红外热图与症状、红外热图与生活质量及“功能－症状－生活质量”三维评价体系，创建了基于红外可视化的亚健康中医临床三维评价新模式，获得四川省科技进步三等奖。王超将医用红外热成像技术应用于疼痛的可视化诊断及疗效评价，创建了疼痛可视化的诊断模式，将看不见、个体化、主观化的疼痛症状变为可直视、客观化、可重复的红外热图，为中医的客观化、科学性思维提供了新思路，现在利用红外热成像技术诊断疼痛的可视模式已经在大多数医院开展。同时，他深入挖掘针灸特色，选用子午流注针法，择时开穴治疗亚健康态入睡延迟，并将这一方法作为睡眠协作组经验在国内20多家单位推广应用。

黄蜀

黄蜀（1963—　），女，主任中医师，四川省学术技术带头人，四川省名中医，国务院政府特殊津贴专家，全国中医临床优秀人才，硕士生导师、四川省中医药管理局学术技术带头人、四川省干部委员会特邀专家。1986年毕业于泸州医学院中医系，并于四川省中医药研究院针灸经络研究所工作，从医数十年，首次采用火针疗法治疗皮肤科疾病。继承、发扬了传统火针技术，大胆创新，突破古人“面上忌火针”的禁忌，在国内首创将火针技术应用于皮肤科疾病的治疗，创新性地运用火针反治火毒性、难治性皮肤病，在提高难治性皮肤病临床疗效和控制复发等方面取得重大突破，丰富了中医热病学理论。

张安仁

张安仁（1964—　），四川省合江县人，四川省名中医。任成都军区总医院康复医学科主任、主任医师，成都中医药大学兼职教授、博士研究生导师，中国博士后科学基金评审专家，中国人民解放军总后勤部科技装备评价技术专家，中国康复医学会中西医结合专业委员会常务委员，中国研究型医院学会冲击波医学专业委员会常务委员，全军康复与理疗专业委员会副主任委员，四川省针灸学会副会长，四川省医学会物理医学与康复专业委员会主任委员，成都军区保健医学与康复理疗学专业委员会主任委员，成都军区高级专业技术资格评审委员会委员等职。1984年8月就读于成都中医学院首届针灸专业，师从杨介宾、蒲英儒、廖方正和梁繁荣等针灸名师，1989年7月毕业后就职于成都军区总医院理疗科，1990年12月到成都军区总医院从事康复理疗；1995年1月赴古巴援外教学，1996年6月回国继续从事康复医疗工作。

主持和参与国家“863”项目子课题2项、全军科技攻关项目1项、全军中医药专项1项、成都军区重点科技项目1项，在截瘫的规范化康复方案研究和脑损伤认知功能康复训练技术探索等领域研究深入；荣获省部级科学技术成果二等奖2项、三等奖4项；主编和副主编全国高等院校《临床康复学》教材和成都中医药大学《康复临床学》教材。发表学术论文100余篇，其中SCI 3篇；培养硕博士研究生21名。2007年荣获全军优秀专业技术人才三类岗位津贴，2009年荣获“四川省名中医”称号，2010年荣获总后“十一五”先进科技工作者称号，2014年被华西都市报评为“四川省十大名医”；2014年5月，成都军区总医院康复医学科荣获“全国第五届助残先进单位”荣誉称号，张安仁主任作为获奖单位代表在人民大会堂受到习主席、李总理的亲切接见。从事临床康复工作近30年，在康复技术创新、疑难功能障碍防治方面成果丰富，善于采用中西医结合康复技术治疗截瘫、偏瘫和颈肩腰痛等重度功能障碍，首创“截瘫三联针”方法复合截瘫综合训练技术，改善脊髓损伤步行能力临床疗效显著。

余曙光

余曙光（1965— ），重庆云阳人，二级教授，博士生导师，四川省学术技术带头人，四川省有突出贡献优秀专家，国家重点学科针灸学学术带头人。任中国针灸学会常务理事，分别任四川省针灸学、成都中医药学会副会长；中国针灸学会学科专业委员会、针法灸法专业委员会、实验针灸专业委员三个副主任委员；全国针灸标准化技术委员会副主任委员、世中联健康管理专业委员会副主任。获国家科学技术进步二等奖1项、国家教学成果二等奖1项，部省级科技进步二等奖6项，省级教学成果一等奖2项、二等奖2项。主持研制中医针灸类国家标准1项。主编卫生部“十二五”规划教材、全国中医院校精编教材《实验针灸学》和国家卫计委“十三五”研究生规划教材《经络诊断的理论与实践》。出版专著6部，发表论文260余篇，其中SCI论文15篇。主持国家标准针灸临床技术操作“皮内针”和“口唇针”的制定和后续推广工作。其对针灸机制研究的突出贡献在于：

（1）艾灸的机制研究出成绩

在灸法作用原理研究方面，主持国家“973”计划“艾灸温热刺激的穴位局部感受及信号转导机制研究”课题，围绕“局部感受及其信号转导机制”这一关键科学问题，从艾灸温热刺激穴位局部温度、感受器、血流、免疫、氧化磷酸化、嘌呤信号物质参与等局部感受环节，系统探索了艾灸温热刺激穴位局部的感受变化，为揭示艾灸温热刺激穴位局部感受机制提供了丰富的客观证据，也为科学回答穴位作为针灸机理的始动环节基础提供了实验依据，引领了国内外灸法穴位局部感受机制的研究方向。在国际上发表第一篇艾灸温热刺激穴位局部感受分子事件研究论文，在艾灸温度感受领域发现瞬时受体通道对不同灸法及机体不同状态的不同反应模式，在艾灸温度感受分子领域处于研究前沿，为后期继续探索温度感受分子参与艾灸机理的作用途径提供了基础。主研国家自然科学基金“艾灸调控RA滑膜细胞功能的分子信号机制”和“艾灸治疗类风湿关节炎的神经免疫调节机制”，揭示了艾灸作用的神经免疫机制。

（2）针灸促进神经康复的机理

提出了针灸疏通经络促进神经元功能与结构的可塑性，达到部分代偿与康复的理论认识，带动了针灸神经康复研究领域的深入发展。牵头国家自然科学基金项目“电针对老年痴呆大鼠海马神经元突触可塑性的影响及机制”“电针促进老年痴呆大鼠海马神经元突触可塑性的神经细胞黏附机制”以及国家中医药管理局“电针对帕金森小鼠SNC多巴胺神经元突触形态与功能可塑性的影响机制”研究，该研究成果获四川省科技进步二等奖。

（3）经穴效应特异性研究

作为主研承担国家“973”计划“经穴效应特异性基本规律及生物信息基础研究”，主持教育部博士点基金“经穴特异性－脑相关的代谢组学研究”、四川省中医药管理局学术带头人课题“足阳明经穴效应特异性的代谢组学模式识别研究”等部省级课题。运用系统生物学的方法对经穴效应特异性产生的机制和作用物质基础进行深入研究，部分研究结果发表在国外杂志和期刊，受到了国内外同行的关注。

参考文献

［1］赵立勋．四川中医药史话［M］．成都：电子科技大学出版社，1993.

［2］孙文奇．中国历代名医集录［M］．太原：山西科学技术出版社，1992.

［3］李云．中医人名辞典［M］．北京：国际文化出版公司，1988.

［4］程宝书．新编针灸大辞典［M］．北京：机械工业出版社，1993.

［5］张大千．中国针灸大辞典［M］．北京：北京体育出版社，1988.

［6］陈先赋．四川名医传［M］．成都：四川科学技术出版社，1991.

［7］陈先赋，林森荣．四川医林人物［M］．成都：四川人民出版社，1981.

［8］梁繁荣．针灸推拿学辞典［M］．北京：人民卫生出版社，2006.

［9］余瀛鳌，李经纬．中医文献辞典［M］．北京：北京科学技术出版社，2000.

［10］严世芸．中国医籍通考［M］．上海：上海科学技术出版社，1999.

［11］刘时觉．中国医籍续考［M］．北京：人民卫生出版社，2011.

［12］谢克庆，和中浚，梁繁荣，等．“西汉人体经脉漆雕”的价值和意义［J］．成都中医药大学学报，1996，19（1）：36-38.

［13］梁繁荣，谢克庆，和中浚，等．从西汉人体经脉漆雕看早期经络学说［J］．中国针灸，1996，（4）：49-52.

［14］赵世安．中国古代之医学官印［J］．上海中医药杂志，1986，（7）：49.

［15］王和文，袁秀丽．涪翁与《针经》小考［J］．中医临床研究，2011，3（5）：80-81.

［16］谢克庆，和中浚．绵州涪翁诗碑注释［J］．成都中医药大学学报，1995，18（3）：34-37.

［17］诸毅晖，成词松．余仲权教授腧穴辨证运用的经验［J］．四川中医，1998，18：6-7.

［18］水竹林．杨介宾针灸学术经验鳞爪［J］．针灸临床杂志，1996，12（4）：10-12.

［19］《针灸学报》编辑部·杨介宾［J］．针灸学报，1986，（1）：19.

［20］蒲英儒．略谈得气的体会［J］．中医杂志，1980，（6）：44.

［21］蒲英儒．灸论（摘要）［J］．中医药信息，1984，（1）：34.

［22］刘佳，罗荣，陈洪沛，等．杨运宽教授铺棉灸治疗皮肤病临床经验举隅［J］．中国针灸，2008，28（11）：852-853.

［23］杜晨，陈洪沛，左甲，等．杨运宽教授复式针灸治疗带状疱疹临床经验举隅［C］．中国针灸学会年会，2011.

［24］袁林，吴曦，杨运宽．杨运宽运用普济消毒饮治疗急性期带状疱疹经验举隅［J］．黑龙江中医药，2014，43（1）：30.

［25］刘时觉．四库及续修四库医书总目［M］．北京：中国中医药出版社，2005.

［26］中国医籍大辞典编撰委员会．中国医籍大辞典［M］．上海：上海科学技术出版社，2002.

［27］尧天民．中国针灸医学［M］．北京：中国针灸医学社，1938：自序．

［28］梁繁荣，谢克庆，和中俊，等．从西汉人体经脉漆人看早期经络学说［J］．中国针灸，1996，(4)：49–52.

［29］刘屹，刘巍．叶氏金针针刺特色介绍［J］．针灸临床杂志，2010（5）.

［30］刘屹，刘巍．金针度人——记针灸名家叶德明［J］．中国针灸，2009（5）：412–414.

［31］徐承秋，张大荣，叶成亮，等．叶心清医案［M］．北京：中医古籍出版社，1991.

［32］李观荣．汉英对照针灸学［M］．成都：成都科技大学出版社，1990：53.

［33］钱远铭．经史百家医录［M］．广州：广东科技出版社，1986.

［34］牛兵古，陈志强，徐数楠，等．中医经典通释·黄帝内经［M］．石家庄：河北科学技术出版社，1996：3–171.

［35］唐玉枢．吴棹仙传［J］．四川中医，1992，(7)：10–11.

［36］杜怀斌，梁繁荣．针灸信使——蒲湘澄［J］．中国针灸，2011，31（6）：553–556.

［37］梁繁荣．蒲湘澄针灸学术思想探略［J］．针灸临床杂志，1996，12（9）：10–12.

［38］杨洁，李享，杨明晓，等．博极医源精勤不倦——记蜀中针灸名家关吉多教授［J］．中国针灸，2013，33（5）：451–454.

（周建伟　王超　和中浚　吴楠　李桃）

第十三章　骨科（推拿）学派

四川地形自古险峻，战乱不绝，民间武术流派众多，一些习武之人兼通医术，长于治疗跌打损伤，但多重视技艺，少于著述。四川骨科和民间草药医多师学相承，口耳相传，一二个技法、秘方验方往往成为安家立命之本，决不轻易示人。兼之多出身贫苦，文化水平不高，其经验很少使用文字记载及交流，故川派关于骨伤科的专科著作所存甚少，但是从地方志所记载及相关医案中可以窥其一斑。川派中医骨科常将正骨推拿手法与内外用药兼重，手法技巧、理法方药、膏丹丸散，各流派各具特色。

第一节　医道溯源

一、历史医家

李䌷

李䌷，东蜀刺史。录有《刘涓子神仙遗论》十卷，分述痈疽病因及鉴别，并及金疮、瘀血、外伤治疗，包括止痛止血、取出箭镞等。全书计载方140余首，其中治疗金疮外伤跌扑的方子共计34首，其后，为南齐医家龚庆宣得之编纂，再后，由李䌷所辑录，使此外科专书得以保存下来。

陈士庆

陈士庆，明末清初河南郑州人，据传技艺神奇，能起死回生，接骨疗伤，张献忠将士上下一致敬称曰“老神仙”。据《池北偶谈》《鹿樵纪闻》等史料记载，陈氏少时就读于家乡私塾，好以泥塑佛像，景慕仙道，曾遍游名山，后至终南山拜一道士为师，传得经方。在回洛阳的路上，偶治抚某爱女骨折而名声大噪。崇祯年间，被张献忠的义军所俘，随军转战南北，用白水膏外敷治疗伤员战伤，屡获奇效，治白文选锁骨炮伤骨折痊愈。

韩华璋

韩华璋（1796—1875），清代外科医家，崇庆县人。精通南北各派。相传其师李某自外省至蜀教授医术，诸弟子仅各得一体，华璋独尽其密。好拳术，人称技击大师，其医术亦精，擅长疮疡、骨折损伤。从学者甚多，唯子永年及从子谯较优，弟子竹谓川，均有医名于川西。

管清一

管清一，生卒年不详，原籍山东胶州人，尤精导引术。乾隆年间，寓于广元县天台山，常教人“导气令和，引体令柔，摇筋骨，动肢节，保持肢体动作灵活”。

唐廷辉

唐廷辉（1838—1907），川北道保宁府巴州人（今四川巴中市），巴中唐氏骨伤科创始人，留下了许多验方手迹，为“功法养生、手法正骨、验方治伤”的唐氏骨伤科学术思想雏形贡献了毕生精力。唐廷辉好武功，喜读医书，遍访民间拳师和接骨治伤医生，兼收并蓄各派武学和跌打损伤疗法，练就道家养生功，善于手法正骨、验方治伤，其养生功法及接骨治伤之法传与其子唐运伦并立下“传男不传女，传内不传外，单传一人”的家训。

此外，这一时期，骨伤（推拿）学科在巴蜀各地还有多位当地知名医家，在县志中略有描述，如彭山刘万顺，简阳李信龙、黄钦先、辉宗，大邑杨怀芳、鄢正常，汉源何相元，资中陈国泰，西充庞九翱，罗江罗义，郫县罗永和，合川胡开钧，南部梁仕成，荣昌俞道平，松潘蓝映泰等。

二、代表著作

《国医创伤精要》

熊宝珊著《国医创伤精要》，成书于 1939 年，为四川国医学院伤科学特约创伤精要详述，该书图文并茂，内容涉及伤科学之方药以及实施之手法的方式。

其他四川医家的骨科著作，据中医目录学记载，还有罗裕生的《伤科中医独步》(1943)，陈筠如的《伤科学讲义》，四川国医学院的《新订伤科药方注释》等。但经查未见，不无遗憾。

三、学术特点

诚如清人周学海所评，蜀地多湿，易痹阻筋骨，导致血滞、血痹之证，加之蜀地自古便是军事要地，战乱繁多，故蜀人在筋骨痹病、刀枪伤方面多有建树。由于历史原因和社会因素等的影响，蜀人虽精于伤科，然伤科一法，诸书虽载，略而不详。骨伤（推拿）科，作为技术方法口手相传居多，医案法理收集整理及付梓传世较少。通过查阅资料，佐以分析，我们从流传至今的骨伤推拿理论以及理法方药中，总结出古代医家在治疗骨科疾患方面的一些技术特点，但具体之法不尽详尽。

（一）筋骨并重，整体诊疗

诊疗时注意辨证与辨病结合施治，筋骨并重，整体诊疗。

（二）手法整复加固定

骨折用手法整复加固定治疗，如手牵足蹬、牵拉拔伸，复位后采用树枝、竹片等制成小夹板，对受伤部位进行外固定以维持稳定和预防再受伤。

（三）推拿按摩手法多

伤筋痹病用推拿之术，灵活运用多种推拿按摩手法。

（四）外内治结合

内治与外治相结合，骨科（推拿）医家施治必施以自制药液涂擦敷贴或膏、丹、丸、散内服。

另外，骨科多习武术，强调功能锻炼，教人以运动和练内功治病。

清初文人戴世名所编《南山集》记载，陈士庆曾取犬胫骨治疗锁骨骨折，是四川骨伤学派植骨术的记载。

第二节　医派医家

川派中医骨科推拿流派 20 多个，围绕省会成都，覆盖四川全境，均自成体系，有较为完整的诊疗技巧和理法方药特色，本节主要介绍其中有代表性的学派和流派。

一、著名学派

（一）成都郑氏骨伤学派

［学派概述］

郑氏骨科是以郑怀贤领衔、武医结合的骨科派系，系我国现存的武医结合传承的典范。其形成可上溯到明清时期的曹继武、戴龙邦、李奎垣等中国武术大师和骨伤科专家。学派萌芽于20世纪初期，由郑怀贤融会李耳庆、孙禄堂、魏金山、李芳宸等武术大家的太极、形意、八卦、飞叉、剑术、棍术等武术技巧，贯通中国民间正骨、推拿、按摩、针灸等传统方法和清末太医院骨科医术精髓独创而成，成形于20世纪30年代末期。郑氏骨科包括骨伤、筋伤、运动创伤等内容，武医结合、自成一派，并有完整的临床发展基地和人才培养体系，使学派得以充分传承和弘扬。

1958年，成都体育学院附属体育医院（现四川省骨科医院）创办，为中国第一所体育医院；1960年，成都体育学院运动医学系创办，开中国中医运动创伤学教育先河，也是体育院校开办医学专业先河，此后，通过系统的院校和临床教育培育骨伤科人才，1985年更名为国家体委成都体育医院。2000年，国家体委成都体育医院建成西部首家三级甲等中医骨科医院，后更名为“四川省骨科医院”，并于2009年成功申报郑氏骨科为“四川省非物质文化遗产保护单位”。几十年来，郑氏传承人遍布全国各省市体育、医疗机构，部分传承人立学海外。

学派传承图如下：

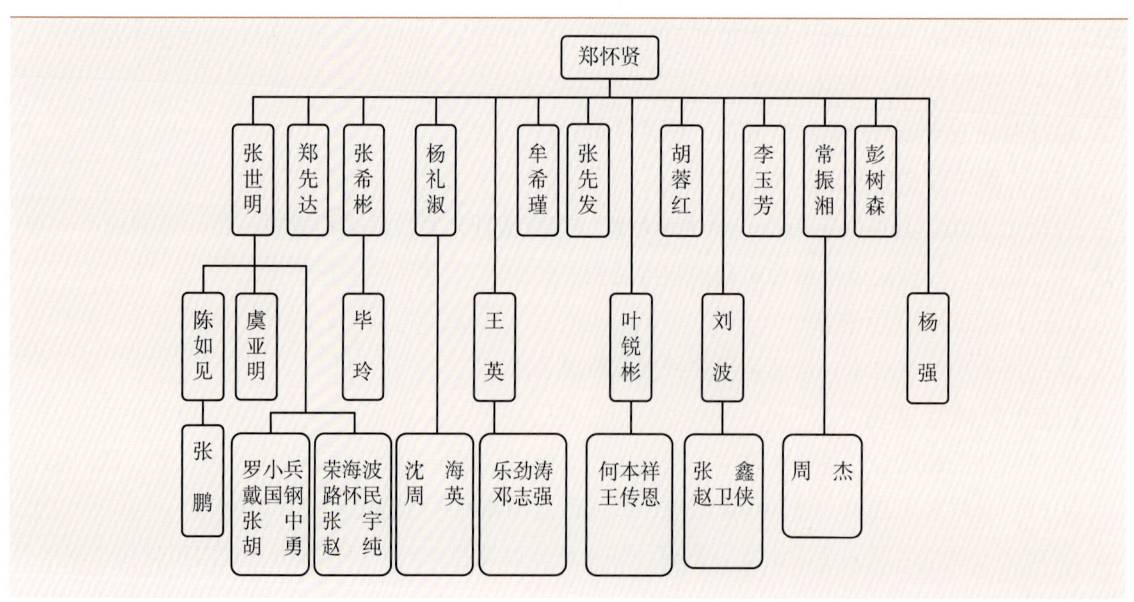

［学派名师］

郑怀贤

郑怀贤（1897—1981），河北安新县人，现代伤科名医和武术家，少年时代拜师清末民初多名武林人士学习武术和医术，青年时期拜武术大师孙氏太极创始人孙禄堂为师，学习太极、形意、八卦和医术，在上海等地任教并开业行医。1936年随中国代表团前往柏林参加第十一届奥运会，表演国术飞叉（图 13-1）等绝技。1938 年后，与其妻刘纬俊在成都市槐树街、光华街开设骨伤科诊所。新中国成立后曾任中国武术协会主席、成都体育学院武术教授、体育医院（四川省骨科医院）院长。1958 年创建成都体育学院附属医院，1960 年创办运动保健系和运动医学研究室。郑氏对中医骨伤科造诣很深，归纳出十二正骨手法、十三推拿手法、55 个经验穴位，首创运动按摩，人称“骨伤圣手”。著有《伤科推拿术》《伤科诊疗》《运动创伤学》等。病人上至周恩来、贺龙、王震，下到黎民百姓，医德高尚，医术精湛，堪称一代武医宗师。

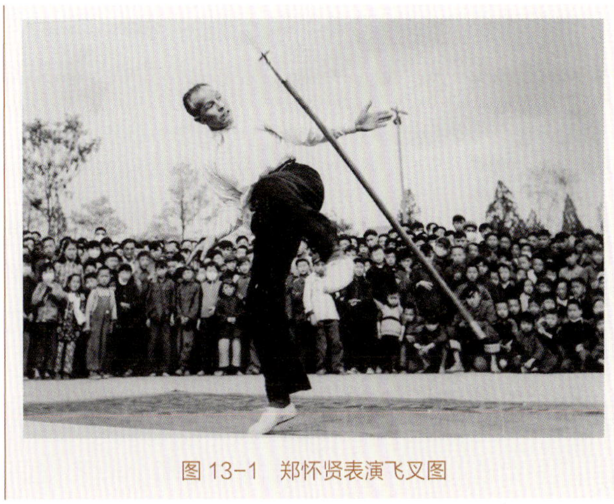
图 13-1　郑怀贤表演飞叉图

［学术特色］

（1）“望闻摸认”诊断体系完善

将中医内科“望闻问切”四诊发展为伤科“望闻摸认”四诊，结合西医学视、触、叩、听、影像学及其他理化检查，注重探问患者各方体征，查明损伤部位程度，了解患者健康状况等，综合辨认进行骨伤疾病诊断。

（2）辨证“五结合”

证型结合、证病结合、整体局部结合、主证兼证结合、动静结合。强调辨证贯穿诊断和治疗全过程，梳理整体观，不拘泥分期，随时临证分析，具体辨证、辨型、辨病论治，反对用一方一法一药一术治之。主张一切骨伤科疾病的诊治，必须在中医基础理论指导下，结合解剖、生理病理、运动生物力学等理论进行辨证、辨病结合论治。

（3）首创中医运动医学

在中国首先把中医骨伤科学与运动创伤学、运动医学紧密结合，率先系统开展中医药消除运动性疲劳与恢复研究，致力于防治运动伤病、提高运动功能水平，对常见运动创伤病因病机进行中医辨证辨病分析研究，将现代医学理论和诊断、治疗技术与郑氏骨伤科诊疗技术紧密结合，使“武医结合”成为运动医学的一个完整分支——中国中医运动创伤学。

（4）多学科综合治疗骨科疾病

擅长正骨手法、按摩推拿、正确固定、郑氏伤科系列药物、针灸和练功术、心理治疗等结合治疗，以动静结合、功能的最佳康复和积极恢复运动功能为目的。手法上有十二正骨手法、十三按摩手法、十二经穴按摩手法，总结出郑氏骨伤科经验穴 55 个，创运动按摩术，郑氏手法点、线、面融会贯通，结合现代生物力学，辨病巧施手法。

（5）伤科制剂多有创新

郑氏伤科药物约 100 种，系郑怀贤与其妻刘纬俊共同验配调制、弟子传承改进而得，将传统剂型和现代剂型结合、外伤用药和内伤用药结合、外用药物和内服药物结合，形成了完整体系。现有片剂、丸剂、散剂、硬胶囊剂、口服合剂、橡胶膏剂、软膏剂、硬膏剂、搽剂、酊剂、酒剂 11 种剂型。外用药主要有舒活灵、活络膏、新伤软膏、新伤药、旧伤药、接骨药，其中舒活灵（国家中药保护品种）、伤科活血酊分别为四川光大药业和太极集团拳头产品。内服药主要有接骨丸、正骨丸、五灵二香丸、制香片、七味三七口服液、活络丸、创伤宁、抗骨质增生丸、腰痛丸等。

[传承发展]

张希彬

张希彬（1930— ），全国老中医药专家学术经验继承工作指导老师。主要传承郑氏骨科学术思想理论体系。研习中医骨伤科，相继从事骨伤科医疗、教学、科研工作。致力于整理编辑郑氏骨科经验，主编《正骨学》《中国骨伤科学》《运动创伤学》等专著。长于诊治股骨干骨折伴发同侧髋关节脱位、膝关节半月板损伤、先天性髋关节脱位等。

牟希瑾

牟希瑾（1939— ），全国老中医药专家学术经验继承工指导老师，四川省名中医。主要传承郑氏骨科临证经验，采用按摩、理疗、电针、局封、牵引等中西医结合方法治疗骨折、脱位、新旧软组织损伤、风湿性关节炎、创伤性关节炎、增生性疾病、坐骨神经痛、腰腿痛、颈椎病、各部位肌腱炎、腰椎间盘突出症等疾病。

常振湘

常振湘（1940— ），全国老中医药专家学术经验继承工作指导老师，四川省名中医，成都市十大名中医。主要传承郑氏骨科推拿手法，治疗骨关节疾病，特别是颈椎病、腰椎间盘突出症，以疗程短、见效快、病人容易接受为特点。曾两度被派往日本“中国整体治疗中心”工作，以纯手法治疗颈椎病、腰椎间盘突出症，临床效果满意，曾被日本媒体誉为“东方魔手”。

杨礼淑

杨礼淑（1941—2016），全国老中医药专家学术经验继承工指导老师，四川省名中医，享受国务院政府特殊津贴。主要传承郑氏骨科正骨推拿手法和针灸、经验穴。中医骨伤疾病临床经验丰富，在运用中医传统手法治疗骨折、软组织损伤、颈肩腰腿痛方面具有独到之处，擅长中医正骨、推拿手法，主张治伤不离法，正骨必先摸、认，整复手法必须正确、稳准有力。推拿强调“整体观念、辨证施治，连线带面连贯不断，继承与发扬并重”的观点。主持小儿肱骨髁上骨折断端旋转移位的临床研究，摸索出一套治疗小儿肱骨髁上骨折的中医整复治疗手法，较好地降低了肘内外翻畸形的发病率。

张世明

张世明（1943— ），全国老中医药专家学术经验继承工作指导老师，四川省首届十大名中医，中国中医药科学院中医骨伤科学国家名老中医传承博士后工作站指导老师，享受国务院政府特殊津贴。张氏全面传承了郑氏骨科体系，逐步形成自己的学术思想和见解。擅长运用正骨手法、推拿按摩、中药、针灸、练功及理疗等多种手段综合治疗骨科疾病。强调医易哲理辨证思想，临床倡证病结合、局部与整体结合、主证与兼证结合。主张以解剖生理、病理、运动生物力学理论和中医基础理论为指导进行辨证、辨病结合论治，综合疗法施治，积极恢复最大运动功能。对各种运动创伤伤因伤机进行中医辨证辨病分析，率先带领同仁系统开展中医为主、中西医结合的运动创伤理论与防治；运动性疲劳的中医分型与恢复方法研究，丰富了中医运动医学内容。四川省骨科医院建有十大名中医张世明工作室，推进郑氏中医骨科学、中医运动创伤学学术技术传承。

叶锐彬

叶锐彬（1951—　），四川省名中医。主要传承郑氏骨科学术思想，研习中医骨科和运动性伤病，从事郑氏骨科临床、科研和教学。擅长运用郑氏伤科制剂、针灸、按摩、理疗、体疗等郑氏伤科治疗手段治疗骨折、脱位及急慢性软组织损伤，尤其长于治疗腰椎间盘突出症、颈椎病、骨关节炎和运动性损伤，主编《运动系统疾病》。

陈如见

陈如见（1952—　），四川省名中医。主要传承郑氏骨科中西医结合治疗骨伤和运动创伤疾患学术思想，重视手法复位在治疗骨折中的重要作用，紧密结合现代医学技术，提高复位手法技巧，拓宽手法复位在治疗骨折中的应用范围。提出用提按手法和 X 线监视下经皮撬拨整复难复位性股骨颈骨折，改进内固定方式，形成适用于股骨颈骨折特点的内服外用中药的院内制剂。强调益气活血原则对老年骨折早期遣方用药，拟定了预防下肢深静脉血栓形成、治疗和预防老年骨折后便秘的院内协定处方。

王英

王英（1955—　），全国老中医药专家学术经验继承工指导老师，四川省名中医。主要传承郑氏骨科正骨手法和伤科外用药水。运用中医理论，内治专于辨证施法、温养治伤，长于儿童骨科诊治，尤擅长诊治儿童肱骨髁上骨折、肱骨远端骨骺骨折、儿童肱骨髁间骨折、尺桡骨骨折、肱骨外科颈骨折等疑难病证。在传承郑氏学术经验的基础上，积极创新，首创“三维旋转整复法”，针对儿童的特点设计了“上肢多功能牵引复位固定器”等多项特色技术和设备，取得国家专利技术 11 项。四川省骨科医院建有王英名中医工作室，推进郑氏中医骨科学尤其是儿童骨科学的学术技术传承，面向全省培养中医骨科专门人才。

虞亚明

虞亚明（1956—　），四川省名中医，四川省骨科医院院长，国务院政府特殊津贴、四川省有突出贡献的优秀专家，国家体育总局运动创伤专家组成员。主要传承推拿手法、骨科治未病、运动创伤防治、运动性疲劳消除与恢复的临证方法，擅长郑氏正骨手法、按摩手法、经穴手法、中药和制剂的运用，获国家专利 1 项。对运动创伤治未病和骨伤治未病的内涵进行了拓展和延伸，以运动创伤学和骨伤科学为基础，有机结合运动人体科学、运动生命科学和运动健身等，倡导“生命在于运动，运动在于科学”，推行科学适宜的运动模式，建立四川省运动创伤和骨伤治未病中心。

刘波

刘波（1957—　），四川省名中医。主要传承郑氏运动创伤诊疗、运动创伤康复与骨科康复。开展中医治疗慢性肌腱炎、腱围炎、跟腱断裂、骨疲劳性损伤、腱末端病、关节软骨损伤、肌肉运动性损伤以及关节疲劳和肌肉疲劳研究，其成果对广大骨伤病员以及我国竞技运动训练和运动创伤起到了较好的临床疗效，较好地解决了我国高水平运动员带伤训练的难题。制定出适合运动队实践的慢性腰背痛诊疗常规，研制 4 种适合运动队使用的腰背痛药物和 1 种治疗仪器，发明 2 种腰背痛的测评设备，获国家新型实用专利。

（二）成都杜氏骨伤学派

[学派概述]

杜氏骨伤科起源于杜氏家传骨伤科，著名中医骨伤科专家杜自明继承家族衣钵，以少林伤科为基础，在一些有一技之长的拳师或民间正骨医生的门下虚心求教，对不同流派的正骨技法兼收并蓄，逐步独立成派。杜氏总结出许多中医骨伤的治疗经验，通过系统的院校和临床教学培育骨伤科人才，传授多年积累的正骨经验，培养的正骨人才遍及全国，亦有于海外立学者。

学派传承图如下：

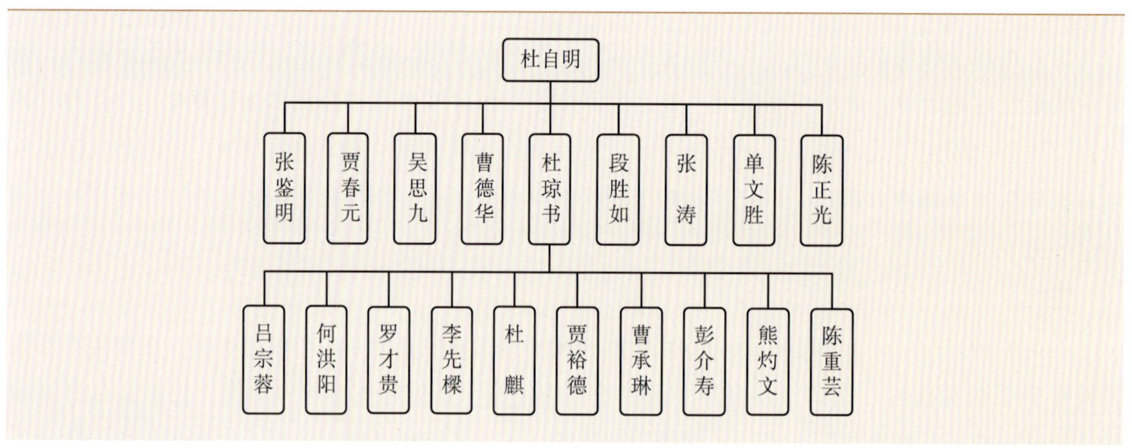

[学派名师]

杜自明（图 13-2）

杜自明（1877—1961），满族，中医正骨专家。出生于四川省成都市正骨世家，随父临证，学习骨伤病诊疗。杜氏天资聪慧，勤奋好学，曾多次外出寻师访友，在一些拳师或民间医生的门下虚心求教，对不同流派的正骨技法兼收并蓄，丰富和提高了自身医学理论和理伤正骨技术，并以济世救人为宗旨。杜氏少年时喜爱武术，习练十八般兵器，宗少林派武功，以弄拳、击剑、舞刀见长，尤擅猴拳，每日坚持“易筋经十二段”的锻炼，外练筋骨，内练精气。1902 年开始行医为业，中年时代就已驰名于成都武术界和骨伤行业。1950 年成都市特聘两名骨伤科专家，杜氏和朱海 2 人入选，并颁发了聘书和奖金。1955 年，卫生部组建中国中医研究院时，曾广泛邀聘全国各地知名中医专家参加中医的整理研究工作。杜自明作为四川著名正骨专家被正式聘请到京，出任中国中医研究院内外科研究所骨科主任。在北京工作期间，他虽然年已八旬，依然壮心不已，对中医事业的前景充满信心，把全部精力投入到正骨临床工作，总结出许多中医骨伤的治疗经验，并毫无保留地把多年积累的正骨经验传给下一代，培养了多名正骨人才。1959 年担任第三届全国政协委员，当年荣获“全国卫生先进工作者”称号。同年由他口述，经其弟子整理出版了《中医正骨经验概述》，1960 年拍摄了《杜自明正骨经验》科教电影片，还编写了《扭挫伤治疗常规》和《增补少林十二式》两本很有价值的资料，给后人留下了宝贵财富。

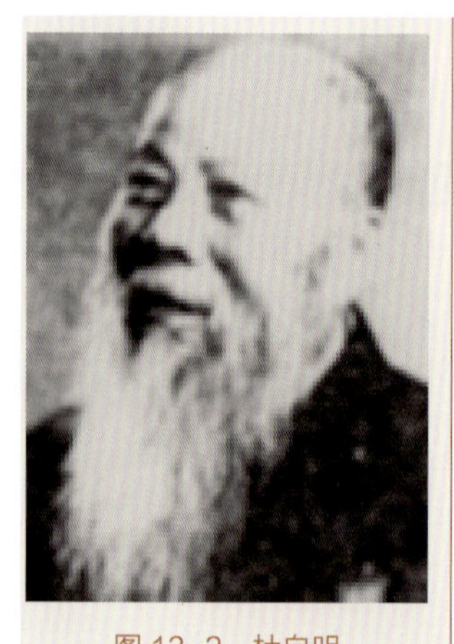
图 13-2 杜自明

杜琼书

杜琼书（1915—1994），主任医师，四川成都人，出生于中医正骨世家，其父杜自明老中医系近代知名中医骨伤科专家。杜琼书自幼浸濡家学，1931 年于成都女子师范学校毕业后即随父行医，尽得杜氏骨科真传，在六十年的医疗实践中不断丰富和发展杜氏骨科，使杜氏骨科在学术界的地位进一步提升。杜氏骨科以手法治疗独具特色，杜氏认为手法是治疗伤科疾患的主要方法之一。在临床检查、骨折，脱位和伤筋的治疗中有着重要的作用，既是检查手段又是治疗手段，几乎所有骨伤疾患都适用手法治疗。杜氏认为伤科疾病多病位表浅，在外有形可察，有利于手法治疗，且手法治疗简便易行，既可接骨续筋，又可舒筋通络、行气活血、滑利关节，对伤科病因针对性颇强。杜琼书将传统的杜氏正骨四法发展为“牵、按、卡、挤、分、旋、端、靠”八法。这套接骨方法讲究轻柔、顺势，不施暴力，避免加重损伤。所谓顺势，即在复位中应将断端顺原脱出和移位的通道复回，避免筋膜嵌顿，同一部位骨折应据伤情不同采用不同手法。八法的组合、顺序不同，可以演变出众多独特的复位方法。

[学术特色]

杜氏骨科主张在手法治疗过程中，手、眼、心三官并用，集中精力，不可分散，做到得心应手，而后灵活应用施治。总的来说，心作主意，手作引导，然后体会病之所在。在治疗过程中，既要大胆又要细心检查和施用手法。特别在临床实习时，抱着胆大心细的态度，多去摸索，自然多能生熟，熟能生巧，巧能生智，智能生惠，这样才能取得更大的收获。

（1）诊法原则

诊断骨伤，除了利用 X 线片获得确诊外，望诊和按摩法也是诊断的主要方法。如筋病不能伸，骨病不能屈，畸形、瘀血、肿胀等情况者可以通过望诊观察出来。另一方面，由于按摩时医者之手触及患部，也是一个诊察的过程，而两者同时进行，所以说诊察结合按摩为要。

（2）治疗原则

治疗之前，先要辨清证候和伤情的轻重，然后根据证候来决定治疗方法。重病轻治，固属无效，轻病重治，也非所宜。必须结合患者的体质强弱以及精神状态，整体考虑辨证施治，这是中医治病的优良传统。在骨折整复术中，根据不同的伤状，创立了牵、卡、挤、靠等手法，使移位或驾迭的骨折断端对口起来，再捏挤平整，最后敷药用夹板靠紧，不让断端再有移动，以免再度错位变形。复诊时，仍须注意骨缝是否对正，倘发觉骨缝仍有凹凸不平，再用牵、卡、挤手法，以达到平整为止。断口对的平整，愈合就快，而且愈后良好。治疗骨伤，杜氏除手法整复，外敷接骨散以外，并内服药物。在中医理论指导下，内服药在正骨临床上，同样起到活血、散瘀、止痛、消肿促进骨痂生长的作用，它和手法、固定、体功操练相辅相成，缺一不可。内服伤药，亦要辨证，要注意患者的体质、年龄、伤势轻重。因为正骨科所用的药物，多是攻血破气、活血补气药物，都不宜多服。

（3）主张练功

杜派崇尚练功，练功时注意澄清思虑，调整呼吸，肌肉放松，端正姿势，持之以恒，长期练习，宽舒衣着，节制饮食，环境清静，空气畅通。还根据不同时节、不同气候选定不同的练功方法。

[传承发展]

何洪阳

何洪阳（1947— ），全国老中医学术经验继承指导老师，四川省名中医。提出推拿手法应按着力部位分类，并将其分为：摩擦类手法、按压类手法、复合类手法、牵拉类手法，并首次提出应将㨰法归为按压类手法。提出推拿手法五要素：手形、着力部位、力度、方向、速度，并通过手形、着力部位、力度、方向、速度等展示了每一种手法的要旨，体现了中医推拿手法辨证施治、调整阴阳平衡的学术境界。提出推拿手法的五类治疗效应：温热效应、泵压效应、牵拉效应、类针刺样效应、松弛效应。研创“温养筋脉”的骨伤推拿疗法，以柔和的力度、深透的热感、缓慢的速度、柔韧的内劲形成了独特的手法。

李先樑

李先樑（1948— ），四川省有突出贡献优秀专家，四川省名中医。长期从事科研、临床、教学工作，对以杜自明、杜琼书老专家为代表的杜氏手法深入研究、继承整理。主持多项科研课题，其中腰突康颗粒剂治疗腰椎间盘突出症的临床和实验研究、痛风贴治疗痛风性关节炎的临床和实验研究、杜氏手法治疗椎动脉型颈椎病的疗效评价和手法规范化研究获省级科技成果奖。颈椎病（神经根型）“五联”综合治疗方案的循证及临床评价研究，获四川省科技进步二等奖，成都市科技进步三等奖。研制 4 个中药制剂。

罗才贵

罗才贵（1949— ），四川峨眉山市人，幼随表叔“峨眉伤科疗法”第四代传承人雷石泉学习传统中医，后考入成都中医学院（现成都中医药大学）系统学习中医。求学期间拜成都杜氏骨伤传人杜琼书为师。1976 年毕业于成都中医学院参加工作，现为成都中医药大学附属医院教授、主任中医师、博士生导师，四川省名中医，享受国务院特殊津贴，四川省有突出贡献优秀专家、四川省学术和技术带头人、四川省非物质文化遗产“峨眉伤科疗法”代表性传承人、四川省针灸协会副会长、成都市针灸协会主任委员、世中联按摩推拿专业委员会高级顾问。

罗才贵主任医师在总结家传的基础上，结合成都杜氏和上海吴氏按摩手法将“峨眉伤科流派”的基本理论进行了归纳：一是外病经络筋骨者，其内必有五脏分候；二是营卫之所行止结聚则筋肉之所痛胀舒利；三是伤科疾病内必调气血以正本，外必卫藩篱以御邪。在此理论指导的基础上，发明或发展出了内治中药如桂冰腰痛灵栓、颈舒灵胶囊、罗氏活血温经膏、佚寒散等。同时提出以“松”“分”“温”“顺”为总纲的手法指导理论。创造或者改进了伤科手法如“罗氏趾压踩跻法”“太阳通络击法”“循膀胱经推拿法”“罗氏通督针法”“罗氏提捏弹颈法”“罗氏定位颈椎扳法”“罗氏三指推法”“罗氏镇定点穴法”等一系列具有鲜明特色和确切疗效的推拿外治法。对腰椎间盘突出症、腰腿痛、颈椎病、骨与关节损伤、软组织损伤等骨伤科疾病有深入的研究，其独特的治疗方法卓显成效，在国内外形成广泛影响、使“峨眉伤科流派”的传承和推广工作得到了飞跃性的发展。主编、撰写了《实用中医推拿学》《推拿治疗学》等 24 部专著和教材；在国内外刊物上发表论文 50 余篇；培养了数十位的“峨眉伤科流派”继承人。继承人均为所在医院骨伤推拿科室主任或骨干人才。

（三）成都杨氏骨伤流派

［学派概述］

四川杨天鹏骨伤科学派由中医骨伤科专家杨天鹏创立。创始人杨氏和众多学术传人通过近一个世纪的不懈努力，形成了独具特色、行之有效的中医骨伤科体系。1998 年，杨氏及其弟子将杨氏骨伤科学派 80 余年临床经验和养生秘诀整理出版了《杨天鹏骨伤科治验心法》，出版之年即被评为北方十省优秀图书。2012 年，杨氏的门徒将其骨伤科学派 90 余年治伤经验、特色养生方法、典型案例，以及门人弟子学习研究、阐发的新内容，整理出版了《杨天鹏骨伤科治验真传》。该学派在中医骨伤科的诊断、治疗手法、外固定方法、内外用药及养生保健、医疗体功锻炼诸方面，形成了完整、系统、有特色的中医骨伤科理论和治法，包括：杨氏“内牵引力”与“外牵引力”学说，“来路即是去路”的正骨理论，“以柔克刚”的正骨原则，杨氏特制纸质小夹板及外固定方法和“治伤切忌寒凉，疗伤重在扶阳，活血尤重行气，通窍首当逐风，治痹重在温养，治伤重调肝肾，理伤据位选药，重用血肉之品”几个用药原则。杨氏 30 多名弟子及 5 代学术传承人共计 200 余人，广泛分布在成都市、都江堰市、德阳市、金堂、崇州市、仁寿、名山、泸县、叙永、茂县等省内外地区。

流派传承图如下：

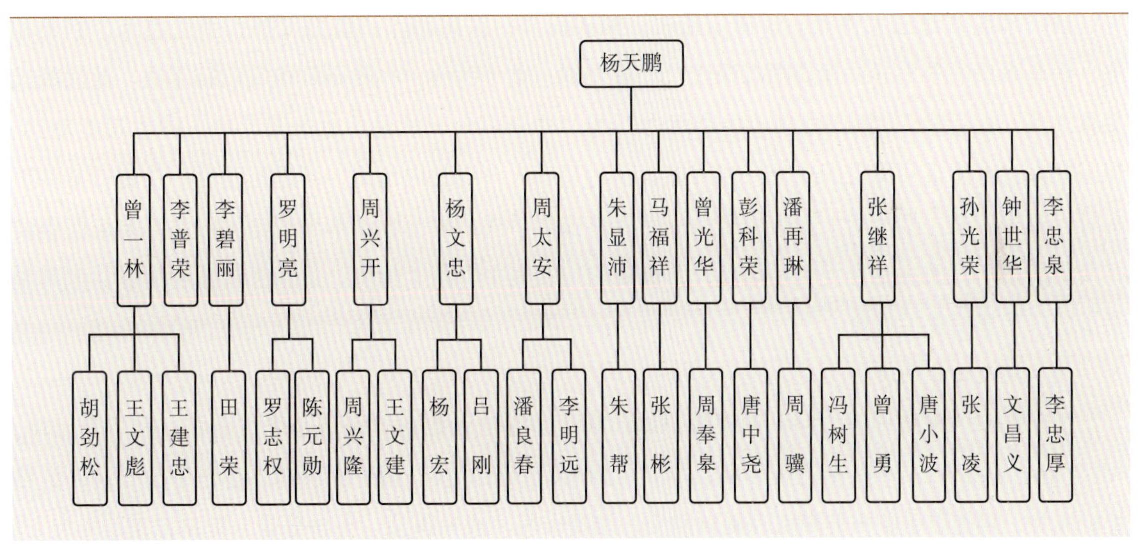

［学派名师］

杨天鹏

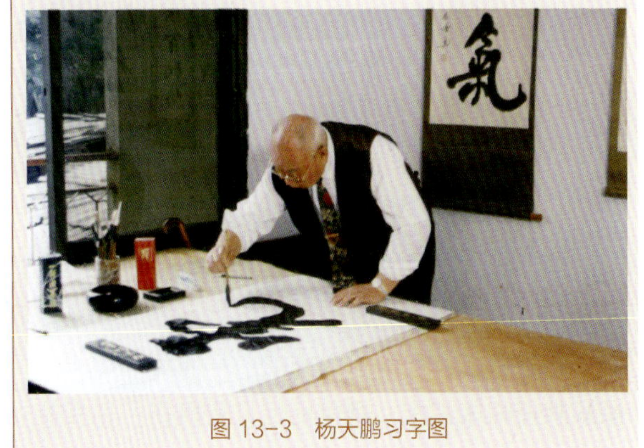

图 13-3　杨天鹏习字图

杨天鹏（1902—2005），四川安岳人。主任中医师，成都骨科医院创始人、名誉院长，全国著名骨伤科专家，成都市名老中医（图 13-3）。曾任中华中医药学会骨伤分会顾问，《中国骨伤》《中医正骨》杂志顾问。青年时期，杨氏先后拜师于周云武、刘元福等名师，学习中医骨伤科，兼习少林武术。于 1940 年在自贡创立“天元堂”诊所，1943 年迁址成都东门城门洞，经不断发展壮大，更名为“成都骨科医院”。杨天鹏从医80余载，擅长骨伤、骨病的治疗，尤其对骨质疏松、骨坏死、骨骺炎、椎间盘突出症、关节错缝、脑震荡及少儿麻痹后遗症有独到疗效。杨氏深研博究，采众家之长，在骨伤及护元养生方面形成了一套独具特色的理论和治疗方法，并以103岁高寿见证了四川中医骨伤科的发展。

李普荣

李普荣（1923—2001），女，成都市名老中医，杨氏骨科学派创始人杨天鹏之妻。婚后即随夫习医，终生勤奋好学，不仅为中医骨伤科专家，且长于内、妇、儿、外各科，与杨天鹏共同创建“天元堂”。李氏从医60余年，熟读中医药经典著作，具有深厚的中医理论知识。擅长小儿骨科、筋伤、骨病的治疗。注重内治法的应用，重视调补肝肾气血，攻邪必先扶正，活血尤重行气，通窍首重逐风等方面。与其夫共同研制众多杨氏经验方，为杨氏学派的形成积累了深厚的临床经验基础。重视杨氏骨科学术流派的传承发扬，带教多名继承人，参与《杨天鹏理筋手法》电教片的示教工作，任《杨天鹏骨伤科治验心法》编委。

[学术特色]

（1）杨氏理筋八法

杨氏理筋八法三大特点——辨位施法，因人而异；医患协作，借力发挥；手法熟练，刚柔相济。病有表里内外之分，理筋则有深浅、轻重之别，重手法后，在收尾阶段宜以轻手法。此法杨氏又称之为“回手法”。杨氏独创“内牵引力”与“外牵引力”学说，力求调动病人的主观能动性，利用病人自身体重和体位的变化，利用地心引力及病人自身腹内压力，再施行手法。在施行某些手法时，要求病人先鼓气增加胸腹内压力，然后再施以手法，则会收到事半功倍的效果。要求医生要有熟练的技巧，施法时着力点要准确，力量要均匀、集中、刚柔相济。强调医者体功锻炼，尤其是手指功、手掌功及手腕功。

（2）杨氏正骨手法

杨氏提出“来路即是去路”的正骨原则。在运用手法治疗时，医者必须注意沉、和、巧、快。“沉”指心境沉着，“和”指态度和蔼，“巧”指心灵手巧，“快”指手法快捷。首先手摸心会，了然骨折成势，再施以手法拔伸牵引、旋转回旋、端提卡压、成角折顶、夹挤分骨、捏挤捺正。

（3）固定器具

杨氏经多年临床实践摸索和验证，从固定的稳定性和材料的塑性方便出发，提出采用多层特制纸质夹板随症而塑型和绷带配合固定的方法。特制的纸夹板，较之传统的柳木夹板，具有更强的柔韧性，避免了因肢体进一步肿胀导致夹板压迫而发生的静脉回流障碍。杨氏在长期的临床实践中，摸索出一套适用于不同部位的塑型裁剪标准模型，可靠而实用。

（4）杨氏养生法

杨氏养生理论主要包括三宝论和三通论，杨天鹏自创长寿功法“壮元益寿功”。充分应用“天人合一”的基本原理和规律，以“三宝”学说，制定出益寿延年的养身法则，即从起居、饮食、精神、药物等全方位地进行调节，从而达到精足、气旺、神明的效果。坚持体功锻炼，增强体质，以保证胜任临床工作，避免发生自我损伤。杨氏练功七势有“翻把劲，翻裹劲，抓梭边石，双拳俯卧撑，鳌鱼插剑”等。

［传承发展］

杨文忠

杨文忠（1944—　），副主任中医师，杨天鹏之子，中华医学会四川省骨伤专委会会员。继承和发扬了杨氏理筋八法、杨氏正骨手法，以及纸质小夹板在四肢骨折中的运用。治伤主张详悉病情，循理施治，柔筋理气，正骨端筋。遵循“来路即是去路”的正骨指导原则；强调医患合作，利用患者内牵引力，即“鼓气”绷伸肌肉之力，配合医者外牵引力的正骨理筋手法。治伤用药以温化生发为主，忌寒凉凝滞之品；重补肝肾，充精血生化之源。强调内服与外用药物相结合，擅用杨氏传统治伤药物的同时，因人施方，配合内服药物调理机体阴阳气血的平衡，促进伤病的愈合。改良外用药物剂型，增强机体吸收率。强调医者坚持体功锻炼，具备充沛的体力胜任骨伤科的治疗工作。总结整理了医者的体功锻炼法，主张“动中取静，静中蓄力，久静而动，动必威宏”的练功理念。参与《杨天鹏理筋手法》电教片的示教工作，任《杨天鹏骨伤科治验心法》副主编。

周太安

周太安（1946—　），主任中医师，省、市名中医。曾任中华中医药学会骨伤科分会理事、中国中西医结合学会骨伤科外固定学组委员、中华中医药学会骨伤科分会脊柱病学组理事等，其学术传承人有潘良春、李明远等。主持并参与了整理杨氏骨伤科治伤经验和养生秘诀的总结工作。先后完成了“杨天鹏学术流派的形成与发展”“杨天鹏中医骨伤科学术思想特点”等文。主研“杨天鹏骨伤科学术思想研究”“杨天鹏骨伤学术思想指导治疗腰椎间盘突出症”课题。继承杨氏“三宝论”及“活血重行气”“治伤重固肾”的治伤观点，用药以补肾活血为纲，确定了“填补肾精”法的首要地位。自拟活血益肾汤、健脾固肾汤为主研治股骨头缺血性坏死、骨质疏松症、股骨骨折迟缓愈合、老年退行性骨关节炎。常用“点、揉、拨、拍、叩、提拿、抠、牵抖、运摇、牵抖”等理筋手法。

曾一林

曾一林（1950—　），副教授，成都中医药大学硕士研究生导师，全国高等中医药院校骨伤研究会和中国人才研究会骨伤人才分会副会长、中华中医药学会骨伤科分会委员、四川省中医药学会骨科专业委员会副主任委员，其学术传承人有胡劲松、曾立君等。先后整理出版杨氏著作 1 部，电视片 2 部，论文 37 篇。提倡内外兼治。常用温阳通痹法为外用药的基础方。认为一些有毒药物治疗痹证有较好疗效。将股骨头缺血性坏死分为三型，再辨证分治。除中药内服外，常给予弃杖散加减外敷。将骨结核分为阳虚寒痰型气阴两虚型治疗。内治法配合熏洗疗法治疗退行性骨关节炎。提出“以肉养骨、因骨生肌”的治疗观，和“温阳养气血以生肌”“化湿祛痰瘀以生肌”的治疗创伤后慢性骨髓炎伴创面不愈合。

张继祥

张继祥（1954—　），主任中医师，全国软组织疼痛学会秘书长。《中国骨伤》杂志四川分部主任，成都市中医药中青年技术骨干，其学术传承人有唐小波、冯树生等。学习继承杨氏学术思想的代表人物之一，是继承和发扬杨氏学术思想的主要带头人。负责主持《杨天鹏理筋手法》电教片摄制，指导了杨氏学术思想、学术特点的系统研究和总结，为杨氏骨科学术流派的发展和人才培养做出了贡献。

秦克枫

秦克枫（1955— ），主任医师，全国高等中医院校骨伤专业系列教材编辑（审定）委员会副秘书长，中华中医药学会骨伤专业委员会第二届理事会副秘书长、理事，《中医正骨》编委员会副主任委员，中华中医药学会风湿病分会常务委员。熟悉杨天鹏主任医师骨伤学术思想、治伤特色、用药经验及养身保健、功能康复疗法，尤其是在宣传杨氏骨伤流派及培养杨氏弟子方面做了大量工作，促进了杨氏骨伤流派在国内外知名度的提高。

唐小波

唐小波（1969— ），主任中医师，省市名中医学术传承人，四川省中医药学会骨伤专委会理事，四川省针灸学会委员，成都市中医药学会常务理事，成都中医骨伤学会副会长。师从张继祥医生，其学术传承人有邱斌、刘宇平等。先后参加并完成科研课题“杨天鹏骨伤科思想研究”“杨天鹏骨伤学术思想指导治疗腰椎间盘突出症”等，撰写专业论文 20 余篇。

继承和发扬了杨氏理筋八法、杨氏正骨手法以及纸质小夹板在四肢骨伤中的运用，遵循“来路即是去路”的正骨指导原则；治伤主张详悉病情，循理论治，柔筋理气。注重对骨科新理论、新技术、新方法的学习和运用。在骨内科有自己独到的见解，以“滞动针”配合拔罐、药物植入治疗腰腿痛、骨关节炎；以“手足三针”配合拔罐、中药穴位埋线治疗颈椎病、肩周炎以及中西医药物联合血管封闭治疗风湿、类风湿等疾病，并把“三宝论”“三通论”和“壮元益寿论”广泛运用临床，在骨伤、筋伤、颈椎病、肩周炎、腰腿痛、骨性关节炎等骨内、外科疾病的防治和康复方面收到了独特的疗效。

（四）成都何氏骨伤流派

［学派概述］

何氏骨科由何氏先辈特呼尔氏创立。特呼尔氏系蒙古族医武世家，每代均有人在军中担任军医。1644 年，清摄政王多尔衮奉世祖福临（顺治）命，由满州进山海关入中原，何氏先辈随军入关；1718 年（康熙五十七年）因与准噶尔作战，调荆州满族、蒙古族混合编制的驻防八旗官兵进驻四川，何氏先辈随军到四川；1721 年（康熙六十年）战事平息，何氏先辈随选留官兵匠役永驻成都，定居西蜀少城（今成都市柿子巷）。因属八旗统辖，故称“旗人”，何氏家族系镶蓝旗、三甲。其第三代传人何兴仁，曾任成都西较场八旗军医官。

何氏骨科因其先辈在随军转战中广泛接触满、回、汉族文化，逐渐熔蒙、满、汉族传统骨伤科学及其武学为一炉。至第四代何仁甫，始汲西医学之长处，因医理医技自成体系，临床疗效蜚声遐迩，使何氏骨科开派成都。何仁甫谨守祖训，将何氏骨科只传给了自己的三个儿子，第五代传人——长子何天祥、四子何天佐、五子何天祺。

第五代传人继承家学，探索创新，纳徒传技，其技艺均列入四川省非物质文化遗产名录，现均系享受国务院颁发的政府特殊津贴的有突出贡献专家，其中何天祥、何天佐系中华人民共和国人事部、卫生部、中医药管理局任命的“全国老中医药专家学术经验继承指导老师”。

2012 年 11 月，“四川何氏骨科流派传承工作室”成为国家中医药管理局批准的我国首批 64 家中医学术流派传承工作室之一。

流派传承图如下：

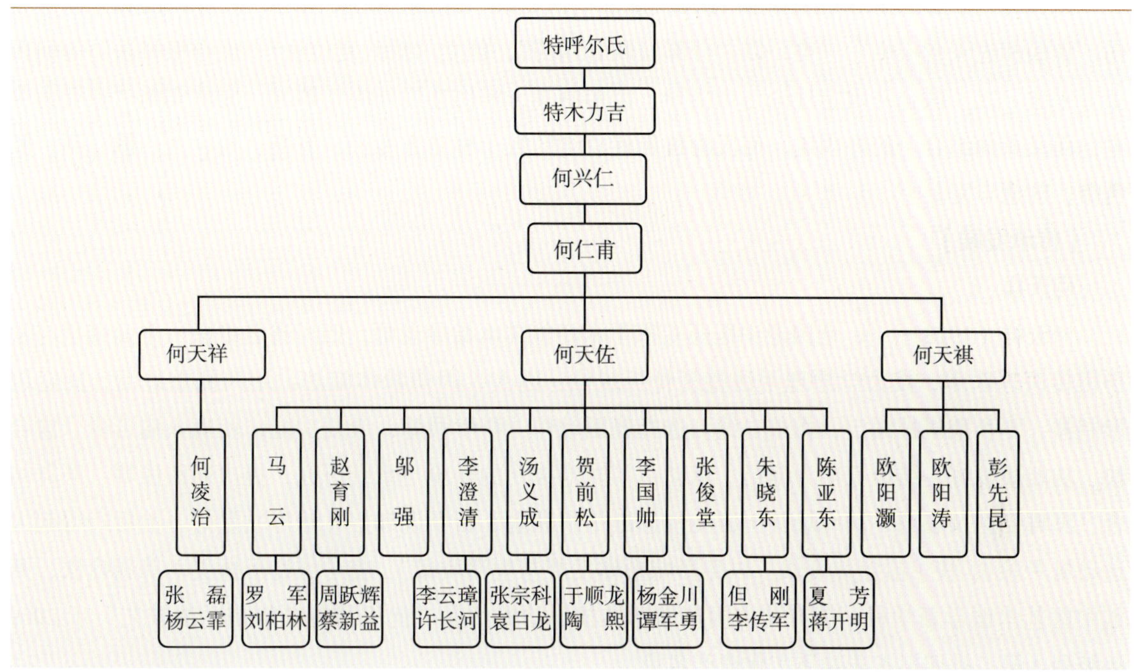

[学派名师]

何仁甫（图 13-4）

何仁甫（1895—1969），字同良，号白玉山人，四川名医。自幼从父何兴仁学医习武。幼年启蒙于成都市蜀华街前清秀才瑞炳麟开办的私塾，民国初年就读成都储才中学，中学毕业后入成都春熙路基督教青年会学习英文，合格后由该会推荐到华西协和医院（今华西医科大学）学习西医学。青年时期先后拜满、蒙骨科名医开长斋、春三爷与擅长治疗骨结核、骨髓炎的汉族名医徐寿仙，著名拳师马震江、马镇江为师。他中西文化根底扎实，全面继承何氏骨科，勤求古训，博采众长，“不囿经典，独树一帜”，撰有《特呼尔正骨手法》《无暇斋正骨经验》《仁济医话》等著述。主张诊病“须中西合参”，尤为强调“汲取西医仪器检测之长处”，但同时须结合临床症状细审，“不可依赖仪器”。对于骨病，他专门强调骨病与中医外科之痈疽疮疡应严加区分，不可混为一谈。

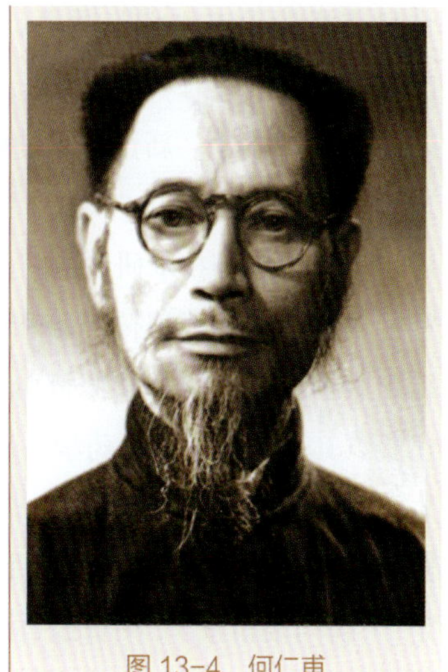
图 13-4　何仁甫

[学术特色]

（1）治骨先治肉，联合外固定

以“损伤一证，固从血论，更当重气”的理论，发展中医骨科学“损伤一证，专从血论”这一传统，创立“治骨先治肉”理论。以“骨肉系统”认识论，深化中医骨科学的整体观和辨证思想。应用中医药学理论和生物力学原理，提出中医骨科“联合外固定理论”，以“三维坐标外固定力系”，“固定与药物治疗的同一性”等，丰富中医骨科外固定研究领域。

（2）病分三类，中西互补，内外相合

何氏骨科从现代医学论述各类骨科疾病的病因病理、诊断辨证和治疗。将骨科疾病分为“骨伤、骨病和先天骨疾患”三类，以“分部位联合用药”，创立“瞬间复位法”“夹脊振抖法”等何氏正骨手法。以“联合外固定理论”为指导，因形制具，辨伤选用外固定器材，成功实施“点受力为主，而又点面结合”的外固定。何氏骨科历代总结的数十种专方专药，有膏、丹、丸、散、酒、胶囊等，剂型丰富。

［传承发展］

何天祥

何天祥（1923— ），全国老中医药专家学术经验继承指导老师，四川省名中医。全面继承与发扬祖传医理医术，按力学原理手法整复骨折脱位，因人、因伤量体施法，用药侧重外治，固定因形制器，不长期机械固定，作茧自缚。选择舞蹈动作，科学锻炼，康复功能，使病人痛苦少、愈合快、功能康复好。结合长期为演员、运动员等防治损伤的经验与系统研究，提出通医懂舞、医舞结合、寓舞于医及临场（训练场等）征兆性诊断等新观念、新学说和好（治疗质量好、治后经得起大运动量考验）、快（治疗速度快、以免影响形体发胖与生活质量）、美（保持形体美）等新疗法，开创中医艺术医学新学科。著有《中国艺术形体损伤诊治学》。“何天祥传统疗伤手法技艺”于2009年被列入第二批四川省非物质文化遗产名录。

何天佐

何天佐（1941— ），全国老中医药专家学术经验继承指导老师，国家中医药管理局“四川何氏骨科流派传承工作室”项目负责人。自幼跟随父亲何仁甫学医习武，坚持科技强军、科技兴医的信念，博采历代骨科名派之长，结合现代医学、生物力学等相关学科，潜心研究，创立新的诊疗原理，发明新技术、新药物，使何氏骨科流派学术体系日臻完善，将其从传统的中医骨科学派逐步与现代医学结合。主持“八五”星火计划项目“何氏骨科系列药品开发研究”课题，根据何氏家传秘方应用现代中医药技术研制的“消肿镇痛膏”和“强腰壮骨膏”，获得国家新药批准文号和国家发明专利证书。根据历代祖传经验和50余年的临床实践，历时五载撰写《何氏骨科学》，1993年由中医古籍出版社出版，2009年修订由人民卫生出版社再版；《蒙古族伤科何天佐》2008年由人民卫生出版社出版。其著作应用中医药学、现代医学和生物力学等相关学科，概括和阐释何氏骨科学术思想及理法方药学术特色，提出“骨伤、骨病、先天骨疾患”的骨科疾病分类，以及“治骨先治肉”“损伤一证，固从血论，更当重气”“骨伤手法在先，骨病药物为主”理念，创立“分部位联合用药”“联合外固定”“瞬间复位法”“夹脊振抖法”等。承担军队“强腰壮骨膏动物实验及临床研究”“骨科联合外固定法及其临床应用”“何氏夹脊振抖法治疗腰椎小关节紊乱”“何氏‘治骨先治肉’理论及其应用”等科研课题。“何天佐传统中医药正骨疗法”于2011年被列入四川省非物质文化遗产名录。

何天祺

何天祺（1946— ），主任中医师，四川省名中医。自幼随父学医，行医40余年，全面继承和发展何氏骨科流派的整套理论和技术，并与现代医学理论及气功相结合。内外用药、正骨推拿按摩手法独特，明确将骨科疾病分为骨伤、骨病两大类进行诊治和研究。使无外力伤害所发生的筋骨关节疼痛有了明确的分类归属，丰富完善了传统骨科范围，提高了诊治骨科疾病的医技能力。何天祺诊治骨伤不仅重视骨折的复位和早期愈合，还特别重视骨折愈合后功能力量恢复的综合性治疗，减少后遗症。擅长医治关节部位的复杂骨折、脊柱骨折、股骨颈骨折、习惯性脱位和半月板损伤等骨伤重症。结合现代伏案等工作特点形成职业骨病和随现代自然环境变化所形成的骨病，制定何氏骨科特色的治疗方案。传承与弘扬何氏手法推拿十八法，采用经络推拿、穴位指针按摩等，手法独特，灵活自如，气劲结合，力透肌肤。独创何天祺“夹脊振抖法”“骨盆旋转牵引法”“颈椎定向牵引法”等复合治疗手法，总结出骨折治疗的“泻、补、和”三法，配以家传秘方配制的按摩药液，外敷中药，内服药丸，被誉为“骨科圣手”。“何天祺传统中医药疗骨法”于2011年被列入第三批四川省非物质文化遗产名录。

（五）成都罗氏骨伤流派

［学派概述］

罗氏骨科源于罗氏家传，罗裕生立足蓉城，弘扬家学，在西御街、红照壁一带开办诊所，研学古籍、医易结合、内外兼治，在骨病、外科杂病、皮肤病方面均有独到之处。

流派传承图如下：

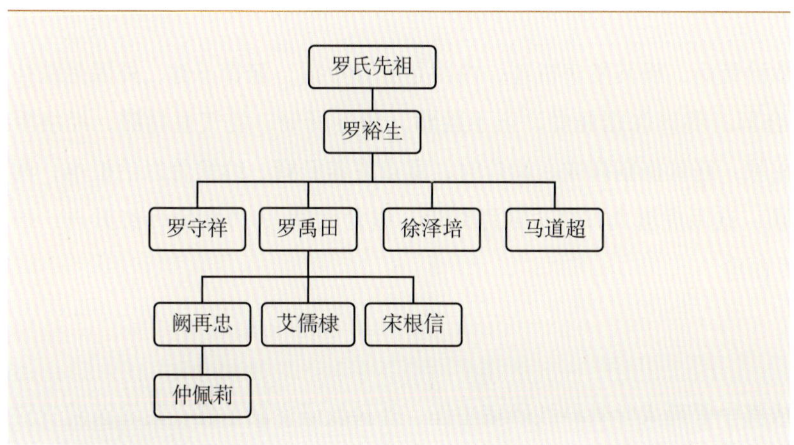

［学派名师］

罗裕生

罗裕生（1869—1954），总结罗氏祖辈行医用药经验，创罗氏骨科流派，医术精湛，接骨术以秘方外敷药涂患处，用树皮包扎，内用自配中药。抗日战争时期，四川经常遭受敌机轰炸，伤者人数增多，为满足患者的求治愿望，开设“罗裕生骨科医院”。罗裕生总结行医经验，著有《伤科中西独步》。

罗禹田

罗禹田（1905—1990），教授，成都中医药大学建校首批师资，国内中医骨外科名家，长于骨外科，尤以手法整复骨折、软组织损伤、骨病、烧伤、外科杂病、皮肤病见长，治疗骨髓炎、骨结核，采用独特的内外合治法：养肝肾，续筋骨以治本，调气血，祛邪毒以治标，用加减虎潜丸内服，外用家传红升丹治之。张大千曾亲笔题“骨科医师罗禹田诊治处”惠赐（图13-5）。长期担任中医外科和骨科教学工作，要求学生做到修身养性，善读书、勤思考，多临床、常

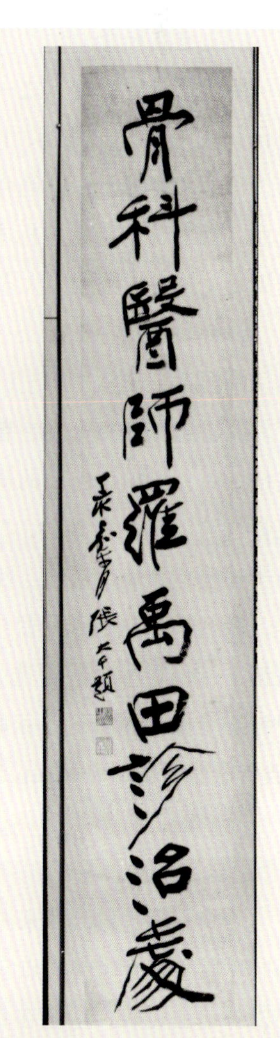

图13-5 张大千亲笔题“骨科医师罗禹田诊治处”牌匾

总结。创建成都中医药大学外科教研组、教研室，从 1958 年起参加全国高等医药院校教材《中医外科学》《中医伤科学》编写，著有《中医外科临证集要》，编写统编教材《中医外科学》《中医伤科学》。

[学术特色]

（1）医易相通

以《内经》《伤寒》《温病》等经典著作为指导，推崇古典医籍，学习“连山易”，用易学理论与医学相结合，传人罗禹田曾著《连山易医学讲稿》，遗憾下落不明。根据唐容川“血生于四火而下藏于肝，气生于肾水而上注于肺，其间运行上下者，脾也”之论，按易理升降有节的规律，创制治疗溃疡特效方——补血解毒汤。

（2）巧法复位

罗氏家学渊源，世代业骨外科，多积宝贵经验，如罗氏家传上肢尺桡骨双骨折复位，用布扎竹筷几根，垫于尺桡骨间，手法复位后即固定，简便、易固定、少错位、修复快。

（3）重在肝肾

罗氏家传经验特点之一是妙治骨病，析其发病机理，内因是肝肾亏损、筋骨不健，外因是跌扑损伤，或劳累，或染毒，内外合邪，邪毒深踞筋骨，正不胜邪，邪毒凝聚，使气血凝滞，经络阻塞，毒邪侵犯筋骨，蚀筋骨而成脓，筋骨伤则病成。治疗时，重点在养肝肾，续筋骨以治根本，调气血，祛邪毒以治标，标本兼顾，选用虎潜丸加减（或用豹骨、猴骨代替），外用家传红升丹，根据需要兑成各种浓度，大多应手而愈。

[传承发展]

阙再忠

阙再忠（1935— ），曾任成都中医药大学骨科教研室主任、外科教研室副主任、附属医院骨科主任。对骨科损伤内证的辨证施治有较深认识体会，擅长手法整骨复位和理筋推拿，在学习传承罗氏骨科流派特色基础上，“辨证施法、辨位施法、辨伤施法”，总结出按摩十六字手法及整骨十法，长于损伤内治，对伤筋、劳损、陈伤等均用手法结合药物内治。这些经验既用于临床，也用于教学，做到教学与临床紧密结合。阙再忠负责筹建骨外科教学实验室和示教室，开展骨科实验教学。主编《骨伤科学古医籍选》《中医骨伤科学》多版教材，主持校勘整理《遵生八笺》《伤科补要》。曾参加全国中医骨科专家联合会编写的《中医骨伤科学》。主研的“JQ—I 型颈椎牵引治疗椅”和“股骨干骨折微型点压固位器”，均获专利。

（六）乐山钟氏骨伤流派

[学派概述]

乐山钟氏骨科流派来源于佛家伤科与道家伤科，擅长采用手法正骨、夹板固定、伤药外敷治疗四肢、躯干骨折，弹筋点穴配合艾灸敷药治疗急慢性软组织损伤和骨关节退行性疾病。流派治疗骨伤以外治法见长，主张在骨伤临床诊疗中，以骨伤手法及外敷药物及适当的外固定方式治疗疾患。并认为骨伤疾病治疗中，手法疗效优于外敷药物，外敷药物疗效优于内服药物。强调正骨手法要稳、准、快、轻、巧，理筋手法要沉稳、准确、适度、简练，骨伤疗效得到广大病员的承认。经过多年的发展，经过钟氏骨科创始人钟鹏、继承人钟友鸣及几代钟氏弟子的努力，钟氏骨科逐步在中医骨伤科领域形成了具有特点的骨伤学体系。在四川省乐山市及周边具有一定的影响力。

流派传承图如下：

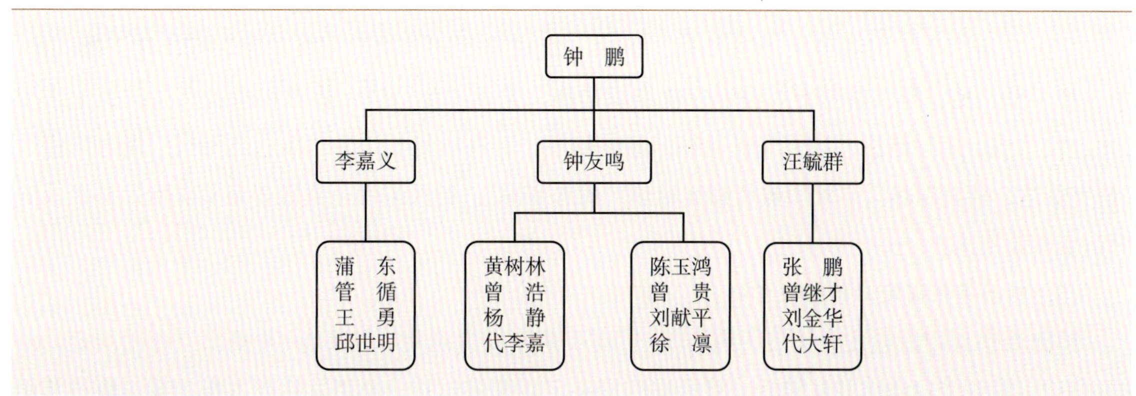

［学派名师］

钟鹏（图 13-6）

钟鹏（1909—1981），字登云，乐山钟氏骨科创始人，原籍四川简阳，自幼随父学习正骨及中草药采集知识。钟鹏之父钟兴泰，自幼好医，随街邻庄姓医生学习治疗疮疡与骨伤，学习采药、炼丹，熬制膏药。出师后 18 岁就在当地行医，在骨伤治疗上遵从蔺道人之《仙授理伤续断秘方》的拔、伸、捺、正手法治疗骨折。钟鹏 12 岁拜师习武，兼学诊治跌打损伤、接骨理筋之术，并自学中医药理论知识。18 岁出师赴河南少林寺拜僧为师，又学习武术与骨科三年。于 1933 年在重庆开设“钟鹏药酒店”专治骨伤诸疾。1939 年至乐山行医，开设了“钟鹏骨伤诊所”，1957 年合并为城区联合诊所，后更名为乐山市第二中医院，为创院元老，创立了钟氏骨伤流派。

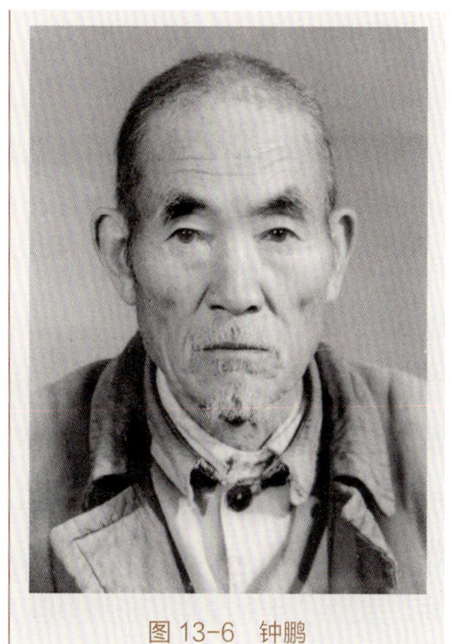

图 13-6　钟鹏

［学术特色］

（1）以“四字”法检查骨伤

钟鹏一生勤劳诊治，尤善总结，积临床数十年之经验，将检查骨折的方法（手法）概括为“扭、拆、抵、抬”四字。通过以上手法，以辨别骨折或软组织伤病。在授徒中常强调：“不能辨认筋骨伤损之证候者，则不能正确施术疗伤也。”“对 X 光只能借助而不能依赖。”钟鹏伤科基础知识及基本功底扎实，因此，在诊疗中少数骨折在早期尚不能被 X 光查出，而钟氏却能用手摸出，诊断清楚。

（2）以“八异”法辨别“筋骨、皮肉、气血、虚实”诸伤证类

总结出“长、短、粗、细、软、硬、热、冷”八异，以推断骨折损伤骨折移位方向、肿胀的程度，以及损伤之善恶预后。

（3）用药独特

钟鹏总结出以柴胡散治疗胸胁内伤，五积散治疗外伤，只马散治疗痹证截瘫，活络散治疗筋

伤，然铜接骨散治疗骨折延迟愈合，蜂蜜萝卜汁治疗血证，九分散治疗腰痛，坎离龙虎膏治疗风湿。部分处方由乐山市二中医院骨伤科袭用至今，疗效显著。

（4）治伤重手法亦重药物

主张在治疗骨折与脱位上手法要狠，争取一次成功，还总结出“按、摩、推，拿、揉、擦、拍、弹、牵、晃、闪、摇”十二法治疗软组织损伤，尤重“弹”法，要求在患者有关穴位上采用“弹、拨、点、压”诸法，以使气机通畅，经络舒展，有利康复。认为“血遇热则行，遇寒则停”，“筋宜舒达，药宜温热”，“外用敷药制宜温热，而恶寒凉”。钟氏采用玉真散姜葱熨法治疗痹证及陈旧宿伤奏效神速。

（5）双层夹板固定治疗四肢骨折

钟鹏治伤喜用以杉皮为正夹（内夹），竹皮及薄木板为副夹（外夹），并提出“巧用固定，一端过节”（用绷带包绕伤肢几转后，将杉皮四周夹定后绷带包扎，再用竹片或木板二至三块过节固定）。为后学指出：“骨折宜尽早期治疗，为保持骨位稳定，固位稍紧，但不可过紧以防伤处坏死，候骨位稳定，固位宜松，以利气血流通推陈出新，约在骨折后七天固位便可逐渐放松。”

[传承发展]

钟友鸣

钟友鸣（1943— ），全国第四批老中医药专家学术继承工作指导老师，四川省名中医，四川省中医骨伤重点专科乐山市市中区中医医院骨伤科学术带头人。从事中医骨伤临床50余年，擅长采用中医手法正骨、夹板固定、伤药外敷治疗四肢、躯干骨折，弹筋点穴配合艾灸敷药治疗急慢性软组织损伤和骨关节退行性疾病。在继承钟鹏学术经验基础上提出了骨伤内治“重在脾肾”、骨伤科治疗中重视患者心理治疗、椎间盘突出症的软硬学说。采用“反折屈腕尺偏法”治疗伸直型桡骨远端骨折，采用“反折伸腕尺偏法”治疗屈曲型桡骨远端骨折，使用“膝顶法”用于肱骨髁上骨折、肘关节脱位、肩关节脱位的复位。采用“胶布固定加手法、艾灸、敷药法”治疗腕三角软骨盘损伤，采用“点压穴位、按摩肩背、弹拨筋络、摇动关节、自我锻炼法”治疗桡骨远端骨折继发肩周痛，采用“推拿按揉、屈腰拍震、提抱牵抖、旋转摇动”治疗腰椎后关节紊乱症，以“背部手法加揉胁艾灸”治疗损伤性腹胀。钟友鸣创用的“单根支撑，加楔调偏法”整复前臂双骨折，采用“粘膏敷药法”治疗肋骨骨折，“肝肾双补法”治疗老年性脊柱骨折，采用“牵抖旋腰手法”为主治疗腰椎间盘突出症，采用“旋转提端手法”为主治疗颈椎间盘突出症，疗效良好。在中医骨伤科领域形成了非常有特点的骨伤学体系。并培养骨伤学徒30余人，钟氏弟子均为骨伤科业务骨干。

（七）天全陈氏骨伤流派

[学派概述]

陈氏太祖于明末由湖北入川，居夹江数代后于清乾隆年间定居于四川天全县。从高祖以下世代均有武学流传，所宗为峨眉僧门派武功，随同武学一起传承下来的是精湛的正骨疗伤方药和技术。历代均有有影响的伤科传承人，旧时天全地处偏远边隅，出西境即是藏区，康藏公路未修通前几与世隔绝。陈氏武学与医术虽不能远播，但清时已享誉一方。著名历史地理学家任乃强所著《民国川边游踪》之《天芦宝札记》一书中就简述了陈氏祖上的武功，赞其医术，颂其倡种药材牛膝之功。书中云：“陈筱然名鼎荣，父陈邦明，诸生咸丰十年蓝大顺扰天全，邦明率乡勇拒之被执死难。筱然时二十七，只身赴贼营觅尸，斩五人而还。乱定，邦明入忠义祠，筱然官职荫云骑尉。绝意仕进，专营实业。倡种牛膝，遂普及于天全邑焉。又精医术，善养生，寿八十七，民国九年卒。”随着冷兵器时代的结束，武学传承渐渐淡出，而正骨疗伤术成其传承的主流。至陈氏入川后第十三代祖，陈治策时就专以正骨疗伤为业。明末清初时期，以练武自备药物治疗逐渐演变为正骨行医为业，经数代人的积淀和传承，至20世纪70年代，形成了由传统特色和武医结合、武医相融、“简、便、廉、验”的正骨、外科流派，自成体系。

流派传承图如下：

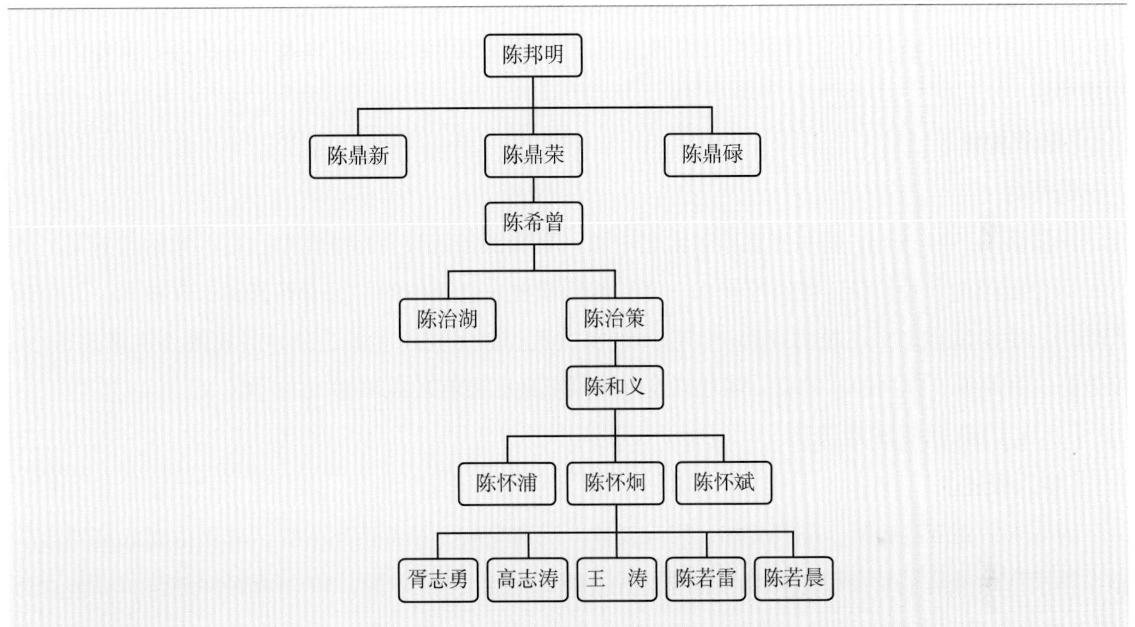

［学派名师］

陈治策

陈治策（1886—1951），号寅七，从小随祖上习武学医，因治伤医术精湛，求医者日众逐以为业。时值民国以来地方动乱匪风日嚣，百姓受扰，天全虽不足十万之民，但因争斗无宁日，至罹患者甚众。陈寅七以祖传疗伤方药竭心救治，治愈了无数刀砍枪击的开放骨折、跌扑损伤的患者。更因轻财重义一心治病而赢得了很好的声誉。

陈和义

陈和义（1914—1968），陈寅七之侄，从小随伯父学习家传中医骨伤科，是寅七伯父的得力助手。他虽然仅读过几年私塾，但极具科学的理性认知。家传正骨疗伤术历来秘不示人，均经世代口传心授而下。所记的药方精要处，都不记入，而须口授，药物制炼都要亲传，在一定程度上影响了传承。他梳理了家传记述，提出了家传正骨法之精要，如《正骨三字诀》，充分体现其简便、效廉的优势，经他承前启后的努力，使得陈氏传统骨伤科得以有序传承，凝炼了众多的药方，去其繁冗，择其精要而用，奠定了现在陈氏骨科外治常用药物的完整体系。其侄陈怀炯、陈怀浦，其子陈怀斌受其教导恪守轻财重道、一心治病的祖训，在继承传统的同时融汇新知，不断地开阔视野，将传统骨科进一步发扬光大。

[学术特色]

崇尚职业道德，强调明理通法

陈氏骨科追求大医精诚的崇高职业精神，以武医结合、武医相成，整体辨证与局部筋骨的关系并重，偏重手法治疗与局部外治相结合，通过药物治疗和练功最大限度恢复患者的功能形态。如《正骨三字诀》所载“正骨法、靠身功”是武医结合在正骨当中的体现，明示正骨之法与术者功力的密切关系。很多整复手法源于武学中的克敌致残手法，将其反用，则为一气呵成、瞬间整复的精到手法。“医理明、方法通”，临证一定要“知关节、明部位”“分标本、辨善恶”，着重指出“理不明、法难施、力不着、招无功”，正骨之时则要“聚神气、意归一、知顺逆、明巧拙”，“能正骨，功一半，善夹傅，法始全”，强调小夹板固定骨折的重要作用和运用机理及方法技巧等重要的临证指南要诀。

[传承发展]

陈怀炯

陈怀炯（1944— ），四川省首届十大名中医，享受国务院政府特殊津贴。在前辈的教导下，刻苦钻研中医理论和骨伤科传统医疗技术，完整地传承并发扬家传的中医骨伤外科诊疗技术。其中医药外治、手法复位、小夹板固定治疗骨伤外科疾病医疗技术独树一帜，治疗骨折筋伤疾病痛苦小、疗效好、费用低，在川西、甘孜、阿坝以及西藏昌都地区享有较高声誉。

（八）川南郭氏推拿流派

[学派概述]

因明末清初战乱频繁，疫病交加，川人锐减，满清皇朝为填补四川人口，郭氏由湖北麻城县孝感乡移民四川威远县龙会镇郭林坳厅堂塆。先主绍奇老祖 14 岁习医，17 岁业医并创建“福善堂药房”，主业医疗，兼炮制药材，研制秘方，擅施内服、外治、针灸等，不乏中医绝招，尤为推崇仲景之经方，擅长治疗内、妇、外、儿科等病证，由于业精效佳而名扬荣县、威远、自贡。

流派传承图如下：

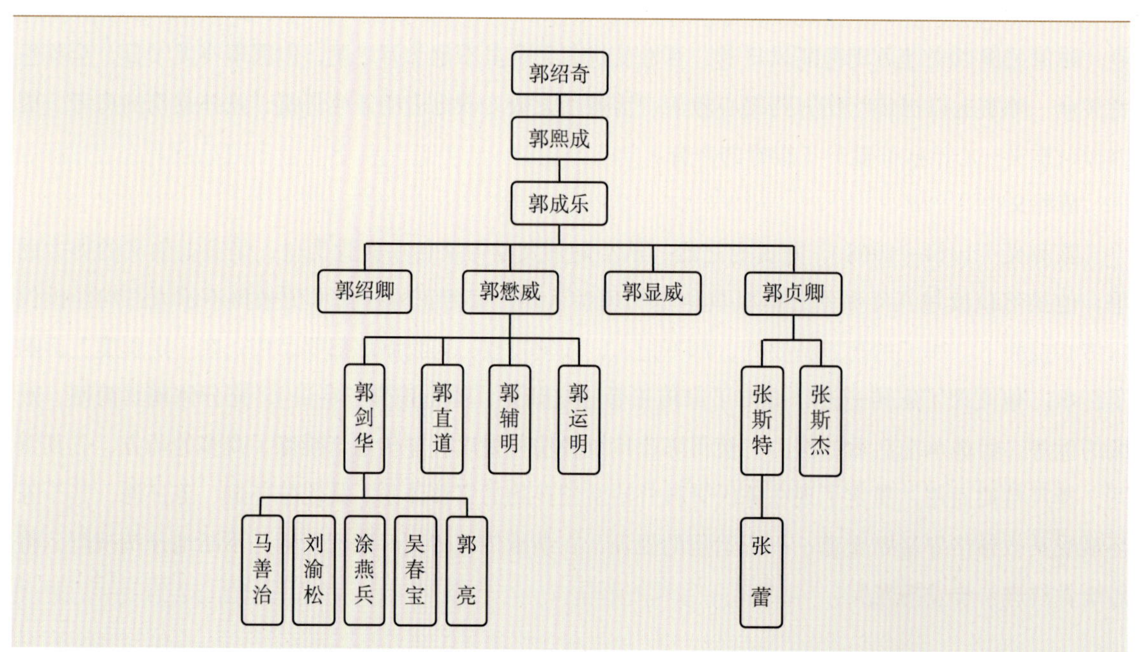

[学派名师]

郭绍奇

郭绍奇，生卒年不详，川南郭氏骨科创始人，14 岁习医，17 岁业医并创建“福善堂药房”，擅长治疗内、妇、儿科、外（骨）科等病证，尤为推崇仲景之经方，由于业精效佳而名扬荣县、威远，人称“郭经方”。

郭贞卿（图 13-7）

郭贞卿（1892—1983），新中国成立前在四川省威远县开办“博济生”医馆，新中国成立后在梓橦县中医院工作，毕业于成都国医学院，得良师李斯炽、邓绍先等先辈的器重，擅长用中药、针灸、点穴、砭术等综合治疗内、妇、儿、伤科疑难病证，因疗效卓越而盛名四川，为蜀中女名医。著有《郭贞卿医论集》《秉烛医话》等。

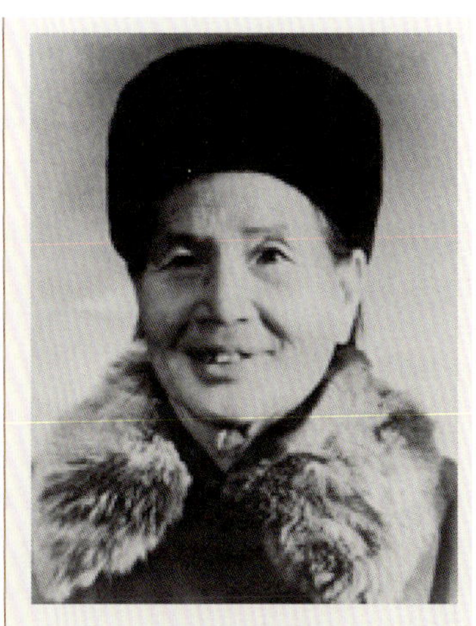

图 13-7　郭贞卿

[学术特色]

药内与药外功夫有机结合

郭氏提出：“一个好的中医师，不仅要有深厚的中医基本功和药内功夫，还应具备一定的药外功夫，只有两种功夫的有机结合，治疗疾病才会有好的疗效”。她的学术思想，直接影响着后世的临床思维，后世治疗疑难病证用综合治疗方法处置，充分发挥中医药内和药外疗法的优势，大大提高临床疗效。经七代传承和不断努力研究，川南郭氏骨科积累了丰富的临床经验，效法先古医道“勤求古训，博采众方，继承创新，攻克疑难”之古训，涉猎内、妇、儿科、外（骨）科。在骨科（推拿）方面，擅长用推拿理筋、点穴针灸、砭术、中药制剂等综合治疗。

[传承发展]

郭剑华

郭剑华（1945—　），主任中医师，享受国务院政府特殊津贴，全国老中医药专家学术经验继承工作指导老师，成都中医药大学博士生导师，重庆市名中医。随郭懋威、郭贞卿及郭直道习医。先后发表中医论文 80 余篇，在国内外发表科普文章 300 余篇，出版中医著作 5 本，获中国专利 4 项，完成科研 21 项，10 项获全国及市级科技成果奖，现在研 3 项。科研成果“颈舒胶囊”“腰舒胶囊”“膝舒胶囊”“肩舒胶囊”“痛风消颗粒”“通络膏”“痛消膏”为院内制剂应用于临床。主攻筋伤病证的研究与治疗，提出“筋伤顽疾、病证结合、法当综合、防治并重”的学术思想。擅长用中药内服外敷、针灸、推拿等药物与非药物疗法相结合的中医综合疗法治疗颈、肩、腰、膝痛，偏、截瘫等病证。临床注重针灸并用，并创新灸具，提出辨证与辨病结合论治筋伤疾病，创制筋伤八方；善用经方，用药独到，擅长活血化瘀之法，强调活血化瘀应因人施治；提出筋伤疾病应尽早介入心理疗法，将“治神”放在第一位，同时要有“防治并重”的“治未病”思想，要求做到动静结合、未病先防，防治结合、已病防变。其自主创新的中医综合治疗筋伤疾病方案，充分体现了“渝州正骨”中治疗筋伤疾病的特色和优势，所创立的中医综合治疗颈椎病、腰椎间盘突出症、膝关节骨性关节炎诊疗方案被批准为国家中医药管理局“十一五”重点专科（专病）建设项目。

（九）川东桑氏骨伤流派

［学派概述］

据 1985 年 12 月内部油印资料《开县卫生志》载“今考其桑氏正骨之源流，远在清轫之际，桑氏先祖（《正骨心法》传抄本安宁公）居湖北时，尊刘素道长为师，学成是术……”从桑氏健在的第七、第八代传人口中得知，桑氏正骨术的传承最初是遵循“传内不传外，传女不传男”。但时至今日，其传承已至十代，且传人男女皆有，其始祖当是桑孝知。孝知在湖广时从长沙府湘潭县金灵刘法斌、冉法灵等大法师处学得是术，后将是术传其子桑立三（安宁公）。桑安宁随父举家入川移居开邑（开县）善字山，自此，便以家传正骨术济世活人，声名远播。桑氏正骨术经多代传人悉心总结，有相应书稿传世。据记载，第二代传人桑立三著有《正骨法门》（即后世所称《正骨心法》第一稿），惜是书在清嘉庆年间惨遭焚毁，全凭传人心记口传，世代相授。至第四世时，桑氏得意传人桑国吉（号紫卿）著有《接骨纪略规条》（即《正骨法门》第二稿），据有关资料记载，清同治丙寅年（1866）万邑（万县）儒学范泰衡见过此书（《正骨心法》）传抄本医派源流稿，并曾为之作序。国吉得其母传，终年施丹药不吝。万州书院陈缉庵曾赠诗云：“世泽历年均远被，生民愁痛一肩担。”五世传人桑天埴（字赞元，号保丞）在清同治甲子年（1864）遵从父紫卿公命，续撰《正骨法门》第三稿（亦即流传至今的《正骨心法》原始依据，世称家传秘诀），1894 年拟付梓未遂，而被历代门徒竞相传抄。

流派传承图如下：

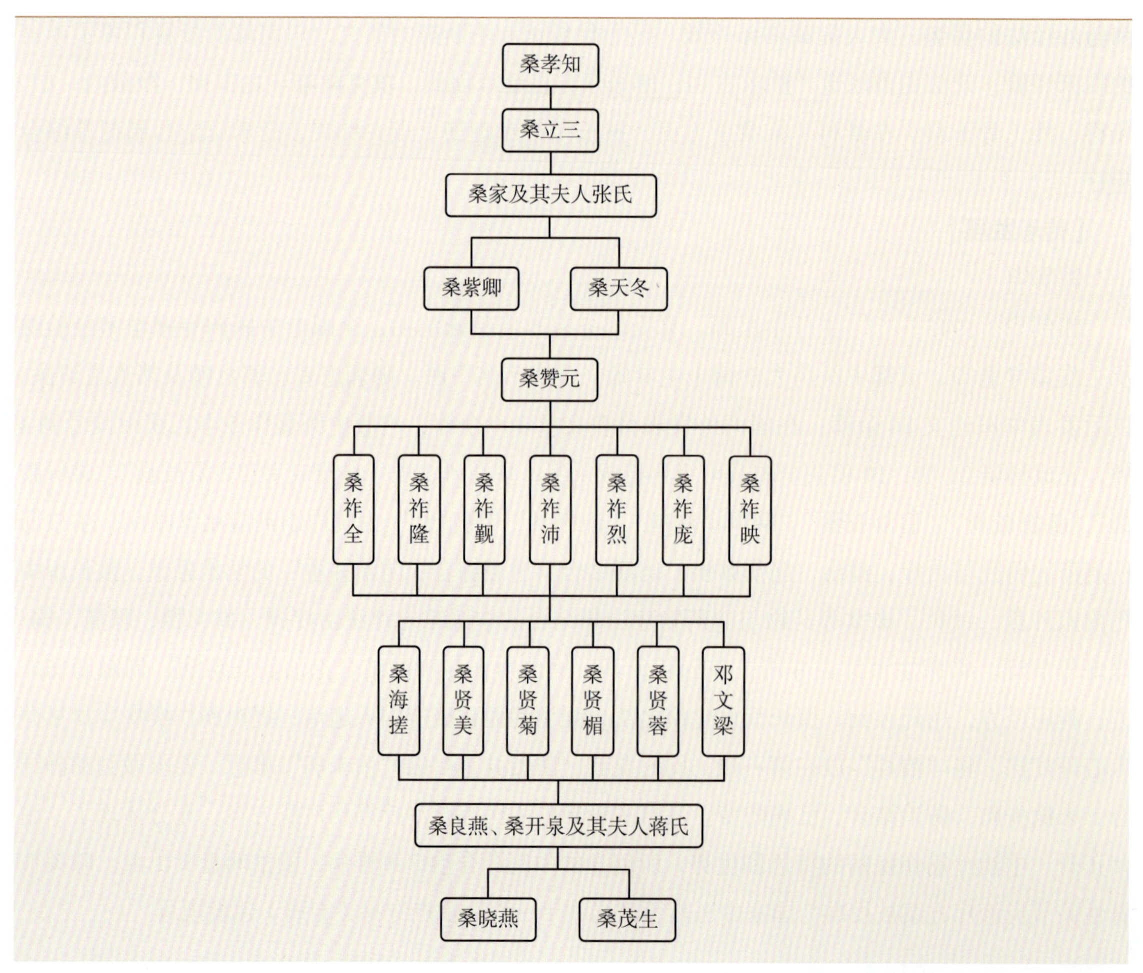

［学派名师］

桑孝知

桑孝知，生卒年不详，重庆开县桑氏正骨流派创始人。孝知在湖广时从长沙府湘潭县金灵刘法斌、冉法灵等大法师处学得是术，后将是术传其子桑立三（安宁公）。

桑立三

桑立三（1730—1798），名安宁，立三于1748年19岁入川，居开县善字山庐家湾。立三精武功，好耍流星锤（20斤重的一对铜弹子由铁链子联系），飞舞流星锤时只见流星飞动，不见人影。立三更精通正骨及眼科、外科。三年后又迎父入川，以正骨传家，济世活人。著有《正骨法则》传世。

桑紫卿

桑紫卿（1805—1864），名国吉，字芝，得父母传授。终年施丹、膏药，供饮食，从不受谢，名声大振。道光年间，开邑县令舒宾梧欣慕桑氏骨科，赠诗桑紫卿："口碑籍籍川东路，济美贤声直到今。"著有《接骨纪略规条》，清同治丙寅年（1866）前万州书院儒学（教官）范泰衡曾为之作序云："开邑桑君接骨神术，自护国先生迄紫卿、培之历五世矣，新（开江古称新宁）、开、梁、万各州县求医者，踵门无虚夕，桑君愈不受谢，并药饵饮食之数十年，全活以数万计。"并书联："有德积百年，元气后语良。"为了往来接应，置铁桥半边街田产三十石，名曰"膏药田"，专门施膏药、丹药之用。

桑赞元

桑赞元（1834—1907），名天植，号保丞。从小得父传，以正骨济世六十年，誉满川东。长住开县城、万县城阳柳咀。遵父命续写《正骨法门》以传世，其特点首重医德，"视人疾若己疾，且治人疾，每忘己疾"。技术独特，从头到脚各骨、各关节损伤，受病根源、手法、验方、禁忌一一论述。将诊断与治疗相结合，手法与固定相结合，固定与锻炼相结合，手法与药物相结合，药物外敷与内服相结合。因人而异，因病而异，药方独特，"是法俱灵，无方不效"，并附医案，通俗易懂，便于学习。是桑氏骨科的经验总结，川东民间辗转传抄甚多。

［学术特色］

十法三步骤

传抄本记载，桑氏家族医治骨伤病的技术集中体现在手法与药物相结合、外敷与内服相结合两方面，传抄本总结出"十法"（即"按、摩、擦、揉、端、搓、提、抖、捏、拿"）、三步骤（"屈伸关节，松弛肌肉，消除痉挛，减轻疼痛；行气活血，舒筋活络，通利关节；整复对位脱臼关节，吻合骨折断端，敷药固定。"书中还指出"正骨施术，当循序渐进，手法灵巧，用药得宜，内外同治，标本兼治"）治疗要诀。桑氏祖传玉竹强筋汤（又名"固榫汤"，药用玉竹、白术、白茯苓、当归、黄芪、天麻、巴戟天、骨碎补、桂枝尖、炙甘草、糯米）；加味益气汤（蜜黄芪、蜜党参、焦贡术、当归、酒竹柴、酒升麻、骨碎补、毛化红、炙甘草、煨姜、大枣），所有药方多经历代传承运用，且在五世之前视为秘不外传之神剂。

[传承发展]

桑晓燕

桑晓燕（1961— ），15 岁随父桑良燕学习骨伤科。现就职于重庆市万县中医药学校，1978 年到中国中医研究院骨科研究所进修，1984 年到成都中医学院学习，至今行医 40 余年。收集了国内各家中医骨科资料，继承了桑氏传统正骨技法，药物治疗，创制了“消肿膏”。擅长治疗颈椎、腰椎疾病。

桑茂生

桑茂生（1970— ），师从桑良燕，继承并创新了桑氏正骨推拿按摩手法，结合现代医学吸收了小针刀治疗，对颈椎间盘突出症、腰椎间盘突出症、骨性关节炎等运动系统疾病有较好疗效。先后从医八一军体大队，为奥运射击队、军事五项队疗伤，参加了第八届、第九届全国运动会为八一队运动员提供医疗服务，现从医于重庆市开县人民医院。

二、著名医家

雷石泉

雷石泉（？—1966），四川峨眉人，出生于峨眉符溪雷氏中医世家，自幼循承家学，饱尝诗书，勤耕苦读。20 世纪初，于符溪当地开馆教学，以家学为邻里乡朋疗病祛疾，小有名气。20 世纪 30 年代，峨眉地区瘟疫肆掠，雷氏体惜人民疾苦、就医困难，遂舍弃馆业，专心医学。在内、外、妇、儿及伤科方面总结了丰富的经验，新中国成立后参与发起创建峨眉市符溪镇卫生所（峨眉符溪镇卫生院前身）。雷氏人品贵重，临床经验丰富，国学功底扎实，将家传“内外结合伤科疗法”系统总结，形成了“经络与脏腑并重”“伤科疾病久则内治调气血辅以外治疗损伤，新则外治疗损伤辅以内治调气血”“其病外有定处内必连于五脏”“气血和顺则肿痛自消，经络条达则麻痹自痊”等理论。用手法捏脊治疗小儿疳积，指压点按胃脘，拍击、松解法治疗肌肉损伤以及伤科疾患中药内治等效著，成为峨眉地区著名医家。雷氏骨科的特色理论包括经络与脏腑并重；重视通过手法对经络论治的基础上，运用中药口服对疾病发生损伤的脏腑和能够促进疾病康复的脏腑进行治疗，从而通过对脏腑的中药内治结合对经络的手法外治达到尽快治疗疾病的目的。提出伤科疾病久则内治调气血辅以外治疗损伤，新则外治疗损伤辅以内治调气血。对筋伤疾病提出了“新、久”分类方法，新病发病急，病因清楚，以按、踩跻、弹拨、扳、牵等较激烈手法配合镇痛敷贴或药酒进行治疗，及时复位，快速止痛；久病多有脏腑内伤，注重运用口服中药为主同时配合揉、滚、推、擦等温补手法，对病人进行调补。治疗注重气血和顺则肿痛自消，经络条达则麻痹自痊。本理论是流派治疗方案的基础，伤科疾病最常见的内在病因为“寒瘀互结、脏腑失养”，所伤者为人体气血。气有气滞、气虚，血有血瘀、血虚。因此治疗伤科疾病，调气血是其根本，而调气血的过程中须注意对“肝、脾、肾”三脏进行论治，强调行和补的结合运用。经络不通是伤科疾病的外在症状的本质原因，因此在治疗时要明白通调经络的重要意义。选择经络主要包括足太阳经、足三阴经和任督二脉。取穴循《内经》理论，从阴引阳，从阳引阴，以左治右，以右治左。常取远端穴位和对侧穴位，同时要求远端操作的手法要能够力度渗透、推动气血、开合穴位。擅长特色手法治疗筋伤疾患。手法上从注重“行”“补”二字，发展为“松”“温”“分”“顺”四大类手法。要求发力持续固定，力度轻重得当。

刘合顺

刘合顺（1875—1964），峨眉山龙门乡人，1893年在大堡与一批“金枪圣手”相识，先后得到13个师傅的指点，历经七年，医术渐成。后拜峨眉山九老洞仙峰寺洪义法师为师，学习峨眉山武术与骨科。于20世纪50年代成立刘合顺诊所，后改名峨眉县正骨诊所，再与峨眉城区各联合门诊合并，成立了峨眉县城关镇卫生院，后更名峨眉山市中医医院，将刘氏骨伤流派发扬光大。刘氏骨科以手感探知骨折，认为“手摸心会”本为正骨八法之一，特别重视手感，刘氏曾私买尸骨，解剖观察，对人体结构了熟于胸，以手感探知骨折，以判断骨折或软组织伤病。用手摸出，诊断清楚。减轻对X光的依赖。临床习惯使用一手还位法。善用手法复位，讲究“快、准、精”。动作快速，减轻患者痛苦时间；准，是指对骨折部位、性质判断准确，复位动作正确；精，是指复位精确到位，能一手还位。药物使用上，善用峨眉山药材，如峨参、峨三七、峨眉耳厥、峨眉半边莲，内服以促进筋骨康复。

黄锡江

黄锡江（1897—1977），四川金堂人，自幼随父习武研医，一生不倦，终成国术行家，一代良医。早年得成都花会比武擂台银章，曾任金堂商职校国术教官，后捐资组建赵镇消防队出任队长，至今名誉三江。一生医术卓越，接骨疗伤，济贫扶危，耄耋之年，将祖传医术，骨病秘方传于黄远贵，嘱其要谨守医德治病救人。黄氏在运用手法治疗时，要求医者必须注意沉、和、巧、快，不仅要有熟练的技巧，而且要求达到“知其体相，识其部位，手随心转，法从手出”。施法时着力点要准确，力量要均匀、集中。根据病人的具体情况，刚柔相济。强调医者体功锻炼，尤其是手指功及手腕功。首先手摸心会了然骨折成势，再施以手法拔伸牵引、旋转回旋、端提卡压、成角折顶、捏挤捺正、夹挤分骨。用药以四诊八纲为依据，以三期分治为基础，再根据患者的年龄大小、体质强弱、损伤轻重、受伤部位及新伤陈伤等，进行辨证施治。这种破、和、补的治疗原则，不能机械地截然分开，而要根据患者的具体情况，采用先攻后补，或先补后攻，或攻补兼施。并且在治疗过程中，必须注意活血与理气、治伤与扶正。将祖传中药磨成散剂，如消肿止痛散、续筋接骨散，临床疗效较好。内服药物治疗上先健其脾再补其肾，使患者饮食自倍，精气日旺，生化之源充足。关节复位而再脱，属肝肾两虚，投以健脾胃生气血之剂。腹部受伤作痛，用加味承气汤下之，加味四物汤补而行之，四物汤加党参、黄芪，白术补而和之。外伤溃而不敛，补脾则气赖以生，养胃则津赖以补，补肾则精赖以化，津精气血大和。

陈渊

陈渊（1902—1962），字明锦，四川宜宾市平山县人，自幼习武，性格豪爽，体格健魄，20岁时与同仁比武受伤，遂游学求医于什邡，拜师于当时什邡武林高手和名医肖伯承（1873—1949）门下习武学医，并治手伤。肖伯承早年曾拜各地流派的六位医术和武林高手为师。精通武术、医术、占卜及星象学，医术尤以中医骨伤和炼丹为最。陈渊深得肖伯承的喜爱，肖氏把平生所学武术和医术传授于他。民国二十三年，深得师傅真传的陈渊参加“民国政府”在成都少城公园举办的武术大赛，获得总冠军，此后肖伯承把陈渊招为乘龙快婿。陈渊生平好学，在继承肖伯承的真传后，还经常游学于周边县市，一边行医，一边虚心向同仁学习。他博采众长，勤于实践，不断摸索总结，在30多岁时，形成具有自己特色的骨伤疗伤系统，对急性腰扭伤、关节错位、椎间盘突出、骨折等创伤疾病进行灵活而又有疗效的“陈氏骨伤”医学体系。

什邡陈氏骨伤科外治法以手法正骨、杉树皮小夹板外固定、中草药外敷、理筋疗伤、重于关节；内治法以气为主，以血为先，筋骨并重，内合肝肾，调治兼邪，独重瘀阻为精髓。主张内外兼治，调治兼顾，局部与整体，注重功能，动静结合，法生于手，手随心动，辨证施治。

余乐斋

余乐斋（1912—1976），名顺康，生于广汉市北街余家巷，幼年读私塾，16岁拜武术教师马宝珊为师，学习武术和骨伤科治疗病证。余乐斋幼年爱好武术，买了很多兵器，刀枪剑戟，弓箭镖抓等样样皆齐，常常抽空闲时间和师兄弟在北外玉皇观（现北外中学）火神庙（现长沙路）和家里练习武术。1932年参加广汉县政府举办的比武赛。1933年广汉县政府招聘武术教官，余乐斋获得第一名，被聘为武术教官；同年在青羊宫打擂获得金章，后受聘去绵阳专属任武术教官，2年后辞官回家，为振兴中华强健体魄在广汉北街火神庙开办了国术馆。余乐斋在学习武术期间常常受伤，于是他开始研究骨科及药学，自己研制各类敷药、膏药、药酒等，并常常在鸡、狗断骨及自己的伤病上试验。1952年余乐斋在广汉北街开办骨伤药铺，由于手法独到，治愈率高，病人络绎不绝。1954年正式加入广汉北外联合诊所（现北外卫生院），从事骨科诊疗，为医院培养了一批骨科医师，受到广大患者的赞扬，成为广汉地区知名的骨伤科医师。余乐斋将自己的骨伤科秘方及手法复位诊疗技术传授给了儿子余德章、余德帏，并教育他们要钻研医术，将传统医学发扬光大。余氏学派精通手法复位多种骨折和脱位，尤其是对小儿肱骨骨髁上骨折和老年人常见骨折及脱位，独具匠心，“法施骤然人不觉，患者知痛骨已拢”，经手法复位治疗的患儿，最大限度地避免了尺偏畸形和肘关节功能障碍。

王兆鹏

王兆鹏（1913—　），名炳银、洪林，1913年1月16日生于四川大足县雪河乡黄桷村。父早殁，家贫寒，私塾两年即辍学。13岁投师永川名医肖禹平（清末武孝廉，精国术，尤长于中医骨科）学医习武三载。19岁又拜师永川县骨外科名医曾楝吉，习骨、外两科。此后又参师少林寺游方僧徐啸廷（人称铁头和尚）习医练武。1933年后，王兆鹏先后在纳溪、邓关、富顺、自贡开设国术医社，为人接骨疗伤。1937年春，在泸州小河街开设保安堂诊所。新中国成立后，王兆鹏参加泸州市医务工作者协会，先后在泸州市第三诊所、重庆市步云诊所任骨科医生。1959年，泸州市成立中医医院，王兆鹏为骨伤科创建人，并以其精湛的正骨术，使该院骨科闻名遐迩，成为川南和川、滇、黔交界地区的中医骨科中心。

王兆鹏集数十年临床经验总结出验方100多首，最具有特色和探索精神的是对骨科和疮疡的用药。骨科用药上创制了外用消炎活血散、海马追风膏、紫草油和内服的少林芍药当归活血汤、正骨散、骨折丸、壮筋补骨丸等30余首方剂，成为泸州市中医医院骨科和泸州王氏骨科医院的临床常用方剂。王氏在外伤性截瘫的治疗上，运用中医整体观念，对该病病因病机提出了独特见解，认为本病病因是骨折髓伤，提出“营卫失调，气血两伤，瘀阻气滞，督脉受损，损及肝肾”为本病病机，依据受损时间、截瘫肢体的知觉及功能恢复状况，提出本病初期、中期、后期、恢复期的内外治疗方法和方药，以及对褥疮、二便失禁、肺炎等并发症的有效治疗方法，创用了恢复功能的床上橡筋带牵拉法、战打法辅助治疗，熔内治、外治、按摩、理疗等各法于一炉，充分发挥中医多种治疗并用优势，提高了外伤性截瘫难症的治疗效果。疮疡用药上，他主张温通，一反热者寒之治法，用温热药外敷治疗阳性疮疡。这种以热攻热的治法，在临床上使一些棘手的外科疑难杂症数诊而愈。精于炼制膏、丹、丸、散，他的炼制讲究火候、层次、色彩，如乌龙膏验方及炼制。

泸州王氏祖传正骨医技起源于清朝末年，是王兆鹏家族世代相传的治疗骨折、骨病的医技。治骨伤以"活血化瘀"贯穿始终、治骨病以"补骨温通"为主标本兼治。其"擒、提、揉、扯、捏、接、移、合"的正骨八法手法，灵巧实用、手到骨正。擅用杉树皮小夹板制作及外固定。长于疗创祛毒，炼制膏、丹、丸、散剂。根据临床骨折的不同情况、患者的体质实施不同的手法，务必达到骨折复位对位对线的效果。

泸州王氏熟练使用擒、提、揉、扯、捋、接、移、合骨科八法，讲究"轻重缓急、准确干净"。即体壮者宜重，虚弱者宜轻；骨折移位大宜重，移位小宜轻；大骨骨折宜重，小骨骨折宜轻。施行手法，先缓后急，缓似绵，急如闪电。拨正筋脉，疏通气血，宜缓；骨折复位，矫正筋骨，宜急。选用古蔺黄荆老林或贵州赤水（习水）二十年以上杉树皮，经过剥皮、晾晒、剪接、削皮等工序，一种取于自然的材料就这样被运用到了医学领域。杉树皮有着网眼状的表皮，具有很好的透气性，使用时由医生根据患肢长短、胖瘦自行剪裁，有如量体裁衣，能更好地发挥夹板的附着性并有良好的可塑性。再用传统工艺所制的皮纸包裹，制成夹板。固定时讲究动静结合，以静为主，静中取动。静，即稳定复位的骨折端，不致移位。动，即断面两端绑扎宜松，使气血流通。早期换药宜短，1～3天，中后期3～7天；并对局部施以轻手法揉摩，疏通经脉，调和气血。王氏正骨讲究内外兼治。外敷活血化瘀、消肿镇痛药。内外用药皆分早、中、晚三期，初期活血化瘀；中期调和气血，舒筋通络；恢复期补益肝肾，强筋壮骨。又分虚实两法，治实者重在祛瘀。一般祛瘀在先，疗虚在后，消肿痛止，当不疗虚。

邱云鹏

邱云鹏（1920—1974），又名邱永福，原籍绵阳普明乡，幼年家贫，1933年前往成都学习中医正骨和国术，1946年由蓉返绵，在公园口成绵路98号开设百村药酒及正骨诊所，1953年十月到绵阳城关联合诊所工作。骨伤科的学术观点，治疗重"摸"法，以正常生理功能解剖为基础，来比较异常，运用八法：摸、接、端、提、按、摩、推、拿手法，总结出"对边就是师傅"和"轻摸皮，重摸骨，不轻不重摸筋肉"的独特治疗经验。在药物处治上：主张新伤冷敷，旧伤温热，冬加姜葱汁，夏用蜜酒调，其著名药方"万应散"，集活血化瘀、消肿止痛、散寒除湿、温经通络药物于一方，运用于骨折、伤筋、风寒湿所致痹证、各种陈伤，疗效显著。邱氏治疗骨伤特点：以手法为主，辅以药物，在骨折、脱臼整复后固定，采取就地取材，如木板、竹板、纸壳等制作出夹板固定肢体，较之石膏固定，不仅简、便、廉，且病家乐于接受，疗效颇好。

李果

李果（1928—2006），原籍四川射洪，自幼随师杨松习武，1941～1948年在成都草市街杨松国技正骨诊所当学徒，随师在成都绵阳一带专治跌打损伤，后自行开业行医，新中国成立后回归绵阳城关镇医院，专攻中医骨科，曾于1950～1962年先后与邱云鹏、苏云山、杨兴礼共同工作，相互学习、讨论，受益匪浅，1963年在成绵路设摊应诊，1966～1984年在绵阳市第二人民医院骨科工作，1984年在绵阳市中医院工作。骨折治疗中善用“摸、按、端、提”等手法，研制出散剂、外贴膏剂、外搽酒剂、内服丸剂、内服酒剂等系列中成药。根据骨伤骨病的特点，在诊治时手法与药物并重，尤其对伤筋的治疗有独到之处。大锅熬制外用中药膏，现熬现用。

董顺坤

董顺坤（1933— ），南充董氏正骨流派之创始人董顺坤是南充市中医医院骨科副主任医师，1998年退休后仍坚持临床一线工作至今。董氏乃南充市顺庆区人，自幼聪颖过人，熟读四书五经、诸子百家，尤喜读医书，于60年代初，跟随“龚氏正骨”传人、中医骨伤名家龚顺芝潜心研习中医正骨技艺，尽得其真传。其后，又先后求学于冯视祥、袁纯武、赵济安、李文光等中医内、外科名家，博采众家之长，使其学识大进，医术益精，擅用手法正骨、验方治伤，其施法精一、执简驭繁的中医正骨技艺在南充中医骨科界独树一帜，形成了川东北骨科一派。董氏行医60余载，踵门求医者，日近百计；救残起废，扶危济困，不可胜数。2002年，获“四川省名老中医”和“南充市名中医”称号。先后发表、交流“剪灯医话”“手法复位小夹板固定治疗肱骨髁上骨折”“手法正骨要诀”等论文10余篇。

董氏正骨流派创始人董顺坤在秉承“龚氏正骨”精髓的基础上，融合蔺道人正骨五法、《医宗金鉴·正骨心法要旨》正骨八法及内、外科名家之心得，自成一派，形成了独特的中医骨伤诊疗方法，具有既重手法又重药治，手法与药物并重之特点。

董氏在正骨、治筋手法上，以“轻、灵、机、巧、准”为特征，将治疗骨折、关节脱位的手法综合归纳为“手摸心会、拔伸牵引、旋转、回旋、折顶、分骨、提按、屈伸、摇摆、叩挤、推拿按摩”十一法，具有“刚中寓柔，柔中寓刚，刚柔相济，随屈就伸，借力借势”之特点。同时，强调筋骨并重，总结形成的治筋手法之推拿八法（推拿法、按摩法、揉捏法、叩打法、振抖法、挤压法、运摇法、导引法）和点穴八法（点、揉、推、按、掐、拔、擦、捏），突出“柔中寓刚，绵里藏针，柔蕴刚，内劲起于脚跟，通于脊背，形于手指”。正骨技艺尤在外固定方面具特色。如对先天性马蹄内翻畸形足采用手法纠正、矫形鞋加绷带外固定，对小儿肱骨髁上骨折采用手法复位、梯形垫、塔形垫、纸夹板塑形固定等，其疗效卓著。创制的硬纸壳夹板外固定用于治疗近关节骨折，具有质轻、透气、易塑形、贴附性好等特点，临床应用病例数以万计，既减轻了病人伤病痛苦和经济负担，又减少了并发症。该技术已三次作为四川省中医药继续医学教育项目，在全省推广使用，成效斐然。在中医内治方面，董顺坤谨遵“察其所伤，有上下轻重浅深之异，经络气血多少之殊，惟宜先逐瘀血，通经络和血止痛，然后调气养血，补益胃气，无不效也”之训，重视整体观念，主张用药须辨证与辨病相结合、审证求因、据因立法、宗法拟方、依方遣药、以药符病，尤其强调顾护胃气。香砂六君子汤、化滞丹等健脾开胃之方贯穿于骨伤疾病的治疗始终。

董氏更善用药对及引经药，药对方面，常以丹参和苏木用于中老年人，以防伤正；熟地黄与鸡血藤用于骨折中后期，以补肝肾、强筋骨；羌活和独活宣痹通经，用于风湿痹痛；海藻伍昆布，一攻一守以软坚散结等。引经药方面，如上肢引经药，常用桑枝、桂枝、姜黄等；下肢引经药，喜用牛膝、独活、木瓜等；脊柱引经药，常用葛根、狗脊、鹿角霜等。

药治方面，强调内治外治并重。根据其用药经验而研制的损伤初期合剂、损伤中期合剂、损伤后期合剂、消肿止痛胶囊、接骨疗伤胶囊、散寒活血止痛散、乌雪经络酒等院内专科中药制剂，因其疗效显著而深受患者欢迎，享誉川东北，更有部分患者将其作为必备药物带往国外使用。

唐九玉

唐九玉（1935—1991），四川巴中县石庙乡人（今四川巴中市光辉乡），巴中唐氏骨伤科第六代传人，巴中知名民间骨伤科医家，曾任巴中县石庙乡医院副院长。九玉7岁始案牍侍父“读”骨伤科典籍，9岁随父走“江湖”观摩治骨疗伤、远涉深山旷野采集跌打损伤草药，辅助配制跌打损伤中草药散剂、搽剂、酊剂、洗液、膏药，耳濡目染唐氏骨伤科技术精要，历经父亲言传身教，深谙治骨疗伤精髓，尽得唐氏骨伤科理论与技术真传。1955年设“九玉骨伤科”诊所，告别“走江湖”营生，遍施仁术，医技医德盛名远播。1962年，被巴中县石庙乡医院聘请专事骨伤疾病治疗临床工作，广传唐氏骨伤科理论与技术。为丰富唐氏骨伤科理论，唐九玉精读典籍，遍访名医宿儒，搜求民间治骨疗伤验方，改良唐氏手法正骨术与小夹板外固定技术，自制鲜草药“接骨连皮”。主张气血筋骨并重、三期异法、正骨技法与小夹板外固定同中草药互为支配、康复医患互动。其逐步复位“接骨连皮”之技闻名乡野。其创鲜草药外敷外治疗效独特，至今仍使用广泛。其性耿直豪爽，正直善良，悯恤病患。

以唐氏为代表的巴中唐氏骨伤科，根基源于民间养生治伤，以气血筋骨并重、内外兼治、调治兼顾、手法正骨、小夹板外固定、中草药疗伤、功法康复养生为精髓。谈医用药，主张病有三期，正骨治伤局部与整体关联，重在恢复功能；治则动静结合，三期异法，正骨固定与药物并用，康复与养生相滋生；正骨顺势利导，机触于表，法生于手，手随心动，辨病施术；中草药内服外治三期有别，散剂、酊剂、洗液、膏药，辨证施治；功能康复，护元养生，辨证调护，功法各异。

杨茂林

杨茂林（1942—2004），主任中医师，从小随其父杨玉峰（曾任军阀吴佩孚贴身保镖，与骨伤科专家、武术家郑怀贤为同门师兄弟）学习中医传统手法，曾任雅安市中医医院院长、名誉院长，从事中医骨科临床工作40余年。杨茂林擅长手法，在临床实践中摸索出特色高效“杨氏正骨手法”，手法复位的整复率高。独创“杨氏牵扽手法”整复关节内骨折、骨片嵌顿。摸索出“拔伸牵抖”“拔伸牵托”“拔伸牵扽”“牵抖回弹”等手法，有效地将“外牵引力”集中在骨折部位，弥补了传统牵引及“折顶回旋”手法的不足，对重迭及嵌性骨折，特别是桡骨远端嵌顿性骨折、肱骨内上髁骨折骨片嵌顿关节腔内、小儿肱骨髁上骨折等效果尤佳。杨氏骨科经过数十年实践总结，渐成一派。临床强调整体观念与辨证施治相结合；传统医学与现代医学相结合；手法治疗与针灸理疗相结合；膏丹丸散与内外兼治相结合；临床治疗与精神治疗相结合。坚持以唯物辩证为指导。因事论是，对每位病人都要认真分析，做到辨证定位，定位施法；坚持以功能恢复为目的。一切治疗都要有利于骨的早期愈合，有助于肢体的功能恢复。且不可片面追求骨位而忽略血循与功能恢复的关系。注重血循与骨位之间的平衡；骨位与功能之间的平衡（以功能恢复为目的的理想骨位，而不是不习血供的破坏所追求的解剖对位）；固定与活动之间的平衡。在临床上尽可能保持三者之间的相对关系。杨桦为其传人。

彭远立

彭远立（1944— ），主任中医师，四川省第二批中医药专家学术继承指导教师，绵阳市名中医，跟随邱云鹏学习中医正骨、疗伤10余年，在继承的同时，更注重发扬，善于总结临床经验，擅长运用中医、中西医结合方法治疗骨折、脱臼、伤筋和其他骨伤科疾病，先后发表学术论文20余篇，如“解扣法治疗难复性掌指关节脱位”，主张“八纲辨证是主纲，气血辨证是骨伤科之关键”，在治疗上主张“中西医结合，互补为用，内外兼治，筋骨并重，养练结合”的原则，并结合“中医三期辨证”开发系列中药内服、外用制剂，尤其是外敷用药，疗效显著。

黄宇康

黄宇康（1947— ），四川省名中医。擅长采用手法整复、小夹板固定、以传统的中医中药和自行研制的膏丹丸散内服外敷、辨证施治治疗各类骨伤骨病，经过多年的临床实践，在伤科病方面逐步形成了自己的一整套独特论治经验，如诊治四肢骨折、各关节脱位、陈旧性骨折、颈胸椎压缩性骨折、痛风、风湿性关节炎、肩关节周围炎、肱骨外上髁炎、椎间盘突出等。

刘育才

刘育才（1948— ），四川省名中医、成都市名中医。筹建有成都骨伤医院。自幼学医，擅用手法、针灸、推拿、按摩、中药治疗骨伤疾病，结合椎间盘突出症、股骨头缺血性坏死、骨与关节退行性病变、风湿性关节炎、骨折等伤病的临床经验，研制院内制剂20余个，其中8种制剂申报了国家专利。

邓友章

邓友章（1950— ），四川省名中医，四川省有突出贡献的优秀中青年专家，博士生导师，四川省中医药管理局学术和技术带头人，对复杂骨折、颈椎病、腰椎间盘突出症、肩周炎、老年骨质增生、骨关节退变等慢性疼痛性疾病有较深入研究。主持研究的“点压多位固定治疗股骨干骨折”获四川省政府科技进步二等奖，四川省中医药管理局中医科技进步三等奖。

王文祥

王文祥（1950—2011），副主任医师，西昌王氏骨科专科医院第一任院长，四川省越西县河东乡人，西昌王氏骨科第八代传人。其祖上王思琦（生卒年不详）曾为朝廷武官，又喜读医书，善于手法正骨、点穴理筋、验方治伤，其接骨治伤之法传与其子仲。王文祥幼受祖训，从医40多年，刻苦钻研，熟练运用中医的辨证论证方法治疗中医骨伤科的常见病和多发病，在凉山创建第一家民营骨科医院。1974年在雷波西宁农场医院工作，期间跟随蒋介石私人保健医生、国内顶尖点穴治病高手余恩梅学习，深谙“点穴奇功”，巧治骨科顽疾。1993年创办王氏骨科诊所并逐步发展为王氏骨科专科医院。继承和发扬“王氏”祖传绝学，倡导手法复位小夹板固定治疗骨折患者，形成一大地方特色，被老百姓称为“川西骨科王”。王氏重视手法复位、强调持续牵引和功能锻炼、及早用药预防并发症。巧妙运用点穴接骨疗伤，重视骨伤治疗中的心理治疗，骨伤内治重在辨证。擅用中药，研制生产的“苦荞托毒丸”“七红活血胶囊”“苓归接骨胶囊”“茜膝活血祛瘀酒”“黄翘生肌涂剂”“栀黄通络散”“复方儿茶生肌油”“秦蛇祛风通络酒”“九味木瓜痛痹胶囊”“芪七扶正丸”10种制剂，已有7个品种获国家专利。创立西昌王氏骨科专科医院。

唐锡明

唐锡明（1956— ），四川省名中医，巴中骨科医院院长，副主任中医师。14岁随父悬壶问世，研习唐氏骨伤科理论与技术，长于唐氏正骨手法整复骨折与脱位、小夹板外固定，内服外敷、涂、搽、熏、洗中草药治疗骨断筋伤、关节脱位。遍读骨伤科典籍，兼收并蓄各派正骨术，根据生物力学及解剖学原理，借力借势，融入点穴按摩、拨络弹筋、理筋分筋，发展唐氏正骨手法至十二法。主张洞悉人体解剖，知晓骨骼经络形态功能，气血筋骨并治，解救功能，中医辨证，西医辨病，正骨机触于表，法生于手，手随心动。研制舒筋活血、散瘀止痛、接骨续筋、祛风除湿、通络止痛、活血化瘀、消肿止痛、调补肝肾等洗液、散剂、搽剂 63 种，拟定骨伤科协定中药处方 15 个，撰写学术论文 41 篇，获市科技进步三等奖 2 项，整理了《唐氏骨伤处方集》《唐氏骨伤科》手稿。1998 年，唐锡明创建了巴中骨科医院，传承唐氏骨伤科理论与技术，医院已建成二级甲等中医骨伤医院，骨伤科被列入四川省第二批“十二五”重点中医专科项目建设。

孟炼

孟炼（1959— ），四川省名中医，内江市十大名中医，内江市中医骨科学科带头人，内江市中医医院院长。继承和发展传统中医正骨的同时，积极引进和吸收现代医学的先进技术，中西医结合诊治骨伤疾病。主持开展市级科研课题“经皮双枚自咬式加压螺纹钉固定治疗高龄股骨颈骨折”，获内江市科技进步二等奖。主持开展省级科研课题“补血通络胶囊治疗股骨头缺血性坏死的临床研究”，获内江市科技进步二等奖。主持开展省级科研课题“中药补肾壮骨胶囊预防人工髋关节置换术后假体松动的临床研究”和“手法复位外翻位固定治疗肱骨髁上骨折临床研究”。发表学术论文 16 篇，参与编写骨科专著《现代老年骨科全书》。

杨桦

杨桦（1964— ），雅安市首届十大名中医，主任中医师。自小跟随其父杨茂林磨砺于临床诊疗实践。在继续发扬“杨氏骨科”的精髓上，结合现代医学知识和理念，采取传统诊疗手法与口服秘方相结合的治疗手段，运用“杨氏”手法治疗各类骨折及骨伤疑难病证。临床工作中重视手法的运用及手法与力学原理的关系，注重手法与骨位，手法与血循，手法与解剖结构的相互作用。其根据瞬间爆发力的原理，在临床上摸索出“拔伸牵拕”“牵抖回弹”等手法，把持续牵引力变为瞬间牵引力，把均匀的应力改为力点集中的爆发力，较好地解决了“拔伸牵引”的弊病，有效地限制肌肉的拮抗收缩。研制外用及内服药酒运用于临床。

参考文献

[1] 赵立勋．四川中医药史话［M］．成都：电子科技大学出版社，1993.

[2] 陈先赋，林森荣．四川医林人物［M］．成都：四川人民出版社，1981.

[3] 清・戴名世著，王树民撰编．戴名世集［M］．北京：中华书局，2000.

[4] 江苏省地方志网之京口区志．人物传略——刘涓子［EB/OL］.http：//szb.zhenjiang.gov.cn/htmA/fangzhi/jk/19.htm.

[5] 陈践明．怀念贺龙同志［J］．成都体育学院学报，1977，（1–2）.

[6] 谢武申，王鼎华．共和国体育元勋［M］．北京：人民体育出版社，1990.

[7] 郑怀贤．伤科诊疗［M］．北京：人民体育出版社，1962.

[8] 郑怀贤．正骨学［M］．北京：人民体育出版社，1960.

[9] 郑怀贤，刘纬俊，张希彬．运动创伤学［M］．成都：四川人民出版社，1982.

[10] 四川省卫生局．中医治疗骨伤科经验［M］．成都：四川人民出版社，1959.

[11] 郑怀贤 . 伤科按摩术 [M]. 成都：四川人民出版社，1980.

[12] 郑怀贤，冉德州 . 实用伤科中药与方剂 [M]. 成都：四川科学技术出版社，1985.

[13] 郑怀贤 . 成药与方剂 [M]. 北京：人民体育出版社，1960.

[14] 郑怀贤 . 正骨方药学 [M]. 北京：人民体育出版社，1959.

[15] 张希彬，张世明 . 中国骨伤科学 [M]. 成都：四川科学技术出版社，1991.

[16] 冉德洲 . 郑怀贤医著集粹 [M]. 成都：四川大学出版社，1997.

[17] 张世明 . 中西医结合运动创伤学 [M]. 北京：北京大学医学出版社，2008.

[18] 国家药典委员会 . 中华人民共和国药典（一部）[S]. 北京：中国医药科技出版社，2010.

[19] 张廷模 . 临床中药学 [M]. 北京：中国中医药出版社，2004.

[20] 中国医学百科全书・中医骨伤科学 [M]. 上海：上海科学技术出版社，1986.

[21] 中国医学百科全书・运动医学 [M]. 上海：上海科学技术出版社，1983.

[22] 杜自明 . 中医正骨经验概述 [M]. 北京：人民卫生出版社，1960.

[23] 李先樑 . 杜氏骨科的学术特色 [J]. 资料汇编，1991，(12)：1-3.

[24] 何洪阳 . 杜氏理筋手法初探 [J]. 成都中医学院学报，1980，(2)：20-22.

[25] 欧阳松，罗建平，李先樑 .Colles 骨折复位后的早期手法治疗 30 例临床疗效观察 [J]. 内蒙古中医药杂志，2008 (5)：4-5.

[26] 邓友章，何洪阳 . 中西医临床骨科学 [M]. 北京：中国医药科技出版社，2002.

[27] 何洪阳 . 骨伤推拿 [M]. 北京：科学技术文献出版社，2002.

[28] 李先樑，陈学忠 . 实用推拿治疗 [M]. 成都：天地出版社，2000.

[29] 顾云伍，韩慧，韦以宗，等 . 牵引斜扳整脊法治疗腰椎间盘突出症的力学测试 [J]. 中国中医骨伤科杂志，2004，12 (1)：14.

[30] 易立，王健 . 非手术治疗腰椎间盘突出症 182 例临床体会 [J]. 中医正骨，2002，14 (5)：37.

[31] 王捷，陈正形 . 腰椎间盘突出症免疫学反应的临床研究 [J]. 中国中医骨伤科杂志，2004，12 (1)：29.

[32] 周游，陈健，陆群 . 腰椎间盘突出物的位移变形与临床 [J]. 中医正骨，1999，11 (12)：10.

[33] 章明 . 综合疗法治疗腰椎间盘突出症 210 例观察 [J]. 中医正骨，2000，12 (12)：19.

[34] 张继祥，曾一林 . 杨天鹏骨伤科治验真传 [M]. 太原：山西出版传媒集团，山西科学技术出版社，2012.

[35] 张朝仁，刘俊 . 试论杨氏骨科与脾胃的关系 [J]. 中医正骨，2006，(11).

[36] 李明远，潘良春 . 杨氏骨科小夹板外固定疗法介绍 [J]. 四川中医，2006，(3).

[37] 曾一林 . 骨伤科名家杨天鹏 [J]. 四川中医，1996，(7).

[38] 张继祥，周太安 . 杨天鹏理筋手法概述 [J]. 中国骨伤，1994，(4).

[39] 陈翔 . 四川名老中医杨天鹏骨伤学术思想及治疗经验的总结 [A]. 成都：成都中医药大学硕士毕业论文集 [C]，2010.

[40] 陈翔 . 运用杨派推拿手法治疗椎动脉型颈椎病的临床观察 [A]. 成都：成都中医药大学硕士毕业论文集 [C]，2010.

[41] 陶惠宁，曾一林 . 杨天鹏固肾治伤法初析 [J]. 北京针灸骨伤学院学报，1995，(1).

[42] 张继祥，周太安，等 . 杨天鹏理筋手法概述 [J]. 中国骨伤，1994，(4).

［43］曾一林．杨天鹏理筋手法探讨［J］．四川中医，1984，（1）．

［44］曾一林．杨天鹏理筋手法治疗胸部伤筋的经验［J］．成都中医学院学报，1983，（4）．

［45］曾一林，彭科荣．杨天鹏损伤内治法浅论［J］．中医正骨，1992，（1）．

［46］辛夫．蒙族骨科名医何仁甫［J］．成都中医学院报，1987.

［47］成思．何氏骨科开派奠基人——何仁甫．四川卫生年鉴［C］．成都：西南交通大学出版社，2008：332-334.

［48］何天佐．何氏骨科学［M］．北京：人民卫生出版社，2009.

［49］何天佐，王勇，马云，蒙古族伤科何天佐［M］．北京：人民卫生出版社，2008.

［50］何天佐，谭工．何氏骨科学概论．重庆三峡医药高等专科学校四川何氏骨科流派传习班试用教材（供中医骨伤专业试用）［C］.2013.

［51］汪毅．一部难得的骨科学巨著——读《何氏骨科学》［J］．巴蜀史志，2009，（5）：31.

［52］叶丽．何仁甫——何氏骨科第四代传人［J］．巴蜀史志，2001，（5）：41-44.

［53］宏学．何天祥——东方艺术医学大师［J］．巴蜀史志，2001，（5）：45.

［54］史旺．何天佐——军中华佗［J］．巴蜀史志，2001，（5）：46-47.

［55］咏实．何天祺——骨科圣手［J］．巴蜀史志，2001，（5）：48-49.

［56］中国科联北京教科文发展研究中心．中国当代名医名药大典［M］．香港九洋国际出版社，1999.

［57］杜宏谋．中国名医一万家［M］．北京：北京科学技术出版社，1999.

［58］江涛．中国专家大辞典［M］．北京：中国人事出版社，2000.

［59］艾儒棣．骨外科名家罗禹田［J］．四川中医，1993，（10）．

［60］阙再忠，王川平．成都中医药大学骨伤科教授阙再忠简介及学术思想［J］．中国骨伤，1994（3）．

［61］张泽洪．四川穆斯林的文化传统［EB/OL］．中穆网，成都社区.http：//www.2muslim.com/forum.php?mod=viewthread&tid=105260.

［62］郭贞卿．郭贞卿医论集［M］．北京：学苑出版社，2010.

［63］左国庆．重庆名医名方［M］．重庆：重庆出版社，2013.

［64］国家中医药管理局．薪火传承集［M］．北京：中国中医药出版社，2008.

（虞亚明　马建　刘慧　江蓉星　何天佐　杨宏　白金良　陈怀炯　郭剑华　桑茂生）

第十四章　五官科学派

五官，包括眼、耳、鼻、喉、口腔等，目前随着中医学科的发展，眼科和耳鼻咽喉科已经分化为专科。眼科在川派中医中占有重要的学术地位，原因在于巴蜀医家较早地在眼科方面取得了较高的学术造诣，如宋代治愈显仁皇太后眼疾的医家皇甫坦。清代至民国年间，四川医家所著的眼科专著不仅数量多达 10 余种，而且在辨证用药上独具特色和胆识，在川派中医诸专科中独领风骚。1949 年以后，川派中医眼科进一步发展壮大，其学术理论、学术队伍、研究成果在全国占有重要学术地位，陈达夫创立的陈氏眼科学派已成为中医眼科有重要影响的学术流派。

中医文献中有关耳鼻咽喉疾病的记载最早见于帛书《五十二病方》，有关咽喉的解剖记载最早见于《难经》，而口齿科（包含咽喉科）的独立则始于秦汉。但是，明清以前，没有形成专科，四川地区仅有一些影响不大的著作或抄本流传，如《髯彨方药新拾》等，但著名川籍医家如郑钦安、唐宗海、刘莹、蒲辅周、李斯炽、王渭川、宋鹭冰等关于耳鼻咽喉科学的学术思想、临床思维和治疗经验，为四川中医耳鼻咽喉科学的形成和发展奠定了基础。

第一节　医道溯源

一、历史医家

皇甫坦

皇甫坦（生卒年不详），四川峨眉山道士，北宋医家。精于医术，又善观相。曾因治愈显仁太后眼疾，为宋高宗所重。高宗曾派他赉香祷于青城山丈人观，赐紫衣丝履、御书《黄庭经》《阴符经》《道德经》三书。皇甫坦辞谢还山，高宗又特为其筑室庐山，赐御书“清虚庵”额。皇甫坦对道教养生之术颇有心得，高宗曾两次召其入宫问以养生之术，对以道教清静无为思想，获高宗称许。后知遇宋孝宗，受敕命持香往祷潜山、庐山、青城等名山。北宋绍熙年间去世，葬于青城山。

刘之琦

刘之琦，字奇玉，明末清初四川会理名医，因在成都治愈肃亲王重病，得其推荐进京为孝康皇后医治目翳，刘氏仅用数剂方药即见疗效，因而名声大振。但他终身行医民间，寿达 90 余岁。

月潭禅师

月潭禅师，生卒年不详，清初四川峨眉山大和尚，纂集《眼科秘传》，长于眼科，文献中仅见其名，史迹目前难以查考。

文永周

文永周，生卒年不详，字卜庵，号郁然，豁然子，晚清四川万州人。文年十八岁时病目，延医调治，迁延日久，时愈时发，乃至于翳膜满睛，遂自检方书，据方修合而愈，此后以眼科为业。得傅仁宇《审视瑶函》、邓苑《一草亭目科全书》、《异授眼科》、《飞鸿集》等加以勤学钻研，故精眼科。文氏认为，目疾莫不由脏腑而达诸外，是以凡人内有一病，外必现一证，可由四诊而明其证因。文氏将其收集的眼科方药与《一草亭目科全书》和《异授眼科》内容合刊，于1837年（清道光十七年）撰成《一草亭眼科全书》四卷。书中凡经亲试有验者均注以“豁然子”或“卜庵氏”字样，以与前人内容相区别。

陈善堂

陈善堂，生卒年不详，晚清巴渝（今重庆市）西城人，居巴县土主场，年近六旬而逝。陈氏幼年颖悟，后精究轩岐，设“调元药室”悬壶应诊，名噪乡里，远近称颂，陈氏“行法而不泥于法，用方而不拘于方”。对多种杂症皆有治疗经验，于眼目一科“更加细心考核，慎思窍妙，明辨精微”。陈氏喜读医案，深究脉理，妙用时方，鉴于古代眼科症多方庞，学者难以掌握，故勤求古训，旁搜博引，录先哲名言，汇集名家确论，精选时方、验方、精方，以“凭脉认症，按症立方”为准则，分类编辑，间抒己意阐释，清光绪十八年（1892）撰成《眼科集成》。陈氏祖孙三代皆以医为业。

刘镕经

刘镕经，生卒年不详，字西池，清末民初年间汉平（今四川涪陵）人。先后担任四川兴文、井研、彭水等地文教之官，平生留意岐黄，喜收集秘方，得之必口传笔述，于井研时与廖季平有过交流切磋，返乡后倡议设涪陵医药讲习会。从无名道士处得《眼科仙方》，经数年参证整理，于1937年、1945年刊行。

二、代表著作

《眼科秘书》（图14-1）

二卷。西蜀僧人月潭禅师纂集，湘阴李辅耀（字幼梅）辑刊。约成书于清初。书成后月潭禅师秘不示人，至康熙乙酉年（1705），荆南翰林齐志清在四川总督张公之衙见到月潭，知其有效验眼科秘方，遂用重金买通月潭之徒，方得此书，使之流传于世。咸丰元年铸海氏序谓“先祖筠圃公在堂邑广文任得之西晋商……此册藏余家六十年无知道者，道光庚戌晓峰来舍携去，按病查方，应手立效，因约同人公资付梓，垂利无穷……今晓峰举付剞劂……书成余因记其巅末如此。”

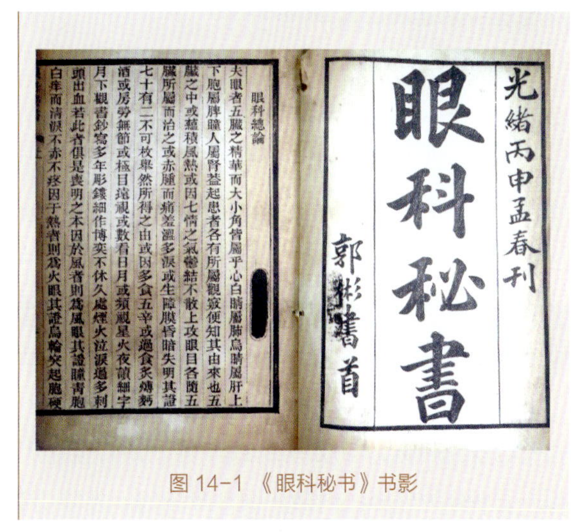
光緒丙申孟春刊

眼科秘書

郭彬[illegible]首

眼科總論

夫眼者五臟之精華而大小角皆屬乎心白睛屬肺烏睛屬肝上
下胞屬脾瞳人屬腎蓋起患者各有所屬觀竅便知其由來也五
臟之中或蘊積風熱或因七情之氣鬱結不散上攻眼目各隨五
臟所屬而治之或赤腫而痛羞澀多淚或生障膜昏暗失明其證
七十有二不可枚舉然所得之由或因多食五辛或過食炙煿麪
酒或房勞無節或極目遠視或數看日月或頻觀星火夜讀細字
月下觀書鈔寫多年彫鏤細作博奕不休久處煙火泣淚過多刺
頭出血若此者俱是喪明之本因於風者則爲風眼其證瞼青胞
白痒而清淚不赤不疼因于熱者則爲火眼其證烏輪突起胞硬

图14-1　《眼科秘书》书影

清光绪十二年刻本前有王廷栋序。卷上篇首置“眼科总论”，论述眼科五轮理论及病因病机，风眼、火眼、气眼及其治疗，强调不可过用寒凉之药。正文首列治风火云翳及七十二证的“红枣金丹”，治火眼、烂眼等眼病诸方 90 余首，以外用单验方及经验方为多，其中“千金不易万明膏”药物达 72 味，并附治疗多种病证加减用药法，日月并明散治五脏六腑虚实、寒热、目赤不退等七十二症俱效，并有不同季节、不同症状的多种加减法。第二部分为月潭以杜甫诗五言八句所编药诀，按字查方，前法洗之，中法点之，后法服之，内外互治。即野字退热，桃仁、甘草、归身；寺字除昏，黄连、夜明砂、炉甘石、菊花；残字除热，黄连、甘草、薄荷、龙胆草……及纤字通用，熟地黄、白芍、川芎；毫字贴肿，赤小豆、南星，此与《秘传离娄经》、清乾隆年间岳望撰《眼科要方》等书体例相同。卷下为“千金不传眼科方”，简述以“四物汤”居首的主方，论心、肝、脾、肺、肾各经之虚实，以及内伤外感所致眼疾的 67 首内服方及治法，其后列专点内障翳眼药方等多方，白玉锭、配药法、点法、至宝丹等点药方和外用熏洗方。全书共载方 128 首，以多种秘验方为主，缺少深层次的理论及分类整理，但书中选方用药能注意根据病情虚实及患者年龄加减变化是其特点。

现存清咸丰元年辛亥（1851）古滕黄氏刻本，清光绪十二年丙戌（1886）广西庆文堂王中行刻本、清光绪二十二年丙申湘阴李幼梅（1896）刻本等。

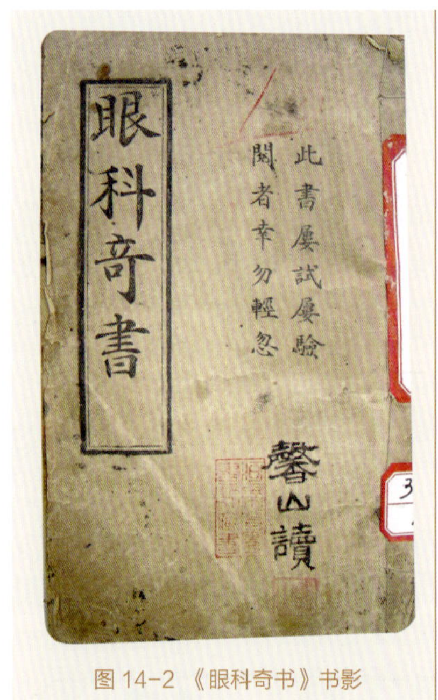

图 14-2 《眼科奇书》书影

《眼科奇书》（图 14-2）

不著撰者，成书年代未详。清渝州（今重庆）李氏世藏秘本，蜀东长寿孙奉铭与李氏相契，借得此书，光绪十二年（1886）由其侄孙本端等抄录，用于治眼获效，欲公之于世未果，至 1923 年付印，始得流传。1934 年廖政参订，并更名为《眼科宜书》。1937 年刘镕经辑，四川省印刷局代印的《眼科仙方》一书中外障、内障、内外障三节主要内容与之相同，应属异名同书。

本书分外障眼病、内障眼病，内外障兼病、治眼病根底要诀、眼病禁忌药品及炮制法、附录治乳百验方等内容。全书以内障、外障为纲，认为外障是寒，用四味大发散或八味大发散随症加减；内障因气，先用破气枳壳、槟榔、郁金、香附，其用量比常用量大数倍且连服四五剂，再服补中益气汤或熟益巴戟汤补足正气。内外障兼病，多系虚实夹杂证，主张先祛实，而后补虚。全书虽以倡用辛散温补、散寒破气为特色，但对内障眼病，仍多用补气养血之剂。对妇女目病，主张先行经和血，同时介绍不少治疗外障眼病的单验方。书中大发散及破气药用量特重，有别于他书。本书除民国年间数种刻本外，1991 年中医古籍出版社出版点校整理本。

附：《眼科仙方》

刘镕经刊辑，约成书于 1937 年。1945 年刊行时与《槐选眼科》合刊。篇前有“凡例”述其特点，全书分为外障、内障、内外障三门。外障门载治外障眼病总方、治白云青膜方、治外障且能清心方、治眼丹内服外搽方等 26 方；内障门列治内障视物不见方、治血灌瞳人方、治内障上眼皮喜闭方、治妇女瞳人散大血虚所致方等 21 方；内外障门收内外障血虚方、妇女内外障经闭方、室女经闭面青目生云翳方等11方。并详细介绍用药、制法、服法、服药注意事项，以及保眼常用法，并附“姜国伊论目”。主要内容与《眼科奇书》相同，书末附有古歙槐轩程松崖《眼科经验良方全集》等内容。现存四川省印刷局石印本及抄本。

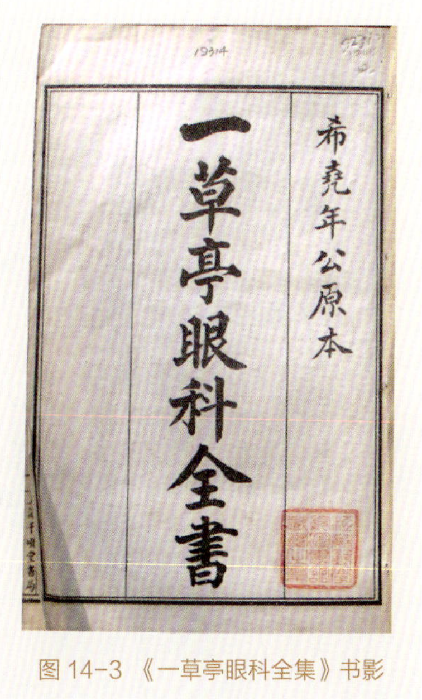
希堯年公原本

一草亭眼科全書

图14-3 《一草亭眼科全集》书影

《一草亭眼科全集》（图14-3）

四卷。文永周撰，清道光十七年（1837）成书。又名《感应一草亭眼科全集》。

卷一为“感应眼科古今药方”，首载郁然堂自序、点眼药要论、养目法、护目法、三仙洗点方、观音光明咒、点诸眼药论、将瞽复明等方、试验护目法等；以及郁怒伤目、眼丹、白睛目病、眼见飞禽走兽形影、拳毛倒睫、眼目多泪、眼目打伤青肿、眼生挑针、烂弦风眼、新旧翳膜、漏睛症等十八症眼疾内外治方70余首。其中凡屡经试验有效良方之下注有豁然子，余为古方；最后详细介绍眼科精制甘石、五号眼药的研制及点眼药诀窍、钩割针烙宜戒等。

卷二为“感应眼科录要药性”。分类论述眼科常用药。其中山草部26种、湿草部20种、芳草部11种、蔓草部6种、毒草部4种、水石草部4种、竹木部23种、谷部5种、果部9种、菜部3种、金石部18种、禽兽部10种、虫鱼部14种、人部2种，凡14部155味。

卷三辑录邓苑“一草亭眼科全书”原文，卷四即“异授眼科”。以上四卷并有单行者，内容相同，非别有新书。

本书内容多源于他书，特别是卷三和卷四更完全是将《一草亭眼科全书》和《异授眼科》并入此书，所论内容较为浅显，实际上该书作者对眼科理论和临床的新见解和心得不多。

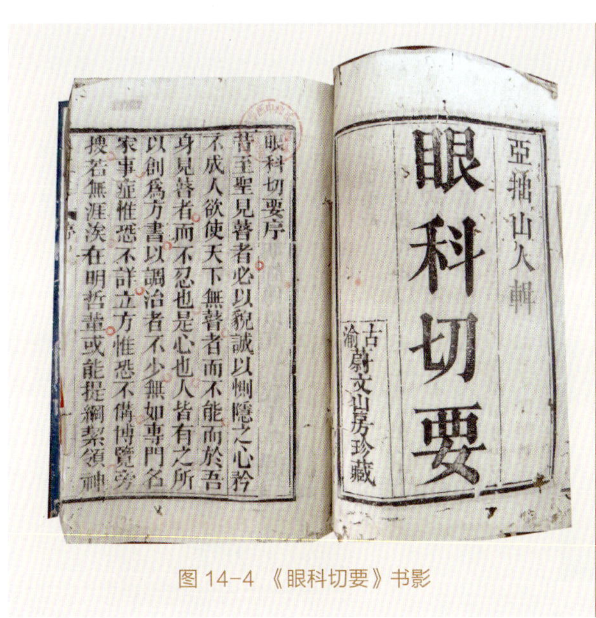
亞拙山人輯

眼科切要

古渝蔚文山房珍藏

眼科切要序

昔至聖見瞽者必以貌誠以惻隱之心矜

不成人欲使天下無瞽者而不能而於吾

身見瞽者而不忍也是心也人皆有之所

以創爲方書以調治者不少無如專門名

家事症惟恐不詳立方惟恐不備博覽旁

搜若無涯涘在明哲輩或能提綱絜領神

图14-4 《眼科切要》书影

《眼科切要》（图14-4）

一卷。清代王锡鑫（字文选，号亚拙山人、席珍子）编。成书并刊于清道光二十七年（1847），为《医学切要全集六种》之一。

本书系汇集前人诸说之切要者编辑而成，王锡鑫在序中自述“遂将诸书当要者，集成一卷便察方”。首列眼科全图论述五轮八廓，示目至论、眼科识病详明金玉赋、眼病歌诀论述眼病辨证，后列药性光明赋等，外障治法并症方、内障治法并症方、眼科药方95首、眼科杂方47首。书中选有不少《孙真人眼科秘诀》中的方剂，尤其常用将军冲翳散。论述点眼药药性、炮炼法并识真伪和随症用药加减等。为以歌诀为主的总结引录前人经验的普及类读物。现存清道光二十七年古瀹蔚文山房刻本、万邑王氏刻本等。

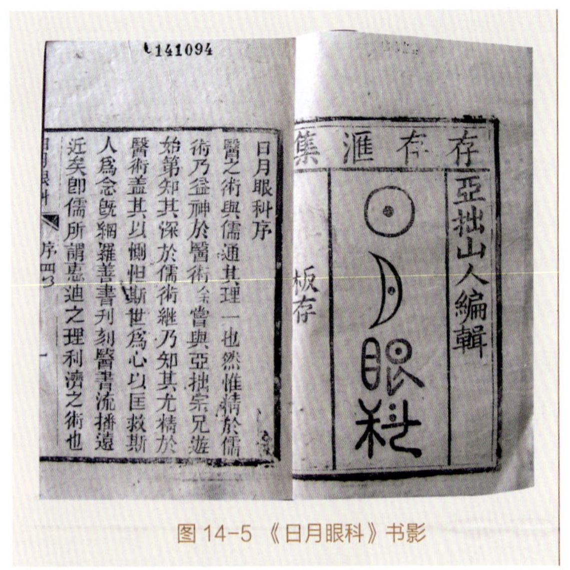
存存滙集
亞拙山人編輯
◎月眼科
板存
日月眼科序
醫之術與儒通其理一也然惟精於儒術乃益神於醫術余嘗與亞拙宗兄遊始第知其深於儒術繼乃知其尤精於醫術蓋其以惻怛斯世爲心以匡救斯人爲念既網羅善書刊刻醫書流播遠近矣即儒所謂忠迪之理利濟之術也

图 14-5 《日月眼科》书影

《日月眼科》（图 14-5）

一卷，清代王锡鑫编，成书于清道光二十九年（1849），为《存存汇集医学易读》之一。篇首总论，列看眼歌、千金识症歌、古方汤头歌、新方汤头歌等；后述时行火眼、眼痛生翳、疼痛难开、目赤疼痛等眼病 40 证，病证名称部分沿袭传统，部分为新拟，如阴虚目晕、阳虚目暗、元虚目病、久年冷翳等，更加强调眼病的全身状况。随后列日月眼药、看犯翳诀等。书中不少内容与《光明眼科》相同，少部分出于《异授眼科》，如冷、热眼歌诀等。以识症明因，选方用药为主，但主要为总结改编前人经验的简易之作。另设五轮目图、五行目图。现有清同治六年（1867）四川万邑王同仁刻本。

《光明眼科》（图 14-6）

一册，刻本，为清代王锡鑫《遂生九种》乾集，咸丰元年（1851）刊行。全书主要由歌诀写成，首列五轮所属部位歌、八廓部位歌、眼科新方歌、光明药性歌、外障治法、内障治法等二十五篇。从“千金识症歌”起到“亚拙眼科新方歌”等不少内容与所著《日月眼科》相同，少数与《眼科切要》重复。其第二十一节起为病证治疗，每证前列病证名，随后出药方及加减。所载“光明药方”系治疗各类眼疾的常用汤、丸、散、膏及外洗药方与方法。全书内容较《日月眼科》详尽，在王氏所著的眼科三部书中，以《光明眼科》内容最为丰富，尤其是药方加减尤详。

《眼科集成》（图 14-7）

二卷，分为上下二册。陈善堂撰，成书于清光绪十八年（1892）。为陈氏精选傅仁宇、黄庭镜、

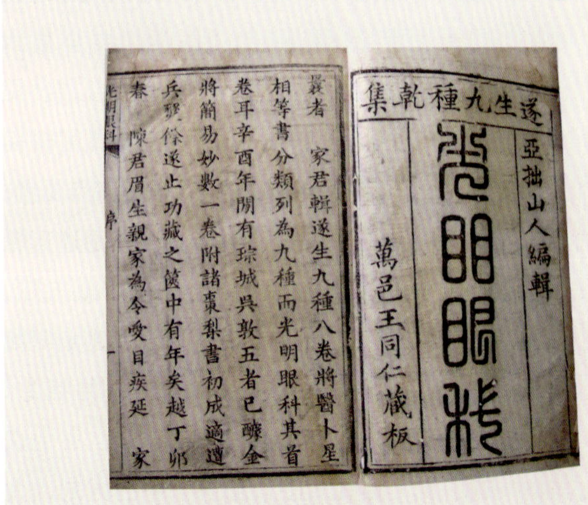
遂生九種乾集
亞拙山人編輯
光明眼科
萬邑王同仁藏板
曩者 家君輯遂生九種八卷將醫卜星相等書分類列為九種而光明眼科其首卷耳辛酉年閒有琮城與敦五者已醵金將簡易妙數一卷附諸棗梨書初成適遭兵燹僅遂止功藏之篋中有年矣越丁卯春陳君眉生親家為令愛目疾延 家

图 14-6 《光明眼科》书影

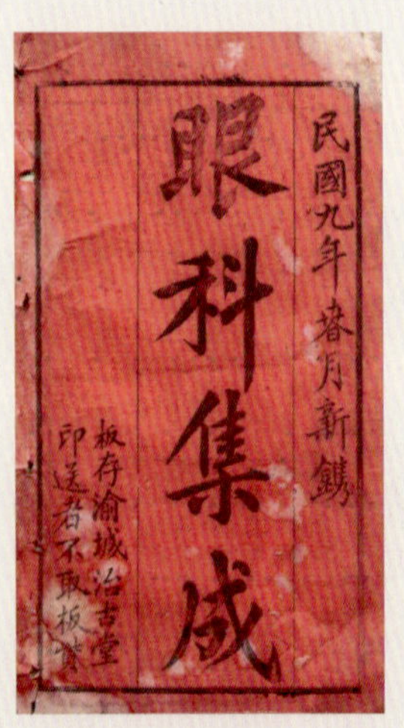
民國九年春月新鐫
眼科集成
板存渝城治書堂
印送者不取板資

图 14-7 《眼科集成》书影

王子仙、张盖先、王锡鑫、李中涵、周生之、庞安常、龚云林、周文永、舒驰远等10余位医家的眼科理论和病证治疗经验，蒐集明清眼科名方并加以增补发挥而成。

卷上论述十二经、五轮八廓定位、火眼、云翳、用药、治云翳胬肉、钩割针烙、古人眼目神膏神水等诸论，其后为外障总论及天行火眼等外障三十六症，按五脏分列各脏独治、兼治、夹治、外治诸方。卷下主要是对内障的辨析阐述，论及瞳仁散大、瞳仁缩小、暴盲、黑影如蝇等九症，并附载治内障方72首，眼科杂方66首，外治方25首，丹膏方10首。

其中上卷有关“夹治法”的论述极其详细。对治疗工具的选择、制作、运用、外用药物的使用、内服药的机理与注意事项都有详细的叙述，充分反映了古代夹法的具体操作手法。

全书具有按五脏列方，用药厚重与灵巧并行的特色；方剂中药物寒热并用，攻补兼施，治法多元；同时药重力猛及喜用温热药温散寒郁凝滞的云翳和红赤等特点，颇见胆识和功力。现存1920年渝城治古堂刻本。

《眼科捷要》

张育三（图14-8）撰，刊于1947年，首述看目定法，并绘图注解；后载张氏家传眼科奇异秘方。现存四川万育堂铅印本。其以两目五位为主论五脏分属，与传统五轮八廓学说不同，极富特色；前面两部分如“看目定法”“内病见于部位”主张据白珠或周围红筋壅盛的位置辨病属何经何脏，是在《审视瑶函》“而廓惟以轮上血脉丝络为凭”的基础上发展而来；“内障总论”中对眼的结构提出内为精膏，外由二十四重皮壳重重包裹，较有新意；书中有多论主要讨论金针拨障术，对进针部位、操作步骤、手术适应证的选择、手术前后的护理将息、术中并发症的观察，特别是对金井（瞳孔）的观察、病人全身情况的要求等都有较为全面的论述，不少内容的详尽程度超过前代诸书。

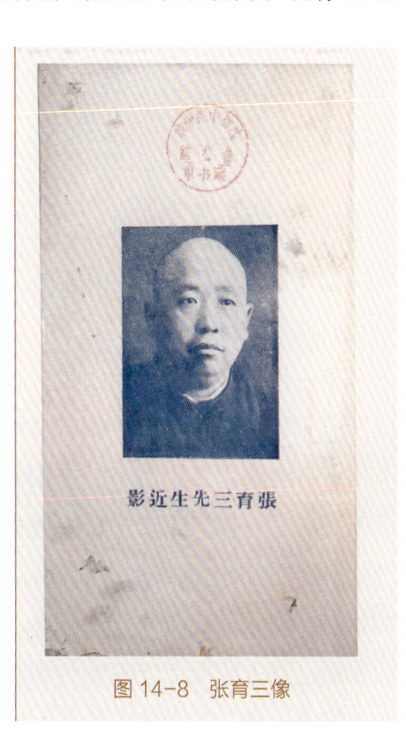

图14-8　张育三像

书中对眼病治法的论述较为详尽，如对“蓝膜下垂”的治法分为“初则清肺，继用温肺，三则敛肺，四则补土以生肺，次弟治之”，逐层立法，他书罕见；并在“翳似卷廉”诸症大胆施用温补。其成就主要体现在对眼病病证名称的增补完善和对病证诊治方法论述的创新，对传统七十二问内容的补充等方面。本书主体内容和体例与清道光年间刘集福《眼科开光易简秘本》相同，该书系刘氏汇集清中期李文胜、周元瑜、胡梅臣等医家学术思想、临证医案历经百年余而成。仅书后部“治病其本论”“辨病治病拟难论”等六论为张氏增补。

《眼科方书神秘便方》

清代胥光祖编。篇首为乐山胥光祖题于道光十年序，介绍刻印此书的过程及书中方药的效果。第一部分主要讨论眼科理论、辨证及药性，以篇首眼科总论、受热八症、受冷八症（二者出《异授眼科》），眼科药性、审五脏虚实用药等为主。其中眼科总论提出“治病之方不一，莫不先补肾以修肝，肝修则神安静，肾补则精流通，精神既安，则目自明”，此论中一部辨证内容同《审视瑶函》金玉赋。眼科药性主要讨论多种外用眼药的功效及炮制，再次为审五脏虚实用药、五脏泻火用药。

第二部分为眼科病证及选方，以常见症状如目赤疼、大小眦赤、羞日怕日、流泪等七十二问中的症状为主，选方亦多相同。第三部分为经验良方，即前述眼科方的药物组成及配制。篇末附神效便方集，为少量内科急症治法。全书内容理论简略，主要特色在其眼科方药。现存山东武定府青城县布德堂刻本，藏山东省图书馆。

此外，据中医目录学记载，其他川派医家的五官科著作还有郫县李庆辉撰辑的《髯彨方药新拾》，书中论及瘟毒喉痹治法；彭州黄元吉《医理发明》卷五中涉及眼科医案；刘莹《喉风症》附于其《痢疟探源》；晚清四川郫县姜国伊著。为其《医学六种》之一，主要内容为姜氏所撰眼科论说及搜集验方；1939 年成都徐庶遥编《中医眼科学》，全书以中医眼科五轮学说等传统内容为主，列 36 种眼科病证，常用 62 种眼科中药的性味功效及适应证，及徐氏数种眼科外用秘方，兼及中医界对西医知识的吸收和利用；并有一些与四川有关的眼科抄本，如《四川金堂南华宫目科》（已佚）、《眼科内政》等。

三、学术特点

（一）辛温发散治外障

四川火神派以温热扶阳著称，同期四川眼科医家则以辛温发散闻名，二者均惊世骇俗而又各具特色。眼居高位，火性上炎，故有“目不因火则不病”之说。但此系常法，并不能排除一些情况下寒邪凝滞眼部致病的病因病机，此时如不加辨证，仍一味清热泻火，则南辕北辙，只能加重病情，故早在清初《眼科秘传》的“眼科总论”中就提出“不可过用寒凉”，至清晚期流传于川的《眼科奇书》在主张“外障是寒”的基础上独创四味大发散（麻黄一两或二两，蔓荆一两，藁本一两，北辛五钱或用一两，老姜一斤或用八两皮捣碎为引），八味大发散（四味大发散上加羌活、防风、川芎、白芷），以辛温发散寒邪峻剂治疗外障，随症加减，忌服补药、凉药。其遣药之猛、用量之重，与火神派遥相呼应而又别具一格，不仅是中医眼科治法方药的重大突破，而且是中医治疗学上的一大创新。其方药组合与加减运用均有其独到之处，具有重要的学术意义与临床价值。

无独有偶，晚清重庆医家陈善堂《眼科集成》在眼方中大剂量用药的同时，也于方剂中每每选用温热药，温阳散寒治目，颇具胆识。书中先是在眼痛寒热症中引用龚云林的附子理中汤。其后在眼科杂方 66 方中，麻辛附子汤治因寒郁于气血之间，不得发越，用北辛、附片、炮姜；再用桂附羌活汤治疗因眼目白珠血丝红赤，服凉药而不散者，判为火郁于血分，不得流行，用桂枝、附片；继用和气汤治阳虚人火眼过后，红丝不散时配伍雄片；在加味当归补血汤治痘痲炎眼过后红丝已净，眵泪已无，黑珠之上微有薄薄云障翳膜等症，用肉桂、雄片、生姜、吴茱萸热以散之。诸方用温热药的温散之性，温散寒郁凝滞的云翳和红赤，别开生面。其理论系继承前辈张氏用热药的经验总结，“治眼目之疾，宜用热药治之者有四：一曰寒郁，二曰火郁，三曰真阳素虚，四曰肾火不足”，以及傅仁宇“如云翳红丝，日久未能散净，恐气血凝滞，又可用雄片、生姜，以温散而反佐之”的主张，上述认识对温阳散寒治目的机理有透彻的阐述，同时引用张盖先“云翳胬肉之生也，皆由风火痰气所结而成。……如红丝净尽，翳色嫩白而未至光滑者，内可用当归、川芎以活其血，雄片、吴萸以行其气，麻黄、桂枝以散之”的理论。以及王子仙的治疗经验，“瞳仁金井之间兼有隐隐作痛……属阳虚者，再加雄片，以反佐而行其药力”“瞳仁紧细者，宜用壮水之品，加入生姜、肉桂、北辛，以开神光”。此外，书中还引有治疗少阴头痛的舒驰远驱阴扶阳汤、傅仁宇细辛汤，治疗厥阴经头痛的傅仁宇吴茱萸汤，舒驰远助阳逐阴汤等温阳驱寒类方剂。可见其对前人眼科温热药有较为全面系统地继承和运用。这在眼居人体高位，“目不因火则不病”眼科理论盛行的情况下，是颇具卓见的又一表现，与《眼科奇书》的用药风格如出一辙，均可称为“眼科温散派”。他们与四川火神派温补用药同中有异，别具一格，值得深入研究，认真继承。

（二）用药厚重亦灵巧

《眼科奇书》治外障每用辛温峻剂，四味大发散（麻黄一两或二两，蔓荆一两，藁本一两，北辛五钱或用一两，老姜一斤或用八两皮捣碎为引），其随证加减用药的蔓荆、北五味、元参、汉防己、香附、夏枯草等无不用量为一两或一二两，甚或全虫、淮木通、车前仁亦为一两，仅熟大黄五钱或一两。八味大发散（四味大发散上加羌活一两，防风一两，白芷一两，川芎一两），二种大发散方中的药物绝大多数为一两，用为引子的生姜甚至一斤或半斤。内障主以破气之品，剂量更重，枳壳四两，槟榔、香附二两，补中益气汤中白参用半斤或一斤，内障另一方中焦白术半斤或一斤，诸如此类。药物用量大体为当时医家用药剂量的十倍上下，甚或更重，均为文献中罕见。它一方面反映了四川民间医家用药方简、量重、药猛的特点，其用药量重的一个重要前提是方剂中药味数量少，因而单味药物用量偏重，另一方面或许与川人禀赋厚重，眼具局部，对于病情沉重者全身用药，需量重力沉单取有关，诚如《眼科仙方》篇末刘镕经后跋所谓“《眼科仙方》治眼病多年，及重症也”。此外其用量是否还有一些炫奇斗胜的因素，亦未可知，否则绝大多数药物一无例外的都用为一两，甚至半斤或一斤，是否也有不尽合理之处，有待临床和实验进一步研究验证。

较《眼科奇书》的药物用量有所缓和，但同样具有用量厚重特点的是《眼科集成》，书中一些方剂中药物在厚重的基础上亦见灵巧，颇见作者胆识与机敏。如治眼内赤膜，胬肉上下横生的大黄平胃散，其中枳实六钱，防风八钱，木通五钱，胃弱者加生姜一两。这在晚清名医医案中此类药物每每仅用一钱，甚至几分的情况来说不可谓不大胆，但他也不是一味仅凭药物量重唬人，此方中大黄三钱，石膏二钱，用量就较为平和，可见陈善堂是据病情用药，有的放矢，而在加味白虎汤中石膏用量为二两，是前方的十倍，可见同样一种药物，书中用量是宜重则重，当轻则轻，厚重与灵巧并行，主要是根据病情和方剂组成及配伍巧加安排。又如麻辛附子汤中，麻黄八钱，杏仁六钱，川芎五钱，白芷五钱，北辛三钱，防风六钱，枳壳五钱，附片四钱，菊花六钱，甘草五钱，生姜一两，其中除升麻三钱，炮姜三钱药量较为平稳外，其余药量基本上是当时医家用量的数倍乃至10余倍，可见陈善堂敢于重用药物以力猛取胜，这在清代医家中实不多见，可与当时流传于四川的《眼科奇书》用药风格相呼应。其他如清热剂中的先解毒热汤，黄连四钱，黄芩五钱，胆草四钱，栀子四钱，石膏二两，天花粉五钱，大黄六钱，芒硝八钱，枳实四钱，滑石一两，木通五钱，石燕八钱，仅厚朴二钱较轻，方中诸药特别是大黄六钱，芒硝八钱，石膏二两，苦寒清热药物用量不可谓不重，陈善堂如没有丰富的临床经验和胆识谅不敢如此组方。此方药物加减中，甘遂二三钱，丑牛四钱……如血枯不走者，方中加当归一两，生地黄八钱，麻仁八钱。诸药用量在当时而言可谓鹤立鸡群，傲视群雄。又如泻肺汤中黄芩八钱，杏仁六钱，枳壳一两，扁鹊三豆饮中赤小豆一两，绿豆一两，黑豆一两，生甘草六钱，此类不胜枚举，可见书中方剂药物用量偏重已不是个别的现象，是其重要的学术特点。

（三）循内科以究眼科

古代一些对眼科有研究或诊治眼病者并不一定是眼科专科医家，他们往往以内科为主，兼擅眼科，这与古代基层中医分科不严，医家往往以内科为主，同时兼行各科有关，如晚清万州医家王锡鑫，原籍湖北石首，祖父一辈举家迁万县，随后遍读《内》、《难》、本草及历代医书，壮年享有医名，兼通内、外、儿、眼、针灸各科，具有渊博的理论修养，先后编写出版医学著作20余种，其中《医学切要全集》从中医理论、经络、药性、脉诀、汤头到临床的针灸、痘科、外科、眼科等皆有涉及，可见王锡鑫中医基础及临床各科皆有造诣，眼科仅其擅长之一，尽管著有《眼科切要》《日月眼科》《光明眼科》三种眼科著作，但其学识及专长并不局限于眼科，是从内科以通眼科，其《日月眼科》病证中非常强调眼病的全身状况，方剂中亦有不少各科通治方等提示其丰富的内科修养。

清末射洪名医许宗正医文兼备，对《伤寒论》《金匮要略》皆有精深研究，著有《伤寒论方合解》七卷和《金匮要略论方合解》八卷，于内、外、眼科等亦有造诣，年轻时曾从谢宝光学目科，谢氏眼科久负盛名，教诲许氏曰："内科工，眼科不患无术，眼科精蕴实从内科出"。张肓三编《眼科捷要》中其增补的"治病其本论""辨病治病拟难论"等六论，主要从内科辨治立论，仅很少内容论及眼症。

可见以内科及对《伤寒论》的学习研究作为基础，再专攻眼科等专科，是四川医家的优良传统，现代陈达夫继承这一传统，在其专著《中医眼科六经法要》中明确提出"必须先通《伤寒》《内经》""能熟内科，再循序以究眼科"的要求，实循四川中医眼科的传统主张。

（四）集验方以疗目疾

四川中医眼科医家一方面善于阅读古代中医文献，继承前辈眼科临床经验，从而提高自己的学识和修养，另一方面也非常善于吸收民间经验，多方收集民间单方、验方、秘方，以简便廉验的中草药治疗眼病。如《眼科秘传》全书以多种秘验方为主，书中所列眼病诸方中外用单验方及经验方占有一定比例，尤以下卷后部较为集中，如用五倍子治倒睫，用朴硝放豆腐上蒸化后点眼治赤眼肿痛等。

《眼科奇书》亦收集有不少治疗外障眼病的单验方，如治小儿眼病肿痛用黄连为末调涌泉，或用甘草浸水磨明矾敷上眼皮，用野稗子为末治小儿外障乾火眼等。

除上述外，其他如强调破气活血等亦为其学术特色。如《眼科奇书》认为内障因气，治疗时每每先用枳壳、槟榔、郁金、香附破气行滞作为先锋，再服补中益气汤，及熟益巴戟汤补气以求全功。

（五）川派名家著作中的耳鼻喉学科内容及学术特点

古代四川耳鼻喉科专科医家和著述不多。晚清刘莹《痢疟探源》附编中列有"喉风症"，郫县李庆辉（朗斋，识丁老人）据《醒医六书》辑《髯彨方药新拾》（1846），内容系治疗瘟毒喉痹治法方药。民国年间黄勖夷等据《中国医学大辞典》内容有《疫喉证治》，佚名者抄录有《成都喉方》抄本，但或内容单薄，或学术水平和影响有限，或已遗失，如《熊氏痢疾杨氏喉科合刻》，以致早期川派喉科学术源流难以寻觅。但一些著名川派名家著作中往往涉及一些耳鼻喉科病证的治疗。如郑钦安《医法圆通》中详细阐述了耳鼻咽喉疾病如耳病肿痛、鼻流清涕、鼻渊、鼻浊、唇口红肿、唇赤如朱、舌肿、舌痛、重舌、舌强、舌麻、舌木、舌缩、齿牙肿痛、齿牙出血等病的辨证治疗、危证辨识、常见误治及不良后果，为后人辨证治疗上述疾病及判断疾病预后提供了非常宝贵的临床经验。

唐宗海《血证论》中详尽论述了耳鼻喉口齿科血证的病因病机及辨证治疗。其《医学见能》中，应用歌诀的形式总结出脏腑与耳鼻、咽喉口齿唇舌的关系以及耳鼻咽喉口齿唇舌病的诊法及证治，这对后世耳鼻咽喉口齿科医家治疗上述疾病产生了较深影响。

第二节　医派医家

一、著名学派

（一）陈氏六经眼科学派

［学派概述］

陈氏眼科学派源于西昌名医陈介卿，由著名中医眼科学家陈达夫（图 14-9）完善其学术思想和临床特色，迄今传承已越五代。陈氏眼科学派以《中医眼科六经法要》（图 14-10）为核心学术著作，宗《内经》《伤寒论》之旨，融《伤寒》学理于眼科，以六经统脏腑分眼证，独具一格，成为理论完备、学术独特、疗效显著，在国内外有较大影响的中医眼科学派。

陈达夫执教成都中医学院多年，以其高尚的人格品德、深厚的理论造诣、精湛的临床技术，为诸后学所钦仰，面聆教诲者众多。自 1975 年开始，受国家卫生部委托数次举办“全国中医眼科师资学习班”，尤使眼科六经辨证理论广为传播，以其显著的临床价值为业内同仁所学习、运用。其后辈、弟子、学生中业眼科而习六经辨证者，为陈氏眼科学派第四代传人，其中不乏享誉海内者，他们或善用《伤寒》经方，或精于内眼证治，或教书育人带徒授艺，从学术研究、临床总结、人才

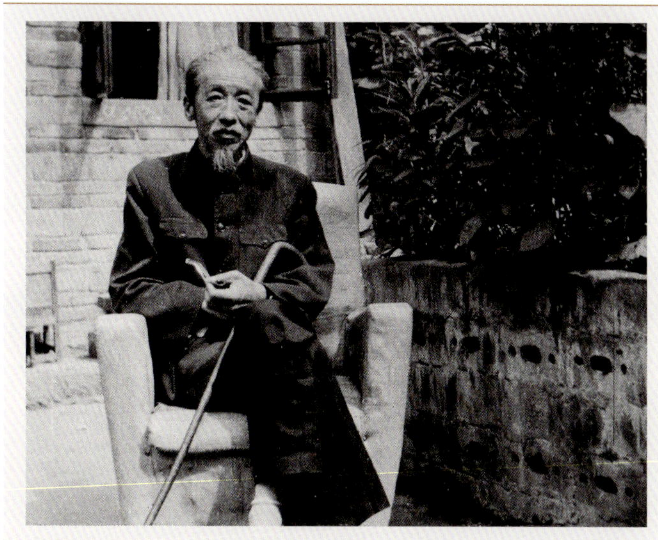
图 14-9　陈达夫

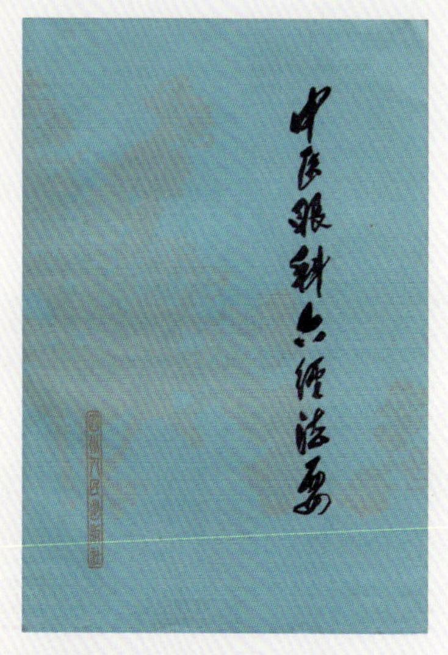

图 14-10《中医眼科六经法要》书影

培养等不同角度传承、发扬陈氏眼科学派精髓。同时，开始运用实验研究方法，探讨陈氏眼科六经学说理论实质，并进一步开展相关新药开发研究，为传承陈氏眼科学派寻求新的途径、方法。

陈氏眼科学派从第五代传人之后，均系统接受过中、西医理论教育，同时从事眼科医、教、研工作多年，具有较好理论基础、临床经验和现代实验研究能力，学术技术继承人、名老中医师承弟子得列陈氏眼科学派门墙，受师承导师悉心指导，在承袭陈氏眼科学派学术思想、临床特色的基础上，以开拓进取精神，进一步深入开展陈氏眼科学派相关理论、临床及实验研究并取得不菲成果，尤其在眼科重大疾病研究方面，突出显示了陈氏眼科学派的理论指导价值，如在《中西医串通眼球内容观察论》理论指导下开展糖尿病性视网膜病变黄斑水肿临床疗效研究，视网膜静脉阻塞、糖尿病性视网膜病变临床路径研究，其中在内眼组织六经结合理论指导下开展中医眼诊的理论研究及检测设备开发，受到国家科技部的高度重视和大力支持，有望获得新的突破。

学派传承图如下：

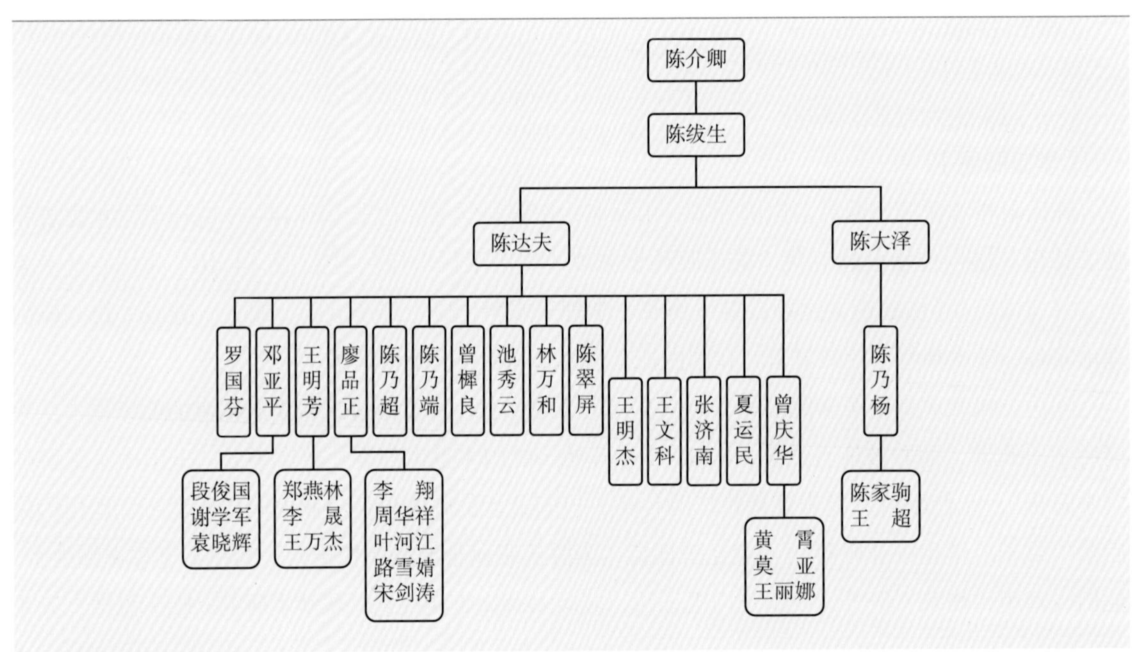

[学派名师]

陈志孚

陈志孚，生卒年不详，字介卿，陈氏眼科学派肇基者，清光绪年间四川西昌城内马水河街人。始修举业，经县、府试得为秀才，忿于晚清政治之黑暗腐败，悲民生之凋敝疾苦，弃儒从医，悬壶济世，攻岐黄《内》《难》，尤重《伤寒》，因奉仲景伤寒六经辨证为临床之圭臬，故名所创诊所为“步景堂”，寓追随效法仲景六经辨证之意。以临床精湛技艺起沉疴无数而医名噪于桑梓，后因老母罹患目疾而转攻眼科，遍读《龙木论》《审视瑶函》诸专科古籍并就教于阜外游医擅银海术业者，遂精内、妇、儿、外，尤以眼科名重一方。传子麟昌。

陈麟昌

陈麟昌（？—1933），字绂生，清末贡生。秉父命承袭医业，饱览典籍，精研《伤寒》，尤推重柯韵伯、陈修园、成无已诸先贤及清末著名伤寒学家郑钦安，强调“人生立命全在坎中一阳”，万病皆因元阳之气受损，治病重在扶阳，善用麻、桂、四逆、真武、白通诸经方，认为其疗效根源在于“能治先天”。承父教先修内科以为根本，后引伤寒经方入眼科而获良效，遂渐为常法，进而探究以伤寒六经之法辨眼证，独辟蹊径，开眼科六经辨证之先河。终以内科、眼科深厚造诣及显著疗效，为西昌一代名医。传子大泗、大泽。

陈大泗

陈大泗（1905—1979），号达夫，著名中医学家，陈氏中医眼科学派继往开来而集大成者。历任成都中医学院眼科教师、教授，附属医院眼科副主任、主任，四川省人大代表、四川省政协委员，中华医学会四川分会常务理事、中华医学会中医学会理事，四川省盲哑协会主任委员，四川省科协副主席等职。陈氏仰儒医双修之家学渊源，幼承庭训，以总角之年始读五经三传、唐诗宋词、诸子百家，奠定良好国学基础，及长，诵《灵》《素》《神农》《伤寒》诸典籍，日夕不辍，随侍祖、父临诊有年，终登岐黄之堂奥。1930 年应西昌县立中学聘请任国文教师兼校医，1933 年父病故，乃承袭父业正式行医。1953 年陈氏集三代深研《伤寒》之心得及眼科六经辨证临床经验，撰成《眼科直述》。1956 年成都中医学院成立，奉调赴该院创建眼科，承担中医眼科学教学任务及附属医院眼科临床工作。应教学之需，1957 年本《眼科直述》撰成《六经眼科讲义》，运用于中医眼科学课堂讲授。1959 年撰写《西医学眼内部组织和内经藏象的结合》，1962 年改写成《中西医串通眼球内容观察论》，创立内眼结构与六经相属学说，为认识内眼疾病另辟蹊径，丰富了眼科六经辨证理论，并为当今眼科领域中西医结合做出了突出贡献。陈氏凭借深厚理论造诣及丰富临床经验，对历代纷争不断的眼科八廓学说也提出了独特见解，将其重新给予配位并纳入六经辨证内容，从而使六经、脏腑、五轮、八廓有机融合。自《眼科直述》成文后，再历二十年之殚精竭虑，稿易十数，终于成就《中医眼科六经法要》一书，至此，中医眼科六经辨证理论创新得以完备。是书宗《内经》《伤寒论》之旨，融伤寒学理于眼科，以六经统脏腑分眼证，融内科、眼科辨证于一体，独具一格，示人以提纲挈领之法，具辨证全面，执简驭繁，行之有效特点，于 1978 年经四川人民出版社出版面世，获全国医药卫生科学大会奖、四川省重大科技成果奖。陈氏未竟之作《眼科中西结合津樑篇》由其学生罗国芬主任医师整理成《陈达夫中医眼科临床经验》，以案例形式阐释眼科六经辨证临床运用，为陈氏学术思想、临床技术推广，为陈氏眼科学派的发展，做出了重要贡献。该书于 1985 年经四川科技出版社出版发行。

陈大泽

陈大泽（1918—2005），陈氏眼科学派第三代传人，著名中医学家、中医眼科专家陈达夫胞弟。陈大泽幼随父兄学习经史诸子及中医典籍，奠定深厚中医功底。擅内、妇、儿各科尤以眼科著称。善以六经理论指导临床，治疗眼科难症、重症，按六经辨证分匐行性角膜溃疡为厥阴里热实、厥阴里虚寒两型及肝经风热、肝胆火炽、肝热血瘀、厥阴虚寒、肝肾阴虚五证，分别用石决明散、龙胆泻肝汤、犀角地黄汤，白通合桂枝汤、石决明散合驻景丸各半方治疗。治疗眼内出血，从少阴里实热证着眼并辅以厥阴、太阴论治，认为心为营血之主，心火旺则血不宁；肝藏血，肝火旺则血不守；脾统血，脾气虚则血外溢。凡火动、气逆、气虚、瘀血内阻皆可导致出血。治疗上提出分型治疗和分期治疗（包括止血、消瘀、补益肝肾）相结合的原则，标本同治。对反复眼内出血的病证，擅用张锡纯降胃镇冲汤加减，认为该方意在“宁血”，降胃气以安冲气，因冲脉丽于阳明，冲为血海，冲气逆则阳明之气亦逆，冲气安则血海宁，自然不上潮出血，取得较好临床疗效。对治疗慢性结膜炎、病毒性角膜炎、玻璃体混浊、高度近视、视神经萎缩、黄斑病变等疾病也积累了丰富的临床经验。根据其理论探讨及临床经验总结，发表“匐行性角膜溃疡的辨证论治”“中医治疗眼内出血经验介绍”“驻景丸加减方治疗内障眼病体会”等10余篇论文。陈大泽多次受聘于西昌地区卫校、西昌县中医培训班、西昌市卫生进修校讲授中医眼科学、中医基础理论及针灸学，为西昌地区培养了大批中医人才。并担任全国中医眼科学会名誉委员，全国中医眼科“血证”研究协作组成员，四川省中医药学会眼科专委会委员，凉山州中医药学会理事，凉山州政协委员，西昌县（市）政协委员等职，为凉山州著名中医眼科专家、名老中医。传子乃杨。

曾樨良

曾樨良（1931—1999），主任医师。曾任中国中西医结合学会眼科专委会副主任委员、四川省中医学会眼科专委会主任委员、四川省中医学会常务理事。曾樨良出生于中医世家，1950年参加中国人民解放军，其后毕业于川东军区医士学校，1954年转业到成都市第二人民医院五官科，1962年调入成都中医附属医院眼科，并师从眼科名医陈达夫，先后撰写有关陈达夫的“六经学说”文章4篇，尤其对《中医眼科六经法要》一书有深刻的领会，撰写文章10余篇。从事眼科临床40余载，研习传统古典之理论，立足于中医诊疗，博采中西医众家之长，走中西医结合的路子，积累了丰富的临床经验。先后参编《中医眼科学》《百科全书中医眼科分册》《中医眼科辞典》《中医眼科》全国统编教材第三、四版等多部中医眼科专著。

[学术特色]

（1）重视整体，强调内科为本

重视中医内科基础理论，从脏腑、经络、气血等整体角度理解眼病发生、发展机理并拟定相应防治方案，是陈氏中医眼科学派重要特征之一，其核心著作《中医眼科六经法要》所阐述的即是宗《内经》《伤寒论》之旨，结合内科、眼科学理，以六经为纲，融五轮、八廓、经络、脏腑、八纲、卫气营血等多种辨证方法于一体，用以分析、归纳、眼部疾病的辨证、诊断和治疗方法，强调眼睛虽是局部器官，却系五脏六腑之精华所结，不能孤立地就眼论眼，须从整体出发认识和处理一切眼病，故陈达夫在《中医眼科六经法要·眼科概说》指出：“中医眼科学理论是在中医内科的基础上发展起来的，从理论到临床治疗上，都不能脱离内科。若对内科尚未认识，而专习眼科，则扞隔难通，见理狭隘，处方呆板。”并批评说：“有些学者不从中医古典著作中去发掘，只在一般眼科书上用功夫，而不知许多眼病，其基本原是内科病，这就是舍本逐末了。”

（2）师法仲景，创立眼科六经

将《伤寒论》六经辨证思想运用于眼科范畴，创造出中医眼科六经辨证理论，是陈氏眼科学派创立者陈达夫对中医眼科学的重大贡献，也是本学派学术思想的集中体现，具体表现在以下几方面：

以六经统脏腑、别目病　以六经统脏腑的原因，陈达夫在《中医眼科六经法要·眼科开卷明义篇》中做了明确解释：“本书要举六经来包括脏腑的理由，这是因为要举经才能包括脏腑，举脏腑则不能包括六经。例如说心，专指的是心，就没有包括经络，如果是说手少阴，则是经络和心脏都一起包括了。”探究眼病的过程，或从六经追循到脏腑，或从脏腑溯源到六经，可使病情更明朗，辨证更简捷而医者思路更开阔，同时从六经证型分析眼病归属也更简捷。历代中医典籍对眼科疾病的分类，虽多以症命名，但各不统一，复杂多变，如《秘传眼科龙木论》分为72症，《银海精微》84症，《证治准绳》178症，《审视瑶函》108症等。《中医眼科六经法要》根据六经所统脏腑功能异常引起相应眼症的理论，分析、归纳眼病为六大类并分别以六经命名，即太阳目病、阳明目病、少阳目病、太阴目病、少阴目病、厥阴目病，充分显示了概括全面、执简驭繁的优点。

八纲辨证贯穿始终　在眼病六经分证论治过程中，阴阳、表里、寒热、虚实八纲贯穿于始终。三阳目病，多实证、热证、阳证；三阴目病，多虚证、寒证、阴证。邪在经络，多见表证外障眼病；邪在脏腑，多见里证内障眼病。而表证还需辨表虚、表实，里证亦需分虚实。如“凡目暴病，白珠红赤，大眦内震廓血丝较粗，或从上而下者特甚，鼻鸣，或不鸣，脉浮，微恶风”者，为太阳表虚伤风证，用桂枝汤；同为太阳目病，但“目暴病太阳，白珠血丝作淡红色，涕清如水，泪涌如泉，畏光甚，无眵，两眉头痛者”，则为太阳伤寒表实证，以麻黄汤主之。

六经分证结合卫气营血理论　卫气营血辨证，为临床常用辨证方法之一，代表病证浅深的四个不同的层次、阶段和疾病变化规律。陈氏中医眼科学派在运用六经辨证的同时，结合卫气营血理论分析眼病、指导治疗。如太阴目病“气轮血丝满布，梗涩羞明，睑硬泪热，眵稠而多，涕稠而黄者”，为风热直中手太阴肺经而伤及卫分，故以“桑菊饮主之，银翘散去豆豉亦主之”；“阳明目病，畏光，鼻干，眵干，舌苔白厚，脉洪而数，每日辰时，额前剧痛，过时则额痛复减者”，为阳明病邪热入于气分证候，故以“人参白虎汤加白附子主之”；同属阳明目病，但“乾坤两廓血丝特甚，畏光，眵稀不结硬者”，热入血分，血热成瘀之候，“主以血府逐瘀汤”。

以五轮八廓证候循六经、别脏腑　五轮、八廓学说是中医眼科独特的基础理论，结合六经辨证思想，使五轮、八廓、六经、脏腑融为一体，临床可根据五轮、八廓出现的证型，追循到六经及所属脏腑，进而指导临床治疗。具体而言即上下胞睑属肉轮，为足阳明胃经、足太阴脾经所主；内外两眦及目中脉络属血轮，为手少阴心经所主；白睛表层、里层属气轮，为手太阴肺经所主；黑睛属风轮，为足厥阴肝经所主；瞳神属水轮，为足少阴肾经所主。八廓为白睛上四正四隅的八个方位，重点反映眼与六腑的关系，即乾廓属手阳明大肠；坎廓属足太阳膀胱；艮廓属手厥阴心包；震廓属命门；巽廓属足少阳胆；离廓属手太阳小肠；坤廓属足阳明胃；兑廓属手少阳三焦。

按伤寒六经传变归纳眼病转归　运用伤寒六经传变理论，对眼科疾病特别是六淫所致外障眼病的发展变化规律进行概括归纳：①循经传变：部分外感六淫所致眼表疾病的发展特点，符合六经辨证的循经传变规律，如太阳目病，伤风或伤寒，本风寒治法不愈，两睑反硬痛红肿，结眵干黄者，属太阳病表证不解，病邪内陷，陷于肌肉之间而成里实的证候，即太阳目病传至阳明，阳明化热，治以桂枝二越婢一汤，以越婢汤之石膏泻胃热。②越经传变：多因正虚邪盛所致，如本太阳伤风症，服桂枝汤不解，血轮反加赤痛，小便黄，大便结，心下痞，眵干而硬者，为太阳表证病邪不解，越经传入手少阴心经的表现。③直中：为病邪犯目未见表证，起病即出现三阴证候，其中以直中少阴、太阴相对多见，如眼无丝毫外症，伤于寒而突然失明者，为少阴肾经亏虚，外寒乘虚直中少阴经络，闭塞玄府而失明。气轮血丝满布，梗涩羞明，睑硬泪热，眵稠而多，涕稠而黄者为风热之邪直中手太阴肺经的表现。

（3）融汇诸家，探索八廓诊法

八廓学说为中医眼科所特有，指将眼球表面按后天八卦分为八个不同方位，分别与六腑相配合，以说明眼与机体的内在关系，用于指导外障眼病特别是白睛疾病临床诊疗的理论。

八廓学说源自《内经》，宋代《三因极一病证方论》曾提到："方论载有五轮八廓，内障外障。"但缺乏明确内容，《葆光道人秘传眼科龙集·八廓歌》提出了八廓的具体名称、与对应脏腑的关系及部分眼部临床症状等，但其配位有脏有腑，甚至一脏多位，更重要的是缺乏廓位的具体位置。此后历代眼科典籍多有发挥，但鲜有结合临床者，在廓位名称、配位方向、对应脏腑等方面更是纷争不断，甚至有主张废弃八廓学说者，上述理论缺陷和学术争议，严重影响了八廓学说的临床应用。陈达夫经多年潜心研究，广泛参考古典文献如《银海精微》《审视瑶函》《医宗金鉴》《东医宝鉴》等，博采众家之长，结合陈氏三代从医的数十年临床经验，重新考订八廓名称、四正四隅方位及与六腑的对应关系，即震东、兑西、离南、坎北、艮东北、坤西南、乾西北、巽东南、左顺数、右逆推、震近鼻、兑向耳。乾属大肠，坎属膀胱，艮属包络，震属命门，巽属胆，离属小肠，坤属胃，兑属三焦，并加以详细解释说明，使之成为具有临床实用价值的学术理论，也成为陈氏眼科学派外障眼病治疗特色之一。

运用八廓辨证，诊治眼表疾病 八廓理论主要用于某些特定眼病的诊断，陈达夫在《中医眼科六经法要·眼科开卷明义篇》即强调："八廓，是说某种眼病发生的表现，并非每个病员都有廓病，更不是一般正常的人也分八廓。"八廓辨证在具体诊断疾病方面，是以轮上血经为凭，或粗细连断，或乱直紫赤，起于何位，侵犯何部，以辨何腑之受病。例如："太阳目病，大眦内震廓血丝较粗，或从上而下者特甚。""阳明目病，气轮血丝满布，乾廓、坤廓尤多。""少阳目病，锐眦兑廓血丝较甚。""太阳目病，突然目赤，坎离两廓血丝较多。"

（4）串通中西，完善内眼辨证

限于历史条件，历代中医眼科专著对内眼结构及其生理、病理缺乏深入的探讨，对内眼病变的认识大多笼统归于瞳神疾病，严重阻碍了中医药在内眼疾病方面的疗效发挥。有鉴于此，陈达夫在详细了解、分析眼内结构之后，据内眼各组织的特点，在《内经》有关理论指导下，对内眼结构与脏腑经络的关系做了大胆的探讨，经过反复临床实践，撰成《中西医串通眼球内容观察论》，将传统的中医理论与现代医学知识相结合，建立了内眼结构与六经相属学说，认为虹膜、睫状体、睫状韧带、前房角、视网膜均属于足厥阴肝经；房水属足少阳胆经；玻璃体属手太阴肺经；脉络膜属手少阴心经；黄斑区属足太阴脾经；眼内一切色素属足少阴肾经，开辟了内眼疾病辨证论治的新方法，并在此理论的指导下，确立了多种内眼病的治疗总则及其方药，用之于临床，取得了显著的疗效。运用此理论，其后辈学生进而在视网膜静脉阻塞、糖尿病性视网膜病变、视神经疾病等方面均取得了不俗的成绩，使陈氏眼科学派在眼底重症、难症领域获得一席之地。

（5）深究玄府，丰富开通治法

金代医学大师刘完素提出的微观玄府说是中医理论上的一大创新。陈氏不仅将自己独特的眼科六经辨证与玄府理论结合起来，广泛运用玄府学说指导眼科临床，积极探索开通玄府治疗各种疑难眼病的方法并取得很大成功，而且对玄府理论的内涵做了重要的发挥与补充，为玄府学说的发扬光大做出了卓越的贡献。

陈氏在《中医眼科六经法要》中，运用玄府理论解释“肝气通于目”时指出：“如果肝经的玄府畅通，肝气即能上升……如果厥阴经络的玄府闭塞，则肝气难于流通。”（《眼科开卷明义篇》）此处明确提出了“肝经玄府”的概念。其后在《少阴目病举要篇》中又有“寒邪闭塞少阴经络玄府”导致失明之说，提出了“少阴经络玄府”的概念，示人玄府是经络上的一种微细结构，其门户样的开阖属性，决定着所属经络气血的畅通与否，从而影响视力。这实际上已将玄府与经络在层次上予以区分。

陈氏在《中医眼科六经法要》中还重点补充了寒邪闭塞玄府的病因，并分为两种：《太阳目病举要篇》论述了目暴病太阳的麻黄汤证，以涕清如水、泪涌如泉、畏光甚、两眉头痛为特征；《少阴目病举要篇》论述了肾脏空虚，寒邪乘虚直中，闭塞目中少阴经络玄府因而失明的麻黄附子细辛汤证。

该篇在论述青盲时指出：“神败精亏，真元不足，无以上供目用，以致目中玄府衰竭自闭，郁遏光明。外表虽同好人一样，而实则盲无所睹。”陈氏玄府衰竭自闭之说，指出了玄府这种微观结构，同其他组织结构一样，需要充足的精血濡养，才能维持其正常的开通状态；一旦精亏血少，就会衰竭自闭而引起种种病变。故“纯虚者十不得一”，治疗上“补必兼通”。这是对玄府理论的一个杰出发挥，对临床治疗具有指导价值。

刘完素之后，历代眼科对玄府理论的应用，几乎都集中在内障部分，陈氏却首次用以阐发外障病机。如《太阳目病举要篇》谓：“畏光，是寒邪闭塞了目中玄府”；《阳明目病举要篇》谓：“羞明，自然是玄府闭塞。”这种新颖的病机分析为使用麻黄汤、桂枝加葛根汤开通玄府提供了依据。

玄府理论的价值在于指导临床，玄府学说的生命力在于临床疗效。临床治疗中如何通过开通玄府提高疗效，是一个值得深入探索的课题。创始人刘完素对此仅有一些初步的论述，其应用也主要集中在热病的治疗上。至于开通玄府的药物，刘氏仅提到“辛热之药……能令郁结并通，气液宣行，流湿润燥，热散气和”，书中列举了干蝎、生姜、附子、醇酒等寥寥几味，却缺乏具体运用的记载，给后人学习应用带来了很多困惑。

刘氏之后，历代医家有关开通玄府治法的记载如凤毛麟角，唯有眼科领域做了不少积极的探索，但方法仍显单薄。陈氏广泛运用玄府理论指导眼科临床证治，在前人用药经验基础上大力拓展，大胆探索开通玄府药物。尤其在风药及虫类药的使用上极有发挥。《中医眼科六经法要》中记载了多种开通玄府的治法与方药。如治寒闭玄府之太阳表实用麻黄汤；阳明表虚，玄府因风而闭，用桂枝加葛根汤；对寒中少阴而闭用麻黄细辛附子汤；即使目中玄府因热气怫郁玄府郁闭的五风内障实证，也配以细辛、川芎等药以通窍开玄府；真元不足，目中玄府衰竭自闭之青盲，在补肝肾的基础上，常辅以细辛、石菖蒲、麝香等通窍药以助目中玄府通畅，如驻景丸加减方加细辛、鲜猪脊髓方等，极大地丰富发展了开通玄府治法。

在陈氏一生的大量医疗实践中，给我们留下了许多开通玄府治疗疑难眼病的精彩案例，如柴葛解肌汤治疗毛某视神经萎缩案，麻黄附子细辛汤治疗宋某视神经炎暴盲案，陈氏息风丸治疗胡某双目失明案，甘露饮加麝香、全蝎治疗韩某皮质盲案等，不仅极大地丰富了眼病的治法，显示出玄府理论的高度实用价值；而且成功地探索出不少开通玄府的有效方药，对后学颇多启迪，其意义远远超出了眼科领域。

（6）研制专方，活用经方时方

陈氏眼科学派，因《伤寒论》六经辨证学术渊源的影响而擅用经方。仲景之方，立法谨严，组合精当，力专效宏，故虽本为伤寒及内科病而设，却同样在眼病治疗方面取得良好效果。如葶苈大枣泻肺汤之治气轮肿胀，麻黄附子细辛汤治寒邪直中之暴盲，旋覆代赭汤加减之治视物颠倒、视正反斜等，均能各尽其妙用。陈达夫曾就此解释："选用经方，不是貌为高古，因有是症，必用是方，是古为今用。"但陈达夫同时也强调："广泛应用时方，不是取法乎中，因为眼科医学是逐步发展的。有的时方，确实为经方所不及，所以不得偏于经方，而放弃时方的优越性。"因此在临床实际工作中，时方、验方都被广泛运用。

陈达夫集三代临床经验及自己数十年的钻研结果，研制出多个治疗内障难症的专方，例如驻景丸系古代治内障之名方，历代眼科医籍多予加减引用，并总以补肝肾益精血为法。陈达夫认为方中缺乏调达肝气之品，目中玄府不易开通，是为美中不足；同时培补之力亦尚嫌薄弱，故疗效殊难满意。于是集诸驻景丸方药味予以重新筛选组合，保留原有的枸杞子、菟丝子、楮实子、五味子、车前子作为补肝肾明目的基础，而以峻补精血之河车粉取代原方中熟地黄，则补益之力倍增而凝滞之虞可除，同时反佐寒水石以制河车粉之燥，复加入调畅肝经气机之木瓜与活血散瘀之三七、茺蔚子，共助目中玄府开通。其特点是开阖有法，寒温得当，燥润适宜。再如生蒲黄汤是陈氏专为眼底出血创制的新方，根据眼内出血外无出路，离经之血瘀留则危害视力的特殊矛盾，以蒲黄生用化瘀止血为君，辅以止血之旱莲草，荆芥炭以塞其流，凉血之生地黄、丹皮以澄其源，妙在遣用川芎、丹参、郁金三味活血之品伍其中，温清兼顾，行止并用，可谓深得制方之旨。此外，还有如治疗圆翳内障的陈氏自制金水丸，治疗绿风内障的陈氏息风丸，治疗角膜翳障的陈氏家传涩化丹等，不仅提高了临床疗效，也凸显了陈氏眼科学派的临床特色。

［传承发展］

罗国芬

罗国芬，女（1938—　），陈达夫长媳，成都中医药大学教授、主任医师。陈氏中医眼科学派重要传人，多年跟随陈达夫从事中医眼科临床、教学、科研工作并面聆其教诲，对陈氏眼科学术思想、临床经验有全面而深入的理解，在传承、发展陈氏中医眼科学派方面发挥了重要作用。先后整理、发表陈氏眼科论文 7 篇；为有助于陈氏中医眼科核心文献著作《中医眼科六经法要》推广、普及，积多年心血著《六经法要释义》《陈达夫中医眼科临床经验》，参编《著名中医学家的学术经验》，书中均始终贯穿着六经辨证的理论和临床应用的方法，并结合现代医学理论，阐述了中西医结合内眼结构与六经对应的关系，受到读者广泛好评。将陈达夫治疗葡萄膜炎的经验，立为科研课题，进行全面研究，制成专方"补肾明目口服液"一直沿用至今，为中医药治疗葡萄膜炎这一眼科临床难症开辟了新的途径。罗国芬无偿贡献陈达夫验方多首，供成都中医药大学附属医院制备为院内成药制剂，广泛运用于眼科临床，为突出该院眼科特色，提高临床疗效发挥了重要作用。

邓亚平

邓亚平（1932—　），女，主任医师、教授。四川中医眼科实验研究开拓者。四川省名中医，国家第三批中医药专家师承工作指导老师，享受国务院政府特殊津贴。1954 年毕业于华西大学医学院，入四川省人民医院从事眼科临床工作，1962 年奉调成都中医学院附属医院眼科，师从著名中医眼科专家陈达夫学习中医眼科，此后从事眼科医教研工作至今。2005 年国家科技部首次组织并资助的“十五”国家科技攻关计划“名老中医临床诊疗经验及传承方法研究”中，邓亚平作为全国名老中医之优秀者遴选为名老中医学术思想及临证经验研究对象。

邓亚平主攻中医药治疗内障眼病，擅长活用活血化瘀法治疗眼科的诸多疑难病证。鉴于出血性眼底疾病危害严重而治疗困难的临床现状，遂引用现代科技，以实验研究方法，探寻中医药疗效价值及其作用机理，在同事及学生共同协力下，运用红宝石激光照射方法，在国内率先建立了眼底出血动物模型。在此基础上，经深入系统的实验研究，成功开发出国内首个治疗视网膜静脉阻塞的国家级中成药类新药，其实验研究之成功范例产生广泛影响，开启了全省中医眼科实验研究的新境界。

邓亚平提出“万病皆瘀”理论，重视眼与血、眼与肝的关系，养目之血必须“充和”，若血虚、血瘀均会导致目病的发生，眼科临证必须注意活血化瘀的灵活运用。认为造成眼病的“瘀”有广义和狭义之分。狭义之瘀即“有形之瘀”，反映血运行不畅，留滞、停滞瘀积于局部，对于“有形之瘀”眼科医生可以从检眼镜中直接看到视网膜血管的“瘀”之改变；广义之瘀即“无形之瘀”，除狭义之“瘀”外，还包括各种病因病理产物的综合病变，即某些人们无法直接看见的血液黏滞、血液动力学改变等病理改变，这是活血化瘀法在眼科临证中广泛应用的依据。治疗上，善用活血化瘀之法，根据眼内出血吸收消散难、易于留瘀，瘀留目内则变症丛生，后患无穷；出血性眼病止血不易；眼科易反复出血，常新旧出血同时兼见。故诊治中须止血而勿忘留瘀，化瘀勿忘再出血。正确处理扶正与祛瘀、活血与止血的关系。

林万和

林万和（1933—　），主任医师、研究员，享受国务院政府特殊津贴专家。曾任中国中西医结合学会眼科专委会委员、四川省中西医结合学会眼科专委会主任委员。1955 年秋毕业于四川医学院医学系眼耳鼻喉专业，1964 年秋调入成都中医学院附属医院眼科工作，主要任务是跟随陈氏学习，继承发扬其学术与经验，直到 1979 年陈氏逝世。

池秀云

池秀云（1934—　），女，主任医师、教授，硕士生导师。曾任四川省中西医结合学会眼科专业委员会副主任委员、中华医学会眼科专委会委员。1961 年进入成都中医药大学附属医院，来院后拜师于陈达夫，一直跟随老师学习至 1979 年陈氏辞世，对陈达夫创立的中医眼科六经辨证理论的学术思想、临床价值有深刻认识，将六经辨证方法运用于临床工作，治疗多种疑难重症及常见病、多发病获得良好效果，并逐渐形成了自己的临床特色。先后撰写学术论文十余篇，参编《中医眼科学》。

廖品正

廖品正（1938—　），女，教授、主任中医师，博士生导师，中医药传承博士后导师，享受国务院政府特殊津贴专家，国务院学位委员会评议组成员，四川省学术和技术带头人，四川省首届十大名中医，四川省教学名师，四川省中医学会眼科专业委员会名誉主任委员，全国教育系统劳动模范，国家“人民教师”奖章获得者。曾任全国高等中医药教材编审委员会委员、中医眼科学编审组组长，全国高等中医药院校函授教材编审组成员，全国第二批优秀中医临床人才指导导师，中华中医药学会科学技术奖评审专家，中华中医药学会眼科专业委员会委员，中华中医药学会糖尿病专业委员会常务委员、特聘顾问，世界中医药学会内科糖尿病专业委员会学术顾问。国家科技部、财政部等四部委“九五”攻关先进个人，主持、承担国家、部省级科研项目 10 项，获四川省科技进步一等奖。研究的新药“芪明颗粒”获新药证书。主编全国高等医学院校教材《中医眼科学》和中医眼科专著 8 部，发表专业论文 20 余篇。

廖品正生于中医世家，1964 年毕业于成都中医学院，其后即师从陈达夫，学习陈氏眼科六经学说和内眼组织与脏腑经络相属学说，针对中医分科以内科为主导的特点，提出重视内科基础，强调整体观，重视综合论治，掌握五轮辨证、八廓辨证、六经辨证等专科特色技术，针对不同眼病特点，内治、外治、针刺、灸法随宜而用，以提高临床疗效为根本出发点。力主中医眼科和现代诊疗、科研方法相结合，重视中医与时俱进，吸收现代科技成果推动中医发展与进步。认为现代中医眼科具有如下特色：局部辨证与全身辨证相结合，现代辨病与传统辨证相结合，中医药治疗与现代眼科治疗技术相结合。同时重视开展中医眼科的科研创新，在中医药防治内障眼病方面取得了丰硕成果。根据《灵枢·大惑论》“阴阳和抟而精明”的理论，认为内眼组织结构精细脆弱，易虚易实，虚实夹杂，治疗若有偏颇，阴阳失之“和抟”，力主内障眼病矫枉不可过正，治标攻邪中病即止，并当留意顾护正气；固本扶正亦不可太过，避免闭邪遗患。遣方用药力求攻不伤正，补不滞涩，行不耗气，止不留瘀，活不妄行，寒不凝敛，热不伤阴，用药剂量、疗程均详虑，以达“阴阳和抟而精明”之目的。

陈翠屏

陈翠屏（1938—　），女，主任医师，四川省名中医、享受国务院政府特殊津贴专家。1957 年秋毕业于成都医士学校医疗专业，1965 年底调成都中医学院附属医院眼科工作，师从陈达夫，从事眼科医教研工作。曾获四川省、国家中医管理局、四川省中医药管理局科技进步三等奖各一项。

王明芳

王明芳（1939—　），女，主任医师、教授，博士生导师。四川省名中医、四川省中医药学术经验继承人工作指导老师、四川省学术技术带头人、四川省首批有突出贡献十大卫生人才、全国老中医药专家学术经验继承导师、享受国务院政府特殊津贴专家。历任四川省中医学会常务理事，《中国中医眼科杂志》《四川中医》《成都中医学院学报》编委，中华中医药学会中医眼科分会副主任委员，四川省中医药学会眼科专业委员会主任委员，四川省中医学会眼科专业委员会名誉主任委员，世界中医药学会联合会眼科专业委员会副主任委员。

1963 年毕业于成都中医学院医疗系，师从陈达夫十数年，对其六经辨证理论和内眼组织与脏腑经络相属学说领会尤深。在长期临床工作中，积累了丰富的治疗经验，在出血性眼病方面造诣精深，见解独到。她根据陈氏脏腑经络相属学说，通过整理研究《内经》《金匮要略》《血证论》《审视瑶函》等古籍对出血性眼病的论述，总结出其病因多责之于气、火、瘀、伤，病机不离心、脾、肝、肾。提出了出血性眼病的出血期、瘀血期、死血期、干血期的四期划分理论，形成治疗出血性眼病独特的理论论述、较完整的治疗法则和针对四个不同分期的专方专药。出血性眼病的黄斑水肿是该病严重的并发症，严重影响患者视力。众多中医典籍均阐述了水与血在生理上存在相互倚伏、互相维系，病理上可相互影响的紧密关系。王明芳认为出血性眼病水液积聚于黄斑，发生视网膜水肿，正是瘀血阻络，瘀血化为水的典型表现，应采用活血化瘀利水，提出水血同病和水血同治理论。基于“痰”、“瘀”均为津、血失于正常输布所形成的病理产物，基于“津血同源”，津化痰，血滞瘀，故有“痰瘀同源”之说。出血性眼病的视网膜渗出即是痰瘀同病的表现。王明芳认为，眼底出血所致瘀血这一病理产物，长久不化，瘀血阻络，瘀血化为痰，从而形成有形之物如视网膜渗出、机化物等。治疗宗痰瘀同治，活血化瘀祛痰法，痰瘀同病和痰瘀同治论。并根据眼底的新生血管主要来自视网膜、脉络膜，其特点是易渗漏和出血，且新生血管的形成一般在疾病中后期出现，因此认为其病因病机与虚、瘀有关，为久病入络，或肝肾阴虚，或脾气虚弱。治疗上宜补虚凉血，因新生血管的特点是易出血，出血新鲜时先予凉血止血药物治标，出血后期采用补虚凉血活血以促使出血的吸收及新生血管萎缩。强调治疗中慎用破血之品如水蛭、虻虫、䗪虫等，否则易引起反复出血，补虚凉血论。先后参加科研 11 项，获科技进步奖 11 次；发表论文 40 余篇；主编、参编出版专著 16 部。

张济南

张济南（1942—　），教授、主任中医师，陈达夫硕士研究生，曾任四川省中医学会眼科专业委员会副主任委员。1978 年考取陈达夫教授硕士研究生，在陈氏的亲自指导下，对中医眼科六经辨证、眼与脏腑经络学说等陈氏中医眼科学派重要理论有较深入的研究，特别是对内眼疾病利用中医药治疗方面取得较好的成效，用陈氏理论为指导以中医药防治青少年近视、弱视方面也获得良好疗效。先后参编了《眼科全书》《中医眼科学》《中医五官学》统编教材 3 部。获四川省科技进步三等奖。

王文科

王文科（1942—　），主任中医师，教授。曾任四川省中医药学会眼科专业委员会副主任委员。1960 年考入成都中医学院医疗系医学专业，1978 年考取陈达夫硕士研究生。尊崇陈达夫倡导“中医内科辨证方法和中医眼科的传统辨证方法相结合”的原则，在近视眼、眼底病、退行性疑难眼病以及内科疑难疾病的治疗上具有特色，疗效显著。长于中医古典医籍的研究，掌握了中医眼科各家学说、眼科发展源流和国内外发展动态，并采用现代科研方法进行筛选，对多种疗效可靠的治疗方法和药物进行了验证。曾担任《中医眼科全书》编委，完成宋、金、元、明代眼科文献的评注，发表学术论文十余篇。

夏运民

夏运民（1945—　），教授、副教授。1963 年入成都中医药大学医学系，1966 年春学习中医眼科课程时，得到陈达夫亲自讲解其学术著作《中医眼科六经法要》。1969 年毕业分配到成都中医学院眼科教研室，任陈达夫助手。1978 年考取陈达夫硕士研究生。从理论上明确指出学习眼科六经辨证理论必须努力掌握六经的含义及六经辨证的实质。强调六经辨证方法的多元化，认为一切眼病都可用六经辨证进行诊疗。对陈氏眼科学派临床诊疗技术方面的继承发扬表现在：准确使用《中医眼科六经法要》上的方剂，随病情的变化和时代的不同有所加减，但不出原方本意。对相同病证的诊治，因病理不同而采用不同于陈氏留下的治法方药。以内服中药与针灸治疗相结合，以求提高疗效，缩短疗程。在眼科六经辨证理论的指导下，善于将眼病与全身病巧妙结合，分析病理，拟定治法方药，从而获得良好疗效。撰写了“试论眼科六经辨证”、“陈达夫教授眼科六经辨证常用 10 法”“从对视觉的认识看眼科六经辨证的整体恒动观”“眼科六经辨证与伤寒六经辨证的关系”“眼科六经辨证学习心得”等。

曾庆华

曾庆华（1958— ），女，教授、博士生导师。四川省有突出贡献的优秀专家，第二批四川省名中医，四川省卫生厅学术和技术带头人。中国中西医结合学会眼科专委会副主任委员、世中联眼科专委会常务理事、四川省中西医结合眼科专委会主任委员及荣誉主任委员。兼任国家自然科学基金委员会中医药学科基金项目评审专家、教育部学位与研究生教育评估专家、国家科学技术奖励评审专家。

主编出版的教材、论著有：高等教育“十五”及“十一五”国家规划教材《中医眼科学》第一、二版和配套教学用书等5部，副主编2部、编委2部。发表论文40余篇，其中1篇被日本京都大学图书馆收藏。培养博士、硕士研究生33人。

以项目负责人主持国家自然科学基金2项、国家教育部1项（国家级精品课程）、国家中医药管理局1项、省教委和中医药管理局各1项及校企合作项目2项。获四川省科技进步三等奖2项，四川省中医局科技进步二等奖2项、成都市科技进步二、三等奖各1项；校教学成果奖二等奖2项、三等奖2项。主编出版的教材“十一五”国家规划教材《中医眼科学》获得全国高等中医药教育会优秀教材。

从事中医及中西医结合眼科临床、科研、教学工作40余年。重点研究中医药防治老年性眼病以及老年性疾病所致的眼病。随着年龄的变化，人精气血津液亏耗不足、不通、不畅、阴阳盛衰不一，各组织器官出现病变的先后及证情各异，疾病发生、发展和变化又有其自身的特点，眼病有虚证、实证、虚实夹杂证等。诊治以中医辨证为主，纳入现代检查的体征，在应用经典处方如生蒲黄汤、血府逐瘀汤、驻景丸、柴葛解肌汤、养阴清肺汤等的同时其加减化裁重视中药现代化的药理研究，以承中医精髓、光大中医学术，处方用药独到，临床经验丰富，主要擅长老龄相关性（老年性）黄斑变性、眼底出血性疾病（如视网膜静脉阻塞、糖尿病视网膜病变）、干眼症、视疲劳等疾病。

周华祥

周华祥（1958— ），主任中医师、硕士生导师，四川省学术技术带头人。中华中医药学会眼科分会委员、四川省中医药学会眼科专业委员会常务副主任委员、四川省康复医学会眼康复专业委员会委员、成都市视力保护协会副理事长、成都中医药学会理事、《中医眼耳鼻喉杂志》副主编、《中华医学百科全书·中医眼科卷》编委、《中华大典·医药卫生典·医学分典·眼科总部》副主编、《中医大辞典·五官辞典》编委。

1983年毕业于成都中医学院医学系。在大学本科学习期间，即得到廖品正的亲自教诲，2007年作为“四川省首届十大名中医”师承弟子，又随廖学习四年，特别是在“植根内科基础，整体论治眼病”、“强调阴阳和抟，治内障矫枉不过正”、“重视循证医学，以现代科技解析中医病证”诸方面受教尤深，并逐渐形成了自己的诊疗特色，在视神经疾病、眼视疾病、眼底病、出血性眼病等方面取得了一定成果，显示了中医药简、便、效、廉的优势，受到患者称许。将“玄府”理论运用于视神经疾病，提出“开玄府、利清窍、活血脉、补肝肾”四步递进治法治疗视神经萎缩，获得较好疗效。此外，在眼视光学、眼底病、出血性眼病特别是糖尿病性视网膜病变及视神经疾病方面进行了较深入的探讨。从事眼科临床、教学、科研工作 30 年，主持、主研科研课题 9 项，获四川省科技进步特等奖及国家中医药管理局、四川省中医药管理局、成都市政府科技奖励共 8 项；公开发表学术论文 27 篇，参编并出版专业学术著作 8 部。

郑燕林

郑燕林（1962—　），女，教授、博士生导师，四川省学术和技术带头人，享受国务院政府特殊津贴。中华中医药学会眼科分会常务委员、中国中西结合学会眼科专业委员会委员、四川省中西医结合学会眼科专委会主任委员、四川省医学会眼科专委会常务委员。

1984 年重庆医科大学医学系本科毕业，1989 年同校眼科学硕士毕业。作为继承人，参加第二批、第三批四川省老中医药专家学术经验继承，分别师从著名中医眼科专家廖品正和王明芳，开展中西医结合防治眼底病，特别是防治增生性玻璃体视网膜病变和眼底血管性病变实验、临床研究并获得多项重要成果。认为新生血管性视网膜疾病与肝脾肾功能失调有关，治疗宜络虚通补、活血理气及辛味通络。

先后在眼科核心刊物发表论文 40 多篇，承担国家自然科学基金、教育部博士点基金等国家级、省部级科研课题 10 余项，获四川省科技进步一等奖等各项科技奖励共 8 项。培养硕博士生 20 余名。参编教材 5 部。

谢学军

谢学军（1963—　），女，教授、医学博士、博士生导师。四川省名中医，四川省中医药管理局学术和技术带头人，中国中西医结合学会眼科专委会委员，四川省中西医结合学会眼科专委会副主任委员。

作为邓亚平的学术传人，主持完成了“十五”国家科技攻关计划：“名老中医临床诊疗经验及传承方法研究——邓亚平学术思想及临证经验研究”以及“全国名老中医邓亚平传承工作室建设项目”，对邓亚平的学术思想与临床经验进行了全面、系统的整理并出版了“十一五”国家重点图书《中国现代百名中医临床家丛书 · 邓亚平》。在继承邓亚平学术思想的基础上，逐步形成了自己的临证思辨特色，其主要有活血化瘀，注重寻因；补益肝肾，不忘理气；脾肾同治，注重升阳等。

陈乃杨

陈乃杨（1964—　），著名中医眼科专家陈大泽长子，副主任中医师，四川省名中医。现任四川省中医药学会眼科专委会委员，凉山州中医药学会常务理事，“步景堂”诊所法人。

1989 年毕业于成都中医学院中医专业，大专学历，长期跟随陈大泽学习，历时二十余年，深得其真传，继承了陈达夫、陈大泽眼科六经辨证思想和临床经验，2000 年重建“步景堂”诊所。对眼底出血的治疗，采用分期结合分型辨证论治，即：出血期、静止期、恢复期；实热型、虚热型、气虚型、瘀滞型，标本同治，临床疗效较好。对糖尿病视网膜病变，抓住糖尿病的本质变化：阴虚内热、气阴两虚、阴阳两虚，糖尿病视网膜病变以“瘀血”和“痰湿”贯穿始终，属本虚标实，虚实夹杂之症，自拟参芪降糖明目饮（黄芪、玉竹参、丹参、川芎、生地黄、麦冬、花粉、黄精、石斛、葛根）益气养阴，明目通络，随症加减，即基本方 + 眼底辨证用药 + 全身辨证用药，临床上取得一定疗效。对病毒性角膜炎，视神经病变、视网膜黄斑病变，小儿目劄、复视（眼肌麻痹）、干眼症、视疲劳也积累了丰富的临床经验。发表了“眼底病的中医辨证论治”“陈大泽老中医治疗出血性眼病经验介绍”“肺经病变所致眼病及治疗”“眼与心的关系及辨证论治”等10余篇学术论文。

李翔

李翔（1964— ），女，教授，主任中医师。医学博士，博士生导师，四川省有突出贡献优秀专家，四川省中医药学会眼科专委会副主任委员，全国第二批优秀临床中医人才，《中华现代临床医学杂志》常务编委，《中华现代眼科杂志》《中国中医药现代远程教育杂志》《中医眼耳鼻喉杂志》编委。

作为“四川省首届十大名中医”师承弟子，跟随廖品正理论、临床学习四年并得到悉心指导，主持了“十一五”国家科技支撑计划“名老中医临证经验、学术思想传承研究”项目《廖品正临床经验、学术思想研究》，为国家中医药管理局全国名老中医药专家传承工作室建设项目《全国名老中医药专家廖品正传承工作室》负责人，发表与廖品正经验有关论文12篇，主编《四川十大名中医·廖品正眼科经验集》。先后负责及主研包括“十一五”支撑计划、国家自然科学基金等科研课题22项，获部省级、市局级科技进步奖4项8次。发表学术论文85篇，出版专著10部。

叶河江

叶河江（1969— ），教授，医学博士、博士生导师，中国中西医结合学会实验医学委员会委员、四川省中医药学会眼科专业委员会副主任委员、四川省中医药管理局学术技术带头人后备人选、《中医眼耳鼻喉杂志》编委、《中华医学百科全书·中医眼科卷》编委。

师从罗国芬学习陈氏中医眼科理论，在运用六经辨证方法治疗眼科疑难重症方面进行了较深入的探讨。在罗国芬指导下，开展从足厥阴肝经、足少阴肾经、手少阴心经论治葡萄膜炎的理论和实验研究并取得重要成果。

1999年在廖品正指导下获中医眼科博士学位，此后即随廖承担中医药治疗糖尿病视网膜病变的国家“九五”“十五”攻关，“十一五”支撑计划等系列重大科研项目的研究，尤其是作为四川省首届十大名中医廖品正的学术继承人，在理论和临床方面，均较系统传承了廖的学术思想，并在此基础上逐步形成了自己的临证诊治特点和经验，包括：治消渴络病，注重眼肾同治；治黄斑变性，倡导针药并用；治增生性眼病，按癥瘕论治。主持国家“十一五”科技支撑计划、国家自然科学基金等部省级别课题10项。主研国家科技部重大新药创制，“九五”“十五”攻关，“863”、自然科学基金等科研项目20余项。获四川省科技进步特等奖及一、二等奖各1次，中国中西医结合学会科技进步一等奖1次，新药证书1项，新药临床批件2项，出版专著12部。

（二）熊氏中医耳鼻咽喉科流派

[学派概述]

本流派以熊吉之、熊雨田、熊大经三代为脉系。在广览岐黄群书、博采众方之基础上，对中医耳鼻咽喉科学的继承与发展做出了特殊贡献。特别是在鼻科理论与实践、咽喉科疾病的治疗方面独树一帜，其独特的学术思想，鲜明的治疗特色已形成一套完整、系统的学术体系，有理论、著作、传人、产品，为业内一致认同和赞赏，并在海外有深远的影响。熊氏中医耳鼻咽喉一代宗师熊吉之，为重庆百年老店“永生堂”创始人，该店创建于清晚期，是一家集医疗、售药一体的中医药店，其中名医汇粹，有新中国成立后向毛泽东敬献子午流注图之吴棹仙，新中国成立后任北京中医学院教务长的中医基础理论家任应秋，全国知名的喉科大家熊雨田，外科专家伍师夔、文仲宣等，而熊吉之则以治疗喉科疾病见长，曾以治疗乳蛾、喉风、白喉、喉痈等疾病有奇效而名誉川内外。

流派传承图如下：

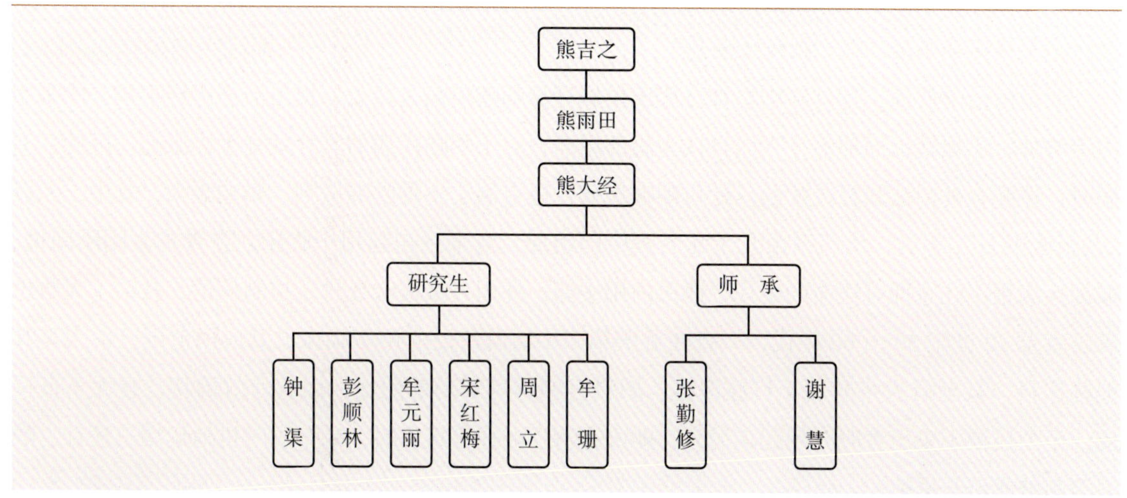

［学派名师］

熊雨田（图 14-11）v

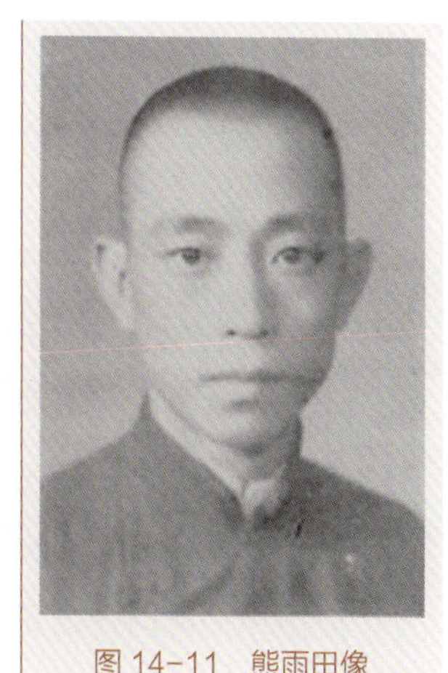
图 14-11　熊雨田像

熊雨田（1912—1963），字岂沛，重庆人。受其父熊吉之影响，耳濡目染，开始学习中医。幼时每日未及鸡鸣，即庭前诵读四书五经，稍长即闭门苦读《内经》《难经》《伤寒》《温病》。其中《伤寒》《金匮》《温病》等名著皆能“包本”背诵，除跟随熊吉之学习喉科外，曾拜重庆一沈姓名医学习中医内科，稍后又远赴泸州向一陈姓名医学习针灸。因而既承家传，又采各家之长，既有坚实的中医基础理论，又熔中医各科一炉于耳鼻喉，在学术上独树一炽，造诣颇深，博学多识，声望卓著。民国时期行医于重庆永生堂。曾任重庆市人民代表、政协委员，中华医学会耳鼻喉科学会理事、副主任委员，中国科学院四川分院中医中药研究所特约研究员，重庆第二中医院副院长。

［学术特色］

（1）治头面诸窍病，拟疏风散邪、宣肺通窍为大法

肺为华盖，上通于喉，开窍于鼻，贯气于耳外合皮毛。肺又为娇脏，“风邪上受，首先犯肺，逆传心包”。正常情况下肺气宣发肃降，则五官通利。若外邪入侵，头面诸窍首当其冲，邪气壅遏肺系，清窍为之不利，鼻为之窒塞，喉为之声嘶，耳为之重听。因而在治疗头面诸窍疾病时，尝以疏风散邪、宣肺通窍为治疗大法，并自拟清窍汤（芥穗、薄荷、桔梗、僵蚕、柴胡、白芷、川芎、黄芪）治之。

（2）耳鼻咽喉诸疾，从肝辨治

肝体阴而用阳，其主疏泄，藏血生血，肝气疏通、条达则全身气机疏通畅达。耳鼻咽喉诸窍，乃人体头面清窍，清阳之气上达、温煦，至阴之血上承、滋润，方能维持人体正常之生理功能。而清气之传输分布，全赖肝之冲和条达。气滞、气郁、气闭等则清窍为之不通。故临证时，须以肝为

枢机进行辨证，并善以治肝，将疏肝、柔肝、养肝、清肝、泻肝等法综合运用于耳鼻咽喉疾病。其治疗鼻渊的良药“吉雷开窍汤”就是熊氏这一先进理念的最佳体现，以此方为基础研制的鼻窦炎口服液、鼻渊舒口服液、熊大夫祖传鼻炎灵口服液被广泛应用于临床，畅销全国。

（3）倡内外兼治，创“铁板吹喉丹”

熊雨田治学严谨，且具独创精神。熊氏根据耳鼻咽喉疾病之特点，提出治疗诸窍疾病，除采用内治法外，还须辅以局部治疗，而且认为局部用药，对于咽喉疾病的其疗效优于内服药。因此，治病时，多配合外治法和针灸疗法。针对咽喉疾病，还自制了多种吹喉散剂，影响颇大，其中，尤以“铁板吹喉丹”著名，该药系由几十味名贵中药组成，清末民初起用于临床，在青霉素刚刚问世、喉部疾病稍不注意即可毙命的年代，熊氏内用中药，外用“铁板吹喉丹”控制病情，救治了无数患者。直至 20 世纪 50 ～ 60 年代，一直在重庆第二中医院广泛应用于临床，其应用范围已扩大至其他临床科，甚至有人将其用于口腔溃疡、妇科宫颈糜烂等局部用药。因其疗效确切，且无不良反应，至今还被不少患者时时问起。另外，熊氏在治疗喉痈等疾患时，还不失时机地运用三棱针、喉刀等刺破或切开排脓。

（4）治咽痛不尽清火，予温里扶阳

熊雨田在多年的行医生涯中，博学苦钻、除尽得熊氏家传绝技，博集众方之外，总结形成了自家的一套行之有效的治疗方法。即尊古、习古、用古，而不泥古。一改前人治喉疾过用清热泻火，苦寒攻伐之弊，而以疏风宣肺为主，清热利咽为辅；疗鼻疾动辄辛温芳香走窜，伤阴耗气之品，而以益气排脓为主，清胆泻火为辅以疗之；治耳疾，过用补益肝肾，滋腻恋邪之患，而以理气活血为主，补肾培本为辅以疗之。认为声音由气而发，气乃精所化，肾藏精，精化气。老年肾精渐亏，肾虚则气无生化之源，而声嘶音哑，此肾为音声之根也。寒邪久困少阴，证虽见于上，实则少阴感寒，寒邪未解，阳气不能上达，故予麻黄附子细辛汤加减，使外寒得以表散，里阳得以蒸腾。待少阴之寒邪渐去，再予肾气丸合六君子收功。乃治其根本也。

（5）取现代医学之长，补中医望诊之短

熊雨田一改门户之见，文人相轻之恶习，与中医界多有交往，与任应秋、唐阳春、吴棹仙、熊寥笙、文仲宣、龚志贤、方药中等名医交往甚密，还与西医同道多有交往，常在一起相互交流心得，探讨病例。主动接受现代科学新思想，在局部检查方面，亦常用间接喉镜等检查声带疾患，以此扩大中医望诊范围，充实四诊内容。20 世纪 40 ～ 50 年代，熊氏与西医同道多次商研治疗肺结核方案，并在重庆江北干部疗养院划出病区用中药观察治疗空洞型肺结核之科研，经多年的观察，总结出一整套治疗方案。一些西医同道多钦佩这位老中医之开明和严谨的治学，科研态度。

［传承发展］

熊大经

熊大经（1946— ），熊氏耳鼻咽喉科第三代传人，全国知名中医耳鼻喉科专家，成都中医药大学耳鼻喉科创始人，国家新药评审专家，四川省卫生厅学术技术带头人，中华中医药学会耳鼻喉专委会副主任委员，四川省中西医结合耳鼻喉专委会主任委员。我国第一位中医耳鼻喉博士生导师，全国第四批名老中医师承指导老师，全国名老中医工作室专家。1970 年毕业留校后一直从事中医耳鼻咽喉的教学、临床和科研工作。

三十年前率先在成都中医药大学附属医院建立耳鼻喉科，这是省内首家开设的中医耳鼻喉专科，并在学校建立了耳鼻喉教研室，与中医眼科合为中医五官专业。参与了学校五官专业的筹备组建工作，建立了西南地区第一个动态喉镜实验室。迄今，成都中医药大学中医五官专业经过二十年的建立与发展，已发展成国家教育部重点学科、国家教育部重点专科。已培养五官专本科、硕士、博士数百人。

针对学科建立之初，人员、资金短缺，专业学术交流匮乏的现状，熊氏应邀参加了《简明中医大辞典》(耳鼻喉科分部)、《中医眼喉科学》的编写，担任了《中医百科全书》单列《耳鼻喉科分册》的副主编。并编写了《中医耳鼻喉科基础》《中医口齿科学》《中医五官科学》。参加制定了中华人民共和国第一部中医药行业标准——《中医病证诊断疗效标准》耳鼻喉科部分，参与了国家中医药管理局组织制定的《中医临床诊疗规范术语》及《中医病种质量控制标准》的编写工作，主编了专著《实用中医耳鼻咽喉口齿科学》。近年又先后主编了全国普通高等教育中医药类精编教材《中医耳鼻咽喉科学》和全国中医药行业高等教育"十二五"规划教材《中医耳鼻喉科学》等。并首次将鼻干、喉咳、声疲、声喑等作为专病写入《中医耳鼻咽喉科学》教材，主编了《今日中医——耳鼻咽喉》《中医耳鼻咽喉科案例评析》，发表学术论文30余篇。丰富了中医耳鼻喉科学疾病谱。熊氏不仅幼承庭训，得其家传，还吸纳了干祖望的"健脾补土，益气升阳"理论，王德鉴的"专科学术思想"，张赞臣的"外用药辨证理论"，耿鉴庭的"注重局部，结合整体辨证"的临床思想，蔡福养的"口疮不独火热证"，谭敬书的"官窍脏腑相关学说"，新安郑氏医学治疗喉科疾病的"养阴清肺法""拦定风热"理论等喉科名家思想。在治疗咽喉炎、鼻窦炎、过敏性鼻炎、耳鸣、耳聋等方面形成了一整套独特的方法。

熊氏认为临床离不开科研，科研是临床的进步。其主持研究的四川省中医管理局课题"润肺利咽喷雾剂治疗咽炎的研究"被鉴定为具国内先进水平，获1994年四川省中医管理局科技进步三等奖。校勘整理的《喉科指掌》获四川省中医管理局科技进步三等奖。从1982年起，熊氏开展了过敏性鼻炎的研究，先从临床入手，经多年探索，逐步积累了一整套治疗过敏性鼻炎的经验，指导研究生，研制成功了"肺气虚过敏性鼻炎动物模型"，被华西医科大学专家评价为"国内首创"。参加了"电子计算机专家治疗程序(鼻渊治疗程序)的研究"项目，该项目获四川省科技进步三等奖。其所研制的上市纯中药制剂"鼻渊舒口服液""鼻窦炎口服液"平均年产值均超过2亿元，是国内鼻科界应用最多的中成药，其中"鼻窦炎口服液"已经被写入国家药典，关于这一理论的相关研究先后获"四川省科技进步奖"及"中华中医药学会科技进步奖"。熊氏对于中医耳鼻喉科理论的贡献显著，创新性地提出了"胆肺假说""耳科玄府""五度辨证"等学说。

提出"胆肺假说"　"胆肺假说"是熊氏在30余年的临床、科研中总结提炼形成的"胆肺同治""补肺泄胆"法，用以指导鼻-鼻窦炎的治疗。该学说认为耳鼻咽喉分别与肾、肺、脾胃关系密切，鼻为肺窍，耳为肾窍，咽为脾胃所主，喉为肺所主。其中肺与鼻、咽喉的关系重大，医界众所周知。但胆与耳鼻咽喉密不可分，却未被足够重视，熊氏强调在五官诸窍的发病中，肺、胆失调起着重要的作用，尤其是鼻病的发生，看似表现在肺，实则与胆府病变大有联系。所以提出肝胆火热是鼻窦炎发病的根本原因，治疗当以清利肝胆火热为主，在临床上取得了很好疗效。并据此理论研究出治疗化脓性鼻窦炎的中成药——鼻渊舒口服液和鼻窦炎口服液，是我国最早用于治疗急、慢性鼻窦炎的中成药，也是目前治疗鼻炎、鼻窦炎的主要药物。

强调耳科玄府理论 强调耳科玄府理论是熊大经的另一特点。他认为，神机运转失常，是耳之玄府郁闭的重要病理改变。开通耳户玄府窍通，以畅通精气，耳窍得濡，则耳聋、耳鸣自止矣。轻重随郁结微甚而不同，轻则鸣重则聋，由此观之，开通玄府窍道是治疗耳鸣、耳聋类疾患不容忽视的重要法则。

熊氏认为，发散宣透不仅能开发肌表汗孔以解散表邪，对于全身脏腑经络、玄府窍道亦能透达贯穿，故而总结出耳鼻喉科的“直接通玄药”，包括芳香开窍药、虫药走窜药、辛散宣发药。此外，熊氏还探索了“间接通玄药”，此类药物主要是通过宣通气血津液的运行而间接起到开通玄府的作用，包括疏肝理气药、活血化瘀药、利水渗湿药、化痰除湿药。熊氏认为，神机运转失常，是玄府郁闭的重要病理改变，虽然刘河间提出过此学说，但耳科玄府说未引起后世重视，未能得到应有的发展，熊氏则借鉴和完善了耳科的玄府理论，发展了该学说。

熊氏认为，“度”既是一个哲学概念，是质和量的统一，是事物保持其质和量的界限、幅度和范围，也是中国文化的动态平衡的体现。从某个角度讲，阴阳的对立统一就是度。度也是道的动态，如果用一种形态来衡量度适宜的状态，那就是自然。故而熊氏提出“五度辨证”的概念，时时自醒中医鼻科的局部辨证也须遵从中医学“道法自然，从阴阳而生”的基本观点。鼻腔“五度辨证”实则是将鼻腔之外鼻、鼻甲、鼻道等局部检查可见的鼻结构赋予辨证的内涵：外鼻、鼻尖及鼻前庭属脾土；天气入肺，下鼻甲、下鼻道最能感应天气之变化，故下鼻甲、下鼻道属肺；据《内经》所载，胆与窦窍密切相关，肺主鼻、胆主窦窍，窦窍开口于中鼻甲及其附近区域，故中鼻甲、中鼻道属肝胆；鼻顶紧接髓海，肾主骨生髓充养髓海，故鼻顶属肾；鼻内脆骨空虚处内藏“中血堂”，“中血堂”颇类今之利特尔区，该处血脉丰富，心主血脉，故心寄位于此处。如此一来，在患者全身辨证信息不足，医者辨证徘徊之时，借助观察局部的细微变化，可以提高辨证的准确性，提高临床施治效能。数十载的中医耳鼻喉科的临床实践也证实了这一点。

善用半夏治咽喉疾，巧用经方疗耳鼻咽喉病 中医有“咽喉诸病皆属于火”之说，历代医家们认为半夏偏温燥，以刚济刚虽可收一时之效，但久用则易耗气伤阴，故临床多慎用半夏。尤其是慢性咽喉疾，是由于人们饮食越来越偏于肥甘厚味，辛辣醇酒之品，故极易聚湿生痰，结于咽喉，加之起居劳逸失度，常耗气伤阴，致咽喉失于濡养，痰湿与阴虚兼见，养阴益气则碍湿，清利痰湿则气阴亏耗益盛，致使咽喉疾病反复缠绵，迁延不愈。熊氏在治疗咽喉疾病时，常以仲景药证为根基，将半夏化裁运用。如治疗咽喉病痰湿痹阻，气阴不足者，方选二陈汤加减，兼以养阴不碍湿之天花粉、石斛等。治疗气血不足，咽喉气滞、痰凝积聚之喉喑患者，以益气养阴活血，化痰散结法，方选补中益气汤化裁合化痰之半夏、茯苓，活血之丹参、红花。治疗脾胃运化失职，痰湿痹阻，咽喉失养所致之喉痹以益气除湿，利咽开窍，方选参苓白术散和二陈汤加减。

活用巧用经方 熊大经发现适用桂枝汤的过敏性鼻炎患者体质大多柔弱，易于外感，体形消瘦，其脉或缓或弱，或浮而无力，舌质多偏淡、淡红，或黯淡，或淡白，舌面多湿润甚或多涎，这与人曾断言桂枝汤是古代的强壮剂，对饥寒、过劳、久病所致的体质下降的观点不谋而合。并强调过敏性鼻炎中仍有部分患者属肺经伏热所致，不可妄用桂枝汤。

小柴胡汤是张仲景和解少阳的代表方剂，《伤寒论》明确指出：“少阳之为病，口苦、咽干、目眩也。”提出枢机不利在慢性咽炎发病中的地位。咽为少阳胆经所过之处，胆火郁而上炎，灼津伤液，咽喉失养是慢性咽炎发病的一个重要原因。所以熊氏用小柴胡汤治疗慢性咽炎是切中病机而获良效。

泻心汤出自《金匮要略》，原方用以治疗“心气不足，吐血、衄血”。功效清热解毒，急性化脓性扁桃体炎多为邪热袭肺，肺胃积热，邪毒积于喉核所致，属里热实证。熊氏认为，若单纯强调邪热袭肺，用疏风宣肺散邪之品，只能治其标，而不治其本，实难奏效。而应投以苦寒清热之泻心汤，使邪热随大便而泻，从上、中二焦分消则邪去正安而病自愈。

张勤修

张勤修（1968—　），医学博士，博士生导师，主任医师，现任成都中医药大学附属医院业务副院长，五官临床中心主任，耳鼻咽喉科国家重点专科主任、学科带头人。

2006年作为高级人才被引进成都中医药大学附属医院，任耳鼻咽喉科副主任。2007年被评为成都中医药大学博士生导师。2008年入选全国第四批名老中医药专家经验继承人，师承熊大经。2009年1月起主持科室工作。2012年入选全国第三批优秀中医临床人才培养对象，同年被评为四川省有突出贡献专家。2014年被评为四川省卫生厅、四川省中医药管理局以及四川省学术与技术带头人。现任中国中西医结合医师协会常委、中国中西医结合学会耳鼻咽喉科专业委员会青年副主任委员、《中国中西医结合耳鼻咽喉科杂志》副总编、中华中医药耳鼻咽喉科分会常委、世中联耳鼻咽喉科专委会常务理事、四川省中医药学会耳鼻喉科专委会副主任委员、变态反应学会常委、《中医眼耳鼻喉杂志》副主编等。

张勤修提出“双窍闭塞、双毒互结”乃鼻窦炎重要的发病机制，采用“疏窦窍、开玄府、解双毒、扶正气”治法，总结的“鼻窍整体疏通疗法”被列入国家“十一五”科技支撑计划。提出鼻鼽发病机制当责之于肺、脾、肾三脏气虚久至阳虚，“鼻腔黏膜卫气虚弱、营卫失和、玄府失司”，其治法以“扶正气、祛邪浊、调玄府、和气血”为要，并充分发挥外治法的优势，用割治、火针、穴位埋线、艾灸、督灸等以祛瘀毒、振阳气、调玄府、和气血。提出感觉神经纤维轴索反射抢先抑制是穴位埋线治疗变应性鼻炎的作用机制之一，作为课题/项目负责人，承担国家自然科学基金、国家科技支撑计划等省部级以上课题8项。在中文核心期刊发表论文36篇，科技核心期刊发表论文29篇，SCI论文5篇。担任住院医师规范化培训规划教材《中医五官学》副主编。获得专利7项，获得各级科技进步奖11项。

二、著名医家

（一）眼科

李巽芳

李巽芳（1881—1965），字致荣，重庆市巴南区姜家乡人，早年业医姜家乡“天全生”药号，1940年任复旦中学校医，1953年任巴县姜家乡联合诊所中医师，1956年任巴县卫生院（现重庆市巴南区人民医院）眼科医师至去世。李氏先辈业医，至李巽芳已历数代。巽芳先生幼承家技，博览群书，尤重视民间单方、验方的采集，辨证论治独具一格，其特色为：治外障慎用寒凉，外障目病状如火热，实为风寒闭郁气机，治疗辛温发散为先。投凉药慎若履冰。为除热象，多以煎药热气熏眼，或以陈艾、干姜、花椒、火葱煎水浴足发散三阴外邪。治内障重视气机，内障眼病虚实可致，气机闭郁为根本，治疗以理气开郁为先，以补中益气汤、熟益巴戟枣皮汤善后。创制成药，治疗顽疾，据李氏家传验方，创制膏、丹、丸、散及红、黑、白眼液，治疗慢性内、外障，疗效显著。巽芳先生曾总结李氏眼科学术思想及临床经验，先后著《李氏眼科七十二症》《眼科证治经验》《祖传眼科秘旨》等。李巽芳传人李坤吉先生，著《实用中医眼科学》，全面系统的总结了李氏中医眼科学术技术特点，对中医眼科临床工作贡献良多。

刘松元

刘松元（1922—1999），副教授，1952 年 1 月参加工作，1953 ～ 1954 年毕业于重庆中医进修学校，曾在江津县城关镇联合诊所、慈云联合诊所、两岔联合诊所工作，并担任主任，1958 ～ 1959 年在成都中医学院师资班学习，结业后留校工作，在校工作期间，曾被评为成都中医学院先进工作者、五好个人。

刘松元具有深厚的中医眼科学术理论基础和丰富的临床实践经验，在数十年的眼科临床、教学工作中展示了深厚的专业造诣。特别是在中医眼科两眦疾病、眼底病及青少年近视防治方面，认识新颖，用药独特，疗效显著。同时在中药眼科运用方面进行了细致探讨，对内眼疾病的中药使用独具匠心，对楮实子、菟丝子等补益明目药的研究尤为深入，为临床改善以退行性改变为特点的眼底疾病的疗效，做出了重要贡献。

和中浚

和中浚（1946— ），研究员，博士生导师。1970 年毕业于成都中医学院医学系，先在四川城口、万县从事中医临床和教学工作，1976 年回成都中医学院附属医院眼科进修，1978 年参加学院毕业生进修班进修学习后留学院眼科临床及教学工作 9 年，1988 年底筹建成都中医学院医史博物馆，从事中医医史文献研究。先后主编《中华医学文物图集》《图说中医学史》《中华大典 · 医学分典 · 眼科总部》《中医必读百部名著 · 眼科卷》《带你走近〈审视瑶函〉》等。担任新世纪全国高等医药院校规划教材《中外医学史》主编，普通高等教育国家级规划教材《中国医学史》副主编。承担教育部人文社科课题“眼科古籍文献的目录学研究”“基于古籍文献的中医外科发明创造的研究”、担任“中医药古籍保护与利用能力建设项目”四川项目组组长，负责眼科、外科等 30 余种中医药古籍文献的整理任务。为国家“十五”科技攻关计划“名老中医学术思想、经验传承研究”总课题组成员，“名老中医学术思想与临床思辨特点研究”总结小组负责人。获省部级成果奖 5 项。《川派中医药名家丛书》副主编。

曾长期担任成都中医药大学医史博物馆馆长、四川省中医药学会医史文献分会主任委员、中华医学会医史分会常委、中华中医药学会中医医史文献分会常委、中医药文化分会常委，近年任成都市博物馆协会副会长，成都中医药大学社科联副主席，《中医药文化杂志》编委会常委，《中医文献杂志》编委。对中医眼科、外科文献的学术价值，医家学术思想，四川中医药发展历史及特点等有深入的研究，先后发表论文 100 多篇。

和氏兼具中医医史文献、中医眼科的专业基础，又长期从事中医临床，故而能从眼科专业和中医临床的角度研究眼科古籍文献。其学术特点首先是善于运用中医文献学的方法对眼科古籍文献进行研究，如运用目录学、版本学的方法长期在全国调研，掌握了现存眼科古籍的基本情况，纠正了既往在同书异名等记载上的多方面失误。撰写"《联目》眼科文献勘误"和"《中国医籍大辞典》中眼科文献的漏误"并发表，为编写《中华大典·医学分典·眼科总部》收集了资料。2010年承担了我国第三次古籍整理项目13种眼科古籍的校注整理出版任务。其次是重视学术源流的研究，揭示了眼科多种文献内容之间的传承关系，明确文献创新内容和价值。第三是重视文献学术思想和学术价值的研究，对《眼科木论》《银海精微》《审视瑶函》等眼科重要古籍进行了系统深入的研究，发现眼科古代祛风方中辛温辛凉药同用、喜用活血药等特点，发表了30余篇相关论文，参加《实用中医眼科词典》的编写。

此外，他对中国医学史、中医文物、文化、养生等亦有较高造诣和成就，培养博士研究生6人，硕士研究生10名。

段俊国

段俊国（1963—　），1987年毕业于成都中医药大学，师从著名眼科专家邓亚平，运用现代先进科研手段研究临床重大疾病，尤其在糖尿病视网膜病变等现代难治性眼病的中医药防治方面取得重大成绩，获四川省科技进步特等奖。

段俊国现为国家重点学科（中医五官科）学科带头人、国家中医局重点学科（中医眼科学）学科带头人、四川省学术技术带头人、国家中医临床研究（糖尿病）基地负责人、国务院学位委员会第六届学科评议组成员、世界中医药联合会眼科专业委员会、中华中医药学会眼科分会副主任委员、四川省中医药学会眼科专业委员会主任委员、四川省糖尿病学会主任委员、国家中医临床研究基地糖尿病临床研究联盟副主席、四川省预防医学会眼视保健分会副主任委员。

主编出版教材4部、专著3部，发表论文60多篇，其中SCI 4篇。作为课题负责人承担国家重大科技专项、国家重大科学仪器设备开发专项课题、国家国际合作专项、国家"863"计划重大项目、国家中医专项建设、国家科技支撑与攻关计划、国家公益行业科技专项、国家自然科学基金共20项，省部级课题14项。获得四川省科技进步特等奖；国家中医药管理局科技进步奖二等奖、三等奖、基础研究三等奖；四川省科技进步一等奖、二等奖、三等奖；四川省中医药管理局科技进步奖二等奖和成都市科技进步特等奖项。获得新药证书1个，新药临床批件1个，发明专利3项，软件著作权1项。培养博士研究生20人、硕士研究生50人。段俊国在中医眼科基础理论现代研究方面，做了许多开拓性工作，在国际国内产生了较大影响，表现在以下几个方面：

首次用视觉电生理技术研究"眼与十二经脉关系"　在国家自然科学基金的资助下，首次对中医基础理论"眼与十二经脉关系"进行现代研究，创造性地应用视觉电生理技术研究中医眼科基本理论，采用PVEP、FERG、稳态图形等现代视觉电生理记录技术，从功能角度说明十二经脉与眼存在密切关系，其相关程度各异。进一步通过视觉器官中枢离断针刺效应研究阐明了针刺影响视觉功能的机制。

拓展了"眼内离经瘀血"理论　通过系统研究，说明了眼内"离经之血便是瘀"的科学内涵，科学地阐明了中医活血化瘀治法通过促进眼内血循环、红细胞崩解，增加纤溶的作用机理。

提出了糖尿病视网膜病变阳虚病机　段俊国整合中西医防治理念，利用代谢组学的技术平台，以阳虚病机—微观病理标志—表征性内源代谢产物为研究主线，病证结合，整体与器官、组织、细胞、分子结合，系统开展糖尿病视网膜病变阳虚病机的证候本质研究。最终阐明“气虚涉阳，阴损及阳”是糖尿病视网膜病气阴两虚病机的必然转归，其科学本质是阳虚使机体代谢水平由相对亢进转为绝对低下，代谢等内环境的严重紊乱诱导血管增殖，形成糖尿病视网膜病变增殖性改变，进而提出糖尿病视网膜病变气阴两虚是基本病机，阳虚是关键病机的科学理论，突破了传统中医对糖尿病多局限于气阴虚的认识，为温阳法的早期运用提供了科学依据，使中医药早期干预的靶点更加明确，进一步发挥中医药在早期阻止和逆转 DR 由非增殖期进展为增殖期的综合疗效和突出优势。并首次通过临床科研数据获得 MCD 证候相关客观证据。修正了糖尿病“阴虚为本”的传统病机认识，明确 MCD 的基本病机为气阴两虚、瘀血阻络；其证候特点为虚实夹杂、本虚标实，证候演变规律气阴两虚 -（气虚渐重、阴虚愈盛、阴损及阳、内寒渐著）- 阴阳两虚，影响疾病进展的关键证候因素为阳虚致变，对 MCD 的中医药临床防治具有重大的指导意义。

弘扬陈氏“内眼辨证”，眼和“脏腑相属” 段俊国在陈氏“内眼辨证”，眼和“脏腑相属”基础上，基于中医整体观的思维指导下提出视网膜眼诊理论，用视觉生理技术和图像技术研究眼与脏腑经络的关系，采用临床流行病学方法将视网膜图像分析技术应用到临床病证诊断研究，研究成果已进入“十二五”国家规划教材《中医眼科学》。目前与美国威斯康星大学眼底读片中心合作研究利用视网膜技术进行眼诊临床研究、重大疾病早期诊断和健康评估等。将传统中医与成熟的国际技术和标准相结合，创新中医诊断技术，延伸中医望诊，促进中医望诊现代化、信息化、客观化、标准化，从而促进中医诊断的客观化、可重复性、可继承性。

阐释病络和玄府，发展中医理论 段俊国在梳理微血管性疾病中医药防治临床与研究过程中，通过对刘完素、陈达夫等医家古今文献的复习，对病络、络病、络脉病变等进行了剖析理解，认为病络是以络脉病变为中心的病理过程，络脉在生理功能上具有分布的广泛性、结构的复杂性和功能的多维性。因此，络脉的病理变化也全面地涉及气血、营卫、脏腑和经脉，是各种病证的重要病机。西医的微血管与中医的“络脉”在概念上具有高度的同质性。从而提出“病络是微血管性疾病的基本病机，玄府失常是病络的关键病理环节”和“玄府—通道”科学设想，不仅将中医的整体观引入现代医学通道研究中，对各种通道进行整体思辨，而且将中医病机研究真正地深入到微观领域。

（二）耳鼻喉科

周家骧

周家骧（1947— ），1982 年毕业于泸州医学院中医系。主任中医师。曾任成都市中西医结合医院副院长，成都市中医院院长。四川省名中医，四川省中医学术和技术带头人，成都市中医管理局重点中西医结合耳鼻咽喉科学科带头人，成都中医药大学兼职教授，硕士生导师，中华中医药学会管理专委会常务理事，中华中医药学会耳鼻喉科专委会理事，四川省中西医结合学会耳鼻喉科专委会副主任委员，成都中西医结合学会秘书长，成都中医药学会副会长，成都针灸学会常务理事长。

从事中西医结合耳鼻咽喉专科 20 余年，对耳鼻喉疾病，尤其是非特异性炎症和免疫疾病的机理有较深入的研究。研制的中药复方软膏“鼻炎康”对急性鼻炎、慢性鼻炎、过敏性鼻炎等有特殊疗效，获四川省中医管理局科技进步三等奖；成都市人民政府科学进步三等奖。研究的消炎止痛利咽含漱液，已成功运用于中西医结合咽喉部手术的围手术期治疗，同时围绕中西医结合耳鼻咽喉科手术期治疗开展临床与科研相结合，制定相应的中西医结合临床治疗方案，不断探索中西医结合耳鼻咽喉科的学科建设新途径。

陈隆晖

陈隆晖（1950—　），1977 年毕业于泸州医学院。教授，四川省名中医，第四批全国师承导师，世中联耳鼻喉口腔科学专业委员会常务理事，四川省中西医结合耳鼻咽喉科专委会副主任委员。国家中医药管理局批准建立“陈隆晖全国名老中医药专家传承工作室”。

陈隆晖擅长中西医结合治疗耳鼻咽喉常见病、疑难杂症，省内外专程求治患者较多，在科内不断创新中医治疗方法。获得各级立项资助课题 23 项，获得省、市级科技成果奖 10 项，发表论文 60 余篇，参编国家规划教材 5 部，参编专著 4 部，已出版发行《灼烙技术 VCD/CD-ROM》光碟和专著《茎突异常症古今医鉴》，获国家实用新型专利 2 个，研究出“新原牌 TCA-1 型扁桃体灼烙器”。研制有 4 种中药院内制剂治疗分泌性中耳炎、茎突综合征、鼻出血、慢性咽炎。“灼烧治疗慢性扁桃体炎技术”成为国家中医药管理局“中医临床适宜技术推广项目”在全国推广，已举办培训班 7 次，专题讲座 14 次，国内已有 16 个省市 300 多家医院开展应用，尤其在广大乡镇产生了巨大的社会效益。

陈隆晖曾作为科主任，教研室主任，于 1986 年新建了泸州医学院附属中医院的耳鼻咽喉科，1990 年组建了泸州医学院的中医耳鼻咽喉科教研室，2003 年创办了五年制本科“中西医临床（眼耳鼻喉方向）”专业，每年面向全国招收生 30 人。二十年间，从零开始，使科室逐渐壮大，至今已成为医院的一流科室，年门诊量 8 万人次，年业务收入 5000 万元。从 2008 年起，分别获准为“四川省中医重点专科”“国家中医重点专科”“国家中医药管理局中医耳鼻咽喉科（四川）继续教育基地”，在中医、西医两方面培养了 9 名研究硕士生、中西医临床（眼耳鼻喉方向）专业本科学生约 200 人，培养了 4 名年轻医师成长为科主任、教授、副教授，接收民间中医徒弟 4 人。

贾德蓉

贾德蓉（1959—　），女，教授、硕士生导师。四川省中医药学会耳鼻咽喉科专业委员会副主任委员、中华中医药学会耳鼻咽喉科学专业委员会委员、《中医眼耳鼻喉科杂志》编委。1983 年毕业于成都中医药大学，并留本校耳鼻喉科，专职从事耳鼻咽喉科学的医、教、研工作 30 余年。

参与成都中医药大学中医五官专业筹建、五官专业教材《中医耳鼻咽喉基础理论学》《中医口齿科学》《针灸学》等的编写及五官各年级多门课程的教学和临床带实习，为国家培养了大批五官科专业人才。在中医耳鼻咽喉科文献著作整理方面投入了大量的时间和精力，主持编撰了《中华大典·医学分典·耳鼻咽喉口齿总部》，任副主编编写《实用眼耳鼻喉针灸学》《中西医临床耳鼻咽喉科学》《跟师学临床》，任编委编写《实用中医耳鼻咽喉口齿科学》《中医口腔科学》《中医耳鼻咽喉科案例评析》。发表论文 20 余篇。近 5 年主研国家级科研 2 项，厅局级科研 6 项。

贾德蓉专职耳鼻喉科病房和门诊工作，擅长以中医为主，中西医结合治疗耳鼻咽喉疾病，在中医方面强调扶正固本原则。治疗慢性鼻炎、鼻窦炎、过敏性鼻炎、慢性咽喉炎、慢性中耳炎等多以补法为主。治疗小儿疾病，注重固护肺气，健脾和胃。即使耳鼻咽喉急症，也主张在消除或缓解症状后，采用中药调理，恢复正气，避免复发。作为医院耳鼻咽喉科传统诊疗室创建人之一，率先在本科开展针灸、埋线、压丸、穴位注射治疗耳鼻咽喉疾病，在针灸治疗周围性眩晕、耳鸣耳聋、周围性面瘫、声带麻痹等及穴位埋线治疗变应性鼻炎、耳鸣耳聋等方面积累了一定的经验。

田理

田理（1963— ），女，毕业于成都中医药大学。教授，博士生导师，享受国务院政府特殊津贴。国家级实验教学示范中心主任、国家中医药管理局重点学科中医耳鼻喉科学科带头人、国家中医药管理局重点专科中医耳鼻喉科负责人、四川省学术技术带头人、四川省名中医、首批四川省优秀中青年中医师、四川省中医管理局学术技术带头人。新药评审专家、中华中医药学会科学技术奖励评审专家、四川省社保基本用药（中成药）目录评审专家。中华中医药学会耳鼻喉科分会副主任委员、世中联耳鼻喉科专业委员会副主任委员、四川省中医药学会副秘书长、四川省中医药学会耳鼻咽喉科专业委员会主任委员。《中医眼耳鼻喉科杂志》副主编。上海市中医紧缺专科临床人才耳鼻咽喉科导师。

坚持医、教、研一线工作，擅长运用中医理论辨证论治变应性鼻炎、鼻窦炎、鼻咽癌放化疗术后、耳鸣耳聋等疾病。注重继承和发扬传统中医精髓，对变应性鼻炎治疗创新性提出分期论治，国内率先提出“发作期治重痰饮，缓解期治重脾肾”的理论，并结合临床进行相关研究，以经方为基础筛选出多个疗效显著的专病处方。对声带息肉、鼻息肉、鼻窦炎需手术治疗者围手术期进行辨证论治，形成以内治为主、内外治相结合的诊疗特色。有较强的诊治耳鼻咽喉科疑难病证、急症的能力。在鼻咽癌、喉癌等耳鼻咽喉科肿瘤的早期诊断及放化术后中医药治疗方面亦积累了较为丰富的经验。在国内学术大会上，多次受邀担任主席；多次受邀在国际学术交流中进行专题讲座。作为科室负责人期间，2001 年创建中医耳鼻咽喉病房；并于 2001 年成为教育部重点学科（中医五官），2006 年成为国家中医药管理局重点专科，2012 年本学科成为国家中医药管理局重点学科。

主持或主研部省厅局级科研课题 20 余项，获四川省科技进步三等奖 1 项，发表论文 30 余篇。培养硕士、博士研究生 20 余名，主编西部精品教材《中西医临床耳鼻咽喉科学》和《跟师学临床》；担任《中医耳鼻咽喉科学》的副主编；参加了《中西医结合耳鼻咽喉科学》《望闻问切用中药》《中西医结合耳鼻咽喉科学》与《五官护理学》的编写。

彭顺林

彭顺林（1965— ），毕业于成都中医药大学，成都中医药大学耳鼻喉科教授，博士研究生导师，四川省学术和技术带头人，享受国务院特殊津贴。任中华中医药学会耳鼻喉科分会常务委员，中国中西医结合学会耳鼻咽喉科专业委员会委员，四川省中医药学会理事，中国中西医结合学会四川分会耳鼻喉专业委员会副主任委员兼秘书，国家自然基金评审专家，中华中医药学会科学技术奖评审专家，四川省科技厅自然基金评审专家，四川省药监局新药核查员，四川省科技青年联合会委员。

作为课题负责人已经完成了部省级课题 10 余项，厅局级课题 4 项。获中华中医药学会科学技术三等奖 1 项，四川省科技进步三等奖 1 项，成都市科技进步三等奖 2 项；发表（包括 SCI）论文 30 余篇；参加国际、国内学术交流 20 余次。目前作为课题负责人承担国家自然科学基金 1 项，部省级课题 4 项，厅局级课题 4 项；参加国家级项目 1 项。

在运用中医药治疗慢性咽炎、变应性鼻炎、耳鸣耳聋等方面积累了较丰富的经验，基本形成了自己的学术思想和中医诊疗体系，研制了医院制剂“玄麦利咽合剂”。提出了慢性咽炎的病机是“阴虚血瘀，邪毒滞留”；变应性鼻炎是“肺肾气虚、鼻失温摄”的新观点。

参考文献

眼科

[1] 陈达夫 . 中医眼科六经法要 [M]. 成都：四川人民出版社，1978.

[2] 罗国芬 . 陈达夫中医眼科临床经验 [M]. 成都：四川科学技术出版社，1985.

[3] 师良，耕冬 . 银海名师——陈达夫 [M]. 成都：四川少年儿童出版社，1983.

[4] 唐由之，肖国士 . 中医眼科全书 [M]. 北京：人民卫生出版社，1996.

[5] 王小平 . 巴蜀中医特色医学史话 [M]. 北京：中国文史出版社，2005.

[6] 王明杰，黄淑芬 . 王明杰、黄淑芬学术经验传承集 [M]. 北京：科学出版社，2015.

[7] 罗国芬，陈乃端 . 眼科名家陈达夫 [J]. 四川中医，1993：2-4.

[8] 扶兆民 . 论眼科六经法要的学术特色 [J]. 成都中医学院学报，1988，11（1）：38-40.

[9] 夏运民 . 陈达夫教授眼科六经辨证 10 法 [J]. 成都中医学院学报，1994，17（4）：14-17.

[10] 王明杰 . 陈达夫眼科学术思想和经验介绍 [J]. 中医杂志，1982，331（5）：11-14.

[11] 张硕 . 陈达夫眼科六经辨证思想体系初探 [J]. 四川中医，2000，18（4），

[12] 李坤吉 . 李巽芳临床经验拾粹 [J]. 实用中医药杂志，2008，24（9）：557.

[13] 和中浚 .《联目》眼科文献勘误 [J]. 中医文献杂志，2005，（1）：23.

[14] 和中浚 .《中国医籍大辞典》中眼科文献的漏误 [J]. 中医杂志，2005，（11）：864.

[15] 和中浚 . 从几种眼科文献提要看学术源流研究的重要性 [J]. 辽宁中医杂志，2006，（9）：1082.

[16] 陈先赋 . 四川名医传 [M]. 成都：四川科技出版社，1991：141.

耳鼻喉科

[1] 李明富 . 杏林名师 [Z]. 成都中医药大学馆藏 .

[2] 赵立勋 . 四川中医药史话 [M]. 成都：电子科技大学出版社，1993.

[3] 林森荣 . 四川历代中医药书目 [Z]. 成都中医药大学馆藏 .

[4] 熊大经，亓鲁光 . 耳鼻喉科名家熊雨田 [J]. 四川中医，1995（03）.

[5] 中国中医研究院 . 蒲辅周医案 [M]. 北京：人民卫生出版社，2006.

[6] 李斯炽 . 李斯炽医案 [M]. 成都：四川人民出版社，1978.

[7] 王渭川 . 王渭川疑难病症治验选 [M]. 成都：四川科学技术出版社，1984.

[8] 程式，何德鲤宋鹭冰温病论述及疑难杂证经验集 [M]. 成都：四川科学技术出版社，1992.

[9] 杨殿兴，罗良娟 . 四川名家经方实验录 [M]. 北京：化学工业出版社 - 医学出版分社，2006.

[10] 王士贞 . 中医耳鼻咽喉科临床研究 [M]. 北京：人民卫生出版社，2009.

[11] 熊大经 . 胆肺假说与慢性鼻 - 鼻窦炎的治疗 [J]. 四川中医，2009，27（6）：27-29.

[12] 熊大经 . 中医鼻渊计算机诊疗程序 [J]. 中国中西医结合耳鼻咽喉科学杂志，1993，1（1）：38.

[13] 张勤修 . 鼻玄府学说理论探微 [J]. 中华中医药杂志，2010：3.

[14] 贺敏 . 耳之玄府闭塞与耳聋耳鸣治疗体会 [J]. 中华现代眼耳鼻喉杂志，2011，6（29）.

[15] 严世芸 . 中国医籍通考 [M]. 上海：上海中医药大学出版社，1994.

（段俊国 田理 和中浚 周华祥 贾德蓉 路雪婧）

第十五章　道医学派

道医[①]是黄氏而下传统医道的特色学派。拉长历史的焦距，不难发现人类至极悲壮的生命取向。在他们背后，是《周易》“穷理尽性，以至于命”的性命身心呼唤，是自觉关注生命所系生老病死苦的无穷情结。这种情结，既是宗教人文精神的滥觞，又是人类对无上精神世界的无尽诉求！这便是道医学发生与发展的历史渊薮。

道医是四川历史发展的特有产物。《史记》有载：“禹兴于西羌。”裴松之《三国志·秦宓传》引谯周《蜀本纪》曰：“禹本汶山广柔县人也，生于石纽，其地名刳儿坪。”重庆云阳县修建三峡电站时，掘东汉景云碑曰：“术禹石纽，汶川之会。”说明现今汶川石纽刳儿坪，是大禹诞生之地。《史记·夏本纪》云：“禹之父曰鲧，鲧之父曰帝颛顼（高阳氏）。”禹父属姬姓，母属姜姓，颛顼以至禹的早期历史，都从岷江流域铺陈。故从大禹治水的“禹步”（至今道士作法，仍脚踩禹步）与山水开始，到广汉三星堆摇钱树指向的神仙境界与仙学实践，促成张道陵五斗米道（天师道）在四川渐次发展。道教终于发源于鹤鸣山，发祥于青城山，终使岷江孕育的蜀文化，深植道文化内涵，使青城、鹤鸣诸山至今彰扬道家神圣与世俗的风幡；更让生命关爱的诸般法术，深深打上道家医学的烙印。

道医发展的根本特征是援道入医与援医入道。四川道学、道教与传统医学不仅显现交摄互动的时空光色，亦展示隐显生灭的人事因缘。或援道入医，提升医学品质；或援医入道，完善身心性命。又昭示出医道同源、医道一体与医道互补的道家医学传统；涤荡道医学者修养生命、济世利生的情怀。历史上的高道并医家张道陵、孙思邈、杜光庭、张伯端等，都曾在蜀山厚土孜孜探求，留下美丽传说，积累宏丰著述；近现代道医学家，亦无改生命本怀，高吟浅唱守望生命、保卫生命的颂歌！

第一节　医道溯源

一、历史医家

沈羲

沈羲（生卒年不详），吴郡（今江苏）人。道教经籍的总集《道藏》和一些方志中记载其曾在四川学道，并用道法治病救人，“学道于蜀中，但能消灾除病，救济百姓，百姓服药，功德感天，天神识之。”可见其道医术在四川地区的影响。

周义山

周义山（前80—？），字季通，号紫阳真人，西汉时期汝阴（今安徽阜阳县）人。据《云笈七

① 学界对“道医”的定义说法不一，有认为道医为“道士医师”，有认为是擅长医术亦兼通道法之人，笔者赞同后说，并以此定义“道医”和行文。

签·紫阳真人周君内传》载，周义山为人沉重，寡言笑，好独处静坐，积德行善，曾于大旱之季，阴倾财物，以济困贫。后遇长老，得授灭三尸虫之方。方如下："附子五两，麻子七升，地黄六两，术七两，茱萸根大者七寸，桂四两，云芝英五两。凡七种，先取菖蒲根，煮浓作酒，使清淳重美，一斗半，以七种药㕮咀，内器中渍之，亦可不用㕮咀。三宿乃出，暴之令燥。又取前酒汁渍之，三宿又出，暴之须酒尽，止曝令燥。内铁臼中捣之极细，筛令成粉。取白蜜和之，令可丸。以平旦东向，初服二丸如小豆，渐益一丸，乃可至十余丸也。治腹内弦实上气，心胸结塞，益肌肤，令体轻有光华。尽一剂则虫死，虫死则三尸枯，三尸枯则自然落矣。亦可数作，不限一剂也……"

张道陵

张道陵（34—156），一名张陵，字辅汉，道教实体教团创立者之一（因其他并起教团的泯灭，张道陵成为道教第一代天师，故道教徒称其为"祖天师"）。传为张良后裔，少即研读《道德经》并河洛图纬之书。入太学，通达五经，成为当地大儒，举贤良方正科，得任巴郡江州（今重庆）令。后退隐，先居河南洛阳，后居江西龙虎山，修习道家长生之术。顺帝时，广事游历之后，赴四川大邑鹤鸣山，开始创教事业。将感通老子后的修炼心得，做道书二十四篇，又做《老子想尔注》，发挥老子思想，以"道"为最高信仰，宣称"道"即"一"，"一散形为气，聚形为太上老君"，尊老子为教主，创立五斗米教（又称正一盟威之道）。他精通各种炼养方法，善为人治病，所谓"其治病事，皆采取玄素，但改易其大较，转其首尾，而大途犹同归也。行气服食，故用仙法，亦无以易"。即以在家之身，承传先秦房中、行气、服食之法，养生防病，救人急难。他首创三官手书忏悔治病之法，并善用符水（含朱砂、雄黄）治疗各类精神疾病，亦炼制外丹，推动了中医外科的发展。

值得说明的是，张道陵以医显道，其根本目的是让更多患者从此信仰道教，并以道教理法觉悟生命，使得道以医行之妙。影响达于今天的道医界。

路大安

路大安（142—？），西蜀大宁军内黄县人，汉路温舒九世孙。因怀才不遇，仕途艰难，遂出家修道。周游四方，广求济生度死之术，后遇一老者授以《六天如意大法经箓》。经参悟修学，遂以此书符行功布气，治病驱邪，无不应验。后居华山，将法术广为传授，以济世利生。"以混元箓传之丁义，以混元经传之郭璞，以混元法传之许旌阳，以混元针灸传之妙通朱仙"。

许逊

许逊（239—374），字敬之，东晋道士，祖籍河南。博通经史，尤对道教修炼法术感兴趣，因而在被举为孝廉后，屡荐不就。拜西安大洞君吴猛学道，尽得秘传。与郭璞结伴遍访名山胜地，后栖托西山金氏之宅修道。平日以孝、悌、忠、信教化乡里，深为乡人尊敬。

许逊四十二岁时，朝廷屡加礼命，遂任四川德阳县令，善符水治病，又精通水利，并实行了许多利国济民措施："去贪鄙，除烦细，脱囚絷，悉开谕以道，教以忠孝慈仁，忍慎勤俭，吏民悦服，咸愿自新。"深得当地百姓崇敬。后见晋室纷乱，辞官东归，拜谌母为师，求得太上灵宝净明法，提出净明忠孝神仙思想，被奉为道教净明派祖师。宋徽宗时被封为"至道玄应神功妙济真君"。著有《灵剑子》《许真君石函记》等。宋元时期，在江西兴起了由许逊崇拜发展而来的，以忠孝为核心教义的净明道，凡参学弟子，皆尊许逊为道师君。净明派多医道兼修，教人习练"净明导引"，以此提高患者免疫力，既助疗病，更助养生。影响达于四川乃至全国净明派道士和在家弟子。

陆修静

陆修静（406—477），字元德，号简寂先生，南朝刘宋道士，浙江人。遍游名山，参学峨眉、青城，曾为宋文帝讲解道教精神。461 年，于庐山建道观；467 年，应诏赴建康，宋明帝问道于他，礼遇甚隆，于北郊天印山筑崇虚观居之。陆修静奉敕广集道书，他自称“三洞弟子”，祖述三张，弘衍二葛（葛玄、葛洪），广泛搜集整理上清、灵宝、三皇各派经典，并对魏晋以来新出的道书进行勘正真伪的工作，创立“南天师道”。陆修静将这些经典分为洞真部、洞玄部、洞神部三大类，洞真部以《上清经》为中心，洞玄部以《灵宝经》为中心，洞神部以《三皇经》为中心。编纂而成《三洞经书目录》，为道教史上第一部道经目录，更使道家炼丹技术、中草药采收炮制及医方等得以妥善保留和流传。

朱桃椎

朱桃椎（生卒年不详），唐初益州（成都）著名隐士。《蜀中广记》载：“王刚中（宋）《重修安静观记略》云妙通真人姓朱氏，其名字载《新唐书·隐逸传》。盖生于周、隋之间，历武德、贞观，得道仙去，莫知所终。然浮游四方，专务救民疾苦，贤士大夫往往遇之，或在长安，或在彭城，不但蜀也。而蜀人事之尤谨。”朱桃椎淡泊无为，隐居不仕，曾在蜀中织草鞋放于路中以换取粮米，而始终没有人遇见他。后迁居简州灵泉县（今简阳市境内）。《历世真仙体道通鉴》载：“朱桃椎，益之灵泉分栋山道观朱祭酒，名桃椎。混迹樵牧，往来城市山林间，以救世度人为念。异事接乎耳目者，未易殚纪。”有《养生铭》《茅茨赋》等养生学专著传世，被赐封为“妙通感应真人”。

《历世真仙体道通鉴》卷二十一载路大安曾以“混元针灸传之妙通朱仙”，说明朱桃椎得到前辈道医针灸真传。此外，朱桃椎对道家断食辟谷之法，亦多有心得。据雍正版《江西通志》载，宋代名医皇甫坦所学医术，俱得传于朱桃椎。

王玄览

王玄览（626—697），四川绵竹人，唐代著名道士。曾往茅山学道，后居成都至真观。《玄珠录·序》载他年轻时以卜筮为务，因不全验故弃之，转而研习道教玄性和佛教大乘，从而获知道医方术和丹药制法。“或有问病，为处方合药，验后以为奇……”他借佛家般若心要，提出“道不外求”心法，唱出“一心一念里，并悉含古今”。其思想充实了道教义理，影响到后世道教，使传统道医“觉悟生命”的内涵更加丰富，亦为王重阳“三教合一”[①]奠定了最初的思想基础。

刘知古

刘知古（642—745），据《历世真仙体道通鉴》载，刘知古，字光玄，其先本彭城沛人。世代显达，为中山靖王之后，其曾祖英，隋朝以孝廉登科，历官临邛令，故迁家于临邛。唐高宗龙朔中，于蒲江太清观出家。“至于八公宝章、三简秘录、丹经脉诀之旨，出生入死之术，罔不洞晓”。刘不仅精通医术，有“视色代脉”之能，且擅外丹及黄白术（编者按：说明亦善治现代皮肤科疾病）。精通斋醮科仪，承继苏元朗《周易参同契》指导内丹之说，以内丹知名于世。另知遇于高宗、睿宗及玄宗三朝，有《日月玄枢》（即以《参同契》内丹修炼为根本，阐述丹道秘法之作）、《指迷歌》行于世。

---

① 《道藏》载有王重阳继承者，道教龙门派祖师丘处机的诗，可见其三教合一思想：“一阴一阳之谓道，太过不及俱失中。道贯三乘玄莫测，中包万有体无穷。高人未悟犹占僻，下士能明便发蒙。儒释道源三教祖，由来千圣古今同。”

刘知古主张外丹、内丹兼修，他强调服食调摄的养生之道："必在保养服食，内外兼资，非专任一端，而后可冀。"

罗公远

罗公远（618—758），又名思远，唐代道士，彭州九陇（今四川彭县）人。据《蜀中广记》载，罗公远曾筑室修炼于彭州九陇漓元治中，常往来于青城、罗川之间，与张果、叶法善齐名。唐玄宗好方外道术，应诏入对，每问无不称旨。玄宗曾问其治国之要，答曰："圣人道在心，不在他求。"玄宗特赐紫衣度为道士。曾代表道教与叶法善、金刚三藏于朝廷比试法力。天宝十五年（756）安史之乱，玄宗逃入蜀，公远于剑门关奉迎至成都，以尽君臣之礼，之后隐居。仙逝于浮云观，享年140岁。著有《真龙虎九仙经注》传世。

罗公远提倡用心肾之气来调理疾病："凡用水火理病患，皆一息内也。用水，想肾藏两条黑气，如烟直上至顶，如烟满泥丸宫，化为水，自泥丸洗下之至臂。洗之了，入五脏六腑及至足了。举足起，以意想之归本肾宫。若患痈疽等病，想入大肠，自然转动也。若用火者，心下火至左右足，上至手及顶。一息之中，九壮其气，病自除。热则用水，冷则用火。"他的这套理法，通于后世的刘沅。

值得说明的是，罗公远更长于剑仙法术，善道家内观眉心妙法，又精黄云撞顶、夺舍分身之法。故得与金刚三藏（唐朝一流密宗大师）多番比试法力不败。不仅有道教国师之实，更是道教有文字记载的剑仙祖师。

刘无名

刘无名（生卒年不详），唐玄宗时成都人，刘备之后，生而聪明颖悟。不乐名利，好道探玄。《仙传拾遗》记载其先是阅《道德经》，学咽气朝拜、存真之法。继之服黄精白术，以求长生。因感悟草木之药见火辄为灰烬，自不能固，岂有延年之力哉。遂访师求道，入大邑雾中山，遇异人教服雄黄之法，又感不能改变生死，再入青城山，得青城山真人授以内丹之法。后隐青城山，不知所终。刘于医学，最善望诊，自述无名传，将其从服食《本草》上品之药，继之外丹，最终内丹成功的修道历程公之于众，时至今日，仍有莫大教益。

梅彪

梅彪，僧人、炼丹家。自幼倾心于道教，尤其醉心于钻研金丹大道，从弱冠到知命，孜孜不倦地研究各家丹经药方，仿《尔雅》体例，详列各种金石药物、丹药、丹法并丹书名目，一一注明其别名或异名，著成《石药尔雅》，影响深远。

杜光庭

杜光庭于唐僖宗时被屡召至长安，"赐以紫服象简，充麟德殿文章，应制为道门领袖"，因不愿做官，隐居成都青城山白云溪三十年，著《道德真经广圣义》《道门科范大全集》《广成集》等，使道教科仪并符咒（祝由）之法得以完整流传，至今道教音乐沿用的广成韵，亦因纪念他命名。金庸考证，杜光庭的《虬髯客传》，是为中国武侠小说鼻祖。更因杜光庭精通武学，创有仙鹤拳、白鹤刀等，并传授弟子，使武医结合，既促成了伤科的发展，又丰富了道医内涵。

彭晓

彭晓（？—955），本姓程，五代著名道士，字秀川，号真一子，永康（今四川崇州）人。五代后蜀时，明经登第，迁金堂令，后累迁蜀州判官等。《历世真仙体道通鉴》载其“符箓以施病者，号铁扇符。能长啸，为鸾凤声，飞鸟闻而皆至。蜀王孟昶屡召，问以长生久视。晓曰：以仁义治国，名如尧舜，万古不死，长生之道也。”专以符箓为人治病，流传至今的“铁扇符”即由此来。另发挥《参同契》原理，而做《周易参同契分章通真义》三卷，解说内丹修炼思想，丰富和发展了道教内丹养生理论。

陈抟

陈抟（871—989），字图南，号扶摇子，又号希夷，四川安岳县人，宋初著名道教祖师。少年有济世大志，后潜心修道，曾游峨眉山讲学，并旅居成都鹤鸣山静修，后隐居华山，以石壁刻《无极图》，创绘了“先天方圆图”“太极图”等易图，承传了汉代象数并太极图等，影响到宋明理学。陈抟的思想以道家学说为中心，继承汉代以来的易学传统，融合儒家修养、佛教禅理，形成了一套系统的内丹理论。现四川道教徒中，不仅传有陈抟睡功法，更有终生实践者。

皇甫坦

皇甫坦，峨眉山道士、医家。精于医术，又善观相，高宗曾派他赍香祷于青城山丈人观，赐紫衣丝履、御书《黄庭经》《阴符经》《道德经》三书。皇甫坦对道教养生之术颇有心得，高宗曾二次召其入宫问以养生之术，对以道教清静无为思想，获高宗称许。

张伯端

张伯端（987—1082），北宋道士，道教南宗开山祖师，自号“紫阳山人”，故后世称为张紫阳或紫阳真人。祖籍浙江，贯通儒、释、道三家学说，并精通天文、地理、医学、卜筮等，曾中进士。熙宁二年（1069），随陆诜转至成都，更得真人（一说此真人即刘海蟾）授道，著有《悟真篇》，元丰五年（1082）仙逝。其《尸解讼》云：“四大欲散，浮云已空，一灵妙有，法界圆通。”可见证悟是很高的。而《悟真篇》更将三教归一，所谓“先以神仙命脉诱其修炼，次以诸佛妙用广其神通，终以真如觉性遣其幻妄，而归于究竟空寂之本源矣。”不仅丰富了道教养生之学，更使先修命、后修性的“性命双修”之法得以弘传广大，其调身、调息之法成为道医掌握生命真谛的极大助缘。

白玉蟾

白玉蟾（1194—1229），南宋道士，道教南宗五祖之一，祖籍福建闽清，出生于海南琼山。本姓葛，名长庚，为白氏继子，故又名白玉蟾。十二岁举童子科，贯通诸经并诗赋书画，后因任侠杀人，改装道士逃亡至武夷。参学西湖并四川佛道名山。嘉定五年（1212），师事陈楠（又称陈泥丸）九年，得受金丹秘诀，除承继其师雷法（借天地雷电功能发功救生，及泥丸符水合之为人治病）外，尤擅符咒治病，提倡以精气神为核心，独身清修，戒律清净，丰富了道医学敬畏生命、自律养生的内涵。

韩懋

韩懋，正德年间（1506—1521）受武宗召见，赐号“抱一守正真人”。学道兼行医，现仅存的《韩氏医通》，主要介绍韩懋常用有效药方，理论不多，而所谈者多切实可用。书中并提出了养生方法，如说：“中寿之年，雅宜补剂；壮年色劳者惟退热，不必补。”

二、代表著作

《广成先生玉函经》

《广成先生玉函经》是五代道士杜光庭的一部重要的中医脉学著作，又名《玉函经》。该书共有三卷，仿《叔和脉学》体例，为七言歌诀。该书以论脉理为主要内容，编为“生死歌诀”上、中、下三篇，重点阐述脉证关系及脉象的生理、病理情况，在辨证的基础上强调脉证结合，其论脉独辟新见。《广成先生玉函经》对后世脉学发展有较大的影响，明代李时珍《濒湖脉学》、李中梓《诊家正眼》等多有引用。

《石药尔雅》

《石药尔雅》是唐代道士梅彪集录解释古代炼丹术术语和药石异名的一部专著。梅彪好钻研金丹大道，但因诸文所载丹药多隐名且难解其意，故仿《尔雅》体例，详细列举各种金丹石药、丹法、丹书名目，考订注释丹药的别名或异名，解疑释惑。

《石药尔雅》全书总共六篇。第一篇“释诸药隐名”为卷上，其余五篇为卷下，依次为“载诸有法可营造丹名”“释诸丹中有别名异号”“叙诸经传歌诀名目”“显诸经纪中所造药物名目”“论诸大仙丹有名无法者”。有学者考证，首篇“释诸药隐名”共释药名 168 味，其中石类 81 味，动物类 40 味，植物类 42 味，不明类别者 5 味。

梅彪考订注释药石之名，列举百余种外丹名目和炼丹方法，为后世研读丹术经方和修炼制造金丹等提供了参考和指导。《石药尔雅》不仅是我国道教炼丹史上具有标志性意义的著作，也是我国重要的矿物文献，它对于今天的古文献学、医药学、化学、矿物学、科学史研究，都是有益的。

《韩氏医通》

《韩氏医通》成书于 1522 年，为韩懋所著，上下二卷，分九章，共九十五则。上卷为绪论、六法兼施、脉诀、处方、家庭医案五章，下卷为悬壶医案、药性裁成、方诀无隐、同类勿药四章。介绍了韩氏医理脉法、处方用药、医案书写、临证经验等内容。

韩氏将自拟方、师授秘方及其炼制方法公之于众。如疗咳嗽气喘的“三子养亲汤”、补气血的“异类有情丸”、防治瘟病的“五瘟丹”、调心肾的“交泰丸”等。其中尤以三子养亲汤、交泰丸独具特色，并流传至今。三子养亲汤取紫苏子降气行痰、白芥子涤痰、萝卜子消食化痰，共奏理气祛痰之效；交泰丸（在韩氏书中并未取名），乃悟《周易》之坎离相交之妙用，其方以黄连清心火、官桂温肾阳，从而使心肾相交、水火既济。

韩氏主张每病填写医案一宗，发展了淳于意的医案程式，首创六法兼施的医案格式，为后世医家所遵循。“六法者，望、闻、问、切、论、治也。凡治一病，用此式一纸为案。首填某地某时，审风土与时令也；次以明聪望之、闻之，不惜详问之，察其外也；然后切脉、论断、处方，得其真也。各各填注，庶几病者持循待续，不为临敌易将之失，而医之心思既竭，百发百中矣。”此缜密而翔实的医案设计，可见其严谨的作风和高尚的医德。

《海药本草》

《海药本草》载药 124 种，成书于五代，流行于宋代，南宋末亡佚。但《通志艺文略》，宋代傅肱《蟹谱》，洪刍《香谱》《唐本草》，李昉《幼幼新书》等书都引用过《海药本草，》说明影响之深远，是我国本草学不可或缺的重要著作。

该书所论药物，多数从海外来，或从海外移植我国南方，故称《海药本草》。李珣家世以香药为业，所以该书收罗香药最多，如甘松香、茅香、密香、乳香、安息香、降真香等，其中多数香药是阿拉伯商人贩卖的商品。用途除直接入汤药外，也作熏疗美容、安神助定、导引开窍与调味食用。另李珣熟知道家丹法，故该书记载的炼丹资料亦多，如茈黄条，“画家及丹灶并时烧之”；石硫黄条，“并宜烧炼服”；银屑余条，“今时烧炼家每一斤生铅，只炼一二珠”。

《海药本草》沟通中外，促进香药应用，是我国丝绸之路中外文化交通中结出的中药学硕果。

三、学术特点

道医为近世对道家（道教）医学或道教医家的简称。以道家（道教）医学而言，是以《道德经》为基本信仰，以修养生命、证道成仙为终极目标，集养生济世于一体的功夫。其基本的医学法术既是修养生命的补充，又是行道与证道的方便。以道教医家而言，一是援医入道，既完善修养生命的体系，更借医弘道，故有“十道九医”的传统；二是援道入医，以提升医学品质，故有“医能通仙”的说法。正如盖建民在《道教医学》中所言：“道教在创始、发展过程中奉行的是一条以医传教、借医弘道的立宗创教模式。”而真人孙思邈既援道入医，又援医入道，最终以道统医，完成大医精诚道统。

（一）医道同源

所谓医道同源，是指传统医学与道学均源自上古原始宗教人文关爱（即对人类生、老、病、死、苦的自觉关注关爱）的诉求。当是，伏羲画卦，肇启《易经》，而黄帝祖述《内经》，神农撰用《本草》，从此开创中华民族“三坟”之学。三坟之学既是中华民族道的本源，亦是传统医学的本源。

其时，伏羲、黄帝、神农，不仅是中华民族先祖部落的首领，更是部落宗教团队的首领，他们以“观乎天文，以察时变”的雄心，以“观乎人文，以化成天下”的悲心，以至极伟大的人文关爱情怀，口传心授了三坟之学，虽然文字（当时世俗应用文字尚未出现）不直接出自他们，但心传与口授源自他们。这中间，《本草》以脏腑气血培补先天，《内经》以内景经络（隧道）直追先天，《周易》则以“穷理尽性，以至于命”身心统一的哲学旨趣，以上提下委之法，昭示了法则天地、修养生命与觉悟生命的通途，摄持了医道同源的历史渊源。此外，伏羲依于天、地、人三才之道及五音入五脏之理，制作了古琴，既以古琴调情志，又以音乐助教化，并感应自然的箫声，襄助仙道的修炼。

（二）医道一体

所谓医道一体，是指传统医学与道学发生发展过程中不能分割的血肉联系。其一，传承祖师往往既为医家祖师又是道家（道教）祖师；其二，医学与道学发展过程中人事与学术相互渗透，得以相互补充发挥。

一者，上古之时，人文之祖黄帝，既是医家之祖，更是道家之祖。同理，上古名医苗父（以祝由为主要医疗手段），中古名医俞跗（按摩经穴治病），以至神农、岐伯均如是。先秦以后，道教公认的实体教团创始人张道陵及著名道士葛洪、陶弘景、孙思邈以至李时珍、张三丰等，既是医学大家，又是道学大家。他们中间，既修炼内丹助成仙，又修治外丹以活人，且深研医道，济世利生。二者，在历史发展长河中，道家的援医入道，使修养修炼生命的生理基础更加坚定；援道入医呢，则不仅包括外丹（含升丹、降丹）纳入医法等，更因医师修道，又极大地推动了医家品质的提高，从而展现出传统医道更加完备的理、法、方、药、术。

（三）医道互补

所谓医道互补，是指医家对生命和美健康的诉求，与道家对成仙证道的追求，在共同发展过程中相互支撑、补充与完善，最终使传统医学能以人文关爱的基本理法，将敬畏生命、摄护生命、修养生命、觉悟生命的诸般理法一以贯之，而以觉悟生命、证道成仙为最终旨归。

一是敬畏生命。即认知生命难得，绝不高估人类自身的力量，更尊重生命，严格守持“性戒”（指人类共同憎恶的行为，如残酷杀害生命，偷盗抢劫、强奸等）；保任生命，以自律无伤身心（即以万物养心性，而不以心性养万物），不恣意妄为。二是摄护生命。依据《周易》身心统一的哲学思想，摄护生命，先要无伤身体。于是有“择居处”（如背山、向阳、近水、通风），“适寒温”（如建茅屋制衣裳，用火调水等），“知时节”（认知春生、夏长、秋收、冬藏乃至二十四节气之理），“和饮食”（上而言之，明晰食物是鲜活生命的助缘，使知味而不贪；下而言之，食物搭配要合理，所谓“五谷为养，五果为助，五畜为益，五菜为充，气味合而服之，以补精益气”），“治未病”（即未病先防，已病防变，愈后防复）。三是修养生命。下而言之，振奋人体经络（行以导引，辅以摩运），炼精化气，炼气化神；上而言之，调和情志，更以恻隐之心养肝，辞让之心养心，无妄之心养脾，羞恶之心养肺，是非之心养肾，使五德合和，恢复先天。四是觉悟生命。即通过调身、调息、调心的进一步努力，调和其体气，融化其物欲，安固其性情，精浚其神灵，彻底破除烦恼与执着，从而觉悟生命，升华生命。

（四）众术合修

晋代医学与道学大家葛洪提出的“众术合修”之法，很能代表道医学的特点，即由守真、行气、导引、按摩、叩齿、咽津、辟谷、房中、服饵等多种炼养方式结合。具体而言，道家（道教）医学的法与术，可分为两大类，一是与中医共同使用的治疗方法，如汤药、针灸、按摩等；二是道医学特有的治疗方法：如气功锻炼与治疗、劝善的情志疗法、服用内丹外丹的养生法、施行祝由禁咒、以古琴为主的音乐疗法等，乃至依于河车路（内丹导引）的杵针疗法[①]，依于经络及武功修习而展现的药功及拨筋疗法等。

第二节　医派医家

一、著名学派

（一）丹道医学流派

［学派概述］

早在东汉和帝时，青城山已经有炼丹家传习岷山丹法，《黄帝九鼎神丹经》和《太清金液还丹

① 李仲愚杵针学派，最初由入川始祖李尔绯老太祖公传李春庭、李文焕、李仲愚。详见针灸章。

经》都产生于汉代的巴蜀地区，是早期炼丹术的代表作，分别开创了道教的还丹派和金液派。这两部丹经的传承也一直在蜀地，最早由安期生传授给马鸣生，再传给阴长生，汉末张陵得到这两部仙经，继而传给王长与赵升，其后也一直在巴蜀地区流传。《神农本草经》中记载的一些炼丹合药的原料如铅丹也产于蜀地。巴蜀地区的峨眉山、青城山、绥山、鹤鸣山等，一直都是炼丹者炼丹合药的理想地点。故四川是丹医学派的发源地。炼丹家虽然未能达到炼仙丹和黄金的幻想目的，但在炼丹过程中创造的浸取、蒸馏、蒸发、烧灼、升华、结晶、水浴、沙浴等操作法则，都和现代化学原理相吻合。汉唐以前把炼丹神秘化，影响了医疗功效的发挥，但丹道医学派在实践中把丹剂和炼丹术用到外科作为治疗顽疮怪病，却发挥了积极作用。可惜丹医学派世间并不显，其丹剂组成亦秘而不宣。

流派传承图如右：

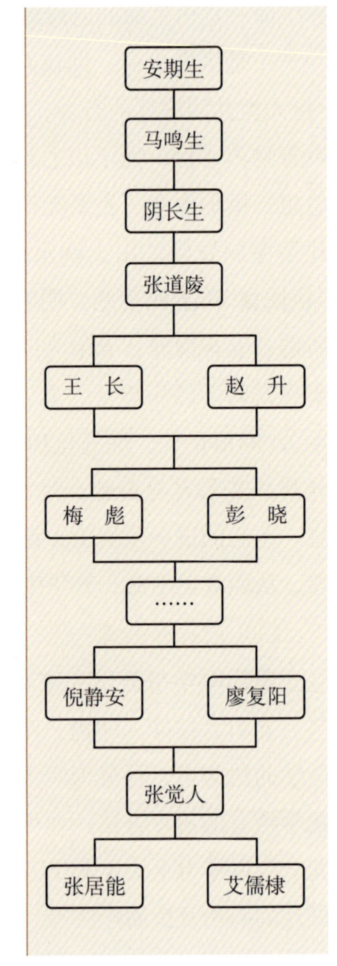

［学派名师］

张觉人

张觉人（1890—1981），自号觉因老人，字梦禅，道号梦禅觉人。生于四川省广安县东岳乡。少年迭遭不幸，9岁丧父，13岁丧母，自后即从伯父张义泰学习中医。

1906年，张觉人16岁，拜倪静庵为师，专习中医外科。倪静庵为奇人，常独自到人迹罕至之深山旷野或荒园萧寺中炼丹（为避走丹），一去数日始归。张觉人聪慧勤明，感佩其师丹药疗病的良效，故更加崇敬老师，得师悉心教导。亦从此了知中国传统医学中，有道医的“丹道”（丹医）一派，多攻外科，尤善秘传丹药为人治病。他们或为出家道士，或为在家弟子，每至病愈，让有钱人随便付酬，贫苦人则分文不取，称为“布外功”。该派戒律极严，每代限传授一人。五年间，倪静庵将自己所学尽传张觉人，并嘱曰：“当今南派丹道医家，首推贵州平越福泉山高真观道士廖复阳。”

1911年，张觉人只身千里跋涉，向廖复阳老道长求教，时廖已九十高龄，既感同门嘱托之重，亦感张觉人求学之诚，遂破例收其为徒，将廖氏真传——“玄门四大丹”传付张觉人。在此后70年岁月中，张觉人用此丹药，救治许多外科疑难及危重病人。1912年，张觉人回重庆，为济世救生，遂入四川陆军第五师熊克武部做军医。因张觉人受佛道思想影响，不忍杀戮，次年入峨眉山剃度为僧。有缘深入研读佛、道典籍，尤其对《道藏》炼丹术部分，进行了深入研究与反复实践。随后，张觉人决心以丹医济世，遂还俗下山，曾在重庆、上海、香港、新加坡等地悬壶行医，并在杭州、广东、四川等地考察古代炼丹遗址。

1931年张觉人从上海回到成都开业行医，并继续进行丹药的研究。经过10余年的广泛搜集考证和临床实践经验辑成《外科十三方考》，在《华西医药杂志》上连载，引起中医外科界的极大重视。《外科十三方考》对中医外科方剂学做出了重要贡献，被称为“研究中医外科疗法的重要文献”，1949年，由《华西医药杂志》社印行专册，1955年经过修订，由上海千顷堂书局正式出版发行。

1956 年，张觉人调成都市卫生局中医科工作。翌年调成都市中医院，担任外科临床工作。1959 年调成都中医学校（今并入成都大学）任教，负责讲授外科学、中药学、方剂学等课程，并编著《外科学讲义》《方剂学讲义》《本草学讲义》等教材。

1972 年，张觉人退休后，以惊人的决心和毅力将毕生经验之总结，精心撰写《中国炼丹术与丹药》。该书是一部丹药制作与应用的专著，分为上、下两篇。上篇概述了中国炼丹术从创立到发展的历史，列举古代文献特别是《道藏》中有关炼丹术之珍贵内容，系统讲解了炼丹临炉之基本知识和技术要领，说明中国医用丹药是从古代炼丹家“金丹术”衍化而来。下篇则披露了丹药的炼制、药味组成、丹药配制、功用、禁忌等丹家不传之秘，并无私公开师授的痈疽疔疮外科方，如专治杨梅毒疮的“地龙粉霜丹”、专治疔疮的“追疔夺命丹”等的方剂组成和操作方法及适应证。

此外，张觉人还著有《丹药本草》等。后合辑为《红蓼山馆医集》，传丹道医家之秘方。张觉人在其丹药书籍中详列的炼丹药物和丹药制备方剂，对于今天中医外科临床仍具有较高的实用价值，对于后世之人了解和学习中医外科及丹道医学具有重要意义。更为可贵的是，他善用丹药，却因他对这些丹药毒药的炮制和服法用量，均亲自操作和尝试过，可谓道德高尚，治学严谨。

［学术特色］

（1）去除迷信，回归科学

四川的“丹道医学”流派戒律极严，每代只传授一人，张觉人潜心苦学，终得廖氏真传玄门四大丹（即乾坤一丹、金龟下海丹、混元丹和毒龙丹），在此后 70 年岁月里，学派的创始人张觉人使用这些珍贵秘方，救治许多外科危重疑难病人。张氏以善治肺痨和瘰疬闻名，时人谓之“虚劳专家”。采用“中九丸”治疗骨关节结核、瘰疬、梅毒等难治之症有特效。该学派代表著有《外科十三方考》《中国炼丹术与丹药》。

去除迷信，回归科学，是“丹道医学”派的特色。其核心体现在《中国炼丹术与丹药》著作中。该书是学派的代表作，概述了中国炼丹术从创立到发展的历史，列举古代文献特别是《道藏》中有关炼丹术之珍贵内容，包括中国炼丹术的发生与发展、中国古代炼丹家的目的、古代炼丹场合、古代文献最早炼丹的记载、古代炼丹术的文献研究、炼丹的术语、临炉前的准备等，系统讲解了炼丹临炉之基本知识和技术要领，特别是结合现代药物的化学成分、炼丹的化学反应，阐述了炼丹的化学变化过程，破除了丹药的迷信。该书还汇集了道教和中医学各种古书的丹药处方，进行了组成药物对比分析，对于研究炼丹术是一本非常重要的著作。该书是探讨中医外科用药，尤其是探讨“丹道医家”用药的一部不可多得的著作。蜀中名医李重人（1909—1969）为《中国炼丹术与丹药》题词道：“丹经九鼎漫张皇，此是人间实验方。五十年来枕中秘，喜看新著发幽光。求仙服食真荒涎，已疾延年药弥珍。剥去伪衣存内核，医林服务利人民。”这既是对张觉人治学态度的赞誉，也是对张氏著作最精要的评价。

（2）考证《外科十三方》

《外科十三方考》是张氏的重要著作，也是长期研究与实践的结晶，在《华西医药杂志》连载，引起中医外科同仁极大重视，该书对中医外科方剂学做出了重要贡献，被称为“研究中医外科疗法的重要文献”，1949 年由《华西医药杂志》社印行专册，1955 年经过修订，由上海千顷堂书局正式出版发行。民间铃医，知方不多却用之屡效，其师徒相传，父子口授，密不外泄；甚至故弄玄虚，疑惑后学以秘之。该书收集民间广为流传的十三首确实有效的外科秘方，破解了其组方、剂量、制作方法，结合作者临床经验，将处方和流传的十二个钞本进行对比，并将古书籍中和十三方有关的资料附于书后，客观、真实反映了处方的原貌和使用要点。《外科十三方考》共计三编，上编包括痈疽的阴证、阳证、阴阳各半证；五善、七恶和诸坏证。中编包括锅烈、金丹、银翠、石青的制法；十三方的处方和参考资料、药性略识。下篇包括十八个外科疾病的名称、诊断和治疗方法等，还增补了山东丁氏外科十三方及补遗。本书学风严谨，崇尚实用，证实了外科的十三个秘方的本末，对外科学术发展具有重要意义。

[传承发展]

艾儒棣

四川省第二届十大名中医之一艾儒棣，青年时得文琢之、陈源生举荐，拜师得张觉人炼丹术等真传，见本书“外科学派”。

（二）詹黄张按摩流派

[学派概述]

前后传承百余年的詹黄张按摩流派，创始于峨眉道人詹龙清，传承于成都医疗按摩名医黄万香，形成流派体系于张诚毅。詹黄张按摩学流派突出部位按摩，讲求离点不离线，重视信息点、病理反射点的取治。以人为本，以“道、法、术”为总则，在全方位对人体信息查病基础上确定“保、激、补、治”的治疗方案，手法治疗力求“准、透、度、熟”。詹黄张按摩学派遵从整体观、大面积、加重点、全方位的处方原则，强调和推广以自我按摩为基础的三化模式，即自我化、家庭化、社会化，向家族成员推广、向社会推广。

流派传承图如下：

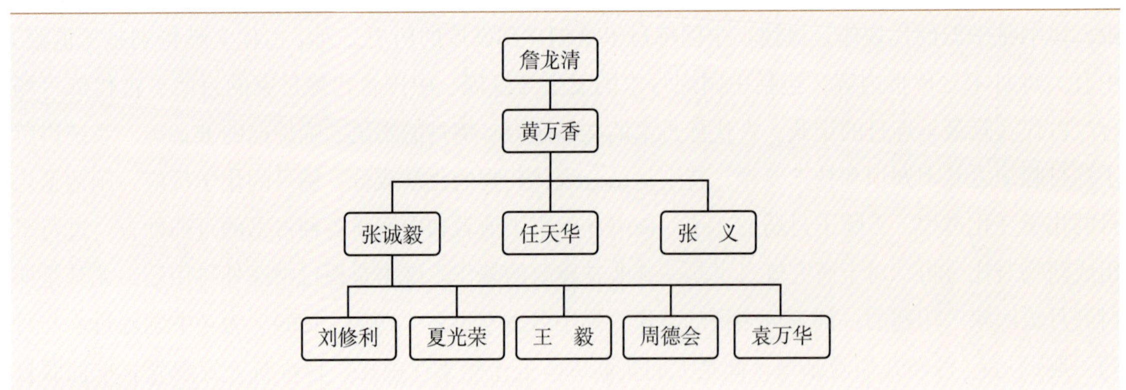

[学派名师]

詹龙清

詹龙清，峨眉山道士，生卒年不详，善峨眉武功及调伤养息。常为僧道及普通百姓救难解疾，在当地有较高声望。据传曾有多人向其学武和医术，但少有得其道者。1920 年前往武汉，途经成都东门外石板滩（成都市新都区与金堂县交界）时，突发痢疾，几丧命。幸得栈房女主人黄万香悉心照料始得康复。詹真人病愈后留住一段时间为当地人按摩治病，并感机缘巧合，将按摩之术传授予黄万香。不久，师徒二人在石板滩一带名声大振。见弟子已尽得其按摩法要，遂不辞而别，不知其所终。临行前嘱咐黄万香，对学习本学派按摩的人提出要求：一是为人要正直；二是尊重师门，发扬光大；三是艺无止境，虚心好学，立志钻研；四是择人而传，品德第一、勤奋第二、天分第三。

黄万香

黄万香（1889—1965），四川金堂福洪乡（今属成都市青白江区）人，祖籍广东。20岁时，嫁给同乡刘理照，开小旅店维生。20世纪20年代初，她偶然收留救治了突发痢疾的峨眉山道士詹龙清，得詹传授按摩技术。詹真人要求学生极严，同乡的师兄弟均不能卒业而去，唯黄万香刻苦好学，三年功成。她除了把詹真人道家按摩的招式牢牢掌握外，还练就了按摩查病的技术。30年代末，因自家旅店被洪水冲毁，遂到松潘、理县、茂县一带行医。40年代，她只身到成都楞伽庵街开业，后在卫生行政部门的组织下，成立了“针灸按摩门诊部”。1958年按公私合营的要求，更名为“针灸按摩专科医院”黄氏任该院按摩科主任，广泛为人治病，誉满蓉城。因黄氏按摩具有显著的道家特色及临床疗效，时著名丹医张觉人的夫人、长于小儿按摩的谢萍医师专门向其拜师参学。黄氏按摩亦被列为国家第一批中医药抢救与继承对象，时成都市卫生局曾指派柳惠文等四人跟师学艺，并整理总结其经验，后因“文革”终止。

［学术特色］

（1）突出部位按摩

詹黄张按摩学派提倡的部位按摩可以是一大片，可以大至全身，也可以小至一线、一点。点、线、面涵盖了全身所有有效治疗点（包括经络和穴位），突出按摩不同于针灸的独具优势，取治的部位重点是信息反应点、反馈点等五大类，部位名称通俗化。它针对人体神经、循环、消化、呼吸、泌尿、生殖、运动、经络各个系统，而不是仅仅一个经络系统，故此别名为“部位按摩法”。它省略记忆许多书上名称，以简代繁，便于记忆，有利于普及和推广。

（2）寻找信息反应点“保、激、补、治”全面调理

“以痛为腧”的体表反应点是反映和有效治疗相应内脏病的特殊部位。信息反馈点涵盖了经验部位、痛点诊断和治疗两大功能。詹黄张按摩法包纳了所有人体信息线路与信息点，如经络、穴位及当今盛行的反射医学各反射区信息及两者之外的其他信息点、线、面，所以可以在全身择优选择信息点，而不受原有经穴及反射区的限制。

黄万香的信息反应反馈点中，只有压痛信息反应反馈点，没有病人的变形信息反应反馈点。张诚毅受到北京梅花针疗法在背脊侧找皮下变形点作为刺激重点的启发，在临床中发现了更多的变形点。这些变形点不限于背脊侧，全身多处都可能发现。这些变形点受按摩刺激后，都可获得治疗效果。于是张诚毅就在黄氏重点之外又根据临床实际提出了“变形信息反应反馈点及酸涩点、麻木点、舒服点等”。这些点都有一定的诊断和治疗意义。

信息反应点，即人体敏感联络点。在人体相关部位按压、触摸出现的一些酸、麻、胀或奇痛反应既是诊断辨病的重点所在，反应点的不断减轻或消失，疾病也就随之趋于痊愈。

按摩查病是在人体表面检查脉象、皮下组织和关节的形状异常以及关节的声响异常，被按摩部位的酸、麻、胀、痛、热、舒服等异常反应；根据出现的这些阳性反应，判断疾病的寒、热、虚、实，属于哪一脏，哪一腑。对尚健者“保”，并“激”发其正气抗病，对已功能不足（虚）者“补”，对已病者处“治”。

（3）拨按截放有特色，调动自身能力

内因是变化的依据，外因是变化的条件。詹黄张按摩学派所采取的以揉、拨、摩为主的按摩手法，立足于调动人体内部积极因素来达到防病、治病的目的。本流派按摩以拨、揉、拍打为主，要求准确、深透。揉拨时手吸附于皮肤使皮下肌层组织轻柔拨动、皮骨之间动，但是皮不发红。张义、张诚毅完整地继承了黄氏揉、拨为主的特点，并在此基础上增加了拍打、摩法（以直线为主）。发明了向心摩送法，促进静脉血回流，消炎、消肿、止痛。詹黄张流派的特色，包括全身按摩与大面积按摩、拨麻筋（刺激神经）和截放动脉及向心性摩送静脉。

全身按摩主要是基于体质虚弱的病人需要全身调整，对顽疾需要调动全身的积极因素以达到治病的目的。一般病用不着动用全身手法时，采用病灶为重心的大面积按摩。

拨麻筋的部位甚多，但特别强调拨锁骨上窝（缺盆）麻筋（臂丛神经，附带拨到颈丛）。其他如腋、肘、腕、股、腘、踝的神经丛亦常拨。拨麻筋产生的生理电流冲向四肢末梢和大脑，不仅能改善四肢功能，而且通过改善脑的功能可以间接改善全身，有健身治病作用。

詹黄常用截放动脉和向心性摩送静脉方法。部位有喉侧颈总动脉，脐上、下腹主动脉，腹股沟下股动脉。张诚毅、任天华增加了截放锁骨后下方到上肢的动脉、大腿后方中线殷门处动脉与膝弯处动脉。截放动脉后可以增加血流速度及血流量，使毛细血管扩张用以生热祛寒，用截放堵留的动脉血冲击力冲开一些下游血管和冲走管壁的废物。向心性摩送静脉，可促使静脉血液回流，从而祛瘀生新，消肿消炎止痛，对非中毒性软组织伤病效果特佳。

（4）发挥按摩优势，通补结合以通为主

本派注重按摩独特优势的运用。具体操作时注意六大程序，即信息查病，确定保、补、治方案，选择适当体位，选取大面积内外的重点，全身放松式按摩、拍肩井收，注重疾病的缓、急、标、本。

认为按摩可以使离位的肌、骨复位，使粘连的组织分解，使管道内容物改变通排速度，使有关组织细胞因震抖而放松或活跃起来，完全是一种机械力作用。其次，按摩力可直接作用于人体的皮、肌、韧带、骨等运动系统，还可直接作用于神经、腺体、呼吸、消化、泌尿等器官，不但引起物理性变化，还引起生物化学变化。

詹黄张按摩学派认为“痛则不通，通则不痛；病则不通，通则不病”。以通为主，在缺盆、腋、肘、胯、腘等处反复揉、拨、推使之疏通，重视在腹部的压揉，用以补后天健先天。

（5）道法术统一于“八法”

本派临床讲究“准、透、度、熟、保、激、补、治”，将医道医理、手法、技术融为一体，具体体现在以下八法中。

准：是定位准，要求信息反应点要找准，这样才能做到有的放矢；病灶区找得准，取的部位也就准了。

透：是每个手法所要达到预期的要求，如拨麻筋要滚动，拨麻筋要麻感到位；压的力要达到预期的深度，或放射感达到预定的部位；技巧熟练。

度：是手法操作的深度即刺激量的大小，持续时间的长短，根据不同病体选取不同的疗时、疗程。较薄弱敏感部位宜轻，应达到治疗要求的深度；较丰满不那么敏感部位宜重，重不能伤及皮肉、筋骨、内脏。这就是《内经》所说的“病有浮沉，刺有深浅，各至其理，无过其道”。

熟：技术要熟练，出手要熟，系熟能生巧。

保：通过按摩信息检查，形状正常，刺激时又没有痛、胀、难受、麻木之感，说明基本健康，需要的是保。

激：激励之意不能只保，还得激发其正气，保健、斗病。

补：如果按摩信息检查发现局部形状不正常，压痛反应强烈或有胀感，提示功能虚弱，对外来的侵袭难抵御，则以补的原则补益虚损。

治：按摩信息检查发现形状正常，压痛明显，说明体内有疾病正在发生或有急性炎症，应采取治的原则。如果既有变形又有压痛，说明疾病正在进行，应采取有效的治疗。凡是信息反应点，都是信息反馈点，全部都可以作为“保、补、治”的重点。按摩信息检查时，如需要几秒钟才见反应，说明信息线路不畅，探测时发现反应迟钝，重手法也不痛不痒、拨麻筋不麻，是神经功能出了问题。是补或治应研究仔细，如果在信息点发现变形不正常，但刺激时却感觉无异常，提示是既往遗留病证，通过按摩可以使之消散而痊愈。

[传承发展]

张诚毅

张诚毅（1926—　），四川安岳人，毕业于四川大学。先后从事过教育、宣传与文史研究等工作，现任四川省金堂县新按摩研究会会长，高级按摩师。张诚毅于1961年在黄氏之子刘崇贵的引荐之下，拜黄万香为师，潜心学习按摩之术，1963年，张诚毅得黄万香允许，开始和黄万香、刘崇贵探讨总结黄氏按摩经验，并由他记录成册。但因“十年动乱”，文稿终不复存。

张诚毅在临床实践中，广参各家按摩技术，不断总结完善黄氏按摩法术，并在手法、查病、处方等方面进行了创新，临证善以特殊穴位点救治特殊疾病。如在手法上，除继承黄氏的拨、揉等法，加抖法起始、拍法开路、滑拿弹筋、向心性摩送消炎肿等；在查病上，新创耳郭二十点简易信息查病法、躯干四肢简易查病法等；在处方上，确定“保补激治”的治疗方案和情志、日常生活科学化、按摩、药物的全方位治疗举措等。为纪念詹真人及黄万香恩德，加之其普世精神，1991年起，张诚毅先后组建了金堂县、青白江区新按摩科学研究会，并担任会长，传授数百人按摩及自我按摩法术。著有《詹黄张按摩学概述》，于2013年由四川科技出版社出版，成为黄氏按摩的重要著作。传刘修利等学生。

刘修利

刘修利（1955—　），男，中国特技名医。1980年前往金堂县拜张诚毅为师学习詹黄张按摩学至今。经过三十多年的实践，在公开期刊及学术交流会上发表学术论文15篇，获全军医疗成果奖，成都市优秀科技论文奖。对詹黄张按摩学颇有心得，“浅述詹黄张新按摩学的形成及特点”在《按摩与导引》2009年第5期按摩流派专栏发表。受张诚毅、成都市市卫生局委托，执笔完成《詹黄张按摩学概述》由四川科技出版社2013年1月出版发行。

（三）天真按摩流派

[学派概述]

天真按摩派和詹黄张派一样，是四川地区较有特色的推拿按摩流派，该派尊峨眉山詹龙清真人为祖师，嫡传弟子黄万香是该流派的核心继承人，后刘崇贵、周述炎等人，继承和发扬该派按摩法术，在詹、黄、张流派之外，另外开辟成为一个按摩流派。该流派弟子尊道士詹真人为其鼻祖，按摩之术受道法自然影响，以“天真”命名该派。

流派传承图如下：

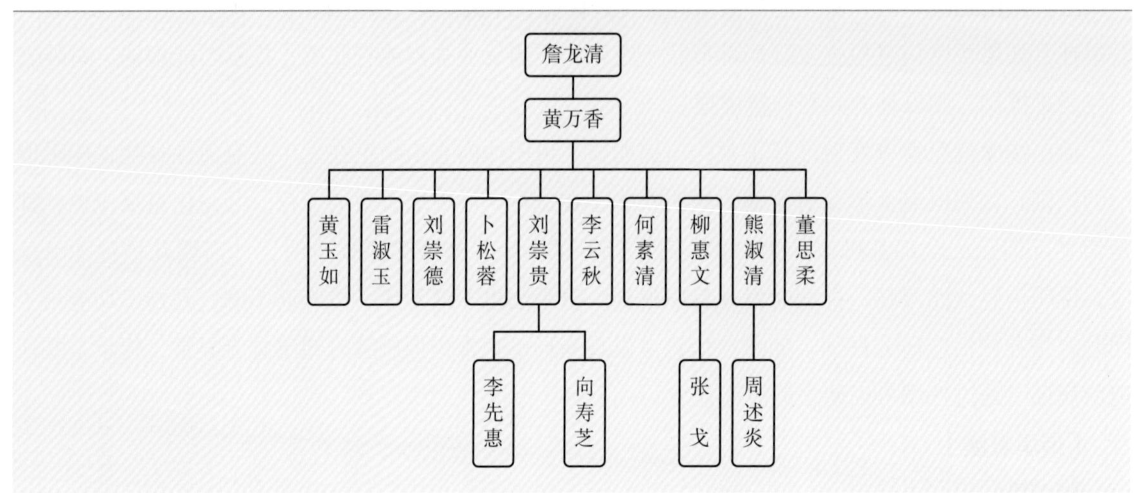

［学派名师］

同詹黄张流派。

［学术特色］

根据周述炎的归纳，天真按摩学术思想具有整体按摩、循经按摩、按摩查病和以神御气四大法则。

（1）整体按摩

天真按摩治病一般采用全身按摩。即使是局部病变，也循经按摩到很远。黄氏认为：“一脉不和，周身不安。”人体的每一个以节肢为单位的局部都是整体的缩影。人体一个部分发生了病变，在全身的各个部分都可能出现与病变部位相对应的反应点。刺激这些反应点，可以治疗病变部位的疾病。如腹泻可在天枢、脾俞、下巨虚、耳、手、足出现的反应点下手，刺激这些反应点，可共同治疗腹泻。所以，整体按摩就能全面刺激病理反应点，多渠道影响病变部位提高治疗效果。而绝非头痛医头。

整体按摩也不是泛泛的全身按摩。它是在按摩查病的基础上，有重点地进行按摩。这些重点就是病理反应点，具体表现为压（或提）痛点、舒适点、又痛又舒适点、麻木点、胀点等。这些点或成点状，或成线状，或成块状，可以分别出现在皮肤、腠理、肌肉、经脉、筋骨。除一部分病人能自己觉察外，主要是通过医生手上的触感体会出来。有些理论上有效的穴位，在触诊中没有反应，则不予选用。黄氏所谓“痛点即重点”。所以虽是全身按摩，要点却是通过触感寻找全身的多个病理反应点，把局部的病理反应点与整体的病变联系起来，故称整体按摩。

（2）循经按摩

古人云：“宁失其穴，勿失其经。”可见经络学说中经脉比穴位占有更重要的地位。黄氏在按摩中虽不谈经穴，但临床上，双手却基本上是循经而动。为了便于按摩经脉，黄氏手法多是指尖用力。故黄氏晚年，指尖变得比常人粗大得多。黄氏循经按摩的特点是重经不重穴，并沿经脉寸寸理通；取穴以阿是穴为主，即以痛为腧。对于经脉应掌握“脉行分肉之间”的大原则，即经脉运行于肌肉与肌肉，或肌肉与骨骼的间隙中。循经按摩得气感强，在经脉上按摩，酸、胀、冷、热、麻等不同的得气感明显强于不是经脉的地方，《灵枢·九针十二原》说："气至而有效，效之信若风吹云。"无论针灸、按摩，得气感越强，疗效越佳。因此，循经按摩与那些仅仅是放松肌肉的按摩不同。

循经按摩第二个优势是便于寻找反应点。黄氏按摩的重点是以压痛点为主的病理反应点上，可是这些病理反应点并不是漫无目的地全身去找，而是通过经络与经络、经络与脏腑的关系，为寻找病理反应点作出指南。如胃病就容易在中脘、梁门、梁丘、足三里、内关、脾俞、胃俞找到病理反应点。但一些病理反应点虽在经络路线上，却并不一定在定点的穴位上，甚至反映在周围的经筋上。

（3）按摩查病

按摩查病是以手的触感为基础。触感是按摩的神气，手法只是按摩的外形。按摩医师贵在以神御形，即以触感获得的资料来确定相应的治疗手法。按摩查病有查病因、查病位、指导治疗三方面作用。

查病因依据体内出现了寒、热、虚、实、痰、瘀等病变，皮肤、肌肉、经脉、脏腑就会在手下出现不同的异样感觉。如寒性收凝，病理反应点多呈紧缩感；热性弛张，病理反应点多呈绷胀；虚证肌肤松软，或指下空豁感；实证肌肤肿硬；痰证皮下如垫棉花或有结块；瘀证肌肤滞涩等。找到了病因以后，才能分别施以散寒、清热、补虚、泻实的手法。若脏腑寒热虚实各不同，即可凭触感分别施治。

查病位即首先分清是经脉自病，还是与经脉相联的脏腑病。经脉有病，多表现为经脉自身及其相关的皮肤、腠理、肌肉或是筋骨的板结、肿块、酸软、疼痛或运动障碍等。脏腑病除脏腑见证外，脏腑所在部位及与脏腑相关的穴位或特殊反应点上多出现异常。通过查到的反应点，先看反应点所在的经脉和穴位，再结合四诊，一般能作出正确的诊断。如足三里肿硬，施以一定压力，病人必出现明显压痛，再查膝盖有肿胀，病人关节必痛，即可诊断为关节炎。这是经脉自病，连及附属的经筋甚至皮肤发病。如膝盖无反应，中脘有壅塞，胃有收缩或肿胀之态，病人必胃痛胀等，即可诊断为胃病，这是与经脉相联属的脏腑病；如胃不痛胀，中脘柔和而神厥、气海有压痛，病人多腹泻纳差，则可诊断为脾肾气虚，这是里经之病影响表经不通。另外，也可用全息观点来看待病理反应点：如以整支手臂对应全身，则肩对应头，肘对应腰，手掌对应四肢；以前臂对应全身，则肘对应头，臂内对应腹，臂下部位对应四肢；以手对应全身，则腕对应头，手掌对应腹，手背对应背，指对应四肢。经络系统与全息系统是人体两个相互独立又相互联系的系统。由于人体的复杂性，有的病理反应点的出现还不能确知反应何病，但对症治疗也能使人感到轻松，可以消除潜在的病变。

循经诊察的关键是指导治疗，而按摩治病一般是由浅入深。病位浅则力着于浅表，病位深则用力至深处。虚证反应点多软，用力较小，实证反应点多硬，用力较大。另根据病因可确定用力的方向，如散寒用力多向内，如按法；解热用力多向外，如提扯法。如用力不辨重点部位，按摩治病只凭侥幸取效。如用力不辨深浅，病在皮肤而用力至肌肉，则力过病所；病在筋骨而用力至肌肉，则力未达病所，会劳而无功。如用力不辨大小，则虚证用大力易伤正，实证用小力难祛邪。如用力不辨方向，则难以平调阴阳；寒证清热证更寒，热证散寒证更热。均会降低疗效，甚至加重病情。浅处病变缓解以后，才宜向深一层治疗。还有个用力时间的问题。时间过短，达不到治疗效果；时间过长，又会损伤肌体。其间分寸也需通过触感来掌握。一般来说，病理反应点内的状况有一半的缓解即可结束治疗。

（4）以神御气

该派认为按摩手法只是按摩的外形，手的触觉和感应，以及建立在心境基础之上的功夫，才接近按摩的用神。形易学而难精，神易会而难成。真正神形合一、以神御气，甚至达到神感、神应、神化的效果，是很高的境界。故初学当以《医宗金鉴》之“机触于外，巧生于内，手随心转，法从手出”修炼能觉为宗。所以，按摩的过程，也是学习和修养的过程。

[传承发展]

周述炎

周述炎（1948— ），为黄氏弟子熊淑清之子。周述炎自小便对母亲的按摩技术产生了浓厚的兴趣，加之勤奋好学，孜孜不倦，很快便掌握了其母得自黄氏的按摩技巧法要。他在临床治疗中不断深入钻研《黄帝内经》，结合现代西医生理病理知识，用精思专，并根据《黄帝内经·上古天真论》的哲学思想，赋予了流派“天真”之名。周述炎最早在四川大学医务室工作，1985 年通过自学获得中医师资格，离职开设按摩诊所。

周述炎在多年临床实践中，摸索出脊柱相关疾病无创手术法，即在摸出脊柱具体病变的基础上再对症用力，使用力针对性强且安全有效，临床对治肩颈腰腿痛、顽固痛经、格林巴利综合征等疾病有效。其次，他将“天真”按摩与心理学、西医理论并武术等治疗相结合，拓宽了黄氏按摩的宽度和深度，发展和创新了黄氏按摩。另外，在手法上，他创新的提出可节省体力且疗效显著的以第二指掌关节为着力点的拳尖按揉法。总结而言，其按摩特色是融会医学与哲学为一体、以易学性命双融为依，以神感、神应、神化作用下的心理疗法和集开发智慧、调整精气神、治疗疑难杂症为一体的整体按摩法。周述炎著作《哲学与天真按摩》一书，于 2011 年由台北国际出版社出版。

（四）青城药功流派

[学派概述]

道教贵生并以济世度人为宗旨，正所谓“仙道贵生，无量度人”。因而道教药功源远流长，并在数千年历史中济世度人，发挥着重要作用。作为道教的第五洞天，青城山因其特殊的地缘环境和人文底蕴，吸引不少高道在此修炼并探索道教长生久视、延年益寿的养生方术。如唐朝著名道士孙思邈曾来到青城山，总结了青城道教的养生和药功，并开发中药，悬壶济世。至今，在青城尚有药王庙、药王山遗迹。道教药功传至清代以后，经过多名高道的研究和探索，开发和积累了许多用药独特、疗效突出的方术，并传承发扬下去。这是青城道教药功对中国医药的一大贡献。

流派传承图如右：

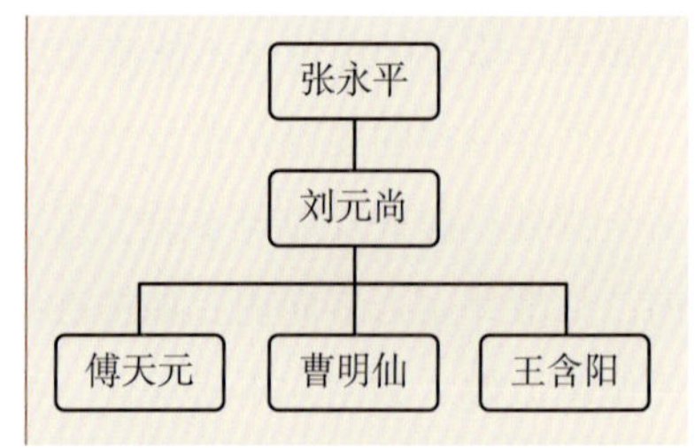

[学派名师]

李真果（图 15-1）

李真果（1880—1984），四川安岳县人。李真果 6 岁丧父，因过嗣给彭家，故人称彭老道。他原名雷风，号廷龙。后又改名泽风，或泽丰。李真果的青少年时代，曾参加四川义和团反帝爱国运动，起义受到镇压后他辗转到了遂宁，在遂宁县内的一座道教宫观出家。后随缘云游，来到四川渠县。在渠县云阳道观中，李真果巧遇高道王复阳，王收纳其为弟子，并亲自向他传授道家秘术、内练要旨，引领其学习《道德经》《阴符经》等道教要籍。更得王复阳“玄门四大丹”的冶炼方法，此四大丹为“乾坤一气丹”“金龟下海丹”“混元丹”“毒龙丹”，是道门丹家的治病秘方。

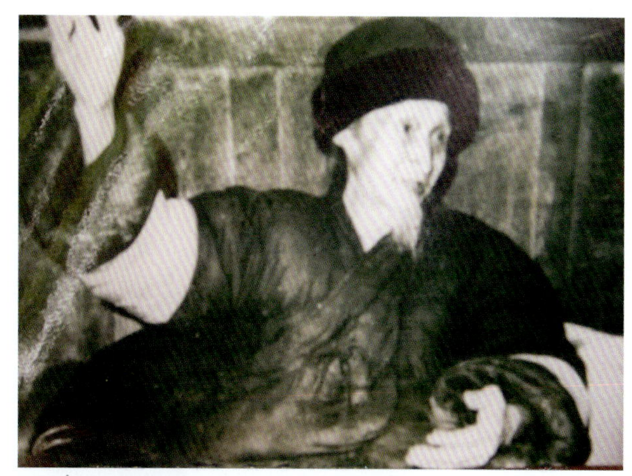

图 15-1 李真果

1927 年，李真果在二仙庵授“初真戒”，后又受终极三百戒、天仙大戒，至此受戒已满，律师阎永和赐其法名，恢复本姓，名真果，号不虚子，为全真教龙门派丹台碧洞宗弟子。李真果好四处求道访友，他曾在青城山圆明宫等处修行。因多年的云游经历，他识尝了诸多中草药，并精通药理药性，亲自炼制“九转还魂丹”“紫金丹”“济世仙丹”等为人治病。1979 年李真果迁居遂宁，为疗群众疾患，向当地政府申请成立医疗点，为人治病，不取私利。同时为方便群众治病，他还带教学生并研制各种膏方、仙丹等中成药，活人无数。但因环境的局限和相关因缘，李真果的医疗点受到查抄和封闭，他本人受到身体和精神双重折磨，1984 年羽化。

由于李真果道士与医家的双重身份，故其医道融汇了中医哲学和道家哲学的光芒。道家医学的基本理论认为宇宙乃“道”所生，道含有阴阳二气的对峙和流行。道生天地，天地生人，阴阳二气的相互交感和摩荡产生了天地万物和人。天地有物幻星辰、日月九州、四季迁移、四时变化等，人有五官九窍，四肢百骸，喜怒哀乐、旦夕祸福等，人法则天地精神于是可以悟道。李真果以道家医学理论来指导其医学实践，不仅重视人的自然生命的健康，还注重人精神生命的完善，即身心同治。他在为人治病的同时，首先要人检查自己的所作所为，要人悔过学好，劝人为善去恶，让人们保持良好的思想情绪，再为其治病。这种宗教色彩的身心疗法，受益了许多群众。据言李真果曾治疗了许多怪症绝症，如癫痫等，其用药简便、价廉，且效果很好（图 15-2）。

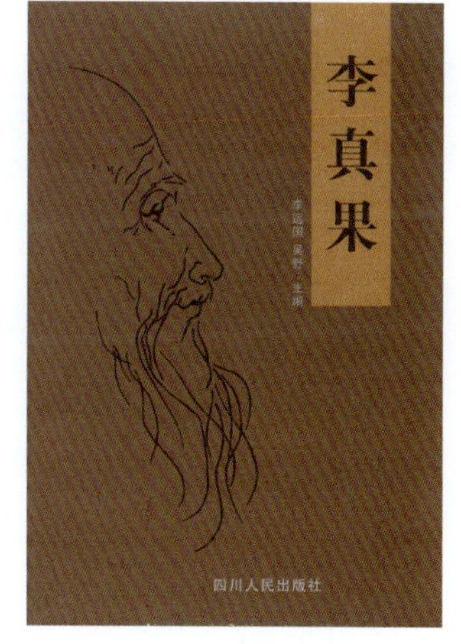

图 15-2 李真果书影

刘元尚

刘元尚（1893—1975），成都东郊大面铺（今属龙泉驿区）人。少年以贩布为生，后到灌县水磨乡黄龙观皈依道教，拜张永平道长为师。张永平道长，原为四川总督赵尔丰部下标统，一因战伤，二因留意性命之学，遂退隐黄龙观潜心修炼，时住持周道成道长感其诚，遂前往懋功（今小金县）观音阁（与黄龙观为同一传承系统）修炼，主动让位于张永平。张永平将武功与道教内丹功法熔为一炉，技艺大进，几入化境。1946 年，傅元天前往黄龙观欲拜刘元尚为师，刘元尚引拜永平之冢，自称师兄，而傅元天所学皆为刘元尚所教。其后，刘元尚又与道友慕至强等人参师学医。刘元尚精通医理，尤以针灸见长，经他医治的人，莫不佩服他高明的医术和高尚的医德。1955 年，易心莹广集道众，重整青城山，特邀刘元尚辅佐。刘元尚遂携傅元天等归青城，曾于丈人峰顶立定 7 天 7 夜。1975 年，刘元尚坐化，传有入室弟子数十人。其中，祖师殿曹明仙道长，功夫尤为纯厚。

王含阳

王含阳道长（1894—1967），四川江津县朱家坨人，因抗争包办婚姻，遁入空门，得当时黄龙观（今汶川水磨）住持刘元尚指引接纳，皈依道教，成为全真派弟子。王含阳曾在成都求学8年，又学过道经与医学，遂与傅元天、唐光华等共图黄龙观发展。王含阳在刘元尚之后继任黄龙观住持，其后他在传承道教真谛的同时，更接纳数名有志学医少年，为其义务授课，并开荒种药，采药制药，出诊治病，药功助人。“文革”间逝世。王含阳辨证准确，在药剂上有独到见解。在当地传得最神的是，他得以传承了青城药功的一项绝技——节育秘方，即让妇女服一剂汤药后，可以八年不孕。可以想见，在无现代避孕手段和技术的时代，为多少妇女减除了不必要的痛苦与负担。王含阳道长私下著作《鉴戒药性》（图15-3）（手抄本，经谢克庆等整理，已由四川科学技术出版社出版）。《鉴戒药性》是疗效肯定、传承有序的一部药学著作。在这部著作中，王道长除简明扼要地叙述了341种常用药物的性味功效外，还依于师承对绝大部分药物的用法，结合临床实际，写出了自己的认识和体会，这是十分难得的。依据该书有《鉴戒新编洞明序》的情况，说明该书所附的药物及方剂（共70余首），既有青城山道医师承的成果，亦有王道长自己的发明。

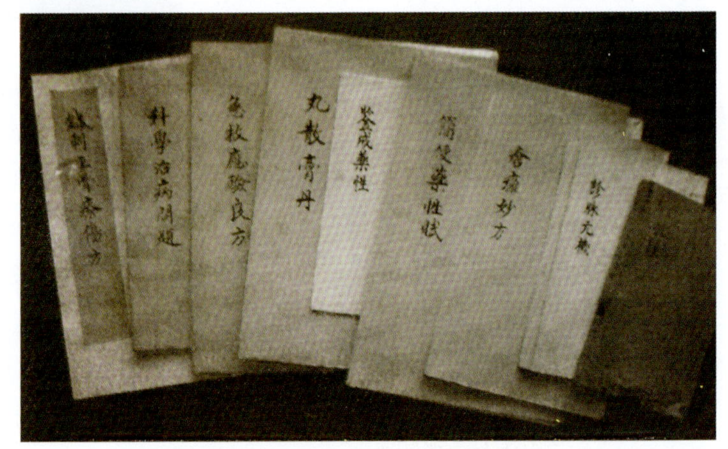

图15-3 《鉴戒药性》（手抄本）

［学术特色］

简、便、效、验

该派学术特色归纳为三点：一是简。道家尚简，故该派善于将常见病的证型分类，以一个基本方，辨明阴阳后加减使用，化繁为简，纲举目张。二是便，该派善于选择当地官药及草药，或新鲜捣烂外敷，或浸泡药酒（既内服又外敷），很是方便。三是效验。即结合习练道家武功或点穴拨筋，配合内外用药，使效验明显。

［传承发展］

曹明仙

曹明仙（1905—2010），俗名曹淑良，师从刘元尚，居青城山玉清宫，曹道长精于轻功，亦兼通医学，尤擅祝由、针灸、推拿及青城药功治病。又以青城山灵芝、土三七、血竭、赤车使者泡酒入药，助人治疗风湿疼痛与跌打损伤；又教人以白酒擦身，辅以拨筋之术治疗疑难杂症；另以青城山泡菜水解陈寒，草药治疮痈，灸法治风寒湿痹及虚证，以及符水治病等。有张至容者，侍道长十数年，现住持新津老君山，任新津县道教协会会长、四川道教协会副会长，多承其传。

薛永新

薛永新（1952— ），李真果弟子，李真人的内丹术及武功也远近闻名，但因时代限制，加之云游隐居，其毕生精华，特别是内丹之学，多未传授后学。薛永新少时学过木匠、石匠等，创办成都恩威集团公司，投入制药行业，并依师嘱研发“洁尔阴”，造福多人。

（五）维世唐门流派

[学派概述]

唐门是民间对维世门道学的俗称，唐门创始人为唐道宗，又称唐淑州，唐三复。叶自若拜唐门第四代传人为师，又因叶自若得道学完整教授，为唐门师尊印可，为维世门第五代传人。唐门以道家学说和易学为指导，重视性理功夫，在医学发用上提倡气化为本和六经辨证之理。

流派传承图如右：

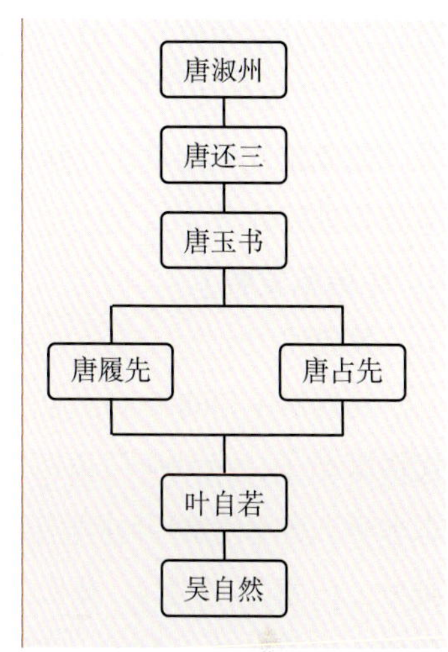

[学派名师]

叶自若

叶自若（1922—2003），原名叶裕良，号混芒道人，成都市崇庆县（今崇州市）上南街人。叶自若为家中次子，4 岁因患麻疹，时医误用寒凉，导致一耳听力受伤。5 岁后入当地模范学校，12 岁时失学，在家 4 年自学传统文化课程。期间身体患病，据云寒湿下注，双脚无法活动，诸医无效，后经人介绍求治于大邑县一吴姓中医师，及时诊治，即告痊愈，遂对传统医学极感兴趣。适当地名医何肇生设馆坐诊，兼以收徒，叶自若遂拜入何师门下，勤奋钻研，3 年期满，能处治常见疾患。

行医期间，经人引荐，去成都府参学隐仙学派复真堂维世门，听授道学。维世门道学创始人为唐道宗（又名淑州，得授于复真秘传，后创立唐门。被四川民间俗称“唐门”，但此唐门为道家俗家弟子一脉，与江湖甚传的擅用毒药、暗器“唐门”不同，略与槐轩刘门齐名，但早于槐轩门，其学术特点与刘门类似，新中国成立前成都会府东街为该派复真书局，主要出版其学术书籍，曾经还有祭祀开派祖师的淑州公祠），号三复居士，据云得异人（即复真，传为吕洞宾祖师的化身）传授，继承伏羲、文王、周公、孔子易学，提倡三教合一、复性归真，其要义为“穷理尽性以至于命”。叶自若所拜为唐门第四代掌教唐履先与唐占先。唐门教人，均先授入门性理功夫，后视其德行因缘，再授命理易道功夫。其性理功夫为中庸天人一贯之理，命理功夫则为内丹原理与口诀实修。当时同门学者众多，蜀中名仕谢无量、中医大家蒲辅周等人均参学唐门。因叶自若得道学完整教授，得为唐门师尊印可，为维世门第五代传人。叶自若在成都学道期间，同时求学多位中医名师，包括同门蒲辅周、胡召一、魏竹坡、钟相芹、戴天鸣等人，使医道更加圆融。

新中国成立后，叶自若回到家乡崇庆县设立“尚术诊所”（1966 年并入崇庆县中医院）。1980 年退休后，叶辗转成都市区、温江、都江堰多地行医，因救治多例重症鼓胀之病，病家腹胀消退痊愈极快，众人戏称“叶日焉”（“焉”是成都话，软下去的意思，其牌匾现在其学生吴自然处），叶极善临床，能日诊百余人。叶自若精研道学、医学多年，自撰《些子经》《伤寒集要》《邪势别治论》《道经》《传灯法要》《性理学》等，均为秘传，弟子多人，其关门弟子吴自然得其精要。

[学术特色]

阴阳水火平匀合化

叶自若因精通易道，故返用于医学，贯通仲景《伤寒》六经气化之理，特别对三阴重症，擅重用姜、桂、附等热药，处方味数不多（少则 3 ～ 5 味，多不超出 10 味），然量大而准，效果奇佳。

其处治理论，提倡人体阴阳水火平匀合化，含暖遍熔，贯平通匀，而不囿于某方剂上着力，所谓“识用诸方宜，神工对病难”。而对于当今医学所谓的癌症，叶则认为“气血贯通真，癌瘤凝结假”，所以，在处治相关病人时，往往注重在病人整体阴阳水火上入手，而非一般医生使用所谓的“抗癌药”，故而极少使用所谓的“清热解毒，化瘀消肿”攻散之药。叶更认为癌症实为人体阴精阳气衰微，造成正气不能贯注经脉周身，形成寒痰湿阻等癥结，处治当以救护人体气化偏差，辨证给予相应药物进行处方。

[传承发展]

吴自然

吴自然（1968—　），原名吴世贵，大邑县人。师从鹤鸣山道观杨明江道长，为全真龙门派第 21 代俗家弟子，又拜唐门道医叶自若为师，为四川维世唐门第六代传人。吴自然自幼家境贫寒，立志求学。曾于 1989 年求学于岳父王金忠老夫子处（祖传六代中医）始研医道，通读岐黄、《难经》，研习《伤寒》《金匮》、郑氏三书等，继学修于中医学院邹学熹处，研习医易学 3 年。后机缘巧合，得遇叶自若，并于 1997 正式拜其为师，成为唐门入室弟子。叶自若传授其平生所学，并授以唐门性命功夫口诀次第，《易道真传》《周易精义》《周易实事》等全授口诀。后于 2001 年亲授《些子经》《邪势别治论》要义并授以唐门第六代道统。

2003 年叶自若仙逝后，吴自然研习贯通该派精髓。2011 年考取执业医师证，着手发扬原真道医学，通过网络课堂，创立“太极医道”，致力于医易丹道的传承发展。现就职于都江堰糖尿病专科医院任中医师。

吴自然在学术上提出“命根水火”一体的观点，即认为元阴元阳同为一体而发用和谐，灵通活泼。并重视人体两线即“起达线、固归线”（元气运行线），三枢即“少阴枢、少阳枢和神枢互化”的生理重要性，力主“和化大宗”。临床提倡扶阳不伤元阴，滋阴含适元阳，以恢复气血充盈于表里贯通，含暖遍溶，息息舒适为准线，以契合《内经》“阴平阳秘，精神乃治”性命原旨的生理正机。推原人体精气和化“含三为一”思想，即人体精气和化的发源性、本体性及发用性。

二、著名医家

王明月

王明月（1868—1948），俗号青峰，四川南部县人，全真龙门派第二十代道士。自幼勤学好武，民国初年应四川军事考试，名列第二。曾任团长，退役四川。于保宁县（今阆中）玄极殿出家，从师陈圆智。旋又从合川雷道士学武，得重庆一高人传授内功。善治疯人病，曾欲办疯人医院不果，乃访名山修炼玄功。1931 年到鹤鸣山，潜心研读道教经典，并培修殿宇，绿化环境。

王明月承袭祖天师张陵五斗米道为人治病的道教传统和张三丰的内家拳术。不仅义务施治，潜心授教，且常勉励弟子要平心息气，淡泊做人。1948 年回乡探亲，不久病故，终年八十余岁。生前授徒洪庆丰、严正邦、张至益等人。

李杰

李杰（1876—？），字太清，道号永宏，传为四川江油县明镜乡人，人称欢喜道人。李杰天资聪颖，喜好武术，25 岁考中秀才。后参加四川党人李实在江油发动的同盟会反清起义，起义失败后，李杰遂投往青城山，出家从道。1916 年，李杰来到剑阁县太华山，在此居住十余年，除继续从事道教活动外，还习练武功，为人治病，吟诗作画。晚年，李杰曾到成都，漫游青城山和青羊宫，间或为人治病。

李杰集内丹、医疗、武术于一身，善治跌打损伤之类的外伤疾病，对于妇科、疑难病证亦有奇功妙方。他除了以中药、膏散治病之外，亦间施符篆化水，常于赶集之日在街上搭桌摆墨，为人算命施医，有求必应。他本人恬静淡泊、安贫乐道。传弟子王庆余。

张至益

张至益（1902—1992），戒名张信益，全真龙门派第二十一代道士。原籍四川资中，幼丧双亲，随舅父住乐山。1919 年到大邑鹤鸣山出家，拜王明月为师。1927 年到成都二仙庵受全真三坛大戒。在青羊宫等处学习道教经仪和武功，旋又师从朱智涵道长学习道教秘传武功。在学习和实践中，创造出一套独特的武功拳术。五年后隐居大邑鹤鸣山，潜心修炼。曾任大邑王泗乡田庵子住持，“土改”后定居王泗农村，以治骨伤为业。“十一届三中全会”后，受聘到青城山传授道教武功。1987 年回鹤鸣山迎仙阁任住持。1989 年，全真龙门派在北京白云观传戒，张至益被礼请为传戒法会的演礼大师。

张至益道长为人爽直，多交结武术精英。当今著名的北派拳术大师海灯就是他早年的师兄弟。张道长八十多岁高龄仍耳目聪明，每早坚持练功，能步行百里，坚持以骨伤专长为乡民治病，其武医之术，亦多传俗家弟子。现大邑殷氏骨科等，源于张至益传授。

蒋信平

蒋信平（1902—2013），四川乐至县人，青年时代在青城后山太清宫出家，曾任绵阳玉皇观开放筹备组组长、青城山管委会主任、成都市道教协会会长等职，擅长内丹及龙门太极拳，博及医药，善以中草药及药酒为人治病，尤善治结石病，如肝、胆结石，肾结石等，并主张观察病人用药后的反应、搜集病人从二便中排出的结石样本，以不断完善和总结临证经验。亦注重结合习练道家武功和点穴拨筋，使内外合治，增强疗效。

周潜川

周潜川（1907—1971），字笛横，四川威远人，生于书香世家，早年从军，并于海外求学。回国后习武受伤，经峨眉高僧永严法师治愈，遂依止永严法师（永严法师亦兼通道学），法号“镇健”，为峨眉临济宗第十二代传人。周潜川得入峨眉后，潜心研习峨眉诸学，阅藏并深研丹道之学，于内丹、外丹、武术及至本草、针灸、推拿等皆深研而通达。他好学不倦，广涉佛道及民间诸门技艺，游学于诸名山之间，于佛、道各门养生术均有深入研究。如此，周氏之学旁及诸子、术数、气功、武术，并旁通儒、释、道三家之学。抗战结束，周氏悬壶上海、北京、山西等地，20 世纪 60 年代初，因治愈山西省委秘书长之顽疾痼病，又被盛情聘入山西省中医研究所工作。此间周氏每年应邀赴各省、军区为领导干部治病，讲授气功与养生之道，但不久蒙难入狱，直到 80 年代才得以昭雪平反。

周潜川著《气功药饵疗法与救治偏差手术》，介绍了气功疗法的常识及其与药饵配合的辨证理论，以及练功出现偏差的救治方法；著《气功疗法峨眉十二庄释密》以自己的亲身操练和心得，对气功动功门派——“峨眉十二庄”的口诀和句解做注解。从周氏所著两书可知，峨眉庄功是择佛道两家之长而创立的一套动功和静功并重的功夫，同时也注重服饵的配合。其动功分为十二个锻炼方式，故名“十二庄”：天字庄、地字庄、之字庄、心字庄、龙字庄、鹤字庄、风字庄、云字庄、大字庄、小字庄、幽字庄、冥字庄。十二庄的练功原则，是以天地两庄为统一的基础，并根据练功者自身阴阳虚实状况，选择其中的某种加功方法。而每一种庄功都有具体的次第练法，不可逾级。为补十二庄的不足，还有六大专修功，亦可连接动功和静功，名虎步功、重锤功、缩地功、悬囊功、指穴功、涅槃功。

张义尚

张义尚（1910—2001），出生于四川忠县（今属重庆）。幼时丧母又体弱多病，几丧生命，遂练拳习武。早年学道于龙门派和西派，又兼及武功，如金家功夫等。后皈依贝马布达、根桑、贡嘎上师等学密，又在成都得道家三家相见、金鼎火符之道，列入杨氏太极名家李雅轩之门墙，旁及医药、术数。

张义尚秉承中国传统文化，一生勤求养生之道，于道、佛、医、武等均有参究。在养生方面，他主张身心并重、性命双修。在命功方面，他将养生的措施分为上、中、下三乘。中、下乘功夫是如易筋经、五禽戏、童子功等炼气壮形的功夫，最上层功夫则是道家南宗三家相见同类阴阳人元丹法，此人元金丹是命功的极致。在性功方面，他认为道家不及佛家，佛家的明心见性、彻了性命、了脱生死，是性功的终极。

张义尚将阴阳大道分为本身阴阳、同类阴阳、虚空阴阳三类。认为北派强调性命双修，其所谓的内丹术是利用本身阴阳的修法，故是清净功法，也称清净丹法；真正的内丹则是南宗的人元金丹，此法利用身外同类阴阳，即三家相见的功夫，是“依阴阳而修出阴阳，藉世法而修出世间”。他强调人元之学不离三家，绝非俗传的两家之学，并斥责两家之学实是变相的房中术。他言：“殊不知道家伯阳、纯阳、紫阳、三丰等一脉相承的真正人元丹法，则是不离‘三家’。也就是说，龙虎、铅汞、火药等等，皆自外来，而与丹士本人配成‘三家’，行功者只坐享其成而已。”

张义尚认为人元金丹实际是以术延命之最高、最简易迅速的法门，此法的筑基方法是把人体生命当作一盏明灯，除了少消耗外，还需往灯中加油，使灯长明不灭。但此法需法、财、侣、地俱备，故条件艰难，故福德因缘不够者尚难成功。但若条件俱足，其功验可立竿见影。张义尚著述颇多，有《养生蠡测》《丹道薪传》《武功薪传》《中医薪传》《禅密薪传》等流传。

丁宗阳

丁宗阳道长（1916—2006），德阳市中江县龙台区人，幼时家境贫寒，遂在亲友引荐下，到青城山天师洞拜文理德道长为师，学习道教礼仪、历史、经文等，受青城药功感染，潜心钻研医学，独创中草药排石技术，在民间享有较高声誉。“文革”之后，为避免还俗，丁道长遂云游四方，潜心修道。后于1989年接蒋信平道长位，住持绵阳玉皇道观，修炼内丹并将道教医学传授崔高清道长。2000年回青城山全真观，2006年正月初三羽化。多承继青城药功的治疗理念，开发和积累了许多用药独特、疗效突出的方术，尤善用中草药治疗结石及相关疑难杂症。

杨明远

杨明远道长（1936— ），俗名杨明清，四川什邡人，全真道邱祖龙门派第二十代高功法师，四川省道教协会副会长，现任什邡市师古镇药王宫主持。自幼被青城山道长李元恩收养而入道门，得蜀中禅辉大师、李元恩道长、蒋信平道长等真传，尤善非遗文化“道医火疗法”，有独到疗效。

王庆余

王庆余（1937— ），祖籍山西忻县，幼承家学，8岁时拜其父的结拜兄弟杨少云学武，后得家父传授祖传的筋经功和伤科手法及秘方。1947 年，经其父挚友杜心武的引荐，拜欢喜道人李杰为师，得道家内丹功传授。王庆余 50 年代从师范学院毕业后被分到甘孜康定任教，工作之余，他刻苦操练并钻研中医经典，更以所学为人治病疗伤。20 世纪 80 年代，王庆余受国家体委委派，任国家游泳队随队医生，建功甚多。与旷文楠合著《道医窥秘》，阐述道医渊源、特色及基本理论，并介绍道医诊疗技术及秘传方剂，著《秘传道家筋经内丹功》阐述道家气功理论，介绍筋经功的静功、动功、点穴按摩、药功实践等知识。王庆余曾传授技法于刘力红等，另传美国弟子傅海纳，海纳结合王氏传授，在美国倡导自然医学，现任美国自然医学院中国传统医学系主任。

宋仲华

宋仲华（1941—　），道名宋嗣华，香港道教联合会会员。1998 年来四川闻听绵阳南湖玉皇观中草药治结石，1999 年入住玉皇观出家学道、学医。十多年来，采用针灸治病救人。2001 年在成都中医学院进修针灸推拿并结业，又随王再谟侍诊学习，同时跟名医黄迪君学针灸。2003 年就读绵阳医科学校，2006 年毕业，获得中西医结合证书，2008 ～ 2009 年在绵阳市中医院进修，2009 年 1 月考取执业医师证，注册医师，宋仲华长期在绵阳经开区玉皇观诊所（今玉皇观中医诊所）出诊，深受患者欢迎，并多次被海外（阿根廷、印尼、俄罗斯、丹麦）邀请义诊，并担任夏威夷东方医学院客座教授。

崔琼芳

崔琼芳（1952—　），道名崔高清，四川绵阳人，1987 年 6 月在青城山出家。1997 ～ 2011 年，任绵阳市南湖玉皇观管委会主任，2006 年当选为绵阳市道协副会长，现任绵阳市道协名誉副会长。1998 年至今任绵阳市经开区玉皇观慈善诊所（现更名为玉皇观中医诊所）法定代表人。

崔高清得丁宗阳、蒋信平两道长药学、道学传授，1995 年与丁宗阳、沈岳武（道名沈永中）一起授天仙戒后，来绵阳南湖玉皇观进一步跟丁宗阳学中草药排石，1996 年随同沈岳武医师去湖南湘潭、浏阳、韶山等地道观参访学道学医。曾在成都中医药大学、绵阳市中医医院进修中医，在青羊宫道教文化研修班学道、学医。2003 后就读于绵阳医科学校，获得中西医结合毕业证书。2009 年 1 月考取国家执业医师证，注册医师。现在绵阳开设中医门诊“玉皇观中医诊所”，运用中草药救死扶伤，特别是治疗肝、胆结石，肾结石，输尿管结石，膀胱结石等。曾治疗 3 例胰腺结石病患，其中一例为 2009 年北川羌族自治县青片河乡上武村一村干部，服药效果显著，现身体强壮，能上山劳动、种地、采药，崔道长行医至今门诊病志均有记录，善于总结。

赵文

赵文（1963—2016），主任中医师，成都中医药大学兼职硕士生导师、四川省中医药科学院兼职研究员、四川大学道教与宗教文化研究所客座教授，曾任成都市宗教局副局长、成都市卫生局（中医管理局）副局长、成都中医药学会会长、四川省佛教协会咨询委员会副主席、四川省医学伦理专家委员会副主任。早年随其祖父益卿公学习医学；师从李仲愚、刘立千、李孔定、杨思澍等名师，学习传统医道、藏医，并儒、释、道三家之学，发表多篇论文，著有《宗教行为与心理治疗》《医道家课》《医道灵源》《宗教与中医学发微》，参编《李孔定医学三书》等。主要研究方向为中医哲学与中医经典临床。

傅钢

傅钢（1979—　），道名傅至禾，四川南部人，2000 年就读成都中医药大学成教学院，获得中医专业毕业证书，师承杨明远道长，为全真龙脉派二十一代俗家弟子，长期跟随杨明远道长研究道医秘方、验方的精髓；正撰著《道芯堂九记》等，首创“自然能量疗法”通过身体通病阀门进行经络拍打加道家经方治疗疾病，对妇科疾病如子宫肌瘤、乳腺纤维瘤有较多研究。

参考文献

[1] 道藏（第2、4、5、19、20、23、24册）[Z]. 北京、上海、天津：文物出版社、上海书店、天津古籍出版社，1988：127.

[2] 藏外道书（第21、33册）[Z]. 成都：巴蜀书社，1994：501.

[3] 胡孚琛. 丹道仙术入门［M］. 北京：社会科学文献出版社，2009：66.

[4] 尚志钧. 石药尔雅简介［J］. 基层中医杂志，2001（3）：34.

[5] 韩懋著，蔡铁如整理. 韩氏医通［M］. 北京：人民军医出版社，2011.

[6] 盖建民. 道教医学［M］. 北京：宗教文化出版社，2001.

[7] 孙洋. 四川天真按摩流派的整理研究［D］. 成都：成都中医药大学，2007：12.

[8] 周述炎. 哲学与天真按摩［M］. 台北：台北国际出版社，2011.

[9] 贾喆成，何长源. 忆恩师王含阳事略［A］. 张力. 水磨声声［C］. 成都：四川美术出版社，2010：199-200.

[10] 张义尚. 丹道薪传［M］. 北京：社会科学文献出版社，2012.

[11] 姚向东，杨新松. 黄龙观［A］. 张力. 水磨声声［C］. 成都：四川美术出版社，2010：39-42.

[12] 李远国. 四川道教史话［M］. 成都：四川人民出版社，1985.

[13] 李远国，吴野. 李真果［M］. 成都：四川人民出版社，1992.

[14] 杨明江. 鹤鸣山志［M］. 成都：四川人民出版社，2014.

[15] 王家祐，冯广宏. 道教之源［M］. 成都：巴蜀书社，2005.

[16] 祝守明. 道医概说［M］. 北京：中国古籍出版社，2009.

[17] 卿希泰，唐大潮. 道教史［M］. 南京：江苏人民出版社，2006.

[18] 王庆余. 秘传道家筋经内丹功［M］. 北京：人民体育出版社，1990.

[19] 卫复华. 鹤鸣山道士王明月［J］. 宗教学研究，1994（1）：6-8.

[20] 齐豫. 访鹤鸣山张至益道长［J］. 中国道教，1988（4）：56.

[21] 张觉人著，张居能整理. 中国炼丹术与丹药［M］. 北京：学苑出版社，2009.

[22] 张存悌. 中医火神派探讨［M］. 北京：人民卫生出版社，2010.

[23] 张诚毅，刘修利. 詹黄张按摩学概述［M］. 成都：四川科学技术出版社，2013.

[24] 赵文. 宗教与中医学发微（第2版）[M]. 北京：宗教文化出版社，2013.

[25] 廖育群. 周潜川、廖厚泽与《古脉法》[J]. 中国科技史料，2001（4）：343-359.

[26]《海药本草》五代李珣著，尚志钧辑校（皖南医学院科研所1983年影印本）.

[27] 严世芸. 中国医籍通考［M］. 上海：上海中医药大学出版社，1994.

[28] 宋·李昉. 太平广记（卷第8）[M]. 北京：中华书局，1981.

（赵文　高芙蕖）

第十六章　养生学派

四川地区中医养生学源远流长，早在夏商时期的彭祖晚年就定居于犍为郡武谋（今四川彭山县）。古往今来，俊秀的巴山蜀水孕育了灿烂的巴蜀文化。在这个人才辈出之地，文人雅士爱好医学，注重养生之术，其中最具代表性的人物是北宋大文豪苏东坡，其他如李白、杜甫、白居易、陆游等文人也曾游历并久居于四川，对养生求寿也都有过积极探索。

巴蜀之地具有浓厚的道教文化氛围，鹤鸣山为道教的发源之地，青城山为道教的发祥地，峨眉山也为佛道修行的名山。道、医与养生有着千丝万缕的关系，一人身兼道士、医家、养生家的现象，在古代四川十分普遍，民间也流传“十道九医”的说法。历代巴蜀出现了很多医道结合，重视养生长寿之术的道医。最早的是商周时期的著名养生家彭祖，后有杜光庭、皇甫坦、韩懋等人。

在食疗养生方面，以刘继林、彭铭泉、刘正才等为代表，通过潜心研究和经验积累，丰富了传统食疗理论，创新出许多食疗方和剂型，并著书立说，向大众普及食疗养生法，闻名全国。川派功法养生受四川道教及武术发展的深刻影响，在近现代较为兴盛，主要代表人物有郑怀贤、杜自明、杨天鹏、李仲愚等人及其传人对功法养生的研究和实践，并各自创办研究院，聚集了大批人才，将功法养生发扬光大。尤其是近年以来，川派中医养生以成都中医药大学为学术中心，通过学校多年的人才培养和学术研究，使其影响力覆盖巴蜀，并远及全国，甚至其中有不少人走出四川，蜚声中外。

第一节　医道溯源

四川环境优美，土地肥沃，物产丰富，钟灵毓秀，农业经济发达，被誉为“天府之国”。隋代卢思道曰：“西蜀称天府，由来擅沃饶。”《华阳国志·蜀志》云：蜀地“沃野千里号为陆海”，“其山林泽渔，园囿瓜果、四节代熟、靡不有焉”，“皆溉灌稻田，膏润稼穑……又识察水脉，穿广都盐井、诸陂池，蜀于是盛有养生之饶焉。”发达的农业经济，富足的生活，适宜的自然环境，是四川的养生文化产生的基础和保障。

四川境内江河纵横，气候阴冷潮湿，山林之间多瘴疠之气，人易患病，这促使巴蜀人民注重养生、防病。富足的土地，俊秀的山川，丰富的中医药文化和医药资源，为中医养生提供了良好的环境条件。竞相辈出的中医名人、医家，潜心研究医理，探索和实践养生，故其养生思想与经验十分丰富，在中医养生方面取得了巨大的成就。

一、历史医家

彭祖（图 16–1）

彭祖生活于夏商时期，晚年定居犍为郡武谋（今四川彭山县东），病故后葬于此，据传寿达 800

岁（约当今之 130 余岁），今四川彭山县东不远处尚存有彭祖祠。据记载，彭祖是最早运用导引术延年益寿的代表人物，是中国烹饪术、气功术、房中术的鼻祖。有学者认为：彭祖与《山海经》中川东巫山地区的一些精通医道且追求长生不死的巫彭氏族有关。这一氏族的一些巫师到了中原，因精通医道和养生术，且都高寿，故被尊称为彭祖。传说中的彭祖可能是代指巫彭这一精通医学和养生术的氏族。

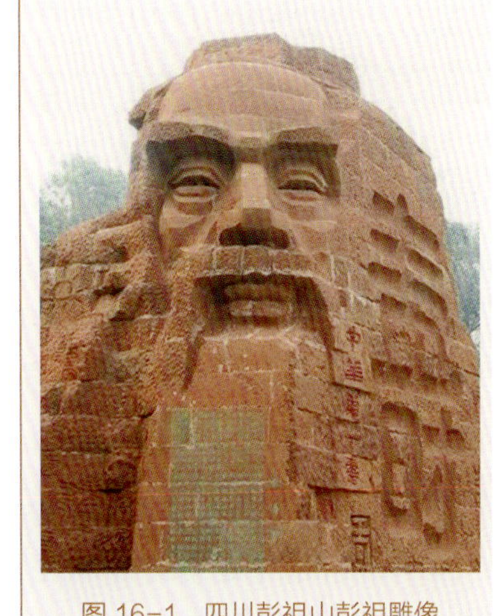
图 16-1　四川彭祖山彭祖雕像

严龟

严龟，生活于唐代，梓州盐亭（今属四川）人，其父严譔是镇南军节度使，唐昭宗时曾宣慰汴寨。他通晓医学，著有《严龟食法》十卷，《新唐书·艺文志》中载有书名，惜今已佚。该书是我国较早的食疗专著之一。

陈士良

陈士良，公元 874 ～ 880 年曾任剑州医学助教、药局奉御，专门掌调饮食，撰成《食性本草》十卷，讲授食用、具有补养作用的中药。

陈抟

陈抟，融合儒家修养、佛教禅理，形成了系统内丹理论，提出“炼精化气”“炼气化神”“炼神还虚”“复归无极”的内丹修炼法。主张通过修炼睡功以摄生延年，时常一眠数日，人称睡仙。其睡诀（又名“蛰龙法”）曰：“龙归元海，阳潜于阴。人曰蛰龙，我却蛰心。默藏其用，息之深深。白云高卧，世无知音。”

田锡

田锡（941—1003），字表圣，北宋嘉州洪雅（今四川省洪雅县）人，自幼聪明，好读书写作。太平兴国三年进士，官至谏议大夫。他学识广博，方正敢言，一生著作颇多，撰有《曲本草》一卷，介绍了多种药酒的功能。

苏轼（图 16-2）

苏轼（1036—1101），字子瞻，号东坡居士，眉州眉山（今四川眉山市）人，北宋著名的文学家、艺术家。不仅在诗、词、赋、散文、书法、绘画等方面造诣极高，而且在医药方面也有较深的研究，是中国历史上罕见的全才。苏轼的从政生涯坎坷，在宦海沉浮中多次被贬谪。然而，生活在艰苦恶劣环境中，且医疗条件较为低下，他能寿近古稀，皆得益于他深究养生之术，力行养生之法。

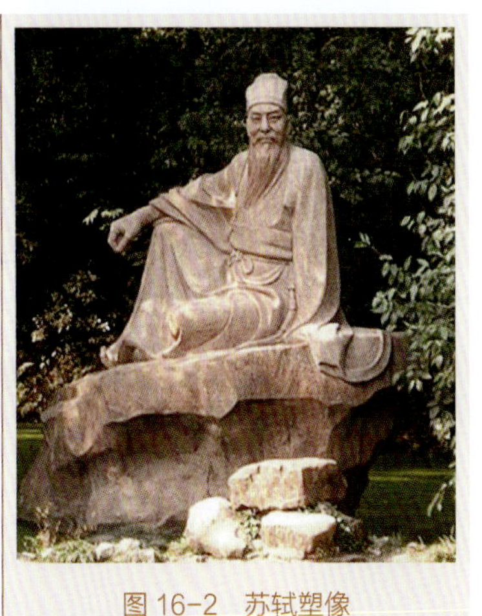
图 16-2　苏轼塑像

苏轼对医学和养生学颇有研究，更注重身体力行。他非常注意饮食调养，坚持“已饥方食，未饱先止”“宽胃以养气”等养生原则。他在《安州老人食蜜歌》《服生姜法》《服茯苓法》《桂酒颂》《漱茶说》等文中详细地介绍了服食蜂蜜、生姜、茯苓、桂枝、茶等药食的方法和功效。苏轼喜结交道士、禅僧，受到他们的影响，常静坐养性。曾在海南儋县建了一座用于静坐养生，安神静志的“息轩”。还结合中医气血理论，自创气功保健法，包括卧息功、步息功、爬行功和桥功等。因而，苏轼是川派养生家中，文、医、养皆具的代表文人之一。

郭长孺

郭长孺，宋代四川成都人。博学多才，对医卜、阴阳、佛道、地理皆有研究。尤其擅长治疗杂病，精通食物疗法，著有《蔬食》《阴阳杂证图说》二书行世，惜均佚。

陆游（图 16–3）

陆游（1125—1210），字务观，自号放翁，越州山阴（今浙江绍兴）人，南宋著名爱国诗人，通晓医学，擅长养生。乾道六年（1170）入蜀，任夔州（今重庆奉节）通判，淳熙五年（1178）奉诏回朝，在蜀居住八年，对巴蜀留有深厚的感情，自谓“自计前生定蜀人”。他生活在兵荒马乱的动荡年代，一生戎马倥偬，坎坷不平，平素身体虚弱，自谓：“禀赋本不强，四十已遽衰，药裹不离手，对酒盘无梨。”然而他通晓医理，养生得法，寿至八十五岁。

陆游特别重视习武，视其为养生保健的良好途径。他熟谙药草，将自己收集的药方汇集编写出《陆氏续集验方》。重视食粥养生，他晚年出现眼睛昏花，常食用枸杞粥，日久得以好转。平日喜饮甜酒，亦喜欢泡药浴，每天晚上用温水泡脚，这样可以刺激穴位，放松全身经脉。

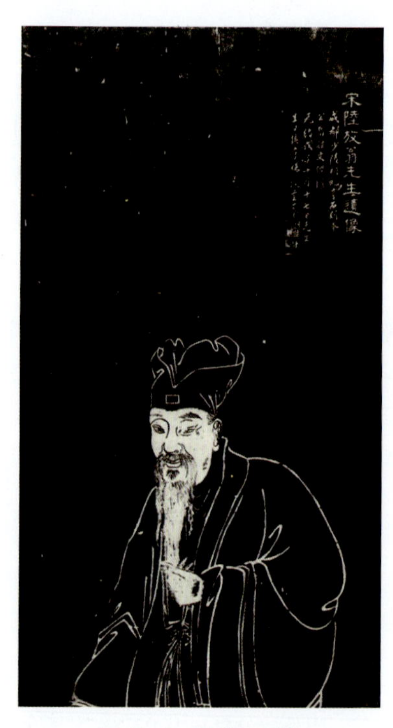

图 16–3 陆游石刻像

李化楠

李化楠（1713—1768），字廷节，号石亭、醒园、让斋，四川罗江县人。乾隆七年进士，为官勤于治理，政声卓著。好诗，平生以诗为性命，尤爱苏轼诗，爱美食，乾隆年间写成《醒园录》食谱二卷，今存。

黄云鹄

黄云鹄（1819—1898），字翔云，蕲州（今湖北蕲春）人。是晚清著名的文学家、经学家、书法家。自幼勤学，二十四岁中举人，咸丰三年（1853）中进士，历任刑部主事和兵部郎中。为人耿直而得罪上司，被放任四川，任成都知府、四川盐茶道署理按察使等职。因不畏强权，执法公正，被誉为“黄青天”。他一生著述丰富，工于诗书，有《群经引论大旨》六卷、《学易浅说》十四卷、《花潭集咏》《念昔斋寤言图纂》《实其文斋文钞》《归田诗抄》等。此外，好饮食养生，总结古代的药粥，撰写出药粥专著《粥谱》。

周述官

周述官（1853—1926），字守孺，四川巴县人，清光绪癸巳科举人。生而体弱，长失调养，再加饮食不节，罹患疫寒积沸等症，又嗜酒及吸食鸦片，以致体愈羸，病愈臻，虽经多方调治，终难复元。幸而光绪十七年在渝州遇松山陈师父，随其习少林禅功，继又于成都道院得《内功图说》一册，后于资阳通慧寺遇少林静一空悟师父，获授《增益易筋洗髓内功图说》十二卷，得其口传心授逾三月，日习达摩易筋洗髓功夫，仅习年余工夫，病去瘾除，精神振奋，体健身强。

空悟禅师所传《增益易筋洗髓内功图说》图多说少。周守孺便在每图之后注明动作，体势气数，升降呼吸，根据其师所传，自身心得，将佛家、道家及儒家性命修持之理，合而为一，阐释易筋洗髓功法；又参以丹经、古医经，孜孜不倦，历数年之久，编纂成书，分为十七卷。其弟子张瑶，字艺耘，四川巴县人，随周氏习空悟禅师所传之功病愈。在其师所授各图外，旁搜博引，阐发奥义，分为十八卷，名为《增演易筋洗髓内功图说》刊行。

贺龙骧

贺龙骧，清末四川井研人，儒生，其父兄俱好佛老之学，热衷其道三十年不倦。1900 年贺龙骧在峨眉山，旁收道典，汇集抄录成《女丹合编》。1903 年在成都青羊宫与闫永和方丈、新津彭翰然等，根据成都著名藏书家严雁峰家藏的蒋元庭本《道藏辑要》重新编辑校刊行世。

二、代表著作

据史料记载，医药文化繁荣的唐代，四川有食疗专著 4 本：即段文昌的《食经》、严龟的《严龟食法》、昝殷的《食医心鉴》和陈士良的《食性本草》。五代时的《蜀本草》中也有关于食疗的记载，北宋时唐慎微广泛收录前人食疗养生内容，结合自己经验编写成《证类本草》、宋代郭长孺的《蔬食》和田锡的《曲本草》为食疗专著。明代《韩式医通》里载有 13 首食疗方。清代有李化楠的《醒园录》二卷，黄云鹄（清）《粥谱》和晚清蜀中名医曾懿的《中馈录》。王文选的《寿世医鉴》里也记有服食养生方。此外，还有《苏沈良方》、王如锡《东坡养生集》等养生著作行世。

《食医心鉴》

唐代昝殷撰，食疗专著，共三卷，成书于大中七年（853）。全书列中风疾状、诸气、心腹冷痛、脚气、五种噎病、消渴等 16 类病证的食治方，对每类疾病，都论述病因、病机、症状及辨证施治。每首食治方都叙述主治病证，组成以及制服方法。全书共载方 211 首，主要方式是以食物、药品煮粥、汤羹、馄饨、做饼、泡茶、浸酒等。其中以粥为最多，共载有药粥方 57 首，如高良姜粥、黄芪粥、紫苏子粥等方至今仍沿用。该书还载有汤羹方 20 余种，如冬瓜羹、乌雌鸡羹、水牛肉羹等。载药酒方 10 余种，如牛膝浸酒、虎胫骨浸酒、仙灵脾酒等。此书因内容丰富，形式多样，取材容易，能却病养生，当时深受人们欢迎，并传入朝鲜等地。原书宋以后失传，今本为日本学者从《医方类聚》中辑出，共一卷，内容仅原书之大半。现收入《历代中医珍本集成》丛书（1990 年版），是现存最完整的版本。该书为我国较早的一本食疗专著，对我国食疗学的研究和发展具有一定指导意义和实用价值。

《食性本草》

南唐陈士良编撰，全书共十卷，该书广泛总结旧说，并“附以己说”。书中记载有各类食用药物和制品，并配以食疗诸方及四时调养脏腑之术。此书广泛流传于明代以前，后来散佚。现在仅有部分内容散见于其他相关著作中，如唐慎微的《证类本草》和李时珍的《本草纲目》等。《证类本草》中菘菜（即白菜）下的注文小字有：“陈士良云：行风气，去邪热气；花可下糟下酒藏甚美。”又如“薄荷”条下引陈氏云：“主风气壅并攻胸膈，作茶服之立解。”北宋政和六年（1116），由政府重新修订刊行的《重修政和证类本草》把该书作为主要参考之一，采用了《食性本草》内容 40 余条。此外《嘉祐本草》也引有《食性本草》内容 34 条。

该书与孟诜的《食疗本草》、汪颖的《食物本草》合称为“食物中药”的三大名著，许多医家给予了高度评价。明代著名医药学家李时珍认为:《食性本草》以《神农本草经》等书中有关食疗的药物为编写的基础，并且吸收陶隐居、苏恭、孟诜、陈藏器等医家食疗养生经验，参考《食经》及《食医心鉴》等食疗著述而写成。《本草纲目·历代诸家本草》，唐慎微评价《食性本草》说：此书“所养以治百病”，集各家之所长，尤能“附以己说”。

《东坡养生集》

明朝末年，王如锡广泛收集整理苏轼有关养生的书信、诗词、论著以及旁人对苏轼养生的相关记载，编写成《东坡养生集》，全面反映了苏轼的养生思想。全书共分为 12 卷，载有关于食疗的论述，日常的起居调养和服食导引等调身的方法，还有“达观”的胸襟以及洞察世事等修心的内容。

《醒园录》

由清代李化楠宦游江浙时搜集饮食资料撰写而成，由其子李调元整理刊行，后收入《函海》。全书分上下两卷，内容广泛，记述详细。载有菜肴 39 种、糕点小吃 24 种、饮料 4 种、调味品 24 种、食品加工 25 种、食品保藏方法 5 种。

《修真秘旨》

全一册。清代杨凤庭（字瑞虞，号西山）撰，成书于清乾隆二十四年（1759）。包括“修真秘旨”和“三丰闻道”。前者提出形者为有形之质，神者为无象之灵。主论形神并重，形神相依，形神兼炼的养生之道，认为欲养有形必用有为之法，欲养无形必尚无为之功。详述炼精、炼气、炼神三者之间的调摄法，如炼精之生精、藏精、运精三法；炼气之调气、伏气、接气三法；炼神之宁神、见神、浴神三法。后者辑录明代张三丰修炼内丹归隐、明玄关、铸神剑等歌诀 18 首，以明修炼口诀、法则、方法等。另有《脏腑相通》一册与其同订。

《粥谱》

晚清时期黄云鹄编写，成书于光绪七年（1881）。全书共一卷，可分为《粥谱》和《广粥谱》两个部分。前者可分为六部分：粥谱序、集古食粥名论、食粥时五思、粥之宜、粥之忌、粥品。后者为荒年时赈粥的资料简编。该书收集整理了从先秦到明代有关食粥养身、治病的论述，在“粥品”中载有各种药粥的成品与疗效。全书共收录 237 首药粥方，除参考《本草纲目》和《遵生八笺》外，还纳入了其他典籍中的粥方，以及四川、湖北等地的民间粥方。如引自《寿亲养老书》的苋菜粥，四川的甘露子粥、地黄粥等。该书涉及内、外、妇、儿、眼等多种学科，每一首粥方，必先阐明其食疗作用，有一些还附了食用禁忌，如丝瓜粥入秋勿食。此书为中国第一本药粥专著，是古代食用粥品经验的集大成者，对现代食疗养生有指导意义。

《中馈录》

晚清巴蜀女医家曾懿编撰，本书是一本烹饪著作。共一卷，除总论外，详细介绍了 20 种食品的制法，有制香肠法、制肉松法、制皮蛋法等。该书涉及了四川、云南、江苏等地的风味特色。如四川的盐泡菜、云南的宣威火腿、江苏的醉蟹等。此书收录于 1907 年刊行的《古欢室全集》中，1984 年出版了陈光新的标点注释本。

《彭祖摄生养性论》

不分卷。著者托名彭祖。成书年代不详。又名《摄生养性论》，后辑入《道藏》。认为摄生之要在于养性。若人能柔软畏威，则神强而长生，如鼓怒骋志，则气强而易灭。又谓宜有时有节，不可过极，故善养生者，不远唾，不骤行，耳不极听，目不久视，坐不至疲，卧不及极，一切皆使得中有节，以顺和平之道。无患过极之伤，则能长生。

《增演易筋洗髓内功图说》(图 16-4)

十八卷。清代巴县周述官撰。成书于清光绪二十一年（1895）。书中内功图出于少林空悟禅师，周氏于每图之后注明体势动作，升降呼吸气数，在前人《易筋洗髓内功图说》基础上汇集释典、丹经性命修持之理，合而为一，阐释易筋洗髓功法，以丹经秘诀印证养婴归原，入定出神，而达浑化之境，以医书之说证明其旨。复由门人张瑶旁搜博引，阐发奥义。其上篇前二卷统言内功原理，中篇功法十二卷详述功法图说，末三卷载《内功图说》，并及气功词语简释。

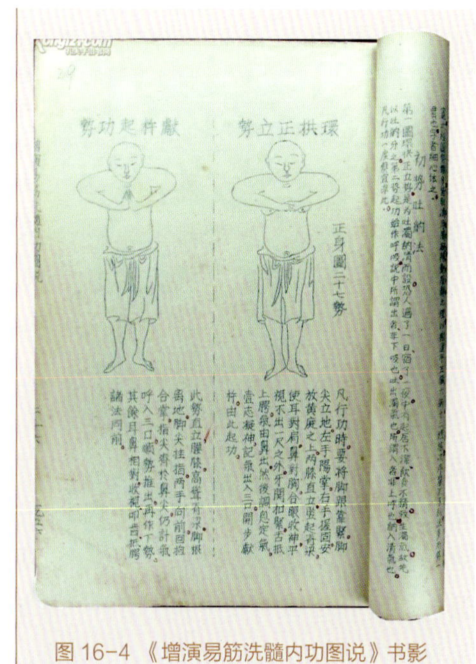

图 16-4 《增演易筋洗髓内功图说》书影

《女丹合编》

十七卷，井研贺龙骧编。彭瀚然考订。成书于清光绪三十一年（1905）。由贺氏“旁搜道典，凡言女丹者辄摘抄之，汇集成帙”。包括《壶天性果女丹十则》一卷，《女金丹》二卷，《樵阳经女工修炼》一卷，《女工炼己还丹图说》一卷，《女丹要言》一卷，《西池集》一卷等。主要论述女子修炼内功丹法、辨男女丹功之异同、炼丹之要、女丹十则、入门规戒等女丹之要，并附女丹诗集二篇，总结女丹奥旨。

《延寿药言》

四川涪陵延寿堂编。不分卷。成书于 1924 年。全书分为处事、立身、颐养、职业四编。主旨在教人培养性灵，检束身心，以登寿域。书名立意于其言如药，可以治身延寿。

《巢氏病源补养宣导法》

廖平编著，该书针对各科疾病辨证施以功法，形成一个完整的气功医学模式。全书载有风病、虚劳、脚气病、气病、痔病、瘘病、妇科杂病等多种病证的气功导引疗法。该书所载的气功导引法内容丰富，总结了隋以前包括导引、行气、保健功、存思等各类功法。其形式多样，有端坐、跪坐、蹲坐、偃卧、侧卧等不同姿势；有屈伸足部、伸展手臂、旋转引伸等动作。行气法中突出了仿生气功，记载了魏晋时期的龙导、蛇屈、雁飞等形式的具体锻炼方法。所载保健功法极为丰富，有摩面、熨目、叩齿、咽津、捻鼻、栉发等，主要用于治疗五官疾患。如：捻鼻功治疗鼻齇；叩齿功治疗齿痛、龋齿等。另外保健功在治疗内科疾患也有作用，如叩齿咽津能治疗虚劳少气，栉发可散风湿。存思法与意守、闭气、运气等相结合，广泛用于治疗风病、温病、疫疠、腹痛、毛发病、瘘病等多种疾病。

三、学术特点

（一）食疗养生

四川地区中医、中药资源丰富，且物产富庶，食材丰富而多样。加之四川人饮食讲究，川人历来“爱吃”“会吃”，形成了名扬天下的“川菜”。川菜的烹调追求味道，调料用量很足，而且食材广泛，一些药食两用的食材，如动物之胃肠、谷薯之山药、植物之鱼腥草、调料之椒蔻等，都是常食之物，故此川派医家在食疗养生方面独具优势，尤以早期的食疗本草，后期的粥谱等类成果丰硕厚重。

唐代以来，食疗在四川地区得到了巨大的发展，撰写出大量的食疗专著，如昝殷的《食医心鉴》是我国较早的食疗学专著，陈士良编写的《食性本草》是著名的食疗专著，与《食疗本草》《食物本草》合称为“食物中药”的三大名著。后世巴蜀医家在食疗上也多有发挥，北宋田锡撰写的《曲本草》是我国古代唯一一本详述曲酒养生的专著。清代李化楠在宦游江浙时，搜集江浙的饮食资料以及四川饮食特点撰写出《醒园录》。晚清时期黄云鹄根据自己养生经验编写出一本完善的粥谱专著，是粥品养生的集大成者。

川人遗世的食疗方也全面而多样。《食医心鉴》有16类病证的食治方，每首方都详细叙述了组成以及各种制法如散、煎、饮等。食疗方的形式多样，有粥、汤、馄饨、饼、茶、酒、面等。如高良姜粥、黄芪粥、冬瓜羹、水牛肉羹、牛膝浸酒等。《蜀本草》中详细记载了鳢鱼的制作方法、功效和食后反应。《曲本草》中介绍了包括枸杞酒、狗肉酒等15种曲酒的制作和配曲方法。《韩氏医通》遗留下的13首食疗方中有膏、茶剂、汤剂、酒剂等形式，如八仙茶、七味保婴汤、霞天膏、长松酒。《粥谱》共收录237首药粥方，有谷类、蔬菜类、植物药类、蔬菜类花卉类、动物类等。如苋菜粥、甘露子粥、地黄粥。在粥方后面还附有食用禁忌。

（二）文人养生

人身处于不同地域，其行为必然会受到当地自然环境及文化特点的影响，而潜移默化地呈现出一定的当地特色。四川所具有的地域相对封闭，蜀人生活安逸，道学影响深刻等地方文化特点，使得历代不少名流雅士，无论是祖籍四川，或迁居天府，抑或被贬谪居巴蜀，总会在四川自然环境和文化的熏陶影响下，逐渐爱好养生、践行养生、钻研养生。他们在四川时，于文学创作之余，往往着意于修身养性，或寄情山水，寻仙问道，或觅地而居，乐享清贫，或导引服食，学医辨药，可谓文养兼具。文人留意医药，讲求养生，极大丰富了川派养生的内容，也是川派养生的特点之一。

祖籍四川，精擅养生之文化名流，首推苏轼。他生性放达，为人率真，深得道家风范，好交友，好美食，好品茗，亦雅好游山林，这些特点，有着深深的川派文化烙印，也是廿年四川家乡生活潜移默化的结果。可以说，“幽秀雄险”的巴蜀山水，赋予了苏轼诗人的灵气；物产丰富的天府之土，培养了苏轼养生的底蕴；重仙崇佛的宗教文化，点化了苏轼修性的道缘。这种幼时具有的川人特点，影响其一生，使其即使面临困境，仍能乐观豁达，淡然处之，甚至苦中作乐，不断寻找生活的真趣，在文学与养生两方面均取得了令人瞩目的成就，在医药方面也有不少传世成果。

旅居四川，精擅养生之文化名流，当推陆游。他虽然不是四川人，但在其中年时，曾在四川断续居住八年，其间游览蜀地多处名胜，甚至萌生“终焉于斯”的念头。后躬耕于浣花溪畔，并自号“放翁”，是一位与四川关系极为密切的文化名人，自然也受到了四川文化特色的深深影响。陆游不仅著诗作词，成果丰富，而且研究医药，精擅养生，尤其颇好饮食养生，著成《陆氏集验方》，并有大量养生诗留世，且享寿85岁，是极具代表性的文人养生家，也是川派养生的代表者之一。

（三）道家涵蕴

英国著名学者李约瑟说：“道家思想从一开始就有长生不死的概念，而世界上其他国家没有这方面的例子。”道家讲究阴阳相合之道，追求“深根固柢，长生久视”之道，与研究生命本质，人体的生理、病理现象和疾病的预防与治疗的祖国传统医药学结下了不解之缘。

中医养生学的理论深受道家哲学思想的影响，医道相通尤其体现在养生学方面。很多学者认为，被誉为中医养生奠基之作的《黄帝内经》也深受道家思想影响，古代很多深得养生之道的医家或出自道家，或精于道家之说。

汉和帝时，张道陵客居蜀地，顺帝时在四川鹤鸣山学道，奉老子为教主，《道德经》为经典，创立了五斗米教，后入青城山传道并羽化于此，巴蜀之地具有浓厚的道教文化氛围。鹤鸣山、青城山为道教的发源、发祥之地，峨眉山也为佛道修行的重地。张道陵用“服食、行气、导引、房中术等方法教人长生”。道教创立之初便崇尚医药方技，结合古代巴蜀导引行气之术，使养生与医学、养生家与医家有了千丝万缕的关系，一人身兼道士、医家、养生家的现象，在古代十分普遍，民间也流传“十道九医”的说法。历代川派中医养生也深受道家的影响。

第二节　医派医家

［著名医家］

四川是道教发源地，物产丰富，又好美食，故医家历来重视养生，其传统可溯源到3000多年以前。食疗的代表人物有唐代的昝殷，五代的陈士良，北宋的唐慎微、郭长孺、李化楠等人。近代巴蜀医家在食疗养生方面有所继承与发扬，撰写出大量的食疗著作，总结出丰富的食疗养生经验。四川气候阴冷潮湿，山林之间多瘴疠之气，人容易感受湿邪，气机不利。古巴蜀人通过“舞”来宣导气机，这种“舞”即导引的前身。巴蜀自古便有诸多医家常年练习功法，以求强身健体、祛病延年。改革开放，经济形势好转后，四川的医学专家又在全国较早提出了现代中医养生理念及学术技术发展的思路，并积极付诸实践。当前逐渐形成了食疗养生医家和功法养生的学术趋势。食疗养生医家注重日常生活的饮（饮酒、饮水等）、食方法及内容，主要代表人物有刘继林、彭铭泉、刘正才等。功法养生是以意识为主导，通过形体的导引运动，配合呼吸吐纳，畅通经络气血，调节脏腑功能，以达到强身健体、延年益寿目的。他们自创养生功法，终身修炼。如骨科专家杨天鹏认为养生所追求的是长寿且健康。其养生秘诀是“养身宜动”。他继承了其师圆空长老的“长寿功”，结合多年养生实践对加以完善，创造了“壮元益寿功”。针灸专家李仲愚结合佛教和自己多年经验，将养生功法完善后编入《气功灵源发微》中。其中的“嚂字功”，是佛家的密宗功法，简单易行，收效较快。习练方法不拘形式，站、行、坐、卧都可以练习，很容易普及。民国时期卢世英总结自己却病强身的练功经验编撰出《健康秘诀》，此书文字浅显，并配以图画说明，使得书中功法易学、易练。很多巴蜀养生家都主张养生、练功与其他方法结合。其中杨天鹏谈到他的长寿奥秘是坚持“三宝”（精、气、神）与“三通”（精神通、二便通、气血通），在练习功法的同时，可以结合服食、调情等，他认为饮食宜清淡、适度为主；情志要保持恬淡虚无，并拍摄了“壮元益寿功”的电视片，该片作为国家对外保健交流片，加强了功法养生的海外传播。“武医宗师”郑怀贤在成都创立了成都体育学院运动保健系，培养了大批功法养生人才，1985年还在成都中医学院附属医院开办气功讲习班。四川积极进行养生的科学研究，1998年，在杨天鹏的倡议下，成都成立了杨天鹏长寿研究所，研究其包括功法养生在内的养生思想。“李仲愚嚂字气功抗衰老的研究”曾是四川省中医药管理局重点科研项目。巴蜀中医还将其功法养生经验编写入书中，文字浅显易懂，让更多的人易于学习锻炼。

彭铭泉

彭铭泉（1933— ），重庆市人，毕业于北京化工学院，著名药膳专家，在中国药膳研究方面成就颇丰。1980 年开始从事药膳研究工作，在成都开办了同仁堂药膳餐厅和皇家御膳宫，在香港创办一洲药膳餐厅，广州、深圳、海口等多地亦办有药膳餐厅，编著出版了《中国药膳大典》《中国药膳学》《中国药膳大全》《大众药膳》《大众四季饮膳》《家庭药膳》《水果保健药膳》《海河鲜保健药膳》《蔬菜类保健药膳》《家禽保健药膳》等专著。

彭铭泉提出，食疗的应用要以中医理论为指导，根据不同的情况辨证施治，确定食治方法，不可一味补养。他广泛收集整理有关中医食疗文献资料，对药膳源流、药膳理论进行了系统的论述。介绍了食疗的发展情况、食疗分类与特点、中医整体观念在药膳中的应用、阴阳五行与药膳、藏象与药膳、药膳与气血津液等的关系、药膳配伍等内容。他的著作中既有对古代食疗方的记载，又介绍了自创的食疗方，还收集了临床医生总结的不少食疗方。彭铭泉的著作还丰富了食疗方的剂型，载有粥、茶饮、汤、糕、馒头、包子、饼干、蜜膏、羹、酒等食疗形式。

刘继林

刘继林（1936— ），四川省安县人，成都中医药大学教授，博士生导师，著名中医食疗专家。1962 年毕业于成都中医学院并留校任教，主要从事中医食疗、本草学、中药学的教学和科研，讲授《中医食疗学》《食疗与营养》等课程。曾任中医食疗药膳研究中心主任、中医养生保健学会常务理事、四川省保健品协会理事、四川省保健品标准化技术委员会会员。主编了《中医食疗学》《食疗本草学》等教材，从学术的角度，较为系统地阐述了中医食疗理论，包括食疗本草的发展、分类、采获与加工、性能与主治、配伍宜忌等内容。编著有《食疗宝典》《大脑保健与食谱》《家庭饮食疗养》《家庭食疗保健大全》等专著，在《家庭中医药》《老年人》《医药食疗保健》等杂志上发表了多篇有关食疗养生的科普文章，通俗易懂，材料易得，做法简单，容易推广，方便快捷，实用性较强，有利于食疗的普及。

刘正才

刘正才（1938— ），重庆潼南人，1959 年考入成都中医学院，毕业后留校任教。1970 年调到部队，曾任成都军区机关医院中医主任医师、成都军区老年病研究所所长、成都军区中医学会名誉会长。被选为中国药膳研究会常务理事、中国中西医结合学会养生专业委员会委员。北京生命科学研究所客座教授，国际替代医学联合会（拉美）学术顾问。1997 年被选定为全国老中医药专家学术继承工作指导老师。1964 年以来，陆续出版了《养生寿老集》《中华药膳宝典》《大众药膳》《亚健康药膳》《保健益寿药膳》等多部药膳食疗著作。其中，《养生寿老集》等 10 余部分别在日本、美国和中国的台湾、香港地区出版，《长寿之谜》被译成英、法、意大利、西班牙文发行世界。所撰科普著作曾获全国、全军及省市级优秀科技图书、科普作品、科技成果奖共 10 余项。赴古巴讲学荣膺国际友谊勋章。其事迹被载入《名医之路》《当代名老中医图集》《中国现代名中医医案精粹》等书。

马烈光

马烈光（1952— ），四川省都江堰人。1969 年参加医疗卫生工作，1977 年于成都中医学院毕业留校任教至今，1985 年至 1986 年底在上海中医学院攻读硕士研究生课程。现为成都中医药大学教授，博士研究生导师，养生研究中心主任，中医基础系主任，《养生杂志》主编，国家中医药管理局重点学科“中医养生学”和“重点研究室”学术带头人，国家自然科学基金委员会评审专家，国家中医药管理局文化科普巡讲专家，四川省中医药管理局中医药学术和技术带头人，四川省名中医。担任世界中医药学会联合会养生专业委员会会长、中医治未病专业委员会副会长、药膳食疗研究专业委员会副会长、中华中医药学会养生康复分会副主任委员等职。公开发表学术论文 100 余篇，主编出版《养生康复学》《中医养生保健学》《汉英双语・中医养生学》《中医养生学》等国家规划教材及《中医养生康复学》《黄帝内经养生宝典》《中医养生大要》《马烈光养生新悟》等养生专著 30 余部。此外，还担任国家卫计委“十三五”研究生规划教材《中医养生保健研究》，全国中医药行业高等教育“十三五”规划教材《中医养生学》，国家新闻出版署重点项目《实用中医工具书系列・中医养生学辞典》等书主编。马氏为成都中医药大学中医养生学科创建者，先后主编本科和研究生中医养生规划教材 6 部；主编的《养生康复学》，为我国高等中医药院校第一部养生学规划教材。培养中医养生硕、博士研究生 10 余人。多次应邀赴美、英、德、法、日本、荷兰、新加坡及港澳台地区进行养生交流活动，担任多个国家学术团体的学术顾问，为推广中医养生做出了贡献。担任《养生杂志》主编，《养生保健丛书》（10 种）执行主编，为宣传中医科学养生开辟了重要阵地。主编出版的《走好中医科普路》，荣获世界华人科普作家协会主办的“第二届世界华人科普奖佳作奖”。

参考文献

[1] 郝勤 . 古代巴蜀养生考 [J] . 四川体育史料，1985 (4)：3-4.
[2] 魏崴 . 巴山蜀水：一方水土一方人——自然环境因素对巴蜀文化的影响 [J] . 文史杂志，2007，3：17.
[3] 马烈光 . 中医养生学 [M] . 北京：中国中医药出版社，2012.
[4] 熊四智，杜莉 . 举箸醉杯思吾蜀巴蜀饮食文化纵横 [M] . 成都：四川人民出版社，2001.
[5] 袁庭栋 . 巴蜀文化志 [M] . 成都：巴蜀书社，2009.
[6] 李约瑟（英）. 中国科学技术史・第五卷・第 5 分册 [M] . 北京：中国科学出版社，2011.
[7] 蒋应时 . 中医养生理论的核心与道家养生思想 [J] . 中医研究，1994，7 (4)：3-4.
[8] 温佐惠，陈振勇 . 巴蜀武术 [M] . 北京：人民体育出版社，2010.
[9] 马烈光，李英华 . 养生康复学 [M] . 北京：中国中医药出版社，2005.
[10] 郝勤 . 古代巴蜀养生考 [J] . 四川体育史料，1985 (4)：6.
[11] 赵立勋 . 四川中医药史话 [M] . 成都：电子科技大学出版社，1993.
[12] 谢炳麟 . 杜光庭养生思想探析 [J] . 东方企业文化，2013 (14)：11.
[13] 马烈光 . 聆听李老论养生 [J] . 成都中医学院学报，1992，(增刊)：10.
[14] 修功军 . 陈抟老祖 [M] . 北京：东方出版社，2007.
[15] 陈先赋，林森荣 . 四川医林人物 [M] . 成都：四川人民出版社，1981.
[16] 江琼，吴娟 . 论苏轼的养生之道 [J] . 时珍国医国药，2008，19 (6)：1494.
[17] 许文军 . 陆游研究 [D] . 西安：陕西师范大学，1995：35-50.
[18] 马烈光 . 中医临床康复学科建设中存在的问题与对策 [J] . 江西中医学院学报，2009 (3)：20.

［19］王如锡．东坡养生集［M］．北京：中华书局，2011.

［20］张宇光．中华饮食文献汇编［M］．北京：中国国际广播出版社，2009.

［21］马烈光．论内经阴阳五行的自然法则［J］．自然疗法杂志（台湾），1991，（11）：10–11.

［22］曹彦．韩懋食疗药膳方法初探［J］．药膳食疗学研究，1998，1：3.

［23］李秋芳．黄云鹄《粥谱》及其价值［J］．农业考古，2009，4：327–333.

［24］杨向东，陈小朝，赵明．古法养生妙谈：剖析济川养生方［J］．医学前沿，2012：480–481.

［25］唐玉枢．吴棹仙精神药酒秘方［J］．四川中医，1985（5）：1.

［26］傅德岷，文成英．重庆与名人［M］．重庆：重庆出版社，2001.

［27］马烈光．论太素杨注精义［J］．河南中医学院学报，2009（2）：15.

［28］刘怡华．中国寿星［M］．沈阳：辽宁美术出版社，1999.

［29］李仲愚．气功灵源发微［M］．成都：四川科学技术出版社，1987.

［30］张继祥，曾一林．杨天鹏骨伤科治验心法——80 年临床经验与养生秘诀［M］．太原：山西科学技术出版社，1996.

［31］李志庸．中国气功史［M］．郑州：河南科学技术出版社，1988.

［32］马烈光．中医养生保健学［M］．北京：中国中医药出版社，2009.

［33］李俊德．长寿有道——名老中医谈养生［M］．北京：华夏出版社，2006.

［34］朱音．中医学术流派研究中几个问题的探讨［J］．中医药文化，2012，（1）：39.

［35］林乾良，刘正才．养生寿老集（第二版）［M］．北京：中国中医药出版社，2012.

［36］彭铭泉．中国药膳大典［M］．青岛：青岛出版社，2000.

［37］刘继林．家庭食疗保健大全［M］．成都：四川科学技术出版社，2003.

［38］马烈光．不善养生，难为大医［N］．中国中医药报，2014–07–23（6）.

［39］马烈光．最简明黄帝内经［M］．香港：香港中和出版有限公司，2014.

［40］张伟，冯春富．马烈光：开出中医养生一片天［J］．华人时刊，2013，3：21–25.

［41］刘正才．蒲辅周防治老年病经验简介［J］．新中医，1988，7：52–54.

［42］中国医籍大辞典编撰委员会．中国医籍大辞典［M］．上海：上海科学技术出版社，2002.

（马烈光　和中浚　张伟　传鹏）

第十七章　中西医结合学派

第一节　医道溯源

从利玛窦（Matteo Ricci，1552—1610）将西医学输入中国以后，中西医结合已经历了近四百年漫长的历史过程。尽管西方医学约从明代开始已经传教方式传入我国，但是当时中西方文化的交流尚处在初级阶段，仅个别学者和散在医学著作由西方传人，且多为西方传统医学和初步的解剖、生理、药物知识，因此，西洋医学对中国的影响并不大。“鸦片战争”以后，西方的经济文化开始大规模侵入中国，西方医学也加快了向中国的传播。从某种程度上可以说，西方教会特别是基督教对于中国的近代化影响最大的一点就是西方医学的引进，使得上千年来习惯于使用中药和银针的中医逐渐受到冲击，而以近代化学知识为基础的西方医学开始在中国发展。教会医疗事业是基督教在华传教事业的重要组成部分，具有较强慈善性质。教会医疗事业的慈善性质主要体现在教会医院上，正如教会中人所言：医院“为慈善动机之最明显的表示”。

四川近代建立最早的教会医疗机构是清光绪三年（1877）英国内地会牧师麦卡悌（John McCathy）在巴县传教时所设的诊所。四川第一所西医医院，是清光绪十八年（1892）美国美以美会在重庆临江门创办的宽仁医院，该院在介绍西医西药，培养中国本土的西医和护理人才以及在医院管理方面都做过许多工作，对于中国，尤其是对西南一带产生了一些不可忽视的、重要的、积极的作用。四川是基督教教会医院较早登陆的地方，教会医院设备以成都华西协和大学之四所实习医院（仁济男病院、仁济女病院、存仁眼耳鼻喉医院及牙症医院）较为完善，其次为重庆宽仁医院。这些教会医院尽管有着为西方殖民势力服务和借医传道的初衷，但是它们在中国的创立和发展，“医务传教士及其诊所和医院在 19 世纪提供了几乎是唯一的科学的医疗服务”，客观上给近代中国输入了西方先进的医疗技术和现代化的医院管理模式，进而奠定了中国当代卫生医疗事业的基础。在近代中西医学交流方面，教会医院起了重要的作用，分散在四川各地的教会医院，客观上为四川近代中西医结合创造了可能。

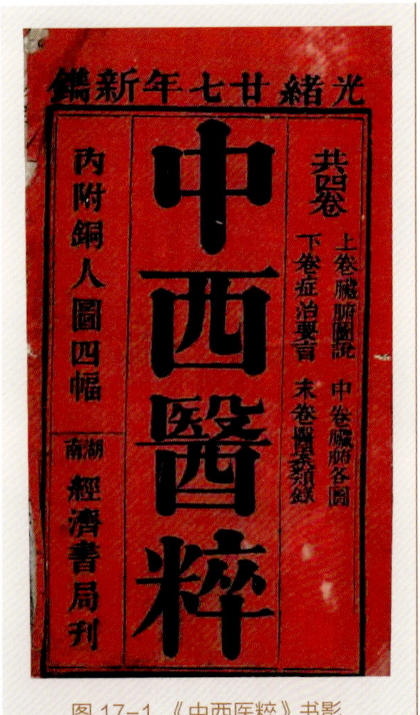

图 17-1 《中西医粹》书影

由于西医西药的影响力迅速增大，一些中医学家开始关注，中西医的“对比”也随之而来，一些医家从汇通的角度思考中医学，自发性地做中西医汇通的工作。清末至民国初年，川派医家唐宗海为早期主张汇通中西医的代表医家之一。在《中西汇通医经精义》的自序中言：“及今泰西各国，通于中土，不但机器矜能，即于医学亦诋中国为非”，“自顾一手一足，毫不能扶持……录其要义，兼中西之说解之。不存疆域异同之见，但求折衷归于一是。冀五大洲万国之民，咸无歹夭扎。”替同道说出了中西医汇通之可能性。同是清代川派医家的罗定昌和唐容川的认识也很接近，他在《中西医粹》（图 17-1）（又称《说症治要言合璧》，成书于 1881 年）中，将英人合信《全体新论》《妇婴新说》中的解剖图（图 17–2）和王清任的《医林改错》中的脏腑图说（图 17–3）进行对照，这种“合璧”式的参照研究，是中国人最先研究中西医异同的方法。

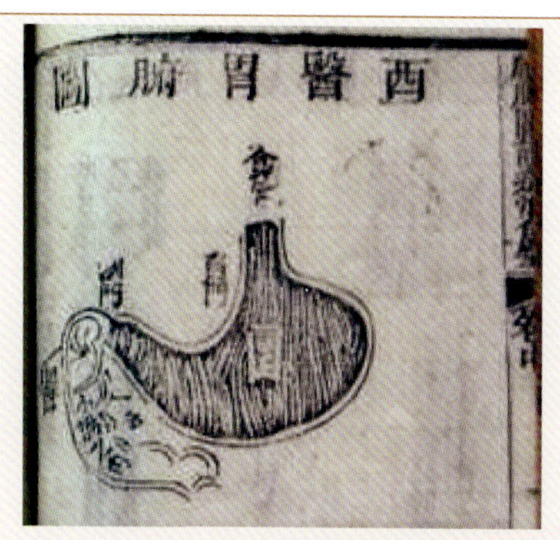

图 17–2　西医胃腑图书影

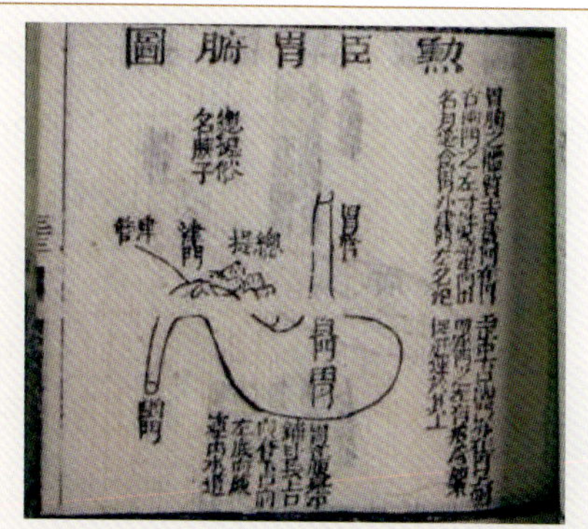

图 17–3　勋臣胃腑图书影

总之，中西医汇通学派的形成，经历了一个从接受西说到中西汇通的过程。在清代以前，基本上是以接受西说为主，清末民初唐宗海首先提出了中西汇通的概念；民国以降，一方面是西方医学的涌入，另一方面为了对抗反对中医的思潮，以张锡纯、陆渊雷、恽树珏、巫燡、叶古红、周禹锡、祝味菊等为代表的一批医家，主张中西医之间从理论到临床进行汇通。他们有的接受西说以充实中医，有的对中西医相互比附以汇通，有的主张中医科学化，有的在临床上中西医并用。但鉴于当时的历史条件和西医学发展的水平，汇而不通的结果是必然的。但是，中西医汇通学派的思想，对中医学术的发展起到了积极的推动作用。

一、历史医家

唐宗海

唐宗海是“中西医汇通学派”的创始人，通过自身的学习对比，认识到西医、中医各有所长，力主摒弃异见，取长补短，相互发展，汇通中西。以中国古代医学理论为基础，吸取西医解剖学生理学知识，撰成《中西汇通医书五种》，于光绪十八年（1892）刊印出版。

罗定昌

罗定昌，字茂亭，生卒年不详，清末秀才，成都华邑（今成都双流县华阳镇）人，是中西汇通派早期代表人物。罗氏早年习儒业，精于医学和周易，曾与好友卓垣焯等人共同编纂了《全蜀节孝录》。罗氏医学思想，尊崇张仲景、喻嘉言等人。时人称赞罗氏用药多奇中。章次公列举四川医生善用附子时，曾提到罗定昌运用承气汤加附子的经验。童开万的父亲在成都锦江讲学时，罗定昌曾拜读于童父门下，童父很欣赏罗氏所撰《脏腑图说》，打算捐资出版，但因童父擢升官职离开成都而未能实现。其后，罗定昌因攻读举子业屡试不第，于是投笔从戎，参加镇压清末小凉山地区雷波县彝族起义的战争。一别十余年，等再次与童开万相逢时童父已逝。为了实现父亲的生前的愿望，童开万向朋友募捐，于光绪二十年首次刊刻罗氏著作，名为《中西医粹》，又名《脏腑图说症治合璧》。

巫烨

巫烨（1874—1938），字伯荣，四川省新繁县（今新都）人，四川近代医家。少时体虚多病，经其调养而缓解，故倾心医药，穷究医籍，于“中国名医著述，既无弗览，更购西书，悉心研究”。深研《内经》《伤寒论》，医术精明，书方遣药，每有奇效，临证不拘古法，重在神明变通，一时声名远扬，省、州前往求治者，不绝于途。1930 年在成都创立中医研究所。在学术上尊崇仲景，又受成无己、张志聪、陈修园、唐容川等影响，于西医医理亦有所研究，主张中西医学汇通。著《中医医略》（1930）和《伤寒论广训》（1936），其中《伤寒论广训》流传较广。有弟子多人，尤其洪家栋能传其术，有医名。

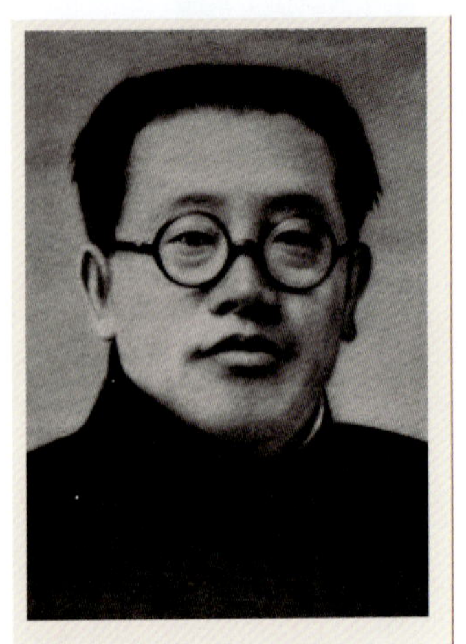
图 17-4　叶古红

叶古红（图 17-4）

叶古红（1876—约 1940），原名叶龙生，四川洪雅人，出身于中小官吏家庭。17 岁留学日本帝国大学（今京都大学）医学院。孙中山去世后，他因不满官场腐败，退出政坛，在南京开馆行医，成为誉满江南的名医。叶古红在中国医学史上影响重大，是 20 世纪 30 年代医学界力主中医科学化的重要人物。在中国近代关于阴阳、五行、运气存废的论争中，叶古红及新加坡的黎北海等都发表过不同见解，引导了时代潮流，为科学辨证的中医学理论建立做出了一定贡献。叶氏约于 1940 年前后去世，生前曾立下遗嘱，自愿献出遗体供解剖之用，这在当时极为难能可贵，受到医学界的高度评价。

王仁叟（图 17-5）

王仁叟（1879—1939），又名烈章，四川泸州人。早年从师中医李云，20 岁起行医。1927 年起编写《新中医五种》（图 17-6），包括《气化真理》《经脉穷源》《症治会通》《病案实录》《药物格要》，1930 年成书，1931 年秦伯未题序出版。书中内容以传统中医学说为本，亦提出了一些欲变革中医的主张。1933 年在泸州创办宏仁医校并任教，除中医课程外，同时开设西医生理解剖、诊断学、外科学、药物学等课程。

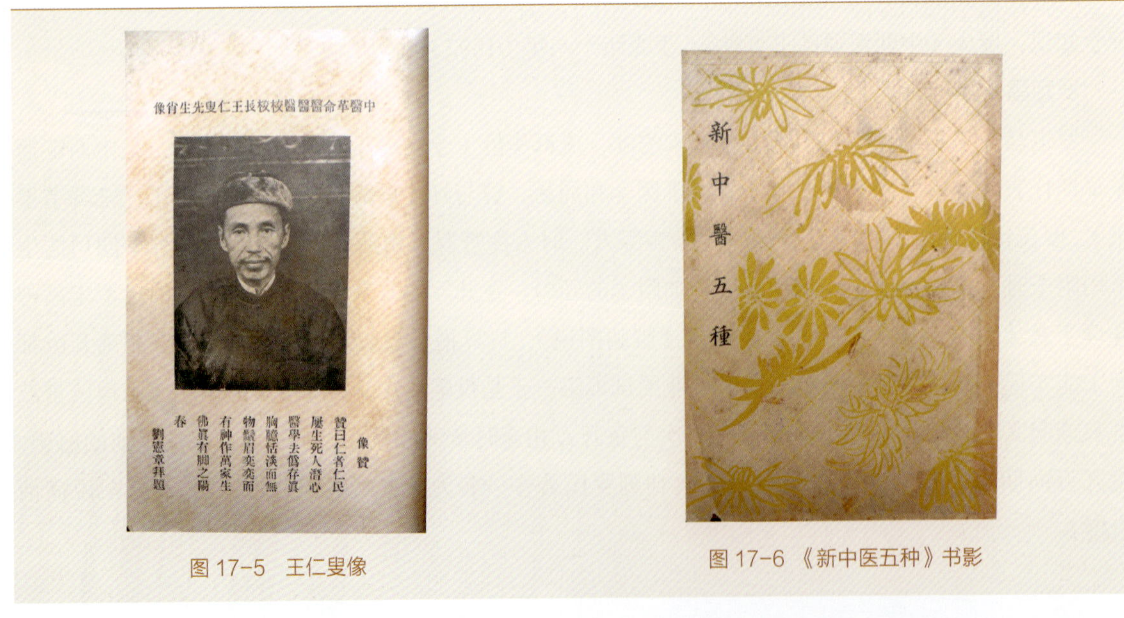

图 17-5　王仁叟像

图 17-6　《新中医五种》书影

二、代表著作

《中西汇通医经精义》

《中西汇通医经精义》成书于 1892 年，又名《中西医判》《中西医解》《中西医学入门》，是集中体现唐容川医学思想的代表著作之一。《中西汇通医经精义》是从中西医两个理论领域注释《内经》的有关内容，唐氏试图将其认为中医、西医之间原理一致的内容，互相训解，直接“汇通”。另一方面将西医的解剖学与中医气化理论互相结合，说明人的生理功能与病理性质，以之“取长补短”。上卷论述人身阴阳、五脏所属、脏腑所合等内容，其写作方法是以中医理论与西医理论并立，夹叙夹议。下卷的内容为全体总论，论及脑髓骨脉胆、胃大肠小肠、三焦膀胱等解剖部位及功能，并附有详细的西医解剖图片加以说明。从其内容来讲，是书作为中西汇通时代的代表著作远比其本身的学术价值更大。是书有 20 种版本，而且见于《中西汇通医书五种》《中西医学劝读十二种》等数种丛书中。尤以清光绪十八年壬辰（1892）、清光绪三十二年丙午（1906）、清光绪三十四年戊申（1908）上海千顷堂书局石印《中西汇通医书五种》本流行最广泛。

《脏腑图说症治要言合璧》

罗定昌撰，刊于 1893 年，又名《中西医粹》，是中西汇通派早期的代表著作之一。在西学东渐的过程中，较早吸纳西方医学的解剖知识，并尝试运用中医学的思维方式来解读其中的内容（图 17-7，图 17-8）。其学术思想，融汇了中医经典理论、《周易》等象数理论和西医解剖知识。本书共四卷，分别是“脏腑图说”“脏腑各图”“症治要言”“医案类录”。“脏腑图说”中用象数理论解释藏象学说的观点，以及书中“易象脏腑病机指掌图”皆罗定昌本人的创新和发挥。“脏腑各图”是罗定昌选录王清任《医林改错》的“改正脏腑图”及英国传教士合信氏《全体新论》中的“西医解剖图”而成。其解剖图谱虽然没有当今的解剖图形象直观，但它保存了那个时代的原貌，为后世了

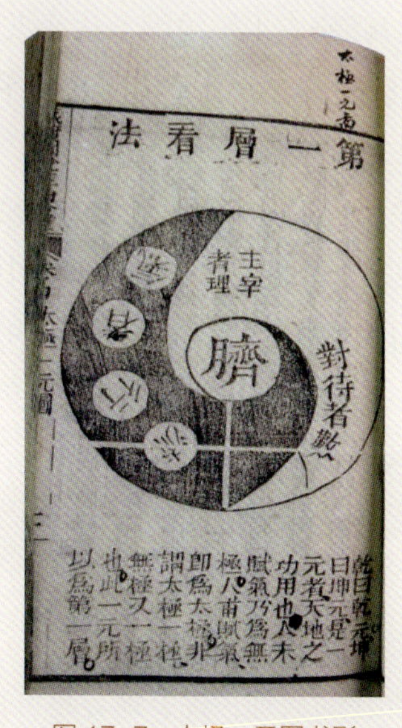

图 17-7　太极一元图书影

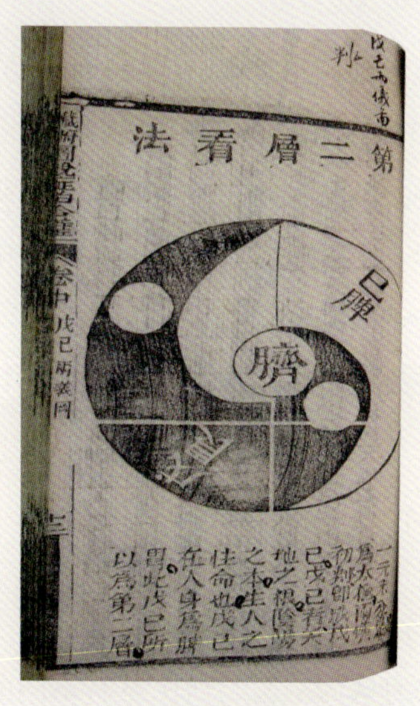

图 17-8　戊己两仪图书影

解西学东渐的过程提供了珍贵资料。由是观之，其学术源流兼容中西、医易各途，而更备罗定昌本人的创新。

《中西医略》

巫燡编。成书于 1934 年。分为总论、五脏、六腑、形层、诸窍五编。以会同中西医为要。故皆比较而论，先中后西，以中医经典相关论述为核心，内容由脏腑而至形体，以中医学说为主，以西医学说为客，中西两相较论。

《中国医学约编》

周禹锡编，萧尚之（图 17–9）参订。依照中央国医馆学术标准大纲编写中医各科教材的初衷，汇集中西医各科约编十种。以 5 年时间完成，1938 年成书，刊于 1941 年。其中《生理约编》论述西医形质解剖及中医气化结构生理；《病理约编》辨识病原及病变，指出血气不和、经络不通则百变从生之理；《诊断约编》按望、闻、问、切分别介绍中医诊断方法和西医听诊、触诊；《药物约编》总论述药物的分类、作用、应用、用法、用量、禁忌，各论介绍 189 种附 70 种药物的名称、异名、产地、形态、性质、功效、成分、用量、禁忌、附录；《处方约编》介绍处方的标准、法制、规矩、配伍，论及五脏病、六淫病、七情病、地理环境病证的处方大法等；《内科约编》先论六经病的气化、病证、传变、诊断、治法，再述表里寒热、气血虚实病证证治，末论 90 首方剂；《妇科约编》论妇女生理、经带胎产病理、病证诊断治疗和妇科方剂 76 首；《儿科约编》论小儿生理卫生、病理诊断、治疗及方剂 44 首附方 11 首；《瘟疫约编》录太医院有关瘟疫辨论原文，评议及方剂；《医牖约编》选编《内经》有关诊断、证治及所拟“国医馆法定统一全国国医处方笺”。

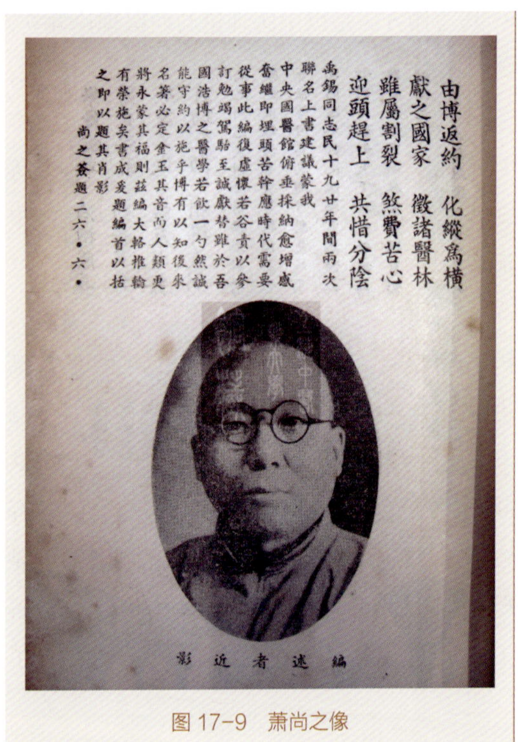
由博返約 化縱為横
獻之國家 徵諸醫林
雖屬割裂 煞費苦心
迎頭趕上 共惜分陰
禹錫同志民十九廿年間兩次
聯名上書建議蒙我
中央國醫館俯垂採納愈增感
奮繼即埋頭苦幹應時代需要
從事此編復虛懷若谷責以參
訂勉竭駑駘至誠獻替雖於吾
國浩博之醫學若飲一勺然誠
能守約以施乎博有以知復來
名著必定金玉其音而人類更
將永蒙其福則茲編大輅椎輪
有榮施矣書成爰題編首以括
之即以題其肖影
尚之簽題 二六・六・
編述者近影
图 17–9 萧尚之像

此外，民国时期的中医著作，特别是中医学校的讲义，往往中西医内容并存，如尧天民的《中国针灸学》（1935）、胡光慈的《实用中国小儿科学》（1946）等就非常典型，主要表现为中西两种医学内容兼提并论。四川国医学院潘国贤《儿科讲义》主要采用西医病名及理论，治疗使用中药方剂。当时类似此种方法编撰的中医著作不少。

三、学术特点

（一）中西医学，理原一致

唐宗海认为中医与西医虽有不同的理论体系，但究其中所存在的义理，许多地方是可以一致，这是唐宗海力持汇通说的主要论点。他在《中西汇通医经精义》中有许多相关记载，单以脏腑诸说为例，如“肝系后着脊，前连胃，名为总提，上有胰子，总提内有行水管，为胃行水，西医言肝无所事，只以回血生出胆汁，入肠化物。二说言肝行水化物，不过《内》肝主疏泄之义而已”。又如“西医言苦胆汁乃肝血所生，中国旧说，皆为胆司相火，乃肝木所生之气，究之有是气，乃有是汁，二说原不相悖”。再如“西医谓心有出血管，导血出，又有回血管，导血入，西医名管，中医名脉，二而一也”。可见，中医与西医产生于不同的地域，有各自的文化背景，各有其理论体系，但中西医学原理也有相同一致的地方，并不完全矛盾，中西医各有所长，可互相补充。

（二）重中轻西，厚古薄今

正因为唐宗海的汇通，主要是从文字上强相比附，也就是用西说来强证中说，之所以要以西说为证，也就是在希望保存中说，因而便自然地走向重中轻西的取向。例如，他在其著作中言：“西医知心为生血回血之脏，而谓心不主知觉，主知觉者，是脑髓筋。又言脑后筋只主运动，脑前筋主知觉；又言脑筋有通于心者。彼不知髓实心之所用，而非髓能知觉也。”这表明唐宗海对西医脑主思的观点仍存疑议，但他又试图以“髓实心之所用”来沟通中西医在心脑谁主思这一问题上的分歧。在对心的构造与功能做解释时，唐宗海则又糅合了西医解剖原理；不过，唐宗海又随即一转，认为西医的这种解说“即《内经》营卫交会于手太阴肺及心主血脉之说也”。很明显，唐宗海的“中西医汇通”思想是以中医学说为主体的。所以，他批评西医“只知层析而不知经脉，只知形迹而不知气化，与中国近医互有优劣，若与古圣《内经》《本经》较之，则西洋远不及矣。”对此，罗定昌也认为：“天下之医，当以《内经》为准则。西医不遵《内经》，论形不论理，终逊中国一筹。”因此，他们常常采取“西医中有”或“以古说今”的形式来沟通中西医之间的分歧，但这并未达到学理上的真正汇通，其结果亦往往是汇而欠通。这种“西医中源”的情结与“中医为体”的方式对中西医汇通思想的发展产生了较大影响。

（三）中西并论

鉴于民国年间的社会环境，当时西医学风头正劲，一些中医医家也开始接受和吸纳一些西医知识，特别是西医学的解剖生理及病菌知识，在中医学著作特别是中医教材中往往作为内容的一部分，或为迎合世俗心理，或对西医学相关知识的认同与吸收，将其作为对中医学理论的补充。后者如周禹锡的《中国医学约编》十种等。刘复在《华阳医说》中有“中医重药治，西医重割治，中西医两大流派宜相互学习”的主张，祝味菊中西医并治，学贯中西，被誉为中西医汇通的积极提倡者和代表人物，1927 年在《医界春秋》发表“中西医学论”，1939 年祝氏在上海外滩与留美西医梅卓生、德国医生兰纳博士等合作开办“中西医联合诊所”，其《伤寒质难》既是其学术代表作，亦为其中西医汇通实践的代表作。

第二节　医派医家

20 世纪 20 年代初，中西医汇通的表现形式不再是简单的比附和参照，更多地倾向于改良中医，但改良中医的背后却又蕴藏着尽量提倡西医的一股潜流。中西医汇通思想的倡导者常常游离在保守与激进之间，这一特性也被后来极力主张西学的人所诟病，进而促使一部分中医改良者再次转向。但是，国内第一次战争时期的毛泽东同志却根据中国实际，把“修筑完备的工事”“储备充足的粮食"和"建设较好的红军医院"作为巩固军事根据地的三件大事，并于1928年11月在给中共中央的报告中指出："医院设在山上，用中西两法治疗，医生药品均缺。"根据这一现状，当时根据地在大量吸收西医生参加医疗卫生工作的同时，高度重视吸收中医师参加卫生工作，创建了中西医医疗的医院、中医部、中医科、药库。以后在闽北、湘赣、川陕、鄂豫皖等苏区建立的红军总医院和分院里都有中医参加工作。1932年10月至1934年，红四方面军利用川陕根据地处于大巴山区的有利条件，一面组织药队进山挖药，一面就地种植桔梗、薏苡仁、川芎、红花等中草药。红四方面军在川陕根据地时，还举办了中医研究班，组织中医20余人，边工作边学习，集体讲课，共同提高，逐步扩大红军中的中医队伍。

1950年第一届全国卫生会议，确定了"面向工农兵，预防为主，团结中西医"三大原则和四个决定。中医从此抬起了头，间接地为今后四川中西医学结合奠定了基础。曾在川生活、学习及工作的火神派大家祝味菊与丁福保有相似的背景，即从西医系统的学校毕业后又去日本考察医学。他在1932年出版的《伤寒新义》《伤寒新解》等著作中，已使用西医的生理学，如神经、体温等概念来解释《伤寒论》条文，有别于晚清中西汇通派如唐宗海、朱沛文等。此后，又涌现了以吴康衡、匡调元等为代表的一批四川中西医结合学科的代表人物，对四川的中西医结合医药事业做出了贡献。

一、著名学派

（一）吴氏中西医结合学术流派

［学派概述］

吴氏中西医结合学术流派以"平衡阴阳，未病先防，欲病早防，既病防变"为基本准则，将"治未病"的思想贯穿于疾病防治的始终，并将其应用于内科和儿科急重症、疑难病及新病种的研究，经多年潜心研究，学术思想丰富，临床疗效显著，独具风格，自成流派。目前，四川吴氏康衡学术流派已传承至第三代，传承脉络明确，各代均有代表性传承人。传承过程具有明显的时代特征，第一代以临床经验传承为主，第二代始现流派学术思想在新病种的应用，第三代传承人以博士研究生为主，在传承流派学术思想和临床经验的同时，大胆借鉴现代生物学技术对本流派的学术思想进行科学研究与客观评价，为流派学术文化的弘扬和传播带来了新的生机。

流派传承图见下：

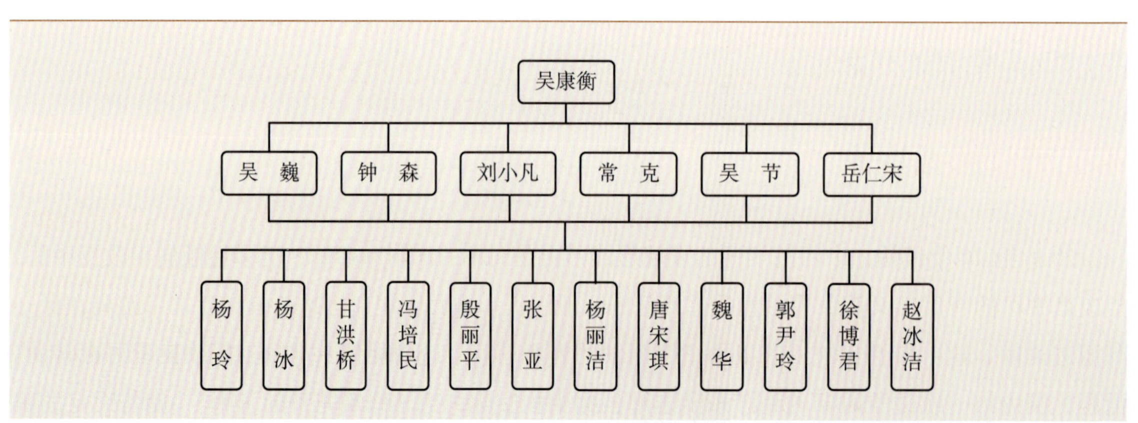

[学派名师]

吴康衡(图17-10)

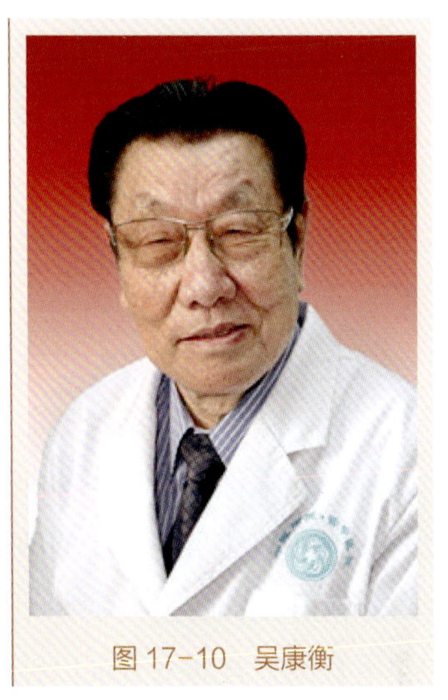
图17-10 吴康衡

吴康衡(1932—),1956年7月毕业于江苏医学院(现南京医科大学),1962年入成都中医学院高级西医学习中医研究班结业,现任成都中医药大学附属医院主任医师、教授、博士生导师,享受国务院政府特殊津贴,卫生部、国家中医药管理局确定的全国第二批师带徒老中医专家,四川省首届十大名中医,中国中西医结合学会常务理事,四川省人大代表。历任省政协医体文委委员,省科协委员,省科技顾问,四川中西医结合学会会长、儿科专业委员会主任委员,肾病专委会名誉主任,《中华儿科杂志》编审,《四川中医》编委、副主任,《中医急症》编委,《四川医药》编委等兼职。迄今为止,吴康衡培养硕博士研究生15名,作为国家"二部一局"确定的名老中医继承工作指导老师,指导国家级继承人5名,省级继承人5名。继承人团队承担国家级科研课题11项,发表相关学术论文100余篇,出版论著7部,获新药证书2个,年门诊量7万人次,因其独特的疗效而蜚声海内外。

[学术特色]

(1)感染性外感热病泛精气神七纲辨证理论

吴康衡认为,卫气营血属藏象中"精、气、神"三宝的范围。故将外感热病辨证按西医病理生理发热过程分为三期,结合中医辨证定为"七分",即初期(卫分)、极期(气分、津分、营分、血分)、末期(精分、神分)。又将卫分、气分及精分所表现的适应性反应调节能力的个体差异,分为一般、不及和过之三种;将津分、营分、血分及部分精分的患者,根据其病情程度,分为轻、中、重三型。认为气分后津液大耗,当用甘寒之品,故为"津分"。而"精分"冀求阴平阳秘精神乃治,气、津、营、血属发热极期,大热病余(因体液丢失,出现微循环障碍或血管内弥散性内凝血),热烁真阴,阴竭精夺,所谓"精气夺则虚";"津分"乃因"津液相成,神乃自生",热病之末,"精液劫夺、神机不运"(《温热经纬》)。如初热期(卫分,"太阳病"),极期(气分"阳明经、府证";津分"含水、电解质及酸碱平衡紊乱,血液动力学改变,伴体液免疫以及酶、介质障碍";营分"含微循环障碍",血分"含DIC");恢复期(精分"含营养代谢与植物神经内分泌紊乱",神分"含精神与神经障碍症状""三阴证"),按中医脏腑精气神学说,定名为感染性外感热病泛精气神(卫、气、津、营、血、精、神)七纲辨证法。再根据机体不同反应和季节气候差异性分为一般、过之和不及三种类型,然后发掘、整理古方验方,予以选方遣药以期达到调整机体适应性反应之旨,实践佐证辨证更清晰,论治更加贴切于临床。吴康衡这一新说既体现了中医对外感热病治疗的特点,更完善了卫气营血辨证理论,同时与现代医学病理生理学有关发热过程的论述相吻合。

(2)难治性肾病中医认识

从难治性肾病认识到"难治"的症结——在病因上"湿毒胶渍",在病理上"痰瘀互结",在病机上"脾肾衰败",同时根据临床不同表现分为六大证型,分别拟定了六个系列方药,另外又运用活血化瘀法的不同药物制定十则及系列方药,通过遴选制成固定剂型,相应地在以上"方—证"效应验证的基础上，分别通过培养博士研究生的规划中，列入药理、药效实验研究和机理研究，不仅佐证了一般的作用机理，而且阐明了现代分子水平的机理作用。

原发性或继发性肾脏疾病发展的终极不良转归，属当今世界性难题，中医治疗颇具优势和特色，除了提高生命质量，延缓发展以及延长致命性衰竭外，现代中医的使命应致力于“在不可逆性中求得可逆”，力求逆转肾衰颓势，试定了三期防治方案的思维，一是未衰先重防，首重防患于未然，达到防微杜渐的目的；二是已衰当重治，应移曲抱薪，达到亡羊补牢的目的；三是衰竭务重养，应予江舟塞漏，在替代疗法中，防范移山填海的不良倾向。

（3）强调中西医知识结合

吴氏在中西医结合理念上有着独到的思维与创新，强调中西医结合的最好方式是中西医知识的结合。他重认病（西医诊断），更识证（中医辨证），并提出卓有成效的防治措施。如急性肾炎和肾病综合征是儿科最主要的两个肾脏病，如果只从小便检查和症状舌脉上辨证可能产生严重的治疗错误。两种疾病尿检与症状可能相似，但发病机制却截然不同，故制定了“急性肾炎者，以清为主，补不宜早；肾病综合征以补为主，补不宜迟”的截然不同的治疗原则。辨证是中医的精髓和最高境界。临证时不可被西医病名以及病名下所谓规范的证型所束缚，或现代病理生理及西药治疗所困扰，而应重在中医的证候舌脉体质等。如果只诊断肾炎、肾病、肾衰，就选择六味地黄丸主治，疗效多不明显。又如顽固性腹水，一般从脾肾着手，用实脾饮、真武汤之类。而吴氏则以湿热作祟为辨，言肿之生，以水为基，以湿为础。湿郁则热，为湿为热凿路，疏凿饮子为上佳之方。虽水湿之病理机转，有从寒化者，有从热化者。寒化者，真武实脾类是也；热化者，方无定数，治法却一，清热利湿是其要也。其辨证独具一格，可见一斑。

（4）凭病理立治法

吴氏在制订一个病的治法治则时，特别注重疾病的现代病理改变。如肺炎是儿科的常见病多发病，婴幼儿所患肺炎与大龄儿童所患肺炎不尽相同。前者多是支气管肺炎，后者常为大叶肺炎，两者的证候表现是不一样的。支气管肺炎属于小叶性肺炎，临床表现出热、咳、痰、喘、煽的证候特点，这是因为病理呈支气管与肺泡渗出，阻碍肺的气体交换的缘故。这在中医属于肺气闭塞，治疗重在开宣肺气；而大叶性肺炎临床表现出恶寒高热、咳嗽、胸痛、咳铁锈色痰等证候，是因其病理分渗出期、红色肝变期、灰色肝变期、消散期。由此病理而立解毒、凉血、化瘀、滋阴等阶段性治法，以彻底修复其病理改变而不留后患。

难治性肾炎、肾病患者，久服糖皮质激素及细胞毒性药物而不效者，吴氏也从病理改变的角度立其治疗大法。大凡难治性肾炎肾病一类，在疾病的发生发展过程中，病理学的变化也是从肾小球系膜细胞增生增殖侵占，基底膜增殖增厚，到肾小球节段样改变、硬化、玻璃样变等系列过程。如果病理改变不复，则临床尿检出现的蛋白尿、血尿难消。根据这一病理学观点，吴氏开“不破不立，立在其中”的先河，创消痰逐瘀大法与系列验方，缓解一大类难治性肾炎肾病患者，为肾脏病的治疗开辟了一条新路。吴氏诊断肾小球的硬化与中医“痰瘀互结，肾络痹阻”理论甚为吻合。

［传承发展］

钟森

钟森（1962— ），成都中医药大学医院管理委员会主任，成都中医药大学附属医院前院长，主要传承本流派防治感染性疾病的学术思想和临床经验。享受国务院特殊津贴，为四川省学术和技术带头人，中国中西医结合学会传染病专业委员会副主任委员，四川省中医药学会副会长、四川省医学会医院管理委员会副主任委员。

在理论上，整理诠释了《内经》对热病病机的认识，在其发生、发展及转归过程中，其根本在于正邪相争，阴阳偏颇。在各种疾病治疗上在于“阳病治阴，阴病治阳”，达到扶正祛邪的目的。阴阳是互根、交错的，务求“中病即止”，切莫过头。应根据不同疾病的发生、发展规律选取“最适的阴阳平衡点”，采取阴阳兼顾、阴中求阳、阳中求阴、寒热并用、凉温并用等方法进行治疗，因而在治疗方法上采用：①除因疗法：此乃截断扭转疗法，其特点在于缩短病程，提高疗效。治法有三：祛邪、扶正、温控。其中温控疗法最具理论和实践特色，该法在理论上认为针对不同的疾病应选取“最适的阴阳平衡点”，实践过程中利用中医药优势将人体温度协调至一种自然和谐的状态，临床应用于各种感染性疾病。②调整疗法：此乃顺势疗法，用以调整机体适应性反应，调节免疫状态，提高机体应激功能与防御能力，从而减轻病情，减少并发症和后遗症，降低病死率。

吴巍

吴巍（1964—　），女，四川省第二中医医院肾病内科主任，省名中医，国家中医药管理局第五批师带徒指导老师，世界中医药学会联合会肾病专业委员会理事，中国中西医结合学会肾病专业委员会委员，中国中医药学会肾脏专委会委员，四川省中西医结合学会肾病专业委员会副主任委员。

岳仁宋

岳仁宋（1964—　），成都中医药大学附属医院教授，主要传承本流派治疗代谢性疾病的学术思想和临床经验。为中华中医药学会理事，中华中医药学会糖尿病分会副主委，世界中医药联合会糖尿病分会副会长，四川省中医药学会糖尿病专委会副主任委员。

对糖尿病肾病的诊治，一直按照吴康衡“治未病”理论，既病防变，未雨绸缪。务在先安其未受邪之地，取得了良好疗效。重视糖尿病前期以及糖尿病并发症的防治，主张“衷中融西”临床治疗模式，提出“三期辨证法”，即：早期控制血糖以西药为主，中医三消方为辅改善症状；中期重视糖尿病对血管的影响，积极运用中药活血化瘀改善血管弹性，防止靶器官损害；晚期积极防治糖尿病对肾脏的影响，防止肾功能受损。遣方用药采取“平衡阴阳、寒温并用”的原则，经多年的临床实践证明该法疗效显著。

（二）孙氏中西医结合肝病流派

［学派概述］

孙氏肝病流派，指以四川医科大学（原泸州医学院）孙同郊为首的中西医结合治疗肝脏疾病的学术流派，在四川南部闻名。该流派博采众家，西为中用。临证重视整体观念，认为人体是一个统一的有机体，脏腑、经络、五官、九窍、四肢、百骸都有着各自的功能，在生理上相互联系，协调平衡，维持着生理活动，在病理上相互影响。疾病时由于外在及内生的邪气侵害了机体的平衡，使机体产生偏盛偏衰而致。治疗的目的主要是调整人体阴阳气血的偏盛偏衰，使之达到新的平衡。本流派的学术思想具有典型的西医影响，如病因病机的毒、瘀，治疗的解毒、化瘀等。

流派传承图如右：

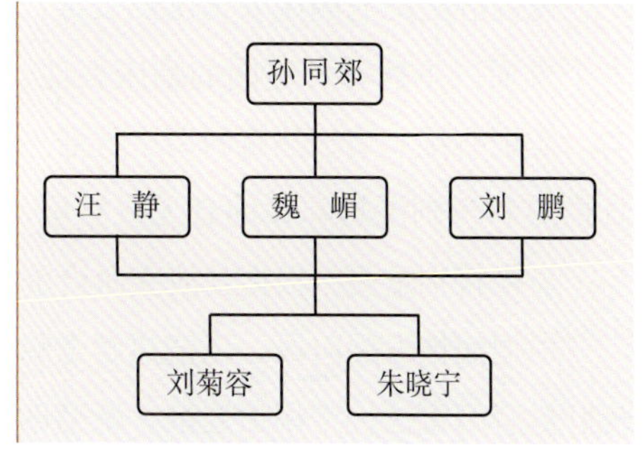

[学派名师]

孙同郊（图 17–11）

孙同郊（1928— ），女，四川医科大学附属中医医院中医内科教授，硕士生导师，生于上海奉贤。1953 年 2 月毕业于南京医科大学医学院，1953 年 2 月至 1955 年 4 月任第七军医大学解剖系助教，1955 年 5 月至今在四川医科大学工作。1956 年 3 月至 1957 年 5 月，在中国中医研究院内科研究所跟随赵锡武等名医学习中医。1959 年在南京中医学院“全国温病师资班”学习温病学。曾任泸州医学院中医系主任，泸州医学院副院长等职。曾任全国中医学会第一、第二届理事，四川省中医学会第一、第二届常务理事。1992 年 10 月经国务院批准享受政府特殊津贴。为泸州市首届十大名中医，四川省第二届十大名中医。1998 年 6 月退休至今，但一直坚持在四川医科大学附属中医医院门诊工作。2002 年获批准为第三批全国老中医药专家师承工作指导老师，2006 年获中华中医药学会颁发的首届中医药传承特别贡献奖。

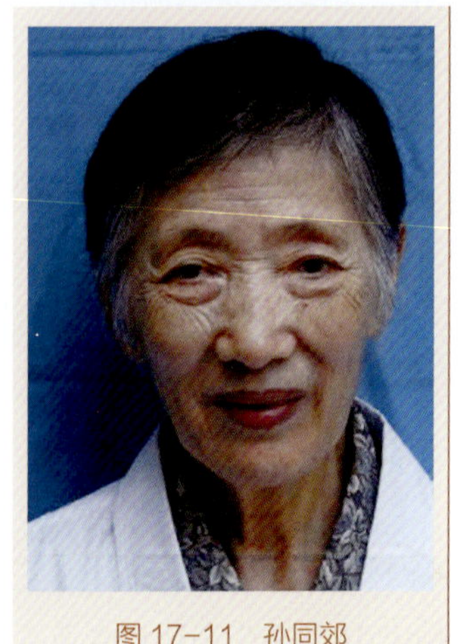
图 17–11　孙同郊

孙同郊从事中医、中西医结合教学、临床、科研工作 60 余年。精研医理，治学严谨，勤于实践，学术上主张博采众长，择益而从，学无中西，西为中用，积累了深厚的中医理论水平和丰富的临床经验。在多年临床生涯中，师古而不泥古，发展而不离宗，采用双重诊断，一重治疗，用辨证寓于辨病、辨病必须辨证的方法诊治疾病。孙氏作为第一代西学中专家，极力倡导西为中用，中西结合，多年来始终坚持中医药的基础应用研究。主研“养肝止痛口服液的临床及实验研究”“复方健肝液治疗慢性乙型肝炎的临床和实验研究”“痛立舒口服液治疗急性疼痛的临床和实验研究”“护肝解毒冲剂治疗乙型肝炎的研究”等，获四川省政府科技进步奖、四川省中医管理局科技进步奖、四川省教委科技进步奖等。参加国家中医管理局“八五”攻关课题“解毒护肝颗粒治疗慢性乙型肝炎的研究”，所主持研制的“解毒护肝颗粒”已获新药证书。孙氏行医 60 余年，不仅是名医，更是名师，不但在工作之余坚持学习，也参与中医学教材编写。1991 年孙氏主编西南西北片区高等中医院校教材《中医学导论》，1994 年主编全国 20 所高等医学院协编教材《中医学》，1992 年主编并于 1997 年再版《中医老年医学》，1996 年副主编《现代中医治疗学》。晚年仍孜孜不倦的坚持中医研究探索，总结日常门诊临证，著有《孙同郊临证随笔》一书。

[学术特点]

（1）湿热疫毒是慢性肝炎始动因素，清热解毒祛湿须贯穿治疗始终

慢性肝炎的病因主要为湿热疫毒，病机可以概括为湿热羁留、气血失调、肝脾肾三脏的受损等多个方面。本病各种不同的临床表现，往往就是以上病机的复杂组合，表现为虚实夹杂或正虚邪实。实证有湿（痰）热毒羁留、气滞、血瘀等，虚证有脾气虚、肝肾阴虚、脾肾阳虚等。临诊时认真推敲和辨别湿热邪毒的有无或轻重，气滞、气虚或血瘀是否兼夹，病在何脏及脏腑的虚实转化等，显得特别重要，根据其演变而给予适当治疗，是提高本病疗效的关键。

根据病情发展阶段，以清热解毒除湿为主法，代表方为自拟茵陈解毒汤随证加减。同时，运用疏肝健脾解毒法，常用逍遥散、柴芍四君子汤、参苓白术散、柴胡疏肝散、小柴胡汤等，酌加蒲公

英、白花蛇舌草、白茅根、车前子、赤芍、丹皮、丹参等，其中逍遥散既疏肝以助肝用，又健脾养肝血以柔肝体，体用同调，刚柔相济，有助肝生理功能的恢复，对本病甚为适合，柴胡用量一般在10克以下或用醋制。配合益气活血解毒法，使用自拟益气活血解毒汤随症加减。选择使用养阴解毒法，自拟养阴解毒汤。慎用助阳解毒法，以温补肾阳兼清毒邪，自拟助阳解毒汤。

（2）肝血瘀阻是慢性肝病本质，活血化瘀须贯穿治疗始终

慢性肝病的本质主要是肝血瘀阻。血瘀证可出现于慢性肝炎的各个阶段，其病因多为气滞、湿热、正虚，因此各个时期的治疗中，均需酌情加用活血化瘀药。瘀血有轻重性质的不同，在运用活血化瘀药时，应依据具体病情选择恰当的活血化瘀药。轻者选择作用平和之丹参、赤芍之类；较重者选用桃仁、红花、三棱、莪术等；重者选用水蛭、土鳖虫等。热毒重者，用凉血活血药，如赤芍、丹参、丹皮等；胁肋胀痛、腹胀肝气郁结者，用行气活血药，如郁金、川芎等；倦怠乏力、动则气短、食少便溏气虚血瘀者，用益气活血药，如当归、白芍、何首乌、女贞子、鸡血藤、姜黄、郁金、三七等；痞块明显者，选用软坚散结活血药，土鳖虫、穿山甲、鳖甲等；舌质淡胖脉沉细属阳虚者，用助阳药，如肉桂、仙茅、仙灵脾、牛膝等配合活血药；出现水肿或腹水者，用活血利水药，如泽兰、益母草、楮实子等。

（3）治胆病以疏泄通降为主，配合清热解毒、利湿退黄、行气补虚

胆为六腑之一，内藏清汁，由肝之余气所化生，汇聚于胆。《素问·五脏别论》曰："六腑者，传化物而不藏，故实而不能满也。"故胆囊有"泻而不藏"的特性，及时排空其内容物，保持通畅，并不停地传递，才能以降为顺，以通为用。肝与胆互为表里，肝的疏泄功能直接控制和调节着胆汁的排泄，肝疏泄正常，则胆汁排泄畅达，反之，肝失疏泄导致胆汁排泄不利，郁结而为病。治胆病以疏泄通降为要，配合清热解毒、利湿退黄、行气补虚；临床上常见肝郁气滞、肝胆湿热、气滞血瘀、肝郁脾虚、肝阴不足、脾肾阳虚等症，常用加味四逆散、柴胡疏肝散、四逆四君子汤等加减治疗。认为中医学根据辨证与辨病相结合的原则，疏其气血，调其阴阳，祛邪扶正，调整脏腑功能，确可获得较好效果，是中医学治疗的优势所在。

（4）治老年病多以调补肾阴肾阳，归醇纠偏，祛邪扶正、中病即止

补肾不忘阴阳互根，遵"善补阳者必于阴中求阳，善补阴者必于阳中求阴"之训，认为大凡年老之人，正气不足者多，在生理病理上多有阴、阳、气、血的不足，因此辨证的重点应在于辨明脏腑的亏虚情况、阴虚、阳虚或阴阳俱虚，以及气虚血虚的相互影响等；又由于老年人抗病能力明显降低，易受外邪，易传变，故在疾病过程中又常常出现感受外邪或虚实夹杂证候，这就要求医者掌握较厚的医学功底，充分运用中医理论知识，采用多种辨证方法，使辨证确切，才不致患虚虚实实之误。此外，老年病又常兼有血瘀，正如清代医家王清任所言："元气既虚，必不能达于血管，血管无气，必停留而瘀。"又如张锡纯所言："气血亏损，流通于周身者，必然迟缓，血即因之而瘀。"又曰："肾虚元气不足，无力推行血液，每致气虚血瘀。"故治疗老年病应正确地祛其邪，扶其正，还应适当加入活血药物，并且用药不宜过杂，药性不宜过猛，药量不宜过大，以适应老年人脾胃吸收功能减弱的特点，针对不同的证候表现，中病即止。

（5）治疗疾病的指导思想上注重和调

孙氏善用燮理阴阳，调和气血，疏肝健脾，健脾补肾，渗利三焦等法；用药循序渐进，多用药

平和，不温不燥，不濡不腻，不攻不泄，通过药物使脾胃健运，肺气调畅，肝气和解，肾气充盈，五脏安康。其病来也渐，去也缓。用药剂量不主张用大剂量，都均在 10 ～ 30g。扶正与祛邪大多并施，坚持扶正才能祛邪。

［传承发展］

汪静

汪静（1968— ），女，四川简阳人。教授，主任中医师，孙同郊临床经验、学术思想第一代传承人。硕士研究生导师，四川医科大学附属中医医院肝胆病科主任。1991 年 7 月毕业于泸州医学院中医系，获学士学位；2002 年 12 月起参加第三批全国师承学习，从师孙同郊，2004 年获硕士学位，2005 年出师。2012 ～ 2015 年参加全国第三批优秀中医临床人才学习，拜师孙同郊、王明杰、陈学忠、谢春光、国医大师孙光荣等。

四川省首批优秀中青年中医师，四川省中医药管理局学术技术带头人，国家中医药管理局全国名老中医药专家“传承工作室”——“孙同郊传承工作室”负责人。全国肝胆病咨询专家，疑难及重症肝病攻关协作组全国委员，中国医师协会中西医结合医师分会肝病专家委员会委员，中华中医药学会对外交流与合作分会委员，中华中医药学会亚健康分会委员，四川省中医药学会老年虚证专委会委员，泸州市中西医结合学会理事，泸州市医学会感染病专委会副主任委员。《泸州医学院学报》编委。

汪静擅长中医、中西医结合治疗慢性病毒性肝炎、肝硬化、脂肪性肝病、酒精性肝病、自身免疫性肝病、肝癌及胆囊炎、胆囊术后综合征等肝胆疾病及内科疑难杂病。擅治汗证、胃痞等内科杂病及绝经前后诸证、崩漏等妇科疾病。善用五苓散、小柴胡汤、大柴胡汤、逍遥散等经方。

主持国家科技部“十一五”科技支撑计划名老中医项目子课题“孙同郊临床经验、学术思想传承研究”及“十二五”重大专项、省部级及厅局级科研项目 10 余项，主研各级科研课题近 20 项，获省、市科技成果奖 4 项，其中，《孙同郊临床经验、学术思想研究》获泸州市科技进步二等奖。总计发表论文 30 余篇，副主编“十二五”国家规划教材《中医内科学》（科学出版社），主编《孙同郊临证随笔》。临床注重辨病与辨证相结合，以辨证为主；治肝病以调气为先，清热除湿贯穿治疗始终。

魏嵋

魏嵋（1962— ），女，重庆开县人。教授，硕士研究生导师，四川医科大学中西医结合学院、附属中医医院副院长。四川省第六批学术和技术带头人后备人选，泸州市学术技术带头人，首届四川省中医管理局学术和技术带头人，国家赴日访问学者之一。四川省中医学会中基专委会副主任委员，中国中医药学会中医诊断学专委会委员，《现代中西医结合杂志》常务编辑，四川省国际合作交流协会会员，四川省科技厅科研评审专家，重庆市科委网络评审专家。

魏嵋师承四川省名老中医孙同郊，努力学习孙同郊学术思想精髓，不断学习中医经典著作。在长期临床实践中，始终坚持辨证论治为核心，因时、因地、因人个体化治疗，遵循古法又不拘泥于古法，谨守病机，灵活变动。临床工作近 30 年，擅长中医、中西医结合治疗慢性病毒性肝炎、脂肪性肝炎、酒精性肝病、肝衰竭、胆囊炎、肝癌等急慢性肝胆疾病，总结了大量临床经验，对经方逍遥散、龙胆泻肝汤、小柴胡汤、茵陈术附汤的应用有其独特心得。魏嵋始终认为教学相长，因此，她长期坚持在教学一线工作，承担本科和研究生的《中医诊断学》及《黄帝内经》两门课程的理论教学，教学效果较好，深受同学喜爱，曾被评为“四川省教育系统优秀教师”，编写教材 3 部。魏嵋认为肝病治疗扶正祛邪为治疗大法，扶正为主，时时祛邪，并随证加减。对于酒癖的治疗以解酒、健脾疏肝护胃、祛瘀化痰为主。近五年主持或主研部省级、厅局级科研课题 10 余项，获四川省科技进步三等奖 1 项，泸州市科技进步二等奖 2 项；撰写论文 30 余篇，SCI 收录 2 篇。成功研制院内制剂“肝毒清颗粒”和“葛黄颗粒”，收到良好的社会效益和经济效益。

刘鹏

刘鹏（1966—　），四川雅安人。教授，主任中医师，硕士研究生导师，四川医科大学附属中医医院医务部主任，卫生部“十二五”规划教材暨全国高等医药教材建设研究会编委，参编规划教材 2 部。全国重型肝病及人工肝血液净化攻关协作组成员，研究有医院制剂“利肝舒颗粒”。

刘鹏为全国名老中医孙同郊研究生，勤习中医，广阅西医相关知识。结合孙氏真传及现代医学技术及知识，理论与临床相结合，从事中医、中西医结合临床、教学、科研工作 20 余年。临床善用清热解毒凉血化瘀治疗瘟黄，注重方剂寒温特性，擅长补泻平调。主要研究肝病防治，包括肝衰竭、肝损伤等。擅长治疗病毒性肝炎、肝硬化、肝癌及胆囊炎等肝胆疾病，胃痞、心悸等内科杂病及围绝经期前后诸症等妇科疾病，善用逍遥散、防己黄芪汤、小柴胡汤等方剂或泻或补或调。

刘鹏坚持临床与科研相结合，秉承孙氏务实精神，在中医治疗及诊断慢乙肝、肝衰竭、肝硬化、肝囊肿等疑难重症的基础及临床研究中，主持及参与相关课题 10 余项，获省市级奖 4 项，发表论文 20 余篇。已完成省教育厅课题“利肝舒冲剂抗肝自由基损伤的实验与临床研究”，并获得 2007 年泸州市科技进步三等奖。目前正对清热解毒凉血化瘀法联合干细胞移植治疗肝衰竭进行深入研究。相关课题包括四川省科技局课题“清热解毒凉血化瘀中药联合不同来源干细胞移植治疗肝衰竭大鼠的研究”、泸州市科技局课题“肝毒清颗粒对内毒素血症环境下间充质干细胞转化为肝细胞的影响”等。

（三）蒋氏中西医结合急腹症流派

［学派概述］

20 世纪 60 年代，天津吴咸中为代表的国内一批西学中人员开创了中西医结合急腹症研究。华西医院在时任院长、著名外科学家吴和光领导下，成立了中西医结合急腹症攻关小组，中医科业务骨干蒋俊明以深厚的中医功底和扎实的普外疾病专长担任副组长，开展急腹症中西医结合防治工作。初期从本地常见病、多发病、急性病着手，选取胆道蛔虫病作为主要病种，并创立了胆道驱蛔汤等一系列汤剂，避免了开刀取蛔，取得较好疗效。其研究成果参加了 1970 年首届全国中西医结合成果展览。此后，随着对胆道疾病治疗的深入，特别是化脓性胆管炎患者的中西医结合治疗效果，在 1976 年全国第一届中西医结合治疗急腹症合肥会议上，研究组中西医结合治疗“急性梗阻性化脓性胆管炎”的研究成果产生了轰动效应，使华西在此领域取得了领先地位。20 世纪 70 ～ 80 年代早期，重症急性胰腺炎 SAP 的治疗强调早期手术为主，中西医结合非手术治疗为辅。但蒋氏发现，少数 SAP 患者放弃手术治疗机会，早期求助于中西医结合非手术治疗，病情得以逐步缓解，特别是个别入院时极重的患者，由于手术风险极大，采用了非手术治疗而痊愈。在这些发现的启示下，蒋氏开始尝试在 SAP 的治疗过程中，寻找中医中药的切入点。第 1 阶段（1980 ～ 1990），以早期手术治疗为主，中西医结合非手术治疗为辅；第 2 阶段（1991 ～ 1993）在中西医结合非手术治疗的基础上，强调并发症的中转手术治疗；第 3 阶段（1994 ～ 2003）以中西医结合非手术治疗为主，手术治疗主要针对病程后期的感染和局部并发症。随着中西医结合非手术治疗的不断完善，蒋氏 SAP 发病机理的热病观、热病理论的辨证观、益活清下的治疗观的形成与确立，使 SAP 的手术率和病死率均大幅下降。三个阶段的手术率分别为 77.59%、54.54% 和 19.38%，而病死率则分别为 40.52%、17.17% 和 10.77%。研究成果获得了四川省科技进步一等奖，中华医学会科技进步二等奖，从而用中西医结合成功地变革了 SAP 的治疗观念，也逐步形成了以治疗急性胰腺炎为主的急腹症流派。在蒋氏之后，其弟子黄宗文、夏庆等继承人开始尝试肠梗阻的中西医结合治疗，大大降低了单纯西医治疗的手术率和再手术率。以急性胰腺炎、肠梗阻为主的急腹症中西医结合治疗成为所在学科的支撑方向，一大批中西医结合急腹症专门人才在学科建设中不断成长和成才，中西医结合急腹症流派得以薪火相传、发扬光大。

流派传承图如下：

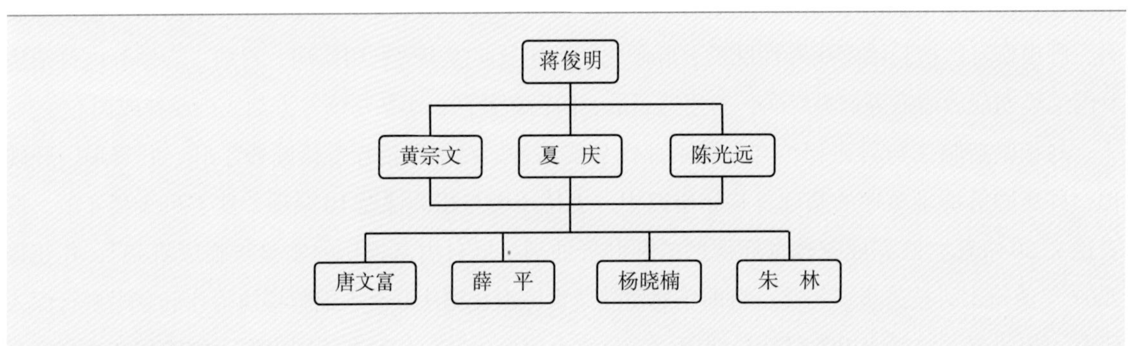

［学派名师］

蒋俊明

蒋俊明（1934— ），四川省古蔺县人，四川大学华西医院主任医师、教授、硕士研究生导师。1960 年毕业于四川医学院，师从李斯炽、赵洹章、雷文先，1998 年获四川省首届名中医称号。曾任华西医院两届中医教研室及温病研究室主任，从事医疗、教学、科研工作四十年。对中西医结合治疗肝、胆、胰、肾湿热病、急腹症积累了丰富的临床经验，发表论文 120 多篇，完成专著 3 部，获卫生部及省级重大科技成果奖 6 项。尤其擅长治疗重症急性胰腺炎、化脓性胆管炎、尿路感染、肠梗阻等，学术上注重学习中医经典，并积极吸取现代医学的先进理念和运用临床、实验手段，提倡中西医并重，主张辨病与辨证相结合，致力于中医理法方药的研究。在国内率先运用中医热病理论概括急性胰腺炎的病因、证候和病机传变规律，以卫气营血和脏腑辨证为基础，辨病与辨证、分期与分型相结合的辨证论治体系，形成了益气养阴、活血化瘀、清热解毒、通里攻下（简称“益活清下”）四大主要治法治疗本病的理论及治疗原则。

1969 年川医附院成立了中西医结合治疗急腹症攻关小组，主要从事肝胆胰外科急腹症的诊治，蒋氏任副组长。建组初期，根据成都常见病、多发病、急性病之一的胆道蛔虫病，蒋氏等人从疏肝利胆、驱蛔止痛立法，用自拟的中药胆道驱蛔汤进行治疗，其临床效果显著，绝大部分患者不用进行外科手术取蛔。随着胆道蛔虫病患者的增加，蒋氏发现胆道蛔虫死后，其尸体碎片、角皮、虫卵将成为以后结石的核心，导致患者出现胆道结石、梗阻，甚至发展为危及生命的急性梗阻性化脓性胆管炎（AOSC）。在对这类患者的诊治过程中，蒋氏通过大量的临床积累和观察总结，将AOSC的中医病因病机概括为“伏、郁、热、结、厥、血、衰、亡”。伏证期，患者胆道结石潜伏体内，成为疾病发生的病因；郁证期，患者胆汁、气机出现郁闭，表现出轻微的腹部不适感；热结证期，热结不散，酿毒成脓，出现高热和剧烈腹痛；厥证期，病情进一步发展，热邪内陷营血，热厥血瘀，出现神志的改变，以及休克早期的表现；血证期，血热妄行，耗血动血，出现多部位广泛出血，类似于西医学中的弥散性血管内凝血；脏衰期，病情进一步加重，发展至多个脏腑器官功能衰竭，呈“不可逆”性休克，最终导致死亡。在该理论的指导下，研究组在西医常规治疗的基础上，运用中药柴黄复方和针刺进行中西医结合治疗，其研究成果在1976年全国第一届中西医结合治疗急腹症合肥会议上产生了轰动，让华西在中西医结合治疗急腹症领域跻身前列。随着AOSC中医理论体系的形成，蒋氏对于热邪在急腹症中的重要性有了更多的认识，为蒋氏今后热病观的形成，起到了举足轻重的作用。在1979年全国第九届外科学术会议上，对于急性坏死性胰腺炎，主张一经确诊，即应行手术治疗。但实践中发现，早期手术可能加重循环紊乱、促进休克发生、增加后期感染的机会，并且手术患者疗程长、费用昂贵。临床工作中，总有少数SAP患者因各种原因未早期进行手术，而采用中西医结合非手术治疗，但这类患者的病死率并不高，大部分患者病情反而得到了逐步缓解。有了这样的临床经验，便大大坚定了蒋氏领导的研究组采用非手术治疗SAP的信心。在中西医结合治疗急性梗阻性化脓性胆管炎研究成果的支撑下，蒋氏把SAP作为下一步研究的目标和方向。

蒋氏研读《内经》之热病篇，敏锐地发现该篇经文提到热病的多种死证中反复出现了“脉盛躁”“腹满甚者”“热不已者”“热而痉”等症，认为这些与SAP、化脓性胆管炎等急腹症表现极为相似。受此启迪，结合伤寒六经辨证和温病卫气营血辨证思想，在长期中医药治疗应用的实践上，形成了SAP热病观的理论框架和相应的治则与治疗方案：即SAP发病机理的热病观；热病理论的辨证观；益活清下的治疗观。

中医学对急性胰腺炎并无系统论述。根据《内经》以降经典古籍中从不同侧面记载的反映类似本病临床特征的描述，本病可归于中医胃脘痛、脾心痛、脾热病、结胸病等范畴。对本病的辨证认识，脏腑辨证难以找出SAP伴多器官功能不全时临床表现复杂、证候繁多的内在联系，且无法反映其动态的变化；伤寒六经辨证难以概括本病常见的热瘀血证和脏衰证；卫气营血辨证也难以概括病程中的脏衰表现，以及本病发病直接从气分开始，并无卫分表证的特点。

蒋氏在大量临床实践中，通过系统观察、总结SAP病因证候特点、病机演变规律，在中医整体观念、辨证论治以及传统热病理论指导下，以卫气营血和脏腑辨证为基础，兼取二者之长，明确提出用热病气分、血分、脏衰、恢复分期概括本病的证候类型和病机传变规律的热病理论以及分期与辨证相结合的辨证施治原则。蒋氏认为，在SAP的整个病程中，热邪贯穿始终，治疗热邪及其引起的一系列变化，是治疗SAP关键，这就形成了SAP热病观的理论框架。

SAP的病机传变一般经历气分证、血分证、脏衰期和恢复期。气分证多由于情志不舒、饮食不节、外感六淫或蛔虫上扰，致使肝郁气滞，中焦湿热壅塞，气滞血瘀，热结肠腑，可见脾胃实热、结胸实热、肠结实热、中焦（肝胆脾胃）实热或湿热等证候类型，以少阳阳明合病或阳明腑实证为特点，治则以通里攻下为主，佐以疏肝理气、益气救阴、活血化瘀；血分证表现以厥脱、痈疡、热瘀血证病机特点为主，可见气阴暴伤、神失气脱、热深厥深的厥脱证（休克）。若湿热火毒之邪与血相搏，瘀腐成脓，则可形成以胰腺脓肿、胰周脓肿等为代表的脏腑痈疡证。亦可上溢胸膈，侵及下焦，形成流注痈疡证。若毒邪入血、耗血动血、迫血妄行，可致热瘀血证（弥散性血管内凝血）。脏衰期由于邪毒弥漫三焦、五脏六腑皆受病，可见气血败乱、脏器衰败的诸多脏衰证候（多脏器衰竭），甚则内闭外脱、亡阴亡阳。血分和脏衰证期的治则以清热解毒、益气救阴为主，佐以通里攻下、活血化瘀；恢复期由于邪去正伤、热去湿留、瘀血内停，而表现出气阴两伤、脾虚湿困、湿热留恋、癥瘕积聚等证候，治则以补益气血、健脾除湿、活血化瘀的药物进行调理。上述治法以益气养阴、活血化瘀、清热解毒、通里攻下四法运用最多，其他治法处于次要的地位，简称“益活清下”疗法。

《素问·评热病论》云：“病热当何禁之？”曰：“病热少愈，食肉则复，多食则遗。”蒋氏非常注重 SAP 好转后的饮食调养，强调恢复期间必须注意忌口，饮食应该清淡有营养，根据患者恢复阶段和情况，循序渐进，辨证施食，尤其是恢复期严格控制油腻食物的摄入，防止疾病复发。其对《内经》热病理论理解和运用非常透彻、细腻。

［学术特色］

华西医院以蒋俊明为主创立的中西医结合急腹症流派，历经 40 余年的理论和实践探索，从早期的胆道蛔虫、急性梗阻性化脓性胆管炎，到近期的急性胰腺炎、肠梗阻等疾病，形成了较为完善的理论体系和中西医结合治疗规范，尤其在 SAP 的证治体系自成一体，在学术界享有盛誉。本流派学术特色可概括为以下几点：

（1）病证结合，分期辨证，多法并举

急腹症病种多样，具体疾病需临床辨证施治，紧抓疾病发生发展的核心病机，如 AOSC 和 SAP 以热邪为主贯穿疾病始终；分阶段划分疾病病期，归纳各期主要证型，“因时、因地、因人制宜”采用不同理、法、方、药。以蒋氏为主的急腹症流派，用热病观指导治疗，辨证运用中医“汗、吐、下、消、和、清、温、补”八法，并非“下法”一法通用，做到治疗不拘泥一方一法。例如，急性梗阻性化脓性胆管炎热证期，采用清热解毒为主的方药，而血证期，则需使用凉血止血为主的方药，其余多发并举。

（2）理论完善，手段多样

以 SAP 为例，在独创传统热病理论指导下，以卫气营血和脏腑辨证为基础，辨病与辨证、分期与分型相结合的辨证论治体系，确立了“益活清下”的综合治疗方法，采用针药结合、中药内服与外敷共用、口服与灌肠同施的多种中医药特色治疗手段。治疗 SAP，除分期辨证和证型辨证相结合给予“益活清下”内科治疗外，还配合禁食、胃肠减压、抑酸、维持电解质和内环境稳定、对症、防治感染、营养支持及器官功能保护等西医基础治疗。具体手段主要有：中药汤剂给予口服、胃管注入和灌肠治疗；静脉滴注生脉注射液、丹参注射液等；肠麻痹明显者给予新斯的明穴位注射两侧足三里；病程初期胰周蜂窝织炎明显者，在左腰肋部及左胁腹部每日 1 ～ 2 次外敷行气活血止痛的外敷中药六合丹（大黄、黄柏、白及等七味药）；加用针灸治疗以促进患者胃肠功能恢复、止吐、镇痛等。

急腹症专科编制床位达 75 张，每年收治患者 2500 余例，其中急性胰腺炎患者 1500 余例，为国内最大的急性胰腺炎治疗中心，疗效居国内外大宗病案的领先水平，成为中医药治疗危急重症的典型范例。

（3）中西结合，协同攻关

急腹症发病急骤、病情凶险，单纯中医治疗难有作为。从 40 多年前急腹症攻关小组的创立，到如今 SAP 中西医结合治疗中心的建立，从临床实践到学术团队的打造，无不体现中医和西医结合、内科和外科结合的团队特色。保持了西医诊断、治疗与国际接轨，中医理论和方法不断完善，西医和中医有机结合，取得优于单纯西医治疗和单纯中医治疗的显著疗效，形成了国内独特的、在特大型综合医院以中医科室牵头、中医药治疗为主体、多学科交叉融合、协同攻关的学术和技术团队。

在中西医结合治疗 SAP 取得显著疗效的基础上，科室成立了中西医结合治疗肠梗阻的研究小组，探索不同证型、不同阶段肠梗阻的治疗方案和流程，规范中医治疗肠梗阻的理、法、方、药。经过治疗 3000 多例肠梗阻，积累了丰富的临床经验，对中药治疗肠梗阻的认识更加深入细致，辨病与辨证更加精细，治愈率明显提高，使多数肠梗阻病人免于手术，减少了肠梗阻反复手术、反复发作带来的巨大痛苦和经济负担。

［传承发展］

黄宗文

黄宗文（1961—　），重庆市合川人。四川省名中医，主任医师，门诊一级专家，硕士生导师。现任中国中西医结合学会第一届科研院所工作委员会常务委员，中国中西医结合学会第一、二届循证医学专业委员会委员，中国中西医结合学会第五、六届基础理论研究专业委员会委员，成都中医药学会第七届理事会常务理事，成都中医药学会疾病预防专科分会委员。曾任成都中西医结合学会理事、成都中西医结合学会急症专委会委员、四川省中西医结合学会肾病专委会委员。四川省中医药管理局学术和技术带头人后备人选，四川省卫生厅学术和技术带头人及后备人选。2006 年被评为四川省中医药发展先进个人，四川省中医药技术高级职务评审委员会专家库入库专家，成都市医疗事故鉴定专家库专家。

黄宗文 1979 年就读于重庆医学院医疗系，1984 年毕业获医学学士学位。1988 年就读于华西医科大学（现四川大学）中西医结合临床专业，1991 年毕业获医学硕士学位。作为华西第一届中西医结合治疗急性胰腺炎研究生，在国内著名中西医结合临床专家、四川省首届名中医蒋俊明的带领下，组建了中西医结合非手术治疗 SAP 研究小组，打破了 SAP 一经确诊立即手术的传统观念，为降低病死率、手术率做出了突出贡献。1997 年首次获卫生部临床学科重点建设项目《中西医结合治疗重症急性胰腺炎》资金资助，进一步探索中西医结合治疗 SAP 的方案和流程。经过深入研究、总结，导师蒋俊明提出了 SAP 的热病观理论，即用热病气分、（营）血分、脏衰、恢复分期辨证概括 SAP 的病机演变，总结出益气养阴、活血化瘀、清热解毒、通里攻下即“益活清下”法为主的中西医结合非手术治疗 SAP 综合方案；明确了中西医治疗的有机结合点、手术干预的最佳时机，主张不同病期、不同病情采用不同手术方式。这一结果得到卫生部评审专家组的肯定，治疗水平居国内领先、国际先进。2004 年“中西医结合治疗重症急性胰腺炎的临床及相关研究”获四川省科技进步一等奖和“中西医结合治疗重症急性胰腺炎的临床研究及应用”获中华医学会科技进步二等奖。研究成果发表论文 80 余篇，负责课题 9 项，参加科研课题 20 项，参编论著 8 部，其中参编高校统编教材 2 部，培养研究生 16 名。

黄宗文作为传承人，进一步总结和完善导师蒋俊明提出的“益活清下”法为主、中西医结合非手术治疗 SAP 的学术思想。从整体观、辨证施治，辨病与辨证结合出发，研究 SAP 治疗方案、优化治疗流程、探索发病机制及治疗机理，规范不同证型、不同病期的中医理、法、方、药。发现了胃肠功能衰竭、腹腔间隔室综合征与其他器官功能衰竭及预后密切相关，提出早期、及时使用柴芩承气汤为主的中药清热解毒、通里攻下辨证治疗，及时恢复胃肠功能、缓解腹腔间隔室综合征，可减少内毒素吸收、降低全身炎症反应，防治多器官衰竭，降低病死率。总结了中药治疗技巧要早、准、狠、稳，即诊断治疗要早、辨病辨证要准、用药力度要狠，把疾病扼杀在萌芽阶段，阻止病情发展；同时，结合患者全身情况、有无基础疾病以及用药后反应，动态评估，及时调整中药用量，平稳过渡。经过 20 多年的临床实践和临床基础研究，中西医结合治疗 SAP 的方案成熟、疗效稳定、并发症少、病程短、医疗费低，居全国单病种领先水平。

夏庆

夏庆（1966— ），男，重庆潼南人。现为四川大学华西医院中西医结合科主任医师、博士生导师、科主任、学科及学术带头人。担任中国中西医结合学会第七届理事会常务理事、普通外科专委会副主任委员；四川省学术和技术带头人、四川省专家评议（审）委员会委员、四川省卫生厅及中医药管理局学术和技术带头人、四川省名中医、四川省有突出贡献的优秀专家；首届中国中西医结合优秀青年贡献奖获得者、成都市中西医结合学会副理事长。

夏庆 1989 年本科毕业于华西医科大学医学系，2004 年于该校中西医结合临床专业研究生毕业，师从国内著名中西医结合临床专家、四川省首届名中医蒋俊明。在长期的临床实践中，坚持不懈地探索和研究中西医结合治疗 SAP、肠梗阻等急腹症的理论、思路和模式，深入探讨中医药治疗方法、疗效和机制。作为学科和学术带头人，进一步完善和丰富了导师提出的 SAP 热病观理论的学术思想，优化了“益活清下”法非手术治疗 SAP 的理、法、方、药体系，规范了分期辨证体系下的系列方剂。规范了手术、微创手术、内镜治疗等现代治疗技术介入的指征和时机。建立了国际一流、国内最大的急性胰腺炎临床数据库。作为卫生部和国家中医药管理局“国家临床重点专科”项目负责人，牵头组织全国 10 余家医疗机构制定了中医药治疗急性胰腺炎的诊疗方案和临床路径，并通过多中心临床验证，证明了中医药的显著疗效并大幅降低了医疗费用。结合该病的发病机制，创新性提出了中药在改善肠道功能、降低腹腔高压、调节全身炎症反应、减轻器官损伤、防治胰腺感染和胰腺假性囊肿、保护腺泡细胞等作用机制方面的假说，并在提炼的“柴芩承气汤”系列方剂中得到证实。使该病病死率和手术率大幅降低、医疗费用显著减少，取得国内领先、国际先进的疗效水平，研究成果发表论文 130 余篇，其中 SCI 收录 30 余篇。获得了包括国家科技支撑计划项目、国家自然科学基金在内的国家级科技项目 7 项、省部级项目 15 项支撑，研究经费超千万。培养博士、硕士研究生 20 余名。任主编、副主编出版著作 4 部。获得四川省科技进步一等奖等省部级奖项 5 项。以中西医结合治疗急腹症为主要依托，带领学科迅速发展，使学科综合实力和学术地位大幅提升，先后获得中西医结合临床二级学科博士点、中西医结合一级学科博士点（全国排名第三）、中西医结合博士后科研流动站、四川省和国家中医药管理局重点学科、卫生部国家临床重点专科、四川省急性胰腺炎中西医结合防治中心。该方向的研究成果还得到国际学术界的热切关注，与国际著名胰腺疾病研究机构——英国利物浦大学、美国明尼苏达大学、新西兰奥克兰大学等建立了密切深入的合作关系，以期在胰腺炎中药疗效机制和疗效物质基础研究方面获得突破性进展，提升国际影响、弘扬中医药文化。此外，夏庆领衔建设的国家临床重点专科，经过10多年的临床实践和理论探索，在肠梗阻、胆石症、梗阻性黄疸等急腹症方面，形成了系统的诊疗方案和流程，取得了优于单纯西医治疗的临床疗效，彰显了中医药的特色和优势。其中，“病证结合”指导下的“三期辨治”治疗肠梗阻3000多例，大大降低了手术率和再手术率，非手术患者肠梗阻解除时间大为缩短，从而使许多肠梗阻患者免于手术，减少了肠梗阻反复手术、反复发作带来的巨大痛苦和经济负担，是中医药治疗危急重症的又一典型范例。

（四）王氏中西医结合妇科流派

［学派概述］

王成荣妇科流派，指以王成荣主任医师为代表的四川省中医药科学院中医研究所、中医药科学院附属医院妇科的学术流派。该学派创始人王成荣业医61年，系统学习过西医和中医，有坚实的西医和中医理论基础。于长期医疗生涯中，汲取他人从事“中西医结合”研究的经验及不足，在自己的实践中加以思索探讨，渐至形成了有流派特色的诊疗模式：一是指导思想明确。临证有如“公安破案”，治疗则似“按律执法”。故必须实事求是与“己所不欲，勿施于人”的换位思考。也即是，临证首先应明确西医病种诊断和鉴别诊断。再从中选择对内服中药疗法属于适应证之病种，按中医药传统理论辨证论治。对非内服中药疗法适应证的妇科病种，则说服其接受相应的西医疗法。二是主张妇科病的辨证更有个性。强调以“冲任虚瘀”“冲任不足”“冲任瘀滞”等为辨证结论，取代一些妇科病证以五脏为中心，雷同于中医内科杂症的“辨证分型”。从而更凸显中医妇科的特殊性。三是治法强调与辨证结论的一致性。重视遵循冲任经脉气血盈虚之经气阴阳消长往复变化的不同时段，促进其畅通；并主张按适应证选择单一的中医药疗法。四是处方用药力求更符合中医传统，以能体现医德医风的“简、便、验、廉”客观检测指标为准。五是已形成一组针对不同病种的经验方。这些处方有一定疗效，且已为流派同仁所袭用。六是已有中、青年梯队传承人三代。一代以临床经验和学术思想总结应用为主。二代在一代总结基础上，加以验证和发掘整理，进一步发展指导思想和诊疗模式同时，进行验方之开发研究，并争取推向社会服务更多患者。

流派传承图如下：

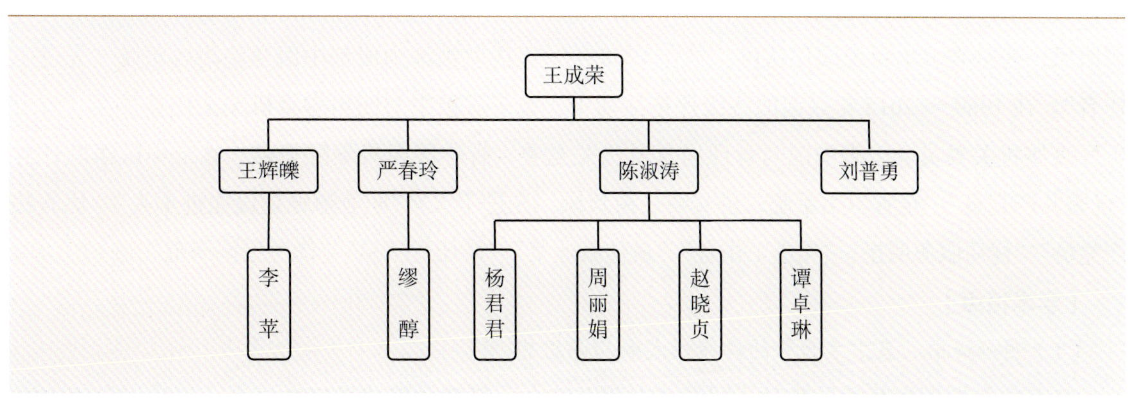

[学派名师]

王成荣(图17–12)

王成荣(1928—),成都市都江堰人。1954年毕业于原四川医学院妇产科学系。1956年8月受派参加卫生部委托原成都中医学院举办的首届西医离职学习中医班学习,获卫生部金质奖章结业。1954年9月～2015年,先后在四川医学院附属医院妇产科教研组、中医教研组任助教、住院医师、主治医师;成都中医学院附属医院妇科任主治医师、讲师、科副主任;现四川省中医药科学院中医研究所·省第二中医医院妇科任主治医师、副主任医师、科主任,1987年7月起任中西医结合妇科研究员、主任医师。1993年10月获国务院政府特殊津贴。1998年被评为四川省首届名中医,2006年省人民政府授予“四川省首届十大名中医”称号。

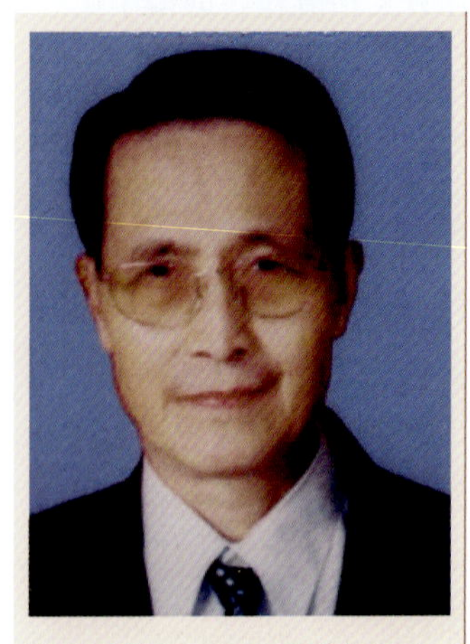
图17–12 王成荣

王氏自1981年10月起,先后多届被《中国医学文摘·计划生育、妇产科学分册》《四川医学》《四川中医》《实用妇产科杂志》聘为常务编委或编委至2007年。先后数度分别被选为四川省中西医结合学会常务理事和学术委员会副主任委员;中华医学会四川省分会妇产科专委会委员,成都市分会妇产科专委会委员;成都中西医结合学会副理事长;成都中医药学会理事。1984年1月被四川省卫生厅聘为医学科学技术评审委员。1987～1995年被省职称改革工作领导小组聘为中医药科技高级职务评审委员会中西医结合专业组成员。继后至2005年之历届省中医药管理局中、高级职称评审,均被聘为专业评审组成员。1989年被成都中医学院聘为妇科博士生指导组教师,参与硕士、博士研究生的学位论文指导并连任论文答辩委员会主席至2004年。2006～2015年按国家中医药管理局和四川省中医药管理局相关文件规定,已完成“师带徒”传承教学3人,即将结束的传承教学2人。1981～2001年,先后作为主编、副主编或编委和专题撰写者,著有《中医妇科学》《实用中西医结合妇产科学(一版)》《中医疾病诊疗纂要》《实用中医妇科学》《老年养生保健》《实用中西医结合妇产科学(二版)》《中医妇产科学》等。国家中医药管理局的“十一五”国家科技支撑计划“老中医临床经验、学术思想传承研究”项目,已由中国中医药出版社于2014年出版了《王成荣妇科经验集》专著。该书由本流派传人合作撰写,王辉皪主编,王成荣审订。

王氏在日常工作中,将我国优秀文化传统之一的“己所不欲,勿施于人”的待人接物人文理念,具体化为医生应努力实践传统中医学“简、便、验、廉”与实事求是、科学规范诊治病人的医德医风,为全省卫生系统同仁认可。早在1988年,王氏就被评为成都中医学院附属医院“先进工作者”。在1989～2015年兴起的各级评选活动中,曾多次被中共四川省直机关工作委员会、省卫生厅直属机关委员会、省中医药管理局直属机关党委、省中医药科学院党委、省二中医医院评为“优秀共产党员”“全省卫生系统‘讲文明、树新风’先进个人”“职业道德建设先进个人”“优秀共产党员”“优质服务明星”“先进工作者”“最佳敬业奖”“最佳贡献奖”“优秀道德模范”。

[学术特点]

(1)明确提出“衷中参西”的诊疗模式和指导思想

鉴于迄今尚无为医学界普遍认同的“中西医结合”科学、权威界定之概念,王氏以是否能重复验证，能否经受时间考验和足以致用的理性判断，在学习，“审问、慎思、明辨”前人尝试中西医结合研究的可贵经验与不足之处基础上，主张在临床实践中探究更合理可行的“中西医结合”方法与模式。这也可能是提高中医药疗效和传承发展中医药，较为有效的一种途径。再据中医药学理论体系，强调或突显的是执简驭繁；在认识疾病、病人与四诊，辨证论治与方药等诊疗过程中，主要采信的是宏观的共性；而西医药学理论体系，则更重视这些相关内容之表征与微观的个性。但形成人们认识不同事物本质概念的基础，却是各种事物特有的个性而非共性。因此明确提出“衷中参西”诊疗模式指导思想，是临证有如“公安破案”，治疗则似“按律执法”。因此必须实事求是，必须“己所不欲，勿施于人”的换位思考。由于“望、闻、问、切”四诊，只能满足辨证论治所需的信息，而这些外在的宏观信息，多难以反映病证的内在规律。所以必须首先采集与病史有关且针对性强、必需的宏观与微观信息，进行西医病种诊断和鉴别诊断，排查隐蔽在“四诊”辨证相同中的不同西医病种后，才能达到“破案”的目的。其次在明确西医病种诊断基础上，选择对中医药疗法为适应证的病种，按辨证论治“执法”。对非中医药疗法适应证之西医诊断病种，则建议患者接受相关的西医疗法。

（2）主张多从冲任经脉的“气血虚瘀”辨治妇科月经病证与孕育病证

根据《素问·上古天真论》有关以年龄之“七分法”描述女性的生长发育和生殖功能，男性用“八分法”的经典论断，男性只言“肾气”之始、盛、衰和“天癸”之至、竭，却不提冲任。而女性强调冲任，可见冲任二脉的通盛，对妇科病证的辨证论治尤为重要。对女性的年龄“七分法”之二七“任脉通，太冲脉盛”，五七“阳明脉衰”，六七“三阳脉衰于上”，王氏认为，这并非寻常概念的衰，而是有瘀阻的表现。其论点的依据是，五七之年只见“面始焦，发始堕”而未言及与阳明经脉有关的胃气不足，气血弱少，或月经量减等“阳明脉虚衰”表现。因此可用荣于头面之阳明经脉的浮络自然瘀阻以合理诠释。而领悟六七“三阳脉衰于上”经文本义，就是一个涵盖“五七阳明脉衰”仅见“面始焦，发始堕”的后注。据此推断，男女之有别，唯女性的冲任通盛，特具重要生理和病因病机意义。故妇科辨证必须重视这一个性。主张以“冲任虚瘀”“冲任瘀滞”“冲任不足”“冲任失调”等辨证结论，取代现行之中医妇科学与中医内科杂症相同，以五脏为中心的辨证分型，从而更能突显中医妇科有别于中医内科的特殊性。

（3）强调中医妇科病证的病因病机宜多从内生火热探讨辨证

王氏认为在多种中医妇科病证的辨证求因中，尽管内因、外因或不内外因，皆在一定条件下有可能酿成妇科病证。但据他学习《素问·至真要大论》病机十九条的认知，属六淫的风、寒、湿仅各1条，而热有4条，火却有5条。况无论“六淫”“七情”或“不内外因”致病，久之皆可遏郁生热化火。按《金匮要略》“治未病”原理，主张多从“内生火热”探讨某些中医妇科病证。

（4）治法主张多从促进冲任的通盛着想

王氏认为，尽可能遵守中医药学“理、法、方、药”统一的优良传统之辨证论治理念，是传承中医学术必要的制约条件。应遵循《素问·至真要大论》“谨守病机，各司其属。有者求之，无者求之，盛者责之，虚者责之。必先五脏，疏其血气，令其调达而致和平”的经义，对荣养生殖系统的冲任脉络，在治法中，宜重视其通畅。根据辨证论治，主要或不同程度的分别选择或辅用以通为养，或寓养于通，或以养为通，或寓通于养，或通养兼顾等治法。总以能“疏其血气，令其调达而致和平”为功。

在上述治法中，对初潮至绝经前的不同年龄妇科病证患者，除警惕可能妊娠外，还主张宜重视诊病当时，患者所处冲任经脉血流盈虚之经气阴阳消长而往复变化的不同时段，适当促进其通畅。

（5）中西医疗法择用规范

王氏认为任何疗法，无论药物，手术或理、化、生物医学高科技疗法，以及心理疏导和不同的综合疗法，都各有其一定数量的适应证、禁忌证和不同程度受制约的相关条件。中医的各种疗法，可以说无一例外的，皆应有其数量不同的适应证和禁忌证，以及多少不等的生理、病理，或并发症、合并症等被限制使用条件。因此主张：一是中、西医药疗法的应用，须以各自的适应证为首要条件合理选择。同时联系病家的需求等制约因素，对中药口服疗法系适应证的西医确诊病种，应单用中药治疗。对中、西医药疗法均属适应证者，首选中药治疗；经适度疗程而效不佳者，转西医药疗法。只有中、西医疗法皆难取效的某些病种或特殊患者，才中、西医药同时或分阶段同时并用。凡非手术或放、化疗不能见效的病种，坚决说服病家接受这类西医疗法。二是凡属中医两种或更多疗法，均为适应证的西医确诊患者，仍以先择一种更能见效的疗法为准。王氏对那些不重视“简、便、验、廉”，任意中药加西药或中药、针灸或灌肠、理疗等混用的“综合疗法”，从来就持否定态度。因他认为这是缺乏科学态度，医风不够严谨，也是有悖“希波克拉底誓言”和“大医精诚”本义的。

（6）遣方选药力求更接近“简、便、验、廉”

王氏认为，在“看病难，看病贵”的社会现实中，中医优良传统的“简、便、验、廉”早已渐行渐远。“衷中参西”诊治病人时，必须在合于“情、理、法”前提下，恪守更接近虽已远去的这一核心医德医风传统。因此他在辨证论治，据理（辨证结论）立法后，尽可能按方剂学之“君、臣、佐、使”遣方选药。凡可借鉴的古方，除剂量有所增减外，多采用原方，如血府逐瘀汤、当归芍药散、当归六黄汤、龙胆泻肝汤，市售成药定坤丹、乌鸡白凤丸等。处方药味一般10味左右，常规剂量，以廉代昂。王氏认为《伤寒论》之“观其脉证，知犯何逆，随证治之”早已被异化为“随症加减”，甚至“随意加减”竟成为“常态”。但他对适合内服中药的病人，只要再诊时无可认定之中药不良副作用者，仍坚持“效不更方”。他针对病种辨证论治所处的自制方，如“滋活汤”“滋和汤”“滋清汤”“三川汤”“温活汤”“清化汤”“白莲散结汤”“泻火达衡汤”“清解阳明汤”“益肾固冲汤”，皆以“效不更方”而几似“协定处方”已输入院内网页，习用于妇科。

可以认为，王氏“衷中参西”有关对中医学的认知、认同和践行，是源于经典，悟于经典，实事求是，传承传统，有所发展。

[传承发展]

王辉皪

王辉皪（1957— ），女，山西垣曲人。主任中医师。1982年毕业于成都中医药大学中医系。王成荣临床经验、学术思想第二代传承人。现为四川省中医药科学院、四川省第二中医医院妇科主任中医师，王成荣首届师承弟子之一，王成荣名老中医工作室建设项目负责人，中华中医药学会妇科专委会委员，四川省中医药学会妇科专业委员会副主任委员，四川省中西医结合妇产科专业委员会副主任委员。

先后主研国家级课题“十一五”国家科技支撑计划“名老中医临床经验及学术思想研究”项目——“王成荣学术思想及临床经验研究”，省级课题产妇乐防治产后恶露不绝的临床疗效观察、王成荣自拟“白莲散结合剂”治疗火热瘀结型继发性痛经研究、三川合剂的医院制剂研究、湿痒洗剂的医院制剂研究、传承王成荣研究员对子宫内膜异位症的临床辨治特点、中医药治疗肝郁型经前期紧张综合征的系统评价等20余项。发表了“王成荣临床治学方法谈”“王成荣辨治更年期综合征经验”等20篇文章。主编了《王成荣妇科经验集》等论著。

王辉皪师从王氏的时间最久，在对王氏的文化底蕴的挖掘整理方面取得较大的成果，在临床中特别擅长运用王氏的经验方治疗更年期综合征及月经失调的疾病。

陈淑涛

陈淑涛（1968—　），女，山东莒县人。硕士研究生，主任中医师。1991年毕业于成都中医药大学中医系。现为四川省中西医结合医院妇科主任，王成荣临床经验、学术思想第二代传承人，四川省首批优秀中青年中医师，四川省第八届学术和技术带头人后备人选，国家中医药管理局“十二五”重点专科建设项目负责人，四川省中医学会妇科专委会副主任委员，四川省中西医结合学会妇科专委会副主任委员，四川省中医药管理局专业技术职称评审与省科技厅科研课题评审专家。

作为“王成荣传承工作室”核心成员，主持和主研了国家科技部“十一五”科技支撑计划名老中医项目子课题“王成荣临床经验、学术思想传承研究”及省中管局“川派名医王成荣学术思想整理研究”等10余项国家、省部级及厅局级科研课题，发表论文：王成荣“平调通时”不孕症诊疗模式探讨等有关王氏经验总结及传承的论文40余篇，参编著作5部，其中2部为教材。

陈淑涛与其所属的第三代继承人们一起，在全面继承和发扬王成荣“衷中参西”妇科学术思想的基础上，重点继承和弘扬了王成荣的不孕不育诊疗思想，并总结出一套衷中参西“三期四步”不孕不育诊疗模式，完善和发展了王成荣的妇科学术思想。

在传承王氏的经验和学术思想时，在王氏“衷中参西”的指导思想，针对不孕症结合自己的临床经验提出了“诊—辨—调—治”辨治方法，经过10余年的临床试验，已经使300多不孕不育妇女成功怀孕并健康生产。同时还把诊治不孕的方法推广运用到妇科的其他疾病中，完善充实了王氏“衷中参西”妇科疾病诊疗模式，并尝试推广运用该模式，已初见成效。同时，运用中医传统的针刺、艾灸疗法，同时在中医没有攻克的疑难病证治疗中积极引入现代医学的手术及物理疗法，提高了疾病的治愈率，缩短了病人的就诊时间，践行并拓张了“衷中参西”的学术理论，在王成荣流派的传承中起到了承上启下的作用。

严春玲

严春玲（1970—　），女，四川泸县人，主任中医师。1993年毕业于成都中医药大学医学系。四川省第二中医医院妇科主任中医师。王成荣临床经验、学术思想第二代传承人。“王成荣名医工作室”负责人，四川省中医药管理局重点专科负责人，中国民族医药学会妇科专业委员会理事，四川省中医药学会中医妇科专业委员会常务委员。2008年荣获四川省卫生厅省直机关“十佳青年”称号。2014年获四川省中医药管理局学术和技术后备人。

2007年11月获四川省中医药管理局批准，作为“四川省首届十大名中医”——王成荣学术思想和临床研究传承人，2012 年 8 月获国家中医药管理局批准，作为“第五批全国老中医药专家学术经验继承人”，同时攻读硕士学位。通过师承学习，对王氏的学术思想和临床经验有较深的领悟，能将其灵活用之于临床并能取得较好疗效，得到患者认可。关于王氏学术经验的研究，作为课题负责人或主研进行研究的课题 20 余项，发表相关论文 10 余篇。在临床中尤其针对女性痛证的辨治颇有心得，对王氏的白莲散结汤研究运用娴熟。

刘普勇

刘普勇（1969— ），四川成都人。硕士研究生，主任医师。1992 年毕业于重庆医科大学。现为四川省第二中医医院妇科主任，四川省医师协会委员，王成荣临床经验、学术思想第二代传承人，第五批“全国老中医药专家王成荣学术经验继承人”。主攻妇科宫腹腔镜等微创手术，特别对妇科复孕手术有独到的见解。作为四川省“首届十大名中医”王成荣研究员师承弟子，继承并整理了王氏的学术经验，并将王氏经验运用于妇科手术病人，拓展了王氏的学术思想并丰富了王氏“衷中参西”中西医结合妇科的内涵。

二、著名医家

黄德彰

黄德彰（1908—1987），字兆民，男，四川省成都市新都区人。在成都中医进修学校任教时，参阅古今医籍，编写了《中医学基础》《诊断学基础》等课教材。总结了《三心病刍议》书稿，作为临床教材。临床教学实践中，还总结了治疗传染性肝炎六法，治疗糖尿病常用三方等经验，经指导进修医师临床运用，都获较好疗效。早在读大学时，即对国外药典中有关中药记载仔细研读。临床工作中，深究药性，遣方独特。认为中医理法方药应当一线贯通，方能丝丝入扣，但一病必有主方，一方必有主药，最终落实在用药上。根据《药典》及近代研究，他撰写了《本草撷英》一稿，记载了百余味常用中药的合理运用经验，深受进修学员和学生的欢迎。有四十年医疗实践经验，先后在《中华医学杂志》《新中医》等杂志上发表论文多篇，在《成都中医学院学报》及学院编印的《老中医经验选》中，发表了医案三十多则。此外，尚撰写了《糖尿病的中西医结合治疗》《三焦衡解》《传染性肝炎的中西医结合治疗》等论著。

廖孔禹

廖孔禹（1919—2002），广东省大埔县人。四川省中医药研究院内科主任医师。廖氏祖父、父亲是该县名医，廖氏幼承庭训，高中毕业后曾赴南洋印尼、新加坡兄长处习医。40 年代进入同济大学医学院学习。1949 年毕业后他参加过抢救严重威胁军民之传染病如疟疾、伤寒、痢疾、破伤风、白喉、传染性肝炎的临床医疗工作，于 1956 ～ 1959 年参加卫生部举办之高级研究班学习，后调入成都中医学院、四川省中医药研究院任内科主任，从事教学、医疗、科研工作，采用辨证、辨病相结合，有突出的中医特色。曾任中华医学会四川分会理事、四川省中医学会理事、四川省中西医结合学会常务理事、《四川中医》编委、中国中西医结合学会肝病专业委员会委员。编著有《内儿科学》《中医学基础》《针灸学基础》《常用中草药》《常见病中草药治疗》《肝病治疗学》《四川省医药卫生志》，发表的论文主要是关于治疗病毒性肝炎、钩端螺旋体病以及其他急、慢性传染病等，共

60 余篇。廖氏强调综合治疗各种类型的肝炎、肝硬化，临床上治疗病毒性肝炎，不论急性期、慢性期，甚或早期肝硬化，对各药物，在中西医结合下，往往均同时适当地选用，但却须强调辨证施治，如热偏重者多选用或重用清热解毒之品；湿偏重者则加强利胆除湿之属，湿热俱盛者则清热解毒，利胆除湿药物均应增加，对于慢性肝炎或早期肝硬化患者则可加强活血化瘀药物。在采用中西医结合治疗的同时，强调一般疗法（注意休息，营养）。摒弃滥用“保肝”“高能量”等不必要之药物，排除复杂之“中成药”及某些疏肝、破癥、散结、化瘀、止痛等药物的干扰，减轻肝脏的负担，避免肝脏受损害；肝脏及整个机体便能在有利条件下逐渐康复。

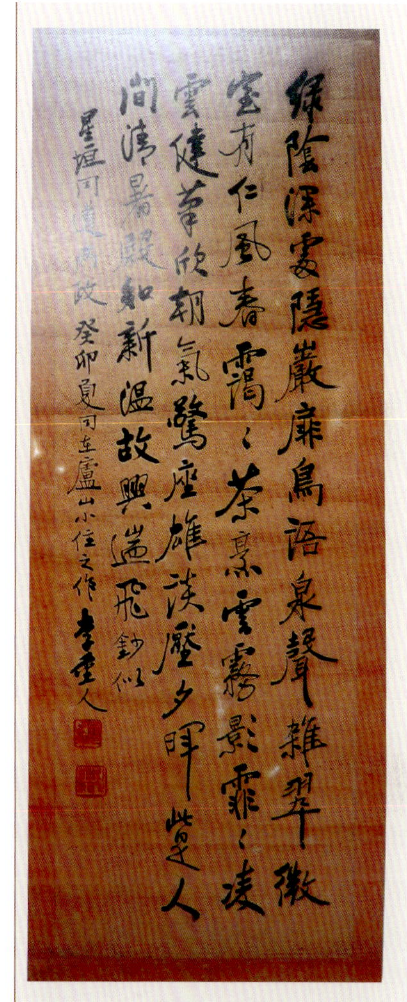

图 17-13　李重人为黄星垣题写书法

黄星垣

黄星垣（1921—　），又名茂和，字亚申，四川峨眉人。1948 年毕业于上海原国防医学院大学部医学本科。1949 年参加中国人民解放军，同年 10 月随第二野战军卫生部进军西南。1958 ～ 1961 年参加第二届重庆市西医离职学习中医研究班，学习成绩优秀，获中央卫生部颁发的一等奖。1963 年 9 月，调入重庆市第一中医院任内科主任。为中华全国中医学会（1991 年改称中国中医药学会）常务理事，曾任重庆市中医研究所研究员、所长（图 17-13）。编著有《温热求新》《中医内科急症证治》《中医急症大成》等。

自 20 世纪 60 年代初刚踏上中西医结合临床之际，深刻体会到中医不仅能治慢性病，而且对急症治疗也具有一定的潜力，不过这种潜力尚待现代科学技术的发掘和开发。他认为中医治疗急症的剂型比较单调，应急手段比较落后，处理急症多系临证之时，凭脉处方，煎煮汤药服用的程序，不能适应急症病例需要。为此深入总结研究工作中正反两方面的经验，分析有效病种和具体方药，吸取过去治疗病种选得过多过难的教训，缩短战线，集中精力，主攻中医温病的高热、厥脱、救阴保津“三关”。1980 年 1 月，中华全国中医学会召开了第一届中医理论研究会，他宣读了题为“扬长补短，推陈出新”的论文，对当时中医理论研究工作进行了具有新见的评论，立足临床实际，着眼于高热、休克等危急重症，充分借鉴古今中医研究成果，开拓创新，继承和发展了温病学理论，在治疗理念、治疗手段方面丰富了中西医结合急症学，对我国中西医结合治疗危急重症做出了卓越贡献。在理论方面，积极倡导“古为今用”“洋为中用”和“推陈出新”，以全面提高临床治愈率为目标，不避门户，全面借鉴和吸收各方思想，重视苦寒之品清热解毒的使用；临床方面，坚持临床第一线，运用温病卫气营血辨治经验研究中医药在“高热”“休克”“昏迷”“抽搐”“喘促”“出血”“心痛”“中毒”等急重症的作用，取得卓越的成果；中药剂型改制和研发方面，针对危急重症急需用药的情况，积极倡导改进剂型，如大量使用针剂静脉给药，研究“清气解毒针”“参麦针”“增液针”等，提高了临床急危重症的治愈率。他深刻认识到人才是中医急重症研究的关键，以“联合”和“配套”为原则，开办全国中医急症和药物剂改班共 15 期，培训来自 21 个省市的中高级科技骨干近千名。

郑新

郑新（1925— ），河南省郏县人。第二届国医大师、中西医结合主任医师、成都中医药大学兼职教授、著名肾病专家、国家中医药管理局全国老中医药专家学术经验继承工作指导老师、国家临床重点专科（中医专业）重庆市中医院肾病科创始人、全国名老中医药专家传承工作室导师。先后就读于河南大学医学院、四川大学华西临床医学院，曾参加国家卫生部第二届西医学习中医研究班。郑新热衷钻研岐黄之术，遍访名医，潜心研读，熟识典籍，同著名中西医结合专家黄星垣一起首开中医急症研究之先河，并执着于中医治疗肾病的长期探索，创立了“肾病三因论”和“肾病多瘀论”，成为重庆市中医防治肾脏病名家。先后参编学术专著 10 余部，研制中药院内制剂 10 余种。郑新长期坚守临床第一线，诊治患者多达数 10 万人次，遍布全国各地，在 60 余载的医学生涯中勤奋执着，以解除患者疾苦为毕生追求，热衷于中医药学的挖掘和创新，开展了大量中医药临床科研工作，用丰富的临床案例、确切的临床疗效，诠释了中医学的博大精深，展示了一代中医人的中医情怀，成为同时代重庆中医药人传承中医、弘扬国粹的杰出代表。

蒋慧钧

蒋慧钧（1926—2007），江苏省无锡市人。1950 年毕业于上海第一医学院医疗系本科，1950 ～ 1956 年任上海华山医院内科住院医师助教，1956 ～ 1958 年任上海中山医院内科主任医师，1958 ～ 1964 年任重庆医学院附属医院内科主任医师讲师。1987 年后任四川省中医药研究院研究主任及研究员。从事血液学专业 50 年，1993 年起获国务院颁发的政府特殊津贴。蒋氏擅长于血液病中西医结合治疗，尤其对慢性再生障碍性贫血的治疗，有丰富的临床经验。总结其治疗血液病学术观点有：辨病与辨证相结合，建立客观指标，综合判断疗效，用中西医理论共同指导临床用药等。

匡调元

匡调元（1931— ），研究员。中国中西医结合学会理事、《中国中西医结合》杂志编委，英国剑桥国际传记中心顾问委员会顾问。1956 年毕业于上海第一医学院本科，后一直从事病理解剖学医教研工作；1960 年学习中医学并开展中西医结合研究；1984 ～ 1985 年间在美国 Bowman Gray 医学院病理科工作；1985 年任四川省中医药研究院副院长，研究员；1988 年调上海市中医药研究院。主要学术著作有：《中医病理研究》，该书主要运用现代病理学知识与技术系统地研究了中医病因病机学，提出了“体质病理学”“整体制约论”及“人体新系猜想”等新理论。“体质病理学”“整体制约论”已被载入《中国医学百科全书》（1989）。《体质食疗学》（1989）一书是将中医体质病理学说与传统食疗学结合起来后创立的新理论，将是人类饮食结构改革的方向。《人体体质学》（1991），是将中医体质病理学与现代体质人类学、遗传学、生态学、心理学、气象学与现代医学结合起来创立的一门新学科，钱学森认为“是一个里程碑”“是人体科学的基础学科”；姜春华认为“是一个新党派”“是中西医学史上杰出成就”。《中医体质病理学》（1996）一书重点论证了中医体质病理学应是中医学术史上的一个新学派，对辨质论治与辨质论食做了系统的论述。又主编了《中医病理研究丛书》10 个分卷。

李廷谦

李廷谦（1935—　），女，教授、硕士导师、华西医科大学中医教研室主任、中西医结合科主任。1957年毕业于四川医学院医学系本科。1987～1988年在日本东京病院研修1年。从事中西医结合医疗、教学及科研工作40年。擅长治疗慢阻肺、支气管哮喘、支气管扩张、肺心病、肺肿瘤等呼吸系统疾病。发表论文69篇。获卫生部科技进步三等奖1项、省厅局级科技成果三等奖2项、省科技进步一等奖2项。参加《中国中西医结合临床全书》等9部著作的编写。任中国中西医结合学会理事、全国中西医结合呼吸专委会委员；四川省中西医结合学会呼吸专委会主任委员。《中国中西医结合杂志》《中药药理与临床》等杂志编委。1994年起享受国务院政府特殊津贴。1998年获四川省首届名中医称号。

叶传蕙

叶传蕙（1936—　），女，成都中医药大学博士生导师、著名中西医结合专家，从医从教近50年，深谙中西医理论之要旨，在中西医结合治疗危急重症特别是肾脏病方面造诣颇深。提出了中西合璧、协同互参、扬长避短的学术思想。叶传蕙对慢性肾功能衰竭常以祛邪为主进行治疗，获效甚捷。其主要认识有"盛实夹杂、当以祛邪为主"，"邪壅三焦，重在降逆泄浊"，"风邪深伏，当用虫类搜剔"，"肾络痹阻，贵在祛瘀生新"，"新感外邪，急当祛邪为先"等，研究了系列（透析液、口服颗粒、注射液）治疗慢性肾功能衰竭的中医新药，对该疾病的治疗做出了贡献，至今仍在临床使用，获得了显著社会经济效益。

参考文献

［1］于祖望．中西医结合史［J］．中国医药学报，1996（05）：4-6.

［2］王友平．近代四川教会医院述论［J］．宗教学研究，2010，（03）：196-202.

［3］王佑军．对清后期在华基督教医疗事业的几点思考—兼论其与中国本土医疗事业的比较［J］．商丘职业技术学院学报，2004，（05）：56-58.

［4］陈媛．近代重庆宽仁、仁济教会医院［J］．中华医史杂志，2006，（01）：52-54.

［5］毕小丽，李剑．建国初期中医进修的历史成因及其影响［J］．中华医史杂志，2006，（01）：38-41.

［6］王发渭，陈利平，呼健，张岗．中医药在红军时期的应用［J］．中西医结合学报，2011，（10）：1145-1149.

［7］郝先中．晚清中国对西洋医学的社会认同［J］．学术月刊，2005，（05）：73-79.

［8］刘杨．巫燡《伤寒论广训》学术思想初探［J］．成都中医药大学学报，2004，27（3）：60.

［9］陈先赋．四川名医传［M］．成都：四川科技出版社，1991.

［10］李成忠．发现洪雅——鲜为人知的洪雅名士叶龙生［M］．成都：四川出版集团，2008.

［11］邓铁涛．中医近代史［M］．广东：广东高等教育出版社，1999.

［12］刘民叔．华阳医说［M］．华阳著者铅印本，1934.

［13］苏丽娜，杨杏林．时代造就的中西汇通大家——祝味菊［J］．江西中医学院学报，2011，（5）：23-25.

（钟森　扈晓宇　和中浚　夏庆　陈淑涛　冯睿智　王华楠）

附篇　独特的民族医药

藏族医药

川派中医药源流与发展

藏医药和中医药一样，已经历经了2300多年的发展历程。公元8世纪，随着《四部医典》的问世，藏医独立的医学体系已经形成；15世纪后，产生了具有特色的医学流派，其中最著名的是以向巴·郎加扎桑为代表的“北派”藏医药。其基本理论是在《四部医典》的基础上，重点研究藏区北部高原及冰川雪山地带出产的藏药材，以及擅长治疗好发于北方高寒地区的疾病，后世称之为“北方派”。另外，一批有志于丰富藏医药学，弥补单极化发展留下空白的有识之士在《四部医典》理论指导下，对藏区南方药材及好发疾病；对《四部医典》等经典名著中有关瘟疫、赤巴病等好发于温暖地区的常见病诊治技术进行研究，并在理论和疾病的诊断治疗方法上有所创新，形成了藏医学的另外一个流派，被后世称为“南方派”，四川的甘孜州就以南派藏医为主。在四川省的阿坝州、甘孜州或是凉山的木里县，都产生了知名的藏医药学家。

第一节　医道溯源

一、历史医家

毗卢遮那

毗卢遮那，公元8世纪人，西藏著名佛学家、大翻译家、藏医药学大师。四川阿坝地区藏医药学的奠基人。公元816年，毗卢遮那不畏艰险，跋涉万里来到东部嘉莫察瓦绒（今马尔康一带），在阿坝州马尔康县松岗、卓克基、白湾，甘孜州丹巴县莫多山等地广招弟子，讲经传医；后又到夏冬日（现松潘雪宝顶一带）、若尔盖占洼等地弘扬佛法，讲授医理。他在阿坝地区传播了《四部医典》《甲木央本草》等医学专著。

于扎宁包

于扎宁包，公元8世纪马尔康人，原名更噶宁包。8岁时因家族没落流浪于促浸大金川流域一带（今金川县境内），时遇毗卢遮那大师讲经。大师讲授《金刚菩萨大天空》数日之后，让听众诵读，唯于扎宁包口齿清楚，铁口铮铮。大师闻之大悦，寻声问之，得知其世，便收入门下。从此，于扎宁包随大师习文诵经。其天资聪明，学业超群，善言辩修辞。数年后，于扎宁包协助大师翻译，同大师合译《聚宝经》《六十如意论简况》《甘露精义八支密诀》《药珍诸种要诀》等。为阿坝地区早期藏医药发展奠定了坚实的基础。

帝玛尔·丹增彭措

帝玛尔·丹增彭措（1672—？），德格人，号称帝玛格西，即帝玛大博士、大学者，师从叔父郎卡西绕，康追·根呷丹珍等。丹增彭措踏遍藏、川、滇、印度等地寻访名师，并对各种药材进行实地考察，经几十年的努力，编成了集18世纪前藏药学大成的《晶珠本草》，全书共收载药材2294

种，归 13 大类，每种药物均述及形色、性味、用途、生长环境、采集方法等，该书综合了 18 世纪前藏药学的全面知识，成为流传最广的本草著作，堪称藏药之大成。丹增彭措还撰写有《普通光库》《白晶鉴》《义全词精》等著作 60 多部。

司徒·确吉迥勒

司徒·确吉迥勒（又译作司徒·确吉迥刘、司徒·确吉迥列，1700—1774），德格县龚垭乡安介西村人，他是家中四兄弟中的老大。师承当时著名的"南派"藏医药学家直贡·本冲益西和呷玛登培学习藏医药学，后踏遍汉、印度、尼泊尔、斯里兰卡等地寻访名师，成为精通中外的传世名家。他通过藏汉脉学的比较，写了集病因、病机、诊断、治疗、预防等于一体的传世名著《平安泉源》。他提倡以外科手段治疗某些疾病，并在眼外科学方面取得了巨大成功，著有《眼开刀复明术》，专门论述各种眼疾的复明手术方法，填补了藏医药学领域中的又一空白。在他任德格八邦寺住持期间，创立了康巴地区第一所藏医药专门学校，培养了岭麦·扎西崩等很多康巴籍医药名宿，推动了藏医药在康巴地区的发展。

他除了精通医方学以外，还学习了许多以佛学为主的哲学逻辑、天文历算、语言文学、绘画艺术等藏学知识，具有精通大小五明十大文化的"班智达"称号，当时在整个藏区及印度、尼泊尔、内地部分地区都享有极高的声誉。

司徒·曲吉迥勒大师师从南派藏医药重要传承人之一、噶举派高僧、《晶珠本草》的编写者、藏医学专家丹增彭措和藏医专家班仓益西、噶玛登批等几位上师，接受南派藏医药的所有秘诀知识以后，成为著名的藏医药学专家和第二个"南派"藏医药开拓者，从而使甘孜藏区成为了南派藏医药后期的重要发祥地。他在德格印经院新刻和校订了《四部医典》《宇妥精义》《千万舍利》《达莫秘本》《四部医典注释蓝琉璃》《晶珠本草》《珍药二元要诀》等 10 多部藏医学名著。在八邦寺创办了藏医学校，培养了岭麦扎西奔、白罗泽翁根恰、噶玛俄勒、泽仲旦登等许多有名的藏医药人才。

司徒班智达除了学习和掌握藏医药之外，还学习了中医药和印度医学的医疗知识，所编写的医学著作除了具有典型的"南派"藏医学佳作以外，还编有《中医脉诊》《中医天花疗法》《金属药物汞的冶炼法》等具有代表性的重要著作。

嘎玛恩顿丹珍赤列绕吉

嘎玛恩顿丹珍赤列绕吉（1770—？），四川德格八邦寺第二代活佛，"南派"藏医药著名学者，著有《长寿宝库》。该书详细记录了很多藏成药的处方及配制方法，在藏药方剂学史上具有重要的学术价值。新中国成立后，西藏拉萨医算院首任院长青绕洛布也很看重这本书，当时该院配制的藏成药中，有 54 种出自该书的配方技术。今天西藏、青海等藏药厂所生产的藏成药中，出自该书记录的为数不少。

嘉央·青则旺布

贡珠·云丹嘉措

迷旁·郎加嘉措

嘉央·青则旺布（1820—1892）、贡珠·云丹嘉措（1813—1899），他们两位授徒迷旁·郎加嘉措（1846—1912），这三位医学家皆为 19 世纪初至 20 世纪初"南派"藏医药的杰出代表，是继司徒·曲吉迥勒之后，康巴藏医药史上最著名的三大学者。因为他们在藏医药学上的成就，使藏医药得到了前所未有的发展。另外，这三位学者都著有很多著作，内容涉及医药学、佛学、生命学、工学等许多学科，为后代留下了许多极其宝贵的文化遗产，深受历代学者的推崇。

由于贡珠·云丹嘉措是噶举派第二祖寺——德格八邦圣教法轮寺第二位寺主，精通大小五明学，在藏医药学、天文历算、历史传记等方面有深入研究，编撰了著名典籍 90 多函，其中，《宝库藏》《密集藏》等被视为杰作，被“雪山下的宝库”德格印经院收藏并刻制，对藏文化的发展起到了积极作用。

二、代表著作

《秘诀千万舍利》

南派藏医创始人宿喀·娘尼多杰尊者著。书籍记录了尊者长期实践的经验，许多秘诀使用性强，可谓医生的实践指南。这部巨著是尊者 16 岁开始撰写的著作，分为三大章：诊断章、治疗章、分支章。诊断章对疾病的脉相、尿相、肺部脓相等做了清楚讲解，简便易行；治疗章记载了隆、赤巴、培根等疾病的不同治疗方法和配方；分支章记载了尊者的许多秘方和治疗方法，比如水银的炮制法等，该书问世大大提高了藏医临床水平。

《祖先口述》

全名为《甘露精要八支秘密窍诀续之词义无误释文祖先口述》，作者宿喀·洛珠杰布。当年宿喀·洛珠杰布为了无误地诠释《四部医典》，不辞辛劳前往后藏地区寻找宇妥亲传书籍，终于找到了宇妥萨玛的《四部医典恰哲玛》，以此为据，在旺杰扎巴王的帮助下，历时四年，撰写了《四部医典根本续祖先口述、论述续祖先口述和后续脉诊的祖先口述》，该书对于《四部医典》上述部分做了全面的注释，并对各章做了详细分段，成为后人理解《四部医典》的权威释文，这本书就如明灯般为后人拜读，为理解《四部医典》做出了巨大贡献。

《详解四部医典》

显巴·泽翁编著，在民国时只有手抄版本。2000 年青海省藏医学院搜集整理，青海民族出版社出版发行。此书成书时间为公元 1560 年。内容具体详实，有很多独到之处，在历代《四部医典》注解书籍中占有重要地位，在推进和发展藏医药事业方面起到了举足轻重的作用。

《直贡医学选集》

直贡曲扎、直贡泽翁登巴等直贡派系师徒编撰的《直贡医学选集》，在直贡泽翁登巴以自己所编著的临床知识手册《利康精华集要》为主的基础上，加上上师直贡曲扎的《四部医典要解》等各类医学传承知识记要而形成的一种医学汇编。

《晶珠本草》

《晶珠本草》又名《药物学广论》藏文名《西贡西呈》，作者不辞艰辛，走遍藏区及内地的峨眉山、丽江等，对药材做了深入细致的调查，实地调查，核实资料，对照实物，并做了科学的考证，历时 20 多年著成。该书集藏本草之大成，留传后世，成为藏医药材鉴别使用指南。

《晶珠本草》分上下两部。上部为歌诀之部，以偈颂体写成，对每种药的功效进行概括论述；下部为解释之部，以叙述文写成，分别对每种药物的来源、生长环境、性味、功效予以叙述。根据药物的来源、生长环境、质地、入药部位的不同，分为珍宝、石、土、汁液（精华）、树（茎、干、枝）、湿生草、旱生草、盐碱、动物、作物、水、火、膏汁共十三类。在树类、旱生草类、湿生草类药物中又分根及根茎、茎、枝、叶、花、果实种子、全草、皮类等。在动物类药中又分头、脑、角、眼、舌、齿、喉、心、肝、脾、肾、胃、肠、生殖器、骨、骨髓、脂肪、肉、血、皮、毛爪（蹄）、乳、便、昆虫等。全书收载药材 2294 种，是历代藏医药书籍收载药物数量最多的经典著作。

《晶珠本草》对药物的分类方法科学，至今在植物分类学、动物学、天然药物学的分类上仍有很重要的参考价值，堪比中医的《本草纲目》。该书还将《四部医典》提出的六味、八性、十七效，在具体药物上予以体现。分别讲述了每种药物的味、性、效及用药注意事项，为后学者提供了科学的依据。

该书明确了许多藏药的识别依据。藏医药学在长期的发展过程中，许多药材的认识与实物相背离，用药不规范、认药不准确，作者翻阅了大量的书籍，并亲自前往各地，对实物进行了考证，规范了认药。该书还对藏药炮制方法做了详细解释，同时记载了两种水银加工法。

《岭麦·扎西崩医学选集》

《岭麦·扎西崩医学选集》主要包括岭麦·扎西崩所著的《四部医典疑难注解》《医学知识长寿宝瓶》两部，其他还有《医学知识宝瓶补遗璀璨光波》《辨认药物原材料常识》《长寿美光传承知识》《火灸及放血疗法》等重要医学书籍。

《长寿珠鬘·母子合璧》

《长寿珠鬘·母子合璧》的作者为嘎玛恩顿丹珍赤列绕吉，成书于公元 1798 年，是一部专门讲解药物配方的书籍，分母卷和子卷两部分。母卷名为《实用配方要诀·长寿珠鬘》，详细介绍了各类药物的配方，并且大量记载了藏医治疗各类疾病的秘方、偏方、药物配方量及方法等内容，记载的各类药物疗效显著，得到了广泛使用和推广，在藏医药发展历程中具有重要意义。子卷为《诀窍心宝》，将母书的疑难部分做了详细的补充和注解。

《藏医临床札记》

《藏医临床札记》也叫《贡珠笔记》。系作者根据南派藏医药历代杰出藏医学家的传承秘诀及自身长期医学实践，编写出来的一本具有很强的指导性及实用性的临床手册，还讲述有一定范围的药物炮制方法及常用的外治操作技术，为后辈提供了科学的理论，成为了不可替代的藏医师手册，赢得了藏医学界的赞扬，对继承和发展藏医药事业具有深远意义及现实意义。该书是作者年满 60 岁时编著的，至今已有一百四十多年的历史。德格八邦寺及西藏藏医院刻有手工木刻版本，改革开放后各地民族出版社也进行过多次出版发行。

《秘诀享海》

《秘诀享海》是由德格土司私人医生仁青俄热编著的药物配方书籍，此药物配方除了总结自己在临床中对症下药的经验外，主要吸收了《直贡·利康精华集要》及《长寿珠鬘·母子合璧》的重要内容。

《草药配方集——甘露滴》

《草药配方集——甘露滴》为居米旁朗加降措著。他看到许多来自外地的药材质量越来越差，许多医生不好好学习理论知识，又不懂得配药，对于病人的利益不大关心，于是尊者慈悲，以藏地广泛生长的草药为配方所用药材，编著了这本《草药配方集——甘露滴》，书中方剂大多是草药方剂，药效确切，而且具有价廉、组方药材少、药材易寻等特点。全书共记载了常见疾病的100多个配方，且配方容易，即使是不太懂得理论的医师，都可在短期培训后认识药材和配制。

三、学术特点

（一）创研名贵藏药，开“珍宝药”先河

公元15世纪，由“南派”藏医药学的创立者宿喀·娘尼多吉系统承受“佐塔”的配制技术。在他的刻苦钻研之下，成功配制了“然纳桑培”“佐珠达西”等，并完善了“仁青芒觉”的配方，生产了各种名贵藏药，丰富了藏药学的理论和制作工艺。公元16世纪，由宿喀·娘尼多吉的弟子杰巴多吉之侄宿喀·洛珠杰布将此门绝技传至“南派”著名医学家直贡曲扎（1595—1659）。他总结并整理了前人的经验教训，使名贵藏药“佐塔”的配制技术更加精化，理论研究更加充实。

17世纪，五世达赖喇嘛洛桑嘉措传承了由直贡曲扎传授的“佐塔”配制技术。由于他学识渊博，所以对“佐塔”的研究取得了很大成就。他成功地研制了以“佐塔”为母药的“仁青常觉”“仁青察觉”等名贵藏药和“旺日达热玛”“汪日西嘎曲登”等腹宝系列药品，丰富了“佐塔”系列药品，充实了藏药学宝库的精深内容。

18世纪初开始，“佐塔”及其系列名贵药品的生产工艺由以司徒·确吉迥列为代表的“南派”藏医药康巴学者主要继承。由于传统的“佐塔”制备工艺程序复杂，配伍规律欠缺可靠依据，配方宜忌未细述，直接影响了“佐塔”的疗效，因此，确吉迥列不断对传统工艺进行改进、总结，去糟粕、存精华，明显提高了“佐塔”的制作质量和最终疗效，并著成《“佐塔”配制手册》，如今各藏医院、藏药厂配制“佐塔”的技术都认为出自司徒·确吉迥列的这一著作。

司徒·确吉迥列的转世活佛司徒·白玛尼西的弟子嘎玛恩顿丹珍赤列绕吉继承了“佐塔”及“然纳桑培”（七十味珍珠丸）、腹宝系列制作技术。其后由嘉央·青则旺布继承并发扬光大，他在“佐塔”及名贵藏药的配制方面著有很多著作。后由其弟子贡珠·云丹嘉措和迷旁·郎加嘉措继承，他们不忘先师的教诲，对“佐塔”及名贵藏药系列的配制工艺做了进一步的研究。贡珠·云丹嘉措就“佐塔”的制作著书《医者之精化》，就16种金属和矿物的煅制技艺著书《医者之殊宝》，并让迷旁的弟子嘎多寺司都·确吉嘉措将这门技术继承并传授给其弟子格则居麦·丹巴郎加。最后将此技术传至嘎多寺堪布措如才郎大师（曾任西藏藏医学院院长），并由其不断发扬光大，成为当今医药学史上的一门绝学，为广大患者带来了福音。

（二）独特的诊病方法

在藏医诊断疾病的方法中，尿诊独具特色，在世界上各种传统医疗体系中，没有任何医疗体系的尿诊内容及观察的认真细致程度能与藏医尿诊相比。Ullrich Pinder于1506年出版的Epiphanie Medicorum记载的尿液诊断表，虽然也记载了通过尿液的颜色、气味、味道来诊断可能的疾病［Quoted form Nichoison JK, Lindon JC. Natuer, 2008, 455（7216）：1054–6］，但是，比藏医学的记载已经晚了几百年。藏医要求患者在验尿的前一天晚上禁止饮茶、饮酒及酸奶，要求心情舒畅，不要劳累过度，睡眠要足，要求患者采集清晨中段尿液。医生将收集的尿液置于白色的瓷碗等容器内进

行观察。第一检查其颜色、气味、蒸汽、泡沫等内容；第二检查液面的浮皮和尿中的漂浮物；第三检查其色素改变。通过上述三个阶段检查取得的资料，为诊断病情提供重要依据。

脉诊是藏医诊断方法中十分重要而又有其特色的方法之一。藏医脉诊虽与中医有一些相似之处，但仍存在较大的不同。如切脉的部位、手法的轻重、脉诊与脏腑等的关系也有自己的特点。在诊断中脉诊占有相当重要的作用。

第二节　医派医家

一、著名学派

南派藏医

［学派概述］

南派藏医，是以藏区南部（含现在西藏山南、林芝，云南迪庆，四川甘孜、木里一带）医疗形成的一派藏医学体系，具有独特的藏南地区的治疗方案和医疗技术，形成了自己的特色优势。2006年5月国务院以国发【2006】18号文件批准甘孜州南派藏药列入首批国家非物质文化遗产目录。

“南派”藏医药分支是指内部出现的稍微不同的传承派系，著名藏医学家帝玛尔·丹增彭措的《藏医学历史源流》中，记载了宿喀学派内部有宿喀学派前后及夏波班青的南派或下派，显巴泽翁派系等一些不同派系的事实。根据藏医学历史发展变化的真实情况，也确实出现了一些不同派系的分支。

由于地域的不同，南派藏医药又有“宿喀后派系”“夏波班青派系”“显巴泽翁派系”“直贡派系”和“康巴派系”，四川的甘孜、木里一代，则主要形成了康巴派系。

康巴派系，是在“南派”藏医药的重要发祥地之一的甘孜这片富饶美丽的土地上产生的藏医学流派。甘孜，自从出现精通大小五明藏文化、具有大学者班智达称号的司徒·曲吉迥勒之后，依托德格土司登巴泽仁的重视与支持，创建了藏传佛教噶举派的第二大寺院八邦寺，并承担了德格印经院校订大藏经《甘珠尔》部分及藏医学部分《四部医典》《千万舍利》《医学集要皑·罔》等诸多珍贵医学资料。在八邦寺院建立了藏医学校，培养了很多藏医药学优秀人才，编著了许多藏医学书籍，创立了独具特色的“南派”藏医药分支——康巴派系“南派”藏医药，成为“南派”藏医药的重要发祥地之一。

“南派”藏医临床上采用最多的方法之一也是药物治疗。但是，根据藏医理论和用药方法，采用南方药物较多。“南派”在继承藏医药精华的同时，善用草药，精于草药鉴别。代表性著作有《草药鉴别》《草药性味》《草药生态》《晶珠本草》。“南派”藏医有两个用药特点，一是根据南方多热、温热疾病多的特点，用药偏于清凉，二是成药的组方药味比北派偏少。

治疗方法上，南派擅长推拿、按摩、发汗、藏灸、热敷、冷敷、温泉浴、放血、擦涂、火罐等综合治疗。放血疗法：根据临床病证，采用放血疗法，实施放血疗法必严格掌握适应证，放血时间、部位、手术过程及放血量等。灸法：根据藏医病证，选用艾灸、金属灸等方法，达到治疗目的。催吐法：根据病证采用服用药物导致呕吐的一种疗法，它有自己的适应证和禁忌证。搽涂外敷法：根据病证，采用不同的药物搽涂外敷，达到治疗效果。药浴疗法：藏医药浴疗法是临床上一种特殊的治疗方法。采用不同的药物对不同的疾病实施药物浸洗疗法，达到治疗目的。食疗及养生：藏医注重饮食疗法，讲究饮食与健康，生活方式与行为习惯同疾病的关系。提倡良好的饮食和起居方式以及行为习惯，达到健康养生的目的。

治疗疾病上，南派长于治疗藏南地方多发的脾胃疾病、肝胆疾病、缺血性中风、痛风、糖尿病、高原性风湿等症，这些疾病和藏区南部气候、饮食、居处环境、生活习惯有关。

[学派名师]

宿卡巴·年尼多吉

宿卡巴·年尼多吉（又译作宿喀·娘尼多吉）（1439—1475），南派藏医学创始人，从小受其父仁真彭措（当时著名藏医学家）的启蒙和教诲，熟读各种医学名著，16岁开始著书立说，成为一代名医。他目睹各医家对《四部医典》断章取义，藏族医药学流派众多，各有新说，但并未真正出现学术争鸣的良好局面的现状，决定自立学派，重点研究南方医药，以丰富和提高藏医药学。他召集了当时在山南、达布、宫布等地的各门名医，以解释、争论、答辩的形式将其以南方温热地带的药材及好发病为主要研究对象的《珍贵本草》《药味学》《甘露池》《甘露之库》等讲述公布于众，并认真听取各医家的意见，丰富自己的学说，从而创立了“南派”藏医药理论体系，并创制了现在广泛使用的知名藏药“七十味珍珠丸（然纳桑培）”。

司徒·曲吉迥勒

司徒·确吉迥勒师从丹增彭措和藏医专家班仓益西、噶玛登批等几位上师，接受南派藏医药的所有秘诀，使甘孜藏区成为了南派藏医药后期的重要发祥地。大师就康巴地区的地理环境，对生长于康巴地区的各种藏药材的形态、性味、产地、采集、真伪鉴别等进行了专门的论述，被其弟子搜集、整理、编成了《本草秘籍》，纠正了传统医药学名著中对南方及康巴地区藏药材的错误，丰富了藏本草学的内容。

[学术特色]

（1）梳理四川藏医药发展脉络

贡秋仁青副主任藏医师曾编著《藏族医学发展史》，以藏医药学发展为脉络，将藏医药的发展分为远古时期、萌芽时期、奠基时期、发展时期、争鸣时期等，对各个时期藏医药的状况、特征、成就等情况详细地叙述。并专题研究考证了藏医药学在安多地区、阿坝等地区的传入、秉承、发展，在国外的流传、研究情况，得到国家级藏医药学专家强巴赤烈等的高度评价。记述了已故教育家、藏医药学专家尼玛一生的纪实性作品，客观描写了学识渊博、成绩卓越的藏族高级知识分子尼玛的成长、学习、工作以及对藏文化的传播、藏医药学的研究等。广泛收集了部分阿坝州近现代著名藏医药学家有较高学术造诣及研究价值的学术论文、论著，共13篇，内容涉及藏医基本理论、临床诊疗、药物加工炮制、方剂、佐塔的炼制技术等。从佛学研究的角度，本书包括“龙让活佛传”记叙了历代龙让活佛的降生、学习、转世、功德；“辖曼寺”“佐昌寺”记叙了若尔盖辖曼寺及佐昌寺的历史沿革、建筑特征、艺术成就，为弘扬藏传佛教藏文化所起到了特殊作用。收集了贡秋仁青师从措如次朗、强巴赤烈、旺堆等著名藏医药学家时的读书笔记、心得体会、疑难问题等，在广泛查阅资料的前提下对相应的问题进行研究、分析、比较、整理。收录了“三条寿脉的识别”等论文17篇，内容涉及藏医药历史、基础理论、临床诊疗、加工炮制、配伍方剂、医德医风、藏文化研究等，反映了贡秋仁青在不同时期的研究方向、研究水平，在一定程度上体现了不同时期藏医药学术界的研究热点、难点，展示了贡秋仁青的学术造诣。

（2）独特的药物炮制加工方法

藏医所用的药物剂型多用丸、散剂。丸剂又有水丸、蜜丸，还有具有民族特色的酥油丸。组方中常常大量使用如金、银、铜、铁、珊瑚、玛瑙等金属类和矿物质，其经过特殊的提炼和配制后皆可入药。藏药中选取珍贵动物药以及生长在高寒藏区的天然植物药，具有“处方大、一方治多病”的特点。为保证临床用药安全，藏药的配制加工独具特色。如藏药水银炼化和煅灰（佐塔）经过了去污、熏毒、火炼的配制工序；又如以“佐塔”为主形成了“七十味珍珠丸”等仁青系列的名贵藏成药，均有独特的制作方法。

（3）注重现代研究

由于四川藏医接近内地相对发达地区，容易和内地沟通，和现代技术结合，使用现代中药新药研究方法，在采集名医经验方的基础上，研究亚玛众清、然降多吉、夏萨德西等。

“佐塔”是配制名贵藏成药的重要原料，在藏医药的应用中具有悠久的历史，应用面广，使用量大，藏医认为它有“延年益寿”“强身健体”“减毒增效”等功效。“佐塔”的配制工艺独特，用料复杂、工艺烦琐，是以汞化合物为主要原料，用上百种物质反复洗炼而成。“佐塔”的化学成分中汞应是重要的部分。但汞及汞化合物在过去的大量研究中被证实对机体有明显的毒性作用，对神经系统、消化系统、泌尿系统均能造成损害。“佐塔”含汞量大，虽在临床应用时间长，但对其汞存在的形式、毒性作用的大小、毒性作用的机理、临床使用的安全性一直未做科学的研究。藏药“佐塔”中汞的作用特点和安全性研究，采用了X射线衍射法和原子吸收法对“佐塔”化学成分和汞含量进行了分析和测定，并开展了实验动物的血液学、血液生化学、病理组织学检查，证实了藏药“佐塔”应用的安全性，为藏医临床应用“佐塔”提供了科学依据。

[传承发展]

唐卡·昂翁降措

唐卡·昂翁降措（1930—2008），四川省德格县人，主任藏医药师，享受国务院政府特殊津贴，全国第一、二批继承名老中（藏）医药专家学术经验指导老师，首届“四川省名中（藏）医”。自幼跟师学习藏医药知识，于1959年参加工作，擅长治疗胃肠、肝胆、妇科疾病及某些疑难杂症。多次主持指导并成功加工生产名贵母本藏药“仁青佐塔”及名贵“仁青”系列藏药。发表科研论文20余篇，并参与了全国中等专业学校藏医药专业教材《妇产科学》（1987）、《中国民族民间秘方大全》（1992）及《中国民族药膳大全》（1994）的编写。

忠登郎加

忠登郎加（1945—　），四川省炉霍县人，主任藏医师，享受国务院政府特殊津贴，四川省第一、二批继承名老中（藏）医药专家学术经验指导老师，首届“四川省名中（藏）医”。自幼跟师学习藏医药知识，于1973年参加工作，多年来一直从事藏医医疗、教学、科研、制药工作，医疗技术精湛，擅长治疗心脑血管、胃肠、肝胆、风湿性疾病及某些疑难杂症。多次主持指导并成功加工生产名贵母本藏药“仁青佐塔”及名贵“仁青”系列藏药。发表科研论文20余篇，并承担藏医大、中专的教学工作任务。

杨宝寿

杨宝寿（1953— ），藏族，四川省九龙县人，中共党员，1969年4月参加工作，主任藏医药师，享受国务院特殊津贴。原甘孜州藏医院院长、州藏医药研究所所长，四川省名中医，全国民族医药先进个人，四川省优秀创业人才，四川省中医药管理局第二批学术技术带头人，甘孜州优秀科技工作者、州名中藏医、州学术技术带头人。

1997年被确定为全国第二批中（藏）医药专家学术经验继承人，通过跟师学习，继承和发扬指导老师的学术思想和医技经验。继承和完善了名贵母本藏药“仁青佐塔”及名贵仁青系列藏成药的工艺和生产技术。积极将现代技术用于研究传统藏药，这在藏医中是不多见的。2003年主研的“藏药中汞的作用特点和安全性研究”课题成果获得“四川省人民政府科技进步三等奖”，填补了同类研究国内空白，达到国内领先水平；研究的中药（藏药）三类新药“然降多吉胶囊”获得了国家食品药品监督局生产批文。完成了国家科技部、财政部“创新基金”项目1项，填补了甘孜州在该项领域的空白。“藏药翼首草抗风湿性关节炎有效成分及作用机理研究”课题的研究工作，获得了2003年度四川省人民政府科技进步三等奖和成都市人民政府科技进步二等奖；主持了“藏药翼首草野生抚育和工人种植及技术推广研究”“藏药十五味黑药丸剂型改造”等多项州级科研课题。

二、著名医家

日郎王渣

日郎王渣（1901—1975），红原县壤口乡人。青年时代即师从杂曲木求木渣活佛，学习藏医，他勤奋好学，博闻强记，勤于实践。在活佛悉心指导下精读了《四部医典》《蓝琉璃》《秘法补遗》等藏医经典著作。出师后一直主要在红原县壤口坐诊行医，善于应用藏医内服藏药及外用艾灸、角吸等方法治疗常见病、多发病，并且擅长治疗骨髓炎、肝炎、风湿性心脏病、高原性心脏病等多种疑难杂症。诊疗人群渐渐由壤口辐射到整个红原县及马尔康、阿坝等地。

由于他的名声在红原县等地传播，慕名前来学习藏医的年轻人逐渐增多，一生弟子数十人，其中颇有成就的10余人，遍布红原、马尔康、阿坝等地。为阿坝州藏医药事业发展做出了贡献。

阿多

阿多（1901—1994），若尔盖县人。曾任省政协委员、州政协常务委员。早年在若尔盖达扎寺出家为僧。后随阿曲喇嘛等人系统学习藏医。新中国成立前，若尔盖县梅毒流行，严重影响了广大人民群众的身心健康，为此他专程去兰州学习西医，引进了青霉素并用于梅毒治疗，收到良效，得到一方百姓爱戴。新中国成立后，吸收到若尔盖县医院工作，担任副院长。并在县医院率先开设了藏医科。

1975年由他组织编写了10多万字的赤脚医生藏医教材，深入浅出地讲解了藏医理论、诊断、治疗，为藏医药的广泛应用打下了一定基础。同时为四川阿坝卫生学校藏医班的开班和若尔盖县藏医院建设做了大量工作。1981年调任若尔盖县藏医院副院长。他将自己保存下来的珍贵药品、外治器械和曼唐文物资料无私奉献给藏医院。对阿坝州的藏医药事业的传承发展做出了贡献。

颜登彭措

颜登彭措（1916—2006），四川省德格县人。年幼时在八邦寺当扎巴，随后在该寺学习了以藏医学为主的藏文化知识，成为了名副其实的藏医学专家。新中国成立以后，1980 年由四川省中医药管理局以民间名老中藏医的身份被录用到德格县藏医院工作，1988 年评定了藏医主任医师职称，1991 年获国务院颁发的发展医疗卫生事业具有突出贡献奖证书及特殊津贴。前后还担任了德格县藏医药研究所副所长职务，参加了《藏汉大辞典》及《中国藏医学百科全书》部分编写工作。个人撰写有《如何治疗食道癌症》《治疗妇科方案》等 10 多篇论著，培养了多位民间及医疗卫生机构的藏医药学继承人员，为继承和发扬民族医学方面做出了重要贡献。

旦科

旦科（1933—　），全名丹增东珠，16 岁随名师学医。1988 年晋升主任藏医师，获国务院政府特殊津贴，四川省人民政府首届十大名中医，第一、二届国医大师候选人，第一、二、三批全国名老中（藏）医药专家学术经验继承工作指导老师。成都中医药大学、青海医学院、甘肃中医学院名誉教授、青海久美藏医药药业有限公司总工程师（荣誉）、青海省藏医院、阿坝州藏医院名誉院长。第七、八届全国人大代表，全国高等院校藏医学、藏药学专业教材编审委员会学术专家组成员，中国民族医药学会副会长，阿坝州藏医学会理事长。中国藏语系高级佛学院研究员，曾担任十世班禅大师保健医生。

从事医疗、教学、科研、制剂工作 60 余年，总结出藏医药治疗多种疑难杂症的有效方法及药物，并继承名贵藏药仁青桑培、仁青芒觉等仁青系列制作方法，1985 年首次在安多炼制“仁青佐塔”“七十味珍珠丸”等。研究夏萨德西丸、夏萨肝康丸、夏萨良盛丸、夏萨多久丸等夏萨系列藏药。是少数熟练掌握“仁青佐塔”生产技术及配制工艺的名老藏医药专家，多次到川、甘、青藏医院传授炼制技术。

1985 年任《中国医学百科全书・藏医分卷》编委，1986 年任“全国藏医中等教育教材”系列编委会委员，21 世纪藏医本科统编教材《藏医方剂学》主编。著有《藏医生理学讲义》《妇科学讲义》《脉诊学讲义》《传染病学讲义》《内科疾病》《儿科学》《针灸疗法》《藏灸疗法》《藏医学讲义》《医德》《藏药方剂学》《药品词汇》《赤脚医生手册》《方剂显明镜》《藏医常用验方荟萃》《藏医常用验方集萃》《藏医方剂学》《藏医历代名医史》《四部医典・对勘本》《旦科主任藏医师科研、笔记、著作、私藏孤本、善本文献》。

《四部医典・对勘本》是旦科主任藏医师对藏医学发展的重大贡献。藏医典籍《四部医典》成书以来，在传承、发展过程中，由于地域、学派、年代等多种因素，产生了许多不同版本的《四部医典》，在藏医学术界造成了学术分歧。为了挖掘、整理、抢救、完善、提高藏医药学术水平，消除不必要的学术分歧，防止学术上以讹传讹。旦科主任藏医师亲自到全国民族院校、藏文化研究机构、寺庙等有关藏民族文献图书馆、室及民间收藏家家中，收集到十二个不同版本的《四部医典》，有些版本已成为孤本、绝本，非常珍贵。为此，著名藏医专家旦科向国家中医药管理局申请藏医《四部医典》对勘、整理、校对、汇编课题。经三年的努力，于 2005 年完成《四部医典・对勘本》（上、下册），由中国藏学出版社出版发行。它的出版为藏医医疗、教学、科研、制剂等工作提供了一套科学、翔实、可靠的工具书，藏学界、藏医学界给予高度评价。2014 年荣获中国民族医药学会学术著作一等奖。

智美俄热

智美俄热（1934— ），四川省名藏医，从小跟师学习，博闻强记，精通藏学，尤精藏医药，2002 年晋升主任藏医师，第一、二批四川省中（藏）医药专家学术经验继承工作指导老师，21 世纪全国藏医本科教育规划教材《藏医儿科学》主编。现任若尔盖县佛协副会长、阿坝州藏医学会副理事长、政协阿坝州第十届委员会委员。

通过传统医治法诊治消化性溃疡、肝、胆疾病等具有很好的治疗经验，特别对儿科疾病有着独特的临床技能。擅治胃溃疡，十二指肠溃疡，急性胃炎，肝硬化，急、慢性胆囊炎，胆道结石、胆道蛔虫，胰腺炎，儿科疾病等。有“论诊药四部药诀起源”等数篇论文发表，出版了《藏医药教材》《四部医典形象论》《历代藏医药祖师传》《藏医常用验方荟萃》《藏医药发展史》《常用藏药制剂汤散丸甘露精要》。

格桑尼玛

格桑尼玛（1937— ），四川省丹巴县人，副主任藏医师，全国第二批继承名老中（藏）医药专家学术经验指导老师，首届“四川省名中（藏）医”。自幼跟师学习藏医药知识，于 1975 年参加工作，多年来一直从事藏医医疗、教学、科研、制药工作，擅长藏药（特别是名贵藏药）的生产加工及运用藏医药知识治疗心脑血管、胃病及某些疑难杂症。多次主持指导并成功加工生产名贵母本藏药“仁青佐塔”及名贵“仁青”系列藏药。发表科研论文 10 余篇，参与了卫生部《藏药标准》的翻译工作及国家中医药管理局课题藏药“佐塔德子玛”治疗慢性胃炎临床疗效观察和中（藏）药三类新药“然降多吉胶囊”临床前期研究等工作。

尼美

尼美（1943— ），生于藏医学世家，古达藏医第八代传承人，1955 年拜名师学医，1996 年晋升主任藏医师。任《六省区藏药标准》编委，阿坝州藏医学会副理事长，第一、二批四川省中（藏）医药专家学术经验继承工作指导老师。曾任阿坝州若尔盖县藏医院院长、党支部书记，四川省中医药技术高级职称评审委员会委员。擅治更年期综合征、子宫肌瘤、胃溃疡、急慢性胃炎、阑尾炎、肝硬化、黄疸性肝炎、肺气肿、气管炎等。“论说医典 1 ～ 3 章难点、要点显明镜”“藏西医结合治疗阑尾炎临床体会”等数篇论文发表。

贡秋仁青

贡秋仁青（1948—1996），大专文化，副主任藏医师，若尔盖县阿西乡人。洛桑尼玛最著名的弟子。并先后师从著名藏医学家尼玛、旦科等，博闻强记。1961 年正式成为一名藏医医师，从事藏医药临床、教学、科研、制剂等工作至病故。1961 ～ 1980 年在阿西乡从事藏医药工作。1980 ～ 1991 年调若尔盖县藏医院工作。1991 年 8 月调入阿坝州藏医院、州藏医药研究所任副院长、副所长。1994 年 9 月兼任成都中医药大学副教授，培养了众多藏医药专业人才。惜天妒英才，于 1996 年不幸因病去世。

贡秋仁青毕生致力于继承和弘扬藏医药与藏文化事业。先后发表《藏族医学发展史》《尼玛传》《夺绒地区古迹藏医著作汇编》《慢性萎缩性胃炎》等 100 多万字的学术论著与论文。《贡秋仁青文集》(1～7)于2010年9月由中国藏学出版社出版发行。该书全面总结和继承了贡秋仁青的学术思想，代表了四川藏医药中青年知识分子学术水平。由于他卓越的贡献与斐然的业绩，多次当选为政协阿坝州委员会委员，任政协阿坝州第九届常委，州科协第三届副主席，州科学技术进步奖评审委员会委员，州卫生系列总评委委员，州藏医药学会副理事长、秘书长；1996年被任命为四川省名老藏医药专家学术经验指导老师，同年被评为省中医药教育先进教师。1996年12月阿坝州卫生局号召全州卫生系统工作人员向贡秋仁青学习。

华尔江

华尔江(1956—　)，1981年毕业于四川省阿坝卫校藏医专业。2006年晋升主任藏医师。全国高等院校藏医、藏药学专业教材编审委员会委员，《中国民族医药杂志》编委。国家中医药管理局“十一五”胃病专科项目负责人，第二批四川省中(藏)医药专家学术经验继承工作指导老师，四川省中(藏)医药技术高级职称评审委员会委员，成都中医药大学外聘教授。阿坝州名藏医，州藏医学会常务理事，州医疗鉴定委员会委员，州藏医执业医师临床实践技能考核考官。政协四川省第九届委员会委员。

从事藏医临床、教学、科研工作34年。擅治胃溃疡、萎缩性胃炎、胆汁反流性胃炎、病毒性肝炎、高血压、宁隆、妇科杂症、小儿消化不良等。任21世纪全国藏医本科教育规划教材《藏医儿科学》副主编，国家中医药管理局“十二五”文献整理课题《医学四续·难点释义》课题负责人，阿坝州卫生局重点专科心脑专科学科带头人。发表“细论‘三木塞’内涵”等20余篇学术论文，出版《藏药制毒集》《妇女保健常识》等6本专著。

尕尔科

尕尔科(1956—　)，1981年毕业于四川省阿坝卫校藏医专业，2007年晋升主任藏医师。21世纪全国藏医本科教育规划教材《藏医保健学》副主编，《中国民族医药杂志》编委，成都中医药大学外聘教授。国家中医药管理局“十二五”外治专科、四川省中医药管理局药浴专科学科带头人，阿坝州藏医执业医师临床实践技能考官，州藏医学会常务理事，州名藏医，《阿坝藏医药》执行编辑，政协阿坝州第九届委员会委员。

从事藏医临床、教学、科研工作34年。对藏医内科、外治、风湿、保健康复、藏药学等学科有很深的造诣。擅治风湿、类风湿关节炎、癫痫、中风后遗症、失眠、耳鸣、鼻炎、慢性副鼻窦炎、肝胆、胃肠等疾病。承担了国家中医药管理局文献整理课题《四部医典·对勘本》《医学四续·达丹版》古籍整理工作和适宜技术推广项目“藏医药浴治疗寒性痹证”“藏医药油敷治疗宁隆”。发表“藏医对人体形成的认识”等10余篇论文发表，著有《实用藏医药学概要》(上、下册)专著。

夺机卓玛

夺机卓玛(1958—　)，女，1977年毕业于四川省阿坝卫校藏医专业，2010年晋升主任藏医师。全国民族医药学会会员，阿坝州藏医学会常务理事，成都中医药大学外聘教授，四川省名中(藏)医，阿坝州藏医执业医师临床实践技能考官，政协阿坝州第十二、十三届常委。从事藏医临床、教学、科研工作38年，擅长诊治藏医内科、神经精神科、妇科、外治科、五官科、传染科等疾病。尤其擅长利用藏医艾灸等外治手段治疗鼻出血、顽固性血管神经性头痛、坐骨神经痛、风湿、类风湿关节炎、妇科杂症及各种痛症等疾病，有《妇女疾病诊治概要》等数篇学术论文发表。

雷勇

雷勇（1963— ），1981 年毕业于四川省阿坝卫校藏医专业，1993 年就读于西南民族学院（现西南民族大学）藏语系本科班，2006 年晋升主任藏医师。现任四川省阿坝州若尔盖县政协副主席、阿坝州若尔盖县藏医院院长、藏医药研究所所长。第二批全国名老中（藏）医药专家学术经验继承人，国家中医药管理局“十一五”胃病重点藏医医疗专科负责人，四川省阿坝州藏医学会副理事长，州医疗鉴定委员会委员，州十大杰出青年，州名藏医，州学术技术带头人，全国优秀院长，2010 年享受国务院政府特殊津贴。

雷勇从事藏医药工作 34 年，比较完整地继承了名贵藏药仁青系列的炼制方法，多次到川、甘、青藏医机构对“仁青佐塔”的炮制工艺进行指导。临床长于治疗胃溃疡、十二指肠溃疡、肺水肿、肺结核、肾病、肝病、胆结石、胰腺炎、骨折、脱臼等。有“炼制滋补药油甘露滴”“导师秘方哲松补身王”和“研制经验特色铁屑炼制法”等数篇论文。

彝族医药

川派中医药源流与发展

彝族的历史可以追溯到地皇时代，根据《三皇五帝年表》，早期彝族存在于4500年前。3000年前彝族已广泛分布于西南地区，即史书中常出现的所谓“越嶲夷”“侮”“昆明”“劳浸”“靡莫”“叟”“濮”等部族。彝族先民在长期形成与发展中，活动范围曾遍及今云南、四川、贵州三省腹心地带及广西的一部分，其核心地区应是三省毗连的广大地区。四川省是全国最大的彝族聚居地，彝族人口共计300多万，主要分布在凉山彝族自治州、峨边彝族自治县、马边彝族自治县、雅安石棉县、甘孜泸定县、甘孜九龙县。

彝族医药是彝族人民长期同疾病做斗争的经验总结和智慧结晶，是中国医学宝库的组成部分，是中华民族的宝贵财富。彝族先民依靠西南地区丰富的自然药用资源，经过漫长的历史实践过程，积淀了坚实而深厚的彝族医药学根基和广泛的实践基础。与其他民族医药相比，彝族医药在用药方法、药物剂型和品种方面，有着鲜明的民族性和地域特色。在其发展过程中，渗透了诸如民俗观念、宗教文化与民族感情、民族习惯等多领域内容，逐步形成了具有本民族文化特质的传统医药。

由于历史的原因，彝族本身并没有医生，而医生的职能，由从事宗教的“毕摩”“苏尼”担任部分。虽然四川省目前没有发现历史上有关彝族专职医生的文字记载。但是，四川彝族发现了具有特色的医学和术数结合的《医算书》。

《医算书》本身是记录彝族推算人“本命”所在方位及疾病预后方法的一本书籍，是对人类生命运动形式的一种表述。它主要解决寿命的测量、疾病的预后，以及生命周期性节律的计算。四川凉山的《医算书》，除了年历内容外，包含阴阳五行与方位的对应关系、与十二兽的对应关系、与禁日的对应关系。更重要的是记载了药物治病的经验，如“初六，禁刺眼睛，但眼睛如有病，可用熊胆点眼”“十六，禁刺乳房、乳头，但有伤病，可吃青蛙治疗”等，并且记载了主要用动物胆治病的经验：熊胆治眼病，鹿胆治咽喉病、腰痛，猴胆治尾椎骨病等。

在具体的医疗实践中，彝族的先民结合农事和生活，体现了具有明显彝族特色治疗技术，包括以下几个方面：

独特的诊断方法 受检验、检查条件限制，彝族医生擅长望诊，尤其注重观察舌下静脉、耳背静脉以诊断疾病和判断预后。如舌下静脉细、无结节，则为无病；反之则为有病，可针刺结节部位，行放血疗法。耳背静脉若色红、纹路分叉规则，则为无病或病轻易治；若色黄，纹路分叉不规则，则为病重或病久。通过手法触摩小腹诊断妇科疾病（子宫疾病，类似于今天的妇产科腹部触诊），还擅长用麝香熏蒸治疗关节炎等风湿免疫性疾病。

在彝医诊断疾病的方法中，对狂犬病的诊断具有特色。若被狗咬伤，在其前胸两乳正中拔罐，若无罐则用烟斗代替。待起疱后去罐，刺疱放血，将放出的血装于杯内，如此反复多次，观察杯中血的形状，若凝聚如狗样，则将患上狂犬病。

较多的治疗手段 食药结合：除了彝医普遍采取的内服药物治疗以外，还很重视食疗，如用野地瓜根等药与猪大肠、猪肉或鸡肉炖食治疗痔疮。

内外治结合：除使用内服药物以外，还善于使用按摩、针刺、放血、灸、拔罐、踩背、熏洗等外治疗法。

重视按摩：某些疾病仅用手法按摩即可痊愈，如瑟扯。“瑟扯”为突发剑突下疼痛，可扪及一硬块。医者先用手将硬块往上托起，再用毛巾沿肋下紧紧缠绕一圈，以保持结块不下移。从临床表现和治疗方法来看，“瑟扯”疑为胃痉挛一病。该病的发生与气候、饮食结构相关，新中国成立前农村地区多发。将结块向上托起后，待痉挛缓解，疼痛自愈，故无须服药。如治疗水饮，先按摩患处以“撵通”，再内服水獭骨等药，使水液从大小便排出。对骨伤病的治疗，也很强调手法复位，除使用细竹片制成的小夹板固定外，还外敷彝药。

独特的针刺放血法：针刺时秉承彝医“重点不重穴位、重视历算时间、针刺必见血”这三大特点，认为针刺后皮破血出则病愈。如针刺放血治疗“措别”（一种以突然晕厥为主要特点的急危重症），先用绳子系紧患者手腕，再在每个手指伸侧的第二指节中部针刺，见血即可。治疗水肿时，除内服彝药散剂外，还强调按摩与针刺法并用，既有利于放出水液，又有助于判断预后。先从肩部向手指离心性按捏，将水液往手部挤压后，将手腕紧紧缠住，防止水液回流，再用针刺每个手指末节指腹。若刺破后流出的水液清稀，则病轻易治，若水液黏稠，则病重难治。

独特的灸法：以火草而非艾叶为原料。将火草捣绒，加适量麝香，装在獐子牙内备用。用时取出火草点燃，麝火烧痛处。

独特的拔罐法：对某些疾病进行拔罐治疗时，在罐底加入相应的药物以加强疗效。除使用竹筒拔罐外，还常用牛角罐、烟斗等。

谷德多：即踩背疗法，主要用于腰痛、背痛等病。

熏洗：如治疗风湿病时，将患者置于用毡子围成的相对密闭空间内，再煎药汤熏治。对痔疮的治疗，除内服药物外，还强调使用彝药煎汤熏蒸和坐浴。

清创缝合：对于外伤，阿衣莫·优作已开始使用原始的清创缝合术。先用盐水清洗伤口，无盐水则用酒洗，再用缝衣针进行缝合。缝衣针须浸泡在清油和草药做成的溶液内，既可消毒，又可防针生锈。若无此溶液，则改用酒浸或火烧进行消毒。这说明她已具备无菌观念，难能可贵。

擅用动物药和新鲜草药　彝族医生治疗疾病的药材并没有形成商品，所以全部需要医生采集。故医生必须熟悉彝区各种动植物类药物的形态、生长环境、采集方法、用途等。彝族医生自制了多种疗效确切的彝药复方散剂，尤其擅长使用彝区常见的各种动物药，如地牯牛、土狗子、推屎爬、乌梢蛇、蜈蚣、水獭、獐子以及各种新鲜草药，如“叶五阿角”嚼后外敷治疗外伤、野地瓜根治疗痔疮等。体现了因地制宜、取象比类、以脏补脏等思想。

独特的医疗器具　受条件的制约，彝族医生善于整合彝区各种资源用于临床。如用牛皮制成盛装医疗器械的盒子，现藏于北京医史博物馆，成都中医药大学医史博物馆曾经收藏彝族相关医疗器械；用獐子的獠牙盛装火草麝香等药；用牛角、烟斗进行拔罐等。

著名医家

阿衣莫·优作

阿衣莫·优作（？—1992），女，彝族，出生于凉山彝族自治州会理县太平区马棕乡一个奴隶主家庭，自幼随父母习医，口传心授，耳濡目染。因家族庞大，与汉人交往密切，故优作从小就会汉语。婚后随夫家继续习医，对各种草药更加精通。20世纪60年代中期，接受政府号召，成为一名赤脚医生，为彝区百姓服务，推动了彝医药的发展。优作擅长内外治相结合治疗痔疮、风湿、水肿、腹水、水饮等多种病证，对彝族历史、宗教、历算等也颇有心得。阿衣莫·优作，颇有见解，忙碌于诊务，无著作，其医术传于其女阿子阿越。

曲比果各

曲比果各（1914—1988），女，彝族，四川省凉山彝族自治州喜德县拉克乡源泉村3组，其弟子即为其女儿龙德珍，现年63岁，居住在四川省凉山彝族自治州喜德县拉克乡源泉村3组，仍继续为当地老百姓医治疾病，其母女二人在当地颇有医名。曲比果各因写作能力有限，无著作，其医术传于其女龙德珍。

阿的日落

阿的日落（1938— ），凉山州昭觉县人，生于德古世家，爷爷阿的拉达，父亲阿的吉火都是德古，精通彝族民间疗法“按压术”，阿的日落是第三代传人。

阿的日落16岁随父学彝族“按压术”，自学彝文和毕摩经书，打下了牢固的文、史、哲基础。1958年任昭觉县比尔乡乡长，1961年任昭觉县拉色洛乡书记。在任职期间陆续用“按压术”治疗脚扭伤、腰扭伤、颈椎病、腰椎病等疾病。因疗效很好，声名鹊起，慕名前来治疗的病人越来越多，特别是近十年来，每年治疗的病人达1000人以上。

他认为清浊二气分布于全身各脏器组织中，支配着各个脏器的功能活动，清浊二气必须平衡协调，才能使机体生理功能处于正常状态。扭伤和疼痛属于气滞，按压时必须寻找气滞部位。

吉伍龙子

吉伍龙子（1941— ），凉山州喜德县人，彝族德古。14岁开始学习彝文，诵习彝族诗书，16岁在喜德县民小参加汉文培训班，1959年推荐就读西南民族学院农牧科，2年后毕业分配到喜德县检察院工作，1978年调入喜德县法院工作，任民事庭庭长，1983年又回到喜德县检察院工作至2010年退休，先后任法纪科科长、政工科科长。31岁那年因妻子患病，胸背痛、全身不适，经朋友介绍采用挑刺疗法治疗后治愈，觉得很神奇，开始收集彝医诊疗技术，学习挑刺术（彝语为比别）、按压术（彝语为古武）、拍打术（彝语为觉），通过实践，总结经验，数年后声名远播，慕名前来治疗的病人越来越多。常用挑刺术、按压术、拍打术来治疗胸背痛、关节炎、扭伤等疾病。因疗效很好，他将所学的技术传给以下人员——弟弟：吉伍木加、吉伍尔火，儿子：吉伍子哈、吉伍自达，女儿：吉伍阿呷、朱建英。

他发现胸背痛的病人在胸背部均能找到痕迹，挑出皮肤痕迹内似头发丝之物，病能治愈。观察皮肤痕迹，色呈灰或白或暗褐色，挑刺时疼痛感，男性挑刺9处，女性挑刺7处。“关节炎”拍打时一定要皮肤出现瘀点，才能达到疗效。按压术的部位在锁骨上、肩部、腕部、腘窝，踝关节扭伤在按压时踝关节内侧向上按压；坐骨神经疼痛选用臀部、腘窝外侧进行拍打。

阿子阿越

阿子阿越（1949—　），女，彝族，汉文名郝应芬，副主任医师，中共党员，生于凉山州会理县的一个彝医世家，因父亲早逝，自幼随母亲阿衣莫·优作上山采药、治病，耳濡目染的开始了她的彝医启蒙教育。初中毕业适逢“文革”，成为一名回乡知识青年，先后在会理、米易农村工作。1973年就读于成都中医学院医学系，1977年分配到米易县人民医院中医科，1980年调入西昌市城关镇中医院（现西昌市中医院）。自1986年起，阿子阿越开始发掘、收集传统彝医药经验和秘方，多次深入凉山州各县彝族聚居区，采访当地有名的彝医，跟随当地医生上山辨认、采集药物，学习各种针刺、取治、熏蒸、放血等传统疗法。1989年调入西昌市卫生局，任副局长，为了研究彝族医药的方便，1992年她主动请调至凉山州民族研究所，创建了凉山州彝医药研究会和西昌彝医药研究所，亲任所长和西昌彝医药研究所门诊部法人代表。兼任凉山州彝医药研究会副研究员、凉山州彝学会常务理事、凉山州申报世界遗产暨非物质文化遗产保护工作专家委员会委员、凉山州彝族企业家协会常务理事等。

阿子阿越继承了彝医天人相应、气血经络理论，认为疾病多是由自然界的风、箭、毒等特殊物质引起，因此在治疗上针对病因多采取口服草药，刺特定部位放血、放水（水肿病），牛角拔罐，按摩，药物熏蒸等方法来驱逐病邪。她擅长治疗痛风、风湿病、肩周炎、水饮病、骨伤、淋巴结核等疾病，出版的《彝族医药》获1994年凉山州第四次哲学社会科学优秀科研成果一等奖，1996年第三届世界传统医药突出贡献国际优秀成果奖，1999年世界药学会“世界优秀药学成果一等奖”。其“收集整理彝医单验方”一文获得1990年四川省中医药科技进步三等奖。

李耕冬

李耕冬（1957—　），1982年毕业于成都中医学院药学系，药学学士，先后任凉山州第一医院药师、凉山州药品检验所药师、副主任药师、副所长，与贺廷超合作主持彝族医药系列研究，先后完成《彝族医药的起源和发展》《彝医动物药》《彝医植物药》项目研究，开创彝族传统医药研究先河，获四川省科技进步二等奖等和四川省政府有突出贡献的中青年专家称号，先后出版《彝族医药史》《彝医动物药》《彝医植物药》《彝医植物药续集》等专著。

毛巫几

毛巫几（1958—　），彝族，出生于盐源县卫城镇香房乡2村3组，1977年毕业于西昌卫校中医班，1977年8月～1980年10月在盐源县康复医院麻风病防治中医科工作，1980年11月～1983年11月在盐源县草坪卫生院任院长，1983年12月～1986年5月在树河区卫生院任院长，1987年～1990年8月在成都中医药大学临床医学学习，同年9月毕业。1988年6月～2012年10月在盐源县中医院工作，先后任办公室主任、门诊部主任、住院部主任及中医学专业防治工作，职称中医内科副主任医师。

从事中医针灸临床工作10余年，收集和整理了不少彝族民间单方验方和针灸治病方法，结合中医诊病治病的一些方法，治疗各种疾病，收到良好疗效。曾在山西科学技术出版社出版的《神奇方妙药》一书中撰写了“枝麻二仙”治疗经脉瘀阻，“地古牛中药”治类风湿及大骨节病和胃病偏方；发表了论文“痹”“糖尿病诊治”“中风”等。

久里拉

久里拉（1962—2015），彝族，凉山州昭觉县碗厂乡人。1981年8月毕业于凉山卫校中医班，从事中医、针灸临床工作。曾任副主任中医师，中国针灸学会会员，四川省中医学会会员，凉山州中医学会会员，凉山州彝族医药研究会会员。

九里拉在彝族地区的中医病历书写规范化和疑难病证的针灸治疗等方面起到了很好的作用，先后创办了针灸科、骨伤科、理疗科、中医门诊和病房。而且收集和整理了不少的彝族民间单方验方和针灸治病方法。较好的将中医药与彝族医药相结合，很好地掌握了彝医“五技”和“十术”，特别是彝族针灸治病法、彝族挑刺疗法、彝族药斯乌治疗骨折、彝汉针灸学、针刺颈淋巴结治疗痤疮、放血配合拔罐治疗急性腰扭伤、彝医火草灸治疗原发性痛经等。撰写了“彝族针灸治病法”“彝族挑刺疗法”“彝族药斯乌治疗骨折”，多次在民族民间医药会上交流。合著《彝汉针灸学》。独著《彝族地区常见病民间适宜疗法选》。发表了“针刺颈淋巴结治疗痤疮30例”“放血配合拔罐治疗急性腰扭伤45例”等论文。2011年10月承担了全国民族医药适宜技术推广应用项目（彝医火草灸治疗原发性痛经技术）。

沙学忠

沙学忠（1963— ），彝族，出生于凉山州西昌市四合乡的一家彝族毕摩世家。父亲是一名德高望重的毕摩，不仅精通毕摩仪式治疗疾病，也懂得和使用彝族民间疗法，如吹治法、药物喷洒法、熏药法、擦洗法等为彝族人民诊疗疾病。因自幼受彝族文化和毕摩文化的熏陶，并在父亲潜移默化的影响下，对彝族民间疗法产生了浓厚的兴趣，1982年高中毕业后，考入凉山卫校临床医学，1985年毕业后分配到四川省泸沽铁矿医院工作，1990年毕业于北京燕京函授学院，2004年调入凉山州中西医结合医院，主要从事彝族医药研究，采集彝药，制作彝药标本，挖掘、整理了大量彝族医药相关理论，如《凉山彝医植物药手册》《医算术》《彝族毕摩苏尼医药》和适宜技术“彝医拔吸术治疗颈腰椎病”等。是凉山彝族自治州彝族医药研究所主要成员之一，中国民族医药学会理事，中国民族医药学会医史分会理事，四川省中医科学院民族医药研究中心专家委员会委员，四川省民族医药文献整理及适宜技术推广项目专家组成员。

整理了彝医“五技”（骨伤医治，敷贴疗法，针刺放血，扽痧、刮痧、放痧和鼻内给药），“十术”（吹喷术、拔吸术、气浴术、发汗术、熏洗术、拍打术、按压术、结扎术、埋药术等），长期在彝医门诊坐诊，发挥彝医专科特长，擅长烟熏疗法治疗牙痛，彝医火疗法治疗风寒湿性关节炎，彝医拔吸术治疗颈腰椎病。

羌族医药

川派中医药源流与发展

羌族，是四川省没有文字的少数民族，该民族的医药技术和知识，集中在“释比”的身上。从今天的角度来分析，释比主要从事宗教活动，但是数千年以来，他们堪称羌族百科型的民间知识分子，他们总结了羌族人民与疾病做斗争的实践经验，整理出独特的医疗方法，可惜截至目前，羌族历史上没有发现专门的职业医生。由于羌族没有文字，目前也没有发现羌族的医药学著作存世。

“术医结合”是羌族传统医药最大的特点。“病者不用药医，召巫鬼者送之”，“以祷为事”。指羌族释比施术祛病时，巧妙地把人们的注意力引向了与药物结合但又有神秘感的法术，巫术和医疗的“术医结合”实际和汉族古代“巫医不分”类似，是一种医疗的初级阶段。再者，羌族流行家传秘方治病，以保证家族人员的健康。释比掌握着各种家传秘方，许多药物都可以就地取材，所以他们一般都治疗多发病、常见病，也治好过疑难杂病。释比的医药知识和治疗方法，或师传，或家传，各自在长期的实践过程中不断总结、探索和研究，又使其得到了丰富与发展，从而在具体疾病的医疗方法上各具特色，各有所长。对于传染性疾病，羌族常将病者“迁至他室”隔离，并把这种方法“谓之闪病”。闪，是躲闪的意思。羌族释比治疗疾病时，还多用火针、热汽、裹皮疗法。

火针疗法 即指常用的针砭治疗之一。释比使用的针一般为青铜、红铜或银针，首先用火将针烧红，涂上少许麝香等药粉，刺入患处或相关穴位。火针疗法主治胃病、胸闷腹胀、胆结石和手脚麻木等症。

热汽疗法 是传统的药物熏蒸疗法之一。释比在自己的后脚掌上抹少许药粉后，在烧红的铁铧头上滑动数次，随即用脚板在患者的腹部、背部、腰部反复摩擦。此法主治胸闷、腹胀、胃病肠病和肩腰不适等症。另外，在烧红的白石或铁板、镰刀上浇上事先预备的药汤，趁热气升腾之时，将患处反复熏蒸。此法主治黑热病、偏头痛等症，有一定的疗效。

裹皮疗法 凡有患者风湿骨节疼痛或湿热肿痛，释比都要采用裹皮疗法进行治疗。一般采用羊皮或狗皮，也可用牛皮。其方法是让患者脱衣后坐在火塘边，将刚剥下的羊皮或狗皮趁热披裹在患者身上。患者一身大汗以后，就会身体异常轻松，所患之病随之减退乃至痊愈。

著名医家

蒲殿清

蒲殿清（1889—1978），茂县人，羌族，祖传羌医药知识技能行医于民间几十年。擅长于羌医药的骨伤科、外科及其他疑难杂症的诊断治疗，名气很大，就诊者甚众，1950 年被阿坝州人民政府聘请并且在阿坝州人民医院工作。

唐伯英

唐伯英（1892—1959），自幼跟随家父学习羌医药，17 岁独立行医，29 岁兼土司笔师，1937 年创建伯英医社。善用单方、验方、秘方治疗疾病，尤擅长运用雏鸡接骨术、白石接骨术治疗骨折和运用伯英生肌丹治疗刀伤、褥疮。在整理祖传医书的基础上，结合自身多年临床经验，手写成《外科秘传》《先天秘》完善了宣肺膏、万应膏及活络酒的配方和制作工艺，在临床广泛应用，疗效显著。

朱元德

朱元德（1938—　），茂县三龙乡勒依村人，师承家传四代羌医。10 岁开始跟父亲学习认药、炮制配方，18 岁即从事乡村医疗，系典型的亲族传承谱系。在父亲和母亲传授下，通过自己刻苦努力学习钻研，能够运用羌医药知识进行内科、外科、皮肤科等的诊断治疗，同时准确熟练地识别、采收、制作、加工羌药。

王正平

王正平（1946—　），羌族，茂县人，四川省羌文化传承人，在 40 余年的教书时期，利用空闲时间跟师刘成兴老羌医，学习羌医技能，擅长羌医止血术、划水念咒语治疗疾病，使用单验方治疗疾病。2010 年将自己经过数十年收集编辑整理的近千条羌医药验方资料打印出来无偿送给茂县羌医药研究所。该事件得到了县委、文化局、卫生局领导的赞扬，并被广为宣传报道。

蔡光正

蔡光正（1948—　），羌族，四川省阿坝藏族羌族自治州汶川县禹碑岭村人。1971 年任禹岭村乡村医生兼民办教师，开始学习四代祖传羌医医术，1975 年 5 月调汶川县威州乡卫生院任外科医生，同年 9 月到成都体育学院附属医院进修近 1 年，先后到原成都市东城区、西城区骨伤科医院学习，1976 年回威州乡卫生院，1977 年先后任威州乡卫生院、威州镇卫生院（后改为汶川县威州镇羌医骨伤科医院）副院长、院长至今。善于用祖传骨科技术并自己创新的“雏鸡接骨法”治疗骨折，方法独特，疗效显著；使用家传秘方“七七活络丹”、外用药酒及“痛风散”治疗外伤及痛风，慕名求医者众。

唐庆尧

唐庆尧（1952—　），羌族，茂县名老羌医，阿坝州羌医药非物质文化遗产传承人。自幼跟随爷爷学习羌医药医术。1972 年参加工作在太平乡卫生院负责医疗和管理，其医德高尚，医技娴熟，长于用羌医药治疗骨伤科、肿瘤科、不育不孕、儿科等疾病。特色验方包括：雏鸡接骨散、百草膏、男阳丸、舒肝丸、二仙丸、三仙丸、骨质增生丸、祛斑美容膏。祖传的“伯英活络酒”“伯英万应膏”“伯英宣肺膏”申报为阿坝州羌医药非物质文化遗产，并且取得国家发明专利。其 4 个子女中的 3 个及儿媳均继承了祖传羌医药的各种技能和多种剂型的制作工艺技术。

李云发

李云发（1952—　），羌族，出身于羌医世家，曾经跟随父亲学习羌医药知识技能，1966 年入阿坝州卫生学校中医专业学习，擅长用羌医技能治疗疑难杂症、痛风、肿瘤疾病等，研制了治疗痛经、痛风等多个制剂应用于临床。数十年致力于挽救濒危羌药材，特别是在瓦钵贝母的有性无性繁殖、栽培方面探索了一套成功经验，是我国瓦钵贝母栽培种植大师。

陈保生

陈保生（1955—2005），茂县滩城乡人，羌族。1977 年阿坝卫校中药专业学习，1979 年毕业分配在阿坝州药检所。1979 ～ 1980 年参加阿坝州中草药资源普查，始收集、整理羌族医药，并撰写了“羌药简介”一文，于1982年中国药学会在云南西双版纳州府景洪召开的全国第一次民族药学术会上发表，从此“羌族药”被收录到《中国药学年鉴》。1984年调阿坝州医药公司，主要承担阿坝州中草药资源普查，经过2年多的努力，编写成《阿坝州中草药技术报告》，此书中包括了藏医药和羌医药的一般概况，1986年该项成果被阿坝州人民政府授予科技成果二等奖。1986～1988年承担了由四川省科委下达的四川沙棘资源调查，负责阿坝州部分，1999年该项调查研究成果被四川省人民政府授予科技成果三等奖。1990年参加了由国家民委、卫生部主持的《中国民族民间秘方大全》羌族验方部分的撰写。1992年担任国家民委等部门在云南昆明成立的《中国民族药食大全》编委，主要承担了羌族药食部分编写工作。1993年被聘任为主管中药师，现任阿坝州医药药材总公司副总经理。1994年开始参加编写《中国少数民族传统医药大系》，主要承担羌族医药的历史、用药习惯、羌药分布产地、效用等部分。

包希福

包希福（1957—　），茂县凤仪镇人，主任中医师，四川省名中医，茂县羌医药研究所所长，当地羌族传统医药代表性传承人。1979年开始跟随刘道元（茂县地道羌医药老师，在内科、外科、儿科方面经验丰富，手法独特）及几位有名望的羌医学习从采药到治疗手法等羌医药知识，属师徒传承。其独特的挑羊毛盯、打火罐、刮痧、外敷药等综合治疗各类急慢性疾病收到了良好的疗效。在刘道元的指导下，开始收集整理羌医药理论，主编完成四川省中医药管理局课题10余项，其中一项获省科技进步三等奖，并发表羌医药专著20余篇。具有代表性的科研和开发成果有《羌族医药》《羌医验方收集》、保健食品“健血宝”，以及羌药川木香软胶囊开发。

曾爱国

曾爱国（1965—　），姓名羌族读音“东噶·喏吉博”，目睹村里的释比用泉水调草木灰治疗疾病腹痛，用化骨水治疗骨头梗喉，拜师学习了放血疗法、打火油、杉树皮包扎疗法、羌活鱼接骨、扯痧等羌族常用治疗方法，收集了大量儿科、五官科偏方；并自学中医针灸，获得成都中医药大学函授毕业文凭。临床除了使用中医望、闻、问、切四诊外，擅长观察病人头颈椎、耳后脉络粗细、走行方向以及指甲形状、颜色等辅助诊断疾病。配制了治疗骨折的羌族药物“日巴得德升”和治疗软组织损伤、骨质增生的“别斯得迩释”。善于治疗落枕、骨关节脱位、急性腰椎间盘脱位、骨折、骨结核和风湿类疾病。

李云贵

李云贵（1965—　），出身于羌医世家，曾经跟随父亲学习羌医药知识技能，1986年进入茂县石大关卫生院从事医疗工作，擅长用羌医技能治疗常见病、疑难杂症等疾病。经过几十年努力，出版了羌药图谱《尔玛思柏》，收集羌药600味。开发了1万亩种植基地，种植羌药和栽培驯化野生濒危的羌药品种。

杨福寿

杨福寿（1966—　），羌族，羌族读音“祚穆·喏资擀布”，四川省阿坝藏族羌族自治州茂县雅都人，曾任成都市外西土桥金牛医院羌医骨科主任，茂县羌医药研究中心顾问，阿坝藏族羌族自治州民族医药学会常务理事，阿坝藏族羌族自治州羌医药学会常务理事。现任成都市金牛区新二村特色羌医骨科诊所所长，主治医师。从小受羌医文化影响，属亲族传承。1982～1987年在成都中医学院攻读中医学士学位，毕业后开始从事中医及羌医骨科临床。能用羌活鱼配合鲜柳皮夹板治疗骨折；用双耳挑刺法及足底反射点穴按摩治疗失眠、惊恐纳呆病证；用特殊手法治疗第3腰椎横突综合征等。研究羌医药特色疗法，擅长以羌医药为主，并中西医结合的方法治疗骨伤骨病，同时结合独特的羌药骨科内外用药及配合独树一帜的羌族推拿手法，疗效显著，并培养了一批羌族学生。入编《中华名医大词典》《世界名人录》《中国专家人才库》《中国专家大词典》《辉煌成就世纪曙光》《世界医学界名人录》《中国世纪专家传略》。撰写了《福寿秘宗拇指功法》等论著，发表论文30余篇，其中有2篇论文在国际学术会中获一等奖，联合国世界自然医学基金会授予特殊医学人才贡献奖（新加坡）。论文被《实用综合医学》《综合临床医学》《中国今日医学》《中华医学文化研究》《中国百业论著》等收载，并获荣誉证书。

参考文献

[1] 土旦次仁. 中国医学百科全书藏医学[M]. 上海：上海科学技术出版社，1999.

[2] 强巴赤烈. 藏医历代名略传[M]. 北京：民族出版社，2005.

[3] 阿坝州卫生志[M]. 北京：民族出版社，1995.

[4] 杨本雷，饶文举. 中国彝族医学基础理论[M]. 昆明：云南民族出版社，2004.

[5] 阿牛史一，吉朗伍野. 凉山毕摩[M]. 杭州：浙江人民出版社，2007.

[6] 王正坤. 彝医揽要[M]. 昆明：云南科学技术出版社，2004.

[7] 摩瑟磁火. 美姑彝族毕摩调查研究（内部）[M]. 西昌：攀西地质印刷厂，1996.

[8] 吉克曲日. 占母十经文[M]. 西昌：西昌印刷厂，2007.

[9] 成都中医药学会民族医药专业委员会成立大会暨首届学术会议论文集[C]. 成都，2014.

[10] 张艺，钟国跃. 羌族医药[M]. 北京：中国文史出版社，2005.

[11] 四川省阿坝藏族羌族自治州茂县中医院、茂县羌医药研究所. 羌医文化[M]. 四川阿坝州：茂县内部印刷，2010.

[12] 茂县卫生志（内部资料）[M]. 茂县：茂县卫生局，1994.

（张毅　邓都　王章　朱林　沙学忠　邱隆树　包希福）

川派中医人名索引

（按拼音排序）

K

L

图书在版编目（CIP）数据

川派中医药源流与发展 / 杨殿兴，田兴军主编 .—北京：中国中医药出版社，2016.10

ISBN 978-7-5132-3594-5

Ⅰ .①川…　Ⅱ .①杨…　②田…　Ⅲ .①中国医药学—医学史—研究　Ⅳ .① R-092

中国版本图书馆 CIP 数据核字（2016）第 202639 号

中国中医药出版社出版

北京市朝阳区北三环东路 28 号易亨大厦 16 层

邮政编码　100013

传真　010 64405750

北京瑞禾彩色印刷有限公司印刷

各地新华书店经销

*

开本 850 × 1168　1/16　印张 43.5　字数 1088 千字

2016 年 10 月第 1 版　2016 年 10 月第 1 次印刷

书号　ISBN 978-7-5132-3594-5

*

定价　680.00 元

网址　www.cptcm.com

社长热线　010 64405720

购书热线　010 64065415　010 64065413

微信服务号　zgzyycbs

书店网址　csln.net/qksd/

官方微博　http：//e.weibo.com/cptcm

淘宝天猫网址　http：//zgzyycbs.tmall.com